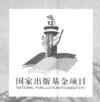
国家出版基金项目
NATIONAL PUBLICATION FOUNDATION

"十二五"国家重点图书出版规划项目

中华中医药学会 组织编写

国医大师临床研究

国医大师临床研究概览

当代中医药发展研究中心 编

科学出版社
北京

内 容 简 介

本书遴选 38 位国医大师临床研究成果,从成才之路、治学方法、学术思想、技术经验、科研成果、学术传承等方面,概览国医大师临床经验和传承研究情况。全书理、法、方、药俱全,是一部具有历史、学术、文化、实用、典藏价值的著作,对于广大中医师坚定中医信念,培养医风医德,提高医术水平具有十分重要的启迪和教育意义。

本书可供中医、中西医结合临床与科研工作者及广大中医药爱好者参考使用。

图书在版编目(CIP)数据

国医大师临床研究概览 / 当代中医药发展研究中心编 . —北京:科学出版社,2015.6
(国医大师临床研究)

国家出版基金项目·"十二五"国家重点图书出版规划项目
ISBN 978-7-03-044635-0

Ⅰ. 国… Ⅱ. 当… Ⅲ. 中医学–临床医学–研究 Ⅳ. R24

中国版本图书馆 CIP 数据核字(2015)第 124543 号

责任编辑:鲍 燕 曹丽英 / 责任校对:郑金红
责任印制:李 彤 / 封面设计:黄华斌 陈 敬

科 学 出 版 社 出版
北京东黄城根北街 16 号
邮政编码:100717
http://www.sciencep.com
北京凌奇印刷有限责任公司 印刷
科学出版社发行 各地新华书店经销
*
2015 年 6 月第 一 版 开本:787×1092 1/16
2022 年 1 月第三次印刷 印张:29 1/2
字数:700 000
定价:168.00 元
(如有印装质量问题,我社负责调换)

《国医大师临床研究》丛书编辑委员会

顾 问	王玉川	王永炎	邓铁涛	石学敏
	朱良春	苏荣扎布	李大鹏	李连达
	李济仁	李振华	李辅仁	吴以岭
	吴咸中	张 琪	张伯礼	张灿玾
	张学文	陆广莘	陈可冀	陈凯先
	周仲瑛	胡之璧	贺普仁	班秀文
	徐景藩	郭子光	唐由之	程莘农
	路志正	颜正华	颜德馨	

主 编	王国强			

副主编	马建中	王新陆	吕玉波	孙树椿
	严世芸	李俊德	李清杰	杨明会
	吴 浈	张大宁	陈传宏	林 鹏
	徐镜人	高思华	曹洪欣	谢阳谷

编 委	王 健	王之虹	王垂杰	王麟鹏
	布仁达来	权 红	朱婉华	刘小斌
	次旦久美	李 军	李 艳	李炜弘
	李郑生	杨金生	吴 坚	张 冰
	张佩青	张增敏	陆为民	阿古拉
	范永升	范春琦	周海哲	洪 净
	徐丹华	徐光星	郭淑云	黄 辉
	曹正逵	巢国俊	彭 斌	韩天雄
	程海英	谢 钟	谢新才	颜乾麟
	戴 铭			

学术秘书 庄乾竹 曹丽英
（以上名单均按姓氏笔画排序）

《国医大师临床研究》丛书序

2009年5月5日，人力资源和社会保障部、卫生部和国家中医药管理局联合发布了《关于表彰首届国医大师的决定》。30位从事中医临床工作（包括民族医药）的老专家获得了"国医大师"荣誉称号。这是新中国成立以来，中国政府部门第一次在全国范围内评选国家级中医大师。国医大师是我国中医药事业发展宝贵的智力资源和知识财富，在中医药的继承创新中发挥着不可替代的重要作用。将他们的学术思想、临床经验、医德医风传承下来，并不断加以发展创新，发扬光大，是继承发展中医药学，培养造就高层次中医药人才，提升中医药软实力与核心竞争力的重要途径。

为了弘扬中华民族文化，广泛传播和充分利用中医药文化资源，满足中医药人才队伍建设的需要；进一步完善中医药传承制度，将国医大师的学术思想、经验、技能更好地发扬光大。科学出版社精心组织策划了"国医大师临床研究"丛书的选题项目，这个选题首先被新闻出版总署批准为"十二五"国家重点图书出版规划项目，后经科学出版社遴选后申报国家出版基金项目，并在2012年获得了基金的支持。这是国家重视中医药事业发展的重要体现，同时也为中医药学术传承提供良好契机。国家出版基金是国家重大常设基金，是继国家自然科学基金、国家社会科学基金之后的第三大基金，旨在资助"突出体现国家意志，着力打造传世精品"的重大出版工程，在"弘扬中华文化，建设中华民族共有精神家园"方面与中医药事业有着本质和天然的相通性。国家出版基金设立六年来，对中医药事业给予了持续的关注和支持。

作为我国成立最早、规模最大的中医药学术团体，中华中医药学会长期以来为弘扬优秀民族医药文化、促进中医药科学技术的繁荣、发展、普及推广发挥了重要作用。本丛书编辑出版工作得到了中华中医药学会大力支持。国家卫生和计划生育委员会副主任、国家中医药管理局局长、中华中医药学会会长王国强亲自出任丛书主编。

作为中国最大的综合性科技出版机构，60年来科学出版社为中国科技优秀成果的传播发挥了重要作用。科学出版社为本丛书的策划立项、稿件组织、编辑出版倾注了大量心血，为丛书高水平出版起到重要保障作用。

本丛书同时还得到了各位国医大师及国医大师传承工作室和所在单位的大力支持，并得到各位中医药界院士的支持。在此，一并表示感谢！

　　本丛书从重要论著、临床经验等方面对国医大师临床经验发掘整理，涵盖了中医原创思维与个性诊疗经验两个方面。并专设《国医大师临床研究概览》分册，总括国医大师临床研究成果，从成才之路、治学方法、学术思想、技术经验、科研成果、学术传承等方面疏理国医大师临床经验和传承研究情况。这既是对国医大师临床研究成果的概览，又是研究国医大师临床经验的文献通鉴，具有永久的收藏和使用价值。

　　文以载道，以道育人。丛书将带您走进"国医大师"的学术殿堂，领略他们深邃的理论造诣，卓越的学术成就，精湛的临床经验；丛书愿带您开启中医药文化传承创新的智慧之门。

《国医大师临床研究》丛书编辑委员会

2013 年 5 月

前　言

　　中医药学具有悠久历史，是中华民族优秀文化的瑰宝，承载着数千年的传承发扬与不断创新，更离不开一代又一代国医大师的无私奉献。2009 年和 2014 年，国家中医药管理局会同有关部委评选出 60 位国医大师。这些国医大师是全国中医药界诸多中医名家中的杰出代表和优秀楷模，是中国中医药的脊梁，在我国现代中医发展史上占有重要地位。他们具有医德高尚、医术精湛、疗效显著、德艺双馨、传承授业、胸怀博大的共同特点，对中医药事业无比热爱，为中医药的继承与发展做出了重要贡献。国医大师的评选，在行业内外以及国际上都产生了积极而广泛的重大影响，对凝聚行业力量、树立行业形象、提振行业士气，引领行业发展、培养和造就新的名医都发挥了不可替代的积极作用，具有重要的现实意义和深远的历史意义。

　　国医大师，以高深的医道、高超的医术、高尚的医德，在中医药事业发展中抱朴守一、创新发展，他们身上，流淌着传承数千年的文化血脉，叠印着历代中医人济世活人的价值符号，凝结着当代中医人传承发展的坚定信念。这些国医大师既谙通旧学，又勤修新知；既提倡继承传统中医，又不排斥西医诊疗技术的应用，在中医学发展过程中起到了承前启后的作用；他们治学严谨、厚积薄发、甘为人梯，诊疗精微、辨证明晰、治必效验，其学术思想和临床经验将对我国未来的中医学术发展产生积极的推动作用；他们献身中医、鞠躬尽瘁、追求卓越、淡泊名利、医德高尚、医术精湛，为中医药事业发展做出了突出贡献。

　　大师是旗帜、是方向、是力量、是形象、是榜样，他们对于中国乃至全人类来说，都是一种宝贵资源，而且是不可再生资源！为使大师们的宝贵经验和学术思想得到传承，高尚的医德医风得到弘扬，至宝的丰功伟绩得到彰显，科学出版社中医药出版分社与当代中医药发展研究中心合作，编辑出版了这部《国医大师临床研究概览》。全书记载了 38 位国医大师的生平事迹、医术专长、学术思想、传承教育、医风医德和突出贡献，选取了大师们几十年临床经验精萃，也反映了大师们毕生所学和临床经验的精华。

　　38 位国医大师中有院士 3 人，"国家级非物质文化遗产传统医药项目代表性传承人" 13 人，"全国老中医药专家学术经验继承工作指导老师" 36 人。编辑出版《国医大师临床研究概览》，旨在传承大师们的治学精髓和治医精神，传承国医大师的学术思想与临床经验，为后人留下一笔宝贵财富，惠及更多中医药行业从业人员，激励他们以国医大师为榜样，继承、创新其学术思想和学术经验，发扬中医药特色和优势，弘扬祖国传统医学和文化，坚定奉献中医药事业的信心和决心，为促进中医药事业的繁荣和发展，做出自己的努力和贡献。

当代中医药发展研究中心

2015 年 5 月

目　录

巴黑·玉素甫

如果把掌握维吾尔医学的精髓比作攀登巍峨的博格达峰，而我也只是站在前人的肩膀，奋力地向上攀登。在引领维吾尔医学发扬光大的征途中，我像天山的雄鹰，不知疲倦、不知停歇。当眼前浮现出一张张由痛苦转为微笑的面庞，我50多年的付出，都成为了快乐的回忆。

——巴黑·玉素甫

巴黑·玉素甫，1934年出生，维吾尔族，著名的维吾尔医学家。其一生平淡而又传奇。他从未进过正规的医学院校接受系统的维吾尔医学培训，但却成了国内屈指可数的当代名老维吾尔医学家。他是维吾尔民族心中的"神医"，是站在当今维吾尔医学峰巅上的医学大家。2014年被人力资源和社会保障部、国家卫生和计划生育委员会、国家中医药管理局评选为国医大师。

巴黑·玉素甫长期致力于维吾尔医临床医学，在继承、挖掘、整理维吾尔医药，弘扬传统维吾尔医学方面，作出了卓越贡献。特别是在挖掘和整理维吾尔医古代文献、民间古方、验方等方面，填补了维吾尔医药宝库的诸多空白。

巴黑·玉素甫根据自己50多年的刻苦学习求索及行医临床经验，融会贯通，主持编写了《维吾尔医病历标准》《维吾尔医药的临床分析》《维吾尔医内科学》等重要维吾尔医学著作。并在省部级和国家级的医药刊物以及学术会议上，发表学术论文20多篇。

2008年，巴黑·玉素甫任组长，主持了"十一五"国家科技攻关计划课题《一名老维医巴黑·玉素甫治疗异常黑胆质病，临床治疗经验总结及相关问题的现代研究》。在这一课题中，他提供了自己从事维吾尔医临床实践中积累的异常黑胆质性疾病使用的成熟剂、清除剂配方，以及治疗疑难杂症的临床经验和学术见解。

巴黑·玉素甫通过系统总结自己的学术思想、诊疗特色，结合现代研究，进行了广泛的临床实践和理论创新，为弘扬维吾尔医学迈出了坚实的一步。

巴黑·玉素甫还结合自己丰富的医学实践，主持编写了《维吾尔医药学》等教材，为维吾尔医疗、教学、科研各项工作的规划和科学水平的提高作出了重要贡献，并在实践中不断研究完善，完成了维吾尔医学与现代医学契合的巨大改革。

巴黑·玉素甫多次参加国际国内维吾尔医学会议，参与编写了《维吾尔医药及其他传统医药研究与应用》一书，并参加《中华人民共和国卫生部药品标准》一书的编辑工作，主持编写了《维吾尔医药分册》。

巴黑·玉素甫运用维吾尔医学独特的基础理论，根据体液的自然变化状态和个体"气质"的变化，对疑难杂症，如慢性支气管哮喘、糖尿病等，进行分型、分析和诊治。提出了许多新的见解和理论，撰写了10多篇学术论文，得到了维吾尔医学界同仁的认可，他的诸多学术成果在当代维医中得到广泛应用。

痴迷于古老的维吾尔医学

巴黑·玉素甫调到自治区维吾尔医医院时，已接近知天命之年，可他渴望系统地学习维吾尔医的心愿一直没有改变。

来到乌鲁木齐，一个更广阔的学习平台展现在巴黑·玉素甫的面前。当时自治区维吾尔医医院仅有的一本《维吾尔医学简介》，让 47 岁的巴黑·玉素甫如获至宝。从此，巴黑·玉素甫开始了他真正意义上的维吾尔医学体系的学习。

维吾尔医学历史悠久，源远流长。新疆作为古丝绸之路的重要通道，世界上多种文明在这里交汇、碰撞、融合，维吾尔医吸收了汉医药（中医药学）和希腊-阿拉伯医学的精华，形成了比较完整的、具有民族特色的医药学理论体系。它的形成和发展经过了漫长的历史时期。

维吾尔族的祖先在公元前 5 世纪游牧、农耕于北至贝加尔湖，东至巴尔喀什湖、额尔齐斯河和天山南北及塔里木河流域，经常遭受自然灾害和伤病的威胁，他们懂得利用一些自然、简单的方法来处理疾病。如用黏土、蒜汁和香草涂于肢体来预防害虫；用温泉浴、披兽皮和灼热的细沙掩埋身体来解除关节疼痛；用放血减轻沙漠干热性头痛，割破耳后静脉医治骑马性关节疼痛。

维吾尔医学经过了漫长的实践和积累，形成了四大物质学说、气质学说、体液学说、器官学说、力学说、素质学说、形与神学说、健康学说、疾病学说、危象学说等解释人体与自然的相互辩证关系的各项学说，并创立了一套诊治疾病的治疗学说和药物学理论。

通过学习，巴黑·玉素甫茅塞顿开。从维吾尔医学理论里，他不断收获到惊喜。维吾尔医历史悠远而独特的理论，解答了他在实践中的诸多疑问，又使他在维吾尔医学中进行了更大胆的实践，他推崇和主张各项学说的融会贯通和灵活运用。

维吾尔医学中的四大物质学说，包括火、气、水、土；气质学说包括八种正常气质（热、湿、寒、干、干热、湿热、湿寒、干寒）和八种异常气质。体液学说包括四种正常体液。器官学说包括三大支配器官（脑、心、肝）和主要被支配器官（肝、心、肺、胃、胆、肠、脾、肾、神经）及次要被支配器官（骨骼、肌盘、韧带、腱膜、脂肪、皮肤、毛发、指甲）；力学说包括生命力、精神力和自然力。

在常人看来，这些生涩难懂的学说，却被巴黑·玉素甫运用得得心应手，他把人类物化为大自然的一份子，这一份子与世间万物生生相息的必然联系，成为探究生命疾患的观测镜。运用这一理论，在诊疗中，当他把人类还原于本我的自然状态时，也就打开了病人的症结。巴黑·玉素甫的维吾尔医诊治理论，必须要从人体的气质、体液说起，只有明白这一基础理论，才能走进巴黑·玉素甫的维吾尔医学世界。

体液是人类生命及生理活动过程中的基本物质。人体中的各种营养物质在肝脏中形成，能被机体所转化，为人的生命活动提供力量并适于人类的本性所转化的复杂液体的总称为体液，它分胆液质、血液质、黏液质和黑胆质四种。

维吾尔医学认为人体健康与否，与四种体液及气质是密切相关的，体液不断生成，又被不断利用，为人体的物质代谢活动提供了物质基础。正常体液的形成及吸收利用，其物质因素，产生因素，成形因素及成果因素起关键作用。体液的形成，不能缺少这四种要素。

首先必须具备摄入的营养物质这一先决物质条件。物质条件具备后，要求有消化途径和消化腺等生产因素。营养物质经消化途径和消化腺这两个生产因素对其进行改变，在肝脏的各种力等成形因素的推动下形成体液。体液被组织和器官吸收转变后，运行到各个器官，各司其职则可视为成果因素。在对维吾尔医学的研究中，巴黑·玉素甫用这一理论拟人化地应用于人体，并取得了意想不到的诊疗效果。

对疾病的发生，维吾尔医学认为，人体是一个有机的整体，因而当某一种体液失调时，也会影响其他体液并发生疾病。其变化规律，可以应用四大物质相生相克来解释。如胆液质失调，可影响黏液质的正常功能等。但仅应用四大物质的相生相克来解释全部病理变化还很不够，需要进一步完善它朴素的逻辑推理。

在诊断方面，维吾尔医学通过七诊得到材料，并根据四大物质的相生相克规律来诊断疾病。如面目苍白，形体肥胖，肌肉松软，动作迟缓，嗜睡，小便清长，舌苔白，脉迟等，便考虑到黏液质（湿寒）偏盛；患者体虚。如面赤目黄，形体消瘦，肌肉坚硬，烦躁易怒，动作迅猛，少寐，小便赤黄，舌质红，苔黄或少，脉数等，便考虑到胆汁质（干热）偏盛，火患为病等。

在维吾尔医学的治疗方法中，绝大多数是根据四大物质的相生相克规律确立治疗原则的，如壮水制火法等。治疗时也是如此，除了调节引起病变的体液以外，还应考虑其他有关的体液，并调整其关系，掌握其转变，以达到治疗的目的。如胆汁质（火）偏盛的疾病可通过相生相克，影响其体液，而其他体液的变化也可以导致胆液质变化的疾病。

胆液质体液是一种色淡黄、味极苦的液体，它产于肝脏，贮于胆囊，属性干热。胆液质体液因各种因素的作用而失常时，就会为相应疾病的产生提供内部条件。异常胆液质体液有以下几种状态。

淡黄色胆液质：这是由于胆液质体液中混入大量黏液质体液或水而形成的异常胆液质体液，属性湿寒。形成这种体液时，人体出现功能性疾病的同时，还会出现消化系统疾病。如胆液质性呕吐、胆液质性腹泻、恶心、胃疼、胃炎、肠炎、胃溃疡、十二指肠溃疡、痢疾、溃疡性结肠炎、黄疸性肝炎、胆囊炎、胰腺炎、肛裂、肛门出血等。

蛋黄色胆液质：这是由于胆液质体液中混入浓稠黏液质体液而形成的具有一定黏性的异常胆液质体液。体内形成这种体液，不仅可使胆液质体液功能受阻，而且还会使其他体液的黏度更高，在血管内的流速变慢，最终导致血管密集，血液循环较快的心、肝、肾、眼等器官发生炎症，如心包炎、心肌炎、心内膜炎、黄疸性肝炎、胆囊炎、肝脓肿、肝腹水、急性肾炎、肾脓肿、肾积水、肾盂肾炎、子宫内膜炎、输卵管炎症，结膜炎、鼻炎、青光眼、急性咽炎、甲状腺炎、支气管炎等。

黑绿色胆液质：这是由于胆液质体液中混入黑胆质体液而形成的异常胆液质体液，其质量较浓，属性偏于干寒。经贮藏会变得更浓，极易形成沉淀，造成胆管阻塞、胆囊炎、胆结石、肾结石、尿结石、骨质增生、颈椎骨质增生、肝硬化、脾肿大、关节僵硬等症。此外，还会引起胆液质性呕吐、胆液质性腹泻、胆原性腹泻、肠道溃疡、肠脓肿等症。

蓝色胆液质：这是由于胆液质体液中混入有毒物质及致病体而形成的，极富破坏性的异常胆液质体液，往往会导致危重疾病和高热、传染性疾病等。如传染性肝炎、伤寒、霍乱、肠结核、脑膜炎、阑尾炎、急性胰腺炎、痢疾、食道炎、急性咽炎、甲状腺炎、淋巴结核、瘙痒症、炭疽、疱疹、带状疱疹、痤疮、酒渣鼻、色斑等较为多见。

燃烧的胆液质：这是由于胆液质体液遇到强热后水分蒸发，质量变浓而形成的异常胆液质，属性干寒。这种异常体液具有很强的腐蚀和攻击破坏作用，常常会导致梅毒、炭疽、麻风病、组织坏死、瘟疫、骨结核及各种肿瘤，如子宫肌瘤、肝癌、胃癌、肺癌、食管癌等。此外还会导致甲状腺功能亢进、脾肿大、肝硬化、心脑动脉硬化、器官萎缩等。

巴黑·玉素甫认为，在维吾尔医学治法中，有很多是根据四大物质的相生相克规律确立治疗原则的。但应当指出，根据四大物质相生相克来确定治疗原则，有一定的局限性。因此，对于辨证立法，应从四体液之间的内在联系和相互影响及具体病情出发，而不应受四大物质生克理论的局限。

维吾尔医学遵循调整失调气质、平衡失调体液、表根慢急、助防祛邪、七因制宜、及治防变六大治疗原则和护理疗法、食物疗法、药物疗法、用手疗法四大疗法。

巴黑·玉素甫运用维吾尔医学这一独特的理论体系和实践经验，在诊治疑难杂症方面取得了显著成就。在治疗慢性支气管炎、糖尿病、冠心病、高血压病、各类肿瘤、胃十二指肠溃疡、关节炎、结核病方面取得了很好的效果。

巴黑·玉素甫注意到，维吾尔医学基础理论体系中的"体液学说"和"气质学说"是根据"四种体液"的变化状态和个体"气质"的变化、分型特征进行诊治和分析的。巴黑·玉素甫提出了作为体液的一种——异常黑胆质性是导致肿瘤、高血压病、糖尿病等的罪魁祸首。

异常黑胆质作为黑胆质、胆液质、血液质、黏液质等体液"燃烧"的最终病理产物，其分量较重，质地较稠，易在血管壁沉着，产生瘀阻，最终导致肿瘤、糖尿病、高血压病等难治性疾病。他还认为，异常黑胆质有一定的家族性，在现代医学所称的亚健康状态及疾病状态下均有表现。

巴黑·玉素甫在治疗异常黑胆质性疾病及亚健康状态时，强调合理使用维吾尔医学异常黑胆质成熟剂、清除剂。他认为异常黑胆质性疾病的治疗原则是根据引起疾病的异常黑胆质的性质来决定的。首先，要使用相应的成熟剂使异常黑胆质成熟和堆积，而后使用相应的清除剂使已经成熟的异常黑胆质排出体外，使气质复原，体液平衡，为本脏的治疗奠定基础。定时、按量、定期服用异常黑胆质成熟剂、清除剂是阻止和预防各种异常黑胆质性疾病产生的关键所在。体液平衡了，气质调顺了，身体自然就康复了。

五十年探寻心血管病致病病因

心血管疾病被称为现代人健康的"杀手"之一。巴黑·玉素甫利用维吾尔医学的"艾尔康"学说，还原了这一"杀手"的本来面貌，使这一疾病不再可怕。"艾尔康"学说是维吾尔医学的基本理论之一，汉文译为"四大物质"，指自然界的火（太阳）、气（空气、风）、水、土四种物质。

"艾尔康"学说是古代维吾尔人的朴素唯物、自发辩证的思想方法与医学实践相结合的产物，即古代维吾尔人民在长期的生活实践中，通过对自然界各种事物和现象的观察及体验，认识到自然界的四大基本特质影响着万物的生、长、盛、衰，所创立的哲学理论，它广泛用于天文、地理、气象、农业等各学术领域，并用于医学理论。

巴黑·玉素甫认为，这一哲学理论对于诊疗心血管疾病的指导意义在于，首先对就诊病人辨证分析，是物质性还是非物质性，明确体液发生异常的类型，并对异常体液具体分型，给予成熟剂、清除剂调节体液，再根据疾病及患病个体具体情况使用对症的维吾尔药物。

巴黑·玉素甫根据长期的研究，将心脏疾病分为气质失调型心脏病和非体液型气质失调性心脏病，气质失调型心脏病的维吾尔医学名为"开力比苏依密杂吉"。根据气质失调的程度，又分为非体液气质失调性心脏病和体液气质失调性心脏病两类。前者分为非体液热性气质失调心脏病、非体液湿性失调心脏病、非体液型寒性气质心脏病和非体液干性气质失调心脏病四种；后者分为体液型胆液质性气质失调心脏病、体液型血液质性气质失调心脏病、体液型黏液质性气质失调心脏病和体液型黑胆质性气质失调心脏病四种。

2008 年 5 月 3 日，一位 53 岁的维吾尔族妇女来到了巴黑·玉素甫的门诊。患者告诉巴黑·玉素甫自己心痛、心悸、心慌、气短。巴黑·玉素甫仔细分析了这位患者的症状，面色白较暗，目清，舌微干，口淡苦，体凉，喜待室外，脉细而迟，苔薄微暗，舌质较暗。巴黑·玉素甫诊断患者为胆液质气质干寒性体质，患者得了黑胆质型冠心病。

新疆维吾尔医医院的迪里夏提·斯依提正跟随巴黑·玉素甫学习，看到老师作出的诊断，迪里夏提满腹的疑问。巴黑·玉素甫解释说，导致患者这一疾病的最终物质是异常黑胆质，这是人体的一种体液，这种体液遇到过多的热量被挥发的成分变成气体时，剩下的浓稠部分便成为异常黑胆质。

看到迪里夏提一知半解，巴黑·玉素甫进一步解释说，正常的黑胆质遇热形成的异常黑胆质有两种：一种是稀度黑胆质遇热后形成的异常黑胆质，虽然很容易在人体中扩散，但是，所导致的疾病很容易治疗。另外一种浓稠黑胆质遇热后产生的异常黑胆质，虽然不容易在体内扩散，但是，所导致的疾病却很难治疗。而此类异常黑胆质体液分量较重，质地较稠，易在血管壁上沉着导致动脉硬化，心血管硬化引起的心绞痛，以及心肌梗死等心血管方面的疾病，而这位患者正好属于此类情况。

接下来，巴黑·玉素甫又遵循维吾尔医学治疗原则，先调整失调气质、平衡失调体液，给予患者异常黑胆质成熟剂和清除剂平衡体液，以生温祛寒，爽心悦志，温补心脏为主，调整心脏气质。

针对患者的病情，巴黑·玉素甫开出了异常黑胆质成熟剂药方，即破布木果 15 份，红枣 15 份，牛舌草 7 份，蜜蜂花 7 份，地锦草 7 份，刺糖 60 份。以上 6 味药材除刺糖外把其他药材剪碎，加 1000ml 水，加热煎煮 10 分钟后停止加热，浸泡，静置 12 小时，再用温火加热煎煮两小时，过滤，滤液趁热加刺糖搅拌溶解，再过滤，最终加蒸馏水稀释至 500ml，即得。每日两次，饭后趁热服用。

等患者连续服用 9 ～ 14 天后，巴黑·玉素甫又开出了异常黑胆质清除剂：清泻山扁豆 45 份，刺糖 45 份，玫瑰花 12 份，菟丝草 15 份，诃子 15 份，西青果 15 份，欧亚水龙骨

6 份，甘草 6 份，小茴香 6 份，薰衣草 10 份，铁线蕨 10 份，地锦草 10 份，牛舌草 10 份，蜜蜂花 10 份，天山堇菜花 10 份，睡莲花 10 份，葡萄干 18 份，破布木果 30 份，玫瑰花糖膏 30 份，巴旦仁 10 份，番泻叶 21 份，将以上 21 种药材，除番泻叶、玫瑰花、菟丝草、薰衣草、天山堇菜花、睡莲花、清泻山扁豆、刺糖外将其他药材剪碎，加 2000ml 水，加热煎煮 10 分钟后停止加热，浸泡，静置 12 小时。第二天，菟丝草装入布袋内浸泡于药液中，用温水加热煎煮 1 小时，加入薰衣草再加热煎煮 1 小时，过滤前 5 分钟加入番泻叶、玫瑰花、睡莲花炖煎 5 分钟过滤，滤液趁热加刺糖和玫瑰膏搅拌溶解，再过滤，得滤液。清泻山扁豆另外浸泡于 80℃ 热水中，静置 12 小时，过滤，并与前述滤液合并，最终加蒸馏水稀释至 1000ml，即得。每日两次，饭后内服。谢日比提艾比日西米糖浆，每日 3 次，每次 10ml；合米日高孜班安拜日糖膏，每日 2 次，每次 10g；合米日买日瓦日德糖膏，每日两次，每次 6g；谢日比提高孜班糖浆，每日 3 次，每次 10ml；艾热黑高孜班蒸露、艾热黑热依汗蒸露，每日 3 次，每次 20ml。建议患者多食山羊奶、苹果、西瓜、桃子、无花果、白果、桑椹、鸽子肉、鸡肉、麻雀肉。

经过巴黑·玉素甫的治疗，一个月后，患者异常体液的诸症明显好转，饮食、睡眠正常，心悸、心慌、气短等临床表现明显好转。

2009 年 3 月的一天，一位 68 岁的哈萨克族患者来找巴黑·玉素甫，他说自己得冠心病 30 多年，还有痛风的症状。巴黑·玉素甫详细询问患者的状况，发现患者属于湿热性体质，最终诊断为异常血液质性冠心病。

巴黑·玉素甫提出，治疗这种异常血液质体液引起的疾病时，要选用买提布黑·夏塔热、买提布黑·海力来、伊提日力·夏塔热、伊提热非力·确布芹、伊提热非力·萨那、艾日黑·夏塔热、艾热黑·木塞非洪等来调节、清理异常血液质。加减天山堇菜花、莲花、玫瑰花、地锦草各 10g，菊苣子 15g，枣、菊苣根、刺糖各 30g，对患者的异常血液质进行调整。

调整后，再用维吾尔医学自制复方，养心达瓦依米西克蜜膏 35g，每次 5g，每日 3 次；益心巴迪然吉布亚颗粒每次 12g，每日 3 次；参德力糖浆 200ml，每次 30ml，每日 3 次；库克亚片 0.3g，每次 3 片，每日两次；健心合米尔麦尔瓦一提安比热蜜膏，每次 6g，每日服 3 次；爱维心口服液，10ml，每日 3 次；护肝布祖热颗粒 12g，每日 3 次。

经过一个月的治疗，患者异常体液的诸症明显好转，饮食，睡眠正常，心前区阵发性绞痛、心悸、心慌、气短等临床表现明显好转。

自成体系的异常黑胆质诊疗理论

巴黑·玉素甫行医 60 多年，他了解到，异常黑胆质导致的疾病——肿瘤、高血压病、糖尿病在新疆维吾尔自治区高发，尤其在农村更为多见，他按照维吾尔医学四大物质学说、气质学说、体液学说治好了难以计数的病人，异常黑胆质性致病理论的广泛运用，使维吾尔医学重放光彩。

2003 年 8 月，巴黑·玉素甫受国际维吾尔医药学术会议的邀请，在会议上宣读了《维医论冠心病的病因、预防及治疗》的学术论文，得到了与会维吾尔医学界人士的赞誉。

巴黑·玉素甫几十年中治愈过许多异常黑胆质导致的各类疾病，如何使自己的治疗经验尽早形成理论体系，并在维吾尔医学界广泛地推广应用，成为他长久以来的夙愿。

2004年，在巴黑·玉素甫的带动下，他同维吾尔医医院的年轻医生组成了课题攻关小组，申请了科技部农村与社会发展司的"十五"国家科技攻关项目，研究的课题为"异常黑胆质的疾病临证诊疗经验总结及相关问题的现代研究"。

课题组在巴黑·玉素甫的指导下，应用生物化学发光分析技术、电子顺磁共振技术、流式细胞技术、PCR-SSCP、PCR-RFLP技术开展了对于异常黑胆质更深层次的专项研究。巴黑·玉素甫课题组通过对1081例异常黑胆质症患者进行临床分型，首次提出维医"同证异源的论点"；首次对异常黑胆质的基因多态型进行深入研究，从分子水平上阐述了异常黑胆质疾病"异病同源"的科学内涵，从而提出了"异病同治"的科学结论，为异常黑胆质型病人基因突变分析及共性基因寻找工作以及为开发异常黑胆质型疾病的治疗药物奠定了理论基础。

值得一提的是，巴黑·玉素甫课题组还首次规范了异常黑胆质成熟剂和清除剂的制备工艺，归纳出了异常黑胆质的成熟和清除所需要的时间、疗程和用量，为异常黑胆质症的临床治疗及其成熟剂和清除剂的临床应用，提供了技术规范。

巴黑·玉素甫通过对1081例异常黑胆质问诊患者成熟剂和清除剂治疗前后的氧化和抗氧化指标进行检测，首次推理出体液"燃烧"后产生异常黑胆质的过程可能是一种自由基产生的过程，提高机体抗氧化酶活性、防止脂质过氧化损伤、重建机体氧化和抗氧化系统平衡可能是异常黑胆质成熟剂及清除剂临床有效的部分理论依据。

巴黑·玉素甫课题组还对异常黑胆质成熟剂和清除剂抗氧化功能、保护线粒体氧化损伤功能、保护DNA氧化损伤功能、保护辐射损伤功能、对机体免疫功能的影响等作用进行了较深入的研究，从而阐明了异常黑胆质成熟剂和清除剂作用的部分物质基础。

另外，巴黑·玉素甫在维吾尔医学、基因组学、维吾尔医药与细胞生物学方面进行了研究，发现异常黑胆质成熟剂和清除剂对肿瘤细胞凋亡基因表达及肿瘤细胞凋亡有一定的影响。这一结论的得出及深入论证，获得了"新疆维吾尔自治区科技进步奖"及"中华医学科技奖"。"异常黑胆质的成熟剂和清除剂及其制备方法"还申请了发明专利。

巴黑·玉素甫的学术思想，临床诊疗特色，以及对异常黑胆质成熟剂、清除剂的药物研究，对于由异常黑胆质导致的肿瘤、冠心病、高血压病、糖尿病等疾病，提供了更为经济实用的诊疗方法。他的异常黑胆质"提前治疗"的思想被广泛应用于维吾尔医临床，为社会带来了良好的经济效益和社会效益。

2007年，一位64岁的维吾尔族妇女找到了巴黑·玉素甫。按照维吾尔医学理论诊断，患者属气质干寒性体质。属于异常黑胆质性冠心病，异常黑胆质性慢性胃炎。

巴黑·玉素甫给患者开了处方，破布木果、红枣各10g，牛舌草、蜜蜂花、薰衣草、铁线蕨、小茴香、地锦草各7g，甘草根10g，刺糖60g。

他告诉患者，将这10味药材除刺糖外其他药材适当粉碎，加1000ml水，加热煎煮10分钟后停止加热，浸泡，静置12小时，再用小火加热煎煮两小时。过滤，滤液趁热加刺糖搅拌，再过滤，最终加蒸馏水调至500ml，即得。酌病情每次内服50～100ml，每日两次，饭后趁热服用。

经过一个多月治疗，异常黑胆质体液的诸症明显好转，饮食，睡眠正常，心前区阵发性绞痛、心悸、心慌，及失欲、恶心等临床表现明显好转，嘱患者注意休息，定期在门诊检查，长期用以上药物，避免情绪激动，少吃辛辣油腻食品，不能过饱。

巴黑·玉素甫分析，患者的气质属于干寒性。脉象：细、缓；眼部变化：发青、深陷；面部变化：稍黑、无光、暗淡；口味：晨起时口味苦涩；舌及舌苔：有青或灰色舌苔、舌干，严重失调者舌面全部为黑色舌苔；体表皮肤：肤色稍黑、粗糙、手摸感觉较凉、有瘙痒感、抓挠易掉屑；体温：相对降低；尿量：量多、小便次数少；尿色：发白、静置易形成沉淀；睡眠：失眠、多梦及噩梦。

治疗原则为调节异常黑胆质，用异常黑胆质的成熟剂及清除剂，改善血流量，养心为主，调节饮食，养胃。

在巴黑·玉素甫医案中，针对清除异常黑胆质的病例有上千例，医案验证了巴黑·玉素甫异常黑胆质疾病"异病同源"的理论，并从根本上掌握了治疗"异常黑胆质类疾病"的方法。以下的案例，说明了巴黑·玉素甫在应用异常黑胆质成熟剂和清除剂方面的独到之处。

2007年8月的一天，一位50多岁的维吾尔族农民来到了巴黑·玉素甫的门诊。病人来时，由于胸口疼痛，表现得很痛苦。巴黑·玉素甫认真分析了患者的体质，确诊为异常黑胆质性冠心病，异常黑胆质性心绞痛。

巴黑·玉素甫开出了处方：破布木果、红枣各10g，牛舌草、蜜蜂花、薰衣草、铁线蕨、小茴香、地锦草各7g，甘草根10g，刺糖60g，10味药材除刺糖外将其他药材适当粉碎，加1000ml水，加热煎煮10分钟后停止加热，浸泡，静置12小时，再用小火加热煎煮两小时。过滤，滤液趁热加刺糖搅拌，再过滤，最终加蒸馏水调至500ml，即得。酌病情每次内服50~100ml，每日两次，饭后趁热服用，然后再服用维吾尔药膏剂，养心达瓦依米西克蜜膏35g，每次5g，每日3次；益心巴迪然吉布亚颗粒每次12g，每日3次；库克亚片0.3g，每次3片，每日两次；降糖孜亚比提片0.3g，每次3片，每日两次；健心合米尔麦尔瓦一提安比热蜜膏，每次6g，每日服3次；爱维心口服液，10ml，每日3次服；护肝布祖热颗粒12g，每日3次服。

经过一个月治疗，患者的异常黑胆质体液的诸症明显好转，饮食、睡眠正常，心前区阵发性绞痛、心悸、心慌等临床表现明显好转，嘱患者注意休息，定期在门诊检查，长期服用以上药物，避免情绪激动，少吃辛辣油腻食品，不能过饱。

巴黑·玉素甫介绍说，按照维医理论来讲，患者的气质属于干寒性。脉象：细、缓；眼部变化：发青、深陷；面部变化：稍黑、无光、暗淡；口味：晨起时口味苦涩；舌及舌苔：有青或灰色舌苔、舌干，严重失调者舌面全部为黑色舌苔；体表皮肤：肤色稍黑、粗糙、手摸感觉较凉、有瘙痒感、抓挠易掉屑；体温：相对降低；尿量：量多、小便次数少；尿色：发白、静置易形成沉淀；睡眠：失眠、多梦及噩梦。重点是要调节异常黑胆质，用异常黑胆质的成熟剂及清除剂，改善血流量，养心为主，调节饮食，降血压。

系统整理了维医治疗高血压病的理论

　　高血压病是目前最常见的心血管疾病。在新疆维吾尔自治区，特别是在广大牧区，由于不良饮食习惯导致的高血压病逐年增多。

　　巴黑·玉素甫运用维吾尔医学对于高血压病的认识，对 115 例高血压病患者进行了诊疗，总结出一套具有独特疗效的方法——复方高兹班片治疗。

　　高血压病在维吾尔医学中有千百年的记载，维吾尔医学文献中称"朱沙尼混"，汉语意思为"血液沸腾"，是指头痛、头晕、血压升高为主要特征的病症。维吾尔医学认为，人体气质的失调，体液的失衡，是导致疾病的主要原因。四种体液中，黑胆质的异常变化是引起高血压病的主要因素。

　　黑胆质过剩出现异常变化时，往往导致血液浓度增高，促进血液脂肪的形成，减慢血液的循环，增加血管壁的压力，从而引起高血压病的发生。巴黑·玉素甫从维吾尔医对高血压病发生的这一观点出发，采用调整异常黑胆质的传统药方"复方高兹班片"治疗黑胆质性高血压病取得了良好效果。

　　"复方高兹班片"是巴黑·玉素甫在维吾尔医治疗高血压病"朱沙尼混"千年验方的基础上创制的，在临床上多年反复使用，是临床效果较好的复方制剂。它以牛舌草为主，由近十种维吾尔药组成的处方，具有调整异常黑胆质、清理血液、软化血管、安神除烦等功能，还能有效地降低胆固醇、三酰甘油，降低低密度脂蛋白，提高高密度脂蛋白。尤其能有效地阻断体外油脂在体内的吸收，阻止胆固醇与三酰甘油的结合，同时还能加速血液油脂的分解和排出，调整血脂，从而达到改善血液循环，扩张血管，保持血压正常的目的。

　　巴黑·玉素甫选取了 115 位异常黑胆质性高血压病患者，其中男性 66 例，女性 49 例，年龄最大的 68 岁，最小的 32 岁，平均年龄为 50 岁，病史最长的 9 年，最短的 1 年，平均病史为 5 年，血压最高 200/150mmHg，最低 170/110mmHg。在治疗前首先对患者采用护理疗法，让患者适当参加体育活动，以便改善血液循环，采用饮食疗法，要求他们不要食用油腻食物和动物脂肪，强调不要食用动物内脏等高脂性食物，晚饭尽量少吃，多吃桑椹、桃子、草莓、菠菜、白菜、芹菜、莴苣等水果蔬菜。

　　巴黑·玉素甫根据黑胆质体液质量变化的特点，首先采用黑胆质成熟剂内服相应的蒙孜吉赛危大，对异常黑胆质进行成熟，然后采用内服黑胆质清除剂木斯合力赛危大，对已成熟的异常黑胆质进行清除，从而调整气质、平衡体液，最后采用内服维吾尔医药复方高兹班片每日 2 次，每次 4~6 片。治疗结果显示，115 位患者中显效 55 例，有效 47 例，无效 13 例，总有效率为百分之 92.5%。

　　巴黑·玉素甫通过多年的临床应用，发现复方高兹班片没有明显不良反应，成本低、疗效高，不但能有效地治疗高血压病，而且对血管的硬化也具有一定的预防作用，它对治疗高血压病，探索新的途径和开发新的药物都具有一定的临床意义。

　　在他的病例中有这样一例：

　　患者塔某，男，51 岁，患者说自己患冠心病 9 年了，用复方丹参丸、利血平等药后，病症减轻。但是最近一周内乏力、紧张、心前区阵发性绞痛、心慌、头痛加重，头昏，气短，反复发作。

巴黑·玉素甫仔细分析了他的症状，确诊为异常血液质性冠心病，异常血液质原发性高血压病。

巴黑·玉素甫开出异常胆液质的成熟剂：天山堇菜花、莲花、玫瑰花、地锦草各10g，菊苣子15g，枣、菊苣根、刺糖各30g。菊苣子、菊苣根粗研后与其他药物一并放入1500ml开水中，浸泡4~8个小时，温火煮沸，煎至剩1000ml时过滤出，加入刺糖待溶化后，再滤尽即得。酌病情每日3次，每次50~100ml，饭后趁热内服。

经过一个月的治疗，患者异常体液的诸症明显好转，饮食、睡眠正常，心前区阵发性绞痛、心悸、心慌、气短等临床表现明显好转。巴黑·玉素甫再嘱咐患者要注意休息，定期在门诊检查，长期服用以上药物，避免情绪激动，少吃辛辣油腻食品，不能过饱。

巴黑·玉素甫说，凡患者的气质属于干热性。脉象：细、搏动无规律；眼部变化：眼珠发黄或略黄；面部变化：发黄、暗淡无光、苍白；口味：晨起时口苦；舌与舌苔：有黄色厚舌苔，舌发麻、舌干、易裂；体表皮肤：粗糙无光，病重者有黄斑；体温：升高；尿量：减少；尿色：呈黄色或橙色；睡眠：少。治疗原则为：调节异常胆液质，用异常胆液质的成熟剂及清除剂，改善血流量，降血脂，养心为主。

骆驼蓬子治胃病有功效

人生的经历都是财富。这句名言，对于巴黑·玉素甫来说，有着非凡的意义。

在南山牧场15年，天山丰富的植被成为他的药材宝库。雪山里绽放的雪莲花，成为他临床用的优质药材，天山雪松的松子、草丛里寻常的小草都成了他取之不尽用之不竭的良药。在众多寻常的植物中，一种骆驼蓬子成为了巴黑·玉素甫治疗胃病的良药，这一发现填补了维吾尔药学中的空白。

在《中国医学百科全书·维吾尔医学》的第298页详细记载了骆驼蓬子的药用研究。

骆驼蓬子，维吾尔药物名为"阿德热斯曼·乌日格"，别名为"白祖如力·乌尔米力""吐胡米依斯番德"。属于蒺藜科植物骆驼蓬的干燥种子。这种植物主要分布于我国新疆、河北、山西、内蒙古、宁夏、陕西、甘肃、青海各省区，国外主要分布于蒙古、印度、巴基斯坦及中亚各国。

骆驼蓬子呈三棱状肾形，长2~3mm，棕色至棕褐色，表面粗糙，一端较厚钝，另一端较尖，在放大镜下可见密集的蜂窝状皱缩表皮，切面外层棕褐色，内部白色。

在维吾尔药物中，骆驼蓬子性二级干三级热，味苦，功能生干生热，祛风止痛，强筋补神、镇咳平喘，温身通窍，主治温寒性或黏液质性疾病。例如，骆驼蓬子研末与适量蜂蜜调配含在口内，可治气喘咳嗽；骆驼蓬子研末冲开水或牛奶可治关节痛；6g骆驼蓬子与水煎，漱口洗牙可治牙痛。

在乌鲁木齐南山牧场，骆驼蓬子这种植物随处可见，巴黑·玉素甫也只是按照祖辈传下来的医嘱，用骆驼蓬子治疗相应的疾病，在巡诊繁忙的几年间，巴黑·玉素甫并没有把这一寻常的植物与胃炎、胃癌等胃病联系起来，也没想到这随处可见、被当地人称为"骆驼蓬"的植物会成为治疗胃病的功臣。

胃炎，维吾尔医学名为"外热糜·买衣代·木孜满"，维吾尔医认为，凡长期食用难消化的食物，如甜食、油腻食物、浓茶、药茶，长期饮酒，饭后饮用大量凉水，食物过热或过冷，边食边劳动或暴食少动，或长期便秘，或情志内伤；常患口腔疾病和某些心、肺、肝、肾等疾病，关节炎、类风湿性关节炎等疾病都可以成为诱发胃炎的因素。

巴黑·玉素甫在乌鲁木齐南山牧场期间，由于当地牧民喜食肉类，高血压病患者居多。而且，由于气候潮湿，关节炎患者很多，得胃病的人也多。

传统的维吾尔医学就用成熟剂天山堇菜、菊苣根、龙葵子、小茴香根、无核红葡萄、大菟丝子与适量水煎汤，分两次早晚各加古丽坎民克孜力古丽花膏内服，一日1次，连服7天。到第8天的时候，再让患者取无花果、玫瑰花、盒果藤根皮、罗望子环状肉汁、刺糖、甜巴旦仁煎汤内服。后再用买朱尼代比都力外尔蜜膏，继服艾热克木库蒸露、艾热克卡森蒸露加谢日比提白祖日木提地力糖浆。调节饮食，忌食难消化的食物及辛辣食品或烟酒、浓茶、咖啡等，多食易消化食物，如牛奶、稀饭，特别是加绿豆、黄豆的稀饭，通常经过这样的治疗，患者的病情都会有所好转。

巴黑·玉素甫在治疗胃病中发现，病人在使用成熟剂时，效果总是不太理想。他细心琢磨，发现当地气候潮湿，关节炎发病率高，成为诱发胃炎的一个因素。所以，他考虑先利用生干生热、祛风止痛的药物，对患者的寒湿性体质做一个调理。

1994年秋天的一个午后，巴黑·玉素甫巡诊时坐在山坡上休息，一株骆驼蓬子碰到了他的脚，他眼前一亮，眼前不就是我一直要寻找的良药吗？骆驼蓬子不是正有生干生热、祛风止痛的效果吗。回到诊所后，他大胆地在治疗胃炎的药剂中加入了骆驼蓬子，在临床中产生了很好的效果。

巴黑·玉素甫的这一发现为维吾尔医学治疗胃病增添了新的药剂。在系统学习了维吾尔医药理论后，巴黑·玉素甫提出：脑、心、肝为人体三大支配器官，肝、心、肺、胃、胆、肠、脾、肾、神经作为人体主要被支配器官，与体液的变化息息相关。

换而言之，胃病与冠心病、高血压病等由异常黑胆质引起的疾病是同一类疾病。推而广之，胃癌多是在体内外不良因素影响下，体液失衡，气质失调，多为黑胆质烧焦，伤害胃脘所致。

维吾尔医学认为，导致胃癌的病因与其他癌症病因相同，多因黑胆质或血液质的烧焦所致，另外就是黏液质中混入异常热性或渗入异常胆液质所致。

巴黑·玉素甫借中医理论，在胃癌的治疗中加入藿香、薄荷。他提出：治疗要先成熟和消除致病体液，以调整气质，以毒攻毒，以止痛止呕，控制癌变，增进食欲，保存体力为主。

经过13年的探索，巴黑·玉素甫总结出了一整套治疗胃病的方法，为许多胃病患者解决了病痛，延长了他们的生命，提高了病人的生活质量。

支气管哮喘治疗的重大突破

"哮喘"，维吾尔医学名为"热布"，指以呼吸急促、气短不续和喉间哮鸣为特征的病症。

支气管哮喘是临床上常见和多发的顽固疾病，患病率高。目前，国内外治疗该病的系统和局部治疗药物种类不少，但疗效有限，不能解决问题，治疗上没有质的突破，许多药物的药理作用只能是针对哮喘复杂机制环节中的一部分，治疗不彻底，难以治愈。

维吾尔医学基础理论认为，体内异常胆液质，异常黏液质，异常黏液质属性时寒性，异常胆液质属性时干热，并影响人体全身或局部代谢及支气管黏膜血液循环产生炎症反应，从而导致哮喘，而平喘颗粒具有成熟和清除异常气质的功能。

在50多年的行医生涯中，巴黑·玉素甫从维吾尔医学角度把哮喘分为乃孜乐喘、痰阻性气喘、心源性气喘、气原性气喘、松弛性气喘、干性气喘、寒性气喘和热性气喘八种。

乃孜乐型气喘，是指以伤风感冒为主要特征的气喘。巴黑·玉素甫认为，此类气喘多因伤风感冒久治不愈，多以热性和寒性体液失衡形式出现。症见发病后先有咳嗽、喉咙塞紧、流清鼻涕等伤风感冒和乃孜乐症状，后有头痛，常打呵欠，深伸懒腰，突发气喘，并显出热性或寒性乃孜乐的一系列症状。治宜先以成熟和清除热性乃孜乐为原则，后以清热平喘化痰为主。成熟：方用台尔亚克乃孜乐解毒膏加谢日比提糖浆、海西哈西糖浆或谢日比提高孜班蒸露内服；清除：用艾比比乃非谢小丸内服；清热平喘，宜用朱拉比加、罗望子、莲花、大枣、白蜀葵子等内服。或寒性乃孜乐型哮喘者先以成熟和清除寒性乃孜乐为则，后以祛寒平喘为主。用相应成熟剂后，从艾比阿、克亚小丸等清除剂中选一种内服。祛寒平喘，方用从买朱尼、白尔西夏蜜膏、谢日比提海西哈西糖浆、谢日比提排尔亚德热斯糖浆、鲁欧克赛尔皮斯坦制剂、合米日高孜班糖膏、谢日比提都糖浆中选一种内服。

巴黑·玉素甫认为，痰阻性气喘多由痰液黏于呼吸道所致，症见肺中有啰音，咳出黏性痰液，咳嗽时很难咳出痰液。治疗以化痰平喘为主。治疗的方法有维吾尔医研制的谢日比提祖法糖浆内服，若顽痰不化可用粗研亚麻子煎汤加砂糖内服或萝卜汁加蜂蜜内服催吐黏痰，应多食加黑胡椒、肉桂、干姜等芳香性药物及鸟类动物肉，但要禁用热性三四级药物，如麝香、西红花。要禁食烤馕、烤羊肉、包子、阿力瓦糖糊等。

2009年春天，巴黑·玉素甫的门诊来了一位气喘很厉害的中年人。巴黑·玉素甫仔细地为这位患者号脉，患者脉粗代数，心跳气短，平常走路太快或提东西都会气喘闷胀等。巴黑·玉素甫告诉这位患者，他患的是"热布开力比"，即心源性气喘，是指以心悸为主要特征的哮喘。病因多由身患心悸和其他心脏病导致邪气弥漫心和肺所致。巴黑·玉素甫的治疗以降低心热为主，通便散气为辅。如果散热后，身体没有不适，可以从左臂静脉中放血。

巴黑·玉素甫从维吾尔医药里的罗欧克衣斯排胡力黏液、罗欧克比也黏液、罗欧克开塔尼黏液选一种给患者内服，白檀香用芫荽汁磨出药味擦于胸部，并用莲花、天山堇菜、大枣等煎服通便散气。

经过治疗后，巴黑·玉素甫发现，这位病人心悸较重，就改用合米日买日瓦日德糖膏或木排日巴德爽心膏，并用谢日比提斯依比利时糖浆送服，病人的心悸很快得到缓解，气喘症状明显减轻。

在治疗支气管哮喘的大量临床实践中，巴黑·玉素甫还发现，由于新疆特殊的气候条件，许多老年人容易患松弛性气喘。

巴黑·玉素甫用维吾尔医学命名为"热布依斯提尔哈依"，是指呼吸道肌肉松弛为主要特征的气喘。病因多由呼吸道黏膜淤积乃孜乐液或呼吸道肌肉之常态性松弛或非体液型寒性损害于呼吸道所致。症见急促呼吸，胸部姿势若不正，呼吸便不通畅，胸闷难受，脉软而松。

在临床上，巴黑·玉素甫对此类患者，首先以祛寒健肌平喘为主。用维吾尔医药热维改尼尔改斯油、热维改尼苏维散油、热维改尼司亚当油中选一抹擦于胸部；可煎煮桂皮，加蜂蜜内服；可以将适量无花果干、黑种草子研细，加以大麦面粉及热维改尼西比提油调成糊剂外擦于胸前。

第六种为干性气喘，维吾尔医学名为"热布亚比斯"，是指干性偏盛呼吸道肌肉痉挛为主要特征的气喘，病因多由肺和呼吸道因受非体液型干性侵扰，累及微细气道，使其痉挛所致。症见气喘明显，发出丝音，口渴等。若进食湿性物，病情即可缓解，反之，若食进干馕、若久留太阳下，病情即可加重。巴黑·玉素甫认为，治疗此类气喘以生湿镇痉为主。可以用菊花、青葫芦、马齿苋等煎水，趁湿坐塘洗浴，每日清晨以开水送服亚麻子，可饮用山羊奶，内服或外用湿性制剂和药物。

寒性气喘，维吾尔医学名为"热布巴日德"，病因多由过多摄取寒性、湿性药物和食物，长久身处寒湿之地或淋雨时久所致，治疗必须从除湿寒入手。

在新疆维吾尔自治区的南疆地区，由于气候干燥，热性气喘的发病率较高。热性气喘，维吾尔医学名为"热布阿日"，是以非体液型热性偏盛为主要特征的气喘。病因是在体内外各种不良因素的影响下，由于热性偏盛，引起非体液型人体温表气质偏盛，使肺中湿性有一定程度的损失，并使呼吸道出现干性，阻碍舒张和收缩的活动所致。

主要症状表现为呼吸困难，口渴，喜凉空气、喜欢凉食，尿色偏赤，脉粗数等。治疗以调整气质为原则，降热定喘为主。巴黑·玉素甫的治疗方案为，用鲜马齿苋加罗阿比衣斯皮胡力黏液或白腊加热维心尼比乃非谢油涂于胸部；将樟、大麦汁、菊苣、龙葵汁等煎汤内服，也可以用维吾尔医药当中的谢日比提比乃非谢糖浆或合米日比乃非谢糖膏内服。

在50年的行医生涯中，巴黑·玉素甫通过对支气管哮喘的治疗，诊治范围扩展到了整个呼吸道疾病，并研究出了维吾尔药背部贴敷治疗呼吸道疾病的方法。

巴黑·玉素甫和他的研究小组确定了122例观察对象，其中男性105例，女性17例，年龄在30~40岁的患者110例，41~50岁的患者7例；观察病程确定为3~12年不等。

观察对象病例选择多为咳嗽、痰多、呼吸困难等症状的慢性支气管炎、支气管哮喘、肺气肿患者，以及乃孜乐（一种致病性液体）引发的哮喘患者。

巴黑·玉素甫根据病人的体液分型，服用相应的异常体成熟剂和清除剂，使患者气质恢复原属性，然后服用具有抗炎、化痰、止咳的赛比斯坦含剂或鲁欧克巴旦木，每日两次，每次8~10g口服；另外还服用谢日比提安斯力糖浆和谢日比提祖帕糖浆，一日3次，每次50ml。同时，取柯恰粉10~20g与适量鸡蛋黄混合均匀，贴敷于背部，一日一次，连续敷10~15日。

经过长达12年的观察，巴黑·玉素甫得出的结论是，呼吸系统疾病是由于脑内形成乃孜乐并流窜呼吸器官损害气管、支气管和肺脏，邪气上逆所致。致病的淡味黏液质体液受到过盛湿性的影响变稀形成异常黏液质体液。因黏液性咳嗽、黏液性哮喘、黏液性胸膜炎等无特殊的味道，故被称为淡味黏液质。

人体内形成这种黏液质，可使人体热能下降，物质代谢活动减慢，应排出体外的废物质（随汗排出的液体）因缺少热能而滞集于器官组织空间内，引发诸如炎症和过敏。从而在呼吸道产生黏稠液并在局部引发水肿、充血和刺激等反应。主要症状为呼吸困难、胸闷、咳嗽、咳痰、哮喘鸣音、缺氧、口唇指甲和鼻尖出现紫绀黏液性咳嗽、黏液性哮喘、黏液性胸膜炎等等。背部疗法具有加热胸部，减少支气管和肺脏中的液体，从而畅通呼吸道、活血、抗炎、化痰、止咳的作用。

巴黑·玉素甫在呼吸道疾病治疗方面的经验及现代研究的基础上，对呼吸道疾病积极进行维吾尔医药学与现代医学相结合的研究，不断在理论和实践上有所创新、有所突破，为广大呼吸道疾病患者带来了福音。

挖掘丰富维药宝库

吾买尔·巴黑继承了父亲巴黑·玉素甫的衣钵，成为一名天天和患者打交道的大夫。他说："父亲对我影响最大的是，父亲虽然已是70多岁高龄的医学专家，尽管在新疆是很有名气的医学专家，但他仍然不断学习，不断提高，总结出了自己独特的诊断经验和治疗方法，治疗病人个性化，系统地治疗尽量使用简单、价廉的方法，不增加病人负担。"

巴黑·玉素甫常说："我是在民间学习的维吾尔医药，而且是在民间发展自己的专业的。在民间有好多秘方。对这些秘方进行搜集、整理、检验，就可以为人类造福。人类作为自然界的一分子，人的自然体与世间万物生生相息，选用自然界中与人民生活紧密联系的植物，就是治病的良药。"

在长年的维吾尔药学实践中，巴黑·玉素甫秉承这一思想，首先是用地方药来治疗病人，其次在治疗病人之前，必须先对病人进行心理疏导，解决患者思想上的顾虑。

巴黑·玉素甫认为，首先要树立患者的信心，然后再用一些民间简单的药方来治疗，这几个方面结合起来治疗病人效果更好。

巴黑·玉素甫非常推崇精神治疗和心理暗示，他认为要使病人在思想上认同医生，与医生保持一致，治疗过程就会变得顺畅，治疗往往会产生意想不到的效果。

维吾尔医药已有千百年的历史，得到了蓬勃发展。巴黑·玉素甫在50多年的行医生涯中，为维吾尔医药的宝库增加了许多新的品种。

中华人民共和国成立以来，维吾尔医药研究和开发工作取得了突出的成绩。1998年《中华人民共和国药品标准（维吾尔医药部分）》的颁布，结束了维吾尔医药没有标准的历史。此标准中共收载维吾尔药202种，其中药材115种，成方制剂87种，使维吾尔医药进入了一个新的历史时期。

维吾尔医学作为祖国传统医学的重要组成部分，有其独特的历史根源和产生环境。由于新疆特殊的地理位置，维吾尔医学与中亚、西亚、南亚及其他邻国医学有着千丝万缕的联系，特别是新疆地域辽阔，交通不发达，使维吾尔医学理论不够统一，维吾尔医药不够规范。挖掘古代维吾尔医学文献和民间古方，首先要使其系统化、规范化。只有在这个前提下，才能有所继承，有所提高，有所发展。巴黑·玉素甫自觉地担负起了这个历史任务。

1992～1994年，巴黑·玉素甫完成了"祖卡木冲剂""库吾提埃拉壮阳口服液""克孜古力糖膏""阿娜尔糖浆""斯亚旦生发油"及"保健茶"等药物处方的整理、药材分析、临床验证等研究项目，取得药品批准号，投入医药市场，并以纯天然药物、无明显毒副反应、安全速效等特点，受到全疆各族人民的青睐。

1994年，在全国发明和专利博览会上，巴黑·玉素甫研制的四种药品荣获发明与新技术金奖和优秀新产品金牌奖。

在行医路上，巴黑·玉素甫积累了父辈的经验并且博采众长。他走遍了全疆各地，长期坚持在维吾尔医学基础理论的指导下开展诊疗工作，把学到的理论知识放到实际诊疗实践中去验证。

他在维吾尔医药学方面的创新，更多的来自于基层。在南疆各地巡诊考察时，他走访学习和总结当地老维吾尔医药专家的好经验，收集了大量民间的处方及偏方，细心地加以琢磨和研究，在心血管、神经、内分泌、消化系统的常见病方面形成了独特的配方。

1995～1999年，他完成了新疆维吾尔自治区卫生厅新药开发研究课题"复方骆驼蓬子油"的研究。从1997年开始进行"复方骆驼蓬子油"的临床应用工作。他还参加了自治区课题"玛木然胶囊""苏列甫片"等维吾尔医药的临床研究工作，参与了自治区课题"夏塔热片"的研制。

早年，巴黑·玉素甫还在乌鲁木齐南山牧场行医期间，调查研究及使用骆驼蓬子、薄荷、藿香、香青兰等药物对治疗心血管和消化系统疾病取得了很好的效果，目前正在编写多年的临床经验总结《内科常见病的维吾尔医治疗手册》。

维医外治疗法的开拓者

50多年来，巴黑·玉素甫遵循维吾尔医学理论和法则，研制出自己独特的外治疗法，并普遍推广应用。

科玛特药熏疗法：是在维吾尔医药理论指导下，配备相应的维吾尔药材，药材粗粉经煮沸后产生的蒸汽熏蒸蚕沙致透心，将蚕沙与药材粗粉药渣混合，按量装入透气透水的药袋中，放在患处，进行全身或局部熏蒸，达到防治疾病的目的。这种外治疗法，广泛应用于骨科、内科、妇科、皮肤科、男性病等，特别对关节痛、坐骨神经痛、关节炎、骨质增生、颈椎病、肩周炎、腰椎间盘突出症、前列腺炎、痛经、盆腔炎、阴道炎等有独特的疗效。

一日一次，十天为一个疗程。禁忌：重症心血管病、妇女妊娠期及行经期。所用方剂科玛特巴日提：红花、甘松、洋甘菊、野苦荬、麻黄、莴苣子、龙葵果、菠菱、地锦草、玫瑰花、刺山柑、干姜、莳萝子、天山堇菜、蜀葵子、大麦、紫草、荷花；科玛特哈尔提：乌梢蛇、甘松、薰衣草、桂皮、紫草、丁香、刺山柑根皮、莪术、肉豆蔻、莳萝子、红花、香青兰、白花丹、干姜、麻黄、高良姜、石菖蒲、菠菱、洋甘菊、野苦荬。

阿必赞药浴治疗法：是在维吾尔医药理论指导下辨证选方，选择适当的维吾尔草药，将药材煎汤取汁倒入浴盆，患者裸体浸入浴盆没至胸骨剑突下，药物的有效成分通过毛孔渗进皮下组织后，通过血液循环到达各个器官，达到活血化瘀、增强机体的血液循环、强化各个器官的代谢功能、促进异常体液的成熟并通过排汗的渠道清除已成熟的异常体液，从而达到治病、防病目的的维吾尔医学外治疗法之一。适于干热、干寒气质的疾病，如手骨性关节炎、膝关节骨性关节炎、髋关节骨性关节炎、脊柱骨质增生、跖趾关节炎等。禁忌：皮肤炎症、传染病、癫痫、心功能不全、冠心病，甲状腺功能障碍、出血倾向、妇女妊娠期及行经期、外伤、烧伤、脓流、高热发烧、晚期癌症、高血压病、重症心血管病、体质过度虚弱等患者。一日一次，十天为一个疗程。所用方为阿必赞哈尔提（妇科专用）：洋甘菊、野苜蓿、莪术、高良姜、红花、刺蒺藜、伯孜旦、丁香、肉豆蔻、菝葜；木发日阿必赞哈尔提（高血压病专用）：香青兰、薰衣草、小茴香、玻璃苣、三条筋、青香茅、玫瑰花、洋茴香；木发日阿必赞巴日提（高血压病专用）：红枣、天山堇菜、荷花、芜荽实、玻璃苣、马齿苋子、黄瓜子、诃子、小檗实、檀香、黄花柳。

尼克巴布药蒸治疗法：是在维吾尔医药理论指导下，通过维吾尔医学辨证分类，选择合适的维吾尔草药，利用中药熏蒸治疗器，用药材浸液煮沸后产生的蒸汽进行局部或全身药蒸，可增强机体的血液循环、强化各个器官的代谢功能、促进异常体液的成熟并通过排汗的渠道，清除已成熟的异常体液，从而达到治病、防病目的。外治疗法之一，适于湿热、湿寒气质的疾病，如手骨性关节炎、膝关节骨性关节炎、髋关节骨性关节炎、脊柱骨质增生、跖趾关节炎等。一日一次，七天为一个疗程。凡高血压病、重症心血管病、妇女妊娠期及行经期、体质过度虚弱患者不宜。所用协同方为：木发日尼克巴布巴日提（高血压病专用）：红枣、天山堇菜、荷花、芜荽实、玻璃苣、马齿苋子、黄瓜子、诃子、小檗实、檀香、黄花柳；木发日尼克巴布哈尔提（高血压病专用）：香青兰、薰衣草、玻璃苣花、小茴香、玻璃苣、三条筋、青香茅、玫瑰花、洋茴香；尼克巴布巴日提（妇科专用）：洋甘菊、野苜蓿、锦灯笼、菝葜根、龙葵果、苣根、莳萝子、荷花、天山堇菜、菝葜、蜀葵子。

帕雪雅膝下药浴治疗法：是在维吾尔医药理论指导下，选择适当的维吾尔草药粗粉，煎汤取汁，双足及膝关节以下部分进行局部药浴，通过药液的温热作用对双足进行良性刺激，活血、消肿、止关节痛、清除异常体液，从而达到预防和治疗疾病的目的。这种外治疗法，广泛用于内科、骨科、妇科、男性病等；特别对盆腔炎、附件炎、前列腺炎、膝骨性关节炎、风湿性关节炎、糖尿病引起的下肢疼痛，失眠等有显著疗效，同时对体力劳动、脑力劳动而致的困倦、疲劳等患者有保健作用。凡皮肤炎症、重症心血管病、妇女妊娠期及行经期、外伤等忌用。所用协同方为：帕雪雅巴日提（妇科专用）：洋甘菊、野苜蓿、龙葵果、菊苣根、莳萝子、荷花、天山堇菜、蜀葵子；帕雪雅哈尔提（妇科专用）：洋甘菊、野苜蓿、莪术、高良姜、红花、刺蒺藜、莳萝子、伯孜旦、丁香、肉豆蔻、菝葜；木发日帕雪雅哈尔提（高血压病专用）：香青兰、薰衣草、玻璃苣花、小茴香、玻璃苣、三条筋、青香茅、玫瑰花、洋茴香；木发日帕雪雅巴日提（高血压病专用）：红枣、天山堇菜、荷花、芜荽实、玻璃苣、马齿苋子、黄瓜子、诃子、小檗实、檀香、黄花柳；复方卡瓦吾亲帕雪雅：花椒、丁香、肉豆蔻、黑胡椒、干姜、荜茇、莪术、秋水仙、洋甘菊、甘松；帕雪雅西发依哈尔提：秋水仙、洋甘菊、高良姜、骆驼蓬子、肉豆蔻、青香茅、丁香、莳萝子、阿那其根、栀子、莪术；Mupasil（木帕斯）帕雪雅（风湿病专用）：秋水仙、莳萝子、莪术、白花丹、洋甘菊、苦木香、曼陀罗叶、刺山柑根皮。

特地民治疗法：是在维吾尔医药理论指导下，以维吾尔医辨证为原则，根据患者的气质分类，选择合适的维吾尔医药油涂擦局部或全身，达到治疗疾病的目的。临床上针对各种气质的疾病，

选择维吾尔药油种类也各有不同。巴旦木油用于各种头痛、关节痛、支气管炎、失眠；库斯特油用于瘫痪、面瘫、类风湿；古丽油（玫瑰油）用于四肢疼痛、皮肤瘙痒、关节炎等；依拉尼油用于妇科炎症、风湿性关节炎、关节肿痛、四肢麻木等；马钱子油用于关节疼痛等；蛋黄油用于关节炎、腰腿痛等；丁香油用于类风湿性关节炎、风湿性关节炎、坐骨神经痛等。

▏▏巴黑·玉素甫于 2014 年 4 月逝世。

班 秀 文

学在于勤，医贵于精。

——班秀文

　　班秀文，字壮，著名中医临床家。1920 年 1 月出生在广西隆安县雁江乡长安村那料屯的一个壮族家庭。首批全国老中医药专家学术经验继承工作指导老师。擅长治疗内、妇、儿科疾病，以妇科为专。2009 年由人力资源和社会保障部、卫生部、国家中医药管理局评选为国医大师。

　　班秀文治学严谨，学验俱丰，主张辨证审慎，用药精专。他十分重视对中医经典著作的学习，对其苦心钻研以继承和发扬。如对《伤寒论》的学习，他认为，学习这部中医学奠基之作贵在"灵活"二字，既要正确评价《伤寒论》，又要学以致用，把《伤寒论》的辨证论治和临床实际紧密结合，突破前人理论和治疗上的局限，进行创造性发挥。他将《伤寒论》的六经辨证应用在妇科领域，以其理论、辨证、立法、遣方原则来说明妇女疾病，总结其治疗规律，丰富了妇科病的辨证治疗方法，把《伤寒论》在妇科领域的应用向前推进了一步。

　　在妇科疾病的治疗上，班秀文崇尚肝肾之说，强调"治血"的重要性。他认为，妇女以血为本，以血为用，其生理功能活动或病理变化均与血分息息相关。肝藏血，妇女以肝为先天，而治血必先治气，气生于肾而主于肺，故调肝补肾、治血是妇科病治疗的重要法则。治疗月经病时，重点在肾，注重活血通络；治疗带下病时，以治湿为主，兼以治血，血水两治；治疗不孕症时，注重调治肝肾，使开阖、藏泻有度，精足而子嗣；治疗妊娠病时，以补肾安胎为主，兼以健脾益气，柔肝养血；治疗产后病时，调补肝肾，补养气血，扶正固本，活血通络化瘀，以治其标。

　　作为壮族人民的儿子，班秀文在努力攀登中医妇科学术高峰的同时，还投以很大的精力和心血，着手自己的民族医药——壮族医药的研究和发展工作。通过他的努力，我国第一家壮医门诊部得以建立并开展诊疗工作。他还在广西中医学院成立了壮族医药研究所。他招收了壮族医药史硕士研究生，为广西中医学院培养了一批壮医高级人才。

　　班秀文从医 70 余年，将毕生的精力投身于祖国医药事业当中。作为一名临床医生，他医德高尚，以活人济世为怀，凡来求诊者，均一视同仁，平等对待，贴心安慰，深得患者爱戴。作为一名教师，他在中医教学中辛勤耕耘，桃李满天下。为了中医药的传承和发扬，他深入研究中医理论，结合自己的临床经验与体会，著书立说，留于后人。集中反映班秀文妇科学术理论和经验的专著有《班秀文妇科医论医案选》《妇科奇难病论治》《班秀文临床经验辑要》。他还编有《中医基本理论》《中国妇科发展史》等教材。

　　班秀文曾先后担任广西高等教育学会理事、广西医药卫生委员会委员、广西中医药学会副会长、广西中医妇科委员会主任委员、广西民族医药研究所顾问、《广西中医药》

编委会副主任委员及主编、第六届全国人大代表、中国南阳张仲景学说研究会顾问、中华全国中医学会理事及妇科委员会委员、中华医史学会理事、澳大利亚自然疗法医学院名誉教授等职。

精研经典　致力创新

班秀文注重对前人经验的学习和总结。他认为，在中医界后继乏人、乏术的现状还没有得到根本改善的情况下，应该特别强调继承的重要性。在重视继承的同时，又要注意发扬。没有继承，等于无源之水、无根之木，当然就没有发扬可言；只有很好地继承，才谈得上发扬；但是，只强调继承而忽视发扬，则会使学术停滞不前，甚或倒退。因此，应该以继承为基础，在继承中发扬，在发扬的过程中更好地继承，继承与发扬相互促进。

班秀文在长期的教学和医疗实践中体会到，学好中医，用好中医，要在医学领域中有所作为，必须老老实实地从经典著作开始。班秀文认为，只有学好经典著作，根基才能牢固，日后发展才会根深叶茂。在经典著作中，最重要的是学好《黄帝内经》和《伤寒论》，前者是解决基础理论的问题，后者则是解决将理论与实践很好结合的问题。

《内经》阐述了阴阳五行、脏腑、经络、病因、病机、辨证、治则等重要的理论，是前人在长期医疗实践中积累的宝贵经验的总结。如果不能很好地掌握《内经》的理论，中医理论知识就不可能在脑中"根深蒂固"。班秀文主张在学习《内经》时，第一要粗读与精读并重，通过粗读，能初步了解《内经》的全貌，找出重要的章节和关键语句，为精读打下良好的基础；通过刻苦细致的精读，才能深入研究某一句或某一章节的精髓所在。第二是要学与用紧密结合，这样才能深刻体会原文的精神实质。《内经》中对妇科病的论述不多，却很重要，班秀文对其做了归纳整理：

第一，经孕之本在于肾。《素问·上古天真论》一方面强调肾气是月经、胎孕的根本，另一方面指出肾之所以为经孕之本，主要是依赖于"受五脏六腑之精而藏之"的作用。月经和妊娠的根本在于肾气的作用，而肾气之所以能实现一系列的生殖发育功能，除了肾本身的功能之外，必须要有五脏安和与冲任二脉的密切配合。

第二，致病原因，内伤外感，注意房劳。《内经》记载引起妇科疾病的致病因素包括外感六淫、内伤七情、房劳所伤。风寒暑湿燥火，常则为六气，能生万物，异则为六淫，其中尤以寒和热的危害最大。太寒则血液凝涩，太热则经血妄行，故而导致月经或闭止不行，或经行超前、量多、色红之变。又如"石瘕"为寒所结，瘕之所在，虽然有在肠外，有在子门，但均由外感寒邪而引起。七情过极会伤及五脏，致气血失调，阴阳失和，导致各种疾病。房劳伤肝，肾藏精，肝藏血，精血同源，在妇女则同为先天，因此清心寡欲、节制房事可固护生命的根源。如房事不节，醉以入房，则百病丛生，在妇女首先表现为月经的病变。脏腑病变导致奇经失常，其中又以冲、任、督、带脉病变最常见，因其起于女子特有的器官——女子胞，与脏腑直接或间接相连，所以脏腑病变可通过奇经影响女子胞的藏泻功能，而出现经、带、胎、产疾病。如闭经乃因胞脉闭也，胞脉属心而络于胞中，心气上迫于肺，心气不能下通，可导致闭经。

第三，治疗法则，纲领挈要。《内经》有关治则的论述，内容广泛，在大法上有正治、反治、治本、治标之分；在分类上，又有汗、吐、下、和、温、清、补、消之别。但在妇科病的治疗过程中，要重视两个方面——一方面是疏通血脉，调理气血。妇科疾病与气血失调有关，《内经》认为，七情所伤，气滞血瘀者，宜"疏其气血，令其条达，而致和平"。寒凝血瘀者，则用"血实宜决之""肠覃、石瘕皆生于女子，可导而下"，其目的就在于调理气机，疏通血脉，保持气血的调畅。另一方面为论证用药，贵在扶正。如《素问·六元正纪大论》曰："妇人重身，毒之何如？有故无殒，亦无殒也……大积大聚，其可犯也，衰其大半而止。"只要是积聚类病变，即使妊娠，仍然主张使用化瘀攻伐之品。但同时注意保胎扶正，特别提出"衰其大半而止"，也即《素问·五常政大论》所说："大毒治病，十去其六；常毒治病，十去其七；小毒治病，十去其八；无毒治病，十去其九。谷肉果菜，食养尽之，无使过之，伤其正也。"在治疗妇科疾病时，扶正兼顾祛邪、保护正气尤为重要。

第四，诊法辨证，尤重色脉。疾病的发生和发展过程，是邪正盛衰消长、相互转化的过程，要了解疾病的本质，必须通过望、闻、问、切四诊的密切配合。《素问·阴阳应象大论》说："善诊者，察色按脉，先别阴阳。"在妇科疾病的诊断和辨证中，更重视望诊和切诊的应用。

《内经》全书共有附方13首，班秀文对《内经》的第一张治疗妇科疾病的方剂——四乌鲗骨一藘茹丸有独到的见解。方中乌鲗骨即海螵蛸，其气味咸温而下行，能软坚，能通行，凡赤白漏下及血枯经闭宜之；藘茹即茜草，气味甘寒，能止血，能活血，凡血崩或经闭可用；麻雀卵气味甘温，有温养精血之功，能治男子阳痿不举及女子阳虚带下，便溺不利；鲍鱼气味辛温，能补益精气而利血脉，为温养之佳品，与诸药同用，相得益彰。全方具有益气生精、补血养阴、强壮肝肾、活血通络之功，凡血枯精亏诸症，均可用之。

对于《伤寒论》的学习，班秀文认为核心在"灵活"二字，即一要正确评价《伤寒论》；二要学以致用，把《伤寒论》的辨证论治和各科很好地结合起来。班秀文赞赏清代伤寒名家柯韵伯《伤寒来苏集》关于"仲景之六经为百病立法，不专为伤寒一科"的提法。《伤寒论》的思路、辨证、立法遣方，不仅用于外感伤寒，而且也适用于各科疾病。因此班秀文根据自己对《伤寒论》的学习体会及临床经验，率先提出六经辨证在妇科的应用，并发表了题为《六经辨证在妇科的应用》的论文，该论文后被日本东洋出版社摘要出版。

外感病和内伤病证候的产生，都是邪正斗争的结果。六经辨证是《伤寒论》的核心，是其主要构成部分，是探讨外感疾病传变规律和论治的依据。班秀文认为，它同样可用于其他杂病的辨证论治。外感疾病虽然是邪自外入而致病，主要以六经辨证为主，但也离不开脏腑经络辨证的基础。外感病和内伤病的致病原因，尽管有内、外之分，但归根结底仍是以脏腑经络为基础，是邪正斗争的结果，所以六经辨证同样可以说明妇科疾病的病变。他在《六经辨证在妇科的应用》一文中就把六经辨证与妇科经、带、胎、产等病变的联系作了详细的阐述。

太阳经为六经之藩篱，太阳之腑，便是膀胱，如邪热内传膀胱，邪热与水或血相搏结，就有太阳蓄水或蓄血证之变。妇女以血为主，月经的病变有多种原因，但治经不离血，凡属瘀积引起的经行错后、少腹硬痛，均可仿蓄血证之法施治。又太阳寒水主气，其见症以寒、水、湿为多。妇女的带下病，多以湿浊为主，治之多用温肾利水或扶阳化湿之法。婚后多年不孕者，如属阳虚宫寒，可用温肾暖宫之法治之。"背为太阳之主""心为太，阳之里""太阳之根，即是少阳"，因此太阳病变不仅局限于经脉，而且与脏腑气血息息相关，可应用于妇科病的辨证论治。如班秀文治疗一位经行感冒患者，其月经周期、色量均正常，但每逢经行之时则感冒，症见头晕痛，鼻塞，泛恶欲吐，肢节腰脊酸痛，苔薄白，舌质淡润，脉沉不浮，证属经行正虚，荣弱卫强，腠理不密，以桂枝汤加当归、川芎，嘱经前服3剂，坚持半年，病不再发。

阳明经为多气多血之经，病多燥热，但由于阳明为传化之腑，与太阴相表里，因而又有虚寒之证。脾胃为气血生化之源，冲为血海，隶属于阳明，凡属脾胃虚弱致月经不调者，或水饮不化、停聚中州，或胃失和降、燥实发热致各种妇科杂病者，均可通过调理脾胃而治之。

少阳分布于胸胁，位居半表半里，与厥阴风木相表里，内寄相火，故经水适来适断，邪热内陷血室，与血相搏，因而可用小柴胡汤和解少阳，以泻肝经之邪。临床可用于经行前后不定，胸胁苦满，乳房胀痛，或经行头晕目眩，乍寒乍热等症，可以和解少阳、调理肝气而收到预期的效果。小柴胡汤不仅为少阳病立，亦为多种杂病之宗方。

太阴湿土主气，阴中之至阴，为气血生化之源，妇女以阴血为本，有余于气，不足于血。太阴内属脾肺二脏，脾肺气虚，不能宣化水湿，则不能食而带下绵绵；脾虚不统血，脾虚不升，则可导致妇科诸病发生。

少阴内属心肾二脏，兼水火二气。邪入少阴，证多寒热夹杂，病变多在心肾二脏。肾藏精，心主血，精血互化，妇女以血为用，其经、带、胎、产的病变均与心肾有关，故常用温肾扶阳或养血宁心之法治之。班秀文曾治一少阴，平素带下量多，色白而质稀，经前少腹胀痛剧烈，兼有汗出肢冷、唇面发青、经行错后等症，舌暗红，夹紫块，脉沉紧，属寒凝经痛之证，以《少阴篇》之附子汤加肉桂、吴茱萸、当归治之而收效。

厥阴为三阴之尽，是风木主气，证为寒热错杂，虚实互见，病情骤急而变化多端，故仿其法治疗妇女虚瘀兼见而患产后病或变化无常的月经病。

《金匮要略》为张仲景《伤寒杂病论》中的杂病部分，是以整体观念为指导思想，以脏腑经络为理论基础，以四诊八纲为辨证中心，以八纲八法为遣方用药的依据，是理论结合实践突出辨证论治的专著。对于其中的妇科三篇，班秀文提出了自己的看法。他认为，妇科三篇不仅论述了妇女经、带、胎、产的常见疾病，还涉及与妇女情志有关的疾病如脏躁、梅核气等，系统地阐明了理法方药，对妇科病变的辨证论治作了简要而明晰的论述。学习妇科三篇，应抓住关键，辨明疑似。如对产后腹痛，有血虚、寒凝、气滞、血瘀、瘀血兼阳明腑实之不同，辨别的关键在于：当归生姜羊肉汤证的证候要点是"腹中痛"；枳实芍药散证以"烦满不得卧"为证候特点；下瘀血汤证则是在服用枳实芍药散之后"假令不愈者，此为腹中有干血着脐下"；大承气汤证则是"少腹坚痛，此恶露不尽……不大便……烦躁发热"。医者只有注意"从药测证"，抓住关键，才能区别各证的异同。金匮要略》妇科三篇在治疗妇女疾病方《面始终本着妇女以血为用的特殊情况，照顾妇女的生理和病理特点，不论在遣方用药还是在煎法上，均时刻不忘以血为本，采取扶正不滞邪、祛邪不伤正的原则。在治疗妊娠疾病中，在辨证精详的基础上，审慎用药，适可而止，务必做到既能治病，又能顾护胎元，保证母健胎安。

在临床实践中，班秀文亦能灵活运用《金匮要略》方治疗经、带、胎、产疾病。如用温经汤治疗阳虚宫寒、冲任不足之痛经、经行前后不定、宫寒不孕者；用胶艾汤治疗冲任脉虚、阴血不能内守之经行淋漓不止、妊娠胎漏、经后疼痛者；用桂枝附子汤、白术附子汤、甘草附子汤温化祛湿，治疗带下疾病等。特别是对于当归芍药散，班秀文认为如能运用得宜，不仅能治疗妊娠腹痛，而且对月经、带下、胎孕、产后等妇科疾病都有良好的疗效。当归芍药散方中重用芍药和营养阴，敛肝止痛；当归、川芎养血活血，调肝舒筋；白术、茯苓健脾益气，渗湿和中；泽泻甘而微寒，渗湿不伤阴。全方既有养血柔肝、健脾益气之功，又具有渗湿升阳、调理气血之效。

班秀文曾用当归芍药散治疗一位带下病患者。病人为30岁妇女，4年前人工流产后至今未孕，平时带下量多，色白黄，不时阴痒，月经周期、月经量、颜色均正常，持续3～5天干净，经行时腰及少腹胀痛，舌质淡，苔薄白，脉虚弦。诊断为湿瘀互结之带下病，辨证属湿瘀下焦，胞脉不畅。治疗当以健脾化湿、调养冲任为法，拟方如下：当归9g，白芍9g，川芎5g，茯苓15g，白术9g，泽泻9g，苍术5g，鸡血藤15g，延胡索9g，莪术5g，炙甘草5g。上药连服3剂，患者复诊，带下量已经减少，阴亦不痒。遂改用滋补肝肾、调养冲任方法治疗1月余，阴血充盈，脉络通畅，从而自然受孕。

博采百家　功在妇科

班秀文早年在壮乡行医期间，目睹了壮族山区妇女经常因辛勤劳作而多有经、带、胎、产等疾病的发生，及这些疾病带来的痛苦，遂下定决心，苦心钻研妇科学。班秀文早在南宁医药研究所学习期间，便研读历代医家的妇科专著。他师从广西著名老中医刘惠宁及刘六桥，两位先生均推崇《内经》《伤寒论》《金匮要略》等中医经典著作。刘惠宁在诊病过程中既注重四诊八纲的辨证，又不忽视现代医学的检查方法；刘六桥则在遣方用药上灵活多变，不拘时方、经方甚或单方，均能择善而用。班秀文受教于两位先生，并结合自己妇科病的临床经验，不仅解决了不少妇科的疑难杂症，亦逐步形成了自己独特的学术观点。

辨证论治是中医的精髓，是中医诊治疾病的主要手段之一，班秀文对此十分重视，他认为，诊治妇科疾病应注重通过四诊收集资料，以中医的整体观加以分析，审证求因，以判断病机病性。然后据此确定治疗原则及遣方用药。由于妇科疾病的病因错综复杂，仅从阴、阳、表、里、寒、热、虚、实及六经、脏腑等认识疾病，有时候还是不够全面，因此班秀文主张在辨证的基础上，要辨证与辨病相结合。这方面中医、西医各有所长，西医通过现代化的手段对疾病的病因、病位有较为清晰或微观的认识，但对疾病的性质及其邪正盛衰的认识则常显得有所不足，因此辨病既要辨中医之病，又要辨西医之病，取西医之长。如输卵管梗阻所致的不孕症，病人往往脉象平和，形色神态如常人，即使仔细询查病人，仍然无法探知其病变所在，也无法很好地对症用药。通过西医的诊疗手段，如输卵管通液或造影，能知道病位所在，但对其是否由血瘀、气滞或是痰浊所致及其对寒、热、虚、实之病性认识并不全面。解决的方法就是以中医辨证为主，适当结合西医辨病，通过西医的辨病认识病位所在，中医则通过辨证论治及整体观，从本质上认识疾病，这样有利于准确用药，提高临床疗效。在结合西医辨病时，也不要忽视中医的辨病，因中医往往在病名中包含了疾病的性质。如能在辨证论治的过程中适当结合辨病治疗，在立法用药方面才能左右逢源，收到满意的疗效。

班秀文对妇科疾病诊治有独到之处，他认为女性以血为本，血旺则经调子嗣，心主血，肝藏血，脾统血，肺主气而朝百脉，肾藏精，精血同源。妇女经、带、胎、产、乳等与血有密切的关系，水谷之精微为血之来源，血的生成和运行需要脾的化生、心的统领、肝的藏受、肺的宣布、肾的施泄等协同作用才能完成。

五脏的生理活动和病理变化，均对妇女的生理及病理变化有直接或间接的影响。除五脏与妇科病的关系密切外，六腑与奇恒之府的功能正常与否也影响到妇女的生理和病理，其中尤以胃、女子胞和冲任的关系更为密切。脏腑与妇科病的关系是密不可分的。

在整体观念与辨证论治的基础上，班秀文强调调补肝肾对治疗妇科疾病的重要性。女性的经、带、胎、产均有赖于肾。肾藏精，主生殖，女性肾气充盛，天癸才能正常泌至，月经亦可按时来潮；肾气的盛衰又决定月经的盈亏、有无和是否通畅。带下疾病的产生均责之于湿，脾主升清而健运，才能不断地运化水湿。脾的运化功能除了自身以外，很大程度有赖于肾气的蒸腾气化作用。肾气盛，天癸成熟，冲任二脉通盛，则能孕育胎儿；肾气充盛，封藏功能正常，才能使胎孕牢固、胎儿顺利生产。妇科的疾病多属气血亏损，脏腑功能失调，都属于内伤的范畴，而脏腑的功能正常与否尤为重要。班秀文认为妇科诸病的治疗，尤应重视调补肝肾。如治疗月经病，除了综合分析，辨别寒热虚实及病在何脏腑而进行辨证施治外，均需要固肾培本，以善其后。凡月经病属虚证者，往往与肾有直接关系，应通过补益肾气而调经；治疗带下病，因肾对全身津液有调节作用，带下异常与肾的气化蒸腾作用有关，所以治带应以温肾健脾为主；妊娠病发病与肝肾功能失调密切相关，因此治疗妊娠病主要以补肾安胎为主；产后亡血伤津，精血同源，精血耗伤实为肝肾亏损，故仍需着眼于肝肾。

20世纪70年代，一位24岁的患者前来就诊。患者近一年来反复阴道出血，淋沥不绝，血色淡红，诊断为崩漏，曾服用清热和健脾之剂而血止，但往往半个月或一个月之后再次阴道流血，屡屡发作，迁延不愈，遂求诊于班秀文。就诊时患者自觉头晕目眩，心悸耳鸣，四肢困怠，口干但不欲饮。察其舌质淡红，苔少，脉象虚细。班秀文辨证认为属气虚不能摄血，以归脾汤加益母草、阿胶治疗，连服3剂血止，血止之后改服人参养荣汤以善其后。但1个月后，患者再次就诊，自诉阴道又有出血，量少色红，自觉轻微腰部胀痛，腹部隐痛，午后微热，心悸，不能入睡，口干不欲饮水。观其舌尖红、苔少，脉虚细而略数。班秀文细查病人，认为患者经健脾益气养血之法虽血能暂止，然不能痊愈，当与肾之功能失常有关。因肾之封藏失司，冲任二脉亏损，不能制约经血，故在调理脾胃之外，尚须审明肾之阴阳偏亏，补其不足。患者尚有微热、心悸不寐、脉细数等症，属肾阴不足。肾阴不足则虚火内动于中，冲任不固而漏下不止。故以六味地黄汤加当归身、白芍、柴胡、首乌、阿胶、龟甲、茺蔚子、三七等化裁治之，连服5剂而血止，继服10余剂，滋肾养阴，以善其后，未再复发。

肝为风木之脏，内寄相火，体阴而用阳，具有疏泄气机、储藏调节血液的作用，为冲任二脉之所系。肝血下注冲任，血海按时满溢，月事能按期而至，已婚育龄女性，易孕而胎壮。冲、任、督三脉均起于胞宫，汇集于少腹下焦，与肝的生发气血密不可分。

带脉环腰一周，约束诸脉，有赖于肝气的生发。若肝的疏泄功能失常，则气血失调，势必导致奇经八脉的失常。奇经功能失常，则妇女经带诸病丛生。所以班秀文对叶天士提出的"女子以肝为先天"颇为推崇。肝为阳脏，体阴而用阳，故治肝当以治用、治体、治阴阳为纲，其中又以治肝用、治肝体为要法。前者以疏泄清降为法，后者以柔养阴血为主。调肝以疏解调养为宗，使之疏中有养，养中有疏，肝气条达，疏泄功能方可正常。

一位 28 岁的妇女，产后 8 个月一直母乳喂养，每天喂乳 6～8 次，乳汁充盈。但近日出现乳汁明显减少，甚至乳汁点滴不出，婴儿虽频频吸吮，不能吸出。就诊时双侧乳房胀满疼痛，头晕目眩，脉弦细，舌淡红，苔薄白。班秀文观察病人神色焦虑，仔细询问病情，原来病人近来由于小儿患病，甚为忧虑，后又因工作不顺心，恼怒大作，随之发病。找到了发病的前因后果，班秀文认为此病属于暴怒伤肝、肝失疏泄所致。治疗应以养血柔肝、疏畅气机为法。拟方如下：当归身 12g，杭白菊 10g，何首乌 15g，合欢花 5g，玫瑰花 5g，柴胡 5g，瓜蒌壳 10g，薄荷（后下）3g，甘草 5g。并对病人耐心劝慰，打消其精神上的忧虑。病人服药 1 剂，3 小时后即有少许乳汁流出，服第二剂后，病人心情舒畅，乳汁通行如初。脾胃为气血生化之源，乳汁为气血所化生，来源于脾胃的水谷精微，如脾胃虚弱，气血不足，则乳汁生化无源，而出现乳少、乳滞。但乳汁需通过肝的生发疏泄功能，才能源源不断地分泌以喂养婴儿。所以气血的盈亏是乳汁生化的物质基础，其中肝对乳汁的生化作用尤为重要。暴怒则火动于肝，气血逆乱，气机不畅，乳汁则淤滞不行，于是乳房胀痛。治疗当采用养血柔肝之品以舒肝气，则气机疏畅，乳行之路自然也就通达了。

班秀文认为，妇科经、带、胎、产疾病的发生均与肝肾直接相关，调补肝肾应是妇科病治疗的重要法则，在临床中应调肝与补肾同为一体。"调"者，疏解调养，"补"则分为滋补及温补。

治肝偏于调，治肾偏于补。但肝体阴而用阳，肝阴易亏，肝阳易亢，因此疏肝之中必须有养，养中有疏；肾藏精，治之以补为主，并着眼于"补其不足"。因肾的病变有阴阳偏颇，故治疗不但要注意有温补、滋补之分，而且在运用滋肾养阴或温肾助阳时，均应注意补阴配阳、补阳配阴。

女性以血为本，以气为用。妇女月经、带下、胎产、泌乳等生理活动均以血为基础。由于女性生理"数脱血"的关系，女子常处于有余于气、不足于血的生理状况，故在治疗妇科疾病中，班秀文指出既要着眼于阴血的濡养，又要考虑到阳气的温煦，务必做到治血不衰气、治气要顾血，尤为强调"治血"，治血之法即是治疗妇科疾病之大法。血分为病，有血虚、血瘀、血热、血寒之分，治之当分补养、攻伐、凉开、温化之法。但女性以血为用，阴血易亏，血分多虚；血以通畅为贵，血分为病，则易致血瘀，因而在治血之中，班秀文更注重血分虚、瘀的特点，选方用药注意清热勿过寒，化瘀勿峻烈，解毒勿偏散，消导要护脾，立法遣方以甘平或甘温为佳。甘能生血而养营，温则生发通行，从而达到补而不滞、化瘀又不伤血的功效。

一患者 6 年前行人流术，后又因"宫外孕"手术，切除左侧输卵管。术中还发现右侧输卵管肿胀增粗，诊断为右侧输卵管炎症。医生说以后不能再生育了。为此，夫妇双方多次求医，最后经人介绍求治于班秀文。患者手术后月经正常，经量、经色一般，除经行时有轻微下腹疼痛外，其余无特殊不适，形体偏瘦弱，表情抑郁，舌质淡，有瘀点，苔薄白，脉虚细弦。班秀文详细询问病情后，认为患者初行人流术后，损伤肝肾，外邪乘虚侵袭，与瘀血相搏结，滞于下焦，久之积而成癥瘕。又因手术耗血伤阴，虚瘀夹杂，舌有瘀点，脉虚细弦，均为虚瘀夹杂之象。证属血虚气滞，瘀阻胞脉，当以养血活血、化瘀通络之法治之。但因其为阴虚之体，攻不宜过猛，以免伤正，宜选用养血行血、化瘀消癥又不伤正之药，攻补兼施治之，故予桃红四物汤加穿破石、丹参、鸡血藤、路路通、皂角刺，同时用猪蹄甲煲食。上方连服20余剂，患者自觉每于药后右下腹隐痛，数分钟后缓解。班秀文认为，此为药至病所，直达血分，邪正相争之征。仍以化瘀通络之法，为防辛窜太过而动血，加用益气扶正之品，以当归芍药散加路路通、赤芍、莪术、黄芪、穿破石、山甲粉（冲服），经上方交替使用，治疗期间适当加以疏肝通络之品。治疗半年后，经输卵管造影，右侧输卵管已通畅。又改用补益肝肾、调理冲任法促进受孕，半年后自然怀胎。

月经病为妇科最常见的疾病，不仅影响女性的身心健康，而且妨碍胎孕生育。班秀文重视对月经病的防治，他认为各种致病因素均能导致机体出现虚、郁、瘀的病理变化，月经病随之产生。

治疗月经病必须治血，根据其病机的不同，采用或清热、或温化、或消瘀、或补益的方法治疗。治疗月经病须调理气血，血药多甘腻，易阻遏气机，治血尚需治气，还应适当运用活血化瘀之法。

月经的产生与肝、脾、肾有关，调经重在固肾培元，兼顾疏肝柔肝，健脾和胃。班秀文将月经病辨证分为9个证型，即血热证、血寒证、血虚证、气虚证、气滞（气郁）证、血瘀证、痰湿证、脾虚证及肾虚证。在临证之时，除辨证论治外，尚须考虑病人的体质、病情变化及地理气候等因素，选方用药灵活加减，从而达到预期的效果。

崩漏为妇科的危重疑难疾病之一，治疗多遵循"急则治其标，缓则治其本"的原则。塞流、澄源、复旧为治疗崩漏的三大治法。班秀文虽也采用，但并不拘泥于这三大治法。他认为重症崩漏错综复杂，不可苛求一法一方，或一味药物达到止血调经的作用，应该审证求因，根据不同的情况和病因病机灵活运用。他强调局部辨证与全身辨证相结合，辨证与辨病相结合，随证随经，因其病而药之。塞流止血是治疗崩漏的首要一步，但止血并非专用收涩之品，应该辨清寒热虚实。热者清之，寒者热之，虚者补之，实者泻之，将迫血妄行的病因去除，则血能自止。在塞流过程中，还要防止留瘀之患，常加入活血化瘀之品，如三七、益母草、蒲黄等，以达到塞流中有化，既阻其源，使之勿继续崩溃泛滥，又能化其离经之血。在经过塞流止血后，则需要澄源以治其本，根据"治病必求其本"的施治原则，进一步审证求因，辨清虚实，从根本上找出解决疾病的症结。崩漏的善后复旧，班秀文主张脾肾并重，以肾为主。因脾胃是气血生化之源，统摄血液，口服药物尚需要经过脾胃，故善后调理和巩固疗效要重视脾胃。但肾为冲任二脉之本，冲主血海，任脉为阴脉之海，冲任二脉起于胞宫属于肾。血之异常崩中漏下，与肾的开阖封藏、冲任二脉的亏损有很大的关系，所以在治疗崩漏的复旧方面，除重视调理脾胃之外，更应重视恢复肾的封藏功能，根据肾的阴阳偏颇用药，以平为期。

治疗带下之病，班秀文除了常用健脾升阳除湿之法外，还重视从肾治带。他认为，胞宫系于肾，肾为冲任之本，肾气的强弱均直接影响胞宫、冲任二脉；"水之本在肾"，脾升清而运化水湿，但有赖于肾阳的温煦作用。因此，带下病的发生与肾有着密切的联系，治带与治肾往往是密不可分的，对于带下病的辨证论治，也应立足于肾脏的调节。此外，班秀文根据长期的临床经验，还提出治带不忘治瘀的理论。尤其是久病患者，更易出现瘀阻经络，导致湿瘀互结之状。带下不离湿，湿与瘀俱为阴邪，湿邪重浊黏腻，使经脉运行不利而为瘀；瘀阻脉络，气机不畅，津液停留于体内，水湿内聚，导致湿热邪毒久恋不去，最终形成湿热瘀阻的复杂病证。故班秀文提出"治带先治湿，治湿不忘瘀"之说。在临床上以温肾健脾为宗，以祛湿为先，并灵活选用湿瘀并治之品，从而取得了满意的效果。

产后疾病泛指女性分娩后一个月内所患的疾病。其发病原因很多，总的来说是失血伤津，具有既虚又瘀的特点。对产后疾病的治疗，班秀文在审证求因、辨证论治的基础上指出，要正确处理养血扶正与化瘀生血的关系。在以虚证为主时，要以补养之品补之，为了防止留瘀之患，应该酌加行气化瘀之品，如益母草、莪术之类，使补而能活，有利于血液的再生；在以瘀证为主时，要注重逐瘀祛邪。盖瘀不去则新血不生，祛邪即为扶正，两者相反相成。他还提出，治疗产后疾病，补虚、化瘀与肾有极为密切的关系。因为肾为水脏而主津液，津血耗伤，实际为肾阴亏虚；胞宫与肾同居下焦，"胞脉者系于肾"，肾主骨而腰为肾之府也。瘀血停滞胞宫，不仅会出现小腹刺痛，恶露淋漓不尽，而且还会出现腰脊胀痛、膝软乏力之变。因此，在产后疾病的治疗中，治肾为重要的法则之一。

不孕症被认为是难治之症，历代医家均重视对不孕症的研究和治疗。班秀文长期潜心于不孕症的临床研究，对不孕症的治疗有独到之处，遵古而不泥于古，取得了良好的治疗效果。他认为，种子贵先调经，调经不忘治带。临床上鲜有月经不调能自然受孕者。月经不调的临床表现有月经先期、后期、先后不定期、月经量多或少、闭经或痛经等。班秀文调经之法重点着眼在肝、脾、肾。盖肾藏精，主生殖，为先天之本。肝藏血，主生发，为女子之先天。肝肾同源，阴阳互根，因此调补肝肾，使阴阳气血调和，是孕育的关键。临床所见性欲淡漠、无排卵者，多与肝虚不能生发、肾亏不能作强有关，治之当以调补肝肾为法。如患者多年不孕，盼子心切，常有肝郁，又要考虑疏肝理气。故在调补肝肾之时，以平补阴阳为原则，使阴阳无偏颇。他常用五子衍宗丸、归芍地黄汤出入治之。调经还要健脾和胃，以助气血之生化，使经源充足。月经病和带下病都是女性常见的疾病，两者往往同时并见，带下异常也可以影响女性的孕育。若为经带同病者，不仅要治经，还要治带。经带并治之方常选用当归芍药散。其次，经者血也，调经就是要治血，血足方可孕育胎元。班秀文根据血分的寒、热、虚、实而采用不同的方法治疗，重视血分的虚与瘀，选方用药遵循补而不滞、温而不燥、寒而不凝、攻而不散的治则，常用四物汤加鸡血藤、丹参加减出入。血为气之母，气为血之帅，气行则血行，调经要养血，养血要顺气，顺气要疏肝，故在补血调经的基础上常选用柴胡、合欢花、素馨花、玫瑰花等疏肝顺气之品。此外，因本病虚实夹杂，阴阳相兼，故在调补肝肾气血的同时，他还注意佐加温化通滞之品，如巴戟天、红花、蛇床子等。气血以通行为贵，通则能生、能养、能化、能行，故治疗不孕症疗效明显。

班秀文治病辨证审慎，在用药方面尤为精专，喜用、善用生草药。生草药指的是未经炮制的植物药。生草药应用相当广泛，在基层卫生保健及疾病的预防与治疗方面，未经炮制的生草药往往能起到很大的作用。由于生草药分布广泛，无论在山丘、平原、河岸、溪边还是海洋里均有生草药生长，因此只要有一定的草药知识，即可采集用于治病。生草药也有四气和五味之分，也有升、降、沉、浮之别，使用生草药同样需要辨证用药。病有阴、阳、表、里、虚、实、寒、热之分，需要通过望、闻、问、切四诊了解多种病证及其体征，再通过分析、综合，辨别疾病的部位、性质和正邪关系，判断疾病的证型，根据病情的不同而对证用药。

因此，辨证是治病的关键，也是用药的着眼点。充分发挥生草药防病治病的作用，提高疗效，必须在辨证的基础上对证用药。此外，班秀文还强调在根据病情及药物的性味、功效用药的同时，适当的炮制能增强药效，提高疗效。

在使用生草药方面，班秀文认为，花类药物集天地精灵之气而生，其质轻清，能升发阳气、醒脾悦肝，用之得当，可逆流挽舟，使湿化瘀散，带脉得束。肝为风木之脏，内寄相火，性喜条达，主人体一身气机，且与人体奇经八脉关系最为密切。如肝气郁滞，气机不畅，影响脾之运化功能和冲任作用，可导致种种妇科疾病的发生。班秀文使用花类药物，取其醒脾悦肝之力，肝郁得解，气机得畅，从而达到行气化瘀、利湿之功效。如素馨花味甘，性平无毒，无阴阳寒热之偏颇，能疏肝而养肝阴，为疏肝健脾的常用药，常用于治疗经行乳房胀痛、急躁易怒、面部黄斑或痤疮复发、形体消瘦者。又如凌霄花味酸，性寒，入肝经，能凉血祛瘀，为凉开散瘀之品。该药药性平和，可长期使用，无峻猛伤身之虞。班秀文常用此药治疗瘀热并重的经带病，如赤白带下、腹部癥瘕、乳腺增生等病。其他常用的花类药物还有玫瑰花、佛手花、合欢花等。

藤类药物刚柔相济，得地之阴气滋养、天之阳气润濡，能屈能伸，最善通经活络。他用藤类药物治疗女性湿瘀互结的带下病常有奇效。带下病与湿瘀密切相关，湿为阴邪，其性重浊黏滞，最易阻遏气机，导致冲任二脉功能失常，血行不畅而形成湿瘀互结的带下病变。治疗当在祛湿的同时不忘祛瘀，以藤类药物通经疏络，清除脉络瘀积，使肝气行，脾运得健，肾藏得固，任脉得通，带脉得束，带下之疾自能痊愈。在藤类药物中，班秀文尤为喜用鸡血藤。

盖因鸡血藤味苦微甘，性温，善入血分治血病。西南文史古籍中对少数民族使用鸡血藤的经验多有记载，并称鸡血藤为"血分之圣药"。鸡血藤以补虚补血为主，善治虚证，尤其是血虚偏寒者。此药补中有行，巧治瘀血，且能通养血脉，常用于治疗各种慢性炎症所致之带下，也是治疗月经不调、宫寒不孕之常用药。又如忍冬藤，班秀文认为该药性味重厚，不如花之轻清，解气分之毒力不及金银花，然通络清热、清脉络之热毒则疗效优于其花，且茎藤质地重厚，治疗下部之湿瘀壅滞、脉络不通有良效。因此，在治疗缠绵难愈、体虚与湿瘀俱重的带下病之时，忍冬藤为首选药，能清中寓通，且能扶正，使脉络通畅，瘀祛新生，而顽带得愈。

班秀文在妇科疾病的诊治中，常加入益母草。益母草被认为是妇科良药，其性味苦、微寒，不仅能入心、肝和膀胱经，而且能直入冲、任二脉阴血之海，有行中寓补、祛瘀生新的作用。他在辨证论治的基础上，加入益母草，以达到直入血分之功，同时又具有祛瘀生新、利水消肿的作用。此外，益母草不仅常用于妇科疾病，凡血分病变的各科疾患都可加用益母草施治。

班秀文在长期的临床实践中，集百家之长，融会贯通，逐渐形成了对妇科疾病独到的见解，独特的治疗方法。经他治愈的病人不计其数，不少顽疾也霍然而愈，上门求医者更是络绎不绝。

壮族医药 华夏奇葩

壮族是现今中国少数民族中人口最多的一个民族。壮族人民在长期的生产生活实践中，创造了壮医这一具有鲜明地域特征和民族特色的传统医药。壮族地区属于潮湿多雨的亚热带气候，境内重峦叠嶂，丘陵延绵，山林茂密，动植物繁多。在这样的地理环境中，产生了痧、瘴、蛊、毒、风、湿等带有地域性特点的病害，且自古以来这里就是此类疾病的高发区。壮医有着悠久的历史和丰富的医药文化，有壮医目诊、药线点灸疗法、针挑疗法、火针疗法、药物竹筒拔罐疗法、药物熏洗、刮痧等独特的诊疗技法。在广西柳州、桂林、南宁等处发掘的旧石器时代和新石器时代出土文物中，就有壮族人民用以治疗疾病的砭针、陶针、骨针。

壮医曾经为民族的生存、繁衍和健康作出了重要贡献，它与中医学一样，同属于祖国的传统医学。虽然两千多年前的壮族先民就懂得医术，但壮医理论更多的是以口耳相传、师徒授受的方式在民间世代流传。千百年来，壮族医学还没能像中医、藏医、蒙医那样形成较完整的理论体系。

班秀文的祖父、父亲都是当地的壮医医生。他在长辈的教导下，得到了最初的医学启蒙。从南宁医药研究所毕业之后，得益于所掌握的壮医技术和丰富的药物知识，他在山区的医疗工作能够顺利展开。在一次次使用针灸、竹罐、草药的治病过程中，班秀文不禁在心中有所感慨：壮医药是一门实用性很强的医学，如果我们能对这门医学进行系统而深入的整理、发掘、研究，这对医者、对群众都将大有益处。

1952年9月，班秀文参加了广西民族卫生工作队。从此，他开始了在壮乡苗寨的行医生涯。他和其他壮医同事一起，在有着丰富自然药物资源的乡村之间，跋山涉水，顶风冒雨，采药制药，沿乡看病，送医上门。在此期间，他学到了民间医生传授的经验：只需一条线、一盏灯，就能治疗畏寒、发烧、麻木等病证的"药线点灸"；把草药装在袋里佩挂身上，就可以防治疾病；针刺放血可以治疗急性热病。这些方法看似简易，却能屡屡收到奇效。班秀文一边行医，一边将这些方法记录下来，与跟随当地壮医行医时所学到的知识一并加以整理。每到一处，就向群众打听当地有名的壮医，前去讨教。由于广西山区贫困且相对封闭，经济、文化仍十分落后，壮医病名多用壮语表述，虽然这些病名简单，但有的只有用壮语才能理解，难以汉译。而且在边远山区的壮族民间，某些壮医治疗疾病，往往以巫术的形式出现。他们念咒语、喷符水，这令班秀文感到，要将壮医予以科学总结，实非一件易事。

1982年，在中医领域已卓有成就的班秀文晋升为广西中医学院第一批教授，他愈发感到，经过长期的实践探索积累，将壮族医学加以整理和挖掘的时机已经成熟，壮医药在祖国的医学中应有一定地位。壮医与中医在思维方法和诊断治疗上有许多相似之处，相互影响渗透，但又各具特色。中医以其广博的典籍和丰富的临床经验而著称于世，壮医也以其取材方便、简便易学、疗效显著而传承于壮乡。中医经过历代医家的不断总结完善已形成较为系统、较为完善的理论体系，并得到较好的普及和发展。与中医相比，壮医仅局限于广西壮乡之中，并不为壮乡之外广大的医家和群众所熟知。壮医要想被人们学习和广泛接受，这首先需要有更多的人认识它。如何认识？过去的口耳相传和师徒授受的方式显然是不行的。壮族有自己的语言和文字，虽然极具民族特色，但这种没有普及的文字，能否有助于让壮医被人们所认识？许许多多的问题在班秀文的脑海里不断撞击。他认为，汉语是中国人的母语，把壮医的诊疗理论用汉语言文字加以总结整理，并编辑成册，让我们的同行去研究它，让我们的学生去学习它，让我们的人民群众去了解它，不失为一条途径。

起步是艰难的，壮医没有规范的文字记载，很多壮医理论的阐述散见于一些汉文史资料或部分医籍中。在没有系统进行挖掘整理前，壮医尚缺乏完整的理论。但它得以传承千年，并在今天还在应用，说明壮医有其存在和发展的现实基础。要想使壮医得到医学界的认可，理论体系不可缺。在《中华人民共和国宪法》和《民族区域自治法》关于发展民族传统医药的规定和精神指引下，班秀文和广西中医学院的一批壮医药研究工作者呕心沥血，进行了广泛的实地调研，遍查广西地方志、博物志，通过文献整理、临床验证、实验研究，逐步整理总结出较为完整的壮医理论。

1984年6月，广西中医学院成立了壮医研究室，班秀文任主任，直接指导我国第一家壮医门诊部的筹建和诊疗工作。1985年9月，班秀文招收了第一批专攻壮族医药史的硕士研究生。同年11月，他担任广西民族医药研究所顾问。至此，班秀文实现了他年轻时的理想，为广西民族医药事业作出了突出贡献。壮医有了自己的高级人才队伍，壮医门诊部的成立，也让更多的人接受并喜爱上了这一价廉、效佳的治疗方法。

如今壮医学完成了从仅靠传授经验到形成系统理论的飞跃，成为一门相对独立、逐步成熟的学科。壮医学理论体系的形成，将古老的壮医带入了一个新的发展阶段。广西中医学院自2002年起开始招收中医学壮医方向五年制本科生，使壮医教育逐渐普及，为广西乃至全国培养了不同层次的壮医人才。随着壮医理论通过相关专家的认定，与壮医学科建设相关的壮医执业医师资格考试和认定、壮医诊疗标准的确立和壮医临床分科等事宜，已被国家有关部门提上议事日程。班秀文为保护民族医药，也为他的民族作出了积极的贡献。

长寿要旨　养生第一

衰老是自然规律，但自从岐黄之术被人们认知、掌握之后，人们便开始有意识地利用医学知识来预防衰老和延长寿命。中医学最早的一部经典著作《黄帝内经》中，就提出了许多预防衰老的措施。班秀文喜研经典，对于预防衰老，他很推崇《黄帝内经》中延年益寿的思想和方法，认为它对于现代社会的人们，仍有重要的指导意义。《素问·上古天真论》说："法于阴阳，和于术数，食饮有节，起居有常，不妄作劳，故能形与神俱，而尽终其天年，度百岁乃去。"很显然，这对今人之养生保健仍然有重要的指导意义。

班秀文认为，"保护正气，防治病邪"是《黄帝内经》关于预防衰老的关键。如何顾护正气，抵御疾病，使精神条达，身体安康，让百姓享受长寿之乐，是自《黄帝内经》

以来，中医药学研究的重要课题。在这方面，班秀文有着自己的养生理念和经验。

第一，精神要保养。班秀文认为，人的精神与内脏息息相关，多方面的情志变化，对内脏有着不同的影响。《素问·阴阳应象大论》说："人有五脏化五气，以生喜怒悲忧恐。故喜怒伤气，寒暑伤形，暴怒伤阴，暴喜伤阳……喜怒不节，寒暑过度，生乃不固。"精神愉快，则能焕发青春，脏腑功能正常，气血通畅，正气旺盛，邪气难以侵入。如七情过极，精神上长期受到不良刺激，或长期忧郁不乐，都足以引起脏腑功能紊乱，气血不和，阴阳失调，以致早衰减寿。《黄帝内经》强调，"嗜欲不能劳其目，淫邪不能惑其心"，明确告诫世人，不要有非分的妄想，不要计较个人的得失，要性情开朗，胸怀坦荡，光明磊落，兢兢业业地工作和学习，避免精神上受到不良的刺激，从而达到"精神内守，病安从来"。若平素体质健壮，气血充沛，短暂的精神刺激一般不至于影响人体健康。班秀文认为，情志可以影响健康，反过来，健康的身体，对于情志的变化也有着自我调节能力，如过怒、过喜、过思、过忧、过恐，虽能损伤相关的脏器，但悲能胜怒，恐能胜喜，怒能胜悲，喜能胜忧，思能胜恐，所以《灵枢·本脏》中说："至尽天寿，虽有深忧大恐，怵惕之志，犹不能减也。五脏皆坚者，无病；五脏皆脆者，不离于病。"也就是说，五脏气血旺盛调和，正气充沛时，虽暂时受到不良刺激，但尚不至于发病；反之，如五脏气血不足，正气衰弱时，一旦受到不良的刺激，便可因精神不调而发病。这就是中医学所谓的"七情致病"。

第二，体质要锻炼。《黄帝内经》认为，正常的体力劳动和锻炼，能够促进气血流通，增强体力，防御疾病，所以既要"和于术数"，进行气功、导引等锻炼，又要"夜卧早起，广步于庭"，"无厌于日"。人要保持机体活力，要经常运动，"以动为纲"，同时更要"劳逸结合"。这样才能保持动静适宜，保持身体节奏的和谐。尤其是患慢性疾病的人，更应该注意锻炼，所谓"去菀陈莝，微动四肢"，就是既要治疗，祛除病邪，又要活动四肢，进行锻炼。但这种锻炼必须是"形劳而不倦"，适可而止，做到劳逸结合，才能收到"气顺"的效果。因为过劳或过逸都能伤形耗气，损害健康。《素问·宣明五气》有"久视伤血，久卧伤气，久坐伤肉，久立伤骨，久行伤筋"之说，真是至理名言。不活动、不锻炼不好，过劳、过逸也不好，必须是"不妄作劳"，有劳有逸，才能保持身心健康。

第三，饮食要调节。饮食是摄纳营养、维持人体生命必不可缺少的条件。但饮食失调，又是导致疾病发生的重要原因之一。所以《黄帝内经》强调"饮食有节"，不要"以酒为浆"。要注意"饮食自倍，肠胃乃伤"，如饮食太过，不仅损伤脾胃的腐熟运化功能，而且还会损害到其他脏腑。例如长期过食肥甘厚味，或嗜酒无度，以致痰浊湿热内生，经脉不利，气血壅滞，常可发生痔疮下血，或各种疮疡等病变。尤其对食物的偏嗜，更容易引起部分营养物质的缺乏或气血阴阳的偏盛偏衰，造成各种病变的发生。《素问·五脏生成》中有"多食咸，则脉凝泣而变色；多食苦，则皮槁而毛拔；多食辛，则筋急而爪枯；多食酸，则肉胝䐋而唇揭；多食甘，则骨痛而发落，此五味之所伤也"之说。就是说，多食咸味，易致血脉流行凝涩不畅；多食苦味，易致皮肤枯槁，毫毛也会脱落；多食辛味，易导致筋脉劲急，爪甲也会枯槁；多食酸味，易致肌肉变厚皱缩，嘴唇也会起皮；多食甜味，易致骨骼发生疼痛，而头发也会脱落。可见饥饱失常，偏食嗜饮，饮食不洁，都可以引起某种疾病的发生。所以在饮食上必须"食饮者，热无灼灼，寒无沧沧，寒温中适，故气将持，乃不致邪僻也"。此外，还要调节饮食种类，做到不偏不嗜，不辛不热，不燥不腻，粗细结合，这样才能使脾能升、胃能降，消化吸收功能正常，气血来源充足，正气充沛，从而增强人体抵抗病邪的能力，保持身体健康。

第四，性欲要节制。夫妻之间，情兴性欲是正常的生理现象。但"夫精者，身之本也"。肾精的盈亏，决定人的生长发育以及衰老死亡。肾精的充盈或不足，除了先天禀赋之外，很大因素取决于后天的调养，如果对性生活有正确的认识，善于节制性欲，则肾精经常盈满，年虽老而不衰。反之，如《素问·上古天真论》所说"以妄为常，醉以入房，以欲竭其精，以耗散其真，不知持满，不时御神，务快其心，逆于生乐"，则精气枯竭，真阴耗散，戕伤其根基，就会"未老先衰"，如遇外邪，则易乘虚而入，于是百病丛生，甚至因此死亡。

第五，病邪要防避。《黄帝内经》强调正气在防病中的主导作用，但并不否认邪气对人体健康的影响。当外来邪气急骤暴烈，超过正常抵抗力时，邪气也可起到主导作用。《素问遗篇·刺法论》在提出"正气存内，邪不可干"之后，接着提出"避其毒气"的观点。《黄帝内经》对于防病避邪的论述，有"未病先防"与"已病防变"之分。所谓"未病先防"，就是除了经常采取有效措施，保护正气之外，还要防止邪气的侵犯。这可从两方面入手：一是注意防避，所谓"虚邪贼风，避之有时"；二是利用药物、针灸的作用，增强体质，防止病变内生。所谓"已病防变"，是根据疾病的传变规律，进行有效的早期治疗。"邪风之至，疾如风雨，故善治者治皮毛。"也就是说，当病邪还是很轻浅的时候，就要及时治疗，这样既易祛邪又不伤正。"治五脏者，半死半生也"，如果等到病邪深入内脏，形成正虚邪实的局面后再治疗，则效果往往不尽满意。可见，《黄帝内经》不仅强调要保护正气，而且对疾病的预防和早期治疗也非常重视。

第六，要适应外界环境。春温、夏热、秋凉、冬寒的四季变化，是促进万物生长的动力。《素问·四气调神大论》曰："夫四时阴阳者，万物之根本也。"人生活在自然界之中，外界气候的变化对人体有一定的影响。例如春温夏热是阳气旺盛之时，人体阳气趋于外而虚于内，所以要"春夏养阳"，注意保养体内的阳气，不使宣泄太过；秋凉冬寒，是阴气旺盛之时，人体的阴气外盛而内虚，因此要"秋冬养阴"，保护好阴精，不使耗散太过，以适应来年春气升发的变化。从根本上去调节阴阳之气，则体内气血平和，阴阳协调。同时，还要根据各个不同地区气候的差异以及地理环境和生活习惯的不同，采取适当的保养方法。例如，西北地高多寒燥，宜穿厚衣且食辛热清润之品；东南地卑多湿热，宜穿薄衣且食辛凉芳化之品。这样便能保持正气充沛，身体健康。《黄帝内经》还认识到，人类不仅能被动地适应自然环境，更能主动地适应和改造自然环境，从而提高健康水平。《素问·移精变气论》中说"动作以避寒，阴居以避暑"，就是指人类如何主动适应四季气候的变化。总而言之，正如《灵枢·本神》所说："智者之养生也，必顺四时而适寒暑，和喜怒而安居处，节阴阳而调刚柔。如是则僻邪不至，长生久视。"

班秀文幼年时在乡间放牛，少年时徒步求学，青年时跋山涉水于山间行医，这种经历，使他养成了乐于劳作、勤于活动的习惯和坚忍的性格。自1957年调至广西省立南宁中医学校任教后，班秀文既要忙于工作，又要照顾孩子们的衣食浆洗。三代人挤住在一间不到12m²的小屋里，经济上入不敷出，他便和母亲在校园的荒地上开块菜地种些菜，以此接济贫困的生活。在校园里，班秀文保持着早起的习惯。早晨六点不到，班秀文就已到操场上散步，或信步于校园背诵经典。如逢下雨，则在家中活动四肢，拍打腰腿，每次必坚持半小时以上。就算出差至外地也一定早起，在住处周围散步。一天，班秀文偕同他的学生至南宁一县城义诊。早晨七点，学生们起床后却寻不见老师，甚是奇怪。不一会儿，发现他出现在招待所大门前，原来班秀文已在小县城内转了一大圈。班秀文对学生说，早晨空气清新，活动之后令人神清气爽，清阳得升，神明得养，工作起来也精神倍增。就算在国外讲学，或出差开会，他也要抽出时间到市场里转转，一则活动，一则了解中药在国外的加工炮制及售购情况，为中医事业的对外发展出谋献策。

勤读、勤思是班秀文的另一种锻炼方式。班秀文常在家中诵读经典，或宣讲备课书稿，声音洪亮，语调抑扬顿挫。班秀文说，在勤读的基础上，再反复思考。若有所悟，则可触类旁通，举一反三。如此大声朗诵，在反复呼吸吐纳之际，可使气机畅通，气血流通，经脉通畅。同时，勤于思考，还可保持头脑灵活，思维敏捷。

班秀文自小就对饮食无特殊偏嗜，即使生活条件得到改善之后，在饮食上他仍注重多样化，补充营养，以素食为主。他认为《黄帝内经》中"五谷为养，五果为助，五畜为益，五菜为充"等对饮食调节的论述，对人体十分有益。因此，班秀文结合家庭的饮食习惯，常以玉米、豆类为主食，搭配蔬菜及少量的肉类，不过饱饮食，少食糖类食物。班秀文除了应酬之外，平素不抽烟、不饮酒，也不过量进食刺激性食物。他不提倡随意地服用补品、保健品，不迷信广告上的宣传。他认为目前社会上各种渠道的"补药"宣传，多言过其实。补品用得恰当，对身体有益；相反，补而不当，人参、燕窝也能杀人。对于老年体弱者的滋补，他强调通过饮食来调补，以避免药物的偏颇。用他自己的话说："我的药都藏在食物里了。"

班秀文诊病十分重视病人的精神因素，对于医生本人而言，自我的情绪调节也是十分重要的。因为医生每天要面对各种不同的病证、患者的疾苦及医患之间的关系。人非草木，皆有七情六欲，生活在社会里，受到外界的刺激，生活的重担、工作的压力对自身都有影响。在日常生活中，常常碰到这样那样的问题，往往会引起"七情过极"导致疾病，而调节自己的情绪是保证心理健康的关键。班秀文经历过战火纷争的年代，也曾苦于人与人之间的勾心斗角。但他一心钻研医术，与人为善，待人谦虚，不计较个人名利得失，"不以物喜，不以己悲"，在医林拼搏数十载，在自己的技术得到提高的同时，又毫无保留地将经验传授给学生。

他教育他的子女们，为人要积极向上，刻苦踏实，胸襟开阔，心态平和。如此坚持数十载，无怪乎班秀文勤而不息，同时又恬淡虚无，始终留给内心一份平静。

｜｜班秀文于 2014 年 4 月 14 日在南宁逝世。

陈 可 冀

《抱朴子》有"不学而求知，犹愿鱼而无网"，这是很深刻的意境。我当然很羡慕那些智慧非凡的天才，但对大多数人来说，恐怕是瓜熟蒂落，苦益大，功益大，乐益大。《中庸》有："譬如行远，必自迩；譬如登高，必自卑。"应当从自己艰苦学习工作中求得乐趣，这就是我的人生的苦乐观。

——陈可冀

陈可冀，1930 年 10 月出生，福建省福州市人。中国中医科学院首席研究员，博士研究生导师，著名中西医结合学家，中国科学院院士。1954 年 7 月毕业于福建医学院（现福建医科大学）医疗系，同年 9 月留校任福建医学院内科助教及附属医院内科住院医师。1956 年 4 月根据国家"派好的西医学习中医"的要求被选调到中医研究院（现中国中医科学院），师从名老中医冉雪峰，以及著名经方派大师岳美中教授系统学习中医和临证多年；同参加北京市"西医学习中医学习班"，成绩优秀，获一等奖。1959 年及 1964 年先后结业于中国医学科学院阜外医院（心血管疾病研究所）心电图进修班心脏内科医师进修班。1963 年 8 月任中医研究院西苑医院内科主治医师，以后续聘为中医研究院副研究员、研究员。1979 年起担任世界卫生组织传统医学专家咨询团顾问。1991 年 11 月当选为中国科学院学部委员（院士）。2014 年被人力资源和社会保障部、卫生部、国家中医药管理局评选为国医大师。

1996～2008 年任中国中西医结合学会会长。2000 年起任中华医学会常务理事及第五、六届老年医学学会主任委员，《中华心血管病杂志》、《中华老年医学杂志》顾问，《中国老年学杂志》、《中国中西医结合杂志》（中、英文版）主编。2004 年 5 月被授予香港浸会大学荣誉博士学位。2005 年担任世界中医药学会联合会心血管病分会会长。2010 年被授予澳门科技大学荣誉博士学位。现任中国中医科学院首席研究员，西苑医院心血管病中心主任，并受聘任中央保健委员会专家顾问委员会成员，福建中西医结合研究院院长，中国医师协会中西医结合医师分会会长。

陈可冀带领课题组长期从事活血化瘀治疗心血管病的研究，研发川芎嗪、冠心 II 号（精制冠心片、颗粒）和宽胸气雾剂等一系列有效治疗冠心病的方药。率先应用活血化瘀方药防治冠脉介入后再狭窄，取得可靠效果。起草并组织全国专家制订了血瘀证诊断标准和冠心病中医辨证和疗效判定标准，对传统活血化瘀中药进行了和血、活血、破血不同功能的系统分类，基于宏观及微观生物流变性特征对血瘀证进行了现代分类，科学诠释了血瘀证的现代内涵，得到国内外一致认同和普遍采用，其主持的"血瘀证与活血化瘀研究"获 2003 年度国家科技进步一等奖。他注重中医古籍及中医理论的继承和研究，主持抢救性整理清代宫廷原始医药档案 3 万余件，出版《清宫医案研究》等著述 6 种，完成了前人未实现的一项中医药学术抢救继承工作，获得著名中、西医专家学者们的高度评价。

陈可冀获国家级及部级科技成果奖十余项。另获首届立夫中医药国际学术奖、求是杰出科技成就集体奖（中医药现代化研究）、何梁何利科技进步奖及世界中医药学会联合会首届中医药国际贡献奖等。2007年被确认为国家非物质文化遗产传统医学代表性传承人。2009年获吴阶平医学奖。

中西医病证结合诊治

陈可冀认为，西医疾病诊断与中医辨证相结合的病证结合临床诊疗和研究模式，是重要的中西医结合临床研究模式，是中医学历史发展的必然。病证结合在临床中的广泛应用是对中医学发展的巨大贡献，充分体现了中西医两种医学的优势互补，是中西医两种医学理论与实际交锋、有机结合的表现形式，也是较高层次中西医结合的具体体现。

辨病和辨证是中西医从不同角度辨识疾病的病位、病因、病性，两者相互联系、相互补充以臻完备。在科学技术迅速发展、现代医学迅速普及的今天，人们面对的已不仅仅是那些内涵和外延较为模糊的病名，如眩晕、呕吐、痰饮、水气等，而是诊断基本明确，有一定病理、生理变化规律可循的现代医学疾病。临床只注重辨证，强调整体的调节，治疗就会缺乏针对性。中医辨证由于受传统文化思路的影响，其局限性在于偏重于疾病表现在外的症状的归纳、综合，忽视利用现代科学手段进行疾病内在病理、生理改变的分析研究，而这些表现在外的症状往往可掩盖疾病内在的病理变化。有时经辨证治疗，疾病症状虽可减轻或消失，但疾病却不一定真正根除，如病毒性肝炎，辨证治疗后腹胀、恶心、纳呆等症状虽然可减轻或消失，但肝细胞变性坏死、肝功能异常却可持续存在。若不与辨病结合，就会只满足于症状的改善，难以获得疾病的真正治愈。

中医辨证与西医辨病结合，可从不同的侧面剖析疾病的本质，可为探索和筛选更全面、恰当有效的治疗方法提供依据。病证结合一可赋予中医"证"以现代科学的内涵，使中医传统的诊断和疗效判定有客观指标，避免只注重功能态的调整，忽视机体器官内的病理状态变化的针对性治疗，以致耽误病情；二可使遣方用药更具有针对性，提高临床疗效；三可在中医理论思维启发下，实现辨证、辨病的有机结合，避免西医辨病、中医分型的不同程度的机械性倾向。

陈可冀指出，病证结合可有多种类型的表现形式，从诊断上讲，中医多根据病人的主症来命名疾病，同一现代医学的病可涵盖多种中医学的疾病病名，如现代医学所说的心律失常既可以包括中医学的"心悸"，也可以包括"胸痹"，辨证可以完全相同，也可以完全不同。所以临床医疗研究时就需要根据病证相结合的模式来进行。临床既要重视"异病同治"、"同病异治"，也要注重"同证异治"、"异证同治"，病证结合，只有从不同的侧面把握疾病的病位、病势，才能切中病情，提高临床疗效。从治疗上讲，西医针对的是病人共性的问题，如高血压病，表现的都是血压升高，治疗上西医选用多种降压药物使血压降至正常范围，但症状改善有时并不明显，然而中医辨证根据其阴阳的偏盛及其兼夹风、火、痰、瘀、虚的不同对病人进行高度个体化的诊疗，则可明显改善患者的症状，但多数情况下血压指标恢复得并不满意。此时通过病证结合的治疗模式则既可降低血压指标，又可明显改善头晕、头痛等症状。

辨病施治是着眼于疾病病理变化规律的治疗，弥补了单纯辨证施治的不足。一些疾病的潜伏期、初期或无症状期可无任何不适，此时辨证施治因无证可辨，施治亦难，而通过理化检查可发现异常，通过辨病亦可治疗，对于貌似无证可辨的患者，根据中西医结合的方法，辨病辨证相结合，常取得满意疗效，此种情况在陈可冀临证时，实不少见。

陈可冀运用病证结合可谓得心应手，其治疗中医辨证与西医病理分期存在诸多吻合之处，如心肌炎急性期多见邪热伤心或阳虚气脱证，多为病毒感染而损伤心肌，治以清热解毒，佐以养阴，此期重在祛邪外出，养阴药不宜太多；有气虚、体虚者可酌加补气药沙参、黄芪，但量不宜过大。恢复期及慢性期多见气阴两虚、痰湿内阻、心脉瘀阻及阴阳两虚证，治疗过程中应始终不忘本病发病的关键在于正气不足，邪毒伤心。陈可冀在临证时认为，除邪毒炽盛之急性期外，均应加用生脉散、玉屏风散等益气复脉扶正之品；除阳虚气脱需急救回阳外，均应加用清热解毒、养心安神之品。

中西医病理机制兼顾以辨病辨证相结合，如原发性肺动脉高压症凝血系统活跃而致高凝血状态是最常见的病理表现。陈可冀观察到本病病人血红蛋白偏高、红细胞数升高，查体面色唇甲紫暗，认为与中医学的血瘀证相通，常辨证为阳虚血瘀，阳虚水泛凌心射肺则见胸闷气短呼吸困难，辨治本病总以温阳活血利水为法，临床上取得满意疗效。如何遵循中医理论，认识这种共同的病理生理变化和相似的临床症状，是中医辨证、辨病论治结合的关键。

现代中医临床自觉或不自觉地皆应用了中医辨证、西医辨病论治结合的方法认识和治疗疾病。例如对心绞痛，从是否有冠脉血管痉挛、狭窄、血栓形成，或血小板黏附、聚集性增高等这一系列有关血瘀证候机制，结合气血及八纲辨证，辨证属寒、属热、属虚、属实，一般皆配合活血化瘀中药。陈可冀治疗冠心病心绞痛，善用活血化瘀方药的冠心Ⅱ号及血府逐瘀汤，结合益气、化浊、芳香温通等法；治疗冠心病心肌梗死，因其多伴有血流动力学和心功能的改变，擅用益气理气活血方药，辅以温阳、化浊等法，结合病证变通加减，临床收到较好的效果。从中医的角度和思路分析西医的病，从而开出中医的处方，如高脂血症多从化痰浊治疗，高血压病多见肝阳上亢。

总之，中医药学比较强调宏观和整体，西医则比较注重微观和局部，病证结合是两种医学最好的结合模式。只有两者的有机结合才能准确反映疾病及患者的状态，才能更有针对性地治疗病患，以达到最好的治疗目的。这便是陈可冀中西医病证结合诊治的学术思想。

提倡气血辨证

阴阳、表里、寒热、虚实的八纲辨证历来被医家们所推崇，陈可冀在临证中更注重气血辨证，力倡在八纲辨证基础上增加气血辨证，成为十纲辨证。

陈可冀极欣赏《黄帝内经》中"疏其血气，令其调达"之句，重视气血相关理论，推崇人身以气血为奉，人之有形不外血，人之有用（功能）不外气，气血平和，阴平阳秘，则身安无病；气血不和，阴阳失调，则疾病由生。在诊治过程中，陈可冀十分强调气血辨证，他指出："古人云，人之一身不离阴阳，所谓阴阳，如果以气血二字予以概括，抑或不为过。"元代朱丹溪曾指出："气血充和，万病不生，一有怫郁，诸病生焉。"（《丹溪心法·六郁》）即阐释了气血失调是人体疾病产生的重要病理基础。

"百病皆生于瘀"、"久病入络为瘀"、"怪病多瘀"等，皆是强调气血失调是导致血瘀为病的根本原因。从病因学上讲，陈可冀认为，寒热失宜、情志不遂、饮食劳倦等因素均可影响到气血运行，造成气血失调的病理改变，导致血瘀证的发生。

陈可冀重视通调血脉体现在他注重气血辨证上，还体现在他擅用活血化瘀治法上。他将血瘀证归为久病之瘀（慢瘀）、温热病重证之瘀（热瘀）、创伤外证之瘀（伤瘀）、急证之瘀（急瘀、毒瘀）、老年之瘀（老瘀）、寒凝致瘀（寒瘀）、紫舌无症状之瘀（潜瘀）等多种类型。活血化瘀治则是针对血瘀而设的治疗法则，具有促进血行、祛除瘀滞、疏通血脉的作用。通常情况下，应遵守"气以通为补，血以和为贵"的传统观点，不要滥用破血攻气药，通瘀不应伤正，做到"消而勿伐"。指出活血化瘀治法作为法则是死的，但临床应用时则当是活的，根据兼夹有多种症状从而辨以气虚血瘀、气滞血瘀、痰浊血瘀、血虚血瘀、寒凝血瘀、毒热血瘀等不同证型，采取益气活血、理气活血、化痰活血、养血活血、温通活血、解毒活血等不同治法。临诊善于抓住血瘀主症，重用活血化瘀方药，以解决基本矛盾，又能适当兼顾他症，以解决从属矛盾，充分体现了辨证规律性与灵活性必然结合的特点。

陈可冀根据辨病和辨证相结合的原则，自拟愈梗通瘀汤（生晒参10～15g，生黄芪15g，丹参15g，全当归10g，延胡索10g，川芎10g，藿香12～18g，佩兰10～15g，陈皮10g，半夏10g，生大黄6～10g）益气活血，祛瘀抗栓，利湿化浊，用于心肌梗死急性期及恢复期患者。方中人参、黄芪并用，扶正益气生肌。因心肌梗死时心之气血骤然受阻，急需益气行气、活血通瘀、抗栓生肌，方中人参以生晒参或红参为好，津液亏损者可用西洋参。薛立斋云：人参为"气中血药"，帅气之力极强，血之运行当可改善；党参虽也用，但党参平补和缓，似不能与生晒参等温补益气之效同日而语。《名医别录》云黄芪"逐五脏间恶血"，确具补气生肌之功。张洁古称黄芪乃"疮家圣药"，与当归、丹参并用，调气养血活血，使气血各有所归。当归的有效成分阿魏酸更有改善红细胞变形能力及清除超氧自由基的功用。延胡索、川芎并用，可增强理气定痛、化瘀抗栓通脉之功。

《雷公炮炙论》有"心痛欲死，速觅玄胡"之论。藿香、佩兰、半夏、陈皮合用芳香化湿、醒脾和胃、健脾燥湿、降逆止呕，治疗浊阻呕吐尤好。本方中大黄通瘀化浊，推陈致新，使胃气和顺而五脏安和。若出现低血压状态甚而休克阳脱者，可同时服生脉四逆汤加肉桂；舌红口干、五心烦热者，可加石斛30g，玄参15g，麦冬12g，沙参10g，生地黄10g；汗出较多者加山茱萸12g，五味子10g，黄芪加至30g；七情不畅，胸闷胁胀者，可以四逆散、柴胡疏肝散进退；心痛剧烈者，可噙服苏合香丸，或于方中加细辛3～6g，三七粉3g冲服；大便不畅或秘结者，可加桃仁泥10g，火麻仁10g，已通畅者，可改用番泻叶10g代茶饮；舌暗瘀血重者，可加莪术10g，水蛭12g，赤芍12g；脉结代者，可与复脉汤或保元汤进退。

有研究证实，心肌梗死患者早期加用中医药干预治疗特别是加用攻逐痰瘀药物，可以有效地减少并发症，降低病死率。又如陈可冀曾诊治一内蒙古自治区患者，因冠心病心绞痛行冠脉介入术并安装支架两枚，术后冠脉造影证实出现再狭窄，再次安装支架症状仍明显，先予常规活血化瘀治疗效果尚不够明显，乃加用芳香温通之宽胸丸（西苑医院自拟方：荜茇、细辛、檀香、冰片、延胡索、高良姜按一定比例配成）化裁，温通活血，症状明显好转。

陈可冀临证时注重标本缓急，合理结合使用活血化瘀法。他认为，中医的标与本只是相对概念，主要是用以说明疾病发生发展过程中矛盾双方的主次关系。如症状为标，病因是本；新病、急性病是标，旧病、慢性病为本。如对于急性心肌梗死、不稳定型心绞痛以及多种慢性疾病的发作期，他均主张先通后补，急则治标，最为常用的方剂是宽胸丸、瓜蒌薤白汤系列及加减变通血府逐瘀汤及冠心Ⅱ号等。对于高血压病、心力衰竭、心律失常平稳期，则主张标本兼治或以治本为要，常以平肝清热息风治标之剂为主，待血压平稳后，再加强滋补肝肾之品以固本巩固疗效。

治疗心力衰竭亦经常在发作期活血利水，急以攻伐为主，缓解期时再佐以益气养阴固本收功。再如他认为，急性心肌梗死常因卧床后排便困难用力致心脏破裂致死，这类病人便秘有的是气滞便秘，有的是湿热便秘，但也有的是气虚或阴虚便秘。气虚者用补中益气汤可以取效；阴虚者用增液承气汤可以取效，使病情趋于稳定。对这类虚证病人不必慎用大黄，临床表明久用虽伤元气，但应用于急症却有"涤荡肠胃，推陈致新"功用，起到以通为补的作用。

对陈可冀诊治的一组冠心病患者进行数据分析，病例出现的证候多为痰瘀互结、气虚血瘀、气阴两虚等证。处方以瓜蒌薤白半夏汤、生脉散、冠心Ⅱ号方、血府逐瘀汤等化裁为多。用药次数较多的依次是瓜蒌、半夏、薤白、川芎、赤芍、延胡索、红花、丹参等。其结果充分反映了陈可冀治疗冠心病侧重化痰活血、益气养阴的辨治特点。

"三通两补"法治疗冠心病

陈可冀在总结冉雪峰、蒲辅周、岳美中、赵锡武、郭士魁等老专家治疗心绞痛经验的基础上，明确地提出了"三通"和"两补"法治疗心绞痛的临证思想，指出心绞痛发作频繁、程度较重时，常为血脉痹阻、胸阳不宣或寒凝脉络之候，应先通后补或通补兼施，即先标后本或标本并治。

通法收效较快，常用的有"芳香温通"、"宣痹通阳"和"活血化瘀"三种方法。寒凝脉络者，根据《黄帝内经》"心得炅（指温通）则痛止"及"寒则凝，温则行"的理论，可用芳香温通法治疗，常用成方如苏合香丸、冠心苏合丸、宽胸丸、麝香保心丸等，对亚硝酸盐类药物不耐受者尤具意义，对于难治型心绞痛效果更为明显。陈可冀曾见到一些急性心肌梗死出现剧烈心绞痛者，嚼服心痛丸或宽胸丸两粒后安然入睡。

对于胸阳不振，心阳不宣者，陈可冀认为，可以瓜蒌薤白半夏汤、枳实薤白桂枝汤、瓜蒌片以及进食葱蒜薤定痛。李时珍《本草纲目》称："薤散结，蒜消癥病。"临床体会薤蒜确有"走上焦，通心阳，泄浊阴，开胸痹，散结气"的作用，平素胃寒者更适宜。

对于气滞血瘀，脉络痹阻者，陈可冀常根据《黄帝内经》"疏其血气，令其调达"的原则，选用王清任的血府逐瘀汤加减，理气活血止痛。陈可冀应用血府逐瘀汤（桃仁12g，红花12g，当归12g，生地黄10g，川芎10g，赤芍10g，川牛膝12g，桔梗9g，柴胡

9g，枳壳9g，甘草6g）不仅治疗冠心病心绞痛、心肌梗死、预防冠状动脉介入治疗术（PCI）后再狭窄等病，还用于治疗风湿性心脏病、肋软骨炎、痛经、闭经等多种疾病属于气滞血瘀证者，表现为心前区疼痛或头痛，日久不愈及经行腹痛，痛如针刺而有定处，闭经，舌暗红有瘀斑或瘀点，脉涩或弦紧。凡属气滞血瘀证者用之有效。本方由桃红四物汤加柴胡、桔梗、枳壳、牛膝、甘草组成。方中桃红四物汤养血活血，化瘀通络，使祛瘀而不伤阴血；柴胡疏肝解郁，升达清阳；桔梗、枳壳一上一下，一升一降，相互制约，相互为用，行气散结作用加强，使气行则血行；更加牛膝祛瘀血，通血脉，并引瘀血下行。全方理气活血，祛瘀生新，化瘀定痛。

但本方以通为主，不宜过用、久用，尤其对于冠心病心绞痛病人，其病机多为本虚标实证，过用、久用易耗伤气阴，必要时宜通补兼施或通补交替应用，或酌减理气药用量，或酌加一些益气药，使之通而不过，破不致虚。陈可冀在临床应用本方时，根据其兼夹证之不同，常有加减变通，灵活应用。气阴两虚者，加用人参、麦冬、五味子、黄芪；痰湿阻滞者，加用藿香、佩兰、陈皮、半夏；阴虚明显者，加用沙参、玄参、麦冬；寒凝明显者，加用桂枝、附子、干姜。根据其所在部位不同也有进退，如瘀在脘腹，则重用桃仁、红花，加用乳香、没药、乌药、香附等；如瘀在少腹，则加用蒲黄、五灵脂、官桂；瘀在胁肋，则加用丹参、郁金等；症见癥瘕痞块则加用三棱、莪术、水蛭、土鳖虫等；血瘀经闭者则加用香附、益母草、泽兰等。

在运用上述三类"通法"时，他认为，要注意温通药不宜过用、久用，以免耗伤心气和心阴，必要时可佐以保元汤加龙眼肉、柏子仁、酸枣仁、远志等药。通阳宣痹药应用时也要结合兼证论治。活血化瘀药久服也以通补结合，先通后补，或"通-补（或通补）-通"交替应用为好，一般以加用养血活血药，如鸡血藤、益母草、当归等较妥。陈可冀认为，其师岳美中常用的人参、三七、琥珀末配伍，也是应用活血药而不伤正的很好的配伍范例。

冠心Ⅱ号中丹参、川芎、赤芍、红花、降香的配伍，也有活血而不破血、行气而不破气等优点。

至于"两补"，主要是指补肾和补气血。陈可冀认为，有人持"痛无补法"的论点，似不全面，张仲景及李东垣治痛就用参芪。根据"虚则补之"的原则，可酌情应用。中医传统理论认为，"阳统乎阴，心本于肾"，"心痹者，脉不通"，而"肾又为脉之根"，所以补益法常从补肾入手。补阳选加淫羊藿、仙茅丸、补骨脂丸、右归丸，补阴选加首乌延寿丹、左归丸。补气血常用生脉散、八珍汤加泽兰、益母草以及当归补血汤等。

陈可冀治疗心肌梗死常用调胃承气汤合益气活血方化裁；治疗变异性心绞痛运用温经息风活血的方法；老年心绞痛多心肾气虚或阳虚，喜用保元汤冲服复方血竭散（由血竭、沉香、琥珀、冰片、三七、延胡索组成)，起补虚、理气、活血、定痛作用。他还认为，老年心绞痛的发作，常与情志抑郁不畅，或负重耗伤心气有关，故常选用疏肝解郁汤（柴胡、郁金、香附、川楝子、延胡索、青皮、红花、丹参、川芎、泽兰）疏肝开郁，活血化瘀，对与情志有关的疾病多有防治作用，也常用四逆散合丹参饮随症加减。对慢性风湿性心脏瓣膜病的心功能不全者，也常于益气温阳活血利水方中，伍用大黄䗪虫丸或抵当丸取效。

陈可冀对于心脏早搏，多从气血双补法入手，常用炙甘草汤，也用珍合灵片，苦参及其生物碱，延胡索及其生物碱；对于缓慢性心律失常，多结合临床证候从温通心阳、温运脾阳和温补肾阳等法入手。温补肾阳用右归饮和麻黄附子细辛汤合方加减。

自创温通复脉汤温阳活血治疗缓慢性心律失常。此外,他还自创了治疗高血压病的清眩降压汤、治疗心肌炎及心律失常的新补心丹等。可谓是继承中发展、创新的典范。通过对北京、天津地区九家三级甲等中医或中西医结合医院 2003 年 1 月~2006 年 9 月的3018 例住院冠心病患者进行诊疗状况的调查,证明证候和所用药物功效的关系与临床治法的结论基本一致,均以活血、化浊、补气为主,佐证了冠心病证候以"血瘀、痰浊、气虚"为核心要素。这与陈可冀倡导的"三通两补法"相一致。

血瘀证与活血化瘀研究

活血化瘀学说是中医药学的重要组成部分。1981 年,陈可冀组建中国中西医结合学会活血化瘀专业委员会,并任第一、二、三届主任委员,倡导和促进活血化瘀的临床应用、理论研究及活血化瘀学说的国内外学术交流。陈可冀带领他的学术团队在继承传统理论的基础上,根据临床大量流行病学调查资料及实验研究结果,建立了血瘀证诊断标准及疗效评估标准,并在主持两届中、日、韩国际会议上讨论并获认同,成为国内 30 多年来全国行业认可标准,被引用共计290 次。陈可冀提出了血瘀证传统分类与现代分类的方法;对传统活血化瘀中药进行了和血、活血、破血不同功能的系统分类及其对宏观及微观生物流变性影响强度的研究,并进行了现代分类;与张之南、梁子钧、徐理纳教授合作主编的《血瘀证与活血化瘀研究》及与史载祥合作主编的《实用血瘀证学》等活血化瘀学说相关专著,在传统血瘀证和活血化瘀理论的基础上建立了现代活血化瘀学术理论体系。上述血瘀证标准和分类方法,得到了国内外一致认同和普遍采用;倡导应用的活血化瘀治法,除治疗心脑血管病外,还推广应用到临床其他学科病种。

陈可冀深入系统地开展了活血化瘀名方血府逐瘀汤的基础和临床研究。在主持国家"六五"、"七五"、"八五"、"九五"、"十五"、"十一五"攻关项目及国家自然科学基金重点项目等有关中医药及中西医结合研究项目中,对血府逐瘀汤、精制血府逐瘀汤,活血化瘀药物有效部位川芎总酚、赤芍苷、赤芍 801 等进行基础和临床研究,获显著进展。证实血瘀证与血液循环和微循环障碍、血液高黏滞状态、血小板活化和黏附聚集、血栓形成、组织和细胞代谢异常、免疫功能障碍等多种病理生理改变有关,活血化瘀方药具有改善血管内皮受损、抑制血管平滑肌细胞(SMC)增生和血管重塑、调控相关基因表达、抗血栓形成等作用,阐明了血瘀证和活血化瘀的现代科学内涵。近年,陈可冀引入循证医学概念,组织多中心、双盲随机、安慰剂对照的临床研究,证明活血化瘀中药芎芍胶囊干预冠脉介入术后再狭窄具有可靠效果。

陈可冀主持的"血瘀证与活血化瘀研究",既继承了中医传统活血化瘀理论,又创造性地作出现代科学的系统阐明,赋予血瘀证和活血化瘀新的内涵,推进了血瘀证和活血化瘀这一新兴医学领域的现代发展。经过陈可冀学术团队三代人的不懈努力,可以说已经形成了血瘀证和活血化瘀的现代学派,其学术影响辐射全国,且被东北亚、东南亚地区的同行所接受,成为中国中西医结合研究的一个典范。"血瘀证与活血化瘀研究"所获的国家科技进步一等奖,是迄今为止中医药界获得的最高科技奖项,该项目的科学价值、创新之处在国家奖励办的公示材料中可得到揭示。

血瘀证是中医常见证候，是中医理论的重要组成部分，以及临床常见重要病证。"活血化瘀"是中医重要治法。深入研究"血瘀证"与"活血化瘀"，对于提高中医学术水平与临床疗效，推进中医药现代化，具有重要意义。

该项研究首创以"活血化瘀"为主治疗冠心病（5316 例），疗效由 70% 提高到88%。创立血瘀证诊断标准和冠心病心绞痛诊断及疗效评价标准，后者作为新药研发的国家标准被广泛采用，并在全国推广应用。首创以"活血化瘀"防治介入治疗后冠脉再狭窄及心绞痛复发，使复发率下降 50%，开辟了一条崭新的治疗途径。首先采用随机、双盲、双模拟方法进行多中心治疗冠心病研究，成为中医临床研究的范例，提高了中医临床水平，推动了中医临床研究的标准化、规范化、现代化。首次揭示了"血瘀证"的科学内涵，阐明血瘀证以循环障碍为主（尤其微循环障碍），包含血液理化性状改变、炎症、免疫、组织异常增生等多方面病理生理变化及临床表现；阐明"活血化瘀"基本治疗规律与作用原理，即：活其血脉（改善生理功能）和化其瘀滞（消除病理变化），通过改善心脑及周围血管功能，改善冠状动脉循环和血液理化性状（黏、聚、滞、血小板功能）等，达到抗心肌缺血、抗脑缺血、抗动脉硬化及血栓栓塞等功效。

该项研究取得了显著的社会效益和经济效益。"活血化瘀"已成为全国中医治疗冠心病的主流治法。日、韩等国家相继成立活血化瘀专业学术团体，在国际上形成了活血化瘀研究热潮。

2008 年底，陈可冀带领学术团队历经 4 年完成的国家自然科学基金重大研究计划重点项目"冠心病血瘀证血小板活化相关因子的基因组学研究"，对冠心病明显相关的血小板活化因子 GPⅡb/Ⅲa、GPⅠb 基因多态性与冠心病血瘀证相关性研究取得显著进展：通过临床血清学实验验证目标基因 IL-8 与冠心病的相关性，并对目标基因进行功能分析，证明 IL-8 可通过影响血小板活化介导冠心病血瘀证的发病过程，为血瘀证客观化诊断和治疗提供了一个分子靶标。

冠心病及介入术后相关研究

陈可冀从事中西医结合内科特别是心脑血管病临床及研究 50 多年，率先倡导应用活血化瘀治法防治心脑血管病，创用活血中药川芎有效成分川芎嗪治疗缺血性脑血管病，并研究证实其抗血栓素和抗血小板的机理及效用，推广应用于相关疾病获得显著疗效，现仍在城乡广泛临床应用，2009 年被国家基本药品医保目录"循环系统药物"收录。与名老中医郭士魁一起，进行冠心Ⅱ号等活血化瘀复方的系统临床和基础研究，开创了研发活血化瘀中药新药治疗冠心病的新路，活血化瘀已成为全国中医治疗冠心病的主流治法，该治法比传统"宣痹通阳"治法临床疗效更显著。

1981 年他所在的西苑医院与阜外医院、同仁医院等北京地区几家医院临床合作开展双盲随机、安慰剂对照的临床研究，其研究论文《精制冠心片治疗心绞痛临床观察》发表在 1982 年的《中华心血管病杂志》上，被循证医学专家认为是我国中医药领域第一篇RCT多中心的临床试验报告，此前本项目还曾于 1978 年荣获全国科学大会奖。关于冠心

Ⅱ号方的证效动力学研究，获国家科技进步二等奖（2001年）。川芎嗪注射液和精制冠心片（颗粒）均被2010年《中华人民共和国药典》所收载。其主持开发研制的治疗心绞痛的速效药物宽胸气雾剂，获1978年卫生部甲级成果奖。

进入20世纪80年代以来，陈可冀领导的团队所从事的中医及中西医结合心血管病研究有了进一步深入。从临床及实验室观察到赤芍精（d-catechin）有抗血小板聚集及抗血栓烷（TXA2）样物质作用，表明赤芍801对冠心病及脑血栓患者有抗环加氧酶活性从而抑制抗血栓烷生成的作用，揭示赤芍可降低冠心病患者的血浆血栓烷水平及β-血小板球蛋白（β-TG）水平。他针对冠状动脉介入治疗术（PCI）后再狭窄这一冠心病防治领域的国际难点，首先提出运用活血化瘀有效古方血府逐瘀汤防治，进而简化方剂研制成由中药有效部位组成的芎芍胶囊，经国内六家医院多中心、双盲随机、平行对照临床观察，获满意效果，使冠脉再狭窄及心绞痛复发率下降50%，为药物防治再狭窄提供了新的有效途径。

陈可冀和其学术团队在临床大量流行病学调查及实验研究基础上建立的冠心病中医辨证标准及疗效评定标准，已成为目前国内研发治疗该病中药新药的通用标准。经统计，有92种治疗冠心病胸痹心痛证的中药新药采用此标准进行研究开发，该系列药品产生了巨大的社会效益及数以百亿元的经济效益。

清宫医案研究

中国第一历史档案馆现存的清代宫廷原始医药档案材料3万余件，其中包括皇帝、后妃、太监及王公大臣等原始诊病记录，从顺治到宣统，其"脉案"或书于杏黄册中，或书于大红笺中，详细完整。有的则逐日记载，一年订成一册。如同治皇帝患天花病，自发病至驾崩，长达36天，病状处方每天记录，前后相承而无空缺。其中以慈禧、光绪、李莲英等的"脉案"最为完整，其间有数年连续，无一日或缺。有些护病记录，如恭亲王病重时的特别护理记录，达到了极为精细的程度。有不少医案为当年封存不曾启动，十分珍贵。这些史料，反映了清代的医学水平，是继承发扬中医学术精华、研究清代医学史之重要案卷。1956年，陈可冀来到北京后，几度参观故宫博物院玻璃柜中陈列之帝王后妃诊病档案若干件，倍感兴趣，去而复返，再三玩味，久久不愿离去。

1980年，陈可冀向领导提出倡议，对上述宫廷脉案、内务府抄件、皇帝及皇后用药底簿及配方、御药房各项记录、皇帝有关医药之种种"朱批"、宫中敬事房档案及皇上"起居注"等进行整理研究，还之于民，为人民保健服务，进一步实行临床验证及实验研究，继承发扬清宫医疗经验。此倡议得到当时中医研究院院长季钟朴教授、西苑医院院长郑学文及中国第一历史档案馆诸馆长的支持，双方达成合作整理协议。我国清史研究所所长戴逸教授、已故南开大学校长、清史专家郑天挺教授均称赞此项工作。

1981年初春，他们曾持清宫脉案复印件造访溥仪夫人李淑贤女士，披览之余她说："溥仪一生常患感冒和消化不良，在我与他共同生活的年月里，几乎隔不数日即感冒一次。溥仪本人由于常年有病，平日颇留心医药，每日三餐后都要进服大山楂丸，日日如此，从不间断，其身体素质与现存清宫脉案记载是一致而有联系的。"足证此等原始档案资料之翔实可靠。

人们有以"翰林院文章，太医院药方"评述内廷御医之平庸医事者，陈可冀于披阅清宫医案后，认为其间脉案医方，辨证精当，崇尚实效。虽帝后等至尊之体，峻猛毒剧、大寒大热之药仍重用而不忌，足见辨证论治之水平与选方用药之贴切。他与徐艺圃、周文泉、李春生、江幼李等共同历时数载而陆续完成《慈禧光绪医方选议》（中华书局）、《清宫医案研究》（中医古籍出版社）及《清宫药引精华》（人民卫生出版社）、《清宫外治医方精华》（人民卫生出版社）、《清宫代茶饮精华》（人民卫生出版社）、《清代宫廷医话》（人民卫生出版社）等书。溥杰、邝安堃、耿鉴庭、任应秋、邓铁涛教授等均乐为之作序。其中《清宫医案研究》获中华医学会医史分会古籍整理金奖，《慈禧光绪医方选议》被日本学者迅速译成日文出版，后又被译成英文出版。陈可冀经过对清宫医案的研究，总结出清代宫廷医学崇尚实效，法度严谨，辨证论治；广用经方，征用温病时方；借重通腑治法；废除金石丹药，侧重补益增寿；重视家常防病，清气化湿；实践归经理论，应用药引；运用代茶饮法，调治兼顾等经验特色，对现代中医临床产生了积极的影响。

陈可冀还主持对清宫医疗经验方进行现代科学研究，研制开发了抗晕动病的御制平安丹及消减自由基的清宫寿桃丸，已获生产，并推广应用于临床医疗。清宫寿桃丸原名增寿蟠桃丸，为寿臻89岁自诩为"古稀天子"的乾隆晚年常用医方之一。此方经天津达仁堂遵古炮制，临床观察303例平均年龄62岁的肾虚老年人，不仅可改善衰老症状，清除血浆过氧化脂质，动物实验结果还表明，尚可延长老年鹌鹑及果蝇之寿命。清宫八仙糕由人参、薏苡仁、莲子等8种药组成，原为慈禧等习用之医方。此方色、香、味俱佳，老幼咸宜，经对301例老年脾虚者进行观察治疗，表明可改善老年人脾虚证候，提高小肠木糖排泄率36%，血清胡萝卜素水平亦可提高25%，较对照组为优。此外，还证明补肾医方长春丹有改善老年液化智能功用。御制平安丹有中枢性调节前庭–植物神经功能、改善软脑膜微循环及轻度镇静作用。清宫仙药茶有调节老年人血脂代谢的作用。

陈可冀主持对清代宫廷医疗保健经验的整理挖掘，开拓了中医药学术继承的新领域，完成了中医药学发展史上前人未实现的一项中医药理论及临床经验继承工作。

老年医学研究

随着中国人口老龄化发展的进程，老年学和老年医学的研究正日益受到人们的重视。20世纪70年代中期，当传统老年学和老年医学的现代研究尚处于酝酿阶段时，陈可冀及其同事已独具慧眼，开始了这一领域的研究探索，可谓开风气之先。他亲自执笔整理出版了《岳美中老中医治疗老年病经验》（1978年），这是中华人民共和国成立后第一本中医老年病学专著。他还特别重视我国早期老年病学专著《养老奉亲书》，并与同事一起对其进行了校勘评述，该书被医学界认为是"现存世界上最早的老年医学专著"。此外，还主编出版了《抗衰老中药学》和《中国传统老年医学文献精华》、《新编抗衰老中药学》（1998年）等。后者获中国中医研究院科技进步三等奖。1981年，他牵头组建了西苑医院老年医学研究所。

陈可冀认为，中医老年学应以养老祛病、健身延年为主要研究课题，并可分为四个部分进行研究，即老年心理学、老年疾病学、老年保健学和延缓衰老学。20 世纪 80 年代以来，他结合清宫医案研究，对清代宫廷"延年益寿"方剂进行了抗衰老的研究，如对清宫八仙糕、清宫寿桃丸、清宫长春丹和龟龄集等，从神经系统、免疫系统、自由基及性激素等方面做了大量的临床和实验研究工作，确立了补益脾肾防治老年病治则，强调老年病治疗用药宜平和、首重脾胃及方法宜多样。

陈可冀对老年学研究中的重大问题和对策进行了研究和阐述，认为在老年临床方面，应贯彻"预防胜于治疗"的思想，有计划地动态监测健康信息，防患于未然，减少合并症与并发症。防治重点应放在老年心脑血管病事件，感染性疾病，肿瘤，糖尿病，骨、肌肉、关节疾病，视力及听力方面疾病，以及前列腺病、抑郁症、痴呆、失眠及肥胖等常见病方面。改善老年人卫生行为，包括合理膳食和营养的指导，戒烟少酒，注意工作和家庭中的安全性、适当的体力活动、精神卫生及合理应用中西药等。发展老年学的对策与思考应着重于我国建立全面发展老年学科学技术研究的总体规划，包括如重视衰老进程和机制的基础理论研究，普及老年人合理膳食、营养及体力活动指南，建设老年学研究队伍等等。

陈可冀从事老年病临床与基础研究 50 余年，积累了丰富的临床经验。对老年病调补他喜用资生丸、参苓白术散、温胆汤和逍遥散等加减；老年冠心病常用温通活血方药，如心痛丸、宽胸丸、冠心Ⅱ号方、血府逐瘀汤等加减；老年高血压病常用天麻钩藤饮、半夏白术天麻汤及温胆汤等加减；老年感冒常用参苏饮、补中益气汤加紫苏叶、小柴胡汤等加减，预防用玉屏风散小量频服；老年便秘用补中益气汤加肉苁蓉、润肠丸或火麻仁丸等；老年骨质疏松症以补肾为主；女性经绝期综合征常用牛黄清心丸、二至丸及二仙汤等化裁辨证治疗。

陈可冀为发展老龄事业不遗余力。1996 年，受科技部之托，他和王新德教授一起主持了老年性痴呆的香山科学会议，为探讨和制订老年性痴呆的防治措施等国家行为而献计献策。2002 年 10 月，与韩启德院士、邬沧萍教授共同担任以"中国老年学学术研究重大问题和对策"为主题的第 193 次香山科学会议执行主席并作主评述报告。陈可冀被选为中华医学会老年医学学会第五、六届主任委员，2000 年起被选为《中国老年学杂志》主编，2001 年 3 月，当选为中国老年学学会名誉会长。2007 年，应聘任首都医科大学老年医学系学术委员会主任。他主持的"补益脾肾法在老年医学中的应用"研究课题，于2007 年获中国中西医结合学会科技进步一等奖。2007 年他还获中国老年学学会首届中国老年学杰出贡献奖。陈可冀扶植和培养了国内第一批中西医结合老年病专业研究生，组建了国内首批中西医结合老年医学骨干队伍，有的现在已成为学科带头人。

总的来说，陈可冀老年医学研究的成就主要体现在以下几方面：首倡重视对中医药防治老年病的文献研究，开风气之先；创立中国中医科学院老年医学研究所、国家中医药管理局老年病医疗中心；率先开展中医药延缓衰老的基础和临床研究，取得丰硕成果；提出补益脾肾方药防治老年病，有效指导临床；培养了我国首批中西医结合老年病专业研究生和骨干人才。

总结陈可冀院士数十年从事中医、中西医结合事业的心愿或志向，可以用他曾经做过的一个学术报告的题目来概括："传统与现代共辉煌"。如果还要加几句成功的心得的话，应该是：爱国、敬业和矢志不移。

程 莘 农

针灸应该站在中医的最前面，因为它是人类最早的治疗方法。

——程莘农

清晨，北京，中国中医科学院，一位清瘦而稳健的老者，随着拐杖拄在地上的"笃笃"声走向喷薄欲出的朝阳，几十年如一日，无论雨雪风霜，都阻止不了他固执倔强、始终如一的步伐。他走近了，清癯的面庞透着一种坚毅，执著的目光里满是急切和责任，下颌蓄着一绺"山羊胡"，随着他不停念叨而抖动着。尽管岁月压驼了他的背，但从他蹒跚的脚步中我们看到了锲而不舍的坚定，看到了永不退缩的力量。70多年的从医之路宛如他身后蜿蜒的林间石板小路，曲折漫长，但始终通向初升的太阳。他，就是博士研究生和师带徒导师，中国首批工程院院士，著名针灸学家，享受国务院政府特殊津贴，2009年被人力资源和社会保障部、卫生部、国家中医药管理局评选为国医大师。现任中国中医科学院资深研究员，国家攀登计划之一"经络的研究"项目首席科学家，获得世界文化理事会颁发的"阿尔伯特·爱因斯坦世界科学奖"的程莘农教授。

程莘农70年如一日，在从事中医内、妇科和针灸等医疗过程中，积累了丰富的教学、临床、科研经验；对中医温热病舌诊有较深的研究；在针灸基础理论研究、针灸选穴、针刺手法等方面都有独到的见解。他钻研古籍，博采众长，勤于临证，主张实践与理论并重，对《黄帝内经》《难经》等古代中医典籍进行研究，写出《难经语释》《难经概述》等论著。主编了《简明针灸学》《中国针灸学》（中英文版）《针灸精义》（印度印行，英文版）《针灸疗法》等十几种论著。在针灸临证时他重视辨证论治，贯彻理、法、方、穴、术的统一性，针刺手法高超独特，用药选穴都是在中医学基础理论指导下进行的，认为穴位和中药的作用常有异曲同工之妙。他在中医针灸理论与实践的结合上独树一帜。同时，他也是一位多才多艺的老人，能书善写，是中央文史研究馆馆员。

程莘农，一位拄着拐杖仍矢志不渝地在中医针灸学领域奋力攀登高峰的老人，一位把中医国粹视为生命的性情倔强、意志坚强的著名学者。他用高超医术福荫桑梓，普善医德惠泽万家，奇妙银针在他手上幻化出的炫光异彩，令世界惊叹。作为中国针灸国际培训事业的开拓者，岐黄瑰宝的博大精深通过他浓郁的苏北口音传向世界。在针灸医学世界普遍推广应用的影响下，1997年11月，美国国立卫生研究院举行了针灸听证会，有44个州和哥伦比亚特区专门为针灸立法，针灸成为最深邃、最神秘、最奇妙的中华神话。程莘农殚精竭虑，为中国针灸事业作出了卓越贡献，在中医发展的史册上留下了浓重的一笔。

易门针灸辟新路　著书立说谱华章

　　为了使针灸操作手法化繁为简，他创制了"程氏针法"。他的针刺手法是传统中医与他对中医进行现代研究相结合的产物。《内经》里对针刺手法论述很多，明确了虚证当用"补"法，实证当用"泻"法的理论。针法的具体运用方法，就有五刺、九刺、十二刺、巨刺、缪刺、刺络等，还有呼吸补泻法、疾徐补泻法、迎随补泻法及深刺、浅刺、多针刺等。程莘农强调，在针灸的疗法中，针刺手法的运用是很重要的因素，运针要具有"手如握虎"之力，方能"伏如横弩，起如发机"，达到针到病除、气血和调及扶正祛邪的目的。程莘农的针法在汲取《内经》精华的基础上有三个特点：一是针刺之要，不仅要得气，关键在于催气。程莘农在临床和教学中反复强调，针刺要想产生效果，首先必须得气，得气的含义有二：其一是对病者而言，就是当毫针刺入穴位一定深度后，患者在针刺局部产生酸、麻、胀、重感，有时还循经络路线扩散，也有按神经传导出现触电样的感觉；其二是对术者而言，针刺后施术者常常感到针下沉紧。这些现象称为得气，或叫针感。得气之后，对于气血虚弱、身体羸瘦诸虚病证，施用补法，以鼓舞人体正气，使某种低下的机能恢复旺盛的作用；而对于高热疼痛、邪气亢盛诸实病证，则用泻法，以使某种亢进的机能恢复正常。一般来说，针感出现迅速、容易传导的疗效较好，反之则疗效较差。正如《标幽赋》所载："气之至也，如鱼吞钩饵之沉浮；气未至也，如闲处幽堂之深邃。气速至而速效，气迟至而不治。"若针刺后未能得气，程莘农常采用候气的方法催气，或暂时留针，或再予轻微的提插捻转，或酌用一些辅助手法。例如，震颤：右手持针做小幅度较快速的提插，即震颤动作。搓针：右手拇、食指将针柄顺着一个方向做360°以上的大幅度捻转，可反复一两次。刮针：右手拇指轻按在针尾上，用食指或中指甲自下而上或自上而下地刮针柄。有些患者，不宜单独强力行针，可采用温和灸，或另配穴以引导经气。某些体质虚弱的患者，虽经多次行针引导经气，针下仍感虚滑，往往疗效缓慢。

　　二是病有虚实，针有补泻。针灸治疗是以辨证论治为原则的，通过四诊八纲对病情进行分析归纳，确定病变发生的经脉、脏腑，辨别疾病是虚证或实证、寒证或热证等类型。

　　程莘农针灸临床上常施用的补泻手法有：①提插补泻法：主要是在提插时以用力轻重和速度快慢来区别补泻。当进针达一定深度得气后，提插，提时用力轻、速度慢，插时用力重、速度快，为补法；反之，提时用力重、速度快，插时用力轻、速度慢，为泻法。②捻转补泻法：主要是用捻转幅度的大小和速度的快慢区别补泻。当进针达一定深度得气后，继续捻转针柄，捻转幅度小、速度慢，为补法；反之，捻转幅度大、速度快，为泻法。③平补平泻法：此法用于虚实不太明显的患者。当进针达一定深度出现针感后，在提插捻转过程中，用力均匀，速度中等，针感比较缓和，用中等速度出针。

　　针刺补泻作用的效果，与机体的机能状况有密切的关系。凡正气未衰，针刺易于得气者，收效较快；而正气已衰，针刺不易得气者，则收效较慢。另外，病理状态对于针刺补泻的效果也有影响，就是说，在不同的病理状态下，针刺后可以显示出补和泻的不同效果。例如，高血压病患者，针刺后可以使血压降低；低血压病患者，针刺后可以使血压上升。不同病证，肠痉挛时，针刺有明显的解痉作用；肠麻痹时，针刺可使肠蠕动得到恢复。

三是施术手技，独树一帜。程莘农授术强调持针之手要指力实而腕力虚，运针要具有"手如握虎"之力，才能运神于指，针刺病所，收到良好的治疗效果。程莘农以右手拇、食二指持针，主要用由他研究出的"程氏三才进针法"进针，即天、人、地刺法。针2~3分深为天，4~5分深为人，8分~1寸深为地。这一刺法吸取了中国传统针法与管针进针法的长处，为实施其他各种复式手法打好基础，将点穴、押指、穿皮、送针等动作糅和一起，在一二秒钟内完成，具有快速无痛的优点，临床深受患者好评。

捻针时亦有方寸，捻转一圆周为强刺激（泻法），捻转半圆周即为中刺激（平补平泻），捻转不到半圆周即为弱刺激（补法）。提插1cm者为强刺激（泻法），0.5cm者即为中刺激（平补平泻法），0.2cm者即为弱刺激（补法）。捻转、提插法可以单用，亦可联合使用。辅助手法中，通常有循、按、刮针柄、飞法等，程莘农嫌其繁琐，故用震颤法，即手持针时，略加震颤，顺逆时针均可运用自如。

说到"程氏三才进针法"，至今程莘农老人仍是神采飞扬："我捏着针，别人根本拔不走，只要三下就能'得气'"。针灸大夫对指力要求很高，程莘农持针强调"手如握虎，伏如横弓"，运针讲究指实腕虚，气随人意。针灸的手法有上百种，这种三下得气的方法，叫三才法。程莘农对元朝传下来的针灸手法潜心研究后进行改进，独创了"程氏三才进针法"。正是运用程氏针法，程莘农扎一针只需一两秒钟，一个病人若需扎十针八针，他不到一分钟就可全部完成，要点是进针快、穴位准、见效快。集几十年经验潜心研究而成的针法，简巧利索，气至速达，出神入化。

矢志岐黄踏荆棘　一根银针扬美名

1966年6月，程莘农被下放到农村务农，一去就是整整六年半时间。尽管被禁止行医，但一道禁令怎能抑制住程莘农为老百姓诊治疾病的愿望。他经常偷偷地行运着小小的毫针。程莘农回忆道：当时我到农村接受改造，吃饭是轮流分派到各家。那是一个夏天，骄阳似火，我被派到村东的一家吃饭，我看到这家女主人，擀面条好像擀得心不在焉。我说："你今天有什么事吗？"她说："我告诉你吧，我心焦。我有一个女儿，一天到晚的老摇头，到学校里她也摇头。女孩子老摇头不像话了，我去公社卫生院和县医院都看了，治也治不好，开春去了市医院，也治不好，所以我对她担心。"我问人在哪儿，她说人在家，那不坐在那儿吗。我回头一看，一个十一二岁的小女孩坐在墙角处，不停地摇着头。我笑着对这个小姑娘说："丫头，你把小板凳朝我这儿拉拉。"小女孩怯生生地瞥了我一眼，没有动。我就走过去，摸着孩子左右不停摇动的头，心里就有数了，对孩子妈说："我给孩子扎两针？""扎吧，能管用就行。"女主人心不在焉地回答道。我就给小姑娘扎了，也不过两针，头顶一针，后头一针。我对孩子说："你坐一会儿吧，等我吃过饭，再给你起针。"我把面条吃完了，就给她把针起掉了。第二天呢，我到下一家吃饭去了，看见昨天那家女主人带着她的小姑娘也到了这家。她知道我在这家吃饭，就在这儿等着。我说："你们来了？"她兴冲冲地对我说："你看这孩子头不摇了。"说着就把藏在身后的小姑娘拽出来："快叫伯伯。我带她再看看。"我问："昨天扎过了，头摇没摇？"她说："没摇。"我坐下来再给小姑娘扎了一次。第三天，当我到下一家吃派饭时，看见母女俩早已等在那里了。我叫小姑娘坐下来，又给她扎了一次，这个小孩就不摇头了，就好了。这事不胫而走，四里八乡的群众都慕名来找我看病，屋里屋外排着队看病扎针，拦都拦不住。我索性就用手中的医术为一方百姓治病疗伤，村里的老百姓保护着我，我心里很畅快。那情景是很难忘的……大家一定很想知道这两个穴位是什么吧，一个是大椎，一个是百会。

1973 年，程莘农回到北京，再次拿起银针为病人看病。然而，回到北京后三天，他正准备出门上班，却发起了高烧，罹患急性肺炎，只能再次回家休息。一休息就是一年。这一年他没有出门，头发、胡子都长得很长。在胡须的去留问题上，程莘农犯了倔："别人都说我 50 多岁的人留着长胡须像什么话，但我就要留下来。"在农村长达六年多，回到北京又不幸染病，一躺又是一年，程莘农是个惜时如命的人，这白白流逝的岁月成为他心中的创痛。为了这不能忘却的纪念，程莘农蓄起了胡子并称之为"纪念胡"。每当谈起他的胡子，他总会爽朗地大笑，满意地捋一下颌下已变得花白的胡须。胡须就像他手中的银针一样倔强。从此，颌下的长胡须成了程莘农标志性的特征。

重拾银针后，程莘农正式在中医研究院（现中国中医科学院）针灸研究所坐诊，当时的医生诊疗室大约 40m² 的面积。程莘农回忆说："我去时里面已经有七八个大夫了，我是新来的，只能搬一张桌子、一把破椅，坐在门边，后来所长亲自来为我换了一把椅子。"整个诊疗室就属程莘农最清静，最初三天，没有一个病人来找他看病。程莘农心静如水，耐心坐诊，因为他知道为病人看病是他终身的职责，切不可急功近利。病人有选择医生的权利，一定要尊重病人的选择权。第四天之后，渐渐地病人都来找他看病了，很快病人就在胡同里贴满了感谢他的"大字报"。说起这些，程莘农笑得很纯真，像一个和别人比手里的豆豆糖有多少的孩子。

1976 年，一部关于赤脚医生的电影《春苗》在全国各地上映。片子里有一个银针治百病的故事，针灸的神奇疗效几乎一夜之间家喻户晓，人们对针灸有了更多的信任。全国各地慕名而来的患者让程莘农应接不暇，平均每天要诊治四五十人次，多时一天就有七八十人次。经他治愈的病人无数。

程莘农就如同一个上了发条的机器，拼了命地为病人祛病疗伤。他清晨六时就走进诊室，当大家 8 点钟上班时，他已诊治完 30 个病人了！而到中午 12 点，他诊治的患者往往达到 80 多位，即便是开药方的大夫，这也是个惊人的工作量，何况是针灸医生，每天在病床与病床之间的奔波就可达到几公里！在数十年的从医生涯中，他诊治患者数十万人次，累积的病历单摞起来能有一人高。一个人何以有这么巨大的力量？因为在他眼里，病人永远是第一位的！

"程老上班早，程老用针巧。出手就得气，百病全跑了。"这是患者脱口而出的顺口溜。程莘农上午出诊，下午参加会议或学术讨论，晚上看过电视新闻节目，便又伏案工作，常常工作至凌晨三四点……当有人问道："您现在把时间补回来了吗？"

程莘农一脸欣慰地说："补回来了，补回来了……"失去的时间"抢"回来了，踩着时间节律去生活、工作的习惯，程莘农却再也丢不掉了，那绺翘翘的"纪念胡"也就伴着他在悠悠岁月中"纪念"下去。

提起行医几十年来遇到的特殊病例，程莘农显得特别有精神："各种各样的病人都有，下乡时能遇到，在诊室里也经常遇到。有的三针两针就扎好了，也有的治疗时间比较长。我扎的最长的一个病人扎了3年，是个男病人，本来已经瘫痪在床，后来慢慢能走了，最后自己下楼回家。"

有一位印度妇女，拥有3家医院，却被三叉神经痛折磨了整整17年，西医专家用了很多方法治疗，均没有效果。她听印度大使讲了程莘农针灸的神奇后，跑到中国来求治。

程莘农仔细询问了病情后，决定分两个疗程给她治，第一个疗程扎10天，休息两天后，第二个疗程再扎10天。这位印度妇女住在印度大使馆，每天坚持来扎针，短短20天后，折磨她17年之久的病痛奇迹般地痊愈了，而且此后再没有复发。这位病人觉得中国的针灸简直是神奇无比，当即表示一定找机会请程莘农到印度去，给她医院的医生搞搞培训，让他们也见识一下神奇的中国医术。两年后，她果然邀请程莘农和他的学生赴印度讲学，让她自家医院的医生们也领略到了中国针灸的神奇。

在20世纪80年代，一部反映中国针灸的电影纪录片中，讲述了一位患有严重脊髓病的日籍华人被针灸治愈的故事。当时，这位女性华人所患疾病在日本已经下了结论，必须骨髓移植，否则活不过10年。但是这位患者是过敏体质，不能吃西药，甚至对有些麻药都过敏，所以就到程莘农这儿来求助。程莘农给她连续针灸了3个月后，病情大有好转，基本得到了控制。后来，那位患者从日本回来休假，特地来看望程莘农。提起当年看病的事，这位女士激动地说："我这一生要永远记住程莘农先生，没有他就没有我的今天。20多年过去了，我的病就是在程大夫的精心调治下才得到了控制，每次我回来休假，都来看望程先生，再开些调养的中药。"

1975年，程莘农到中医研究院针灸研究所工作，历任经络临床研究室主任、针灸教学研究室主任及中国北京国际针灸培训中心副主任、终身名誉主任等。作为闻名中外的针灸学专家，他从事中医针灸临床数十年，深谙传统中医针灸理论，善于治疗内科、妇科疾病及各种疑难杂症，特别是对中风、偏瘫、高血压、面瘫、坐骨神经痛、功能性子宫出血等疾病的研究和治疗达到了国内外先进水平，临床治愈率和有效率很高。在临床常见病证中，他重视辨证施治与症、病、经验穴结合，并在长期的临证实践中，逐渐形成了自己独特的临证思辨特点与诊疗规律。

中风是中老年人脑血管的多发病和常见病，程莘农总结了几十年的临床诊病经验，从中风的病理学与中医机理的关系出发，认为病因以正衰为主，病位在脑，常涉及心、肝、脾、肾，病机主要为真气不足，气血逆乱，风、火、痰、瘀阻滞经脉。他还对门诊的病例流量进行了统计和分类，发现中风先兆与中风后遗症患者数量最多。于是他就从这两个方向的致病机理和诊治方法进行研究，特别是从针灸的独特疗效和无药理副作用的特点出发，提出了诊治中风的思路和一套独特的针法。

1993年，一位72岁的患者，被子女用轮椅推到了中医研究院针灸研究所，点名要找程莘农看病。患者中风后右侧半身不遂9年，多方医治罔效，就诊时右侧肢体屈伸不利，指趾麻木，手握力差，步履沉重如坠，面赤眩晕，恶心纳减，舌质红少苔中有裂纹，脉象沉细弦，尺弱。程莘农诊断：中风，中经络，肝肾阴虚，风阳上扰。对这种老年人罹患的脑血管疾病，程莘农采取以调经和络与阴经阳经腧穴并取的方法，通过畅达经络血气，协调阴阳，采用平补平泻法恢复肢体活动功能。坚持滋补肝肾、平肝息风的治疗原则，通过足三里、三阴交、太溪、曲池补法，其余穴平补平泻，外关与内关透刺的针刺手法，治疗 10 次（1 个疗程），患者右侧肢体活动较前灵活，眩晕恶心亦见好转。效不易方，随症增减连续治疗 4 个疗程，患者右肢能够自主屈伸，活动明显好转，其他症状基本消除。

患者的儿子是搞量子物理学的研究员，对中医和针灸曾经有一些偏见，父亲中风后 9 年的苦痛，通过程莘农三寸银针，不出 1 个月就神奇地治愈了，他深感中医的奇妙和博大精深。在一次例行的回访治疗中，他问程莘农，父亲的病西医用很多的治疗方法都尝试过，但均无起色，为什么到了中医这里就能如此神奇地妙手回春呢？程莘农顺手拿过一本《中国针灸学》，用手拍拍书的封面说："中医是一门科学，所不同的是中医对疾病有着独特的视角。在我眼里，病人就是一个整体。患者古稀之年，肝肾阴血已虚，水不涵木，风自内生，遂成诸症。我用百会、风池开窍息风，用足三里、三阴交、悬钟、太溪、太冲滋补肝肾，培益气血，平肝息风，用肩髃、曲池、外关、合谷、环跳、阳陵泉疏通经络，中医涵盖了中国哲学的精髓，就是辨证施治啊。"在送病人走的时候，程莘农反复提醒患者家属，长期偏瘫的老年患者一定要重视补益肝肾。

在治疗中风先兆的麻木病证上，程莘农有自己独到的见解。"气虚则麻，血虚则木。"对上肢麻木者采用外关、后溪，对下肢麻木者选穴中渎、悬钟，以调经和络，针刺手法多用补法。治疗麻木一般疗程较长。治疗中风后遗症日久不愈，他采用通调周身经脉，阴经阳经腧穴并取的方法，旨在畅达经络血气，协调阴阳，一般多采用平补平泻法。阳经取穴，"阳主动"，意在恢复肢体活动功能。后期多选配阴经腧穴，如尺泽、内关、三阴交、太溪等，意在协调阴阳，阴平阳秘。通过数疗程调治，多数患者都会有不同程度的康复。

程莘农年逾 80，仍醉心岐黄，耕耘不止。每天五点半，他从家里出来上班，6 点准时来到位于东直门内南小街 16 号的中国中医科学院北门西侧的针灸医院（原针灸所门诊部）。这时等候在这里的患者纷纷上前和他打招呼："程老早！"他一边回应着，一边打开诊室房门，稍事准备后开始诊治病人。这些病人都是经过初诊后预约的，所以直接进行治疗。他把患者一个个安排到诊床上，打开针灸包，取出银针，给患者扎上针。等把十几张诊疗床上的患者都扎完了，第一个进针的患者的留针时间也到了，于是他又开始起针，起完针，立即给第二批的第一位患者扎上针，再给第二位进针的患者起针。就这样起针、进针，进针、起针，不到八点钟，他已经为很多患者进行了治疗。8 点不到，慕名前来求治的患者、来此学习的外籍学员，还有他的弟子们，一拥而上，把他围得水泄不通。从此时开始，他的工作就有了部分转变，不是单纯的治疗，而是边治边教，所以诊治速度比较慢，往往一个病人就需要一个多小时。他让患者坐在面前，聊天似地仔细询问：哪里不舒服，有什么感觉，接着号脉，看舌苔，然后向外籍学员介绍中医的望、闻、问、切是怎么回事，如何进行望、闻、问、切。翻译过后，他再把病人安排到诊床上，准备进针治疗。在进针前还要向外籍学员介绍什么穴位在什么地方，怎样找准穴位，哪些穴位配合能治哪些病等，并且让翻译一一翻译清楚。三个多小时过去了，他累得满头大汗，不知不觉时间已近中午，是他回家吃饭的时候了。他缓缓起身拄起拐棍儿（他的右腿曾被一骑自行车的冒失女孩撞成骨折），学生们趋前搀扶，他连连摆手："不用，不用，我自己走!"走到一位头上扎了十多根银针的病人床边，程莘农停了下来，笑眯眯地伸出右手，"唰、唰、唰"几下，便把所有的针都捻了一遍，其捻针速度之快与其行走速度之慢所形成的强烈反差，在这一时刻留给人们极深刻的印象。

由于年事已高，从 2007 年起老人不再出门诊，但是每天早起到诊室转一圈儿的习惯仍然保持着，几十年形成的习惯，一时还真无法停下来。现在程莘农仍然每天静静地坐在诊室里看学生们诊病，只有坐在诊室里，他心里才感到踏实。

探索经络觅迷踪　辨证施治福万家

提起针灸，程莘农有说不完的话："针灸既能寒也能热，既能补也能泻，很多病都可以采用针灸治愈。现在，针灸治疗范围已扩大到 300 多种病症，其中 100 多种病症单独施以针灸，就可取得较好疗效。除了我们知道的腰酸腿疼外，一些内脏病症也可以针灸，甚至像中风、脑出血这样的危重病也行!"他对针灸治疗作用的自信不仅仅来源于 20 世纪 70 年代以来一直从事中医临证的实践经验，更来源于近半个世纪以来对中医经络学说这一延续两千多年的针灸诊疗机制的研究和探索。

20 世纪 30 年代初，在中国掀起了一股崇尚西方现代医学理论和医疗技术，否定中华传统医学的恶潮，很多报纸和刊物连篇累牍地发表攻击祖国传统医学的文章，甚至把中医称为"江湖术士"，把针灸学的经络学说斥为"巫术"，有的人竟然向当时的国民政府提出取消中医的议案。这种鄙视中医的社会现象一直延续到 20 世纪 40 年代末。当时的程莘农在江苏省清江市（淮阴）卫生工作者协会任秘书股股长，看到他所酷爱的中国传统医学的坎坷境遇，他更加坚定了探究中华医学内涵的信念。

纵观中华医学史，程莘农认为中医是以中国哲学思辨方式进行理论归纳的医学宝库，中医重验方、重病案积累、重抽象思维，呈现出一人一派、一医一风、色彩斑斓的个性特点。不同地域的中医世家、不同的诊疗手段都形成了代代相承的独特的医学理论和治疗方法的积累与传承。中医宛如一棵扎根在中华大地上叶茂根深的参天大树，在几千年的风雨历程中为中华民族除痛祛疾。同时，程莘农又深刻地认识到，中医有深厚的科学基础和理论依据，有深奥的科学规律可循，关键是要解决中医理论的系统化，中医教学的规范化，以及对中医经络的科学探究。按着这个思路，程莘农从 20 世纪 50 年代中期就开始了对中医经络理论的研究和针灸学教材的编纂。

1955 年程莘农易门针灸后，认为针灸对疾患有着特定的疗效，对机体疼痛和功能失调性疾病疗效尤为明显，说明这种治疗手段有着自身的科学机理。在学术观点上，他推崇《黄帝内经》《难经》，反对玄学，提倡务实创新。1957 年，程莘农在江苏中医进修学校发表的一篇题为《针灸经络学初探》的论文中写道："针灸的治疗作用就是通过人体的经络系统，以外治内的作用途径，经过适当刺激体表穴位，激发经络感应传导，疏通经络，通过机体扶正祛邪，纠正脏腑气血盛衰虚实，对神经、内分泌、免疫等各个功能系统的活动起双向调节作用，表现在对亢进的功能起抑制作用，对低下的功能起兴奋作用，以再建阴平阳秘，从而达到治愈疾病的目的。由于经络概念形成与发展经历了数千年，加之受中国古代哲学思辨的影响及当时的生产力水平低下等因素的制约，经络学说具有一定的历史局限性是不容置疑的。这就需要我们加强对经络学说的研究探索，因为经络的现象是客观存在的。中华医学几千年来的实践也充分证明，利用经络学说来诊断、治疗、推测疾病的预后等都是行之有效的。"

程莘农通过对中国医学史和中医典籍著作的研究，认为针灸是最能反映人类对自身本质认知的诊疗手段之一，其原始性既包含了对人体真理性的探索，也揭示了中华医学的起源。针灸的出现可以追溯到构木为巢、以穴为居的远古时期，最早的古猿人已经知道用石块叩击身体来减轻病痛。到了新石器时代，人们逐渐知道用尖细的硬物刺激身体上的某个部位，可以起到减轻疼痛、祛病御疾的功效，继以石、骨为针，配以穴位来诊治疾病，后来又有了用铜铁做的金属针。经过千万年的经验积累和进一步的观察探索，中国古人提出了人体"经络"这一学说，并用以指导中医临证治疗。"经络"，古人指运行气血的脉管，实际是"经脉"和"络脉"的简称。所谓经脉、络脉是对"脉"的划分。大而长，纵行于肢体深层的脉，称为经脉；经脉的分支，细而较短，行于浅深各处，称为络脉。但是古人的本义并不是要描述人体血脉的分布及其功能，而是想借助血脉来形象地说明其在长期诊疗实践中所发现的关于人体特定部位间相关联系的规律。也就是说，所谓"经络"，是古人对人体某些部位之间特定联系的一种直观解释，意在说明人体体表与体表、体表与内脏的远隔部位之间的相关联系是通过"经络"实现的，进而用"经络"来表达和说明人体的一些生理功能和病理变化，后来逐渐发展成为一种理论学说，即经络学说。

程莘农作为国家攀登课题经络研究首席科学家，对针灸的研究投入了毕生的精力，特别是他把针灸的临床诊治与学科研究紧紧地结合在一起，以科学研究为方向，以临床实践为重点，重在解决针灸治疗方法论的问题，再用丰富的临床实践所获得的病例和数据，为现代针灸学的研究提供翔实丰厚的依据，取得了突出的成果，让世界知道了中医，了解了针灸。

20世纪60年代初，许多人把经络看作是玄之又玄的学问，有些人甚至根本不相信人体内还有一种看不见、摸不着的经络存在。为此，程莘农把研究重点放在了查证经络的研究上。最终，他利用中医理论，结合病人的临床症状，画出了人体经络表。配合他进行这项研究的是卫生部科教司的一位专家，这位专家用现代的医学仪器为病人检查身体。后来，人们惊奇地发现，两种检查结果竟然有80%以上相吻合。证明人体经络的功能是客观存在的。这对我国早期经络研究起到了巨大的推动作用。

程莘农带领着研究人员，从"穴位的现代研究""经络的现、代研究"和"针灸诊治机理的研究"三方面对针灸深奥的科学机理进行了深入的探索、研究和总结。"穴位的现代研究"汇集了大量穴位大体结构、组织学结构、生化特性等研究结果；"经络的现代研究"重点讨论了经络感传现象的研究成果，并收集了经脉-脏腑相关规律和经脉的理化特性等研究资料；"针灸诊治机理的研究"系统梳理了针刺疗法所涉及的诊治机理，并根据现代医学的系统分类讨论了针灸对各内脏系统的调整作用及针灸防卫免疫的作用。20世纪60年代，程莘农便与同行们协作完成"体表循行81例研究"，成为我国早期经络研究的佳作之一。20世纪80年代后期，他主持完成了"针刺镇痛和针刺麻醉"等重大科研攻关项目。作为多次主持国家级、部级重点课题，国内最先对经络现象进行研究的人，他为中国中医现代研究作出了杰出贡献，由他组织进行的"循经感传和可见经络现象的研究"，获国家中医药管理局科技进步一等奖和世界文化理事会"阿尔伯特·爱因斯坦世界科学奖"。

由于针灸科研工作的复杂性，迄今为止尚有许多问题无明确定论，有些仍然存在争议。程莘农曾参加经络的实验和尸体穴位解剖等研究工作，对经络与针灸的关系有着非常客观的认识。他曾对他的学生说过："针灸神奇，却并非万能，'万病一针'的观点是错误的。"他要求针灸科的医生理论先行、以针灸为主，因为用药和用针都是在中医理论的指导下，穴位与中药的作用有异曲同工之妙。针灸取穴是"以证为凭、以精为准、以适为度、以效为信"。所以取穴多少，应当在吃透中医经络理论的基础上，以"大、小、缓、急、奇、偶、复"为原则。

坚持临床辨证，注重经络理论，是程莘农学术思想的核心。程莘农在拜温病大家陆慕韩为师，苦研中医经典，培习良医之道时，已对中医辨证施治的世界观和方法论有了浓厚的兴趣和独到的见解。1947年，程莘农曾在自己的《诊治手记》中写道："医者，探病毓体，观其面而及里，号其脉而至心，回望四季知寒热，瞻观早春明深秋，由表及里，由点及面，方能御疾于无恙……"

程莘农在70余年的岐黄之路上，始终坚持辨证施治的指导思想，把中华医学瑰宝的辩证法思想在针灸领域推向了一个新的高度，使针灸由过去的师承门派之风升华为理论化、系统化、可规范操作的一门学科，并使经络辨证的思想成为一种具有科学依据的指导性理论。

经络辨证以经络学说为理论基础，概括了经络病变的临床表现以及经络、脏腑病变时的相互影响，总结出病变时表现的一般规律。程莘农十分强调针灸辨证论治中的经络辨证，以经知脏，是其捷径。施术过程中，他亦持"宁失其穴，勿失其经"的见解，表现了对经络的高度重视。经络辨证与脏腑辨证有着密切联系，但又有所区别，对这两种辨证的内在联系和区别以及中医辨证施治的思想和方法，程莘农集自身行医和对经络辨证研究70余年之大成，从五个方面提出了经络辨证施治带有指导性的学术观点。

一是探究《内经》中十二经病候的针灸治疗规律。所谓"病候"，就是疾病外候的总称，即疾病反映出来的现象，包括症状和体征。十二经病候就是以十二经为纲的病候分类。经脉病候，在马王堆出土的医书帛书《十一脉》中就有部分记载。完整的十二经病候则见于《灵枢·经脉》篇。《灵枢·经脉》篇和《内经》其他篇章较完整地记载了经脉、病候、腧穴及前人宝贵而丰富的针灸临床经验。在临床实践和理论研究中，程莘农非常注重对《内经》十二经病候及有关十二经病候的针灸治疗规律的把握，特别是在教学中，他用大量的病案来说明十二经脉"内属于腑脏，外络于肢节"，将人体联结成一个有机的整体的观点，强调在疾病状态下，受累经脉及所属的脏腑必然会产生相应的病理变化，经脉本身不但可以受邪，而且可以成为病邪由表及里、由里出表的传变途径。

程莘农和他的同事们对《内经》中有关病候的记载进行了统计，《灵枢·经脉》篇中约载病候220个，阴经病候96个，阳经病候124个。阴经病候以内脏病候为主，阳经病候以外经病候为主。其中既有头面五官、颈项躯干、四肢部病候，也有脏腑、神志和全身性病候。头面五官部病候：目锐眦痛、泪出、鼽衄、喉痹、齿痛、耳聋、头痛、颊肿痛等。颈项躯干部病候：颈肿、项痛、肩痛、腋肿、胁痛、脊痛、腰痛等。四肢部病候：臂痛、掌中热、指痛不用、髀痛、髀不可以曲、股痛、膝膑肿痛、胫绝骨痛、踝痛、足踹痛、足下热而痛、脚痛、趾不用等。脏腑病候：咳喘、少气不足以息、咳唾有血、烦心、心痛、腹胀、善饥、胃脘痛、呕逆、太息、善噫、黄疸、腹泻、遗溺、闭癃等。神志病候：狂、癫等。全身性病候：汗出、振寒、疟、体无膏泽、体重、体不能动摇等。他们对这些病候进行了综合分类并进行了计算机建模，通过数量分析，得出了以下的分析性结论：《灵枢·经脉》篇所记载的阴经病候中，脏腑病候最多，为阴经病候总数的52.08%，占第一位，其次为四肢、头面五官、颈项躯干等部位的病候。这也说明"阴主内"，阴经病候以内脏病候为主。阳经病候中，头面五官、颈项躯干、四肢部病候最多，分别为35、27、32个，合计94个，约占阳经总病候数的75.81%；内脏病候仅有11个，约占阳经总病候数的8.87%。这也说明"阳主外"，阳经病候以外经病候为主，而不是内腑病候。

在对"十二经病候"深入分析的基础上，程莘农组织研究班子运用统筹分类的方法对"十二经脉辨证"进行了科学的考证，对手太阴肺经病证、手阳明大肠经病证、足阳明胃经病证等十二类病证与临床相结合，科学地梳理分类，提出了"十二经病候治疗"的总体思路。为解决治疗上的研究方向，程莘农在教学和科研中反复强调辨证施治的问题，"有诸内必形之于外"，任何疾病都会有一定的"病候"表现于外，我们就是要通过这些病候，去认识疾病，才能达到防治疾病之目的。针灸治病，是离不开病候的，通过对病候进行分析，判断病在何经、何脏（腑），据此进行处方配穴，或针或灸，或补或泻，调整脏腑经络之气，促进阴阳平衡。据此，程莘农提出了"十二经病候"针灸治疗的两个规律。

其一，治法规律。这个规律是程莘农依据《灵枢·经脉》"盛则泻之、虚则补之、热则疾之、寒则留之、陷下则灸之、不盛不虚以经取之"的记载，结合《内经》有关十二经病候的具体针灸处方中针刺、艾灸、刺血、针刺加刺血、针刺加艾灸、刺血加艾灸等不同的治疗方法而提出的，并将其确定为总的治疗原则。

这些不同的治法，是针对不同的病证而设，通过对这些病证进行分析，可以归纳为：正气未虚，病多在外，刺而治之；或虚或实，病多在内，取而调之；血实脉盛，经络郁滞，刺血求安；见症多端，杂合以治，各得其宜。

其二，取穴规律。这个规律是程莘农对《内经》有关十二经病候的针灸处方中各种不同的取穴配伍方法的分析，结合长期临床实践经验的积累而提出的。针灸的取穴规律表现在以循经取穴的处方为最多，局部取穴方和对症取穴方则次之。在临床、研究和教学中，程莘农始终坚持用临证病例来解决十二经病候的诊治问题。结合治疗偏瘫病症，他运用取穴规律中循经取穴的方法，根据临证实践，运用"经络所通，病候所在，主治所及"的指导思想，指导学生在使用循经取穴的基础上学会取本经、取表里经、取多经、取他经、取同名经等形式来治愈疾病。

二是探究奇经八脉的内涵和特性。中医针灸的深奥、神秘与其经络理论的高度抽象分不开。面对奇经八脉，程莘农试图用自己对经络学说的理解来打开这扇神秘的窗户。奇经八脉是经络系统的重要组成部分，是与正经不同而别道奇行的八条经脉，即督脉、任脉、冲脉、带脉、阳跷脉、阴跷脉、阴维脉、阳维脉。程莘农在对奇经八脉的研究上努力把握住奇经八脉与正经的四个不同与三个联系。四个不同，即命名与正经不同；"阴阳""表里""脏腑"的关系与正经不同；循行与正经不同；腧穴分布与正经不同。三个联系，即奇经各脉间的联系；奇经与十二正经的联系；奇经与元气、卫气、营气的联系。通过多年的研究和中医针灸临证，程莘农认为，奇经八脉在命名、循行与阴阳、表里、脏腑的关系等方面有异于十二正经，同时奇经八脉经脉之间、奇经与十二正经之间相互交通，加强了各脉之间的广泛联系。奇经八脉还与元气、营气、卫气的循行密切相关。程莘农对奇经八脉内涵和特性的研究，为科研部门论证经络的客观存在和其深奥的医学价值，提供了完整的方向性材料和经络在人体中生动鲜活的走向。

三是探究奇经施治的辨证特质。奇经辨证是中医学辨证方法之一，但对此进行系统论述者尚不多见，完整的奇经辨证施治理论仍属空缺。程莘农深刻认识到，研究奇经八脉和辨证施治规律对中医的科学发展有着重要的现实意义。在对奇经辨证的研究上，程莘农要求针灸医生在临证治疗上打牢辨证施治的理论基础并将其作为一种思维方式，在方法论上主要解决好督脉、任脉、冲脉、带脉、维脉、跷脉等病的辨证针灸施治，分清奇经中"实证"与"虚证"的区别与联系。程莘农把重点放在对这六类奇经病证的系统归纳、综合分析上，强调用经络学说指导针灸治疗，在针灸临床实践中尤其注重奇经施治的辨证特质。他将自己1986～1987年9月以前诊治的293例门诊病例进行分析，充分运用"实证"和"虚证"的概念指导奇经辨证施治，在病理上分清伯仲。论及督脉病辨证及针灸治疗的"实证"部分，程莘农将病理类型分为"外邪侵袭""经气逆乱""气郁痰结"三类；在"虚证"部分，将病理类型分为"督脉阳虚""阴虚火旺"两类。对其他类型的奇、经病证，程莘农也进行了详尽的"实证""虚证"的研究和分类。

在谈及跷脉病辨证及针灸施治上的"虚证"部分时，程莘农认为，跷脉虚证多由素体虚弱或久病体虚而致阴阳失调或跷脉失养导致。表现为阴阳失调的临床病候，在症状上显露出寤寐失调，目闭嗜卧，兼有神倦懒言，畏寒肢冷；或见不寐，狂奔，面红目赤，烦躁不安；或见癫痫僵仆、羊鸣。证候分析可以看到阴跷、阳跷会于睛明，主眼睑开合。若阳虚阳盛，或阳虚阳盛，导致阴阳失调，则寤寐失调。在针灸施治上，调整阴阳为治疗大法。运用补泻方法，阴跷以阴为体，可以结合阳跷为用，故阳虚阴盛宜补阳泻阴，阴虚阳盛宜补阴泻阳。程莘农常以照海透申脉治疗失眠，以平衡跷脉阴阳，效果很好。

四是探究络穴的理论内涵与临床应用。程莘农对络穴的研究有独到之处。《内经》对十五络穴的阐述，是古人对脏腑、经络深刻认识的经验总结，其中的理论内涵，是络穴思想形成的基础。在对络穴理论的研究中，程莘农紧紧抓住"经气流注理论"和"十五络穴的临床应用"这两个络穴理论的中心环节，从《灵枢·根结》篇提出一种与络穴直接有关的经气流注理论——六阳经脉气的根、溜、注入手，注重《灵枢》"九针十二原""本枢""卫气""根结"等篇中其他流注形式方面的记载，结合十五络穴的临床应用，努力解决治疗表里两经有关的疾病及本络的疾病。

程莘农通过长期的针灸临证发现，络穴有主治本经络脉病候的功能，十五络脉也均有各自所主控的病候，总计40余种，其中既有头面五官、颈项躯干、四肢部疾患，也有脏腑、神志及全身性病候，同时还表现出络穴具有反映其位置和主治性能的特异性和调整阴阳平衡的双向调节作用，在急症救治上有广泛的适应证。络穴位于表里经之间，针对急症具有明显效果。如列缺治疗尸厥，通里治疗暴瘖，内关治疗心暴痛、急性吐泻、休克，外关治疗吐血昏晕、不省人事，蠡沟治疗卒疝，长强治疗小儿惊痫，等等。

程莘农认为，十五络穴不但具有独立的主治范围，独特的临床效应，更为重要的是，将络穴依据一定的法则与其他特定穴加以适当的配伍，能收到事半功倍之效。包括原络配穴法、八脉交会配穴法以及与特定穴的配伍（与五输穴配伍、与八会穴配伍、与俞募穴配伍）。例如络穴与背俞穴的配伍，多用于治疗背俞穴所属脏腑的疾病。又如列缺配胃俞治消渴，配脾俞治小儿慢惊风，配心俞治健忘失记，配膀胱俞治遗溺等。络穴还常与多个背俞穴配伍应用，如外关配五脏俞治五脏结热、吐血不已，公孙配胃俞、三焦俞治疗肠鸣等。

五是探究任脉会穴。会穴，是指两经或数经相交会合的腧穴，属针灸腧穴特定穴的范畴。其渊源悠久，最早正式记载见于《针灸甲乙经》，它明确记载某穴是何经与何经之会，如承浆为"足阳明任脉之会"，而其思想渊源于《内经》。程莘农在对会穴的研究中提出，会穴均可治疗两经及两经以上的病变，与一般腧穴相比既可扩大穴位主治范围，又可提高疗效，精简用穴。任脉有 14 个会穴，且多是全身重要的会穴，具有典型意义。程莘农总结了任脉会穴在临床的应用特点，认为会穴一穴能治数经之疾，因为会穴是两经或两经以上经脉之气相互沟通的汇合点，所以许多会穴具有主治广泛的特点，不仅能治所属经脉的病证，并且能治相交会经脉的病证。如因手足阳经布于面部入于齿中，任脉经咽喉上行至颌部，环绕口唇，所以能主治面部和口舌的疾病，诸如口眼㖞斜、面肿龈肿、齿痛等。承浆穴又会于督脉，督脉循行项后，贯穿脊柱，所以能治头项强痛，重不能举，脊反折，不能回顾。因此会穴具备整体主治本脉病证和主治脏腑病证之功效。

程莘农十分重视对会穴的运用，以任脉会穴组方的处方很多。现搜集到的 142 份他于 1987 年 1 月～1988 年 12 月运用任脉会穴治疗的病历，所涉及的病种以面瘫、中风、胃脘腹部胀满为最多，其次为胸闷、心悸、痹证、耳鸣、耳聋等。14 个任脉会穴之中，临床常用的有 9 个，即承泣、廉泉、承浆、天突、膻中、上脘、中脘、关元、中极。廉泉、承浆为任脉会穴的常用穴，多治疗面瘫、面肌痉挛、面痛、中风语言不利。这些亦是针灸门诊的常见病证。程莘农在运用廉泉治各种原因引起的舌强语謇时，向舌根方向深刺 1～2 寸，不留针，取针后轻按针刺处，避免出血。承浆尤善治面瘫病人口唇㖞斜严重者，或迁延难愈的面瘫病人。膻中、中脘常作为针灸对穴治疗腹胀、胸脘痞闷、失眠哮喘、胸痹心悸，尤其是治疗因肝气郁结、气机不畅引起的病证。天突、膻中亦常作为对穴治疗咳嗽、哮喘病证。哮喘一证，多以痰饮为患，其发作亦是痰随气升，阻塞气道之故，治疗中以顺气祛痰为先，故以"天突"通气导痰，以"膻中"降逆化痰，二穴合用，下气平喘效果很好。程莘农针刺"天突"穴多以针尖沿胸骨柄后缘，刺 1～2 寸不留针。刺"膻中"穴，针尖沿皮向下刺 0.3～0.5 寸。

辨证施治是程莘农学术思想的核心。他十分重视用中医理论指导临床实践，注重经络辨证；对病因辨证、脏腑辨证、卫气营血辨证和三焦辨证等亦不摒弃，做到理、法、方、穴、术丝丝入扣，为提高针灸疗效作出了有益的贡献。

┃┃程莘农于 2015 年 5 月 9 日在珠海逝世。

邓 铁 涛

学我者必须超过我！继承是手段，振兴中医、发展中医，为中国人民和世界人民的健康服务，走在世界前头才是我们的共同目的。

——邓铁涛

邓铁涛，曾用名邓锡才，1916 年出生，广东开平人。中国共产党党员。著名中医临床家、理论家、教育家。广州中医药大学终身教授，博士研究生导师。1932 年就读于广东中医药专门学校，1938 年正式从事中医医疗。曾任广州中医学院副院长、中华全国中医学会常务理事，现任中华中医药学会终身理事，中国中西医结合研究会名誉理事等职。

邓铁涛在长达 70 余年的中医生涯中积累了丰富的经验，以内科见长，擅长诊治心血管疾病，如冠心病、高血压病；神经肌肉疾病，如重症肌无力、多发性肌炎、肌萎缩侧索硬化症；消化系统疾病，如胃炎、慢性肝炎、肝硬化；以及其他疑难病症，如硬皮病、系统性红斑狼疮、肾病等，有很好的疗效。

邓铁涛学术上融古贯今，提出"五脏相关"理论，开展一系列对现代中医学发展有影响的研究，包括脾胃学说继承与发扬、痰瘀相关学说应用、寒温病融合的中医热病理论研究，中医诊法研究与教材建设，以及岭南地域性医学的研究与开拓、近代中医史研究等。发表论文 100 多篇，著作有《学说探讨与临证》《耕耘集》《邓铁涛医集》《邓铁涛医学文集》，主编有《中医学新编》《实用中医诊断学》（含英文版）《中医近代史》，参编有《中医辞典》《中医大辞典》《中国大百科全书·中国传统医学卷》等。

为表彰邓铁涛对中医药学术事业发展作出的贡献，1978 年广东省人民政府授予他"广东省名老中医"称号。1990 年成为首批享受国务院政府特殊津贴的专家，1993 年获广东省"南粤杰出教师特等奖"，1994 年获"全国老中医药专家学术经验继承工作指导老师"荣誉证书。2001 年，在他 85 岁时，香港浸会大学授予他名誉博士学位。邓铁涛是当代中医界的领军人物，是国家级非物质文化遗产传统医药"中医诊法"项目代表性传承人，2005 年担任国家重点基础发展研究计划（973 计划）《中医基础理论整理与创新研究》项目首席科学家。2009 年由人力资源和社会保障部、卫生部、国家中医药管理局评选为国医大师。

开展学术研究　成为临床大家

20 世纪 50 年代初，邓铁涛学术研究的重点是运用中医伤寒与温病的学说理论，指导传染性、流行性、发热性、感染性疾病，例如流行性乙型脑炎的诊治。当时他年仅 40 岁，在国内中医界并非名声显赫，但他有几篇公开发表的论著，足以反映其学术底蕴深厚。

如《温病学说的发生与成长》《试论温病的卫气营血与三焦》《吴鞠通〈温病条辨〉读后》。古人曰，"言之无文，行而不远"，邓铁涛言之有文，文以载道，理足以传，学术远播，引起了北京、南京医界的重视。特别是他的"伤寒孕育温病、温病发展伤寒"的论点得到当时著名医家时逸人首肯，各地学者也在学术交流中逐渐认识了广东这位既能写文章又能看病，上课可以讲普通话并且语言流畅的邓铁涛。同时，他还应用针灸、中药及外敷治疗阑尾炎。1956 年 11 月，他在《中医杂志》发表了《试论中医治疗阑尾炎》一文，从历史文献、中医理论及临床实践多方面进行阐述，打破了阑尾炎必须在 24 小时内手术切除的西医定论。

但作为系统的中医科学研究，是在 1959 年他带领"西医学习中医高级研究班"81 名学员入住中国人民解放军一五七医院，从研究"脾胃学说"开始的。当时全国掀起西医学习中医的热潮，遵照中央指示，凡是有条件的地方，都应办一个 70～80 人的西医离职学习班，以两年为期。广东省卫生厅决定：1957 年在广州中医学院（前身为广东中医药专科学校）开办第三届西医学习中医高级研究班。

要办好这一届西学中高研班，要求配备一位班主任，组织上考虑由邓铁涛担任。据第一军医大学靳士英回忆："1959 年，我受部队委托，带三军学员 32 名加入广州中医学院高研班系统学习。入学后邓老是我们的班主任。我被推选为班主席，经常聆听老师的教导，从此与邓老建立了深厚的师生情谊。邓老有解决临床难题的中医诊疗技能。"

进入中国人民解放军一五七医院，碰上中医能否治急症、如何治急症的问题。20 世纪 50 年代末至 60 年代初，是国民经济的困难时期，这一时期人们的饮食以杂食补充甚至替代粮食，消化系统疾病较多。一日，一青年战士持续腹痛难忍，又兼腹胀、呕吐、大便不通。邓铁涛请针灸老师治以耳针，疼痛逐渐缓解，后服通腑攻下中药而愈。又有一不完全性肠梗阻青年战士，病情发生变化，主治医生中午去宿舍找邓铁涛，谓肠鸣音消失，问是否即刻手术。邓铁涛即随主治医生到战士床前。检查时战士腹痛拒按，舌诊见剥苔下有新苔生长，邓铁涛认为仍为大肠腑实证，不必手术。六腑以通为用，处方大承气汤保留灌肠，不久即便下而梗阻解除，病情好转。又如，一名 5 个月的患婴，呕吐啼哭，腹部可触摸腊肠样包块，经透视确诊为肠套叠。邓铁涛处以蜜糖水灌肠，并在腹部肠型包块处叩击梅花针，其后粪便排出，患婴安静入睡，免一刀之苦。

邓铁涛把高研班同学分成多个小组，分配到相关各科室，组成一个个科研小组，与医院科室骨干医师相结合，最后总结出 28 篇研究报告。如一五七医院耳鼻喉科主任，从带教老师学得"威灵仙治骨鲠验方"，治愈喉、食道骨鲠患者 12 例，从而印证了前人"赤脚威灵仙，铁剑软如绵"的说法，其后列为科研课题继续研究。又如内科主任两次用生甘草抢救数百人的食物中毒成功。当时全国各省都举办了西医离职学习中医班，但像广州中医学院高研班这样通过集体研究"脾胃学说"重大理论课题，是全国所仅有的。这一科研不但完成了五九级高研班的教学，还带动了中国人民解放军一五七医院中西医结合工作，班长靳士英因此代表医院在北京受到周恩来总理接见。

邓铁涛回忆在中国人民解放军一五七医院进行脾胃学说研究时说："那是一段值得怀念的日子，我们度过无数捏着汗守护在危重病人床边的日日夜夜。"当时一五七医院的谢旺政委十分支持中医的脾胃学说研究工作，尤其支持中医参与对危重病人的抢救治疗。因为用中医手段非手术治疗多例急腹症成功，所以凡当决定病人是否开刀，谢政委往往要征求中医意见，这使邓铁涛有机会坚持中医为主的治疗方案，观察中医的疗效并取得经验。

邓铁涛把脾胃学说研究的成果加以整理，写成《中医脾胃学说提要》论文，发表于《广东中医》1962 年第 12 期，这是他筚路蓝缕开拓中医学术领域研究之始。中医所说的"脾胃"，不单是指胃肠的生理功能及病理变化，现代医学中多个系统的多种病症，如再生障碍性贫血、白细胞减少症、系统性红斑狼疮、肌肉萎缩、慢性肝炎、子宫脱垂、内伤发热等，临床上都可以出现中医脾胃学说的脾虚证候。脾胃论治的方与法，治疗范围相当广泛，除能治疗消化系统疾病之外，其他系统如血液、神经、循环、运动、内分泌系统的多种疾病，都有采用脾胃论治而收到良好疗效的例子。临床上只要抓住脾胃这个关键，一些疑难病症可以迎刃而解。

学术界公认广州中医学院是进行脾胃学说研究较早且取得成绩较大的单位。以 1962 年《广东中医》杂志刊载脾胃学说研究系列论文为基础，邓铁涛在研究过程中逐渐形成了对内伤杂病重视补脾、健脾、调理脾胃，对虚损痿证重视升阳益气，对内伤发热用甘温除大热法，对萎缩性胃炎用濡养胃阴之法的学术主张。

冠心病气虚痰浊证的诊治与冠脉搭桥围手术期的中医干预，是邓铁涛临床的另一领域。20 世纪 70 年代，邓铁涛组织广州中医学院冠心病研究小组，通过对冠心病住院及专科门诊患者的临床调查与治疗观察，发现中医气血痰瘀的理论，对指导冠心病及其他心脑血管疾病的防治均有临床意义。冠心病属本虚标实之证，本虚是心气（阳）或心阴虚，标实为痰浊或痰瘀互结。北方冠心病之标实，瘀血患者为多，治以活血化瘀为常法；岭南地区冠心病患者，身处南方，土卑地薄，气候炎热，环境潮湿，身体禀赋多属气虚或气阴不足，以气虚痰浊型多见，治宜益气除痰。邓铁涛以益气除痰佐以化瘀的方药治疗冠心病 100 例，总有效率达 95%。其后撰写《冠心病辨证论治》一文，发表于《中华内科杂志》1977 年第 1 期上，产生了较大的影响。

治疗冠心病临床治验有效的机理是什么？从 1979～1992 年，邓铁涛先后指导心血管专业硕士、博士研究生，从实验研究的角度去探讨益气除痰法对冠心病的临床疗效及其血液流变学的原理。检查心血管疾病痰证患者的血液，发现血浆黏度比、三酰甘油、β-脂蛋白和血沉方程 K 值异常增高，出现血液流变学的改变，可能是中医所说的"痰"的物质基础之一。临床常用的益气除痰的方药，对改善心血管疾病痰证患者的血液流动性、凝集性有帮助，治疗痰证总有效率为 82%，非痰证为 75%，提示益气除痰法治疗冠心病，无论是痰证患者还是非痰证患者，均有一定疗效。

研究成果支持益气除痰法治疗冠心病的主张，还将其机理应用于高血压病、脑动脉硬化、心律失常、风湿性心脏病、肺原性心脏病等心脑血管疾病的防治。以益气除痰为组方原则的"冠心胸痹丸"已经申请到专利。

心力衰竭是冠心病严重并发症之一，邓铁涛提出"以心为本，五脏相关"，解释冠心病心衰的病因病机，并研制出养心、暖心两种胶囊，用于治疗慢性心力衰竭患者，临床取得较好疗效。

心绞痛也是需要面对的冠心病临床难题，古人云，胸痛彻背，背痛彻胸，常令人绞痛不已，甚而心肌梗死。1981 年卫生部计划对热证、中风、厥脱、血证、痛证等五大急症进行临床研究。

为配合这一全国性中医急症科研工作，邓铁涛献出祖传验方五灵止痛散。该方取自宋代《太平惠民和剂局方》失笑散，再加冰片而成，因其服食方便，起效迅速，成为邓氏医学传家宝之一。该方之分量配伍，则是经过半个世纪临床摸索方予确定的。五灵止痛散有镇痛解痉及消炎止痛作用，于1984年8月通过技术鉴定后成为三类中药新药。邓铁涛将研究成果转让给了广州中药三厂，又将技术转让费5万元全部捐献给中华全国中医学会（现中华中医药学会）。

冠状动脉搭桥手术为当今西医心血管学科前沿尖端技术，但如何提高手术安全性，降低手术后并发症，提高术后生存质量又成为现代医学研究的课题。从1999年开始，邓铁涛在长期心血管疾病临床研究基础上，与西医博士研究生导师阮新民、张敏洲，中医博士研究生导师吴焕林、邹旭等，一起探讨冠心病冠状动脉搭桥手术期的中医药诊治问题。

邓铁涛首先对40例围手术期病人进行临床观察：射血分数低于30%不能做手术者，应用调脾护心方药提高射血分数达到手术标准；手术过程中创伤者，心阳受挫脾失健运，聚湿于肺成痰，或术中麻醉以及气管插管等对气道的刺激，肺失宣发通调，水饮内停成痰浊，给予除痰化湿中药；手术后康复期，"气虚"则为血管易再堵塞、再狭窄之根本，选用红参、田七、茯苓等组方，名"邓氏冠心方"。方中以人参补益元气，温通心阳；田七活血祛瘀通脉；茯苓、竹茹、枳壳等药除痰理气，共奏益气除痰祛瘀通脉之功。

从2001年10月~2003年10月，邓铁涛所作的益气除痰调脾护心法治疗冠心病冠状动脉搭桥围手术期临床研究，试验组59例，对照组55例，共进行114例临床观察。结果显示：手术后两组临床症状均较术前有显著的改善，自术后第二个月开始，试验组症状计分总分就显著优于对照组，随着治疗时间的延长，两组的差别越来越明显。至试验终结，试验组多数症状的改善情况均显著优于对照组，如心悸、乏力、肢冷等症状，两组有非常明显的差别。治疗组临床总有效率达98.2%，其中显效率81.8%；对照组总有效率为96.3%，其中显效率55.6%。治疗组临床疗效明显优于对照组。这一研究在以后继续进行，成为科技部"十一五"支撑计划"冠心病血运重建术后中医综合干预方案临床研究"项目。

如果说冠心病是重大疾病的话，那么神经科重症肌无力则是疑难病，重症肌无力危象又属危重病。邓铁涛一生专门选择危害民众生命健康的重大疾病、疑难病、危重病作为临床研究重点。

邓铁涛接触重症肌无力是在20世纪50年代，他接诊的一位患者症见眼睑下垂，四肢无力，吞咽困难。中医虽无"重症肌无力"病名，但中医古籍有"睑废""痿证"记载，认为眼睑部位属于脾，脾主四肢肌肉，以金元四大家之一李东垣《脾胃论》之补中益气汤加减治疗取得较好效果。医学界公认重症肌无力治疗至今仍然是世界性的难题，病情反复是该病的最大特点。邓铁涛根据李东垣《兰室秘藏》"脾胃虚损"概念，并参考其他古籍中的相关记载，认为该病不是一般的脾虚，而是虚甚至虚损的程度，并与五脏相关，如危象呼吸困难涉及肺，吞咽不下涉及肾，眼球斜视凝视涉及肝，合并胸腺肥大或肿瘤、甲亢，以及西药的副作用可涉及多个脏器，总而言之曰"脾胃虚损，五脏相关"。

1986年10月，邓铁涛承担国家科委"七五"攻关课题"重症肌无力疾病脾虚证型的临床研究及实验研究，探讨其辨证论治规律及发生机理"，并任课题组组长。经过5年的艰苦临床研究工作，1991年1月，该课题通过了国家中医药管理局组织的技术鉴定。在鉴定委员会的7名成员中，中国协和医院神经科许贤豪、广州呼吸病研究所钟南山都是当时我国西医界著名专家，他们肯定了中医中药治疗重症肌无力的效果。该项研究获1992年度国家科技进步二等奖。

前面说过，重症肌无力治疗至今仍然是世界性的难题，而危象的抢救则是难中之最。重症肌无力危象死亡率，20世纪80年代以前为43%，90年代为36%，21世纪初为25%左右。这是一个高风险的病种，危象可多次发生，一次抢救成功易，而第二、第三次抢救则难。中医参与抢救重症肌无力危象，中药剂型的改革是关键。邓铁涛治疗重症肌无力有4种制剂，即强肌健力饮、强肌健力胶囊、强肌健力口服液、强肌健力颗粒，合称强肌健力系列。强肌健力系列体现了20世纪60年代开始，对重症肌无力临床研究中药制剂发展的学术历程。根据病历日记记载，从2000年1月~2007年12月，邓铁涛专科诊治病人1145例，住院病人212例，参与危象抢救105例次，均使用强肌健力系列治疗。邓铁涛说：中医自古以来治此病的人有两位，一位是金元时期的李东垣，以脾胃虚损理论指导治疗；一位是清代医家王清任，重用黄芪四两。今日的强肌健力学术渊源于此，但又有异于前辈。

2003年4月17日，广州中医药大学第一附属医院，一对来自湖南安乡的夫妇闯入禁止探视的重症监护室，直奔患重症肌无力危象的12岁儿子小林（化名）的病床，拔下了呼吸机套管和氧气管。此前患儿已在某大医院治疗38天，气管被切开，使用呼吸机辅助呼吸，用胃管鼻饲食物，后被告知治疗无望。其父母打听到广州邓铁涛擅长诊治这种病后执意南下，为救孩子变卖了仅有的房产，得到10000元，4月10日坐火车来到广州。孩子当时已经意识模糊，面如死灰，嘴唇发绀，痰涎分泌物从气管套管口涌出，到医院后直入重症监护室，测量血氧饱和度仅83%，马上接呼吸机抢救。经5天治疗病儿有所好转，但10000元已告罄。拿什么来救自己的孩子？父母绝望了，只得放弃治疗，签字愿意承担责任后果，不怨医生。小林命悬一线。

邓铁涛得知此事，马上赶到监护室，见病儿奄奄一息，干瘦如柴，弯缩如虾。邓铁涛说："孩子瘦成这样（当时体重17公斤，正常应为32公斤），单靠药物如何能起作用？"说完，拿出准备好的5000元钱，交给重症监护室护士长，说："到营养室买鼻饲食物，要保证孩子每天所需的能量，有胃气才有生机。"又对重症监护室主任说："重上呼吸机，费用我先垫！"在场的人无不为之感动。

邓铁涛接着又和医务人员研究治疗方案，认为感染是诱发危象的重要因素，建议用价格低廉的抗生素，也不必丙种球蛋白冲击，以解决医疗费用过高问题；中医治疗原则为升阳举陷，强肌健力，免费给患儿提供中药强肌健力口服液鼻饲，1次1支，1日4次；加强护理，吸痰除痰，翻身拍背，清洁口腔，增加饮食量以支持，不必拘泥于儿科会诊时17公斤体重，液体入量一天不超过800ml。

孩子终于得救。4月21日，邓铁涛再次来到患儿床边。孩子看到一位慈眉善目的老人，护士告诉他说："这是你的救命恩人邓爷爷啊。"孩子眼眶湿润，因插着管子无法说话，示意护士拿纸笔，写了歪歪扭扭几个字："邓爷爷，你为什么要救我？"老人倒一下子被问住了，赶紧说："学雷锋，希望你长大报效祖国。"老人的话言简意赅，孩子领悟了。4月28日，小林脱离呼吸机。他的父母也回来了，一见邓铁涛，双双下跪，只能以这种中国农民最质朴的方式致谢。5 月 19 日，小林可以自行吞咽饮食，于是拔除胃管，解除鼻饲。孩子吃饱饮足，此时体重已增至 21 公斤，可以步行活动。六一儿童节，小林高高兴兴参加了广州一日游。

邓铁涛在抢救小林的同时，又考虑如何解决他们所欠的 3 万元医疗费。碰巧有位香港方太太笃信佛教，每年都拿点钱做善事，听到此事后捐出 20000 元。香港《大公报》登载此消息后，又有热心读者捐赠 10000 元。2003 年 6 月 9 日，小林出院，随父母回到湖南老家。广州名医治好小林的消息轰动远近乡村。小林至今健康，并已参加工作。为此，中央电视台《东方时空》栏目组曾专程从北京到广东采访。

邓铁涛带领学术团队，成功抢救重症肌无力危象患者已过百例。该病危象发生时呼吸困难，吞咽不下，往往需要使用呼吸机辅助呼吸，装置胃管鼻饲食物药物。中药制剂，必须药专力宏，避免汤剂煎煮容量过大，减少水分在胃肠潴留或减少药物堵塞胃管。邓铁涛从 1994 年研制强肌健力口服液制剂，解决给药途径、容量、通道等临床难题，从而提高了疗效。广州中医药大学第一附属医院也成为科技部"十一五"支撑计划"重症肌无力中医干预方案优化及其评价研究"牵头单位。

但凡中医临床大家，术业有专攻，又不拘泥于专治某症。邓铁涛诊治病种范围相当广泛，据《邓铁涛医案与研究》载，涉及病种包括运动神经元疾病、硬皮病、系统性红斑狼疮、帕金森病、高血压病、慢性胃炎、肝硬化、胆结石、泌尿系感染、肾病、糖尿病、流行性乙型脑炎、一氧化碳中毒、子宫肌瘤、阑尾炎、脑挫伤以及传染性非典型性肺炎等 63 类。邓铁涛临证方式与病人来源不拘一格，有的来自病房，有的来自门诊，有的来自电话问诊，有的来自通讯函诊，有的来自他院会诊；其所诊治病种，多为西医诊断明确但缺乏疗效，或虽有疗效但西药毒副作用大者，也有西医诊断不明，或检查认为"病因不够清晰""缺乏对因治疗""预后不良"者，更有"周游列国"最后来到广东中医药大学附属医院的不治之症患者。他们经邓铁涛辨证论治、立法处方用药而取得满意疗效或阶段性疗效。

邓铁涛说，辨证论治是中医临床医学的灵魂。他曾在某专区人民医院带教，适遇该医院一胎死腹中之患者，妇产科曾用非手术治疗十多日不效，再行手术又怕过不了感染关，邀邓铁涛会诊。他辨证属实证实脉，乃按常法予平胃散加玄明粉、枳实，1 剂。是夜死胎完整排出。医院以为偶然中彩。数日后又一患者入院，再邀邓铁涛会诊。他辨证属体虚病实之证，初用养津活血、行气润下之法未效，改用脱花煎亦不效，再予平胃散加芒硝两剂亦不见效。考虑辨证不误，用药不力，后用王清任加味开骨散 1 剂，重用黄芪 120g，当归 30g，川芎 15g，血余炭 9g，龟板 24g，剂。1 患者下午 3 时服药，6 时开始宫缩，再于 8 时加艾灸足三里，针刺中极，是夜 11 时产下一脐带缠颈之死胎。上述两例经西医诊断同为过期流产，诊断无误，但中医之辨证论治则一攻一补，天壤之别也。

邓铁涛诊疗方法丰富，不仅仅限于处方。有一例因静脉滴注肾上腺素渗液而致下肢慢性溃疡患者，溃疡面积约 2cm×2cm，形如漏斗，已能看见大隐静脉，数月未愈。邓铁涛取白砂糖盖溃疡，外用叠瓦式胶布贴紧。3 日后溃疡已变小变浅，再敷一次白砂糖遂愈，前后不过 10 天。又有一例车祸颅脑外伤昏迷患者，按照西医常规抢救紧急手术后 4 天，仍然脑水肿，意识丧失，瞳孔大小不等，邀请邓铁涛会诊。邓铁涛以安宫牛黄丸液点舌法与桃仁承气汤保留灌肠，患者逐渐苏醒，治疗一个月出院，无后遗症。

邓铁涛有位弟子在深圳行医，一天晚上打来电话，说一个刚满周岁的孩子不小心吞下一小块有棱有角的石子。孩子太小，动手术开刀、麻醉等都是难题，怎么办？邓铁涛说："可以用中医解决，什么手术都不用做，就用早些年广东人常吃的发菜煮稀饭。发菜又细又韧，肯定能带出石子。"弟子遵嘱让孩子吃下发菜煮稀饭后，果然第二天下午6点石子就排出来了。足见邓铁涛临证经验之丰富，治疗方法之多样。

凝练中医学说　成为理论大家

2009年1月21日，广州市连新路171号广东省科学技术厅，2008年度广东省科学技术一等奖评审答辩在这里进行。来自广东省各行业的20多位专家认真听取了广州中医药大学"中医五脏相关理论基础与应用"课题汇报，提问得到令人满意的回答后，评委投票一致通过。该课题第一完成人邓铁涛，是年已跨入93岁人生旅程。

大凡中医理论大家，必在临床、科研、教学的深厚根基上，具有自主创新思维，凝练理论学说指导实践，既能一病一证一方一药验之于人，又能高瞻远瞩明确目标引领前进方向。邓铁涛就是这样的大家名师。他提出的中医"五脏相关学说"，经论证成为国家重点基础研究计划（973计划）课题；他探讨气血痰瘀的关系及其理论，构思伤寒与温病融合成为中医热病学，研究中医诊法与建设中医诊断学科教材，开拓岭南地域性医学研究领域……这些都是他对中医学术孜孜以求的成果。

谈中医离不开五行。20世纪50年代末，邓铁涛深研经典，探讨五行学说源流。先秦思想家创造了五行学说，借五行归类万物，规划世界，为文化积累提供了一个基本的阶梯与演化模式。

中医理论形成的初期得益于五行学说，然近代西学东渐，传统学术思维受到冲击，五行学说首当其冲。维新派代表人物梁启超曾批评："阴阳五行说，为两千年来迷信之大本营。"近代中医界也有关于阴阳五行存废之争。中医对五行的运用主要是发展了其合理性的一面，但五行学说固有的缺陷，至今仍然是废弃中医论者的主要攻击点。

邓铁涛思考五行学说与中医临证实践，已经到了前人所说的"皓首穷经，寒暑靡辍"之程度。1961年，他撰文首先提出"五脏相关学说"，其后又发表多篇学术论文，认为"研究本来是一个扬弃的过程，它包括取与舍两方面，以研究五行学说为例，我们可以定两种题目：其一五脏相关学说，其二五行学说的局限性"。定第一种题目就是发展它。1988年，邓铁涛提出以"五脏相关说"取代五行说，结果引发全国争议，1997年10月在吉林召开的全国中医药科技进步奖终审答辩会上争论达到高峰。面对众多的质问，邓铁涛仍然坚定地说，自己学术理论的精华用以指导临床又有创新者，乃五脏相关说。

什么是"五脏相关"？五脏相关是传统五行学说的现代版，是对中医五行理论的继承与创新。五脏相关是研究五脏系统及系统之间生理功能、病理变化特点并以之指导临证的应用理论，是运用现代语言诠释古代五行学说的一种中医临床思维方式，它能够更加准确地表达五行与五脏的关系，睿智地认识从五行到五脏相关，正适应了现代科学的融入及中医发展变革的时代要求。

在以后一次又一次的答辩中，邓铁涛阐述"五脏相关"方法学特点：保留"五"的配属系统即五脏的系统结构；以系统和结构的观点认识五脏的相关性；以文献和临床调研为依据，实验手段作为佐证。这样，五脏相关学说通过保留五脏配属结构，包容五行五脏关联模式，维护并弥合了中医理论的完整性。邓铁涛时常幽默地说：中国哲学里有句名言"百姓日用而不知"，其实人们天天在用五脏相关的思维；五脏的关系不是在书斋里想出来的，而是中医在长期临床实践中总结出来的。

有"热血不老人"之称的邓铁涛，在89岁高龄的2005年7月1日，出任国家重点基础研究计划（973计划）中医专项"中医基础理论继承与创新研究"项目首席科学家。他说：要把我们的研究放在世界医学的平台上。21世纪医学发展面临诸多新的考验，人类疾病谱的改变，生态环境的破坏，老年社会的到来，社会各阶层对医疗保健的不同需求，医学发展需要整体系统关联的理念，而中医五脏相关理论的提出以及解释与研究，正是顺应了时代的发展，它将引领中医理论基础的研究走到学术前沿。

"气血痰瘀关系论"，是邓铁涛理论学说研究的一个领域。他读清代王清任《医林改错》，谓接受其革新之精神，但未接受其"改错"之成果。《医林改错》全书仅3万余字，却在清代医学中占有重要的位置。王清任本想改前人之错，达到业医诊病当先明脏腑、定论立方要明病之本源的目的，唯受历史条件局限，访验脏腑没有达到真切程度。王清任的主要贡献在治疗学方面，尤其是创立了有关活血化瘀的方子，以气血为治病要诀而不偏执，实源自《黄帝内经》气血之论，所谓"血脉和利，精神乃居"。治病之要，在明白气血，无论外感内伤，要知初病伤人者何物——不能伤脏腑，不能伤筋骨，不能伤皮肉，所伤者无非气血。

邓铁涛据王氏所论，认为血脉和利，必"气"亦和利，血实者宜决之，导之下流如决江河；气虚者宜掣引之，正是王氏重用黄芪之所本。黄芪量究竟可以用多大？《医林改错》补阳还五汤以四两（120g）黄芪为主药，又说医家立言著书，必亲治其证，屡验方法，万无一失，方可传与后人。说明《医林改错》有关治疗方药是屡验的方法，不是随便写下来的。邓铁涛以补中益气汤重用黄芪120g，治疗脾胃虚损之重症肌无力，屡用屡验，也是对前人学术经验的发挥。大抵学术之变迁沿革，必随自然之趋势，以适合其环境所需要，乃足以创造学说，而卓然自成一家，医学何独不然？邓铁涛继承王氏补气祛瘀之法治疗疑难病症，气虚、气滞均可以致瘀，补气理气可以祛瘀，祛瘀未必非攻伐之品不可，强调补气消瘀方法治疗气虚血瘀证型的各种疑难疾病，是他对学术理论的一大贡献。

《医林改错》有气血理论及补气祛瘀治法，但未论及"痰"的问题。痰与瘀的关系怎样？邓铁涛认为"痰瘀相关"。痰是瘀的初期阶段，瘀是痰浊的进一步发展，它们都是中医学中有其独特之处的一种理论与治疗经验，两者既是病理性产物，同时又可以成为致病因素，痰多能瘀脉，聚瘀可凝痰，因此祛瘀可考虑除痰，除痰宜结合化瘀，或痰瘀同治。

伤寒与温病是中医学中两大学派。从古到今，寒、温两说由合到分，由分至合。从《黄帝内经》至《伤寒论》是寒温合论，《伤寒论》详"寒"略"温"而已；刘完素至吴又可是寒温分论；清代叶天士、吴鞠通等则详论温热。从明代演至清代，伤寒派与温病派之争不息。邓铁涛经多年研究，认为温病派是伤寒派的发展，但如认为既然发展了，便可以一笔抹杀了伤寒派，取消伤寒派的宝贵经验与理论，那也是错误的；同样，认为温病派微不足道，而一笔抹杀温病派数百年来的理论与治疗经验，也是不对的。

寒温合流，关键是辨证上要统一。邓铁涛为此花了 10 年时间进行研究，1970 年写成《中医发热性、传染性疾病的辨证论治》，阐述寒温统一辨证的可能性与必要性：从病因分析，伤寒与温病同属于外感病，在致病原因上存在共通点；从病机来看，两者都有一个由表及里传变过程，有一定演变规律；从证候比较，伤寒六经、温病卫气营血及三焦辨证，阳明、气分、中焦的证候基本相同，但三者又有不同之处，说明三种辨证方法各有长短，必须统一，才能互补。

邓铁涛特别强调，伤寒与温病"传经""传变""顺传""逆传"等术语，是中医学在"动态观""天人相应观""整体观"指导下总结出来的宝贵理论，以卫气营血辨证对传染性、感染性疾病防治是可行的，不足之处可以吸收伤寒六经辨证与吴鞠通三焦辨证的内容，就更为完整了。他期待将来能写成包括发热性、传染性、感染性、流行性疾病以及内伤发热疾病在内的"寒温合论"的中医热病学专著。

中医过去无"诊断学"学科之名称，自古以来中医诊断只讲四诊，清代太医院教科书《医宗金鉴》只有"四诊心法要诀"。1956 年广州中医学院成立，诊断教材只列"四诊"与"八纲"两部分。邓铁涛认为这不能概括中医诊断学之内涵。辨证乃中医诊断之特色与精华，而两千年来已发展有辨证之系列，如脏腑辨证、六经辨证、卫气营血辨证、三焦辨证等都应进行总结，教材编写应重在如何运用多种辨证方法于临证，使学者无多歧之患。中医号脉即诊脉，西方人往往不相信通过手腕上那么一小截血管能知五脏六腑和全身。邓铁涛幽默对答：中医号脉号的是信息。手机信息通过网络信号传递，中医经络如同网络信息，人的气虽无形，但可沿着经络走，气也是物质。

早在 20 世纪五六十年代，邓铁涛参加全国教材会议，被委任主编《中医诊断学》第一版及第二版全国通用教材，后又被委任主编第五版《中医诊断学》教材及高等中医药院校教学参考丛书《中医诊断学》（此书由人民卫生出版社出版）。除教科书外，邓铁涛又主编有研究性之《实用中医诊断学》，此书受到英国丘吉尔利文斯通出版社重视，于1999 年由玛丽尔·艾吉尔将其全文翻译出版，并加按语曰：《实用中医诊断学》是一本非凡的教科书，"因为它论及了中医理论中常遇到的疑难问题，例如：有没有脾阴的病理变化，或者滑脉是否会出现在虚证中等。此书最引人入胜的地方之一就是，邓铁涛能在一个中医诊断中描绘出体液的性质，而且他强调在诊断和辨证中灵活性是必不可少的，同时他也让读者看到了正确诊断所依据的理论体系。"鉴于邓铁涛在中医诊断学领域之国内外的影响，2007 年 6 月 25 日，入选为首批国家级非物质文化遗产"中医诊法"项目的代表性传承人。

关于岭南医学，有人问：医学难道也有岭南岭北之分吗？邓铁涛引《素问·异法方宜论》语："地势使然也。"岭南地域之名始于唐贞观时，为十道之一，其所辖范围约为当今之广东、海南两省及广西大部分和越南北部，它位于中国最南端，属热带亚热带气候，南濒海洋，北靠五岭，大庾岭、骑田岭、都庞岭、荫渚岭、越城岭五条山脉成为自然屏障，使之与中原内地阻隔，形成了它独特的地理环境。查《辞海》"岭南派"条目，言指岭南画派。邓铁涛说：这其实是不确切的，岭南派，除了画派外，还有音乐、武术、戏曲、诗词等流派，其中还有不容忽视的、在中医学中极具特色的医学流派岭南医学，中医药研究要注重地域特征的观念。

　　长期以来，崇山峻岭、崎岖山路造成了岭南地区与中原内地相对阻隔，形成独特的地理环境和人文特色。《汉书》记载："南方卑湿……其众半羸。"《后汉书》亦载："南州水土湿温，加有瘴气，致死者十必四五。"卑湿炎热的自然环境有利于生物成长，也易滋生病菌，尤其烟瘴肆虐，蛇虫猛兽横行，各类疫疾夹湿浊热势，病变迅速。邓铁涛说，岭南中医是在这样一种特殊的地理气候环境下，把中医学的普遍原则与岭南地区医疗实践相结合，经过漫长的历史岁月逐渐形成起来的以中医学理论为基础，结合当地文化的地域性医学。

　　每年全国各地的许多病人慕名来广州向邓铁涛求医，然后又千里迢迢地将大包小包的药物扛回家。为什么他们不直接拿着药方回家乡抓药呢？因为外地没有他们需要的药。作为岭南本土医家，邓铁涛用的很多草药，如五爪龙、千斤拔、牛大力、独脚金、珍珠草等，都是岭南独有的。

　　邓铁涛躬身实践，1981年点校出版了岭南名医何梦瑶的著作《医碥》。1988年他在广东省第一次岭南医学研讨会上说，我国幅员辽阔，由于地理环境的差异和历史上开发的先后，各个地区的情况千差万别，医学发展也表现出明显的不平衡性。岭南医学就有地方与时代的特色。岭南医学是中医学的普遍原则和岭南地区医疗卫生保健实践相结合的产物，研究岭南医学的成果及其意义，不仅可以了解岭南地区医学发展的特殊性，反过来也有助于认识整个中医学发展的全过程。

　　这一段话，日后成为岭南地域性医学研究，如大型学术巨著《岭南医学文库》的编写指南。学者们已普遍认同岭南医学所具有的继承性、本土性、兼容性、开放性、先进性的学术特点。1979年，改革开放首先从广东开始。岭南医学有悠久历史的沉淀积累，有改革开放前沿的优越地缘，融合自然科学其他相关学科的合理内涵，从1979年至今，以其临床实践的有效性继续前进，使广东逐渐从中医药大省发展成为中医药强省。历史又一次证明邓铁涛前瞻性预见的正确。

方 和 谦

待人接物须德取延和，义本泰康；执行医事要胆大心细，智圆行方。

——方和谦

方和谦（1923～2009），当代著名中医临床家、教育家，出生于山东烟台莱州。12岁随父习医，19岁考取医师资格，开"方和谦诊所"行医。1952年参加"中医学习西医进修班"学习西医知识2年。1954～1958年在北京市卫生局中医科任科员，主管中医师资格审批，参与北京市中医医院及综合医院中医科组建工作。1958年调北京中医医院任内科医师、教研组组长，兼任北京中医进修学校伤寒教研室组长，教授《伤寒论》课程。1968年任北京朝阳医院中医科主任、主任医师，兼任首都医科大学教授职务。从1978年起曾任中华中医药学会理事、中国红十字会理事、北京中医药学会会长、北京市科协常务委员、《北京中医》杂志常务编委、北京中医药大学顾问等职。1993年始享受国务院政府特殊津贴。1991～2008年先后担任全国第一、二、三、四批老中医药专家学术经验继承工作指导老师。2009年由人力资源和社会保障部、卫生部、国家中医药管理局评选为国医大师。

方和谦幼蒙庭训，熟读经典，钻研灵素之学，潜心伤寒之论，奠定了深厚的理论基础。在其60余年的行医生涯中，积累了丰富的临床经验，不断创新，成就了独到的学术见解。方和谦将中医学视为哲理医学，重视人和自然的统一，形成"燮理阴阳，以平为期"的生理观；遵循治病求本的思想，强调正气为本，扶正以祛邪的治疗观。他重视先后天之本的理论，长于运用补法、和法，提出"和为扶正，解为散邪"的独到见解，拓宽了和解法的应用范围。在长期的临床实践中，他总结并创制了"和肝汤"、"滋补汤"等有效方剂，广泛应用于临床治疗内、外、妇等各科杂症，取得了显著的临床疗效，以此造就了他卓越的临证思辨能力，形成了独特的学术思想。

方和谦自幼立志"大医精诚"，一生行医以诚为本，遵循实事求是、精益求精的准则。他医术精专，注重疗效，临证对方剂的应用提出一病一方的观点。他认为，21世纪中医学术的发展，不能墨守成规，要在前人思想指导下开拓创新，古为今用，洋为中用，不拘经方时方，以提高疗效为主，加以继承和发展。

方和谦从事中医药教育事业50余年，培养的中专生、大学生、进修生和西学中医生遍布京城内外，如今大都已成为中医药事业的骨干和栋梁。

方和谦总结自己成功的要素为：注重临床，熟读经典；以人为本，与时俱进。他多次发自肺腑地说，医生的工作关乎患者的生命，一定要实事求是，绝不能患足己不学，既学患不行。他的治学格言是"学然后知不足，度然后知长短"。

学宗伤寒　终成正果

唯有牡丹真国色，花开时节动京城。

1954 年，方和谦调入北京市卫生局中医科工作，成为一名国家正式的卫生工作者。方和谦常说："1954 年，是我行医生涯的重要转折。"从此开始，一个更加成熟、全面的医者，以一种全新的姿态出现在中国医学界。

1954～1956 年间，方和谦在北京市卫生局中医科任科员，主管医务行政，包括医师资格的审批、参与北京市中医医院的组建、北京第七医院中医科及市级综合医院中医科的筹建工作。1956～1962 年，在北京中医医院工作，并兼任北京中医进修学校伤寒教研组组长。此时的方和谦正值盛年，精力充沛。在积累了丰富临床经验的基础上，他的理论学习也逐步进入系统、全面、精深的阶段，开始向中医学的高峰发起冲击。

1965 年 7 月，42 岁的方和谦从北京中医医院调到北京朝阳医院工作，任中医科主任。以西医为主导的综合医院，中医科不受重视，但患者对中医的认可，使其拥有可观的门诊量及相对固定的患者群。较之中医医院，综合医院中医科不分科，内、外、妇、儿各科患者全有，方和谦很好地发挥其擅长治内科病，其他各科亦有所长的优势，有很高的门诊量。只要他出诊，每半日能接待 30 人次以上的病人。丰富的临床经验为方和谦的理论与实践相结合提供了广阔空间。

《伤寒论》对方和谦学术发展影响最大，是形成他学术思想和临证诊疗的重要基础。《黄帝内经》虽然奠定了中医学的理论基础，但成书在汉以前，有法而无方；汉以后，《伤寒论》和《金匮要略》理、法、方、药开始统为一体，创立了辨证论治的理论体系，故后世奉之为"经典"，视为"医门之准绳，治病之宗本"。因此，方和谦不同意将《伤寒论》和《金匮要略》仅作为各家学说的一家之言看待，认为它们是学习中医的必修课、基础课，应终生研读。他对《伤寒论》的 397 条论述 113 首方剂不仅熟读背诵，而且结合临床体会条分缕析，学以致用，在临床经验的基础上逐步形成了自己的学术观点。

方和谦认为，六经辨证是张仲景对外感病证治规律的总结，反映了人体在外感病阶段生理病理的一系列变化特点。他特别推崇柯韵伯在《伤寒来苏集》中阐明的"六经中各有伤寒，非伤寒中独有六经"的看法，认为要全面理解六经的证治特点，正确指导临床的辨治，从更高的层次和更广泛的方面来深入认识六经辨证。六经辨证虽然总结了外感伤寒的辨证规律，但"非伤寒中独有六经"，六经辨证用于其他外感病的辨治亦同样有指导意义。方和谦认为，"温病学说"是在伤寒基础上发展了伤寒学说，在"温病学说"形成之前，多按六经辨证来治疗温病，而"温病学说"的形成，大大提高了中医对温病的认识和治疗水平。但其基础还在于张仲景的"六经"，只不过是"六经"之方药对温病来说局限性太大，而温病之治法方药则比伤寒更丰富，针对性更强。特别是北方外感病，风寒仍是重要致病因素，所以方和谦在治疗外感病时常师伤寒之法，而参合温病之方，即使是杂病或脏腑之病变，亦可以"六经"归类，只要出现"六经"证候，同样可以按六经辨治而取效。

方和谦对《伤寒论》的研究，是在理解张仲景学说基本原则的基础上，深刻挖掘其内涵，正确指导临床实践，不仅掌握其基本要领，而且有所发挥，充分掌握了张仲景学说的真谛。这集中反映在其对少阳病的认识上。

"少阳为枢"的论述，载于《素问·阴阳离合论》，是对人体经气出入于六经的高度概括。《伤寒论》以六经辨证为纲，对少阳病的认识从"少阳为枢"的生理特点出发，论述少阳病、脉、证、治、方诸方面。

一是对少阳病位的理解。如何理解"少阳为枢"，如何理解"半表半里"，从而如何正确认识少阳病位，这是方和谦多年学习和研究《伤寒论》的一个重要心得。他认为"少阳"含义甚广。就经脉而言，有手有足；就联系脏腑而言涉及胆和三焦，且胆附于肝，而三焦又可包括上焦心肺、中焦脾胃、下焦肝肾，故少阳三焦之病变可涉及五脏，临床上少阳病可引起许多复杂的病证。

二是少阳之病机变化。如何从"少阳为枢"理解其病机变化。"枢"为"枢纽""枢机"，乃经气升降出入之所。而邪正交争，亦为邪气出入病机转变之所。少阳之邪，外可出于太阳，内可深入阳明，枢机不利不仅影响脾胃，而且上及心肺，下至肝肾。故少阳病可由里及表，亦可由表及里，或处于半表半里状态。故从病势而言，少阳病具有升降出入转变之机。治疗得当则由里出表，失于治疗则由表入里，或邪正交争，则结于少阳胁下。故临床上少阳病变较多，且有诸多合病、并病和兼症。医者应抓住病在少阳，有转变出入之机而正确施治。尤其是现代社会由于体质及医疗条件的关系，典型的太阳伤寒、中风已经少见，多数病人就医时已见少阳病证，且各种杂病见于少阳者亦不少，这就形成了方和谦重视少阳病证的临床观点，认为应抓住"病在少阳有出入转变之机"而正确施治以达到祛邪扶正的目的。

三是少阳病之治疗原则。从"少阳为枢"这一特点出发，由于具有邪正交争，出入转变之机，而采用和解之法为其基本治则。方和谦对少阳病的治疗，一是考虑其病位，二是从邪正关系的理解，有了对"和解法"的全新认识，提出了"和为扶正，解为散邪"的精辟见解。因此，善用和解法形成了方和谦临证的一大学术特点。

方和谦认为，学习仲景学说，应重在从学术思想上领会，做到灵活施治，融会贯通，而不可执于一方一药，拘泥不变，切实做到"师其法而不泥其方"。比如和解法是《伤寒论》常用治法，其中有许多和解法之方，如小柴胡汤、黄连汤、四逆散等。方和谦在总结伤寒和解法的基础上，自拟"和肝汤"，广泛应用于肝脾不和、肝胃不和、冲任不和、气血不和等不同病证。

一、和肝汤的应用

"和肝汤"是方和谦积多年临床经验，师《伤寒论》小柴胡汤和解之法所拟，方剂由当归、白芍、白术、柴胡、茯苓、薄荷、生姜、甘草、党参、紫苏梗、香附、大枣 12 味药组成。全方具有养血柔肝，健脾益气，疏肝理气解郁的功效。和解之法，其中的"和"是增加之意，增强机体抵抗病邪的能力，是为扶正，在本方中是养血柔肝、健脾益气之代名词；"解"是解表、解散、解除之意，是为祛邪，在本方中代表疏肝理气、解郁之意。和解之法，绝不是简单的调和之法，而是扶正祛邪之法，因为"正"与"邪"之间是不能调和的。从本方的组成可看出方和谦的用心良苦，扶正以祛邪，强调了人体这个整体的作用和能力，整体强壮，抗邪能力就会增加，具体到本方所治之"肝郁脾虚"证而言，就是肝血充足，疏泄得畅，脾气健运，郁自何来？《金匮要略》中有这样的论述："夫治未病者，见肝之病，知肝传脾，当先实脾。"和肝汤中所用党参、白术、大枣、甘草就源于此意，这也是整体思维的体现。

和肝汤的临床应用非常广泛，可用于多系统的疾病治疗，疗效非常显著。

高某，女，37岁，因转氨酶单项高而求治中医，症见疲倦乏力，食欲不振，右胁隐隐作痛，腹胀，大便黏滞不爽，小便黄，舌质红，苔黄腻，脉弦细滑。方和谦辨证属肝郁脾虚，湿热内蕴。

拟方：和肝汤加青连翘12g，茵陈10g，白芷5g，炒谷芽15g，意在疏肝健脾，清热化湿。患者服用8剂后精神转佳，体力渐增，又继续服用16剂，1个月后，复查转氨酶已降至正常。本例患者病在肝胆，湿热内蕴，殃及脾胃受损、气机阻滞。肝胆脾胃同病，方和谦用和肝汤调理脾胃，加连翘、茵陈化湿清热；加白芷、炒谷芽和中调胃而痊愈。

何某，女，39岁，因胃胀，嗳气呃逆频作，食欲不振2~3个月求治中医。患者胃胀时牵扯两胁，情志不畅，睡眠不实，二便尚调。胃镜检查示：慢性浅表性胃炎。患者曾用吗丁啉等西药，自觉效果不理想，故欲用中药。方和谦辨证分析：患者舌质正常，舌苔薄白，脉弦缓，属肝胃气滞。拟方：和肝汤加焦神曲6g，炒枳壳10g，砂仁6g，陈皮5g，疏肝理气和胃。患者连服14剂，食欲渐增，胀气消失，情志舒畅。本例患者病在胃，其病机是肝郁气结所致，肝气犯胃，故拟和肝汤疏肝解郁健脾。加焦神曲、枳壳、砂仁以和胃，肝胃气和则胀消痖稳。

宋某，男，67岁。冠心病史数载，经常感到胸闷憋气，喜长叹息，自觉胸背两胁时有窜痛之感，每因情志不遂时则窜痛加剧，经常服用"三硝""消心痛""速效救心丸"等药物，平素易烦躁，睡眠不佳，大便不畅。方和谦辨证：属肝郁气滞、胸膈不利。

拟方：和肝汤加百合12g，郁金10g，宽胸理气。服8剂后，患者自觉胸部舒畅，心情愉快，"速效救心丸"等药物服用次数已由原来每天3~4次减至每周2~3次。本例患者，病在胸胁，胁为肝之分野，肝脉布之，病之本在肝失疏泄，气机不畅。故拟和肝汤疏肝以调畅气机；加百合安神定志以养心；加郁金增强行气之力，气畅则痛消。

和肝汤在临床还能治疗许多疾病，如乳腺增生、带状疱疹、肝囊肿、不明原因的低热、颈椎病、末梢神经炎、老年抑郁症等。这些病涉及多学科、多领域、多系统、多脏腑，但在辨证施治上，方和谦并未将主攻方向放在具体症状上，而是通过脏腑与脏腑之间的内在联系，脏腑与经络之间的内在联系来从整体中寻找病因病机。方和谦认为，病机相同，治则就应该一致，所以选用了具有养血柔肝、健脾益气、疏肝理气解郁功用的和肝汤为方剂主体，调治因肝的疏泄不利导致的多种病症。

从和肝汤的临床应用可以看出方和谦的整体思维观。其治法虽宗仲景之学，却真正做到"观其脉证，知犯何逆，随证治之"，是对和解法应用的发展，是中医"异病同治"理论的临床具体体现，可谓深得仲景学说之精髓。

二、滋补汤的应用

方和谦熟读经典，学宗"伤寒"，但他认为，临床病情复杂，内、外、妇、儿各有不同，随着时代的变迁，外在环境、致病因素、病人体质和病情表现均在变化。《伤寒论》提出了治疗原则，而具体到治疗方法，代有发展，应吸取各家之长，故对各家学说应博采众长，择善而从，以应对错综复杂的临床变化，来丰富自己的临床经验。如对内伤杂病的认识，他推崇李东垣的《脾胃论》，认为李东垣十分重视脾胃的升降气化功能在人体整个气化活动中的重要作用，清升浊降，唯以脾胃为枢；若升降异常之疾从调理脾胃着手，就能执简驭繁，其治心、肝、肺、肾有余不足，或补或泻，唯益脾胃之药为切。

方和谦尤其重视脾胃之阳气，着重脾胃的生发，组方从升阳补气着手，灵活运用李东垣升阳益气、健脾养胃的方剂，如补中益气汤、升阳益胃汤、调中益气汤等。与大多数医家济急时常常加大黄芪用量不同，方和谦吸取李东垣用药力专而药量轻的特点，遣方用药配伍得当，丝丝入扣，补气不壅，升阳不燥，从调理气机升降入手，注意甘温与苦寒同用，甘温与甘寒互参，将李东垣升阳益胃的思想应用于临证实践中。因此，方和谦学《脾胃论》多有所获而验之临床，在升举清阳，补中培土的基础上审慎辨证，灵活掌握，应用补中益气汤化裁治疗多种疾病疗效显著，同时也再次体现了"异病同治"的学术思想。

患者宁某，女，31岁，1996年4月6日初诊。初诊：患者因"急性粒细胞白血病伴高热"收住某医院血液科病房。入院后给予化疗药物，血红蛋白下降到40g/L，血小板10×10^9/L，机体抗病能力明显下降。西医考虑继发感染而发高热，腹泻，病情危急，故请中医协助诊疗。诊见：病人面色苍白无华，精神极差，卧床，面部虚浮状，语言低微，双下肢浮肿。发热40℃，口干但不欲饮水，身不冷，气短乏力，心悸，翻身则加重，恶心欲呕，腹泻不止，每日7～10次之多，无腹痛及里急后重，脉细无力，舌质淡白，无苔，少津液。中医辨证：元气大虚，气阴两伤，中焦衰微，无权运化。治以：益气养阴，补中止泻。药用：西洋参15g（单煎兑入），麦冬10g，五味子10g，陈皮10g，白茯苓15g，炒白术15g，柴胡10g，炙甘草10g，炒谷芽15g，玉竹15g，炒白扁豆15g，砂仁3g（后入），炒山药15g，3剂，水煎服，每日1剂。

二诊：药后腹泻减轻，精神有所好转，体温略下降到38.6℃，仍觉手足心热，皮肤见散在出血点。考虑为热伤血络，前方加牡丹皮10g，白薇15g，3剂，水煎服，每日1剂。三诊：服药两剂腹泻又作，次数明显增多，不能控制，病情急转之下，危在旦夕。急请方和谦会诊，嘱上方去牡丹皮、白薇，易西洋参为红参15g，加炙黄芪30g，当归10g，3剂，水煎服，每日1剂。四诊：药后泻止，体温降到37.8℃，精神明显好转，原方不变，继服3剂，病情转危为安。

［按语］急性白血病是一种死亡率极高的危重疾病，往往在应用大量化疗药物后，病人抗病能力明显下降。西医多认为，如易致继发感染和高热，会使病情愈加危重。首诊时先投固摄元气、益气养阴、补中升提之剂。症情有所改善。由于注意到患者手足心热，皮肤出血点，误认为是热伤血络，加用较多量的白薇、牡丹皮，使腹泻复作不止。因气为血帅，血为气母，气脱血亦脱，有形之血难以速生，无形之气所当急固。后去白薇、牡丹皮，易西洋参为红参，加炙黄芪、当归，病人转危为安。方和谦在分析病情时指出，患者较长时间大量应用化疗药物，损伤正气，元气大虚，以气脱为主，高热属气虚发热，腹泻为中气下陷。应首先考虑应用大量参芪以固元气，培补中焦，补气之中求止血，甘温之剂来除热方为上策。著名医家陆渊雷曾说："津伤而阳不亡者，其津自能再生，阳亡

而津不伤者，其津亦无后继。是以良工治病，不患津之伤，而患阳之亡。"方和谦于临证之中细究明辨，认真分析，辨证准确，以得桴鼓之效。

随着方和谦中医学术思想的不断成熟，渐渐形成"燮理阴阳，以平为期"的生理观，"正气为本，扶正以祛邪"的治疗观，并提出了"和为扶正，解为散邪"的精辟见解。其创制的"滋补汤"即是"谨察阴阳所在而调之，以平为期"学术思想和扶正以祛邪的治疗观的具体体现。

方和谦在《金匮要略·血痹虚劳》篇补法九方的基础上，加以概括总结，自拟"滋补汤"作为补虚扶正的基本方剂。本方由四君子汤合四物汤化裁而来，在两方的基础上，减川芎，加肉桂、陈皮、木香、大枣四味，集脾肾气之补于一身，又具疏通之性，有阴阳双补，气血两滋之功。方中用四君子汤之党参、茯苓、白术、炙甘草补脾益气，培后天之本；四物汤之当归、熟地、白芍滋阴补肾，养血和肝固先天之本。佐肉桂、陈皮、木香、大枣温补调气，纳气归元。全方既有四君、四物之脾肾两助气血双补之功，又有温纳疏利之力，使全方补而不滞，滋而不腻，补气养血，调和阴阳，养心健脾，柔肝和胃，益肺补肾，面面俱到，既以顾护先后天之本为先，更以调补中州为主。所用之药看似平常，实则配伍严谨、立法有度，其专为虚证而设，不管临床表现如何，但见气血不足，五脏虚损之候，即可灵活加减应用，恢复脏腑功能、改善临床症状。

患者修某，女，43 岁。2003 年 3 月 17 日初诊，患抑郁症 10 年，曾服用"百忧解""黛立新"等西药，无效。睡眠差，头晃动，手颤，颈项拘紧，偶有心慌，心悸，苔薄白，脉弦缓平。方和谦辨证：内风证，属肝肾不足，血不荣筋。拟方：滋补汤化裁，党参 12g，茯苓 12g，白术 10g，炙甘草 6g，熟地黄 15g，白芍 10g，当归 10g，肉桂 3g，木香 5g，大枣四枚，枸杞子 10g，麦冬 10g，炒枣仁 12g，丝瓜络 10g，五味子 5g，焦神曲 6g。12 剂，水煎服，每日 1 剂，服 6 天停 1 天。

2003 年 4 月 1 日，用药两周后，患者感觉药后舒畅，颈项强、拘紧感减轻，舌苔白，脉弦缓平。方和谦继续守方治疗，减枸杞子、麦冬、炒枣仁、丝瓜络、五味子、焦神曲，加百合 12g，白薇 12g，竹茹 10g。12 剂，水煎服，每日 1 剂，服 6 天停 1 天。

两周后，患者一般情况良好，精神状态好，头晃明显减轻，四肢抖动改善仍不理想，舌洁，脉缓。方和谦又在上方中加木瓜 10g。12 剂，水煎服，每日 1 剂，服 6 天停 1 天。诸症明显好转后停药。

此病人表现属于中医学中"颤振""振掉""内风"病证的范畴。《素问·至真要大论》云："诸风掉眩，皆属于肝。"其中的"掉"，即指颤振、振掉，属于内风证，与肝有关。肝藏血，肝血不足，不能濡养筋脉，则见振掉。《证治准绳·杂病》谓："颤，摇也；振，动也。筋脉约束不住而莫能任持，风之象也。"并指出"壮年少见，中年之后始有之，老年尤多"。患者 43 岁为中年之身，且患抑郁症 10 年，长期服用西药，病久则正气亏损，气血不足，病位涉及心、肝、肾，为肝肾不足，虚风内动，心失所养而致。因而方和谦用滋补汤补益气血，养血息风，加用枸杞子、百合、炒枣仁、五味子养心安神；用麦冬、白薇滋阴清热；用丝瓜络、宣木瓜活络通经，共奏益气养心、和肝息风之效。

此则病例中，方和谦从诸多症状中抓住了血虚、筋脉失养之关键，用培中养荣、滋阴和肝改善其气虚、血不荣筋的病理机制，使患者多年痼疾明显减轻，此法合宜。

三、中风病的临证

方和谦在以西医为主的综合性医院的中医科工作，什么病都要看。从事中医内科临床工作60余年，他积累了丰富的诊疗经验，尤其擅长中风、咳嗽、心悸、眩晕、发热等内科杂病，在长期的临证实践中，逐渐形成自己独特的临证思辨特点与诊疗规律。

他认为，中风以"风"字立名，实寓"风性多变"、病起卒暴之意。张仲景在《伤寒论》和《金匮要略》中，一直沿用了"中风"这一病名。唐宋以后，在医治和病名讨论中，产生了很多不同的论点，如元代王履有"真中"和"类中"的学说。

中风病的病因病机，历代各家抒见不一，唐宋以前多以"内虚邪中"立论，主张外风致病。至后河间主火，又东垣主气，丹溪主痰湿生热。到了明代张景岳又提议"非风论"。清代王清任专以气虚血瘀立论。有叶天士、张山雷专主以内风立论。方和谦认为，上述各家对风、火、痰、湿、虚、瘀血等致病因素都分别作了探讨，使中风的病因学得到了全面、充分的发展。

在充分吸收前人理论的基础上，方和谦十分注重对中风病的诊断。问诊时，首问中风发作时间以明病期，再问有无神志改变以辨明中脏中腑、闭证脱证，详问有无肢体麻木及活动障碍、有无饮水发呛、大便是否通畅、语言是否流利等病情，细观面色舌脉，以查病位、病性、病势顺逆，并问既往有无高血压病、冠心病、糖尿病等病史以了解中风所及脏腑的范围。

他对于中风急性期的辨证思路是：中风急性期为发病后4周以内，此期病情呈发展趋势，易出现变化或加重。病机多以痰热腑实、肝风上扰为患，以标实为主要表现。强调急性期要首辨邪之在经在腑，中脏腑者当分辨"闭""脱"之证候。

患者李某，女，65岁。2004年7月20日初诊。患者两周前突发语言不利，西医诊断为：再发脑梗死。经西医治疗有所好转。来中医科就诊时，患者症见语言不利，左上肢、右下肢运动不利，喝水发呛，大便5日未行。方和谦察其舌脉：舌质淡红，苔薄腻，脉象沉弦。诊其为：中风，中经络（脑梗死）属风痰阻络证。消渴证（糖尿病）。

方和谦分析，患者年老体弱，多种疾病缠身，气血虚弱，脉络空虚，内风挟痰横窜脉络而发半身不遂、语言不利。痰阻中焦，传导功能失司，腑气不通而便秘。治法，应以通络化痰为先。处方：天麻10g，陈皮10g，石斛10g，竹茹10g，钩藤12g，莲子心5g，石菖蒲6g，僵蚕3g，薄荷5g（后下），桑枝15g，麦冬10g，丝瓜络6g，火麻仁10g。水煎服，每日1剂，6剂。1周后，患者复诊：语言不利，左上肢、右下肢运动不利，饮食发呛，大便难。舌质淡红，苔薄腻，脉沉弦。方和谦认为，前方有效，效不更方，继续通络化痰。前方加生薏苡仁15g。10剂。患者服药11天后，语言不利及左上肢、右下肢运动不利好转，饮食不呛，大便难。舌质淡红，苔薄腻，脉沉弦。前方有效，效不更方，方和谦继续前方15剂。每日1剂，服3天停1天。20天后，患者病情大为好转。

在这个病例中，方和谦认为，病已成而后治之，非一朝一夕所能奏效，只要坚持治疗，养正祛邪，患者康复时日已待。他针对病因病机，选药组方，方中天麻、钩藤、僵蚕平肝息风止痉；石菖蒲、陈皮化湿祛痰；石斛、麦冬养阴；桑枝、瓜络、生薏苡仁通络利关节；莲子心、竹茹清心化痰除烦；火麻仁润肠通便。诸药配合，化痰通络，使患肢功能有所恢复。

对于中风恢复期的辨证思路，方和谦认为，发病后1~6个月为恢复期，该阶段实邪未清，正虚已现。痰邪瘀血内阻，耗伤气血，脉络失荣，机体失养，法当益气活血化痰，疏通经络。恢复期的重点在于认真巩固急性期的治疗效果，采取各种有力措施，促进神志或语言的恢复，促进肢体功能的恢复，鼓励患者战胜疾病重返社会的信心。他认为，此期患者的治疗原则应为"扶正以祛邪"。因痰、瘀等病理因素贯穿中风病程始终，邪不去则正不复，但祛邪不扶正，会耗伤正气，不利于病变的康复，故扶正祛邪同用。

关于中风病的预后，他指出："脱证较重，见'五绝'候者，证多难医，预后较差。迨急期缓和，神识渐清，视其瘫痪的轻重程度，选针择药，须抓紧投治，以促其恢复之机，投治愈早，贻患愈轻，若迁延岁月，数月至经年以上，则多成后遗症，终身不愈。"

对于防治中风病，方和谦认为，首要应从预防着手，因为本患早期发病时多有征兆，如能见微知著，则防胜于治。前人有"年老但觉手指麻木，三年之内必有风疾"之说。诸如眩晕、振颤、颠仆、耳鸣、语謇、呛逆、尿失禁等症状的出现均为中风先兆。故应及早结合病情，防微杜渐，临证应用药饵防治此疾是十分重要的。具体临证的治疗思路，方和谦是按急性期、恢复期、后遗症期分期治之，抓住各期不同的病理特点，针对性地辨证施治以提高疗效。

四、心悸的辨证思路

心悸的病机有虚有实，或虚实夹杂。《黄帝内经》对此病有描述，如"心中淡淡大动""心惕惕如人将捕之""心如悬若饥状"。汉代张仲景提出心下悸、心动悸的病名，认为病因有惊恐、水饮、虚损和汗后受邪。元代朱丹溪提出心悸当"责之虚与痰"的理论，明代张景岳则认为心悸为阴虚劳损而致。清代王清任《医林改错》论述了"瘀血"所致的心悸，总之，以虚证为多。

方和谦认为，心悸只是一个临床症状，很多疾病都可以出现心悸。如西医的冠心病、高血压性心脏病、心力衰竭、病毒性心肌炎、甲状腺功能亢进、贫血、植物神经功能紊乱等。所以，心悸虽然病位在心，实际上与其他相关脏腑功能失调有着密切关系。病因与气血不足和气机失调最为相关，故在治疗上，他以调和肝气及补益脾肾为常法治疗，有其独到之处。

方和谦诊断心悸掌握的要点，主要是询问心悸发作诱因、时间长短及频率，心悸伴随症状，有无胸闷气短，饮食、二便及睡眠情况。望患者的精神状态、神志、面色、形体的胖瘦、舌苔的变化以辨别病性、病位；询问既往有无高血压病、冠心病、甲状腺功能亢进等病史。对于女患者要询问月经情况、是否已绝经。对此病诊脉，方和谦要详辨数、结、代、沉、迟的变化，以明病情轻重和病势顺逆。有时他也用听诊器听患者心律及有无心脏瓣膜杂音，以了解心悸的性质。

对于治疗心悸，方和谦提出了两条思路：一是调肝理气治心悸；二是补益脾肾治心悸。

调肝理气治心悸的辨证思路是：《灵枢·经别》谓："足少阳之正，绕髀入毛际，合于厥阴，别走入季胁之间，循胸里属胆，散之上肝贯心。"说明肝与心在经络上有着密切的联系。《素问·阴阳应象大论》云："肝生筋，筋生心。"阐明了肝与心的相生关系。肝为风木之脏，为心之母。心为五脏之君，为肝之子。心主血脉，肝主藏血，二者生理上相互联系，功能上也相互协调。

王冰曰："肝藏血，心行之，动则血运行于诸经，人静则血归于肝。肝主血海故也。"在情志活动方面，心主神志，所谓"心者，君主之官，神明出焉"；肝主疏泄，所谓"肝者，将军之官，谋虑出焉"。人的精神意识和思维活动主宰于心，又通过肝的疏泄功能条达气机，和畅气血，来调节人体的高级神经活动。在病理上，心肝有病相互影响，母病可以及子，母虚则子亦虚，子病亦可及母，子乱则母亦乱。《素问·灵兰秘典论》谓："肝者，将军之官，谋虑出焉。"若情志不遂，肝失调达，气机阻滞，则致气郁、气滞。而心血的运行，赖气的推动、气的温煦。气行不利，血行不畅，故而出现心悸。正如唐容川在《血证论》中所说："肝属木，木气冲和调达，不致遏郁，则血脉得畅。"方和谦正是基于心肝两脏生理病理上的密切关系，用调肝理气法治疗心悸。

处方用药上，方和谦常用和肝汤、逍遥散加减。若兼见痰湿阻滞者，则多加入瓜蒌、竹茹、焦神曲；血瘀明显，加丹参、石菖蒲；气郁较重加紫苏梗、香附；若病久及肾，肝肾两亏，加枸杞子、石斛等，以达到疏肝理气、益气养心的作用。

周某，男，33岁，2004年3月23日初诊。患者主诉心慌、心悸3个月。既往有高血压病史。3个月前无明显诱因突发心慌，到鼓楼中医院就诊。心电图示：左室肥厚劳损，心脏彩超确诊为扩张型心肌病。予服倍他乐克等西药未见明显好转。现动则心悸气短，多汗乏力，胸闷。舌体胖，舌红苔白。脉虚弦大。血压135/90mmHg。中医诊断：心悸，肝郁脾虚证。方和谦以黑逍遥散加减，处方：当归10g，白芍10g，北柴胡5g，太子参15g，茯苓12g，白术10g，炙甘草6g，陈皮10g，半夏曲6g，炒谷芽15g，薄荷5g（后下），干姜2g，熟地黄12g，大枣4个。12剂。并嘱其避风寒，忌劳累。二诊时，患者自觉药后胸闷减轻，偶发早搏。方和谦认为治疗初见效果，继予前方加黄精10g。12剂。三诊时，患者诉心悸、胸闷明显缓解，精神好。方和谦嘱上方再加麦冬5g。15剂。1个月后患者来告，已无明显不适，能正常上班。

补益脾肾治心悸的辨证思路是：《素问·经脉别论》云："食气入胃，浊气归心，淫精于脉。"《灵枢·营卫生会》指出："人受气于谷，谷入于胃，以传于肺，五脏六腑，皆以受气，其清者为营，浊者为卫，营在脉中，卫在脉外。"《灵枢·决气》云："中焦受气取汁，变化而赤，是谓血。"为此，方和谦指出：心主血，脾统血。脉中气血之盈亏，实由脾之盛衰来决定。在正常情况下，胃纳脾运，心血充盈，在宗气的推动下运行全身。若脾胃功能失司，化源不足，心失所养，从而出现心悸怔忡。

肾为水火之宅，阴阳之根，寓元阴元阳。五脏六腑之阴阳均有赖肾阴、肾阳的资助和生发。心为火脏，居于上而属阳，以降为顺。肾为水脏，居于下而属阴，以升为和。若心肾不交，水火不济，可造成心悸。另外，肾精的盛衰又要依靠后天脾胃之气的不断补充。若脾胃已亏，生化无源，日久必可及肾。肾精亏虚，则心血不充，心脉失养。肾阳不足，心阳亦弱，鼓动无力，均可发心悸。他根据心、脾、肾三脏生理病理的相互关系，从培补先后天之根本治疗心悸，获得良效。

在遣方用药上，他应用自拟方滋补汤加减治疗心悸，取得了非常显著的临床疗效。滋补汤取四君子汤合四物汤去川芎，加肉桂、陈皮、木香、大枣，全方具有益气养血、养心安神、健脾和中之功。脾胃不足，加生炙黄芪、黄精、炒谷芽益气健胃。脾肾阴虚，加枸杞子、麦冬、玉竹滋阴补肾。脾肾阳虚，加附子、干姜、细辛、巴戟天等温阳益肾。如出现心力衰竭征象的则予红参回阳救逆。以此达到交通心肾，益气培元的作用。

五、咳嗽的辨证思路

咳嗽一证，有外感内伤之别，又有寒热虚实之异，《黄帝内经》云："五脏六腑皆令人咳，非独肺也。"咳嗽也是多种疾病出现的症状之一。方和谦治疗咳嗽，无论内外寒热虚实，若以咳嗽症状为主者，总以调和肺气为法，强调肺宜宣降，灵活运用宣肃二法，调畅肺气则咳嗽自止。

宣肺法是用具有辛散宣发、开泄肺气的药物，宣发肺气，促使卫气充肤温肉以卫其外，熏肤泽毛以散其邪，如麻黄、荆芥、紫苏叶、桑叶、牛蒡子、桔梗之类。多用于表邪郁闭之肺卫不宣之证。肃肺法是用具有清肃下降肺气作用的药物，促使肺中津气下行而行肃降之权，或取降泄下行以祛痰下气，调畅气机升降之枢。如桑白皮、紫苏子、莱菔子、葶苈子、枇杷叶、杏仁、厚朴之类，多用于肺失清肃，气逆于上之证。

方和谦的辨证思路是：宣肺与肃肺之法各有不同的功能和适用范围。若初病风邪束肺，卫气被遏，肺气不宣，则忌过早施用肃肺降泄之法，投之反致恋邪，或引邪入里。若病久咳，肺失清肃，或痰浊内阻，肺气壅塞，清肃之令不行，又忌单纯宣肺，投之则气逆，痰浊不降，反耗伤肺气。宣肺、肃肺是针对两种不同病机而运用，二者又是相辅相成的。宣能促降，降能助宣，宣肃相济，则上通下达，肺气得畅。

在用药方面，方和谦提出宜顺其肺气宣降之性，而采用辛开苦降之品，首选苏、杏、前、桔。紫苏辛、温，发表散寒，行气宽中。杏仁苦、微温，苦泄降气，止咳平喘，润肠通便。前胡辛、苦，降气祛痰，宣散风热。桔梗苦、辛、平，开宣肺气，祛痰，排脓。苏、杏、前、桔同为辛苦之品，苏桔相配，偏于宣开。杏前相伍，重于下气。亦宣亦降，使气道通利，肺气宣畅则咳嗽自止。

根据以上的认识，方和谦常用的代表方剂为"止嗽散"，宣肃配合，治疗"诸般咳嗽"。止嗽散出自《医学心悟·咳嗽》。他说：本方由7味药物组成，一组为敛：炙紫菀、白前、百部；炙紫菀苦甘微温，归肺经，有收敛止咳的作用，他特别强调此敛肺非罂粟之作用，而有化痰抗炎，减少气道分泌物，祛除炎症的作用。白前辛甘平，归肺经，祛痰，降气止咳，寒证、热证都可用之。百部甘苦平，归肺经，润肺收敛止咳。一组为宣：陈皮、荆芥、桔梗。陈皮辛苦温，归脾肺经，理气、调中、燥湿，化痰调理气机，宣发止咳；荆芥辛微温，归肺肝经，祛风解表，止血，因肺外合皮毛，开窍于鼻，解表汗散也起到了宣发止咳的作用；桔梗苦辛平，归肺经，开宣肺气，祛痰排脓；炙甘草调和诸药。

本方有宣有敛，宣敛结合，表里兼顾，治诸般咳嗽，如经服解表宣肺药后咳久不愈者，或内伤咳嗽如肺结核、老年慢性支气管炎等都应视具体情况化裁用之。

六、临证对古方的应用

方和谦临证，辨证论治，随证治之，每获良效。通过临床，他认为，囿于经方一隅，不能解决所有外感热病，必须结合温病辨证与时方合用，才能取得疗效。以治流行性乙型脑炎为例，仅以六经辨证，受到阳明经证的局限，何况邪气有异，临床有暑热及湿热的不同证型。外感热病，表现复杂，其证候不是六经辨证所能涵盖，也不是单用经方所能解决。温病学说羽翼伤寒，由伤寒发展而来，其中也沿用了一些伤寒的方剂。因此，伤寒和温病是外感热病的两大类型，彼此既有所区别，又有所联系，各有特点，其理论核心都是要落实到脏腑经络之上。因此，方和谦倡导六经、三焦、卫气营血辨证密切结合，根据具体病情，灵活掌握，经方时方统一运用的观点，是临床取得疗效的基础。

张某，男，73岁，初秋突发高热伴腹泻，日泻10余次，服中西药罔效，病情危重，求诊于方和谦。见其精神恍惚，烦躁气促，身炽热有汗，泻下褐色水液而恶臭，腹痛不著，纳呆不吐，尿少色深，舌质红，苔黄腻，脉弦滑数。方和谦按太阳阳明合病，协热下利之表里证论治，投以葛根芩连汤治之，1剂泻止热退，3剂而病瘥。

高某，男，59岁，发热10天，用西药退热后，半月来不饮不食，昏睡不语，时长出气，10天无大便，舌苔白厚腻，脉沉弱难寻，他医无良法，请方和谦会诊。方和谦辨证为邪热内陷，痰热郁结，气机闭塞，而予小陷胸汤原方加玄明粉6g，病人服后安睡不出长气。次日晨起，患者诉饥饿索食物，给予食之。服2剂得畅便，精神转好，再进2剂，神态自如，其病若失。

方和谦对古方学以致用，结合临床实践不断发展，如从《金匮要略》"竹皮大丸"方中取竹茹、白薇二味加入酸枣仁汤方中，治疗阴虚脏躁的失眠症而有良效；又如，运用"阳和汤"化裁治疗淋巴结核；用"仙方活命饮"的托补作用治疗脉管炎，使患者免受截肢之苦。以此显示了方和谦选方用药的机动灵活和独到之处，也为促进方剂学的发展作出了有益的探索。

七、突发传染病救治的启迪

在方和谦60余年的行医生涯中，有两次传染病的救治经历，对他的行医历程起到了引领、教育、受益的重要作用。第一次发生在1955年8～9月上旬。当时流行性乙型脑炎在全国爆发，传播很严重，连续2～3年方得遏制。1956年，北京发病者约1000例左右，北京地坛医院收治约200例，以后佑安医院、各大综合医院的儿科和儿童医院均收满流行性乙型脑炎患者。

在那段日子里，方和谦深入基层，直接参加到佑安医院的流行性乙型脑炎的抢救治疗中，自始至终战斗在第一线。从发病季节上讲，每年8～9月上旬，是流行性热病容易发生的季节，此时温度高、湿度大，给致病原提供了滋生条件。流行性乙型脑炎传染性强，发病急骤，病情重笃，死亡率高，这是大家公认的。中医学说"五疫之至，皆相染易，无问大小，病状相似""人感乖，戾之气而生病，则病气转相染易，乃至灭门"。这些论述，记载了古人对烈性传染性疾病的认识。

当时各家医院都面临着紧张的局面，尚未有比较成熟有效的治疗方案。北京市卫生局遂倡导用中医中药防治此病。1955 年，治疗散发的流行性乙型脑炎时，石家庄的中医治疗经验是用"白虎汤"作为基础方加减治疗，取得了很好的疗效。而到 1956 年，在遵照此方化裁治疗时，竟毫无效果，原因何在？为此，卫生局专门请著名老中医蒲辅周举办学术讲座，蒲老长于运气学说，认为"必先岁气，勿伐天和"。1956 年是湿邪当先，湿重于热，患者病情与 1955 年有异。1955 年是燥火当令，阳明内热，患者的症状见高热惊厥、谵妄、舌苔黄厚，此时用白虎汤加减治疗恰当对证，故有效。而 1956 年，当年雨水多，湿气重，病人虽也为高热惊厥，发热不退，但观察舌脉，舌苔薄腻湿润，脉象濡缓，是湿热为病，应改用芳香化浊，透表散邪，用藿香正气散一类方药治疗。因为当年是暑热挟湿，湿盛重于暑热，清热太过必致湿邪黏滞不解，并阐述了伤寒与温病的关系。方和谦听后受益匪浅。

这次群体性流行性乙型脑炎治疗的诊治经过，给方和谦留下了深刻的印象。他体会到，中医诊病的疗效是靠正确的辨证论治。蒲辅周老医师的点拨，促使他重温《温病条辨》《温热经纬》，加深了对风寒暑湿燥火之六淫致病特点的认识，体会到湿温为病，应慎用石膏清热，暑必挟湿。《温热经纬》云："湿热为病，当需两解之，湿热在里应化湿清热两解，湿热在表则芳化之。"故对发热的治疗，辨证准确是其关键，不能一见高热就投寒凉药，造成误治的后果。

1957 年，方和谦主编《北京市 1956 年流行性乙型脑炎治疗总结》手册，书中收集了 200 多例验案，由卫生局印发 200 册，下发到各医院。他撰写的《参加流行性乙型脑炎工作的点滴体会》一文作为晋升主任医师的评审论文，关幼波、赵炳南二位专家对该文进行了充分的肯定，论文评语为："对乙脑的中医治疗，自 1955 年石家庄经验被介绍以后，各地应用较多，类似报道亦较多，唯本文在中医分型上，除偏湿偏热的不同以外，又提出'表邪郁闭'这一类型，在治疗上采用透表为主，而获得较好疗效。在辨证上，强调温病的卫、气、营、血，三焦辨证和伤寒的六经辨证密切结合，不能偏废。以上两点有独特见解。"这次在乙脑事件中所获的经验，对方和谦以后治疗传染病是有益的借鉴。

第二次是在 2003 年传染性非典型肺炎爆发流行时，80 高龄的方和谦主动报名应征，要求到抗击非典型肺炎的第一线工作，希望对传染性非典型肺炎的治疗有所贡献。他说："作为中医工作者，在任何情况下，都要当仁不让，在卫生战线上，在治疗急危重难的疾病中，争取一席之地是很光荣的；在关乎百姓生命攸关的重大战役中，中医中药应有所发挥。"虽然最终由于年高体迈，领导爱护，方和谦未能进入一线工作，但是他对后学给予了及时正确的指导，指出传染性非典型肺炎发病不同阶段有夹寒夹湿的区别，仍应强调辨证论治。

八、中西医结合的认识

方和谦倡导中西医结合，优势互补。他认为，不能把中医和西医学术对立起来。中医学术、西医学术都需要古为今用，精益求精。二者可以相互补充，但绝不是相互凑合。作为一名现代中医，可以利用现代医学诊查手段，配合四诊合参，有利于中医诊断，以发挥中医治病求本，经验实践与理论相互结合的作用。但不能唯检查论，丢弃辨证论治。

在西医医院，许多危重病人治疗无效，常请方和谦参与会诊，在同西医同道的会诊中，他抱着边治边学的态度，也学到了许多新知识。他曾经与翁心植院士多次共同会诊，见到系统性红斑狼疮病的肺浸润，高热不退的类风湿病肝浸润，肝豆状核变性脑病等疑难病，二人相互切磋，最终救患者于危难之中。

多年来，方和谦在综合医院工作，门诊和会诊诊治了许多疑难病例，他从不墨守成规，固步自封，不断汲取西医有益的经验，临证亦采用先进的诊疗手段帮助诊断。他认为，社会的发展和疾病谱的变化促进了医学学科的发展，他在青年时期虽然学习过西医，但在综合医院工作，耳濡目染，医疗实践要求自己的知识不断更新，要活到老学到老。中医、西医要有同等的地位，中医医疗、科研、教学的思路都离不开现代医学的辅助佐证。因此与西医合作，要相互取长补短，业务水平才能不断提高。

方和谦应诊注重中医的"证"，辨证施治，但绝不排斥西医的"病"，结合西医诊断，取长补短，相得益彰。"证"和"病"是中医和西医两个不同医疗体系对疾病过程的认识。辨证与辨病相结合，并不是按照西医的诊断应用中药，而是立足于中医的理论，运用中医整体观念和辨证论治的思维方法，吸收现代医学对病因、病理的认识和科学的现代检测手段，以认识疾病、观察疾病的进退和疗效。他一再教导学生们，一定要把疾病全过程的统一性和各阶段证的特殊性结合起来，既考虑到病的各阶段证的变化，又不能忽视疾病的本质。

方和谦的弟子，第三批全国老中医药专家学术经验继承人、副主任医师权红，曾经这样说："方老师认为，继承发扬中医学的目的是古为今用；学习现代医学知识是洋为中用，不能形成两个相互抵触的堡垒，相互攻击。方老师运用起西医查体及检查手段来驾轻就熟。作为一个全国知名的老中医，他对新的检查方法，欣喜并谦虚下问，总能很快地运用自如。方老师在四诊合参的基础上，遇有疑问，必建议患者进一步做西医的影像检查，往往有很高的确诊率。利用现代科学工具，采用各种现代化检测手段明确诊断，再发挥中医治病求本，实践经验与理论相结合的优势，实为人类战胜疾病的有力武器。"

方和谦经常对学生们说："在处理好中西医关系的同时，我们中医自身也还有许多亟待解决和完善的地方。例如目前对于单病种的研究，我认为应该加强'同病异治'，病治结合，但也不要忽略'异病同治'相应的指导。另外，中医病例书写格式还需进一步探讨。繁琐复杂，机械填表式的病历，往往起不到病历的作用。中医病历要切合实际，以实用为主，反映出辨证论治、辨病论治的思维路径，具体模式还必须在实践中不断探索。"

守旧容易创新难。方和谦提出，21世纪中医学的发展，不能墨守成规，既要继承传统中医学的经典和精髓，又要与时俱进，大力弘扬和发展符合时代特色的中医学。他在深刻领会仲景学说的基础上，融会贯通，灵活应用，师其法而不泥其方，对经方学以致用、有所创新。"和为扶正，解为散邪"的精辟见解，是他学术思想的集中体现，也是对中医学的继承与创新。正是这种来源于刻苦钻研与广泛实际相结合的创新思想，与"调补见长，善用补剂"的临床特色，最终成就方和谦成为一代国医大师。

干 祖 望

读书教书藏书著书，一世靠书饱腹；言洁行洁手洁心洁，终生以洁持身。

——干祖望

干祖望，著名中医学家，中医耳鼻喉科临床家。现任南京中医药大学教授，曾任中华中医药学会第一届耳鼻咽喉科分会主任委员。1990 年由人事部、卫生部、国家中医药管理局确定为首批全国老中医药专家学术经验继承工作指导老师。1991 年起享受国务院政府特殊津贴。2014 年被人力资源和社会保障部、卫生部、国家中医药管理局评选为国医大师。

干祖望 1912 年农历九月二十六出生于上海市金山县张堰镇。他 17 岁学医，21 岁开业，擅长咽喉外科。1951 年，在上海松江县城厢第四联合诊所挂出全国第一块"中医耳鼻咽喉科"招牌。

1956 年，在《新中医药》杂志连载第一部《中医耳鼻咽喉科学》。1972 年，在南京中医学院（现南京中医药大学）附属医院创办"中医耳鼻咽喉科"，该科于 1984 年被卫生部确定为全国重点专科建设单位。从干祖望 17 岁拜师学医算起，迄今已有 80 余年。在这 80 余年中，他经历了寒窗之辛、攻读之苦、创业之艰、奋斗之难。一分耕耘一分收获，他也得到了无数病家的信任和爱戴，拥有了"桃李满天下"的喜悦。他珍视国家给予的荣誉——江苏省政府颁发的"优秀教师"奖章，同样珍视病家敬赠的"神医"金匾和"妙手回春"锦旗。

崇尚《内经》 提倡创新

《内经》是中医理论的基础，其中的理论经过两千多年的实践检验，证明核心是正确的。现在的中医临床只有在这些正确理论的指导下进行，才能获得成功。但是仅仅局限于古人的水平显然是不行的，还要在善于撷古的基础上勇于创新。自古以来，名医与普通医生的区别就在于临床上有自己的独特见解和经验。干祖望不是个普通医生，他在通读百家的基础上，常能"独具只眼"，引申发挥出不同的观点。

一、专科着眼看"天人相应"

干祖望十分重视《内经》的整体观念，包括其中"天人相应"的理论。《灵枢·邪客》指出："天圆地方，人头圆足方以应之。天有日月，人有两目。地有九州，人有九窍。天有风雨，人有喜怒。天有雷电，人有音声。天有四时，人有四肢。天有五音，人有五脏。天有六律，人有六腑。天有十日，人有十指……天有昼夜，人有卧起。"
《素问·阴阳应象大论》说："天有四时五行，以生、长、收、藏，以生寒、暑、湿、燥、
风。人有五脏化五气，以生喜、怒、悲、忧、恐。故喜怒伤气，寒暑伤形。"干祖望认
为，这些理论以取类比象的方法论述自然界与人的关系，不能说十全十美，但形象地揭
示了人的生老病死与自然界有密切关系这一道理，对临床很有指导意义。

人之五官在解剖上与外界相通，更易受外界气候的影响。例如，冬天气寒风冷，鼻
炎、鼻窦炎患者中属肾阳不足者病情多加重，这时用药可多加附子、肉桂、干姜、细辛
之类；夏天暑迫湿蒸，脾虚气弱者往往见舌苔厚腻，耳窍、鼻腔分泌物秽浊，这时用药
宜选藿香、佩兰、荷叶之类；春暖花开，是过敏性鼻炎的好发季节；金秋燥令，常为萎
缩性鼻炎、咽喉炎的活动期。这些都说明，掌握"天人相应"的知识是十分重要的。

二、功夫尽在经文之外

孟子曾谓："尽信书不如无书。"此语有读书必须独立思考之意，也包含读书应有所
发挥之旨。干祖望熟谙《内经》，更善于发挥经义。

《素问·宣明五气》篇说："五气所病……肾为欠为嚏。"干祖望据此而悟出了温阳补
肾治疗过敏性鼻炎的方法。他认为，肾阳乃卫阳之根，肾阳不足，则脾肺失其温煦，卫
气生化之源不足，宣发之职失司，以致清窍不温，阴霾笼罩，而喷嚏频频、清涕无制、
鼻膜苍白等症俱见。用金匮肾气丸治之，俾肾阳充沛，脾肺得温，卫阳宣发而诸症得已。

又如《素问·阴阳类论》指出："喉咽干燥，病在土脾。"干祖望将此理论加以发挥，
提出了用补中益气汤、参苓白术散等益气升阳、健脾利湿的方药，治疗某些慢性咽炎、
慢性喉炎，收到很好的效果。

干祖望还曾编撰《仿内经》，其中论述喉之生理说："喉有五属：无形之气者，心为
音声之主，肺为音声之门，脾为音声之本，肾为音声之根。有形之质者，声带属肝，得
肺气之鼓舞而能震颤；室带属脾，得气血之濡养而能活跃；会厌、披裂属于阳明；环杓
关节隶乎肝肾。""音调属足厥阴，凭高低以衡肝气之刚怯；音量属手太阴，别大小以权
肺之强弱；音色属足少阴，察润枯以测肾之盛衰；音域属足太阴，析宽窄以蠡脾之盈亏。
肝刚、肺强、肾盛、脾盈，则丹田之气沛然而金鸣高亢矣。"证之于临床，这些观点很有
指导意义。

标新立异　敢为人先

干祖望提倡学术争鸣。他对中医的理论有着深刻的理解，笃信这些理论是科学的。
他还认为，科学的理论是需要不断发展的，发展离不开学术的研讨。因此他提出许多不
寻常的理论和观点。

一、"五诊" 学说

望、闻、问、切四诊，是中医诊治疾病的手段。中医耳鼻咽喉科的特点之一就是需要对耳鼻咽喉口腔作详细检查，采集局部表现，然后以此为据，审证求因，作出有特异性的治疗。因此，专门的检查手段是不可缺少的。例如，外耳道、听力、鼓膜、前庭功能检查以及鼻腔、咽部、喉部及口腔的各项专门检查，还包括一些实验室的理化检查，等等，干祖望把这些专门检查称为"查诊"，与望、闻、问、切并列为"五诊"。

有人认为，观察鼓膜、声带都只是借助工具的望诊，不必另列"查诊"一项。干祖望认为，这种说法看似有理，其实并不正确。现代器械设备的检查，有许多并非是医生"望"所能及、"闻"所能知的。例如听力计检查、前庭功能检查等都超出了四诊范畴。因此，强调查诊对中医耳鼻咽喉科的临床和学科发展都是必要的。

查诊有利于辨病诊断，固无疑义，对辨证施治的价值如何？干祖望认为，很有价值。举喉炎为例，历代医家往往以"金实不鸣""金破不鸣"来概括声音嘶哑的病机。今有查诊，喉镜犀烛，窥见诸如声带小结、声带息肉之类，很多不属肺实肺虚之证，却可以消痰化瘀法获效。还有一些鼻咽癌、喉癌等患者，若无查诊，也不能早期发现，而坐失治疗良机。如此种种，不一而已。

当然，只凭查诊来辨证、辨病也是不正确的。干祖望强调，应该"望、闻、问、切、查"五诊合参。

二、"十纲" 学说

八纲是指阴、阳、表、里、寒、热、虚、实八类证候。八纲作为辨证纲领，是以表里分病变部位，以寒热别病理性质，以虚实说明病变过程中正邪双方力量对比情况，再把表、热、实归入阳证，里、虚、寒列为阴证。

干祖望从多年临床实践中体会到，八纲学说并不完善。首先，阴阳二纲既是八纲中的总纲，则不应与其他六纲并列，否则形同虚设，也不符合逻辑。其次，在辨证时明确标本和体用十分重要，故他提出"十纲"的学说，即表、里、寒、热、虚、实、标、本、体、用（阴阳为总纲）。

标、本在中医学中含义很广泛，有代表主次、本末、轻重、缓急等多种意义。治病须分标本，这是早在《内经》中就明确了的。除了《素问·标本病传论》和《灵枢·病本》是专论标本的篇章外，还有许多论述散见于各篇。这些论述对临床辨证施治很有指导意义。例如《素问·标本病传论》说："大小不利治其标，大小利治其本"，体现了"急则治标，缓则治本"的思想，是在复杂证情中掌握主次先后的准则之一。

体、用属哲学范畴，指本体和作用。这里作为辨证纲领，是取其人体器官和功能的意思。本体器官是功能产生的基础，功能作用是生命器官活动的表现。两者既相互对立，又相互依存，即如《素问·六微旨大论》所说："器者，生化之宇，器散则分之，生化息矣。"一般而言，器质病变和功能病变是不可绝对分开的。但是人体各部位的疾病，又有轻重的不同，因此就分别以"功能性疾病"和"器质性疾病"来表示人体器官量变和质变的不同。器质性病变即"体病"证候，功能性病变即"用病"证候，这就是体、用两纲的含义。在耳鼻咽喉科，辨别体、用具有重要的临床意义。例如，声音嘶哑，如果只是过用性疲劳，或是短期的声带充血和水肿，属于"用"的病证；癔病性失音，也属于"用"的病证。在这些情况下，内服中药是较佳方案。如果检查发现有声带息肉之类有形的赘生物，则属于"体"的病证，一般手术摘除的效果优于服药。当然，查出属"体"的病证，不一定依赖手术，如基底广泛的声带息肉、声带肥厚、室带肥厚、慢性肥厚性鼻炎、鼻息肉等，坚持中药治疗，也能奏效，只是疗程较长。

巧读《伤寒》 活用经方

《伤寒论》和《金匮要略》是东汉张仲景的巨著。其中所载300多首方剂，被后世医家奉为"经方"。这些方剂如何应用于治疗耳鼻咽喉科的疾病，原书所载不多。干祖望对此进行了悉心研究，归纳总结出耳鼻咽喉科常用的经方30余首。

桂枝汤、真武汤治疗过敏性鼻炎。过敏性鼻炎见鼻黏膜苍白，鼻涕清稀量多，遇寒而发作或加重。轻症属肺气虚寒，卫表不固，可用桂枝汤调营卫、温经脉而宣通鼻窍；兼见畏寒肢冷，小便清长，为重症，属脾肾阳虚，可用真武汤温脾肾、除寒水而止嚏敛涕。

小建中汤治疗慢性鼻炎。慢性鼻炎鼻涕量多、鼻甲肿大，而充血不明显。病程较长，大便溏薄者，属脾气虚弱，可用小建中汤，或加黄芪，而为黄芪建中汤。

葛根黄芩黄连汤治疗鼻前庭炎。鼻前庭炎病在鼻前庭皮肤，有时迁延不愈，利用葛根芩连汤疏风清热、表里同治，可获良效。

白虎汤、白虎加人参汤治疗鼻出血及急性咽炎。鼻在头面，诸多阳经会聚于此，尤其是足阳明胃经，夹于鼻之两侧。阳明为多气多血之经，阳明经热盛，常发为鼻衄。鼻出血势急量多，色红而艳者，可用白虎汤治疗；若因出血较多而兼有气血不足之证，可用白虎加人参汤。急性咽炎邪热传里，见咽部疼痛，口中有臭气，干渴喜饮，咽部黏膜弥漫性充血，色泽红艳，脉洪大而实，是阳明热证，可用白虎汤；脉洪大而软，兼有虚证，用白虎加人参汤。

甘草干姜汤治疗寒证失音。天气暴冷，淋雨吹风，常易导致寒邪侵肺，肺气失宣而声音嘶哑。声带水肿而不充血，舌苔薄白，脉浮紧者，用甘草干姜汤温中祛寒，往往有良好效果。

麻黄杏仁石膏甘草汤治疗急性喉炎。急性喉炎由于风热犯肺者较多，见声音嘶哑，咽喉疼痛、微干，声带轻度充血，舌边尖红，苔薄白或微黄。此属风热在表，兼有肺热，可用麻黄杏仁石膏甘草汤以疏风宣肺清热。

此外，干祖望还用理中汤及竹叶石膏汤治疗复发性口疮，泽泻汤治疗梅尼埃病（美尼尔病），五苓散、防己黄芪汤治疗非化脓性中耳炎，黄土汤治疗鼻出血，猪肤汤治疗慢性咽炎，甘草小麦大枣汤治疗梅核气及幻嗅、幻听、癔病性失音，桂枝茯苓丸治疗声带息肉，百合地黄汤治疗干燥性鼻炎、咽炎，独参汤、四逆汤治疗鼻腔大出血，甘草泻心汤治疗白塞综合征，等等，都收到了良好的效果。

私淑东垣　重视脾胃

中医学认为，五官的归经属脏不同，例如肾开窍于耳，肺开窍于鼻，心开窍于舌等。但这些器官都位于人体头面部，属于"空清之窍"，有赖于人体清阳之气上升而营养，才能保持正常功能，这就是《素问·阴阳应象大论》所说的"清阳出上窍"。脾胃为气血生化之源，脾主升，胃主降。清阳上升，浊阴下降，均依赖脾胃之运化功能。有学生问干祖望："您觉得您的学术思想中吸取古代医家最多的是哪位?"干祖望笑而不语，在黑板上写下四个大字："私淑东垣"。

金代医家李东垣，是脾胃学说大家。他提出："饮食入胃，先行阳道，而阳气升浮也。浮者，阳气散满皮毛，升者，充塞头顶，则九窍通利也"；"脾胃内伤，百病由生。"干祖望认为，李东垣的脾胃学说对耳鼻咽喉科临床很有指导意义，如健脾补土、益气升阳之法是耳鼻咽喉科的重要治疗法则。临床上对于脾气虚弱，稍一劳累即发作或加重的耳鼻咽喉科疾病，若病变局部肿胀、色淡、分泌物清稀，伴有面色白、头晕、语声无力、食少、大便溏薄、肢倦乏力、舌质淡胖、脉细弱等，即可采用补益脾胃法，以补中益气汤或四君子汤、六君子汤为主。

例如有一位男性教师，58 岁，患慢性咽炎多年，咽部干涩、隐痛而不思饮，喉间常有黏痰而不易咯出，整日频频清嗓，早晨口中有甜味及黏腻感，食欲不振。若多劳累，则症状加重。曾服养阴清热中药，未有疗效。干祖望检查病人，见其咽黏膜虽然有充血，但仅仅是小血管扩张，并不红艳。黏膜干燥，咽后壁淋巴滤泡增生，舌淡，苔薄白，脉细弱。辨证为脾气不足，清阳不升。

处方：党参 10g，白术、陈皮、半夏各 6g，山药、黄芪、葛根各 10g。服药 5 剂后，咽干、口黏都明显减轻，原方再服 10 剂，症状基本消失。

干祖望说，慢性咽炎在中医称为"虚火喉痹"，一般医生都认为是阴虚火旺，不敢用温燥的健脾益气方药来治疗。实际上，此病属于脾气虚弱证的很多。脾气虚弱，清阳不升，津液不得"上归于肺"，从而不得运行到全身，咽喉自然也就失于滋润，出现干燥、疼痛等症状了。这时，如果因患者咽喉干燥而用养阴凉药，无疑是雪上加霜，令患者脾气更虚，病情加重。所以，应当用六君子汤补气，加黄芪、葛根升清阳。脾气得充，津液上承，咽喉诸症便可得以缓解。该患者咽喉有痰，故方中用了半夏、陈皮。

东垣心法有三个特点：一是善用益气升阳法；二是用药轻灵，以量小取胜；三是遣方所用药味较多，如"韩信带兵，多多益善"。干祖望私淑东垣，独取前两条，常用健脾益气、升发清阳的方法治疗各种脾胃虚弱、清阳不升所致的耳鼻咽喉疾患。其处方不仅用药分量较轻，用药的味数也不多，一般为 10g 或 10g 以下，升麻、柴胡则常用 3～5g。干祖望制方，药物一般在 8～10 味左右，有时只用 3～5 味。他的观点是：第一，耳鼻咽喉科疾病大多证候比较单一，全身性的、多脏腑的损伤较少，所以不必用太多的药。第二，一个方子的药味数量多，固然可以使其适应证广泛一些，但是用药多了，既耗费药材资源，又往往使方子失去"药专力宏"的作用。

例如他创制的一个经验方"升清流气饮"，用于治疗咽鼓管阻塞、气压变化而致航空性中耳炎。

药物组成为：升麻 3g，柴胡 3g，黄芪 10g，青皮 6g，木香 3g，乌药 6g，川芎 3g，蔓荆子 6g，菖蒲 3g。此方是根据《疮疡经验全书》中 20 首"流气饮"，结合航空性中耳炎气闭、气滞的特点化裁而成，也是干祖望运用益气升阳法的一个代表方剂。

干祖望认为，许多表现为耳闭、鼻塞、咽喉肿痛的疾病，多数因"浊邪"阻滞了清窍。其机理是清阳不升、清窍失养而致气血不行，阻滞不通。《素问·四气调神大论》所说的"邪害空窍"就是这个道理。对此，健脾益气、升阳通窍的方法能够奏效，可用升发清阳药物加通窍活血汤。

一位女性工人，23 岁，患鼻渊（鼻窦炎）十多年，每受风寒加重，鼻涕量多，眉心作胀，偶有痛感，波及头脑，四肢乏力。检查其鼻腔，发现鼻黏膜轻微充血，两下鼻甲肥大，表面不光滑，中鼻道有黏液性分泌物，舌苔薄白，脉微涩。干祖望认为，这是由于清阳不升，浊阴不降，肺气不能宣通鼻窍，久则血脉瘀滞，故鼻塞不通。治疗应采用升清通窍法。

处方为：升麻 4g，葛根 10g，辛夷、白芷、薄荷（后下）各 6g，苍耳子、桃仁、红花、当归尾各 10g，菖蒲 3g。患者服药 5 剂以后，鼻塞缓解，鼻涕减少，头额不痛。再取升清益气方剂，调治半月而愈。

为什么能有这样的疗效？干祖望说："虽然肺开窍于鼻，但是因为鼻位于颜面中央，与脾土相对应。鼻渊之证，初起以风邪侵袭肺经为多，久则往往子盗母气（五行学说中有土生金的理论，脾属土为母，肺属金为子），病邪延及脾经。脾虚清阳不升，则清窍为浊阴盘踞。《医林绳墨》云：'鼻者肺之窍，喜清而恶浊也。盖浊气出于下，清气升于上，然而清浊不分，则窍隙有闭塞者焉。'此案之所以收效迅速，功归于升清之品能引通窍活血诸药上行，直达病所之故。"

对于耳鼻咽喉的疾病，益气升阳的方药能激发清阳之气上升，而宣通闭塞之窍，尤其是升麻、柴胡、葛根三味升提之品的配合应用，使升清作用十分有力。干祖望称其具有"冲击"作用，能大大加强行气活血方药的通窍功能。

发挥河间　妙用八卦

金代的刘完素，人称刘河间，曾根据《难经·四十难》中"肺主声""心主嗅"的理论，提出了"耳聋治肺""鼻塞治心"的观点。按理说，耳为肾之窍，鼻为肺之窍，耳聋理应责之于肾，鼻塞理应责之于肺。因此，刘河间的理论不为一般人所理解，加上他未说明治肺、治心当用何方剂，所以数百年来几乎无人采用这些方法。

干祖望在治疗耳病的时候发现，耳聋在中医和西医都是一个较大的范畴，最简单的分类是分为传导性耳聋和感音神经性耳聋，前者在临床上表现为肾和肝胆系证候的并不多。相当数量的咽鼓管急性阻塞、非化脓性中耳炎所致耳聋，往往伴有鼻塞、流涕、咳嗽等肺经证候。对此，用三拗汤之类方药疏风宣肺通窍，能取得良好的效果，正符合"耳聋治肺"。

又如慢性肥厚性鼻炎，一般的宣肺通窍药物不能奏效。根据患者鼻塞持久，鼻甲肥大、色紫红或暗红、表面不光滑、触之较硬，而且缺少弹性、对麻黄素不敏感等情况，辨证属于瘀血阻滞。根据"心主血脉"的理论，采用活络效灵丹之类能入心经的活血化瘀方药治疗，大多能获效。这正是"鼻塞治心"的道理。

这些创新方法，很快被全国各地的同行所接受和采用。连续好几年，在有关的中医刊物和学术会议上，"耳聋治肺""鼻塞治心"都成为热门话题。

心、肾、肝、肺四脏分别与八卦的离、坎、震、兑相对应。干祖望认为，这四脏的特性是：肝阳易亢，肺阴易虚，心火易旺，肾水易亏。临床上凡是见此四脏虚实夹杂的证候，在辨明主次的基础上清泻心火、滋补肾水、平肝潜阳、清热润肺，即泻离、填坎、伐震、润兑四种治法，是脏腑补泻的常法。掌握这个原则，有助于提纲挈领，达到事半功倍的效果。四法既可单施，又可合用，需视辨证而定。此四者未涉及脾，因脾属坤，居中，为万物之母，旺于四季，在运用四法时，均应兼顾脾胃之气。

《难经·七十五难》提出："东方实，西方虚，泻南方，补北方。"这是指采用泻心补肾法治疗肝实肺虚证。干祖望脱此窠臼，常用泻心补肾法治疗心火旺盛、肾阴不足、心肾不交而致耳鸣、耳聋等症。泻离，用黄连、黄芩及导赤散；填坎，用生熟地、玄参、麦冬等。泻离填坎的代表方是《辨证录·耳痛门》的两归汤，此方原由黄连、酸枣仁、熟地、丹参、麦冬、茯神六味药组成。干祖望常加上灯心草、竹叶、木通，仿导赤散之意，助黄连清心泻离；又加入菟丝子、覆盆子，助熟地滋肾填坎。

一名学生，21岁，右耳鸣响，如闻蝉噪，或似水沸声，朝轻暮重。头晕乏力，难寐心烦，口干咽燥，不欲多饮，大便偏干，舌红少苔，脉细弦。抱恙二稔，曾多方求治而未效。检查见右耳鼓膜轻度内陷，音叉试验：两耳气、骨导均无明显下降。干祖望认为，这是由于肾水不足，阴阳失调，清窍失于滋养，心火偏旺，循经上扰而致。治当泻离填坎。

处方：黄连1.5g，木通3g，辰灯心3扎，酸枣仁、熟地、麦冬、丹参、茯神、菟丝子、覆盆子各10g。服药5剂，患者耳鸣明显减轻，夜寐已安，鼓膜正常。原方续进5剂，诸症皆愈。

有人问：此患者弱冠之年，何以责之肾虚？干祖望说："此患者虽年轻，但其耳鸣朝轻暮重，心烦难寐，属阴虚火旺表现；头晕乏力，显然是虚证。《内经》说'肾开窍于耳'《济生方》说，'心寄窍于耳'，故从心肾二经论治而获效。"

伐震润兑，即清肝润肺的方法。伐震，主选羚羊角、钩藤、白蒺藜；润兑，常用百合、桑皮、柿霜。伐震和润兑法合用的代表方是羚羊清肺汤。肺金与肝木，正常情况下应该是金克木的关系。若肝木气盛，郁而化火，则有木火刑金的病理变化。临床常见的鼻出血，往往因这种病理变化而致，治疗应采用清肝为主、兼以润肺的方法。

一位男性工人，26岁，因鼻衄时作时休5年而就诊。患者近半月来鼻衄发作频繁，常因咳嗽、喷嚏，鼻部稍受震动即衄血不止。头痛额胀，两目微红，口中干苦，性情急躁，舌红，苔薄黄，脉弦。干祖望为之检查，见鼻黏膜充血，鼻中隔左侧立特尔区糜烂，辨证为木火刑金，迫血妄行。

处方：羚羊角粉（另吞）1g，山栀、白芍、黄芩、桑皮、地骨皮、百合、麦冬、白茅根各10g，藕节3个。每日1剂。外用黄连油膏涂搽鼻黏膜，每日3次。

5天后复诊：患者诉鼻衄未发，头痛缓解。

干祖望说：鼻为肺窍，鼻衄多责之肺经火旺，阳络受损，然火之来又常因肝阳上亢，所以古人有"见血休止血"之训。羚羊清肺汤出自《外科正宗》，原方的药物较多，不外乎平肝潜阳、清肺养阴。这里删繁就简，择力专效宏之品，直达病所。羚羊角粉的清肝力量很强，但应中病即止；白芍、山栀、黄芩是凉肝清火的辅助药；桑皮、地骨皮则仿泻白散意，配伍百合、麦冬济兑润肺；白茅根、藕节凉血止血。诸药合用，使上亢之肝阳下潜，蕴结之肺热泄解，苦寒而不伤阴，滋润而不腻胃，故收效速捷。

鼻衄四时　咽炎三法

干祖望治疗鼻衄和慢性咽炎都有独到的经验。他认为，治疗鼻衄，中医中药具有长处。一般而言，鼻衄的辨证，发病急者多为实火；病程长者，黏膜红者，多为阴虚；黏膜淡者，多为气虚。这些原则与中医各科无二致。但是，鼻为气体呼吸出入之门户，与自然界气候变化的关系最为密切。春季之风、夏季之暑、秋季之燥、冬季之寒，均对鼻衄患者的病情有较大的影响。因此，治疗时必须区别对待。

春季配以疏风。春季为风邪当令，尤其在立春、惊蛰、春分等节气时，风邪侵犯而使鼻衄发病者增多，或者加重。此时治疗鼻衄，在辨证用药的同时，可以配合疏风宣肺，选用荆芥、防风之类药物。

夏季配以解暑。夏季气候炎热，暑湿夹杂，鼻衄患者发病较少，但若有发病，则常常有口渴、心烦、头晕、头重等症状。此时宜在治疗鼻衄的方中加入藿香、佩兰、荷叶等清暑化湿之品。

秋季配以润燥。秋天气候干燥，鼻腔黏膜亦易干燥、破裂、出血，止血必须配合润燥。燥邪有温、凉之分。胃火、肝火、肺热及阴虚火旺导致鼻衄者多兼有温燥，可配伍桑杏汤，常用药如桑皮、杏仁、天花粉、芦根等；脾虚、肾虚而气不摄血导致鼻衄者多兼有凉燥，可配伍清燥救肺汤，常用药如桑叶、阿胶、胡麻仁、枇杷叶等。

冬季配以化瘀。冬季天寒，血遇寒则涩，鼻衄患者之血脉易有瘀血停留，治疗当兼活血化瘀。如患者有热象，可用凉血活血方药，常用药如丹皮、赤芍、茜草等；有虚寒之象者，宜选温经通脉方药，常用药如当归、红花、蒲黄等。

慢性咽炎是一种"不起眼"的"小"病，同时又是发病率很高、对人民健康危害较大的疾病。慢性咽炎的病程长，许多中西药物的疗效都不理想。又由于患者的抵抗力下降，常常容易罹患感冒及其他疾病。干祖望选择这一疾病作为重点研究对象。他经过长期的临床实践，摸索出被称为"咽炎约法三章"的系列治疗方法，即轻清轻养、滋补肾阴和健脾益气。

第一，轻清轻养

慢性咽炎最常见的证候是肺胃阴虚，兼感风热。此时，养阴药滋腻，容易敛邪，清热药苦寒，可能伤阴，治疗颇为棘手。针对这种情况，干祖望采用了轻清轻养法。轻清选用桑叶、桑皮及五味消毒饮中的银花、紫花地丁、蒲公英等；轻养用沙参、麦冬、石斛、芦根等滋养肺胃之阴、有清热作用的药物。咽痛较甚者，加连翘、竹叶、薄荷；大便秘结者，加全瓜蒌、当归；痰多者，加天竺黄、川贝母。

第二，滋补肾阴

治疗咽喉疾病，干祖望有句名言："急治风热痰，慢补肺肾衰。"意思是治疗急性咽喉疾病主要用疏风、清热、化痰之法；对于慢性咽喉疾病，则重在补益肺肾。

慢性咽炎见肺肾阴虚证候者较多。患者常得病已久，咽喉干燥，黏膜充血暗红，舌红少苔，脉细数。治疗此证，干祖望大多采用六味地黄丸或知柏地黄丸，常用药如生地（或熟地）、山药、山茱萸、丹皮、茯苓、泽泻、知母、黄柏等。咽干较甚者，加天花粉、乌梅；黏膜萎缩者，加龟板、鳖甲；少寐多梦者，加酸枣仁、柏子仁。

第三，健脾益气

干祖望私淑东垣，临床常用健脾益气法治疗慢性咽炎。咽喉疾病的最常见症状是干燥疼痛。咽喉的多种炎症往往火热证候较多，所以一般宜用清凉药物，忌用温燥，故自古就有"二术（苍、白术）不入喉科"之说。干祖望认为，这一观点是片面的。对于一些脾虚气弱、运化失司、津液不能上承而致咽喉干燥者，用苍术、白术等略带温燥之性的药物，恰恰能起到燥湿健脾的作用。俾脾气运化功能健旺，则津液能上输而濡养咽喉，咽喉干燥自除。这也可以说是"以燥治燥"《本草求真》说白术"能缓脾生津"。也就是这个意思。干祖望用健脾益气法治疗慢性咽炎，常用参苓白术散，常用药如太子参、白术、茯苓、白扁豆、薏苡仁、陈皮、桔梗、甘草等。

值得注意的是，这毕竟是用温燥的药物来治疗咽喉干燥病症，所以辨证是十分重要的，临床需抓住病程较长、黏膜不充血、颜色偏淡这些特点。如果不属于脾气虚弱，用了补气药会因为"气有余便是火"，使慢性咽炎加重。临床常见一些患者，气虚的同时又兼有阴虚证候，表现为咽部黏膜轻度充血，分泌物质稀而量不多，舌苔薄而舌体胖。对此类患者，干祖望常采用气阴双补法。益气用太子参、白扁豆、山药等补而不燥之品；养阴选用沙参、麦冬、石斛、芦根等滋而不腻之药。

此外，慢性咽炎的临床表现多种多样，气虚、阴虚、风邪、痰热等常互相兼夹，在治疗时还必须分辨主次，灵活处方用药。

干氏疗法　干氏病名

从干祖望的第一部《中医耳鼻咽喉科学》到1999年出版的《干氏耳鼻咽喉口腔科学》，干祖望最早提出并且完善了活血化瘀法治疗声带小结和声带息肉，被称为"干氏疗法"；他还最早提出了"多涕症"和"喉源性咳嗽"的概念，被称为"干氏病名"。

喉属肺所主，肺又属金，所以清代《张氏医通》提出"金实不鸣、金破不鸣"为声音嘶哑的病因病机之后，200年来一直沿用至今。干祖望认为，现代中医利用喉镜检查可以看到声带息肉、声带小结等病变，但不能用肺实肺虚来解释。相反，用活血化瘀、化痰散结的方法治疗这些病变能取得较好的疗效。因此，我们不能局限于古人的观点，而应当有所发展。

一、治疗声带小结

声带小结的临床表现为声音嘶哑,患者多言之后更为明显。声带检查可见两侧声带边缘的前、中1/3处有对称性的隆起。声带多为灰白色。干祖望认为,这是"多言损气,气损则滞,滞则生痰,久则痰由无形而终至有形有质"。治疗宜以化痰散结为主,兼以活血化瘀。

他有一个经验方,药物组成为:昆布10g,海藻10g,瓦楞子30g,枳壳6g,天竺黄6g,射干3g,桔梗6g,甘草3g。

方中海藻与甘草属"十八反"之一,但《金匮要略》即有两药同用的先例。此方在临床应用多年均收到较好的疗效,且并未发现明显的毒副作用。小结成形,呈僵硬状者,加三棱、莪术各6g;气虚者,加黄芪10g,白术6g;痰多者,加川贝母粉(冲服)3g。

二、治疗声带息肉

声带息肉患者的声音嘶哑程度一般较甚。检查可见,一侧或两侧声带表面有赘生物,呈灰白色水肿样,半透明,有时为红色或紫红色或粉红色。干祖望认为,声带息肉多因脾虚生湿、痰浊凝滞而成,治疗当健脾化痰,利湿去浊,用六君子汤合三子养亲汤加减。

常用太子参12g,白术6g,茯苓10g,陈皮6g,制半夏6g,苏子10g,白芥子10g,山楂10g。

对方中山楂一味,干祖望似乎"情有独钟"。他认为,此药有"消磨各种息肉的作用",故为必选之药物。

在干祖望著的《干氏耳鼻咽喉口腔科学》里,有两个特殊的病名——多涕症和喉源性咳嗽。这两个病种的命名是由干祖望首先提出来的。

多涕症常见于儿童和体弱的老人,临床表现为鼻涕量多无制,擤之难尽。在小儿,鼻涕多为黄浊,偶见白色;在老人,均为清稀涕,且常常在进餐时涕量骤增。小儿多属实证,治宜清泻肺热,可用泻白散合苍耳子散,常用药如桑皮、地骨皮、苍耳子、辛夷、薄荷、甘草等;老人多属脾肾阳虚证,可用缩泉丸。缩泉丸原是用于治疗脾肾阳虚而致遗尿的。干祖望认为,肾主水液,无论是遗尿还是多涕,其原因都是脾肾阳虚,肾气不能控制水液的正常运行,因此治疗原则相同。临床用乌药、山药、益智仁等组方以温补脾肾,均能取得好的效果。

喉源性咳嗽的特点是咳嗽因于咽喉作痒,咽喉中疑似有痰。患者竭力想把痰咳出来,却总是剧烈干咳而无法吐出痰来。患者常一天之中有几次阵发性的咳嗽,发作时面色通红,颈暴青筋,十分难受。肺、气管及咽喉检查,除见轻度充血以外,并没有大的病变。干祖望治疗此症,常用疏风、清肺、润燥三法结合,以三拗汤加味。常用药如炙麻黄、杏仁、桑皮、金银花、菊花、生地、麦冬、甘草等。不过,喉源性咳嗽有些是过敏性的,有些则是慢性咽炎的一种特殊表现,治疗应采取相应的辨证方法。

医案风采　杏林绝唱

干祖望爱好诗赋，尤其精于押韵、对仗、平仄的格联。他平时门诊撰写医案，虽可谓倚马七步，信手挥就，读之却朗朗上口，格律工整；析之理法方药，则自成一统，富有中医特色。因此，凡跟他抄方的学生，无不钦佩。大家称这些医案"不仅是精辟严谨的医学论文，而且是情趣横生的艺术佳作"。

干祖望的医案有以下几个特点：

一是融会经文。在医案中引用《内经》和其他中医经典著作的论点，是许多医家所共有的特点。干祖望引用经文如水乳交融，毫无生硬之感。例如，有一则"耳鸣"医案：

幼年因临考紧张，两耳鸣响剧作，以至失聪。以后因停学及用药治疗，有所好转。刻下左耳全聋，右耳稍能听到音响。检查：两耳鼓膜完整。舌红，边有齿痕。

临考紧张，多思多恐，思则伤脾，恐则伤肾，思则气结，恐则气下，而致气血离乖，肾窍失养，鸣聋俱作。经治耳鸣虽缓，聋聩已成定局，回聪难寄厚望。权宜益气升清，能有效否？

处方：黄芪10g，党参10g，白术6g，山药10g，当归10g，川芎6g，升麻3g，柴胡3g，葛根10g，甘草3g。5剂。

又如一则慢性咽炎医案：

咽病越两月矣，主症为梗介作塞，次为稍有疼痛，痰量较多，色白而黏，咯之不爽，时夹血丝。大便一贯偏稀。一度以情绪不快而症状加重。

检查：咽黏膜不充血，咽后壁淋巴滤泡增生，两侧索肥大。舌苔薄白，脉细而软。

虚火喉痹，养液滋阴，古有遗训。今也咽不充血，干不求饮，大便偏稀，显然非"阴虚生内热"之证。证属《素问·阴阳类论》之"喉咽干燥，病在土脾"。脾病则胃气失降，上逆则作梗；脾虚则精微之生化失常，咽焉得不干？至于痰中见红，虽然不能以脾不统血责之，但瓜田李下之嫌，总难开脱。脾虚大多气滞，气滞致津败液腐，黏痰因之而生矣。作射马擒王之计，当拟补脾益气，培土生金为是。方取参苓白术散加减之。喉科遗训有"喉痹不用二术"之嘱，但《珍珠囊》指出"白术生津"，李中梓更有生津止燥之论，何伤之有？

处方：太子参10g，白术6g，茯苓10g，白扁豆10g，山药10g，石斛10g，苏梗10g，沉香曲10g，佛手10g，橘叶10g。5剂。

二是巧用典故。干祖望常常用成语典故，使医案显得生动而有意境。例如一则鼻炎医案：

鼻病多年，如冬即黄涕奇多，滂沱不敛，鼻塞不通，进入春夏可不治自愈。现尚未应令发作，要求预防。

检查：鼻黏膜不充血。舌苔薄黄，脉细。

应未雨绸缪，冬病秋治；毋临渴掘井，寅患卯防。张元素认为："满座皆君子，小人无容身之地。"当以扶正为主。在理而言，冬作夏愈，症多寒证，而多涕黄浊，却是热象，可能冬为藏令，玄府秘塞，肺开窍于鼻，两肺又主皮毛。今肺热无从发泄，则不能不假道于鼻也。方取百合固金，参以宣泄之品。

处方：玄参 10g，生地 10g，百合 10g，黄芪 10g，白术 6g，防风 6g，桔梗 6g，辛夷6g，浙贝母 10g，桑皮 10g。5 剂。

三是对仗押韵。干祖望所写医案，在记述病情、分析病因的同时，最讲究的是文法，要求字句对仗，平仄押韵。例如他写的一则慢性咽炎医案：

一中年男性，咽喉干燥，畏寒便溏，夜多虚汗，每隔一月左右症状加重，且伴有舌生口疮。在记述了患者的病史、症状并检查以后，干祖望写道：

坤德不充，中州失健，故而便多稀薄；冬令难温，舌布齿痕，中气一衰，卫气失其篱藩之固；细芥风邪，轻轻一叩，即有弱不禁风之感。一劳即淫汗，此卫气弱，又为心火过旺，盖汗为五液之心液故也。因此每月必有高潮，如尾生之守信；同时案牍劳形，离火必旺，责是口疮复发，而独多于舌体。咽干求饮，饮水喜凉，所以一轮朔望，必剧发一次，事亦在情理之中。

总之，脾土内怯，属虚，证之本也；心火暗铄，属实，证之标也。治此证须标本兼顾，但刻下以治标为主。

洋洋洒洒数百言，既是精辟严谨的医家诊断书，又是集诗、联、骈、典于一章的艺术作品。

郭 子 光

中医现代化，是中医学固有的特色和优势的创新与发展。

——郭子光

郭子光，1932 年出生，字茂南，重庆荣昌县人。成都中医药大学教授，著名中医临床家、教育家，中医伤寒和各家学说专家，中医康复学科开创者之一。

郭子光承袭家学，为成都中医学院本科首届毕业生。他在近 60 载的中医临床、科研和教学生涯中，始终兢兢业业，踏踏实实，传承发扬中医事业。他深感中医经典和历代名家的代表著作是中医学的瑰宝，因此广泛涉猎，博采众长，并坚持在继承中求发展，在突出特色中求创新。他治学严谨，敢于创新，其医学理论贡献在于：提出"病理反应层次"学说，解释伤寒六经方证；倡导"三因鼎立"学说，力求更加完善中医发病学体系；提出创立"现代中医康复医学"的基本框架设想，率先开拓中医康复学科领域；分析指出"病证结合"论治的四种基本形式的特点、优点和适应范围，同时总结出治疗慢性疾病的八个步骤，作为中医临床措施的规范运用。

他的临床特点是重视脉理，习用经方，强调辨证论治。他擅治心脑血管病、血液病和肺肾慢性疾病，对外感发热性疾病和癌症的治疗也颇有研究。他灵活运用中医理论指导临床取得实效，郭子光手迹例如发挥"杂合以治"学说以促进冠心病等多种慢性疾病康复，用"寒温合法"治疗急性外感热病，将"通阳不在温，而在利小便"的治法用于治疗少阴病格阳证（多系慢性心力衰竭）等，都是中医理论在临床上的发挥，且疗效显著。他的研究成果曾获省、市相关科技成果奖。"郭子光学术思想及临证经验研究"课题也被纳入到国家"十五"科技攻关计划。他编著或主编了《伤寒论汤证新编》、《中医各家学说》、《现代中医治疗学》、《肺结核病》等 13 部医学专著，发表医学论文 130 余篇。

1992 年 10 月，郭子光作为发展我国高等教育事业有突出贡献的专家受到国务院表彰，享受国务院政府特殊津贴。随后，又被确定为第三批全国老中医药专家学术经验继承工作指导老师，四川省政府首批确定的学术技术带头人。2009 年由人力资源和社会保障部、卫生部、国家中医药管理局评为全国首届国医大师。

厚积能薄发　理用重临床

郭子光在理论与临床探索中牢记并实践张仲景"勤求古训，博采众方"的名言，每次诊治都有收获或体会，并随时进行总结。

1965 年 9 月 10 日，他收治了一位 67 岁不明原因尿血的男性患者。刚入院，患者因形衰气弱、体力不支便解衣上床欲睡，忽觉小便不能自控而尿在床上，干净洁白之被单染红大片，患者甚觉不安，谓在家亦常如此大量尿血。郭子光经询问得知，患者小便通畅无痛苦，尿量未减少。察其面色苍黄少华，精神疲乏，少气懒言，舌质淡白，脉虚弱。患者自述饮食少思，大便不干结。西医检查未明，采取输液并用对羧基苄胺配合治疗。中医认为气虚不能摄血，用归脾汤全方和云南白药与服。两天后，出现尿频尿急，尿道憋胀，每次解出鲜红血尿少量，烦躁扰动不宁，且病情日益加重，频频呼叫小便，每日数十次之多，每次少许鲜红血尿，直呼茎中痛苦不堪，全身也痛楚难忍。西医撤去止血剂，改用中医独参汤和三七粉，又两日病情有增无减，诸医束手无策。入院后第五日晚，郭子光正好是当天的值班医生，守候病人床旁。病人痛苦万状，小便时尽力作努挣之势，呻吟中谓："医生，给我车前、牛膝煎服，分清阴阳就好了。"患者年事较高，耳濡目染，也略知民间单方。这句话使郭子光受到启发，病人解小便时如此痛苦，必夹瘀块实邪阻滞，其瘀块之形成可能由于补涩太过引起。

而瘀块结于尿路，用车前子、牛膝通瘀与通利合用，自有相得益彰之效。当即处方：车前子30g，牛膝30g。急煎顿服。病人连服两大盏，于夜半排出一拇指大的瘀块，此后小便通畅，全身轻松，熟睡至次晨，精神爽快，饮食知味。调理半月，逐日小便增多，尿色由淡红变清，痊愈出院。郭子光广查医书，发现在《杂病源流犀烛》、《医碥》等书中，竟有病人所言之方。这一次临床经历使他很有感触，叹自己尚不善读书用书。此后，他在读书中凡有所得，总是随时做好笔记；对民间疗法、有效的单方都很重视，并收集验证。20世纪80年代，他把自己长期收集的临床表现奇特、少见又诊断不明，而中医药治疗效果良好的经过发表的病案，编加按语而成《中医奇证新编》一书。本书出版发行后，颇受读者欢迎，并远传东南亚及欧美等地。

1966~1970年间，郭子光多次被派往四川各地进行所谓的"开门办学"或参加传染病的防治。在温江县和盛镇"开门办学"时，参与防治钩端螺旋体病过程中，他运用温病卫气营血辨治，取得肯定疗效。1970年，他被派参加四川省血吸虫病防治队，去金堂县清江公社一带，运用中医药治疗晚期血吸虫病，疗效显著，受到四川省血防办表彰。在这段时间里，他对疾病的研究工作也从未放松。

如1971年，他被派往四川省慢性气管炎防治办公室主管该病的防治研究工作，并研究出包含芸香草、金龙胆草等有较好疗效的祛痰、止咳、平喘药。在从事慢性支气管炎防治工作取得一定成效后，他又把研究的重点放在当时发病率很高的肺结核病上，在全面分析本病的发病、病机的基础上，提出了较为系统的中医辨治方案，并在临床辨治中收到较好疗效。此后，他继续思考着相关的问题，探索有效的辨治方法，直到1982年形成对肺结核病的一个相对完善的认识体系，著成《肺结核病》一书，由人民卫生出版社出版发行。书中提出了中医认识肺结核疾病的"三因鼎立"学说，对中医病因发病学有所发挥。此书被同行认为是继葛可久《十药神书》之后又一本中医治疗肺结核病的专著。

1974年，他在中医内科教学期间到基层搞"开门办学"。一日下午，在什邡县城关医院的基地中突然收到三例乙型脑炎患儿，其中一例7岁男孩，体温41℃，昏迷，抽风不止，属重症乙脑。患儿一家都埋怨县医院的医生没认清楚病，延迟了两天才转来中医学院医疗点，语气中大有若患儿不测的话即将产生医疗纠纷之意。而且同时收治三例乙脑病人，如果一个都没治好，对学校也会有负面影响。可是当时驻点的其他教师均无治疗本病的经验，都看着郭子光拿主意。郭子光经过认真思考，认为还是应该严格按照中医辨证论治处理。

　　其病当属"暑痉"，乃高热动风、邪陷心包、痰热蒙蔽所致，需急予安宫牛黄丸半粒合麝香少许，鲜竹沥水送服，其余汤药恐缓不济急。当时市面上却买不到安宫牛黄丸，好在患儿的父亲为当地一企业领导，颇有人缘，竟然很快找到了同仁堂生产的安宫牛黄丸。但麝香还未找到。正焦急时，一位来自阿坝藏族自治州的进修医生说他有一点麝香，可捐出抢救患儿，他很想看看中医对这种急性高热病的效果。与此同时，郭子光发动病人家属按法自取鲜竹沥水。以上诸事在半小时左右准备完毕。郭子光一直在现场指导治疗，从晚上8点左右开始鼻饲服药，至夜12点服药3次，患儿体温逐步降至38℃，抽风暂停，虽仍然昏迷不醒，但病势已趋缓解。次日上午，体温基本达到正常，但仍处昏迷状态。继续饲服安宫牛黄丸每4小时1次，午后患儿神志转清，唯大汗出，属气液损伤，给予银翘益胃汤加味调理。安宫牛黄丸共服4天，患儿共住院两周，完全恢复出院。一周后，患儿佩戴红领巾，由其父母陪同，送来锦旗一面，上书"用伟大祖国医学的方法，迅速治愈我们患重型脑炎的孩子，而且毫无后遗症，我们由衷地感谢"云云。其他两例患儿的病情相对较轻，又得了前述患儿的一些便利，都顺利痊愈。

学术尊仲景　　理法善发扬

　　1978年的全国科学大会上，邓小平明确提出"科学技术是生产力"。时年86岁高龄的中国科学院院长郭沫若也发表了题为《科学的春天》的文章。这给正值壮年的郭子光以极大的鼓舞，多年来在学术研究中蓄积的能量开始爆发出来。当时他正承担着给学生讲授《伤寒论》的工作，更重要的是在多年的理论求索与临床实践过程中，他深感中医经典才是中医理论与实践的最高境界，为使中医理论的探讨能正本清源，他首先选择在伤寒学术研究上有所突破。

　　1979年，郭子光在《中医杂志》第十二期首篇发表了《伤寒论证治规律的探讨》，首倡"病理反应层次"学说解释伤寒六经方证。这一学说使《伤寒论》中看似杂乱无章的症状、体征在六经阴阳理论的指导下形成了浑然一体的联系，对临床用活六经方证有着重要意义。从此，"病理反应层次"学说在伤寒学术的研究中多被引用，对中医学术界影响甚大，被认为是现代研究伤寒之新说。此文被收入江一平主编的《古医籍各家证治抉微》一书中。此后郭子光在短短十余年中，发表伤寒学术类的研究论文共25篇。

　　1983年，郭子光与夫人冯显逊合著《伤寒论汤证新编》一书，由上海科技出版社出版。全书30余万字，引用文献790篇，运用"病理反应层次"学说解释伤寒六经方证，并对近、现代应用伤寒方证的经验作了系统的整理、总结，颇合实用，富于创意。此书后来被台湾地区中国医药学院选为《伤寒论》教科书；两次印刷，并荣获四川省中医管理局科技进步三等奖。

　　所谓伤寒六经病理反应层次学说，是郭子光经多年研究体会后提出的伤寒六经方证三大本质内容之一。伤寒六经方证的本质，一是寓理于事，因事明理。因为临床事实是客观存在，不会随时间的推移而消逝。尤其是医学，与其他自然科学还有所不同，它所研究的对象是人体疾病，古今都一样。张仲景沿用《素问·热论》三阴三阳的概念为骨架，用严格事实的联系体现辨证论治的规律，其中融会了前人一切良好的医学思想，如整体观点、发展观点、普遍联系观点等，这就是此书所以具有高度的概括性、原则性和适应性而经久不衰的奥妙所在。全书以条文的方式列举反映疾病发生、发展过程的自然状态及其诊治的事实，不言经络、气化、脏腑……而这些理论寓于其中，不言整体观、辩证观、恒动观等，而这些观点因事而明。就是这种特殊的论述方式，使得《伤寒论》成为不朽之作，无懈可击。二是方证的典型性与系统性。郭子光说仲景《伤寒论》提供的临床事实不是简单的复写，而是大量临床事实的综合与抽象。仲景"勤求古训，博采众方"，搜集先前数十代人已经证实的成功经验，再经长期的反复亲身"凭脉辨证"的实践观察，同中求异，异中求同，去粗取精，去伪存真，把那些在疾病过程中有联系的、经常同时出现的、能够反映病机本质的脉症概括起来，称为"证候"。"证候"与具有严格配伍规律和肯定疗效的特定汤方结合在一起，称为"方证"。全书凡112个"方证"，是《伤寒论》基本的、典型的事实，即从大量的、多种疾病中综合出来的事实，并不是某一特定疾病的症状组合，是由能够反映病机本质的脉症组成的。

《伤寒论》的系统性，是以三阴三阳六个病系为主体，以方证为基本因素，用辨证论治的理论把它们联系起来，成为一个有机的整体。三阴三阳，按层次深浅，排列有序，即太阳→阳明→少阳→太阴→少阴→厥阴，反映出疾病过程不同的阶段和属性。其方证顺序也基本体现出部位深浅和传变、转归的联系。对三阴三阳病中的每一病作纵横剖析，也可以看出《伤寒论》是系统性很强的有机整体。三是六经病理反应层次学说。张仲景是根据什么把一系列看起来杂乱无章的症状、体征联系起来，形成一个个不同的具体方证，又把不同的方证联系起来组成六经病的呢？这种联系就是形成伤寒方证与六经病的本质。对此郭子光倡病理反应层次学说并加以解释，认为各种证候都必然从人体特定部位表现出来，而其部位有深有浅，有表有里，有经有腑，有在胸中、在心下，在气、在血等不同，形成一个个不同的病理反应层次。六经病就是六个大的病理层次阴阳失调的反应，各经病所属方证就是由浅而深的若干较小的病理层次阴阳失调的反应。六个大的病理反应层次中，如同时出现两个或两个以上层次阴阳失调称为"合病"，先后出现则称为"并病"。在较小的病理反应层次中，也可同时出现两个或两个以上层次阴阳失调，如麻黄桂枝各半汤证等。所谓阴阳失调，实指阴阳量呈现偏盛偏衰的状况，表现为病理层次反应状态的强弱。所谓反应状态，是人体在内外环境各种因素综合作用下的总体反应，因人因时因地而异。所谓六经病：太阳、阳明、少阳、太阴、少阴、厥阴，实际是按阴阳的多少，即反应状态的强弱依次划分的。

当两个或两个以上病理反应层次由于反应状态强弱的差异性，有的层次阳大于阴，有的层次阳小于阴，这种情况同时出现，便形成所谓寒热交错、阴阳混淆的证候，如大青龙汤证等。不仅如此，即使同一病理反应层次，在不同的人或不同的时间，其反应状态也是不同的，或阳大于阴，或阳小于阴，而出现不同性质的证候。如病皆在表但有麻黄、桂枝之别，病皆在心下却有诸泻心证之异。

调节人体反应状态，使之由病理性转化为生理性而达到治疗目的，是《伤寒论》的全部治疗思想。其调节方法具有下述三个主要特征：一是调节的二相性。考论中处方大多寒温并用，攻补兼施，升降两行，足资证明。二是调节的固本性。论中112方，用药93味，用得最多者首推炙甘草，共70方；次为大枣40方，附子23方，人参22方。此类扶助正气的药物使用率最高的事实，表明其组方重视固本。陈修园总结《伤寒论》治法的精神实质为"保胃气，存津液"六个字，道出了其调节的固本性特点。三是调节的整体性。针对各种内外因素综合作用下出现的各种病理层次的反应状态进行调节，本身就是整体观念的体现。仲景的调节方法不完全是直接针对失调的病理反应层次，而是从整体着手去改变失调的病理层次的反应状态，达到治疗目的。如五苓散制方目的旨在利水，其中不仅用苓泽利浊水，还用桂枝通阳气；不仅要利水于下，还用苓术固脾气于中。虽着眼于利水，实调节于整体。

可以说伤寒六经方证就是仲景在当时条件下，为寻找调节人体反应状态的确定性而总结出来的针对不同病理反应层次进行调节的治疗体系。

由于学术上的影响不断扩大，郭子光与国内外同行的交流也多了起来。1980 年和 1981 年两年内，他多次在省内各地市巡讲伤寒专题。1980 年 10 月到广西中医学会讲《伤寒论》治法专题。

1982 年 10 月出席由吕炳奎、任应秋主持的中华全国中医学会在河南南阳市召开的仲景学说研讨会，作为主席团成员，在大会上作了《论历代注家对〈伤寒论〉的研究和发展》的演讲。此次会议有矢数道明带领的日本汉方医学代表团参加，改变了此前日本人认为中国已无人研究和应用仲景学术的看法。同年 10 月末出席在南京举行的由卫生部副部长胡熙明主持的全国高等中医院校教材编审会，应卫生部聘请，担任高等医药院校中医专业教材编审委员会委员。作为全国第四版《中医各家学说》统编教材编委，撰写其中《伤寒学派》一章。1983 年 4 月，应中医研究院研究生部邀请讲《伤寒论》中的营卫不和等专题，时任该部主任的方药中说："邀请讲师为我部研究生讲专题，阁下是破例。"当年 5 月，郭子光晋升为副教授；6 月又应中国人民解放军总后勤部卫生部邀请，为全军中医《伤寒论》学习提高班讲授了伤寒专题。1984 年受聘为四川省卫生厅医学科学技术评审委员会委员；当年 3 月在四川省政府主持召开的四川省振兴中医大会上作《中医学在国外的历史与现状》的特别演讲；12 月出席中华全国中医学会在北京召开的"2000 年的中国"论证会，在大会上作《论中医学术的创新与突破》专题演讲。该文载入《2000 年的中国研究资料》第 60 集，此资料是 1985 年出版的。

为了扩大仲景学术研究的影响和临床应用价值，1985 年，郭子光主持了在成都召开的联省仲景学术讨论会。来自 20 余省市的专家济济一堂，盛况空前，把仲景学术的研究推向深入。1986 年 9 月，郭子光又主持四川省仲景学术研究会筹备会的成立，率先在全国成立仲景学术研究专业委员会，随后在中华全国中医学会四川分会第三次代表大会上当选为常务理事，同时兼任四川省仲景学说专业委员会主任委员。

郭子光在临床上非常重视对六经理法的发扬和使用。兹举几例。

（一）少阴可格阳于下。他在 1994 年 4 月治一位余姓 80 岁的患者。患者自述下肢灼热如火燎，因在某大医院住院治疗无效而来诊。审其病乃冠心病时发心房颤动已十余年，目前头晕心悸、心慌心烦，时有心前区隐痛，气短甚，小便短黄，大便三日未解，腹胀满，口燥咽干不欲饮。察其形体枯瘦而浮肿，面色苍暗，神志较清，委顿懒言，语音低微而断续，两足高度浮肿至膝以上，按之凹陷久久不起，触之不凉，右胁下痞块（肝大），舌质光剥无苔少津而紫，脉微细而疾、参伍不调，呈雀啄之象。如此严重的心衰病人，显示中医少阴气阴衰竭而有格阳之状，但其格阳之势并非《伤寒论》提到的向上向外的情况。郭子光指出，由于少阴本热标阴，本标异气，其病理反应有从标从本之寒化与热化两类。但仲景只在少阴寒化证中提出阴盛格阳证共两条，自此只有阳虚阴盛才出现格阳证，只有辛温通阳法才治疗格阳证就似乎已成千古定律。他提出，"其实少阴热化证亦有格阳证，不仅有格阳于外、格阳于上，也有像本例一样格阳于下证"。他观察到在慢性心功不全的过程中所形成的格阳证，其寒化证与热化证都有严重浊水停聚的共同特点。他引用叶天士"通阳不在温，而在利小便"为据，佐以辛温通阳或益气滋阴而收卓然之效。此说补充了前人之未备。

（二）辨阳明初期之恶寒。阳明初感外邪，阳气内郁，邪热尚未发散，也有一时性不发热而恶寒者，或发热恶寒兼见者。此即仲景184条所说的"始虽恶寒，二日自止，此为阳明病也"。临证辨太阳表证之恶寒与阳明初期之恶寒，常是临床上经常遇到的棘手问题。辨治有误可致变证蜂起。而清代柯韵伯提出的"本经受病之初，其恶寒虽与太阳相同，而无头项强痛为可辨"，若用之临床，则常与实际情况并不符合。郭子光通过长期临床观察指出，属阳明病初期者，必具下述三条之中的任何二条：第一，热势高；第二，烦躁、脉滑；第三，亡津液。典型病例如刘某，女，74岁，1977年6月2日初诊。患者两周前因腹痛就诊于省立某医院，疑为胰腺炎、胆道感染，用抗生素和中药等治疗10余日后，腹痛有所缓解。突于今日午后4时许，恶寒发热，自测体温高达39.6℃，自服解热止痛片后汗出，但体温下降不到一小时，又复升至39.2℃。初诊印象为里有气郁，复遭风热外感之证。以银翘散、四逆散合方与服。次日复诊，热势更高，体温已达40℃，汗出，且午后有往来寒热之状，口微渴，心烦躁，已三日未解大便，舌质鲜红，光亮无苔，脉转洪数，腹中隐痛如前状，乃知昨日不识其恶寒为阳明病初起之表现也。其脉滑数为里热盛，舌象更是伤津液之典型，误作表证治更伤津液，故今日热势更高，大有阳明气分之热行将入腑内结之势，且其往来寒热，表明邪热已涉少阳之域，于是乃用重剂白虎加人参、板蓝根、柴胡、枳实，一剂毕功，热去津回。

（三）寒温结合是必然。寒温之争，远始于宋代庞安时及金代刘完素，分庭于清代叶、薛、吴、王诸家，逐渐形成与伤寒对峙的温病学派。郭子光认为，温病从伤寒中独立出来是一大进步，伤寒与温病分流，两个学派的论争，曾经促进中医学的大发展，成就是辉煌的。然而，随着实践经验的积累和认识的深入，近现代不少医家又提出"寒温结合"，对此他从临床实际考虑，认为是必然的。他观察到，临床上寒温并无绝对界限，往往同一疾病寒温互相渗透，或是不同的阶段表现或寒或温。因此，治疗同一种疾病，时而用伤寒法，时而用温病法，时而两者同用的事情是经常发生的。临床需要促使寒温结合，发挥二者之所长，以克服二者之局限，从而达到提高疗效的目的，已成势所必然。善攻疑难症术验有特长郭子光有一套行之有效的临证辨治体系和经验，临床擅长治疗内科诸病，尤其在以中医理论为指导治疗现代疑难病证方面，颇多发挥。这些发挥有的属于探索，有的则具有示范性质，值得记叙。

首先，郭子光的临证可以概括为主张突出中医特色下的"病证结合"、"寒温结合"和"中西结合"进行辨证论治的治疗模式，在对复杂病证的论治中尤须注意掌握治疗节奏。

强调"病证结合"就是突出辨病与辨证相结合的诊疗方式。郭子光认为，对一种疾病来说，"病是其过程的共同性反应，证是其过程的特殊性反应。辨病与辨证相结合，实际就是对疾病过程的一纵一横的认识方法。进而言之，辨病论治是以致病因子或病理损伤为特点，来区分不同疾病并进行处理；辨证论治，则是着眼于机体对致病因子和病理损伤的反应状态，来认识疾病的千变万化并进行处理。二者从不同的视角揭示了疾病发生发展及其诊治规律。二者各自之所长，恰是对方之所短，因此'病证结合'诊疗可以取长补短，相辅相成，无疑是提高诊疗效果的途径，也是中医临床医学发展的方向"。

强调"寒温结合"是伤寒与温病两大流派治疗理念上的融合。郭子光认为，寒温理念的融合结果将推动一个崭新的辨证论治体系的产生。

强调"中西结合"是在我国医学界三支力量并存的特定环境下必然形成的一种医学发展趋势。就内科范围而言，目前中西医结合主要体现在治疗上的取长补短，发挥中西医的优势，克服各自的局限。郭子光指出："目前中西医结合尚处在积累经验的初级阶段，参考西医诊断提供的信息，坚持运用中医理论去分析、判断和采取措施，则疗效更为肯定。现代科学对一些中药疗效原理研究的认识，在辨证论治的范围内加以考虑运用，则很有针对性。

此外，在治疗某些疾病中，用西药顿挫病势，用中药减轻其副作用，克服其疗效不稳定、易反复的缺点，帮助其逐步撤除，从而达到治愈的目的，能体现出中西医结合的优越性和必要性"。

1986 年 2 月，郭子光在《中医杂志》上发表了《慢性病证治举要》，对自己临床证治步骤和要点加以研究性总结。此后又经不断完善而形成他临床治疗的八个步骤要领：一是凡有外感先治感；二是气机不疏先治郁；三是运化失司先理脾；四是平调阴阳治原病；五是整体局部善处理；六是无证可辨亦须辨；七是治标药物逐步减；八是西医诊断作参考。在他的临床辨治各种病证过程中，始终是按照这些步骤或原则去做的。尤其在辨治复杂病证时，他善于把握病机，审察情由，分清标本主次，采取先后缓急的步骤遣方用药或采用其他治疗措施，取得了令人满意的疗效，能有效解决许多疑难病证的治疗问题。这成了他的临证特色。

1987 年，郭子光被评聘为教授，同时受聘为河南张仲景国医大学名誉教授和《中医杂志》、《实用中医内科杂志》等主要中医学术期刊的特约编辑。他在临床方面的治疗经验已日臻成熟，主要体现在善于发挥中医理论治疗现代内科疑难杂证。兹举数例。

（一）发挥"杂合以治"学说，促进多种慢性疾病康复。这是郭子光 1988 年记载的一例普通病案，当年 8 月，一位姓李的 61 岁男性病人来找他诊治。病人形体丰壮，满面红光，多言语而易冲动，述自己因冠心病心绞痛合并高血压已 5 年余，现胸前偏左闷痛，心悸气短殊甚，夜尿频繁。去年还曾突患脑血栓形成，经住院治疗后，虽无明显后遗症，但血压高、心绞痛难以控制。出示心电图报告：左室肥厚劳损，频发室性早搏，ST 段下移；检测报告：TC（血清总胆固醇）5.8mmol/L，TG（三酰甘油）2.4mmol/L。脉滑数结代，每分钟歇止 12 ~ 15 次之多，舌红，苔白微黄而干。郭子光认为病人高血压心绞痛疗效不好，原因与气虚血瘀、阴虚肝旺的病机没能得到改善有关，而改善这种病机需要在益气化瘀、养阴平肝的基础上杂合以治。治疗方案：黄芪 30g，葛根 20g，制首乌 30g，丹参 25g，川芎 15g，降香 15g，蒲黄 10g（包煎），灵脂 10g，郁金 10g，生地 15g，女贞 10g，钩藤 40g，夏枯草 40g，黄芩 15g。浓煎，1 日 1 剂，分 4 次服。三七粉 10g。1 日，分 4 次，汤药冲服。坚持散步，清淡饮食（嘱每天吃大蒜两枚），戒酒，并告之保持情绪平静的方法等。病人照此方案每周来换处方一次，治疗三个月后，血压保持正常，心绞痛亦未复发，自扪脉律已一月余未见歇止。于是坚持上述方案变化，方药每周两剂，坚持活动、饮食和情志治疗，随访半年未复发。

郭子光认为，临床上常见的一大批各类慢性疾病，常由多因素所致，多层次受损，具有多种属性的特点，特别是他所擅长治疗的心脑血管病变，往往不是单一疗法或一方一药能毕其功，应当充分发挥《内经》所谓"圣人杂合以治，各得其所宜"治疗方法，方有显著效果。"杂合以治"的方法包括如食药结合、针药结合、情志与药食结合、内治与外治结合、医疗与自疗结合等等，进行多环节、全方位的综合治理，也可称之为综合疗法。

（二）发挥"寒温结合"学说辨治外感高热。1999年8月27日，郭子光诊治了一位姓黄的男性教师，52岁，暑假归来，日前午后突然恶寒发热，自测体温39.2℃，立即去某医院急诊，诊断为"病毒感染"，当即输注青霉素、柴胡针等，一度汗出热解，次日午后体温又上升，全身酸软乏力。患者略知医道，听说是"病毒感染"，认为还是中医药较好而来求诊。上午11时就诊时体温39.2℃，恶风寒，发热，汗出，头疼身痛，口苦欲呕，咽喉干微痛，口渴喜冷饮，心烦，四肢烦软，两小腿疼痛，饮食尚可，小便正常，大便两日未解。察其体质中等，神志清楚，面色红润，唇红而干，舌质红苔白干，脉浮数。郭子光当时辨证认为乃寒温合邪、三阳合病之患，当寒温合法，三阳并治。用柴胡白虎合银翘羌防，大剂处方，急煎频服，当天夜半病者即汗出身凉，次晨解大便一次，诸症缓解，体温正常。然后稍加调理而愈。

目前像这类因病毒感染导致发热为主的传染性病变似有增多趋势，常常严重危害人体健康，甚至造成人群的恐慌。这类病变常发病急，病程短，传变速，临床可见体温骤升，寒战身热。而高热最易伤耗气阴，甚至炼津为痰，迅速酿成入营血、陷心包、阻心窍的病变。郭子光认为，现今气候变化很大，未至而至、已至未至的情形使得四季不分明，而且人们活动范围大，吃的食物也基本没有四季之分，时下外感发热往往是多因素引起、多层次受累，通常表现为"寒温合邪"、"合病并病"等复杂演变，很少单纯风寒、风热。他早在1991年南阳张仲景国际学术研讨会上就作了《论寒温结合的优越性与必然性》的专题报告，后又在《新中医》上发表《寒温结合治疗疑难病证》文章，介绍了论治这类热病的经验。他总结指出："治疗要抓住寒温二纲，辨清层次深浅和兼夹因素以论治，阻截传变途径，御邪于三阳之域、卫气之野，以免内陷三阴、亡阴亡阳，或逆传心包、入营入血。具体措施要突出重剂祛邪，服药到位，顾护津液，切勿姑息和妄施补涩。"多年来他运用上述制方精神，辨治大量外感高热病例，大多一剂即热退身凉，诸症缓解，屡试不爽。这种顿挫热势，脉静身凉，与注射柴胡针剂等退热的情况大不一样，后者大汗出，体温降，而往往症状缓解不明显。辨证论治之优点就体现在这些方面。

（三）发挥"肝主疏泄"学说治疗血液病。1990年，郭子光在《中医杂志》上发表了《从肝脾论治慢性特发性血小板减少性紫癜》，在《浙江中医杂志》上发表了《活血凉营治愈出血性血小板增多症》。1992年，他又把这方面的临床经验总结为《以中医肝脾理论为指导治疗几种血病的经验》，在日本广岛日中传统医学交流会上作专题演讲。他认为历来对"肝主疏泄"的认识多言气，少言血，多言气血运行，少言气血质量，指出肝的自身是一整体，其疏泄功能也受其他功能影响，如肝气亢盛，必然疏泄太过，升发过盛，藏血有余，而使白细胞、红细胞、血小板、蛋白等增多。若肝阳虚、肝气弱、肝气郁，则疏泄不及，升发低下，藏血不足，而使血中各种细胞、蛋白等减少。两者都表现为肝的藏血功能紊乱，实则疏泄失调所致。他据此理别开门径，治疗多种血小板、白细胞等血液疾病，疗效满意。

1988 年 4 月，郭子光曾经治疗一男性 60 岁病人。患者在两年前因突然出血而查出血小板 $1200 \times 10^9/L \sim 1800 \times 10^9/L$，被确诊为"原发性血小板增多症，骨髓纤维化"，做血液交换三次，除去血小板，并服环磷酰胺、潘生丁、丹参片等，但血小板数仍然持续较高。日查血小板 $560 \times 10^9/L$，乃慕名而来求治。患者除手足麻木、左胁下不适外，余无所苦，形体偏瘦，面色苍暗无华，精神稍差，皮肤无紫斑，扪其左胁下痞块质软。舌质淡，苔白厚有瘀点，脉滑数而弱。饮食、睡眠、二便均正常。由于形证不多，当以微观辨治为主。认定其血小板增多为肝之疏泄太过所致，肝之疏泄太过又是肝热亢盛引起，这从脉滑数得知。胁下痞块则为瘀血积久所致，这从舌有瘀点证明。治以清肝、凉肝，抑其疏泄为主，佐以化瘀法，用清营汤加青黛化裁与服。两月后血小板下降至 $260 \times 10^9/L$。后因郭子光出差而患者就诊于另一医生，以其面色、舌象为据认为气血两虚，乃双补气血，用黄芪、党参、当归、枸杞子、阿胶、鸡血藤、白术、大枣之类，服 10 余剂，血小板又上升至 $500 \times 10^9/L$，而其脉症与初诊无异。郭子光回诊后仍守初诊方加牡蛎 20g，鳖甲 20g 以软坚缩脾。此后，每半月复诊一次，服药一月左右，其血小板降至正常范围，脾脏缩小两公分。后经 6 年间断性服药并随访，血小板 $244 \times 10^9/L$，脾大复原，舌苔清洁红活，脉沉滑，一般情况良好。

而对血小板减少的病人，郭子光的治疗方法往往刚好相反。他在 1989 年 2 月治疗一位女性患者，37 岁，自诉被诊为"特发性血小板减少性紫癜"已数年，曾住院治疗数次，用激素、长春新碱等治疗有效，但疗效不巩固，往往随着西药用量减少或撤除，血小板亦随之下降，各种出血现象及皮肤紫癜相继出现。就诊之时血小板 $21 \times 10^9/L$，四肢散在性紫癜，牙龈出血，月经量多，手足心热，舌红无苔，脉细数。给予补肝、养肝 20 余剂，血小板升至 $82 \times 10^9/L$，诸症悉解。后因感冒停服本方，在某院用多种西药及注射青霉素等后，血小板骤降至 $18 \times 10^9/L$，出血症状加剧，皮肤紫癜满布而又来诊治，其余表现如同前述。郭子光仍然认定其血小板减少为肝之疏泄不及、生发低下所致，疏泄不及是因其肝阴虚、肝血弱之故，这从其手足心热、口干不思饮，以及舌象、脉象得到证明。仍治以补肝血、益肝气、养肝阴，促进其疏泄与生发之功能为主，兼以补脾、活血止血，旨在迅速提升血小板，以防瘀阻神窍之虞。处方：黄芪 30g，制何首乌 30g，鸡血藤 30g，阿胶 12g（化），枸杞子 15g，女贞子 15g，旱莲草 15g，党参 30g，山药 20g，大枣 40g，丹参 15g，三七粉 10g（冲），仙鹤草 25g，藕节 25g。浓煎，每日 1 剂。患者坚持服用上方，未加服任何西药。服药 3 剂后瘀斑开始消退，出血大减，服药一周，查血小板升至 $53 \times 10^9/L$。服药 20 天血小板升至 $95 \times 10^9/L$，紫癜全消，未见出血。如此巩固治疗，约一年左右才停药，再半年后未见反复。

郭子光以肝主疏泄、脾主统血理论治疗大量血小板减少性紫癜，提升血小板数量的疗效迅速而肯定。但本病容易反复，所以不宜突然中止服药，要在稳定疗效的基础上，逐步减药，愈慢愈易成功。对正在服用激素的病人，以中药逐步减除激素，然后再逐步减除中药，过程要更长些。对营热瘀滞者，适当加凉营活血药。对多年不愈的顽固表现为肝阳衰弱、肾精不足者，治当温补肝阳以促疏泄，充填肾精使精能化血。

（四）发挥"攻邪已病"学说治癌症。不少人认为诊断成癌症就等于下了"死亡通知书"，所以人们谈癌色变，恐癌成风。

1993年的2月上旬，53岁的男性刘某出差深圳，因突发咳嗽，痰中带血而被查出肺癌；半月后回成都，经病理学检查等被确诊。于是医生、家属、单位领导都积极动员患者住院放化疗，以免延误。但患者认为，多少伟人也都因癌致死，即使能得到世界上最先进的治疗手段也无济于事，而我又算得了什么？人难免一死，何必化疗放疗受苦而苟延时日呢？于是决定请中医诊治，或置之死地而后生也未可知。如此一想，其心理反而平静如常。于是延某中医治疗一月余，所服尽皆扶正固本、大补气血、兼抗癌之类中药，然病情非但毫无改善，反增胸闷困倦。乃经友人介绍转请郭子光诊治。

郭子光曾治疗过不少各类癌症患者，他根据自己的临证经验，又查阅了多种文献资料，感觉以补为主，以抗癌中药为辅的通常的中医治癌方法不仅疗效不好，有的反而促使癌细胞生长迅速而很快转移。有的患者虚象突出，用补只能适得其反，不能延长生存期或达到改善体质的目的。种种沉痛教训引起他的深入思考，认为治疗癌症还是以张从正"攻邪已病"学说无邪无积方可议补为上策，攻去一分癌邪，则保住一分正气，故攻逐癌邪当贯穿整个治疗过程的始终。

他分析本例病人脾胃好，心理平静，脉沉细缓弱，提示预后当较好。查其证乃痰热壅滞，郁久化热，实多虚少，遂以"攻邪已病"学说为指导，拟苦辛通降、逐痰清肺法治之，并辅以食疗、按摩以观其效。处方：黄芪40g，全瓜蒌15g，法半夏15g，黄连10g，苇茎40g，薏苡仁30g，冬瓜仁20g，桃仁15g，橘络10g，浓煎，一日一剂，3~4次分服。嘱家属进行胸背部按摩：以手掌紧贴患者胸背部，顺、逆时针按摩36次，一日两次，以利气降痰，促进气道通畅。每日早晚用苡仁、大枣各20g，百合、莲米各15g，煮粥食；每半月至20天复诊1次。患者服药后，症状逐渐缓解，但仍继续服药。从9月6日开始患者已能上半天班，到了12月10日，患者面色红润，精神、体力已如常人。继续服药到1994年2月3日，去原医院CT复查，报告与前片（1993年4月）比较，右肺和左肺各部实变影及结节影已消失，未见肿块。为避免损伤，患者未作活检。若非有原检查资料，该院主治医师简直不能相信此人曾患癌症。十年后随访，未再复发。

郭子光治疗癌症遣方用药强调三点：一是用药平正，忌剧攻，克伐生气。二是疏通气机，畅通管道，逐邪外出。（他认为凡脏腑器官有管道通于外者，癌邪有出路，攻逐癌邪，使之不断排出体外，可收满意效果。他曾治一例双肾及膀胱癌，治疗中病人不断排出肉样物质，存活4年多。）三是保护脾胃健运。他治疗过不少已作手术或放疗化疗的癌症病人，观察到这些人多气阴亏虚，或湿热内盛，脾胃困顿夹瘀滞，通过中医诊治疗程，改善病状，效果很好。

（五）发挥"脏为阴，腑为阳"学说治疗泌尿系结石。1994年1月，郭子光在《成都中医学院学报》上发表了《我治疗泌尿系结石的几点经验》，论述他根据中医"脏为阴，腑为阳"的学说，发挥性地用于治疗泌尿系结石，取得显著效果。指出结石之在脏者，因脏属阴，多从寒化；而结石之在腑者，因腑属阳，多从热化。据此遣方用药，对治疗结石病，尤其是治疗无症状结石颇有启迪。

1988年7月，郭子光曾治疗一位姓车的青年男性。患者查出左侧输尿管上段有

0.6cm×0.8cm 大小的结石，自觉无任何痛苦，小便正常，体质壮实，舌正脉平。中医属"无证可辨"，乃据其结石不在脏中，而在腑属阳，拟清热利湿、行气化瘀法，方用四金汤合芍甘汤加味，并嘱其配合饮水、跳跃运动等辅助治疗。患者共服药20余剂，尿中排出砂石状物，后经两次B超检查，输尿管、膀胱未发现异常。1990年3月，郭子光治疗另一例结石患者，其左肾下盏结石0.8cm。投以四金汤合芍药汤之类乏效，乃改以温肾阳为主，兼以活血、利湿、通淋为辅治之。患者服药一周后，分两次排出结石。

（六）发挥"久病入络"学说治疗神经痛和顽固性喘咳症。叶天士"久病入络"学说是对瘀血学说的发展。郭子光在临床治疗中对此说亦深有体会。他于1993年在《中医药时代》发表了《虫类通络法治疗神经痛六十七例报告》，指出"久病入络"的证候至少具有下述三个特点：第一，病久顽固不愈；第二，有固定的疼痛部位或包块，或较为固定的症状或发作性症状；第三，一般活血化瘀和缓解症状的药物无效或效果不明显。如见有第一个，加上第二三个中任何一项，即应考虑患有络病的可能。如按法治疗，对多病种出现的络病都有明显效果。

一位姓马的患者三叉神经痛已5年，中西医多方治疗乏效，连说话、吃饭等稍牵动面部都会引起疼痛发作，常在深夜中被痛醒，十分痛苦。1993年2月患者前来求治，郭子光辨之属络脉瘀滞、郁久化热伤阴之证，用全蝎、地龙、僵蚕等组成自拟"通络方"，合养肝柔筋之芍甘汤，酌加清热之品。服药1剂，患者疼痛锐减；服5剂而发作中止。间断服药8剂后，半年未见复发。

1992年10月，郭子光治疗另一李姓患者。其人属坐骨神经痛，呈持续性疼痛阵发性加剧，针刺样剧痛难忍，亦是久治不愈。察其面色萎黄，形瘦神疲，舌瘦红，少苔乏津，脉弦细略数，辨为络脉瘀滞、筋脉失养之证。用上述自拟通络方加减以体现通络、养肝、柔肝、止痛之旨。服药一次，患者当晚疼痛缓解；服药3剂，疼痛大减。乃加强养血柔筋善后。随访一年余未复发。

郭子光对久治不愈的慢性支气管炎、支气管哮喘也常用到通络法。1988年7月，一位68岁的男性老年慢性支气管炎患者前来求治，自诉十余年来，每于咳嗽气逆之际，即昏倒不省人事，一月发作数次，或数月发作一次。近月来，咳嗽、气逆而昏倒，一天有数次之多。其咳呈痉挛性连续频咳，以致颜面通红，气逆不转，随即昏倒，历时数分钟至十余分钟，气息平缓方才慢慢苏醒，吐少量稠痰。郭子光察其形体丰壮，唇甲略紫，苔白滑，脉弦滑，余无异常，辨为风痰入络，引起一时性气机升降失调所致。乃以上述通络方为基础，加豁痰降气之品，3剂症状大减，再加用调理肝脾之品，杜绝生痰之源。追访四年，未见再发痉挛咳逆昏倒之象。

（七）发挥"解毒攻邪"学说治疗过敏性病症。1985年5月，郭子光在《浙江中医杂志》发表《漫谈"毒"的概念》一文，诠释了《黄帝内经》、《金匮要略》以及王叔和、巢元方、刘完素、张从正、吴有性、戴天章等论中医"毒"的概念，指出"毒"不是一种特定的病因，而是各种病因的产物，故寒邪成毒称寒毒、温邪成毒称温毒、热邪成毒称热毒、风邪成毒称风毒、湿邪成毒称湿毒，还有蛊毒、虫毒、痢毒、疟毒、药毒、食毒等等。而从阴阳性质来分，又有阴毒、阳毒之别。由于"毒"的性质和侵袭的部位不同，所以解毒的方法是多种多样的，有清热解毒法、辛温散毒法、苦寒泄毒法、利湿祛毒法、涌吐排毒法种种。故不能把"毒"仅仅理解为热毒，而视解毒法只有清热解毒一端。他说："凡邪气成毒，最忌闭郁。毒气闭郁，极易内陷，形成血为毒滞、气为血阻的厥逆危候。所以解毒之要，在于'开泄'祛毒。"

郭子光经多年观察认识到，一些过敏性疾病，如过敏性荨麻疹、皮炎，过敏性鼻炎，以及某些昆虫咬伤等，多是风邪化毒蕴于肌肤所致，治当开泄皮毛以散毒。其从寒化者，以辛温散毒；从热化者，以辛凉解毒。但总以祛风为主，使邪毒从皮毛发泄，可获满意疗效。

郭子光在1974年春下乡巡回医疗时遇到这样一件事：当地卫生员张某夜半熟睡间，忽被蜘蛛叮咬上眼皮而惊醒，初觉眼皮微痒痛，渐次肿起，至天明，整个头颈部均高度浮肿，以致头颈难分，口眼难开，不能进食，浮肿已扩展至胸部，众人无不惊异。

郭子光为其诊治，观察到其面肿甚，而皮色淡白，胸部浮肿，而呼吸平匀，不烦不躁，神志清楚，小便通利，脉浮缓，故断其为"风毒"，盖"风善行而数变"也。然其病势虽剧猛，但其毒气未干脏腑，故当速用辛温散毒法，使毒气从表而解。乃处以麻黄、白芷、防风、蝉蜕、僵蚕、牛蒡子、菊花、连翘、生甘草等，急煎频服。当晚十时许，已服完1剂，肿势顿挫，口能微开，可进软食，皮肤表面出现粟状小丘疹，微有痒感，是毒气外泄之征。服两剂，浮肿消退而愈。

（八）辨治蛋白尿重在虚与实。自宋代钱乙在《小儿药证直诀》中提出"肾主虚，无实也"的论点后，明、清医家多宗其说，辨治肾病多是从虚立论。近50年来的一些权威性教材、专著中，也几乎一律推行"肾无实证"之说。这种认识必然反映在临床和科研上，尤其是对慢性肾脏疾病如慢性肾炎之类，从虚论治，自属情理之中。郭子光从经治的慢性肾炎、肾移植性慢性排异反应等疾病中，从中医的角度体会到，这类疾病大都是多因素所致，多层次受累，多属性表现，有纯实证、纯虚证和虚实夹杂证的不同，要消除持续存在的蛋白尿，促进肾功能恢复，必须以辨证论治为指导，关键在于辨清实与虚，分别施治。实实虚虚，不仅无效，有的还会加重病情。他在《成都中医药大学学报》2000年第二期上发表了《辨治蛋白尿重在虚与实》一文，以文献和实证为据，驳斥了"肾无实证"之说，力纠长期以来对慢性肾炎等导致的蛋白尿皆从虚治的偏见，以提高本病的疗效。

蛋白尿之"实"指邪气实，常见的实邪有湿热、湿浊、风湿、瘀滞等。如郭子光在1999年4月治疗一位姓聂的患者，属于肾移植慢性排异反应，查尿比重1.010，尿蛋白（++），尿胆原（+），白细胞3~5/HP，西医用环孢素A、雷公藤制剂、降压降黏等治疗，病情未见好转。郭子光辨证认为属风湿热浊之邪下注，郁久引起全身脉络瘀滞，三焦气机升降不利，纯属实证，补则偾事。治以升清降浊，祛风通利，芳化湿浊，兼清热活血，用升降散、二妙散、藿朴夏苓汤化裁。经治月余而诸症出现缓解，再逐次加入化瘀通络的水蛭等，治疗至8月，查尿比重1.015，尿蛋白、尿胆原等全部阴性。追踪观察一年无反复。

所谓"虚"指正气虚。在慢性肾脏疾病存在蛋白尿时，又常见脾（气）肾阳虚和肝肾阴虚二型。在慢性肾炎中，脾肾阳虚多见于肾病型，肝肾阴虚多见于普通型。1964年3月，郭子光治疗一例李姓患者，反复浮肿两年半，经中西医治疗后，全身浮肿尽消，唯尿中蛋白始终在（++）以上，因而转入针对蛋白尿的辨治。病人面色㿠白，精神不振，舌质淡，苔白润，脉沉弱。郭子光辨为脾肾阳虚之证，其证属虚实夹杂转为纯虚无实。

用补中益气汤合金匮肾气丸加味，治疗一月余而化验检查：肾功能恢复，尿蛋白阴性。上方略事加减再服 3 个月后，只服金匮肾气丸，追踪观察一年余，各项指标均正常，堪称治愈。

至于蛋白尿虚实夹杂证，为慢性肾脏疾病多见证候。有的在由实转虚过程中，实中夹虚，而以实证为主；有的无症状性蛋白尿，一旦发现就已是虚中夹实，以虚证为主了；也有虚实并重者。及至晚期多表现为正气虚极，邪气亢盛，以致攻补两难而至死亡。

治疗之要在于辨清虚实消长，根据主次缓急、虚实兼顾的原则遣方用药。实中夹虚者，以攻邪为主兼顾其虚；虚中夹实者，补虚为主辅以攻邪；虚实并重者，则虚实并举，双管齐下。总之，只有虚实两者不偏废，才能在蛋白尿的辨治中收到较为理想的疗效。

在近 60 年的临床中，郭子光善于创造性地发挥中医理论优势，以深厚的学术功底，治愈了大量临床疑难病症，其颇具特色的临床建树，深受病人好评。一位来自大竹县医院的西医师，因慢性肾炎而在郭子光处按肺肾两虚、肾气不化、湿浊瘀滞、久病入络予以治疗，一切指标转阴之后，他由衷地感叹道："不愧为大师！中医真神奇！"

何 任

回忆余初入医林，虽系家传，又经学校系统学习中医及西医知识，但如不经凶险疾病之实际处理，必然印象不深。余至今行医教育六十余年，尚能烂熟大略，特别是细聆病人言词陈说，是提高自己、总结学术经验的最大动力。

——何 任

何任，1921 年出生，字湛园，浙江杭州市人，著名中医临床家、教育家、理论家，首届国医大师，被日本学者誉为"中国研究《金匮要略》的第一人"。现为浙江中医药大学主任医师、终身教授、博士研究生导师。2009 年被人力资源和社会保障部、卫生部、国家中医药管理局评选为国医大师。

何任作为临床家，遇重病大证，常以"经方"取效；遇杂病难症，则"经方""时方"选而用之。他治疗肿瘤采用扶正祛邪法，并探索出"不断扶正，适时祛邪，随证治之"的原则，屡见奇效。何任妇科宗陈素庵、傅山，以健脾理气治经带，以益调奇经法治崩漏，以运利经脉治癥瘕。他诊治时病，则善用江南温病学派法则，多轻清渗解，见效甚显。

作为教育家，他于 20 世纪 40 年代创办中医函授教育，50 年代任浙江中医进修学校校长，后任浙江中医学院（现浙江中医药大学）副院长、院长。他积极倡导各门学科取长补短，同条共贯，为浙江中医学院的发展壮大作出了积极贡献。

作为理论家，他从 1938 年撰写《论〈伤寒论〉六经》，至今已发表和出版论文（专著）200 余篇（部）。其中，仅研究《金匮要略》的著作就有十余部，有的还被译成日文，对中医药的对外推广和交流起到了积极作用。同时，何任为中医药事业的传承、振兴和发展也作出了不懈的努力和重要的贡献。

何任经历了几次反中医之逆流，每次他总是四处奔走，化解偏见。直到耄耋之年，他还会同全国著名中医学专家"十老上书""八老上书"，为加强管理、振兴中医积极呼吁，献计献策，一片赤诚之心令人崇敬。

在一个草长莺飞的暮春之日，我们拜访了心仪已久、住在杭州城东浙江中医药大学教师宿舍内的何任。他面目清朗，精神矍铄，一副金丝眼镜后闪动着慈祥而睿智的明眸，让人怎么也看不出已是九旬的老人，从中也可以感悟到他是《黄帝内经》中"恬淡虚无，精神内守"以及庄子"动静结合，节制食色"养生理论的真正实践者。

在客厅的两壁挂着齐白石的《果蔬图》和李可染的《春牛图》，以及钱君匋书写的"尊俭堂"匾。一盆蕙兰在花墩上散发着淡淡的幽香。这简朴的陈设，为厅堂平添了几分清雅和高洁。

楼上还有一处新置的大客厅，迎门高悬着"寿世草堂"匾额，为佛界名人俞德明居士的手笔。厅内装饰古朴平宁，为何任给子弟讲学之所。

与这位儒雅平易的中医大家交谈，你会感受到一种谦和、坦诚的温情，会被他心灵中溢出的仁爱、充满魅力的医论以及动人心魄的医案不知不觉地引入博大精深的中国中医药宝库，并陶醉于其中。

笔耕不辍　登峰金匮

苏轼《寄题刁景纯藏春坞》中的诗句"白首归来种万松，待看千尺舞霜风"，是何任六旬后皓首穷经，研几抉微，攀登《金匮要略》研究高峰的真实写照。

优良的家学传承，正规的院校教育，赋予了何任坚实的中医基础，而广博的学识，丰富的阅历，使何任对中医经典及各家学术具有独到深邃的见解。从 1977 年《浙江中医学院学报》（现《浙江中医药大学学报》）创办至今，每期都有何任的学术论文刊出，而且每一篇都有独到的创见，真正做到了"语不惊人死不休"。30 多年来从未间断懈怠，这对一位耄耋老人是多么不易啊！无怪乎人们每次去何任家，常常看到他埋头于堆满了医书的书桌上撰写论文。他说："郑板桥说，'男儿须斗百年期，眼底微名岂足奇'。我一生从医，清简如水，没有遗产，'微名'又如烟。我要留，就要把自己一生对中医研究的成果写出来，留给后代，造福人类，这是我最大的遗产。"

何任在中医药研究中最大的贡献是对《金匮要略》的研究。《金匮要略》是极其重要的古典中医著作，是中医必读的四大经典之一。《金匮要略》又名《金匮要略方论》，简称《金匮要略》或《金匮》，是后汉南郡涅阳（今河南省南阳市）张机著作中重要的一部分。张机，字仲景，约生于公元 2 世纪，在汉灵帝时举孝廉，建安时任长沙太守。他博学多才，聪明过人，曾经跟随同郡的张伯祖学医，并得其真传。张仲景宗族有 200 多人，其于建安年间大疫中死亡的约有三分之二，其中死于伤寒的占十分之七。张仲景引《素问·热论》篇所说时行之气及"夫热病者，皆伤寒之类也"，"人之伤于寒也，则为病热"等学理加以发挥，撰就了伟大著作《伤寒杂病论》。这部书由"伤寒"和"杂病"两大部分组成。《伤寒杂病论》原书早已亡佚，据医史考证，《伤寒杂病论》为 16 卷。晋代的王叔和加以整理编次，成为《伤寒论》10 卷，这是《伤寒杂病论》中的伤寒部分，其中杂病部分当时没有发现。

宋代林亿等校正《伤寒杂病论》，编成《伤寒论》与《金匮要略》两书。从林亿的序文里可以看出，《金匮要略》是从残简蠹遗中发现并整理出来的。《伤寒论》是治疗一切外感病的总诀，《金匮要略》则为治疗一切杂病的专书。这两本书的理法方药成为后世治疗学的主要内容，其中的方剂被后世称为"经方"。

《金匮要略》一书，历代注家都认为原本共有 22 篇，即自"脏腑经络先后病"篇至"妇人杂病脉证"篇。至于"妇人杂病脉证"篇以后的"杂疗方"、"禽兽虫鱼禁忌"及"果实菜谷禁忌"3 篇，均系后人增注，不是张仲景原文，因此一般版本多不列入。

从《金匮要略》的书名看，"金匮"二字，按《汉书·高帝纪》说："与功臣剖符作书，丹书铁契，金匮石室，藏之宗庙。"金匮石室是存放封建帝王的圣训和实录等的密室，将"金匮"作为书名，表示是重要和值得珍视的东西。"要略"二字，一般注家认为是扼要简略的意思，清人陈念祖认为，"要略者，盖以握要之韬略也"。这都说明历代医家对《金匮要略》的重视。

《金匮要略》一书在治疗上的贡献是极大的，故历代中医都尊称其中的药方为"群方之祖"。书中涉及的病极其广泛，方药也切合实用。例如治疟用蜀漆（常山苗）、治肺痈用桔梗散排脓等，早在两千年前就有这样的发现，实属难能可贵。但该书又是一本文法奇异、医理深奥的古医书，其中的省笔、倒装、通假、异体等，比比皆是。

何任自七八岁就接触《金匮要略》，又经上海新中国医学院四载寒窗的正规学习，再加上自己几十年的学医、行医经验，对《金匮要略》纵横关联，条分缕析，把"死书"变成了当代人可以畅读的"活解书"。因此，称何任是当代"《金匮要略》之父"，实莫为过焉。

1956 年，何任以《金匮要略》为研究重点，开始了自己的探索之旅。1958 年，何任正式出版了中华人民共和国成立后第一部《金匮要略》读物——《金匮要略通俗讲话》。该书以白话形式，对《金匮要略》原文进行全面阐释，极大地方便了初学者学习。这在《金匮要略》流传史上，亦是第一部白话文著作。接着，他又整理出版了《金匮要略归纳表》，第一次以图表例示的形式全面概述《金匮要略》之学术体系与要点，全书提纲挈领，精要独到。

1982 年，由何任编撰的《金匮要略新解》出版。该书以《金匮要略》历代注解为依托，结合他 30 余年研究《金匮要略》的心得和临床实践经验，并联系《黄帝内经》《伤寒论》等经典，不但提出了许多崭新的见解，而且也为《金匮要略》研究提供了崭新的思路。

1985 年，何任编撰的供西医学习中医及短期学习中医使用的《金匮要略提要便读》《金匮要略讲义》二书出版，这为《金匮要略》的教材编撰探索了一种沿用至今的范式。同年，应日本汉方医学界及东京医药专门学校的邀请，何任前往日本讲学，并为日本学者作"《金匮要略》之研究"的学术报告。他深邃的研究，丰富的成果，生动的报告，深得日本学者的尊奉与推崇。

1991 年，何任受国家中医药管理局委托主编的《金匮要略校注》《金匮要略语译》二书出版。其中《金匮要略校注》获国家中医药管理局科技进步二等奖（部级），成为现代校注《金匮要略》的最权威版本，并由此确立了何任的《金匮要略》学术权威地位。同年，《金匮要略新解》日文版作为日本医生学习中医的教材，亦由日本东洋学术出版社出版发行。

1992 年，何任主编的《金匮要略百家医案评议》出版。该书为学习者更好地将《金匮要略》之理法方药运用于临床，提供了直接借鉴的途径。而之后收于《何任临床经验辑要》一书中的《金匮燃犀录》，通过撷拾历代名家探究《金匮要略》之卓见，并酌加按语，把《金匮要略》的研究推向了更高的层次。

2008 年，何任主编的《金匮要略临证发微》一书出版。该书以临证运用经方的体会来探究《金匮要略》方的运用规律，探微索隐，解疑释惑。

何任不仅研究《金匮要略》，研究经方，而且善于运用经方。他认为，经方源于实践而又经千百年临床之反复验证，组方有法，配伍有制，用药轻灵，实用性强，多是有效良方。只要运用得当，疗效必显。他常用小青龙汤治疗老年慢性支气管炎、肺气肿，用芍药甘草汤治疗脘腹部痛证，用复脉汤治疗心衰早期及舌有裂纹，用半夏厚朴汤治疗甲状腺腺瘤、颈淋巴结肿大等，用黄芪建中汤治疗结核病及胃下垂，用大柴胡汤治疗急慢性胆囊炎、胃炎，用猪苓汤治疗蛋白尿，用甘姜苓术汤治疗多年不愈之腰冷痛，用金匮肾气丸治疗慢性肾炎，用温经汤治疗宫寒瘀滞之功能性子宫出血，用胶姜汤、桂枝茯苓丸治疗子宫平滑肌增生，用桃仁承气汤、调胃承气汤治疗瘀滞所致的精神分裂症，用风引汤治疗癫痫，用四逆散治疗情志病，等等，均取得显著疗效。

提及何任在《金匮要略》方面的学术成就与地位，还有一段广为流传的故事。1988～1993年，在每次全国人民代表大会会议期间，北京的董建华、刘渡舟和浙江的何任三位中医界代表聚首，总有说不完的话、讨论不完的问题。一日，全国人大常委、名老中医董建华院士郑重其事地问道："何老是全国'金匮'方面的顶尖专家，人在南方；刘老是全国'伤寒'方面的顶尖专家，人在北方。《伤寒论》《金匮要略》本属一书，以后在人大期间，我们东直门医院每年都把你们二老一同请去义诊，可称'南何北刘'，均是'经方大师'"。从此，"南何北刘"的称呼便在中医界广为传颂，成为又一段杏坛佳话。

博采众家　擅治杂病

何任精研《金匮要略》，以《金匮要略》为学术之核心，但又始终尊奉各大经典，融合诸家学术。《内经》原文，他朗朗上口；温病学说，他运用自如。如对湿温之证，他辨证治疗多运用江南温病学派的法则，轻清渗解。何任认为："湿温乃湿热之邪所致的热病，故其辨证亦以卫气营血与三焦为要点，一般同温病辨证。即疾病初起，邪在上焦和卫分，尚属轻浅；随着病症演变，则入中焦与气分，其病情渐见转重；若病邪进而深入下焦或营血分，此时病已深沉。""初起内外合邪，湿遏卫气时，宜芳香宣透以化表里之湿。表证解除后，则宜宣化气分湿浊，并视症状兼佐清热。"

对于内科杂病，何任揽历代各家，兼收博采。如对头痛之治，他极为推崇《此事难知·诸经头痛》的辨治心得。他说："头痛之治，余认为《此事难知·诸经头痛》之说虽嫌笼统，但颇可作临诊用方用药之参考。"而对喘证的治疗，他又综合诸家，实喘，用《伤寒论》之小青龙汤或《金匮要略》之苓桂术甘汤；虚喘，用《太平惠民和剂局方》之黑锡丹或《卫生宝鉴》之人参蛤蚧散；寒喘，用《医心方》之覆杯汤等。

何任学得正传，一贯倡导弘扬中医学之真谛，临证治病强调辨证施治，遣方用药则注重立法施方，即辨证而立法，依法而用方，方随法施。因此，他在临证时总是先耐心认真地听取病人主诉，继而综合分析四诊的主要症状，八纲辨证，针对病变之根本所在，确立治疗法则，然后依法施方。例如其治火郁心烦之证，见心烦而兼少气者，治以清宣郁热，佐以益气和中，方用栀子甘草汤；若见病初愈而劳复，余热复聚之心烦者，则治以清热除烦，佐以宽中下气，方用枳实栀子豉汤；若心烦而卧起不安者，则治以清热除烦，行气除满，方用栀子厚朴汤；若心烦而胸闷腹泻者，则治以清上温下，方用栀子干姜汤，等等。总之，何任治病，立什么法，施什么方，法规严谨，医理明昭，颇有仲景遗风。

药少用精，组方严密精炼，这是何任临证遣方用药的一个特点。综观其所用之方药，多在 9 味左右，5~7 味亦常见，一般不超过 11 味。如其治疗血管性头痛、神经性头痛、偏头痛之经验方，药仅 5 味，而功效熔祛风散寒、活血通络、养血止痛于一炉；治疗慢性胆囊炎之经验方，药只 7 味，而功效集平调寒热、升降阴阳、理气降逆、渗湿止痛于一体；治疗急慢性胃炎之经验方，药只 8 味而功效具理气和胃、散结消瘀、养血和营、缓急止痛，等等。临证应用，多获佳效。他认为，医之用药，犹将之用兵，不在多而贵在精。

何任临证遣方用药，不但善用经方，而且着意于博采众长，择善运用历代各家名方、时方、验方及现代研究之成果，旨在撷古采今，相得益彰，务求实效。如其常用宋代名家钱乙之六味地黄汤治疗肾虚所致的干燥综合征、糖尿病、尿频尿急等；用李东垣之龙胆泻肝汤治疗肝胆湿热上扰之眩晕症，用当归六黄汤治疗阴虚盗汗症，用补中益气汤治疗中气不足之脱肛、慢性泄泻及耳鸣失聪；用王孟英之甘露消毒丹治疗急性黄疸型肝炎及急性肠胃炎；用傅青主之定经汤治疗妇人月经失调，用完带汤治疗脾虚不运、湿浊下注之带下，等等，常获满意疗效。又如，现代研究表明，猪苓、薏苡仁、藤梨根等，有较好的抗癌作用。何任常将此类药物应用于癌症病人，尤其把薏苡仁等介绍给广大肿瘤病人，作为他们的理想食疗之品，服用者无不受益。此外，凡适宜于手术治疗或放、化疗的癌症患者，何任常常鼓励他们及时进行手术或放、化疗，并结合中医药治疗。实践证明，采用中西医结合治疗癌症，是目前最理想和行之有效的方法。何任认为，一个人的聪明才智是有限的，每个人均有自己的长处和不足，只有博采众长，才能有利于临床疗效的提高和中医学的发展。正如他在《江南中医学家的成就及其盛衰之探索》一文中指出："中医人士本身要努力奋进……必须择善而从，不善则改，精益求精，不存疆域异同之见。"

内科杂病中，何任尤擅长胃病（如急慢性胃炎、胃与十二指肠球部溃疡等）之诊治，不但疗效显著，而且颇有心法。他认为，诊治胃病之要，应着重于"和调"二字，即以调和为治疗大法。盖胃居中焦，承上启下，主受纳和腐化，为"水谷之海"；又与脾互为表里，司运化而濡养周身，共为"后天之本"；又升清别浊，而为精气升降运动之枢纽。胃气以和降为顺，以通为用，顺其性则安，逆其性则病。临床上胃病常见之证候，如胃脘疼痛、胀满不适、呕逆、嗳气，或恶心、呕吐、纳滞等，多系胃气不和，失于通降所致。故治疗应着重于调和胃气，以复其和降顺达。脾胃之气和降顺达，则诸症自能得解。

基于胃气以和降为顺之性，结合临床常见之证因，何任设理气和胃、散瘀和胃、养阴和胃、健中和胃四法，分而治之，每能奏效。

理气和胃法：适用于胃病因情志不舒，肝郁气滞，逆而犯胃，致胃气不和，通降失调，而见胃脘疼痛、胀闷、嗳气、大便不畅、苔白或白厚、脉弦等。此类病人，常因心情不畅而易发易重。基本方：柴胡 9g，制香附 9g，金铃子 9g，绿萼梅 6g，陈皮 6g，白芍 15g，炙甘草 9g，延胡索 9g，蒲公英 15~30g。随症加味：恶心，加姜竹茹 12g；泛酸，加煅瓦楞子 12g；纳滞，加焦六曲 9g，鸡内金 9g；便闭，加生大黄 3g；便黑，加炒地榆 9g，仙鹤草 20g；口干，加川石斛 15g；疼痛剧烈者，酌加五灵脂 9~15g，制刺猬皮 9g。是方以柴胡、制香附、金铃子疏肝解郁，陈皮、绿萼梅理气和胃，芍药、甘草、延胡索缓急止痛，蒲公英清肝胃郁热而消炎止痛。诸味合用，共奏理气和胃止痛之功效。凡胃病以上述脉症为主者，投之多获显效。

散瘀和胃法：适用于胃病因误治或饮食等伤及脾胃之气，邪热乘虚内犯，脾胃不和，寒热错杂，虚实互见，升降失常，气机痞结中焦，或脾胃气虚，和降失常，气机痞滞所致之胃脘胀满不舒，或如有物滞塞、嗳嗳不爽、干呕时作、纳滞、大便干稀不调、苔白、脉弦或濡等。基本方：姜半夏9g，干姜6～9g，黄芩9g，黄连3g，太子参15g，川朴9g，陈皮6g，白芍15g，蒲公英15～30g。随症加减：便闭，黄连减量，加生大黄3g，或火麻仁15～20g；便溏，便次较多，加苍术12～15g；干呕频作，加沉香曲9g；纳滞，加焦六曲9g，鸡内金9g；伴隐痛者，加延胡索9g。是方以半夏、干姜、陈皮、川朴辛开温散，和胃降逆以消痞；佐黄芩、黄连、蒲公英苦寒降火以清热结；辅以太子参、甘草、白芍等补中益气，扶正祛邪。全方辛苦并用以顺其升降，寒热并进以和其阴阳，补泻同施以调其虚实，立意周全而旨在调和胃气，复其升降，达到散痞和胃之目的。凡胃病以胀满不适且不痛为主者，加减治之，屡用达效。

养阴和胃法：适用于郁热伤阴，胃失濡养，和降失常而致胃痛隐隐、口干咽燥、大便干结、舌红少津、脉细之症。基本方：北沙参15g，麦冬15g，当归12g，生地15g，枸杞子15g，白芍15g，炙甘草9g，蒲公英15～30g，延胡索9g。随症加味：大便秘结，加火麻仁15～20g；泛酸，加煅瓦楞子12g；便黑，加炒地榆9～15g，仙鹤草20～30g。是方以"一贯煎"养阴和胃，佐芍药、甘草，既可酸甘育阴，又能缓急止痛，再辅以延胡索、蒲公英止痛清郁热。诸药合用，共达养阴和胃之功效。凡胃病胃痛隐隐，伴口干咽燥、舌红、便干等症状者，用之常获佳效。

健中和胃法：适用于脾胃虚弱，和降乏力，或中阳不足，脾胃虚寒，升降失和所致之胃脘隐痛，缠绵不已，喜温喜按，空腹痛甚，得食痛减，神疲乏力，或泛吐清水、大便溏、苔白、脉弱之症。基本方：黄芪15～30g，白芍15g，炙甘草9g，干姜6～9g，乌药6g，党参15～20g，茯苓15g，延胡索9g，蒲公英20～30g。随症加味：泛吐清水较多，加姜半夏9g；泛酸，加吴茱萸4g，煅瓦楞子12g；纳差，加炒谷芽30g，鸡内金9g；便溏，加苍术15g。是方以黄芪、党参、茯苓健中益气，佐干姜、乌药温中散寒，辅以白芍、炙甘草、延胡索、蒲公英缓急止痛。诸药合用而有健中和胃止痛之功效。

何任治疗胃病，白芍、炙甘草、蒲公英三味是必用之药。他认为，芍药甘草汤既能和胃健中，补虚泻实，又能养血益阴，缓急止痛。蒲公英性味甘苦而寒，入肝胃二经，功效以清热解毒、散结消肿见长，并有良好的抗菌消炎作用，既可补脾和胃，又能清热消炎等，与芍药、甘草配用，相得益彰。三药与其他药辨证加减，治慢性胃炎等，常能获得满意疗效。

肿瘤是危害当代人生命健康的重大疾病。何任认为，肿瘤的治疗应采取中西医结合的方法。而中医中药的治疗，则应遵循"不断扶正，适时祛邪，随证治之"的十二字法则。所谓"不断扶正"，就是指治疗自始至终要扶助正气，培益本元，提高病人的抗病能力。他认为，肿瘤之所以发生、发展，其根本在于人体正气的虚衰。只有在人体正气虚衰的前提下，各种内外邪气才可能侵袭人体，并不断积聚变性，形成瘤毒肿块，从而产生肿瘤，并不断发展恶化。因此，在治疗肿瘤时，何任强调自始至终"不断扶正"。"不断扶正"之方法，在临床上又细化为三种，即益气健脾。养阴生津、温阳补肾。所谓"适时祛邪"，就是在"不断扶正"的基础上，根据肿瘤的病程、邪正的演化以及病机的转归情况，适时地投用祛邪药物，从而达到邪去正安，体平气和。何任认为，在肿瘤的发生、发展过程中，虽然正气是其中的决定性因素，但是作为矛盾的另一方，邪气的存在，亦会不断销蚀人体正气，促进肿瘤生长转移，从而影响疾病的进程，有时甚至会成为这一过程的决定性因素。因此，在治疗肿瘤时，必须在"不断扶正"的基础上，适时地投用祛邪之品。根据肿瘤的不同阶段、不同证候以及其他西医治疗方法的运用情况，中医祛邪之法亦有所不同。

从临床实际来看，祛邪大致可分为清热解毒法、活血化瘀法、化痰散结法、理气解郁法四种。当然，在临床中这四种方法常常交叉配合使用。所谓"随证治之"，是指在综合考虑肿瘤疾病的基础上，在"不断扶正""适时祛邪"原则指导下，依随病人就诊时所出现的各种证候表现及体检指标，有针对性地辨证治疗。何任认为，同种肿瘤，不同的病人，或同一病人在不同时间、不同阶段及不同治疗方法之后，可能出现不同的证候，或不同的体检指标。在这种情况下，不能采用同一治疗方法，而应根据病人就诊时所出现的各种证候及体检指标，灵活地辨证治疗，这就是"随证治之"。如肝癌病人出现明显黄疸，生化指标显示肝功能和血清酶学异常，那么就应去湿热、退黄疸，尽快恢复肝功能及血清酶学指标。

精于辨证　长于用药

何任在对四大经典、金元诸家、明清专著披阅摘记和融会贯通的基础上，善于在临床中实际运用。精于辨证，长于用药，是何任临证之特色。

临证之时，全神贯注。《素问·宝命全形论》云："凡刺之真，必先治神。五脏已定，九候已备，后乃存针。众脉不见，众凶弗闻，外内相得，无以形先，可玩往来，乃施于人。"何任认为，此中虽然是说针刺之道，然医生临证，亦应如此。疾病表现，隐奥细微；医生临证，审谛覃思。倘若医生临证时稍有不慎，疏漏万一，便会错失全局，而病人生命可能就会毁于尔手。故他每次临证时，不带手机，也不允许旁人高谈阔论，接听电话。其诊病开方之时，甚至学生也不能随便提问。"病人找你看病，就等于把他的生命完全交给了你。作为医生，此时只应全神贯注，竭尽全力救治病人。只有这样，才无愧于医生这一神圣的称号。"这就是何任经常告诫后学的感人之言。

诊病之时，四诊合参。《难经·六十一难》云："望而知之谓之神，闻而知之谓之圣，问而知之谓之工，切而知之谓之巧。"何任认为，《难经》将望、闻、问、切并列论述，乃明示四诊合参之意。在诊病之时，因疾病各异，望、闻、问、切虽时有侧重，但四诊合参，势在必然。尽管古代医著、现代教材屡有舍证从脉、舍脉从证之谓，有些医生、教师亦常常将此挂在嘴边，以示不凡，甚至单凭脉诊治病，但这毕竟为数极少，且亦可说是四诊合参之后的一种选择，并非诊病之初就可持有舍证从脉或舍脉从证之心。而且，在更多时候，当证、脉不一致时，往往是病证复杂，或虚实夹杂，或寒热交错，或表里同病，此时更应四诊合参，综合考虑。

辨证之时，首重八纲。近人祝味菊《伤寒质难》云："所谓'八纲'者，阴阳、表里、寒热、虚实是也。古昔医工观察各种疾病之证候，就其性能之不同，归纳于八种纲要，执简驭繁，以应无穷之变。"何任认为，辨证之法，除八纲之外，虽还有气血津液辨证、脏腑辨证、六经辨证、三焦辨证、卫气营血辨证、经络辨证等方法，但临床运用最多、最有指导意义的应该还是八纲辨证。

何任辨证，首重八纲。他认为，现在教材、临床上似乎有一种倾向，即辨证越分越细，以为辨证越细就越精确，其实不然。辨证过细，就可能一叶障目，顾此失彼，甚至丢失整体观念这一中医之精髓。

治病之时，兼顾邪正。《素问·评热病论》篇云："邪之所凑，其气必虚。"《素问·刺法论》篇又曰："正气存内，邪不可干。"此二文为历代关于疾病发生之最经典、最精要的论述。何任对此深有感悟，并时时运用于临床实践之中。他认为，祛邪与扶正，两者虽然方法不同，但却相辅相成，相互为用。扶正，可以补益正气，增强机体抗御和祛除病邪的能力；祛邪，能够消除病邪对人体正气的侵袭和损耗，有利于正气的保存与恢复。特别是对于肿瘤等慢性危重疾病，何任对扶正祛邪兼而顾之更是强调有加。"不断扶正，适时祛邪，随症治之"，何任治疗肿瘤的十二字原则，即是"治病之时，兼顾邪正"的最好体现。

用药之时，力求准确。清人徐灵胎《医学源流论·用药如用兵论》有云："以草木之偏性，攻脏腑之偏胜，必能知彼知己，多方以制之，而后无丧身殒命之忧。"故正确辨证之后，处方用药为临证之关键步骤。何任认为，用药必须力求准确，而要达到这一目的，又必须注意以下几点：

（一）以经方治病，须按原方配伍，力求准确。何任认为，经方用药有严格规律。他常常举例说："用大承气汤就得按'四黄、八朴、五枳、三芒'的比例。如果少其中的芒硝，那就不能说用大承气汤，而是用小承气汤。看待这个问题日本汉医比我们认真……"意思是说，要么你准确地运用经方，有针对性地辨病、辨证；要么不要说你用经方，只能说是你个人的经验方。比如泻心汤，某一味药的用量加大，或为主药，可分为半夏泻心汤、生姜泻心汤、甘草泻心汤等。各方亦有一些增损，并各有其适应证，不可混用。比如用复脉汤治"脉结代，心动悸"，9味药中，不能少麻仁的滋养，且应于全方之外视病人习惯，适当加酒入水煎，如此收效要好得多。又如用经方黄芪桂枝五物汤治痹证，断不能在方中加甘草，因为本方是桂枝汤去甘草倍生姜加黄芪而成，是治疗阳气不足、营卫不和所致痹证的。证之临床，如本方加甘草，效果常不好。可见，用方用药准确，方能切中病机，这是提高疗效的重要因素。

（二）用时方或其他医家方，必须掌握其特点，正确使用。"时方"习惯上指的是经方以外的各家治温热病方，如三仁汤、清营汤之类。这些方剂基本上是结构完善的，一般宜全方使用，不可过多增减。至于内科、妇科等其他方，亦都融贯当时医家之经验，不宜擅自改动。如妇科中的完带汤，是明末清初医家傅青主经验之结晶，用于治疗脾虚带下确有显效。而方中白术一两、山药一两，都较其他药量为重，用此则必须用全方，白术、山药亦必须用足，即各30g，效用方明显。又比如用千金苇茎汤，除了照原方比例，用薏苡仁半升（现用15~30g）、瓜瓣（即冬瓜子）半升（15~30g）、桃仁30枚（约9~15g）外，主药苇茎原是用苇的嫩茎2升煎汁，放入他药，像这种难配到的药，则可以用鲜芦根30g以上煎汁代替。总之，有些古方经过反复实践，其药物配合甚好，还当推崇使用全方。

（三）熟习方药，运用时才能得心应手。何任常说："药物之能治病，总离不开祛除病邪，协调脏腑，纠正偏颇，和调阴阳，恢复元气。故而熟习药物，先当明白标志药物性能之性和味，反映药物作用部位之归经，指示药物作用趋向之升、降、浮、沉以及有毒、无毒、用量等。这必须经过一定程度的熟习和一定时间的实践，方能了然。""对于方剂，从古到今，医书所载，何止千万。即从《内经》的半夏秫米汤、四乌鲗骨一芦茹丸，至《圣济总录》《圣惠方》《太平惠民和剂局方》，至今仍为现代医家常用。医生应熟记各家名方，用时方可探囊取物，信手拈来。我们常用的《局方》二陈汤、逍遥散、参苓白术散、刘河间的天水散、李东垣的补中益气汤、朱砂安神丸，朱丹溪的越鞠丸、保和丸、大补阴丸等，都是配合极好的名方。至于明清各医家的名方，更是不少。如王清任的诸逐瘀汤，对其组成药物、用法、功效、主治、适应证和方义，都应熟悉了解。用得恰当，远比临时凑合的方子效果好。"

精于辨证，长于用药，何任的这一临证经验，使他的医术达到了出神入化、得心应手的境界。这里仅举两个病例。

嘉兴病人沈某，男，45岁。1991年4月被医院确诊为胆囊癌晚期肝浸润，认为已无法医治，并预言只能存活20天左右。经朋友介绍，前来何任处求诊。何任详细诊察，精心辨证，以扶正祛邪蠲痛法立一处方。病人服用7剂后，即觉症状明显好转。续服4月后前往原医院检查，癌肿完全消失。两个月后即照常上班。后长期间断性服药，至今已过去近20年，病人依然健康。2008年10月，浙江电视台前去采访，沈某反复赞颂："何老可真是华佗再世，是真正的大医。我现在这条命就是何老给的呀！"

河南病人刘某，女，22岁，身材高挑，模样俊俏，正在一模特班培训，欲参加某项全国模特大赛。然患精神分裂症多年，时常发作，不时歌吟啼哭，烦躁恚怒，甚则割腕自杀。病人家属经多方打听，于2007年11月由其母亲陪同前来求诊。何任面带微笑，耐心细致地倾听病人及其母亲的叙述后，为病人开了两个处方，叮嘱隔周交替服用。经过一段时间治疗，病人病情得到了有效控制。病人及家属感激万分，前来跪谢何任的大恩大德。何任真诚地说："这是我应该做的。医生就是要想尽办法治好疾病。"

妇科治验　其来有自

除擅治内科杂病，何任对妇科疾病的诊治亦是得心应手。对妇科经带胎产诸证，何任尤其推崇陈素庵、傅青主的辨治经验。他认为："概论妇科各病者，始于宋代陈自明《妇人大全良方》。该书承袭前代医学学说，博采诸善，附以家传验方，为后世妇产科奠定了基础……其后颇为闻名之妇科佳著，当推《傅青主女科》。其立论定方，均不落古人窠臼。用药纯和，无一峻品；辨证详明，易于了解。对后世妇科临床，影响深远。"

对于妇科病的治疗，何任强调应按照"治病必求于本"的总则。在具体治法上，除采用一般的调气血、和脾胃、补肝肾方法外，他还非常重视调经、补奇经、和气三者。他说："一者治妇人诸证，总于诊断中注意月经情况，而于治疗中重视调经。宋高宗时太医陈沂曾谓：'女子经血宜弱，一毫不可壅滞。既名月经，自应三旬一下。多则病，少则亦病；先期则病，后期则病；淋漓不止则病，瘀滞不通则病。故治妇人之病，总以调经为第一。''凡治妇女之疾，先须调经。'此说深合吾心。验诸实践，凡月经不调者，则癥瘕痃癖，肿胀烦满，骨蒸劳瘵，诸症由此而生。但先调经，同时治疗诸疾，常能事半功倍。二者诊治妇科病，必通晓奇经之理。奇经八脉为十二经脉以外之任、督、冲、带、阴跷、阳跷、阴维、阳维。奇经具有联系十二经、调节气血之作用。吾以为妇科之经、淋、带、崩漏、产后各证均与八脉有关。叶天士曾谓：'八脉隶于肝肾，一身纲维。八脉主束固之司，阴弱内热，阳微外寒矣。'吾则认为，正经犹沟渠，奇经犹湖泽，比如雨降沟盈，溢于湖泽。而正经病久，延及奇经。妇科疑难之疾，常为病久入络，气血消耗，渠枯泽竭也。吾治经行如崩久不愈者，常用补奇经而收显效。"

"三者治妇科应重视和气。妇科诸疾与气血关系至密，而于气尤为重要。妇人多气者，情不能舒，忧思忿怒，肝火时动。朱丹溪所谓：'血气冲和，万病不生，一有怫郁，诸病生焉。'气郁血滞，则经不调、胎孕不安、产后腹痛、神情抑郁诸症均现。盖七情失和之气，反为元气之害，和气则能使元气复而脏腑功能正常，故治妇科病，调气血中必重和气，而疏肝、理脾则参在其中也。"

对于妇科疾病中崩漏的诊治，何任的辨治经验尤显精妙。他认为，崩漏之主要机理为脏腑气血功能失调，冲任失固，故治疗应按照"急则治其标，缓则治其本"的原则，根据病程新久、证型虚实等，分别采取塞流、澄源、复旧三法。何任治崩漏，按塞流、澄源、复旧三法循序而进，但重点在塞流之必期显效。盖于崩证措施不力，出血多则易致虚脱。至于澄源、复旧，则血止以后之审证求因与调理善后而已，与其他病证之处理原则近似。何任治崩常以黑蒲黄散（炒黑蒲黄、炒阿胶、当归、川芎、炒白芍、炒生地、丹皮、炒黑荆芥、炒黑地榆、醋炒香附、棕榈炭、血余炭）为主塞流，在辨寒、热、虚、实的基础上酌情加减，效果明显。徐灵胎所谓："崩漏必用补血大剂，而兼黑色之药，大概轻剂不能中病。"何任治崩漏愈后复作或人工流产后月经量多，其势如崩或淋漓不已者，常以补益奇经为法，每收显效。月经过多，经期过长，淋漓不断，其病虽不尽同于崩漏，然其治方多可通用。清代吴瑭之通补奇经丸（当归、鹿茸、潼蒺藜、小茴香、党参、杜仲、茯苓、鹿角胶、龟板、紫石英、枸杞子、补骨脂）据证情加减，颇有效用。此亦为止血以后之澄源、复旧措施。

刘某，35岁，1984年4月9日初诊。月经过期未行，昨日突然排红，量多色鲜，心悸倦乏，脉软，苔薄白，宜先止崩。炒黑蒲黄12g，炒黑当归6g，丹皮6g，棕榈炭12g，炒黑荆芥穗6g，生地15g，炒阿胶珠12g，血余炭9g，炒黑地榆12g，制香附9g，炒白芍12g。5剂。上方服2剂以后，崩中已止，服完5剂，则体力渐复而愈。

▎▎何任于2012年2月23日在杭州逝世。

贺 普 仁

行医没有书本，如同大海航行没有指南针；而行医没有病人，则根本找不到大海。是患者成就了自己，患者是医生成长的最好老师。

——贺普仁

贺普仁，著名中医针灸学家。现为首都医科大学附属北京中医医院教授、主任医师，针灸科学术带头人，中国中医科学院学术委员会委员，第四届中国科学技术协会全国委员，中国针灸学会高级顾问，北京针灸学会名誉会长，北京针灸三通法研究会名誉会长，北京市八卦掌研究会名誉会长。1990年由人事部、卫生部、国家中医药管理局确定为全国老中医药专家学术经验继承工作指导老师。2007年被文化部评为国家级非物质文化遗产针灸项目代表性传承人。2009年1月6日被北京市卫生局、北京市人事局、北京市中医管理局授予"首都国医名师"称号。同年四月，由国家人力资源和社会保障部、卫生部、国家中医药管理局评选为国医大师，这是中华人民共和国成立以来中国政府第一次在全国范围内评选国家级中医大师。此外，1997年被收入英国剑桥国际名人传记中心《国际名人录》以及《澳大利亚及太平洋国家名人录》；1998年获世界知名医家金奖，并荣获20世纪杰出医学奖证书。

贺普仁在半个多世纪的医疗实践中，创立了"病多气滞，法用三通"的中医针灸病机学说和享誉海内外的针灸治疗理论—"贺氏针灸三通法"。擅长治疗中风、高血压、白癜风、风湿性关节炎等多种疑难杂病。晚年致力于儿童弱智、女性子宫肌瘤、外阴白斑及慢性小腿溃疡、下肢静脉曲张、静脉炎等疾病的探索，特别是在火针治疗乳腺癌、帕金森综合征、运动神经元损伤等疑难杂病上显示出神奇的疗效。

贺普仁一生笔耕不辍，临证之余著书立说，先后发表《针灸治疗输尿管结石》、《针灸治疗小儿弱智》、《火针治疗面肌痉挛的临床观察》等论文，出版《针灸治痛》、《针具针法》、《灸具灸法》、《针灸歌赋临床应用》、《贺氏针灸三通法临床应用》、《贺氏针灸三通法系列图解丛书》等著作，对其学术思想、针灸三通法学说的形成及治疗体系的临床应用、各针法的精髓所在都进行了系统的总结、整理与阐述。

贺普仁先后带徒8名，带教硕士研究生及其他各类学生达400余人，可谓桃李满天下。他先后赴苏联、瑞典、韩国、新加坡、泰国等十几个国家以及香港地区进行访问、工作和学术交流，其精湛的针灸技术使国外医学界的同仁赞叹不已。他开创的"贺氏针灸三通法"和"病多气滞，法用三通"的学术思想，通过临床带教、培训班、学术研讨会、论文、著作、讲学等多种形式，在国内外广为流传。继1991年11月"贺氏针灸三通法研究会"在北京成立后，日本、泰国、新加坡、美国、澳大利亚等国家和台湾、香港地区也先后成立研究会。2001年，"贺氏针灸三通法"治疗中风、颈椎病，被国家中医药管理局确立为世界卫生组织"中医适宜诊疗技术研究"专项科研课题之一。"贺氏针灸三通法"不仅得到国内外针灸界的高度重视，而且得到了广泛的推广和应用，治疗范围涉及内、外、妇、儿、五官、皮肤等科多种病证。

创立"贺氏针灸三通法"

贺普仁，原名贺述文，1926 年 5 月 20 日出生于河北省涞水县石圭村。1940 年，14 岁的贺述文拜京城针灸名家牛泽华为师，想学得一技之长，将来能为老百姓解除病痛，肩负起呵护国民健康的使命。

在贺氏家谱里，贺述文属于"述"字辈，为了表达自己学习中医的强烈意愿和人生理想，他在拜师之时自作主张将"述文"更名为"普仁"。尚未步入中医殿堂的青年贺述文，已经认识到"医者仁心，医乃仁术"是中医几千年传承下来的行医宗旨。为医之职，当有两个层面：医术和医道。医术是一门技术，是医生的生计，是物质的、较低的层面。而医道则是医生追求的境界，是精神的归宿。医道的核心和根本，即是普度众生，仁术济世，将博大的仁爱与精湛的医术贯穿于医疗工作之中，拯救生命于危厄之际。

除更名之外，原本没有字、号的贺普仁还给自己起了字"师牛"和号"空水"。很显然，他要以"字"的形式向世人昭示自己师从于牛泽华老师，时刻提醒自己的中医针灸技术是从牛老师那里学来的，是牛老师开启了自己通向中医针灸圣殿的大门，其中凝聚着贺普仁对恩师牛泽华先生的感恩之情。"我入中医这行学了针灸，我就要做中医针灸这行里的一头老黄牛，勤勤恳恳，任劳任怨，真正干出一番事业来！"贺普仁细心解释"师牛"蕴涵的另外一层含义。号"空水"，"'空'就是空气，'水'就是喝的水。意思是说，自己要像空气一样，像水一样，人民特别需要你，病人特别需要你。"贺普仁的一番解释，让人豁然开朗。无论是从"名"、从"字"，还是从"号"上都可看出青年贺普仁的人生观和价值观，还有他那"普天同心，仁义为怀"的人生追求。

1948 年，跟师 8 年、时年 22 岁的贺普仁在朋友的帮助下，租了两间房子，在天桥附近的永安路上开起了自己的针灸诊所—普仁诊所。当时，他的诊所附近有几家有名的中医诊所，夹在这些有名的中医大夫中间，贺普仁难免显得"嫩"了点，毕竟"中医大夫还是老的好"的观念在老百姓的头脑里根深蒂固。

但是，贺普仁有自己的招数。第一，在技术上下工夫，用疗效说话；第二，在应诊时间上不限制，病人随来随看；第三，在诊费上不太认真，有钱没钱都给看。就这三招儿，让这位初入杏林的"小大夫"渐渐有了名气。时间久了，贺普仁的名气大了起来，许多病人慕名远道而来。

1956 年，而立之年的贺普仁关闭了患者盈门的私人诊所，同许多北京著名的中医大夫一起参加了国有医院的工作，在北京地区第一所中医医院—位于东城区美术馆后街 23 号的北京市中医医院当上了一名针灸医生，不久又被任命为针灸科主任。

与过去的私人诊所相比，医院不仅病人多，而且疑难病症多，内、外、妇、儿科什么样的疑难杂病都有，针灸科医生就是全科医生。面对复杂的疾病，使用毫针有时效果不够理想。而在贺普仁最初行医的年代里，诊治疾病都是按照古人和前辈说的做，不敢"离谱儿"。可是，随着找他看病的人越来越多，遇到书上没有记载，或者使用其记载的治疗方法但疗效不好的情形也不时出现。对此，贺普仁寝食难安。"治不好病，就对不起病人！"于是，他想起牛泽华老师曾经用过的火针等其他针法，为治好患者的病不断探索针灸之道也就成了他一生的课题，而在20世纪50年代末60年代初，火针已经少有人用。

说到这里，不能不说说牛泽华先生。牛泽华（1900—1964）20多岁在北京前门外开中医诊所，曾是华北国医学院针灸教授。在众多针灸疗法中，牛泽华擅长放血疗法，这与当时的时代背景密切相关。因为当时卫生条件差，老百姓患急性病、传染病的比较多。尤其是夏秋之际，恶心、呕吐频发，秋冬季感冒、发烧、嗓子痛常见，采用三棱针放血疗法都能取得满意疗效。牛泽华也善用火针，但仅限于治疗淋巴结核和肺结核。

火针还能不能治疗其他疾病呢？贺普仁精研《黄帝内经》、《难经》，通览《针灸甲乙经》，认认真真请教古人。他边请教边实践，博采众长，师古而不泥古，在多年的实践中不断对针灸刺法及理论加以挖掘、整理、总结、提高，于20世纪60年代创立，并于20世纪80年代臻于成熟而提出了独具特色的针灸治疗学体系——"贺氏针灸三通法"，形成了"病多气滞，法用三通"的独特学术思想。其内容为以毫针刺法为主的"微通法"，以火针疗法为主的"温通法"和以三棱针放血为主的"强通法"，为针灸治病开创了更为广泛而有效的途径，拓展了针灸治疗的病种、范围。

贺普仁认为，尽管疾病的病因有内伤、外感、七情、六淫，还有饮食劳倦、跌打损伤等，但众多疾病的根结在于"不通"，即"病多气滞"。正如《千金翼方》所云："诸病皆因气血壅滞，不得宣通。""痛则不通"、"通则不痛"。针灸治病在于使用各种不同的针具针法，刺激穴位，疏通经络，调整脏腑，激发人体正气，祛邪外出，以期脏腑经络之气通畅，从而恢复人体正常的机能活动。

按照贺普仁的话讲："人体有一个经络系统，它就像大网一样，如环无端整天在运行，一时一刻也不停。哪里不通了不顺了，哪里就出现疼痛，不通了就痛，一通了马上就不痛了。针灸有'通'的作用。因为针灸主要作用是调气，气为血之帅，气活了，血就活了。通过调和气血使经络通畅，达到治病的目的。"

正如他归纳的那样："毫针"调气通经；"火针"、"灸"温阳顺气通经；"三棱针"等放血通经。微通法重在调，温通法取其温，强通法在于决血调气，贺氏针灸三通法的核心宗旨就在于"通"。因此，选择毫针、火针（灸）或三棱针等适当的针灸方法，通过不同的渠道和方法疏通经络、调节气血，三种"通"法有机结合，辨证使用，称为"法用三通"。

只有使经脉气血贯通上下、通达内外、沟通表里，才能保证脏腑经络组织器官的正常功能活动，使人体处于一种"阴平阳秘"的平衡状态。疏通经络、调理气血是针灸治疗的重要法则，针灸治病就是根据经络与脏腑在生理病理上相互影响的机理，在腧穴部位进行针灸，取得"通其经脉，调其气血"的作用，从而排除病理因素，治愈疾病。"三通法"的关键在于"通"和"调"。

"通"是方法，"调"是目的。"通"和"调"表达了"三通法"的理论基础和贺普仁"气滞则病，气通则调，调则病愈，针灸治病就是调理气机"的学术观点。"三通法"既可单独使用，又可视病情不同三法合用。

"三通法"既是贺普仁对传统针灸疗法提纲挈领式的整合与概括，也是对传统针灸疗法的创新与升华。可以说，"贺氏针灸三通法"在我国的针灸临床医疗学术体系中具有代表性和原创性，是针灸界的一面旗帜。在半个多世纪的医疗实践中，贺普仁创立的"病多气滞，法用三通"的中医针灸病机学说和享誉海内外的针灸治疗学体系—"贺氏针灸三通法"，奠定了贺普仁在中国当代针灸学术界的地位。

"微通法"即毫针疗法。微者，小也，细也。古人将毫针称为"微针"、"小针"，一方面说明此法使用的主要工具是比较微小的"针"，另一方面也蕴涵着毫针刺法十分"精微奥妙"的深刻内涵。通者，顺也，利也，不滞也，平畅也。说明"通"之意为通利、调和、平畅。《灵枢·九针十二原》云："欲以微针通其经脉，调其气血。"微通的内在含义在于毫针微调经气，疏通经脉，好似小河流水，涓涓细流。在临床操作中，从持针、进针、行针、补泻直到留针、出针各个环节，都要求运用正确的针法，掌握气机变化的规律，从而真正理解针刺的精微奥妙。

简而言之，微通法就是指以毫针作为工具，使经络气血通调和畅，从而治疗疾病的一种针刺方法。它广泛应用于针灸临床，是一切针法的基础之法，可以说没有微通法就没有针灸治疗学。贺普仁把数十年的经验上升为理论，于20世纪80年代中期提出微通法，以后不断总结，丰富其内容，形成了系统的理论学说与操作体系。

"强通法"就是放血疗法，即用三棱针或其他针具刺破人体一定部位的浅表血管，根据不同的病情，强迫适量的恶血外出，通过决血调气、通经活络以期达到治疗病痛的一种针刺方法。针具主要用三棱针，即《灵枢》中所说的"锋针"。其具体刺法有"络刺"、"赞刺"、"豹文刺"等不同记载，均属于强通的范畴。放血疗法在我国有悠久的历史。早在石器时代，就产生了放血疗法的萌芽—砭术。砭石是最早的针灸用具。1972年出土了一枚战国时期的砭石，其一端呈卵圆形，可以用作按摩，另一端呈三棱形，可以刺破皮肤排脓放血。关于放血疗法最早的文字记载始见于《黄帝内经》，该书从针具、方法到治病机理、适应证等都进行了相关论述。随着时代的发展，放血疗法得到广泛应用，不仅在中国，而且在世界上也被许多国家和地区的人们采用，甚至曾经成为流行的疗法。

"强通法，急性病用得多。"据贺普仁回忆，"疫病流行的时候，上午死了人有人埋，下午死了人就没人埋了，就那么严重。以前没有磺胺，没有消炎药，胃肠炎、呕吐、腹泻、霍乱，就靠刺络放血。过去很多人瞧不起三棱针，但它对许多病很起作用，尤其是急性病。《黄帝内经》82篇，20多篇谈放血治病，可见放血占很大的比重。"

从中医学"祛病生新"的理论来看，放血疗法属于治本之法。虽然是局部放血，但通过经络的调节作用，可调节整体，又因"生克制化"、"表里关系"使相应的脏腑功能改善，直接刺血以调血，又以血调气，从而起到通达经络、活血祛瘀、阴阳平衡、治病祛疾的作用。放血疗法操作简单，副作用少，适应证广，取效快捷，甚至有立竿见影之效。有报道说，目前用放血疗法所治疗的疾病已达百余种。

贺普仁在长期实践中，高度概括总结出"强通法"具有退热、泻火、止痛、解毒、止痒、治麻、消肿、镇吐、止泻以及救急危症等十大作用。在运用"强通法"时，他突出一个"强"字。

在治疗丹毒、静脉曲张、静脉炎等病时，让病人抬起患肢，术者用三棱针放血，让血液自然流出，一般不用立刻止血，待到血色由紫暗转至鲜红后再进行处理。他善用此法治疗血瘀络阻之疼痛等病证，效如桴鼓。

"温通法"以火针和艾灸，借助火力和温热刺激，作用于辨证选取的穴位或特定部位，是通过温经散寒、通经活络治疗疾病的一种中医传统治疗方法。火针既是针具的名称，又是一种针法的名称。《伤寒论》、《千金翼方》、《针灸大成》等医籍中均有关于火针的论述。本法具有温经散寒、通经活络的作用，因此临床上大多用于虚寒性病证。灸法是针灸疗法中的一项重要内容，可治针刺治疗效果较差的某些病证，正如《灵枢·官能》所说"针所不为，灸之所宜"；或结合针法，针灸并用以提高疗效。灸法的作用较为广泛，其中最基本的是温散寒邪。《素问·调经论》云："血气者，喜温而恶寒，寒则泣而不流，温则消而去之。"因此，灸法多用于治疗寒邪为患、偏于阳虚诸证。

温通法的特点就是温通，病势急者多用火针，病势缓者多用艾灸。通过温热作用，振奋人体的阳热之气，驱除阴寒之气，寒去凝散，血脉经络畅达，气血调和，诸疾自愈。

虽然温通法是针对寒证的，但它的应用并不局限于温里。温通法是借助火力，达到无邪则温补，有邪则胜寒的目的。火针的应用，史书上记载不够多，特别是应用方法记载很少。贺普仁遍读针灸古籍之后发现，我国第一部古代经典，被历代医家奉为圭臬的《黄帝内经》当中，首次有"燔针"和"焠刺"的提法。《灵枢·官针》中云："九曰焠刺，焠刺者，刺燔针则取痹也。""焠刺"就是将烧热、烧红的"燔针"快速刺入人体一定穴位或部位的一种刺法。可见，"燔针"就是"火针"；"焠刺"即"火针疗法"。《黄帝内经》中还提到火针疗法有四种适应证，即痹证、寒证、经筋证、骨病，以及一种禁忌证—热证。

唐代孙思邈在《备急千金要方》中，首先将火针疗法的适用范围从寒证、痹证，扩展到治疗外科的疮疡疔肿，并提出了火针疗法的禁忌穴位。宋代《针灸资生经》一书，最早将火针疗法用于治疗呼吸、消化系统等内科疾病。明代是我国针灸发展的鼎盛时期。《针灸聚英》一书对火针疗法论述最为全面，包括了以前许多针灸家未涉及的内容，如针具、加热、刺法、功效以及禁忌等。清代，针灸受到轻视和排挤。据贺普仁介绍："尤其是道光年间，原来太医院里有针灸科，但朝廷里认为针灸需要脱衣露体，有伤大雅。道光皇帝遂取消针灸科，将针灸科医生赶出太医院。业界也有重灸轻针的倾向。"清代以后，火针疗法与整个医学的发展，与针灸其他针具针法的发展很不协调。直至20世纪50年代，许多省市的正规中医医院针灸科只有少数医生掌握火针疗法，绝大部分人不会应用。火针疗法在中医院校使用的教科书中几乎没有一席之地。面对火针疗法几近失传的现状，贺普仁从20世纪60年代起，率先尝试火针疗法，大胆探索火针疗法的适应证及其治病机理，并将其提升到与毫针同等高度。

白癜风这一疑难杂症困扰贺普仁很多年。有一天，他在一本古书上发现用灸穴位治疗白癜风的方法，刹那间眼前一亮：灸和火针这两种方法都与火有关，都是在人类发现了火以后而出现的，都是利用温热刺激，温阳祛寒、疏通气血，并通过经络和腧穴的作用来完成的。灸穴位能够治疗白癜风，那么火针是不是也可以呢？于是，他开始尝试用火针治疗白癜风。想不到还真见效。有了第一次成功的尝试，贺普仁探索的欲望更强了。之后，他又陆续尝试用火针治疗牛皮癣、色素沉着、帕金森病等疑难病症，都取得了令人意想不到的效果。火针疗法的经验就这样一点点积累了起来。

在尝试火针治病的同时，贺普仁逐步归纳出火针刺法的四种类型：点刺法、散刺法、密刺法和围刺法。其中点刺法是用于针刺穴位，而后三种方法适用于针刺病灶部位。他强调根据病人的具体病情、病灶部位，选择适当的经穴、痛点，或在病灶处直接针刺。

所谓点刺法，即根据临床症状，辨证归经，在经络上选择一定的穴位，施以火针；或在病灶部位寻找最明显的压痛点，在"阿是穴"上施以火针。

散刺法是将火针疏散地刺在病灶部位上的一种刺法。通过火针的温热作用，温阳益气，改善局部气血运行，使经络畅通，从而达到缓解麻木、治疗瘙痒、定痉止痛的功效。

密刺法是用火针密集地刺激病灶局部的一种刺法。此法是借助火针的热力，改变局部气血的运行，促进病灶处的组织代谢，使疾病缓解。主要适用于增生、角化的皮肤病，如神经性皮炎等。

围刺法是用火针围绕病灶周围针刺的一种刺法。进针点多落在病灶与正常组织交界之处。在病灶周围施以火针，可以温通经脉，改善局部气血循环，促进组织再生。

在探讨火针刺法的基础上，贺普仁也在探讨火针的行针方式。传统火针治疗以快针为主，进针后迅速出针，整个过程只需要 1/10 秒。火针在进针前针体已烧红，热力已充足，刺入穴位或部位后，借热力激发经气，推动气血，温通经络，而火针的热力在短暂的时间内会渐渐消退。所以快针是火针疗法的主要运针方式。贺普仁在临床实践中大胆创新，对患有淋巴结核、肿瘤和囊肿的病人进行火针留针，即火针刺入穴位或部位后，留针 1~5 分钟，然后再出针。在留针期间，行各种补泻手法，或留针而不行手法，待正气自复。此法具有祛腐排脓、化瘀散结之功，适用于各种坏死组织和异常增生一类的疾病。

子曰："工欲善其事，先必利其器。"古人云："磨刀不误砍柴工。"说的都是工具的重要性。针灸疗法也一样，要想疗效好，先得有一套得心应手的针具和灸具。而过去的火针比较粗大，扎完针后容易在皮肤上留下针眼儿，一方面容易感染，另一方面容易让人产生"恐针"的感觉。为此，贺普仁对火针进行革故鼎新。尤其是在他创新火针刺法之后，对火针的要求更高，而旧有的火针针具已经不能适应新的火针刺法的需求。在某种程度上可以说，伴随着贺普仁创新的火针刺法和不断拓展的火针治疗病种，新的火针针具应运而生。

火针的材料不同于一般的毫针。由于火针要在高温加热到针体变红，刹那间刺入人体一定的穴位或部位，所以要求制作火针的材料必须具有耐高温、坚硬挺拔的特点，即在高温加热的情况下，保持坚硬不弯曲，具有在烈火中越烧越坚硬的性质。通过临床反复试用，贺普仁筛选出最理想的材料钨锰合金。用这种材料冷拔成 30 号合金钢丝，再加工成火针。此种火针虽然经过烧灼针体通红，但是仍然能够保持针体挺直、质地坚硬，能够顺利地穿透皮肤、肌肉以及瘢痕结缔组织针身不弯不折。

贺普仁的高徒程海英教授对"贺氏火针"称赞有加："贺氏火针光滑、锋利、成色上乘，绝对好使。"她手里用的一根贺氏火针，已经跟了她四五年，为病人扎了十多万次。而历经十多万次火焰的煅烧和在人体上的刺入，这根火针依然坚硬、挺拔、锋利、光滑，可谓经久耐用，经得住千锤百炼。

在几十年临床实践中，贺普仁发展了火针疗法在临床上的适应证，归纳了注意事项和禁忌证，规范了火针的操作方法，较古人扩大了施术部位，创新了火针刺法，发明了贺氏火针针具，制作出一系列适用于不同临床适应证的火针，建立了成熟稳定的制作工艺。如今，火针疗法在临床上的适应证不断扩大，治疗病种达几十种，包括小儿弱智、女性子宫肌瘤、外阴白斑及慢性小腿溃疡、下肢静脉曲张、静脉炎、牛皮癣、色素沉着、帕金森病等疑难杂症。

火针疗法对多种疾病具有确切的临床效果，患者非常认可。但是，要想得到同行的认同，还需要通过科学实验进一步证实。首都医科大学附属北京中医医院为了探讨火针疗法的作用机理，选择了两个对所有火针适应证都有意义的、非特异性的实验项目——红外热像图和甲皱微循环进行火针治疗前后的红外热像图观察。结果显示：火针治疗对甲皱微循环有一定影响，可使血色变红，血流速度加快，血流态势好转。火针治疗后病变部位的温度明显升高，说明火针疗法具有升温作用。温度的升高表明改善了局部血液循环，加强了局部组织代谢，这种反应有利于炎症等病理反应的消失和肌肉等正常组织的营养。因此，有理由这样认为：火针治疗后温度升高所提示的血液循环和局部代谢的改善，可能是火针治疗疾病的机制之一。这与中医学将火针的基本功效归结于温通经络、行气活血的认识相吻合。日本针灸学家也证明灸可以增加红白细胞，促进血行，使血行旺盛，并提高组织充血，增强局部营养。

如今火针疗法已经被针灸业界广泛使用，且深受患者欢迎。想当初，20世纪五六十年代，很少人认识和使用火针，在推广应用火针的初始阶段，贺普仁遇到了很多阻碍，可谓困难重重。但是，他不灰心，不气馁，一个人挺着干，同时给同行留下认识火针的时间。他学习、思索、实践，再学习、再思索、再实践，不断总结升华。日积月累，由浅入深，贺普仁在大量进行火针实践，打破传统禁忌，在取得成功经验和不断总结的基础上，开始倡导火针疗法，直至被患者肯定，被同行认同，被国内外业界推崇。让久已失传的火针疗法重新成为针灸治疗的利器，这正是贺普仁勇于探索、不断创新所取得的成果。

无论是"微通法"中的毫针，"温通法"中的火针和灸，还是"强通法"中的三棱针等，都是古已有之。而今以"贺氏针灸三通法"冠名，是因为"贺氏针灸三通法"是贺普仁在精研针灸经典及一生针灸临床实践的基础上，不断对针灸刺法及理论加以挖掘整合、总结提高乃至发展创新，而逐渐形成的针灸理论体系。可以说，他的探索精神贯穿于针灸学术以及临床实践的全过程。尽管"三通法"以三种方法命名，但并非只是三种疗法，其中蕴涵了贺普仁对中医针灸学深刻的理解和认识。领悟贺普仁的学术思想，不仅是掌握"三通法"的关键，也会对中医传承和创新问题有更深的认识。

贺普仁常说：随着社会的发展和生活、环境的改善，人在变，疾病也在变，治疗方法也得跟着变，不能墨守成规。尽管一些疾病及其治疗方法前人没有记载，但今人可以利用所学的知识和积累的经验，认识疾病并寻找更好的治疗方法，这才是中医的自主创新！推进自主创新才是中医发展的灵魂。而中医前进中的继承与创新，是相辅相成的统一体。中医创新不能离开对原有中医精华的继承，中医继承也不能忘却对人类文明最新成果的及时吸收与消化，并对自身进行必要的、与时俱进的创新。只有这样，中医的生命才会充满活力，中医的发展才会生机勃勃。中医在几千年的演变过程中不正是这样一步一步发展而来的吗！

用穴精粹　效如桴鼓

　　贺普仁重视穴位研究，在取穴配穴上见解独到，风格独特。他强调用穴在精专，不在多，只有明辨腧穴的功能，才能少而精地选配穴位。腧穴配伍和汤药组方一样，穴有各自之特长，方有合群之妙用。他认为：药物组方成为方剂，腧穴配伍同样也是一张精当的"针灸处方"。汤药处方有君臣佐使之缜密，"针灸处方"同样也有君臣佐使之精粹。贺普仁在临证治疗中，取穴灵活，配穴合理，不受某穴治某病的局限而机械照搬和墨守成规，绝不是简单的头痛医头、脚痛医脚的呆板，而是以脏腑经络学说为基础，将辨证论治贯穿始终，注重与辨病相结合，分析疾病与哪一经或哪几经有关，结合腧穴特性和临床实践来进行。

　　用穴特点之一——"单穴治疗"。

　　贺普仁用穴比较少，甚至只选用一个穴位进行治疗，而效果却很好。他称之为"单穴治疗"，目前针灸界也有人称之为"独穴疗法"。他之所以善用单穴治疗，是因为他对其渊源和应用特点认识深刻。最早的针灸疗法多以单穴疗法为主，以后逐渐发展为多穴。贺普仁认为，研究穴位既要注意普遍性，也不可忽视穴位的相对特异性。分析单穴疗法的突出特点，其一是穴位单一；其二是操作方法有特色，如手法、针刺方向和角度以及患者的体位，等等。临床实践证明，单穴疗法易被患者接受，减轻了患者对针刺的恐惧心理和痛苦，操作方便，更主要的是疗效好、见效快。下面两例，足以为证。

　　例一，臂臑穴。

　　1986年，一个家住河北香河的中年汉子每星期骑自行车来一趟北京，自行车后座上驮着患先天性斜视的4岁女儿。他们父女俩天不亮就出门，将近11点才来到北京中医医院针灸科。经过贺普仁4个月16次针灸治疗，女孩的斜视好转，临床有效。

　　在这个病例上，贺普仁应用的就是单穴治疗，在臂臑穴一边一针。关于这个穴位的治疗病证在古代针灸医籍中有不少记载，如头痛、瘰疬、肩臂痛不得举等，但唯独没有治疗眼目之疾的内容。且在二三十年前的中医高校教材中，也没有臂臑治疗眼疾的说法，一般针灸医生也很少用此穴治疗眼疾。贺普仁在临床实践中，却已经将此穴作为治疗眼疾的常用穴。而实践证明，针刺臂臑能有效地消除患者畏光、眼睛红肿疼痛、视力减弱、辨色模糊、斜视、复视等症状，应用于结膜炎、角膜炎、近视、色弱、视神经萎缩、眼内异物等病，均取得满意疗效。

　　从臂臑的特点来看，臂臑穴，《针灸甲乙经》谓之为"手阳明络之会"，《针灸聚英》谓之"手足太阳、阳维之会"。贺普仁认为：阳明经多气多血，而眼目清明需要气血充盈，气血充足才能濡润孔窍。另外，手阳明之络，脉入耳中与耳目所聚集之经脉（宗脉）会合，故本穴可以治疗多种眼疾。手足太阳经交会于睛明，阳维起于金门，沿足少阳循经上行，过臂臑后复沿手足少阳经上头，终于阳白。手足阳明经相接且绕眼而过。经云："经脉所过，主治所及。"因此，针刺臂臑可通阳泻热、疏通经气，促使气血流畅，眼目得养而清亮。

　　贺普仁针刺臂臑治疗眼科疾病效果甚佳。从近年来的文字记载看，针刺臂臑治疗眼疾已经被越来越多的针灸同道所运用。目前对这个穴位治疗眼疾的机理还需要进一步研究研讨，但作为该穴的疗效却是肯定的。

例二，中脘穴。

一位50多岁的女性患者，连续3年入冬以后右手背出现冻疮，年年吃汤药，药膏抹过，药膜也贴过，都没效，严重影响工作和生活，内心十分苦恼。1986年秋末，该患者抱着一线希望求助于针灸。贺普仁用毫针刺中脘，仅此一针，一周两次。治疗3个月，那年冬天没有发生冻疮。后随访，冻疮未再复发。

中脘穴位于脐上四寸。取中脘治冻疮，表面看来不可思议，而贺普仁则恰恰常取中脘治疗冻疮，每获奇效。贺普仁认为：从经络上讲，手太阴肺经起源于中焦。泛泛地讲中焦很大，如果把中焦落实在一个点上，那就是中脘。"肺朝百脉"，十二经从手太阴肺经开始，换句话说，肺经起源于中焦。而经络是气血运行的通路，经络通，气血畅。

从穴位上讲，中脘是一个特定穴，为手太阳、少阳、足阳明脉之会，任脉与手太阳、少阳、足阳明交会穴，是腑之会穴，主受纳、消化和吸收；又为胃之募穴，是反应脏腑之气转输的部位。

从脏腑关系上讲，胃和脾相表里，而脾为后天之本，主四肢和肌肉。冻疮多发生于手足、耳鼻及面部等末梢循环最差的部位，这些部位血液循环最慢，皮温最低。贺普仁从后天入手，针刺中脘以振奋阳气、温经散寒、补益气血、荣养肌肤。当然，临床应以辨证论治为准则，大多数病例仅仅取单穴是不够的。贺普仁提醒：取穴时应力求做到精、专、简、效，不可过分拘泥于穴位的多寡。

用穴特点之二——"双穴治疗"。

除单穴治疗外，贺普仁还常取"对穴"，即双穴治疗。所谓双穴治疗，就是选用两个在治疗上互相配合、发挥协同作用的穴位进行治疗的方法。在临证治疗选穴中，贺普仁非常重视各个穴位的基本特征和主治性能。在双穴治疗中，一般以循经取穴为基础，强调针灸治病必须按病变部位来分析，顺藤摸瓜，选出正确的穴位，做到"有的放矢"。

人体的穴位散布在各条经络上，各经络又跨越四肢、头面和躯干，穴位的治疗作用有远有近，主治范围有大有小，因而在具体选穴中必须考虑近部、远部以及随证选穴三大原则。贺普仁在这三方面兼而有之，但是在选用双穴治疗中则基本以远部取穴和随证选穴为主。双穴治疗原则主要是针对病情与何经何脏有关来选穴，因此穴位一般并不在病所，而是按照经络与脏腑及病证的关系来确定的，绝大多数在远离病变部位处取穴。随证选穴有两方面的含义：一是根据疾病的病因病机来选取穴位，所以在考虑取穴时就必须将六淫、七情等致病因素综合分析，既要考虑病所与经络的联系，又要根据经络、脏腑的理论斟酌选用治疗病因的穴位，此时的选穴就要注重辨证取穴与辨经取穴相结合。二是根据疾病过程中出现的症状来选取穴位。在很多疾病过程中，往往会出现一些特有的症状，如表虚者多自汗，阴虚者多盗汗，阳亢者多头痛，血虚者多头晕，等等，此时就要对症处理，当然前提仍然是以经络学说为指导。在中国医学史上，特别是针灸史上，比较有代表性的对症取穴大多见于特定穴中，其中五输穴最为突出，从贺普仁的双穴治疗中可以看出，相当多的穴位属于特定穴的范畴。举例如下：

例一，丘墟透照海。

1997年，一位花甲男性因带状疱疹后遗神经痛半年求治于针灸。患者胁部皮肤完好，只是疼痛，坐卧不宁。贺普仁采用由丘墟向照海方向透刺的方法，在照海穴处恰好触摸到皮下的针尖。针刺两次痛减，五次痊愈。

丘墟为足少阳之原穴，《灵枢·九针十二原》云："五脏有疾也，应出十二原，而原有所出，明知其原，睹其应，而知五脏之害矣。"原穴可以反映脏腑气血的变化，脏腑出现病理变化后在原穴出现反应。根据这个特点，贺普仁在针刺前经常触及患者的丘墟穴，诊察病情，感知变化，然后再应用该穴进行治疗。他常用丘墟穴治疗肝胆疾患和少阳经分布区域的疾病，比如胆囊炎、胆石症、疝气等病，同时治疗因肝胆功能失调所致的胸胁胀满疼痛、目痛、耳鸣、耳聋等症。

治疗时，贺普仁多采取透刺的方法。照海为足少阴肾经穴位，阴脉所生，八脉交会穴之一，与丘墟分别位于内外踝下。由丘墟向照海方向透刺，以在照海穴处恰好触摸到皮下的针尖为宜，采用先泻后补的方法，具有疏肝解郁、调气止痛的作用，达到少阳经气疏通以利转枢、阴经气血充濡的效果。此病例后遗神经痛达半年之久，有正气耗损。按针灸取穴原则，新病宜浅刺，久病宜深刺。丘墟透照海显然是深刺，可以加大刺激量。照海是肾经穴，肾为先天之本，透照海有扶正的作用。

丘墟是阳经穴，照海是阴经穴，贺普仁正是各取两穴之所长，阴阳配伍，相得益彰，使之"阴平阳秘"，达到一种生理状态。

例二，条口透承山。

贺普仁师古而不泥古，酷爱读书而不照搬书本，他重视临床实践，勇于开拓创新。条口属于足阳明胃经的腧穴，过去文献对条口穴的功能记载均甚简略，多云其对局部疼痛等有治疗作用。如《长桑君天星秘诀》云："足缓难行先绝骨，次寻条口及冲阳。"有些针灸讲义竟将此穴忽略不计，没有把条口列入重要穴位。贺普仁根据文献中的简单记载，结合临床实践，独用条口一穴或配合火针治疗肩周炎，往往收到针到病除或针后疼痛即刻减轻之神效。

肩周炎又称"漏肩风"、"五十肩"，历来的治疗大多比较重视外邪，而贺普仁提出该病的病机首先是正气虚弱。人50岁以后，肾气渐衰，脾胃渐弱。脾胃为后天之本，为营卫气血之源泉，若脾胃虚弱，不能腐熟水谷，则水谷精微不能充分濡养肌腠，中焦之气不能透达四肢，易为风寒湿邪所乘，正不胜邪，故诸邪留置于关节，经络不通则出现疼痛、活动障碍等症。

关于条口穴治疗漏肩风的机理，《备急灸法》和《医学举要》都谈到漏肩风与脾胃有密切关系。贺普仁认为，他们的认识与临床实践是一致的，是有理论依据的。针刺条口一穴之所以能够治疗肩背痛，也是基于此理而来。例如《素问·皮部论》云："凡十二经络脉者，皮之部也。是故百病之始生也，必先于皮毛，邪中之则腠理开，开则入客于络脉，留而不去，传入于经，留而不去，传入于府，廪于肠胃。"条口穴属于足阳明胃经，阳明经多气多血，如其平调，内外得养，五脏皆安。针刺条口穴能鼓舞脾胃中焦之气，令其透达四肢，濡筋骨利关节。为了加强祛除外邪的力量，针刺时可深刺，条口直透承山，也就是后人所说的条山穴。

用穴特点之三——"辨证与辨病相结合"。

贺普仁辨病辨证严谨，选穴配穴精巧，在60多年的医学生涯中，将辨证论治贯穿始终，注重与辨病相结合，认为有效的治疗取决于正确的辨证，正确的辨证取决于对病证脉因的周密分析和判断，没有正确的辨病辨证，就不可能作出正确的治疗，辨病辨证是正确治疗的前提。

胃脘痛：胃脘痛多因忧思恼怒、饮食不节、肝郁气滞、脾胃失调和中焦虚弱所致。在治疗选穴中，贺普仁从整体出发，选用中脘、内关、足三里为主穴，根据各证选穴用针。中脘为胃之募穴，居于胃脘部，具有和胃疏理中焦气机之功。内关为手厥阴心包之络穴，通于少阳经，少阳乃气机之枢纽，有助于脾胃之气升降。足三里为胃经合穴，是治疗脾胃消化不良的要穴。三穴相合，有健脾和胃、理中止痛之功。证属肝郁气滞者加足厥阴之太冲，以达疏肝理气、和胃调中之用；若属食积停滞者加手阳明之天枢，天枢为手阳明之募穴，可调理胃肠气机，化食消滞；胃热者加足阳明之梁门，以奏泻热和胃之功；中焦虚寒者在中脘和足三里上加灸，发挥温中健脾的作用。

胸痹：胸痹发生以心阳不振、瘀血内阻为主要矛盾，又与肝、脾、肾三脏有密切关系。在治疗中，贺普仁以调补阴阳、理气活血为原则。常取内关、膻中、然谷（放血），可以止痛，缓解症状，同时据证配穴。然谷是足少阴肾经之"荥穴"，心经与肾经为同名经，胸部又为肾经所过，刺然谷放血可祛胸中之瘀血，调畅胸中之气机，振奋阳气而止痛。内关是心包经之"络穴"，别走少阳之经，又为阴维脉之八脉交会穴。《难经》曰："阴维为病苦心痛。"

《四总穴歌》云："胸胁内关谋。"内关能宽胸理气，治胸部的一切疾患。临床实践证明：绝大多数患者针内关后，首先感到的是胸中宽畅。膻中为任脉穴，"气会膻中"，故具有调畅气机的作用，气行则瘀血自通，胸痛可消。

贺普仁除了注重选穴配穴之外，特别重视体位的选择、手法的运用以及针刺的角度和深度，他认为这与现代医学的服药需注意时间、剂量以及禁忌是同样重要的。

例如伏兔。伏兔穴位于髂前上棘与髌底外侧端的连线上，髌底上六寸，位于大腿前面股四头肌处。《会元针灸学》云："伏兔者，伏是潜伏，大腿肉肥如兔，跪时肉起如兔之潜耳不伏也，故名伏兔。"贺普仁运用伏兔穴的特点是令患者采取跪姿进行针刺。对此很多人感到新奇，实际上据贺普仁讲，古代医籍对此体位有诸多记载，如《针灸大成》云："膝上六寸起肉，正跪坐而取之。"

贺普仁认为，采取这种特定的姿势，可以使股四头肌隆起，一方面便于取穴和操作，另一方面更利于准确定位和得气。只有取跪姿，才能充分体现伏兔穴的穴名、穴性特征。关于这种体位，《针灸大成》是这样论述的："动物中伏卧牢固者，莫过于兔。人当跪坐之时则腿足之气冲至两膝以上，则两腿股直股肉绷急，推捏不动，犹兔之牢伏也。"

伏兔归属足阳明胃经，为"足阳明脉气所发"，又为"脉络之会"，具有强腰益肾、通经活络之用。正如《医宗金鉴》所言，伏兔主"腿膝寒冷、脚气痛痹"。此外，又因伏兔穴归属阳明经，阳明为多气多血之经，故对血脉闭塞不通、经络运行受阻之半身不遂、痹证、痿证及下肢静脉炎均有较好的疗效。贺普仁常用之治疗下肢麻木、肌肉萎缩、坐骨神经痛、腰椎间盘突出等病症。

有一典型病例。刘某，女，35岁。右腿疼痛一周。一周前无明显原因出现右腿痛，向足部窜走，咳嗽、用力以及变换姿势时疼痛加重，重则抬腿困难，行走吃力，伴有腰部酸困、无力、怕凉。曾被诊断为"腰部骨质增生"、"坐骨神经痛"，服用活血止痛类中成药，未见明显效果，遂求贺普仁针灸治疗。患者舌暗红，苔薄白，脉沉细。中医辨证：

肾气不足，气血郁滞。针灸治则：补肾益气，行气活血。贺普仁取穴：伏兔、肾俞。刺法：伏兔跪刺，留针20分钟。起针后，伏卧刺肾俞，并加艾盒灸。起针后，患者自觉腰腿轻松。治疗5次，疼痛消失。

针术精湛　每起沉疴

1990年，在贺普仁银针春秋50年之际，全国政协主席李先念特为其题词"银针寓深情，拳拳爱人心"。这正是贺普仁数十年医学生涯的生动写照。贺普仁几十年如一日，用手中那根寓有仁爱之心的银针创造了一个又一个奇迹。

病案一：申某，女，48岁。1993年9月3日初诊。主诉：右胁肋红肿疼痛5天，伴疱疹3天。五天前因生气着急而致右胁肋部隐隐作痛，胸闷不舒。次日右胁肋疼痛加重，局部红肿，皮如火烤，出气时痛甚，急到某医院就诊，诊为带状疱疹。当时给予内服及外用药治疗，疼痛不减。第三天，局部红肿热痛，纳谷不香，夜不能寐，右胁肋部起簇簇带状疱疹，不能触摸。给予肌注聚肌胞等治疗，仍控制不住疼痛，遂求治于贺普仁。患者表情痛苦，音低气粗，大便已5日未解，小便黄，舌质暗红，苔黄燥，脉弦数。诊断：蛇丹（带状疱疹）。证属肝胆风火，气血瘀滞。

治则：清泄肝胆，凉血解毒。取穴：支沟（右）、阳陵泉（左）、行间（右）、患部及龙眼穴（右）。支沟、阳陵泉、行间均用1.5寸毫针刺入，行泻法，留针15分钟；患部用中号火针快速散刺，并拔罐使出血；用小号三棱针点刺龙眼穴放血少许。治疗后，患者疼痛明显减轻，后又治疗两次而愈。3月后随访，无复发。

病案二：曹某，男，56岁。1993年10月6日初诊。主诉：头晕、头痛，伴恶心呕吐5小时，平素血压高（170mmHg/100mmHg）。当日中午因与朋友饮酒，当时感到头晕，以后逐渐加重，伴头重，恶心欲呕，急服降压药，症状稍有好转。但到晚上又突然加重，遂被家人送到贺普仁处。此时患者面赤红，头晕头痛，恶心呕吐，胸闷气粗，血压195mmHg/100mmHg，舌质红，苔黄腻，脉弦数。

诊断：肝风（高血压病）。证属肝阳上亢，阳盛化风。治则：镇肝息风，滋阴潜阳。取穴：四神聪、曲池、阳陵泉、合谷、太冲。四神聪用中号三棱针放血约5ml；曲池、阳陵泉、合谷、太冲用1~1.5毫针刺入行泻法，留针30分钟。治疗后，患者症状解除，血压降至155mmHg/95mmHg。

病案三：刘某，女，34岁。1994年4月12日就诊。主诉：半年来腰痛，伴血尿一周，加重两日。半年前不明原因出现腰酸、腰痛，有时伴有尿道灼痛，被诊为肾结石。B超显示：双肾结石，左约22mm×15mm，右约12mm×18mm。医生建议手术，但患者不接受，要求保守治疗。曾服100余剂中药，但未能排出结石。近一周突然尿血，腰及腹部疼痛，经人推荐，求治于贺普仁。患者表情痛苦，腰剧痛牵引下腹部痛，尿赤涩疼痛；面色㿠白，舌苔薄白，脉沉细。诊断：石淋（肾结石）。证属脾肾虚弱，湿热内蕴。治则：温补脾肾，通利水道。取1.5寸毫针刺入中极、大赫、蠡沟、中封，均用泻法，关元、水道用补法，留针1小时，中间行针1次；关元加灸，肾俞、脾俞用小号细火针快速点刺，并急按针孔施补法。针后病人痛止。随后，每日治疗1次，连续7次，排出两枚大小如蚕豆的结石。后经 B 超证实,双肾无结石,亦无积水。3 月后随访,患者告曰:治疗后腰部再无酸痛感。

病案一为蛇丹,贺普仁三通法并用,立竿见影;病案二为肝风,贺普仁强通法、微通法合用,使患者血压高压快速下降 40mmHg,低压下降 5mmHg,避免了脑血管意外的发生;病案三为石淋,贺普仁用微通法、温通法,仅 8 次就将其肾中结石排出,疗效神奇。

上述三则病案,贺普仁皆使用了微通法治疗,以调气通经。病案一应用火针直接或间接导入人体的火热之性,"以热引热"、"开门祛邪",以达到清热解毒的目的;病案三则取其阳热温壮之性,培补肾阳,增强肾的气化利水功能,从而达到补肾排石的目的。病案一的龙眼穴放血及火针后拔罐出血、病案二的四神聪放血,均是强行迫血外出,使邪随血泄,达到治病目的。

1976 年,贺普仁奉命参加援助西非布基纳法索(当时称上沃尔特)医疗队,他是医疗队中唯一的中医。在异国他乡,贺普仁精湛的针灸医术深受热捧。古尔·扎米扎纳总统闻讯后,请求贺普仁为他的儿子默罕默德·拉米扎纳治病。他的儿子患的是一种怪病,随地便溺。总统府的兽皮地毯华贵光洁,默罕默德却像狸猫似的爬来爬去,东拉西尿,还不时地冲周围的达官贵人傻兮兮痴笑。瓢泼大雨急骤之时,这位总统之子却偏要赤条条淋雨玩耍,害得卫兵们也只得当落汤鸡。总统遍寻名医,都以失败告终。这次,他抱着试试看的心态找到中国医疗队。中国医疗队组成名医班子,由贺普仁担任主治进府治疗。经四诊合参,贺普仁对病人症结所在了然于胸。于是,取几根银针,朝病儿脚端、囟顶及尾骨等穴,采用"贺氏针灸三通"手法,远近配伍,补泻迎随。3 次针后,默罕默德竟一改怪癖,吃喝知礼;又针 5 次,大小便自理;共针 25 次后,病儿知道找便盆,知道躲雨,不再嗜雨成癖了。对此,布基纳法索的报纸、电台先后进行了翔实的报道。由此,贺普仁声名大噪,甚至将邻国的患者也吸引过来就医。为 203 位病人针灸,曾是他一天的门诊工作量,创造了他一生中日门诊量的最高记录。在布基纳法索工作一年半以后,医疗队完成任务回国,起程前,古尔·扎米扎纳总统为了表达对中国人民的友好情感和对贺普仁的感激之情,授予他一枚"国家骑士勋章",嘉奖他对所援国的贡献,而通常这是授予外国元首或政府要人的最高荣誉。

针灸武功　融为一体

贺普仁擅长武术,练气功已有 50 余年。他融武术气功于针灸学之中,所创立的贺氏针法,是有别于他人的、将针灸气功融为一体的方法。贺普仁在青年时代就向往武林高手云集的北京。18 岁那年,他终于有幸结识了尹式八卦掌第二代名师曹钟升的高足高晋臣。高晋臣见他诚实厚道,且体强智聪,就力荐他到曹钟升先生门下学尹式八卦掌。从此,贺普仁开始师从尹式八卦掌第二代名师曹钟升,并在这位武术界名师的门下苦练了 8 年。

八卦掌是以八卦图的原理作为理论基础,通过实践演化而成的独成一家的武术。尹式八卦掌得气快,对训练应变能力、提高反应速度大有好处。它还有极强的抗击能力,既可健身，又可防身。贺普仁在练习八卦掌时，注意结合针灸专业的需要，特别注意发挥八卦掌以掌代拳、以掌代勾、掌拳兼施的捶击之力。后来，他不但练八卦掌，还练静功，每天都要打坐。继而又学练了十八节刀、八卦连环剑、站身枪等器械。习武练功成了他一生的养生之道。练八卦掌数十年的贺普仁深有感触地说："习武练功不仅可以强身健体，还对针灸有事半功倍的妙处。"

中国武术与中医学血肉相连。明医理，有益于武；明武理，有益于医。二者结合，相得益彰。贺普仁数十年如一日穷究医理，精研武道，把精妙的医术和深奥的八卦掌原理、拳法、内功有机地结合起来，以有形的练习之力，加无形的调息之气，用于针刺之中，达到了相互叠加的效果，铸造成了神针妙法。贺普仁常说：修炼功夫、强身健体是合格针灸师必须做到的。结合了气功与武术的针法之所以能更加快速明显地取效，就在于是用内气把针催进去的，速度快，患者没有痛感，气、火、针三者同时冲击病灶，比一般的针法更具振动荡击力，作用于人体的经络气血，更能迅速激发人体的自然潜能和免疫能力。练功会使练功者真气充盈，经络通畅，体内有一股巨大的能量，进针、行针时可通过丹田之气的蓄积，升提上达臂、肘、腕、指，把力与气运输到指尖，做到气随针走，针随手入，也更能得心应手地控制驾驭精气。"刺之要，气至而有效"。

旁人在一侧观望贺普仁施火针，只见他在选择的穴位（或部位）上消毒，点燃酒精灯，左手将灯移近针刺穴位（或部位），右手以握笔式持针，将针尖和针体伸入外焰（根据针刺的深度，决定针体烧红的长度），将针烧至通红时，迅速将针准确地刺入穴位（或部位），随即将针拔出。继而又将针尖和针体伸入外焰、烧红，再刺入下一个穴位（或部位）。就这样周而复始，直至完成对病人的针刺过程。在这一针刺过程中，贺普仁全神贯注，胸有成竹，心静气沉，手如握虎，心手相合，眼心相合，腕有真劲，手有真气，进针无阻，酣畅淋漓，一气呵成，投之所向，无不如意。他的手法既灵活自如，轻妙绝伦，又蕴涵着一种实实在在的、巧发奇中的力量，使针入肌肤时，轻而不浮，实而不拙，看似轻描，实非淡写，快捷无比，非同寻常。

病人反映，贺普仁针刺手法如蜻蜓点水，进针快，痛苦小，针感犹如潮水，不仅疗效显著，而且从此消除了病人"怯针"的心理障碍。贺普仁常对徒弟说："进针就像划火柴一样，没有速度，火柴是点不着的。进针没有速度，就不可能有好的感觉，并且会给病人增加痛苦。"而进针快不仅是贺普仁的一大特色，也是他长年累月历练出来的绝招。他一直呼吁针灸者要加强内功的修炼，为此，他专门制订了一套修炼方法。

练针先练指：针刺手法是针灸治疗学中的重要组成部分。左手循按揉切腧穴，右手为刺手是针灸法中的重要手法。疗效好坏皆在于两手手法及功力。主要功力又在于拇指、中指及食指，其运力在于指节，并借助腕臂之力，甚至运全身之力于指端，才能使针体轻了无痛。所以必须先将拇、中、食三指练出一番好功夫，此外还宜两手同时练习。

贺普仁认为：指力努劲与针刺手法有密切关系，不学针灸则已，欲学针灸必须练习手指努劲。练指功有四步：

第一步：二指禅。习者首先于桌案之前站稳，吸气使气下沉入丹田，两手臂向前抬起伸直，随之弯腰向前，双手拇指指腹搭桌案边上，自觉丹田之气上贯两肩、臂、肘、腕乃至指端。初练时，可调换食指，按于桌案边上，交替习之。每次 5 分钟，每日 1 ~ 2次。以后练习时间可增至 15 分钟。约 100 天后见效，3 年后大功告成。

第二步：顶指法。初练时空手习之，紧并中、食二指，屈成钩形，以拇指屈置中、食二指之间，使三指间相顶，紧紧扣牢，虎口成圆形，猛力扣五分钟，每日有空就练，不限次数。

第三步：夹木锥。用两小木锥夹于右手拇、食、中指肚之间紧捏之。每日有暇则练，半年功可告成。

第四步：捻线法。此法不用任何工具。拇、食、中指肚紧贴，虎口呈三角形，三指肚相贴之处，以三指的第一节为限，指肚相贴之后，乃贯全臂之力于指，拇指徐徐向前捻若干次，然后拇指再向后捻转若干次，其捻转数前后相等。每日不限次数，有暇则练。

练针须练气：贺普仁针法是将针灸、气功融为一体的方法。他常说："搞针灸不练气功，等于医生白费劲，病人白受苦。"针灸医生指功不可不练，而坐功又不可不行。初行功时，应谨守规矩，调息坐功时，正其心身，巍然竖立，胸硬腰挺，不可佝偻，左腿抱右腿，两手翻置于膝上，眼观鼻，鼻观心，徐事吐纳，由浅入深。先徐徐将胸中之浊气吐出，再吸入新鲜空气，采天地之灵秀，取日月之精华，吐胸中之恶浊，纳自然界之清气。每吸一口都由胸中经过，然后纳入丹田。初练时气随入随出，不能收留，坚持打坐，终能存于丹田，气满而道成。

贺普仁坚持修炼气功，熔针灸与气功于一炉，总结出"针灸气功修炼法"，使中国古老的气功与针灸相得益彰。他将武术、气功运用于针灸学之中，可谓中国针灸的一大亮点。

金 世 元

> 我这一生，看淡名利，乐于草本。一生也有坎坷，但每一次都在坎坷中寻找机遇，在机遇中寻求创造，在创造中力求完满。从事中医药七十年来，我总结出的经验是，一个人的智慧要用在勤奋上，遇上了机遇要把握好，在实践运用中要发挥好才能。
>
> ——金世元

2000 年 1 月，新世纪刚刚拉开帷幕的第十六天，那个喜气洋洋的上午，人民大会堂里热闹非凡，高朋满座，名医云集。北京市中医药学会、北京卫生学校、中国药材集团公司、北京同仁堂集团公司等 6 家单位正联合举办一场盛大的庆祝活动。

"桃李芬芳，教诲杏林。"——全国人大常委会副委员长、民革中央主席何鲁丽的题词。

"振兴中医，造福人民。"——原卫生部部长钱信忠的题词。

"金老以半个多世纪的精力，从事研究中药材的鉴别与炮制，不但为中医中药的发展作出了不可或缺的贡献，还为把博大精深的中华医学推向世界，奠上了一块结实的基石。"——全国政协常委、中国民主促进会名誉主席叶至善的题词。

随着一幅幅题词的展现，人民大会堂内一次次掌声雷动。那一天，来自全国中医医疗、科研、教学、预防、保健、中药研制、生产、经营、管理等各方面的医药专家 500 余人汇聚一堂，隆重庆祝一位 74 岁的老人从事中药工作 60 年来为中医药事业作出的巨大贡献。

在如潮的掌声中，一位满头银发、神态亲和、精神矍铄的老人接过了弟子献上的鲜花。他就是我国著名中药学家、北京卫生学校中药专业的重要创建人、首都医科大学中医药学院客座教授、中华中医药学会终身理事、国家非物质文化遗产"中药炮制技术"项目代表性传承人，被誉为"首都国医名师"的金世元。

金世元 14 岁入药庄当学徒进入药材行业，经历过战乱年代的动荡，也经历过新时期中医药事业的空前繁荣。从卖药到研究药，从走遍全国考察药材到教学授业、著书立说、成为"国医名师"，他一生的经验，是中医药事业的宝贵财富。2014 年被人力资源和社会保障部、国家卫生和计划生育委员会、国家中医药管理局评选为国医大师。

胸怀济世之志　学徒也成大材

1926 年 12 月 13 日，金世元出生在北京朝阳区东直门外落田洼村一户普通农民家里。在他 7 个月时，母亲就去世了，他由姑妈抚养到 8 岁时才回到自己家里。父亲金永清希望儿子将来能改变家里世代务农的生活，于是把他送入私塾。金世元刻苦用功，寒窗苦读了7年。

1940年，14岁的金世元赶上北京复有药庄招收学徒。在药庄做学徒是个苦差事，但对像金世元这样的农家子弟来说，却不失为一条生存和成才之路。复有药庄是一家做中药饮片批发零售的药行。学徒一干就要3年，而且只管饭，不发工钱。

15岁那年，金世元开始学炒药，这是做学徒最苦也最累的活。说它苦：一口大铁锅放到大土灶上，柴火一烧，烟熏得眼睛不停流泪；药材倒进去了，要两只手拿着大药铲在热锅里不停地搅拌，一不留神就会烫着手。金世元个儿矮，轮到他炒药，必须在脚底下垫块砖头，踮起脚尖，才能看得见大锅里的药，手上烫起泡是常事。说起炒药，徒弟们最怕的是炒姜炭。所谓姜炭，就是先把干姜切成块，然后在大铁锅里炒成黑炭一般。姜炒到冒黄烟的时候，锅边人额头上冒出的是黄汗珠；等姜再炒到冒黑烟的时候，炒姜的人脸上、身上流的汗也全是黑的了。一到那会儿，柴火冒的黑烟与炒药冒的黄烟，烟雾缭绕呛得人喘不过气来，不停地咳嗽，嗓子一会儿就冒烟了，没人愿意在灶台边多呆一会儿。

炒药的活儿难，难在看火候。首先火要烧得适度，不同的药材有不同的火候，大火小火都有讲究，弄错了师傅要骂；其次搅拌要匀，搅匀了，药的色泽才漂亮，漂亮才能卖出好价钱。你炒出的药不漂亮，顾客看见老大不喜欢，下次可能就去别人的药房了。所以药庄里，师傅考徒弟技术，也往往要考炒药。怎么个考法呢？支两口大铁锅，放进同样的药材，让两个徒弟一起炒，看谁炒的药合乎标准。炒的时候，嘴上不能闲着，师傅要提问，问这药为什么要炒，总共有多少种炒法，还要你背诵药的功效，说明白炒药这个过程为什么能降低药物的毒性和副作用；答出来引药归经是怎样增强疗效和转变药性的；一样一样解释，哪些药炒了是为了调剂制剂的，哪些药是为了去除异味、便于服用的这考试考的是心、眼、口、手的默契，平时不用心或是炒得少，考试时哪还能应付裕如？金世元不怕考，他药炒得好，问题也答得好，这就是所谓的功夫不负有心人，功到自然成。

就这样，短短一年时间，金世元靠自己的勤奋、用心、比别人下更多的苦工，赢得了药房上下的信赖。不久之后，官方要求中药人员也要系统学习中医知识。为此，当时的北平市公共卫生局和药行公会合办了"北平中药讲习所"，安排每个大药行去两个人，中药行去一个人学习。药庄里的师傅们推举了勤奋好学的金世元代表药庄去学习。

金世元有7年私塾功底，有前柜抓药、后厂制药的经验，在当时的学员中出类拔萃。而北平中药讲习所名师荟萃，所长是北平四大名医之一的汪逢春，任课老师有清代御医瞿文楼和杨叔澄、安干青、赵树屏等，全都是当时的中医名宿。讲习所学制两年，课程设置了中医学、中药学、处方学、制药学等。讲药学，更讲医理，学员毕业后获得"药剂生"资历。这对金世元来说是难得的机遇，讲习所为他打开了一扇大门，一个更广阔的世界出现在眼前。正是在这里，金世元明白了一个道理：原来，学医学药不只是为了谋生，更是为了济世救人。正如明代裴一中在《言医·序》中所言，"医，故神圣之业，非后世读书未成，生计未就，择术而居之具也。是必慧有夙因，念有专习，穷致天人之理，精思竭虑于古今之书，而后可言医。"

由于有药行认药的基础，对药的功能、药学基本常识都有了解，金世元在学习中医处方学、诊断学等方面，往往很快就能把药的原理和中医的医理贯通起来，举一反三，体会很深。再加上他白天在柜台实践，经常听老师傅给来买药的病人答疑解惑，晚上在课堂上与名医讲的理论再一一对照，收获更比一般学员大。两年后，金世元以优异成绩获得了毕业证书。

1944 年，经过四年学徒生活磨炼的金世元，终于正式出徒，升为"斗子头"（炮制饮片的负责人）了。复有药庄不是大药行，再待下去学到的东西很有限，于是他选择了通州较大的一家药店益元堂。金世元在益元堂的主要工作是中药调剂、饮片炮制，1945年日本投降，金世元转到了北平城里的益成药行。

当时，北平有四家大药行，专门为城里所有药店提供中药材和饮片，从常见药材到珍稀药材应有尽有，那儿的伙计，也被称作"外柜"，每天的工作就是对外联系业务。益成药行便是这四家药行之一。

北平分东、南、西、北四个区域，药材行里，南城的业务量最大，在益成药行，跑西城的伙计被称为"小外柜"，跑南城的称为"大外柜"。金世元刚一去是跑西城，没过多久业务能力就显现出来：他药材看得准，产品不掺假，脾气好、人缘好，讲义气，肯跑腿。老板对他很满意，于是在跑了一阵子西城后，让他跑南城，没过多久全南城的药房就都认识这个敏捷快活的年轻人了，还送了他一个绰号，叫信得过的"南城金大外柜"。

时代启用英才　大医勘察药材

1949 年，中华人民共和国成立，一个充满新气象的时代到来了。

益成药行那时已经倒闭，金世元懂医会药，人缘又好，有信誉，自己又做了几年大"外柜"，外省本市结交了不少朋友，于是，思量之后，他自己尝试着做起了药材批发生意。1954 年，北京中医学会举办了"中医预备会员学习班"，学制一年半，系统讲授中医经典著作和临床各科诊治经验。28 岁的金世元没有放弃内心深处的夙愿，再次参加了学习。这一年半的学习，为金世元增添了更加深厚的中医理论知识，使他在从入门向专家迈进的道路上跨出了关键的一大步。

1956 年的 1 月 1 日，北京市政府宣布成立北京市药材公司，在全市 3600 多名中药从业人员中挑选了包括金世元在内的 6 个业务精英，组成了药材公司业务科。起初，金世元在科里负责市场供应与管理，后来因为在工作中逐渐显示了出众的药材鉴别能力和扎实的药学知识而被调到了研究室，主管药材质量鉴别、中成药配方整理。

中药材品种多，来源广，产区分散，性状各异，成分复杂，要从性状上（包括形、色、嗅、味）准确辨认药材的真、伪、优、劣，鉴别地道药材与非地道药材的性状差异，需要有长期实践经验的积累和对每种药材的深入全面了解。金世元经过从学徒到药行里的多年实践，对每种药材性状都有比较明晰的认识，在这段工作期间，更增加了丰富的经验。北京当时在册的原料药材有 1000 多种，常用的有 600 多种，他通过眼看、手摸、鼻闻、口尝、水试、火试这些最基本的性状鉴别法，就能精准地把握每种药材的内在质量、真伪优劣。

兢兢业业地工作了一年半以后，1957年的夏天，金世元意外地接到了北京市卫生局关于举办"中医师资格考试的通知书"，若考试通过，临床测验合格，将获得"中医师资格证书及开业执照"。金世元凭他多年自学钻研和扎实的中医理论功底，以优异成绩顺利通过了考试。

理论考试合格后，都要参加临床测验，要求参考者到北京市中医院内科、妇科、儿科，每科看一个病人，并写出辨证论治的详细脉案，包括病因、症状、舌苔、脉象、治则及处方用药等内容。各科临床测验时，都有著名中医专家全程监测。金世元在三科临床诊治过程中充分发挥出了理、法、方、药的整体水平，顺利通过了临床测验，最终以优异成绩获得了中医师资格，取得了中医师开业执照。

不久之后，金世元接到卫生局通知，刚刚成立的北京市宣武医院、铁路医院等几家大医院需要临床中医大夫，如果他愿意去，卫生局可以主动安排介绍。金世元终于可以实现心中悬壶济世的夙愿了，在这决定医学事业走向的重要时刻，他带着通知再次找到了药材公司的总经理焦景成，两个人促膝交谈。为中医药事业考虑，焦景成觉得中医缺人，中药也缺人，像金世元这样懂医又懂药的人更是中药业的宝贵人才，留在中药业，将来会对社会有更大的贡献，也就是说，可能中药界会比中医界更需要金世元！他建议金世元考虑一下，能为中药事业牺牲个人理想，这本身就是至高无上的大医仁心。焦经理最后表达了自己的心情，他自己舍不得金世元走："如果你想临床看病，公司专门为你成立一个医务室给人看病。"

焦经理这一席话深深触动了金世元，他诚恳的态度和真诚的挽留，更让金世元深受感动。考虑再三，金世元最后选择留下来。而焦经理更重承诺，特意为金世元成立了一个医务室，让他一边工作一边看病。焦景成不知道，正是自己这一番苦心，为日后的中医中药界留下了一个承前启后的药学巨擘，为中药学留下了一座丰厚的知识宝库。

1957年左右，中医药事业空前发展，社会对中药需求持续增加。北京市药材公司为此成立了"中药研究室"，聘请金世元为主任，主管原料药材和炮制饮片的质量，并整理全市中成药配方与考证。

这是个艰苦而重要的工作。中药材分为"地道药材"和"非地道药材"，为了组织优质地道药材货源，提供采购依据，就必须深入药材产区实地考察。为此，金世元走遍了大江南北，深入川、粤、桂、云等药材产地实地调研。在考察中，他获得了很多药材品种资源的第一手资料，以及很多书上没有记载的药材产地知识与产地加工方法等，不但有效地指导了药材收购，也为他日后的教学科研工作打下了基础。

地道原料药材选定了，在配制成药或调配汤剂之前，还需要经过不同方法炮制才能药用。这个过程是关键，将直接影响到药物临床治疗效果，因而对炮制过程和饮片质量的鉴别也非常重要。

在饮片质量鉴定上，金世元可以说是当时药材公司首屈一指的行家，用同事们的话来说，发现某种炮制饮片的质量出现问题时，金世元不但能指出问题，而且能精确地指出问题出在炮制过程中的哪个环节上，应该怎么纠正。在炮制饮片的操作过程上，经验丰富的金世元特别强调规范和严谨，他依据自己精湛的鉴别能力和丰富的行业经验，对比指出了一些不正当的炮制过程，为去伪存真、打击造假行为，提供了宝贵的参考依据。比如，他强调，正确的穿山甲炮制方法应该是：穿山甲用砂烫鼓起时，筛去砂，趁热浸入米醋中。这个过程有增强活血止痛的功效。而那时造假的药材，是把穿山甲用砂烫鼓起后，筛去砂，趁热浸入浓盐水中，目的是为了增加重量。再如，正确的山茱萸炮制方法是：每100公斤山茱萸加黄酒30公斤，密封蒸制24小时。用黄酒的目的是为了增强滋补功能。而造假药材在炮制时通常不加黄酒，掺加蜜水，目的是使山茱萸显得肉厚、油润，增加重量。中药研究室还有一个重要的任务，就是负责全市中成药处方来源、历史考证与整理改进。

1956年以前，北京市各中药店都是前店后厂，各家都自制自售。可是同一名称的中成药配方却有所不同，即使用药相同，在单味药的用量上也有差异，各家都把这视作商业机密，相互保密，决不透露。而在1956年后，为了统一中药市场、保证药材质量，根据当时需要，全部中药改由北京市药材公司统一配方、统一生产、统一供应，生产厂家名称统一为"北京市药材公司"。这样就存在一个统一配方的工作。每一种中成药只能有一个配方，不能有同名异方现象。为此，北京市药材公司将全市各药店的成药配方全部集中上报到了金世元所在的北京市药材公司研究室，再由研究室负责整理和最后确定。这项工作不是一般中药技术人员能完成的，它需要有深厚的中医基础理论和渊博的方剂知识，在3000多个处方中，通过比较、考证、科学分析，选择各种成药中有历史依据的、配方合理的、疗效确切的，最后经由专家论证，实践检验后才能确定保留。这其中，为了继承中医药遗产，保持中医药特色，对一些传统优秀品种和在老百姓心中有极高信誉的品种也要确定保留。

金世元在这项工作中再次充分发挥了特长。他从每种成药的历史考证、配方用药、制剂工艺、功能主治等方面入手，一丝不苟地详细对比研究，反复考证，带领研究室出色地完成了任务。

在他担任主任期间，北京市作为传统优秀品种确定保留下来的中成药有同仁堂的虎骨酒、牛黄清心丸、安宫牛黄丸、局方至宝丹、紫雪丹、乌鸡白凤丸，德爱堂沈家小儿七珍丹，雅观斋薛家万应保赤散，长春堂的无极丹、避瘟散，万锦堂的回生救急散，溥安堂段家坎离砂等，其余中成药全部由研究室作出了统一配方，并获得了专家论证和实践检验的一致肯定。

这项工作为结束当时社会上中成药良莠不齐的现状，为正本清源、树立中药信誉作出了重要贡献，对中医药事业的发展具有重要意义。金世元以他严谨的作风、深厚的药学知识再次赢得了中药学界的一致赞誉。

奉调卫生学校　创办中药专业

1961年，在北京市中医院成立后，全市四个城区也相继成立了中医院，各大综合性医院及专科医院陆续增设了中医科，相应地也就必须建立起配套的中药房，于是，中药人才顿显奇缺。

为了适应中药事业的发展，解决实际需要，北京市卫生局和北京市药材公司商定，在北京卫生学校紧急设立中药专业，第一届招收50名学生，毕业后往卫生系统和药材公司各分配25人。

当时北京卫生学校仅提供教学设备，专业教员只能从市药材公司选调业务精英。在卫生局一再点名争取下，金世元第一个被调到卫生学校担任教研组长，担负起创建中药专业的重任。

从零开始创建一个学校的中药专业，需要克服很多困难。没有任何教学资料，金世元就从选编教材开始。缺少课堂教学经验，他就长时间旁听其他教员授课，在吸取先进教学经验的基础上，结合自己的课程内容与要求，终于形成了一套成熟的教学方法。

在卫生学校，金世元先后亲自讲授过《中药鉴定学》、《中药炮制学》、《中药调剂学》、《中成药学》、《中医学基础》等多门课程，深受好评。其中最具代表性的是他的《中药鉴定学》。孙思邈在《备急千金要方·大医精诚》中云："人命至重，有贵千金，一方济之，德逾于此。"像自己当年的老师一样，金世元也从医德讲起。然后，金世元讲中药行业的重要性，讲鉴定的重要性。他要学生理解中医中药是一个理论体系，不可分割。中医治病通过"四诊""八纲"等正确辨证后，就要立法处方，最后"药"才是克服疾病的武器。他强调，"医靠药治，药为医用"，二者必须密切结合，否则，如果误用劣药、假药，医生辨证再准确，用药再精湛，也难以实现治疗目的，正像明代李时珍在《本草纲目》中所说，"一物有谬，便性命及之"，就会误病害人。所以，一定要掌握药材鉴定的真本事，防止伪劣药材混入。同时，《中药鉴定学》还是学好中药各门专业课的基础，因为从事任何中药技术工作，都首先要学会辨别药材真伪与鉴定质量好坏。在讲完这些以后，他才开始讲具体的鉴定方法。

金世元讲课有自己显著的风格，他注重引导学生从中国传统文化角度认识中医药文化。金世元还特别注重理论联系实际。他安排了丰富的实践教学课，让学生们在具体接触和实际操作中直观掌握中药学知识与鉴别炮制技能。而在所有实践课中最让学生难忘的，恐怕就要数采药实习课了。

金世元认为自己能对各种药用植物形态特征辨认准确，并对不同药物的生长特性了如指掌，主要得益于多年来上山采药积累的经验，为此，他把自己的学生也带上了山。他每年至少要安排学生上山采药两次。5～6月份，他会带着学生上山看药用植物形态和开花情况。8～9月份，他要带领学生看果实成熟和药用部位形状。上山不仅要观察常用药材（如柴胡、黄芩、苍术、丹参等），还要寻找不同山区（包括外省）的特有药材品种、植物形态及喜生环境。

这一堂堂生动的实践课，既提高了学生的学习兴趣，又扩展了学生的知识面、加深了记忆，收到了极好的教学效果。

金世元就这样用心良苦，身体力行，一点一点地摸索出了中药专业的教学方法。这些宝贵的教学经验，为他将来走进大学为更多学生授课、乃至担任师承制导师，培养学术带头人，做好了准备。

解析成药配方　论著指导实践

"学者必须博极医源，精勤不倦。"金世元少年时代的名医恩师常常引用孙思邈这句话，对这一教诲，金世元始终牢记在心，在繁忙的教学与科研实践同时，他坚持翻阅大量古代医学典籍，深入钻研中医药知识，一直不断充实提高着自己。随着钻研日深，他逐渐形成了自己的理论体系，并不断积极地探索。

1982年，金世元发现北京市场上有两种牛黄清心丸。一种是北京同仁堂出品的"局方牛黄清心丸"，处方来源于宋代《太平惠民和剂局方》，其组成药物有山药、人参、白术、甘草、茯苓、当归、川芎、白芍、阿胶、麦门冬、牛黄、犀角（现已代用）、羚羊角、麝香等，用于治疗气血不足、虚风内动引起的头晕目眩、虚烦失眠、胸中郁热，甚至言语不清、口眼㖞斜、神志昏乱等中风之证。另一种则是沈阳中药一厂出品的"牛黄清心丸"，其药物组成为：人工牛黄、黄芩、黄柏、大黄，主治邪热冲心、口干烦渴、神志不清、头痛齿痛。

这两种药，都叫"牛黄清心丸"，药名相同，但由于药方不同，实际上疗效截然不同，一个是清虚热的，另一个则泻实火。中医学认为，中风之证多属正虚邪实、肝阳上亢所致，如果用"局方牛黄清心丸"治疗，通常效果极好；但如果误用了泻火通便的"牛黄清心丸"，效果就相反了。

不久之后，金世元再次发现河南洛阳制药厂出品的一种"苏合丸"，与古方"苏合香丸"的简称完全相同，但组方却迥然有别。古方苏合香丸也来源于宋代的《太平惠民和剂局方》，是历史上一种名贵成药，简称正是"苏合丸"。它的药物组成有苏合香、安息香、麝香、檀香、木香、沉香、丁香、乳香、冰片等，善治中风寒邪、痰浊内闭之证，具有苏醒神志、温通开窍之功。而河南洛阳制药厂生产的"苏合丸"，组方却是乳香、没药、白附子、薄荷、紫苏、荆芥、柴胡、前胡、木香、陈皮、厚朴等，主治突然昏迷、痰壅等。这是一种非常可怕的混淆。如果患寒邪内闭昏迷的病人误服了河南洛阳制药厂的"苏合丸"，必然会贻误病情，严重的甚至可能危及生命。

金世元针对以上两种成药混淆的现象，及时撰写文章发表在《北京中医》杂志上，提醒全国临床医师在应用时要加以注意，同时也对混淆药品的厂家提出了批评。文章发表之后，为早日结束混淆状态，金世元不敢耽搁，迅速将这两种成药混淆的具体情况写成了《关于中成药组方和生产的几项建议》，上报卫生部药政管理局。这些建议受到了高度重视并被迅速采纳，卫生部及时以红头文件将原文转发给了全国各省、市卫生厅（局）参照执行，两家混淆名称的药厂也立即作出了改正。

1984年，金世元发现北京市场上有9种不同厂家生产的天麻丸，它们都是同一种药，可说明书上介绍的功效却各不相同。金世元对比了这些说明书，发现除了在吉林省国营抚松制药厂的说明书里，天麻丸的功效与《中国药典》里记载的相同外，其他各厂都在说明书上私下添加了疗效，比如增加了治疗高血压、治疗小儿惊厥、治疗顽固性头痛、治疗小儿麻痹后遗症等，而这实在与古方天麻丸的功效有原则性的区别。天麻丸始载于明代《景岳全书》第54卷"风痹"项下，其组成药物为：天麻、羌活、独活、萆薢、附子、炒杜仲、当归、地黄、玄参。天麻丸具有散风湿、舒经络等功效，主要用于外受风寒湿邪，侵袭经络，留连日久，伤及肝肾所致的手足麻木、腰腿疼痛、筋骨无力等。这个效用，与有些药厂说明书里私下增加的疗效截然不同。

比如说"高血压病"，按中医学理论，它多属于阴虚阳亢之证，治疗用育阴潜阳为法居多。天麻丸配方中的羌活、独活均为辛温宣散、解表胜湿之品，附子为辛热助阳之药，这些辛温燥热药物，如用于治疗高血压病，势必造成燥药伤阴，更会引起肝阳上亢，甚至造成肝阳无制，加重病情。

再说"小儿惊厥"。"惊厥"即指惊风而言，是一种小儿临床常见证候。惊风一般分为急惊风与慢惊风两类，以急惊风为多见。引起急惊风的原因很多，常见的包括热性、急性病如小儿肺炎、中毒性痢疾、流行性乙型脑炎等。如果持续高烧不退，也可能引起惊风。它多由热邪炽盛、侵犯心肝所致，应急以清心凉肝、泻热解毒、息风定惊的药进行救治，比如用羚羊角、牛黄、胆南星、全蝎等药物是为正治。这个病如果误用了天麻丸，病机变化将是怎样的后果呢？天麻丸的配方中虽然有天麻，但绝非针对"惊厥"而设，因为天麻丸配方中的重点羌活、独活、附子都是辛温燥烈之品，具有升散解表、补火助阳的作用。如果用天麻丸治疗急惊风，势必形成"抱薪救火"，更会引动肝风，促使病情恶化。

这8家药厂天麻丸说明书上不确切的疗效，和混淆成药名称一样，都是不可忽视的问题。金世元又及时撰写了《评市售天麻丸的功效》一文，发表在《北京中医》上，再度引起了全国临床医学界的高度重视。

像这两篇文章一样，自20世纪60年代以来，金世元陆续发表过独立撰写的重要学术论文70余篇，普遍都具有明确的针对性和重要的实际意义，引起了广泛的反响。其中《中成药的生产必须符合中医治疗特点》一文，被国家医药管理局中成药情报中心和《中成药研究》杂志评为向国庆35周年献礼的优秀论文；《医药结合是提高临床疗效和节约药材的重要途径》一文，被中国药学会评为1984年度最佳论文；其他如《介绍中药调剂基本操作》、《中药处方常用名称的解释》、《谈谈中药炮制与临床疗效的关系》、《从中医处方"脚注"谈医药结合》、《地道药材的含义及内容》、《谈谈中药材产地加工与改进意见》、《合理编制中药"斗谱"》、《张仲景创制的方剂衍生及发展》、《地道"橘"的药用品种与质量》等多篇论文，都因具有重要的实际意义，而引起了医药界的广泛反响。

除了这些具有实际意义的论文，金世元还撰写主编了多部重要中药学著作。20世纪70年代中后期，他在实践中发现，临床中医尤其中青年中医经常对传统中成药的历史来源、药物组成、配伍意义、适应证及禁忌搞不清楚，错用乱用中成药的现象较常见，而关于指导合理使用中成药的书籍还属空白。于是，工作之余，他每天笔耕不辍，以自己多年的经验积累，又查阅了大量的文献资料，按照切合临床辨证用药的原则，历时6年，终于写出了《中成药合理使用》一书，1984年由人民卫生出版社出版。该书按照内、妇、儿、外、五官各科划分体例，对医用处方进行了全面诠释，论述清晰，通俗易懂。全书共计29万字，载药490种，对每种成药都编写了处方来源、药物组成、剂型、用法用量、功用、适应证、方解、附注等内容，条分缕析，其中以方解为重点。书一出版就受到了医药界的热烈好评，并成为指导临床合理使用中成药的主要参考依据，短时间内竟连续7次重印仍供不应求。

1988年，金世元应卫生部特邀，参加了组织编写全国中专中医药学校统编教材的工作，由他主编的《中药炮制学》一书先后几次重印，作为培养中药技术人才的主要专业教材深受欢迎。在那以后，金世元与他人合作，陆续撰写与主编了《中药基础知识简编》（1984年）、《中药炮制大全》（1999年）、《大众用药手册》（2000年）、《北京市中药饮片标准》（2000年）、《中药鉴别大全》（2002年）、《脑心同治》（2006年）；参加编辑了《北京市药品标准》、《北京市炮制规范》、《中药大全》、《中药材大辞典》、《中成药大辞典》、《北京市中药调剂规程》、《北京市中成药制剂标准》、《妇女家庭用药常识》、《临床药学进展》、《中华本草》、《北京市精致饮片标准》、《假冒伪劣商品的识别（中药部分）》、《国家非处方药专论》、《国家非处方药标准》等十几部中药学著作；并主审了《中药调剂学概论》、《现代中药商品手册》等多部著作。

几十年来，在教学科研实践之余，金世元就这样坚持潜心钻研，笔耕不辍，将他在多年中药工作中积累的丰富经验与深厚的中药学理论知识融会贯通，为社会贡献了一个又一个理论成果。

直到 2004 年，年近八旬的金世元仍以顽强的毅力主编了《中药饮片炮制研究与临床应用》一书，对古今中药炮制的技术、目的、作用、理论和应用，尤其是 1949 年以来中药炮制研究取得的成就，做了比较完整的阶段性归纳与总结，对中药饮片炮制理论的完善和发展，培养炮制技术后继人才，作出了重要贡献。

承担社会重托　普查药材市场

随着教学影响和学术声望不断扩大，金世元在中医药领域和社会上担负起了更多责任，逐渐发挥出更大的作用。

1987 年，金世元被北京市人民政府聘为中专教育系统高级讲师评审委员。

1987 年由中国药材公司组织的全国药材系统中药人员大赛，1991 年由国家中医药管理局组织的全国卫生系统中药人员知识大赛，1997 年由国家中医药管理局组织的全国药材系统中药调剂人员技能大赛，金世元均受聘为主考，主持理论试题的拟定和技术操作项目的设计，并在大会上为全国同行讲解演示正规的中药调剂操作过程，令全体参赛者受益匪浅。

1990 年，金世元被国家中医药管理局聘为中医、中药科技进步和科技成果的审评专家。多年来，陆续参加过长春、南京、银川、北京、杭州、宁波、长沙等地的评审工作，他以高度专业的专家角度对每个项目作出了评价，为推进中医药继承创新贡献力量。

1986 年、1991 年，金世元两度受聘为国家中医药管理局全国中药材系统高级职称评审委员会委员，参加北京、上海、山西等地的中药材系统高级职称评审工作。

1995 ~ 1998 年，金世元应邀参加北京市公费医疗、劳保医疗用药报销范围品种选定工作，并受聘为北京市基本医疗保险用药中成药遴选专家组组长，提出了选定中成药的原则和意见："配方必须符合中医基础理论，具有中医药特色，安全有效，工艺先进，剂型合理，便于使用。在同类成药中，凡处方类似、工艺相仿、疗效雷同的品种，哪种价格优惠，选哪种。"这一原则被北京市卫生局和劳动局采纳。1997 ~ 1998 年，先后两次公布实施的《用药报销范围》，通过实践证实，范围内选定的品种基本适应各科临床辨证用药。金世元还运用丰富的中成药知识，将报销范围的 470 种中成药按病症分类，编定了品种目录。这些工作对临床辨证选药，提高中成药疗效，节约医疗费用，杜绝医药资源浪费，都发挥了重要作用。凡此种种，不一而足，贡献良多，而其中最有代表性的，是他在整顿中药材专业市场工作中发挥的巨大作用。

中药材市场的整顿，是历史遗留问题。金世元曾详细地梳理过中药材市场的历史沿革，各个时期的特点。从 20 世纪 30 年代开始，全国逐渐形成了河北祁州（今安国），安徽亳州，河南禹州、百泉，江西樟树"五大药市"。这些药市每年定期以庙会的形式邀集各省、市药商到会交易，参会药商依照经营品种范围和产地而分成了不同的"帮"，每一个"帮"，都有自己独立经营的药材品种。比如"四川帮"，主要经营四川、云南、贵州及湖北鄂西地区的产品，如黄连、川芎、川贝母、川麦冬、川白芷、川牛膝、川佛手、川枳壳、川白芍、天麻、天门冬、吴茱萸、朱砂、川厚朴等；"广帮"则主要经营两广和进口品种，如广藿香、广陈皮、化橘红、阳春砂、肉桂、蛤蚧、穿山甲、益智、草豆蔻、草果及进口药材乳香、豆蔻、砂仁、进口木香等；"关东帮"（又称营口帮）重点经营辽宁、吉林、黑龙江品种，如各档人参、黄毛鹿茸、青毛鹿茸、北五味子、关黄柏、关木通、龙胆、防风、木贼、细辛、关苍术、牛蒡子、关石决明、淫羊藿、蛤蟆油等。像这样的"帮"一共有 13 个，故称"十三帮"。"十三帮"以外又有"京通卫帮"，指的是北京、天津和通州的买货客商，他们往往是这几个城市的大型药店或大型原料药材批发商、饮片加工批发庄，如大型药店同仁堂、宏仁堂、怀仁堂、永仁堂、继仁堂、乐仁堂、西鹤年堂、同济堂、永安堂、万余堂、庆仁堂、庆颐堂、千芝堂、南山堂等，饮片批发庄同春堂、同和药庄、得有药庄、义泰药庄、义和药庄及通州益元堂等。那时候，在药材市场买卖还必须经过当地药行（又称行栈）或个体经纪人（俗称跑合），买卖成交后要付 3% 的佣金，因此一般中、小药店都会由这些大型原料药材批发商或饮片批发庄代进货。为了在此基础上保证药商的利益，各药材市场都制定了严格的行规，买卖各方均需诚信为本、公平交易、按质论价，决不允许掺假、造假，如有此种行为，一旦发现会有行会出面没收全部药材，并将商贩逐出市场，通告业界。这样的经营秩序一直延续到了 1937 年。

在那之后，由于战乱纷扰，交通受阻，营业萧条，药材市场的买卖客商逐渐转移到了大城市，如天津、上海、武汉、广州等地，交易中仍以诚信为本，货真价实，而且各批发商也形成了各自经营的品种特色，比如天津，同义公药行经营西北来的药材，慎昌药行经营浙江宁波来的药材，德兴隆药行经营河北及祁州的特产药材等等。这样的药材地区购销市场模式，一直延续到了 1956 年，在全行业公私合营时才停止。

公私合营时，中药行业统一按行归口，拿北京市来说，所有私营中药企业全部合并入了北京市药材公司，药材购销方式纳入了国家计划范围。这一时期，除国家指令性和指导性的 24 个品种外，其他大部分药材通过每年举办的三四次全国药材交流会在各省、市之间签订购销合同，会后按合同执行。这种购销制度，完全是公对公，不掺杂私人经济成分，因此那一时期也几乎没有假药在市场销售。

自 20 世纪 80 年代以来，计划经济体制逐步向市场经济体制转变，中国药材公司下属的各省、市药材公司以及再下属的二级公司逐步改为自主经营、自行买卖。于是，30 年代旧有的药材市场如安国、亳州、禹州、百泉、樟树等地开始出现私人自发集中买卖药材，后来改由当地政府主办，收益可观，逐渐拉动了当地经济发展。影响扩大后，很多地区效仿而上，纷纷恢复和建立药材市场，短短几年时间，全国各地就由过去的 5 个药材市场很快发展到了 117 个，一时引发了百业卖药，很多不懂药的药盲也加入了进来，贿赂推销等不良风气开始抬头，导致中药材市场过多、过滥，伪劣药材层出不穷，严重影响了中药声誉，阻碍了中医药事业的发展。

针对这种情况，政府开始逐步加强管理和引导。1995 年，国务院发出（1995）五十三号文件《关于整顿全国中药材专业市场的通知》，明确指定卫生部、国家中医药管理局、国家医药管理局三家单位具体执行整顿工作。经过初步调查后，三家机构决定在当时全国 117 个药材市场中仅保留 17 个，取消 100 个。但保留哪 17 个？依照什么标准取缔和保留？

1995 ~ 1998 年，卫生部、国家中医药管理局、国家医药管理局（后由国家药监局主管）为贯彻国务院五十三号文件精神，专门组织检查团，特聘金世元为中药鉴别专家，作为整顿工作顾问，帮助解决这一难点问题。

金世元应检查团之邀，首先详细梳理了中药材市场的历史沿革情况，并结合药材产地和药材经营的地区传统，分析了几大主要市场的优势。这些历史情况、产地知识，以及不同时期药材市场管理的宝贵经验，为明确药材市场和整顿工作提供了重要借鉴。随后，检查团就开始了艰苦的全面检查与整顿工作。

那时金世元年近古稀，但仍然不辞辛苦，亲自随检查团深入各地药材市场明察暗访，检查伪劣药品。

在近五年的考察时间里，金世元认真负责，一丝不苟，发现了很多伪劣药品和很多严重的造假情况，他以熟练的鉴别药材技能和丰富的中药炮制经验，一一加以揭穿或严格纠正。这个工作不好做，有时还会遇到抵触、恫吓，但是他始终坚持不懈，常说："派我来，就是要给药材把关。药是治病救人的，不能害人啊！"

渐渐地，"检查团里有个金药王"的说法传了出去。"火眼金睛的金老头来了！"每巡视一处药材市场，当远远看见那个瘦削、精神矍铄的老爷子来了，那些造假药商们便闻风而逃或主动认错。而还有些人则盼着金世元来，因为金世元每一次在指出假冒伪劣情况时，还会认真地说明真品的来源、产地、性状特征或者正确的炮制方法，并严正指出伪劣药材和非法炮制药品的严重危害。每一次"打假"的过程，也是一次教学课，既教育了许多造假药商，也影响了无数中药师。

后来，应药材市场和药商恳切要求，为提高药材市场从业人员整体素质，金世元分别在 1996 年给河北安国、安徽亳州两个药材市场及 2001 年给甘肃黄河、江西樟树两个药材市场的药商集中讲课，答疑解惑，讲解正确炮制方法，普及地道药材知识，反映很好。

通过对药材市场的全面检查整顿，最后，全国保留了河北安国、安徽亳州、成都荷花池、河南禹州、江西樟树、昆明菊花园、甘肃黄河、山东鄄城、黑龙江三棵树、湖北蕲春等 17 个中药材市场，药材市场整顿工作圆满完成。而金世元在这次普查工作中表现出的顽强作风、丰富经验、高超技能和鉴别本领，在中医药界一时传为美谈，令同行纷纷钦佩赞叹。

20 世纪 90 年代以来，金世元陆续担任了科技部国家秘密技术中医中药审查专家、国家食品药品监督管理局国家基本药物审评专家、中华中医药学会终身理事、中成药分会名誉主任委员、临床药物评价专家、北京中医药学会学术顾问、中国老教授协会医药专业委员会学术顾问、国家中医中药名词委员会审定委员、北京市老医药卫生工作者协会知名专家委员会委员、中国老年保健协会委员、中国抗癌基金委员会委员等多种职务；并先后担任《首都医药》、《北京中医》、《现代中药研究与信息》、《中国保健食品》、《中国养生大世界》等杂志编委。

继普查中药材市场后，金世元还担负行业重托，应邀陆续考察过宁夏枸杞子基地，安徽亳州黄芩、桔梗、天南星、牡丹皮基地，河北安国北沙参、天花粉、板蓝根、黄芩基地，陕西商洛丹参基地，重庆石柱黄连基地等十几个大型药材基地，为确保各大基地引种药材品种准确，指导药材栽培、采收与产地加工工作，并从货源角度保证药材质量与供应，发挥了很大作用。

我国野生药材资源丰富，金世元陆续考察了吉林长白山林区，云南西双版纳、大理、昭通、丽江、中甸地区，四川阿坝州的松潘、马尔康、泸定、雅安地区，湖北神农架等十几个野生药材资源基地，掌握了全国野生中药材资源分布情况，对中药材资源的可持续发展提供了很多宝贵意见。

所谓"医者父母心"，师者"甘为人梯"，金世元从小深受名医教诲，后来又多年从事教学，医家风范与师家风范融为一体，他和蔼可亲，平易近人，乐于助人，有求必应，因而向他求教的人也就越来越多。多年来，他陆续指导过的单位包括北京医院中药房、朝阳医院中药房、宣武医院中药房、北京人卫中药饮片厂、四方饮片厂、燕京饮片厂、河北以岭药业公司、陕西步长制药公司、河南宛西制药公司等几十家重要医疗机构、药厂；并为北京同仁堂集团公司、中国药材集团公司、北京金象医药集团公司、北京卫仁中药饮片厂、北京四方中药饮片厂、四川太极制药集团公司、山东东阿阿胶制药公司、河北颈复康制药集团公司、广东宏兴制药公司、吉林华康制药公司等多家重点中药生产厂家担任长年技术顾问，为创造优质产品，繁荣中药行业，贡献了很多宝贵经验。

李 辅 仁

> 医乃仁术，为医者，医术固然应求一流，而医德、医风更应高尚。医生应
> 以病人为本，以仁者之心待之。
>
> ——李辅仁

李辅仁，生于 1919 年 6 月，北京人。中医临床家、教育家，中医保健专家。北京医院主任中医师，中央保健委员会第一、二、三届专家组成员，第四届专家组顾问。享受国务院政府特殊津贴。2008 年 12 月由北京市人事局、卫生局、中医药管理局授予"首都国医名师"荣誉称号。2009 年由人力资源和社会保障部、卫生部、国家中医药管理局评选为国医大师。

李辅仁，中等身材，满头银发，耳聪目明，谈笑儒雅；肤色白润，面无老人斑；精神矍铄，一身长者风度。还没有退休的他，依然坚守在自己的工作岗位上。

李辅仁是德艺双馨的中医临床家。他一生好学，博采百家，勇于求索，勤于总结。在心血管系统、呼吸系统、消化系统、泌尿系统、内分泌系统，妇、儿科以及皮肤、五官和肿瘤等各科疾病的防与治方面多有建树。作为保健医师，李辅仁对老年病防治和中医养生保健学贡献尤著。

李辅仁是中医教育家。他以传道授业为己任。无论是课堂教学，讲座交流，还是带徒指导，他都满腔热情，倾囊以授，把培养接班人的工作看作是历史赋予老一代的神圣使命。他言传身教，教同化雨，殚精竭虑，垂范后学。

孙思邈曾云："为医之法，不得多语调笑，谈谑喧哗，道说是非，议论人物，炫耀声名，訾毁诸医，自矜己德。"李辅仁行医 70 年，以此训自律，可谓德高者也。

李辅仁的医学思想是开放的。他勤求古训，博采众方，却并不泥古，认为中医必须与时俱进。他吸纳现代医学成就，尊重西医同道，主张以中西医结合之方式，发展中国的医药卫生事业。

2005 年，中央国家机关工作委员会主管的《紫光阁》杂志在《中央国家机关劳模风采录》专辑中写道："李辅仁同志精通中医内科、妇科、儿科，尤其擅长治疗老年病。他历任四代中央领导人的专职中医保健医师。半个多世纪以来，他治愈和参与抢救的各类危重病人不计其数。其中相当一部分是党和国家领导人、著名社会活动家、知识界精英以及外国国家元首。他的高尚医德和精湛医术，使之成为享誉海内外的一代名医。"

几十年来，李辅仁勤奋自励，严谨事职。多次受到政府的表彰，被誉为"国宝"。曾荣获"中央保健工作特殊贡献奖"，中央国家机关"五一劳动奖章"，以及"中央保健杰出专家""首都国医名师"和"全国先进工作者"等称号。其事迹多次被载入《中国当代名医录》《中国当代名人录》和《世界名人录》。有《李辅仁治疗老年病经验荟萃集》等著作面世。

李辅仁是中国人民政治协商会议第七、八、九、十、十一届全国委员会委员，香港理工大学客座教授，中华中医药学会终身理事。2009 年荣获中华中医药学会颁发的"终身成就奖"。

2004 年，李辅仁在年终述职报告中写道："我这一生能赶上国家兴旺发达的太平盛世，因此更要认认真真做事，堂堂正正做人，全心全意治病救人，赤胆忠心报效祖国。这就是一个超期服役的老兵对祖国、对人民的誓言。"

"认认真真做事，堂堂正正做人。"李辅仁就是用这样的精神走着医生的路，尽着医生的责，完成着医生的使命，实现着自己的理想。

专职保健医　主攻老年病

1949 年，中华人民共和国成立了，中国历史掀开了崭新的一页。步入"而立"之年的李辅仁，以极大的爱国热情开始了新的生活和工作。

1950 年初，李辅仁参加了北京市卫生局组织的中医师资格统一考试，复试合格后，获得了北京市人民政府颁发的行医执照。1951 年，李辅仁成为北京市中医学会首批会员。同年，李辅仁参加了北京市卫生局组织的"抗美援朝急救训练班"，立志以医代枪赴朝鲜抗击侵略者。结业后，荣任急救训练班的传习教师。1952 年，李辅仁参加了卫生部组织的从业资格考试，取得了中华人民共和国卫生部颁发的中医师证书。1953 年，李辅仁又以优异的成绩完成了北京市中医学会主办的"高级针灸培训班"和北京市中医进修学校的中西医进修课程。博学不穷，笃行不倦。伴随着新中医的诞生和发展，李辅仁进入了新时代中医学术界的大家庭，他的眼界开阔了。精湛的医术和全心全意为患者服务的精神使李辅仁得到了群众的好评。在这一年，李辅仁荣获了北京市卫生局颁发的"积极参加爱国卫生运动并有显著成绩"奖状。

1954 年 11 月，李辅仁奉调至卫生部北京医院中央高干保健医疗基地工作。也就是从这时起，李辅仁就开始担起了党和国家领导人中医保健的重任。60 年来，李辅仁坚守临床一线，起沉疴，克顽疾，救治了无数危重病人。他坚持科研和教学，为中医理论建设和人才培养做了大量的工作。他继承家学和施今墨所传，尤长于养生之学和老年病的预防和治疗。在老年医学研究和老年病治疗方面作出了突出贡献。

老年医学是研究抗老防衰、防病治病、强身健体、延年益寿的科学。几十年来，李辅仁在老年人的生理、病理，以及老年病的防治和用药等方面进行了广泛的研究。他指出，老年人的生理特征是正气渐衰，五脏功能虚弱，生命状态处于低水平的平衡。

人体机能随着年龄增长而由盛到衰是自然规律，不可抗拒，但却可以设法延缓。李辅仁认为，老年人身体功能衰退的根源是"肾虚"。肾为先天之本，一身阴阳之根，其所藏之精气是生命活动的本源。肾功能的强弱，在很大程度上决定着人体的生长和生殖，决定着人体的强弱和生命的长短，甚至可以说，衰老是某种意义上的生理性肾虚。肾中精气分为肾阳和肾阴两个方面，二者相互制约，又相互为用，共同维护着各脏腑阴阳的相对平衡。不论是肾阴虚，还是肾阳虚，都可引起脏腑功能紊乱，使机体过早、过快地衰老。所以，健体理应强肾。

李辅仁认为，老年人的病理特点，主要是虚实夹杂，寒热互见，病情错综缠绵，而肾虚则是其根本。中医认为健康就是阴阳平衡，就是气血、脏腑，各组织、各系统在矛盾中达到了统一，在运动中求得了协调。反之，就会生病。老年人下元亏虚，机体开始全面老化，其病理状态，往往不是单纯的阴阳偏盛、偏衰与机体的纯寒、纯热、纯虚、纯实，也往往不是只涉及一脏一腑。而是彼此牵连，错综缠绵，常常出现正气虚、邪气实、兼症多、寒热虚实夹杂的征象。这就使辨证、处方、用药很费思量。

在长期实践中，李辅仁总结出治疗老年病的三条原则：

（一）病情危重之时，以扶正为主，留人治病。李辅仁认为，老年人本为正虚之体，在疾病后期或危重之时，已经是正气极虚，邪气极盛，病情已属危重。此时若单纯祛邪或以祛邪为主，则必然使正气更虚，处理不当，则常可导致邪未去而人已亡的后果。

因此，李辅仁总结道："窃以为人与病相比，人为本，病为标；正与邪相比，正为本，邪为标。治病是为救人，扶正是为祛邪。治病必求于本，切不可只见病，不见人，本末倒置。这是中医理论的核心内容。因此，在抢救危重症患者时，应注意整体调整，扶助正气，固本培元，留人而后治病。"

（二）病情错综之时，须辨证精当，抓主要矛盾。在遇到病情虚实、寒热夹杂、错综不清时，需深入思考。扶正怕留邪，祛邪怕伤正；平肝潜阳恐于脾虚泄泻不利；温补脾胃又恐于肺热咳喘有害；益气宽胸、活血安神难顾及健骨强筋、祛湿除痹；滋肾润肺、生津降糖又无暇于行气利水、消痰散结。一时间无所适从，或草草择一方以治，或多方兼顾，没有中心。在这种情况下，医者一定要仔细辨证，从纷繁复杂的症状中，分清标本虚实，轻重缓急，抓住主要矛盾，根据急则治标、缓则治本的原则，先治疗危害最大的、患者最感痛苦的病症，以解决当务之急，再酌情兼顾其他。

（三）病情缠绵之时，须坚持治疗，不可半途而废。老年人正气虚衰，脏腑功能减退，得病后，病程时间长，康复速度慢，而且病情既易反复，也易发生他变。这种情况常令患者和医生失去信心。李辅仁认为，老年病常常是陈年久病，盘根错节，多病缠绵，很难收到药到病除、立竿见影之效。病去如抽丝，为老年人治病更不可心急，以免留"半途"之憾。

李辅仁认为，服药如进食，其营养和祛病的功效全仗脾胃的生化能力。所以用药也当顾护脾胃，一定要全面辨证，科学用药。扶正之品不可过偏，否则物极必反；攻邪之剂切忌过猛，谨防过犹不及。应力争做到祛邪不伤正，扶正不留邪，不偏不倚，恰到好处。基于这种认识，李辅仁在老年病临床用药时，尽量不用或少用大毒峻猛之药，如甘遂、大戟、芫花、二丑、水蛭、蜈蚣、朱砂、胆矾等等。即使是生麻黄、生大黄、芒硝、三棱、莪术、木通、全蝎等有毒较猛之剂也必慎用。人到老年，形神俱衰，气血多亏，新陈代谢和脏腑功能都难复如前。良药百剂，常常见效甚微，而一剂不慎，则常可立酿恶果，为医者不可不慎。

李辅仁认为，研究老年病的病理及其治疗目的，就是要让老年人无病之时学会养生防病，得病之后要速治早愈，从而延长寿命，更多地享受生活。

患者，男，81岁，曾官至将军，率部打过无数胜仗。初诊时，卧床不起，神情呆滞。见医生来，家人将他扶起，想说话，却嗫嚅不清；要走路，又趑趄不前。两人搀扶，才可勉强寸步徐行。往事失忆，双手颤抖。舌质暗，苔厚腻，脉弦滑；瞳孔对光反应迟缓，皮肤多见老年斑。脑电图显示，可见弥漫性节律紊乱，两半球散见慢波。这显然是老年痴呆症。李辅仁当机立断，对证施治，决定以"醒脑复聪汤"治之。其方为：当归10g，制首乌20g，炒远志10g，珍珠母30g（先煎），桑椹10g，天麻10g，茺蔚子10g，菖蒲10g，钩藤10g（后下），白蒺藜15g，炒枣仁20g，瓜蒌30g，肉苁蓉30g，川芎10g，菊花10g。嘱连服21剂。并嘱咐家属要病人坚持服药，要扶着他学走路，要用笑脸大声引导他说话，逗他笑，切不可有嫌弃之容和贬斥之语。同时，他还亲切耐心地开导病人："你是南征北战的老英雄、大将军，过去打仗负伤都不怕疼，现在这点病算什么呢。打起精神来，赶走疾病，你一定会赢的。"

经过这一番开导和服药，复诊时病人精神见好，可以独立在屋里蹒跚数步，有主动说话意趣，能喃喃回答医生问话，手臂还显颤抖。二便稍通，有自理意识。脉弦细，舌腻减退。但仍口干，起夜频繁。将原方减去肉苁蓉，增加玄参15g。再连服14剂。两周后，再次复诊时，老人面带笑容，竟自述情况："好了，好了。每天坚持服药，活动，锻炼，吃饭觉得香了，睡觉安稳了，心情好多了。"还主动与李辅仁握手言谢，并一再说愿与李大夫成为朋友。之后，将原方制成蜜丸，每日1丸，温开水送服。服良药以祛病，振精神而壮气。在李辅仁的调养并鼓励下，将军享年至95岁方逝。

糖尿病是一种顽固的常见病，多发于中老年人。表现为口渴喜饮，饥饿多食，尿量增多，体重减轻。其病因多由于长期过食肥甘厚味，脾胃湿热，化燥伤津；或情志不舒，气郁化火，消烁阴津；或劳欲过度，损伤肾阴所致。中医认为，糖耐量改变，血糖升高，不仅仅是胰岛素分泌出了问题，从整体看，人是和谐统一的有机体，人体脏腑的正常运转出现了不平衡、不和谐，气血阴阳偏胜或偏衰，都会导致糖尿病的发生和发展。所以说，糖尿病是一种全身性疾患。坚持"整体观"和"以平为期"原则的中医药学，具有治疗糖尿病的优势。中医治疗是整体调理，使被破坏的脏腑气血之平衡得以恢复，使人体内部的运转重归和谐。积极调动机体自身的抗病能力，使各脏腑、各系统的运转逐步恢复协调和平衡，尽量减缓并发症的发生和发展，是可以做到的。同时，提高机体的带病生存能力，使患者以愉快的心态享受生活也是医生的义务。

某男，80岁，抗日战争时期干部。患糖尿病10余年。初诊时自述：口渴嗜饮，饥饿多食，腰腿酸软，步履艰难，目干涩，视物昏花；小便频，多次起夜，神疲力乏，大便干燥，眼底动脉已硬化。出示化验单，尿糖为四个加号。脉细滑无力，尺弱，舌质红，无苔少津。

李辅仁辨证后，即以滋肾养肝固摄之法治疗。处方用消渴汤：生地50g，制首乌15g，麦冬30g，玄参30g，花粉15g，地骨皮15g，枸杞子10g，沙、白蒺藜各10g，金樱子10g，山萸肉10g，西洋参5g（另煎兑入），菟丝子10g，赤芍10g，当归10g，珍珠母30g（先煎）。嘱咐，长期服药调理。

另外，服药期间，辅以淡菜、猪肘汤食疗调养。其法为：先将猪肘1只用开水洗净，去其油汤，放入淡菜10g，加水适量，清炖，不放盐，早晚各半，连汤带肉食之，有较好的降血糖和降尿糖之效。

病者两个月后复诊。空腹血糖降至70mg/dl，尿糖阴性。其他症状多已消失，病人可以自行散步。后又将原方配制成丸药，与淡菜猪肘汤长期服用。几年来，患者病情稳定，心情愉悦，享年92岁仙逝。

糖尿病虽然以血糖升高为诊断依据，但它是一种全身性疾病，尤其是到了后期，常可累及各系统、各脏腑而发生病变。此时，如若还只关注血糖的升降，以降血糖为治疗中心，则是不明智的，也是不易取得效果的。相反，注重调整全身状态，调动机体自身的抗病能力，协调与平衡各系统、各脏腑之间的关系，尽量减少局部病理改变对机体整体状态的影响，则是中医的治疗优势，可以减缓并发症的发生和发展。如此，则可提高机体带病生存的能力，延长生存的时间。

李辅仁的行医风格一向以诊断准确、稳健谨慎著称。他待人真诚，用药平实、稳准，不浮夸，不贪功，实事求是，一视同仁。

2006年7月3日上午，轮椅推来一位离休干部。家属称：日前因"慢性心功能不全急性加重，右下肺炎"入院治疗。既往患高血压、冠心病、慢性心功能不全，已植入起搏器。患2型糖尿病、慢性肾功能不全、椎-基底动脉供血不足、前列腺增生、胃小弯类癌和慢性淋巴细胞甲状腺炎等症。内科已从胸腔引流1500ml胸水，并施以降压、降糖、调脂、扩冠、强心、利尿和抗凝聚、抗感染等治疗。患者体型肥胖，面目虚浮，语声低微，下肢水肿。舌红，脉沉无力。但是，久坐轮椅背不弓，百病缠身也英雄。老人家仍用低哑的声音，面带微笑地回答着大夫的问话。

李辅仁诊断为：年迈体虚，气阴两亏，水湿停聚，久病虚弱，又大病一场，使元气大伤，遂成虚实夹杂、以虚为主之证候。治法：补元气，生津液，利水通便。自拟处方：黄芪30g，生晒参10g，麦冬15g，猪苓20g，冬葵子15g，泽泻15g，瓜蒌30g，生熟地各15g，军炭10g，沙参15g，石韦30g，茯苓30g，山萸肉10g，炒薏仁15g，枸杞子10g。水煎服，一日1剂。此方连服14剂后再诊，水肿消退，食欲增进，睡眠安稳，精神好转。然仍口干痰黏，大便偏干。舌红苔薄，脉沉细。上方继续加减连服30余剂后，诸症平稳，可扶轮椅漫步。

事后，李辅仁对侍诊的徒弟说，该患者虽经抢救，性命得保，但正气虚极，元气大伤。可用独参汤、增液汤、当归补血汤、地黄汤和五苓散等为基础进行灵活加减，以大补元气和养阴生津。对于这种病后、术后的康复治疗，中医中药有其独特优势。扶助正气，祛除余邪，提高机体免疫力，改善脏腑功能，延长生命存活期是完全可以做到的。

几年来，这位患者常常打电话向李辅仁报告健康状况，犹如当年向上级报告战绩一样。李辅仁以病人为友，关怀备至。几十年来，他的病人都成了他的友人。李辅仁医患关系和谐良好，来诊者在谈自己的病情前，都是首先问候李辅仁身体情况，祝愿他身体健康，说他是大家健康的依靠。患者信任，疗效显著，是李辅仁工作的动力，他把医德列为首位。李辅仁的得意门生、现任北京医院中医科主任医师的张剑说："我老师李辅仁的行医风格可用八个字概括，就是'病人至上，求真务实'。他是名医，却没有丝毫矜持之态；他是长者，却有着谦恭礼让的风格。病人所病，急人所急，甚至比病人还着急。这就是我的老师李辅仁。"

善服药不如善保养，这是千古不变的健康箴言和长寿秘诀。所以，李辅仁在精研辨证辨病、理法方药之术的同时，还自创了许多在日常生活中养生保健、延年益寿的药膳药酒。现摘引几则如下：

红杞蒸鸡：这是给几位腰酸腿软、神经衰弱的男女老病友配置的药膳。用料：枸杞子15g，子母鸡1只（约3斤）绍兴酒，15g，胡椒面3g，姜、葱、盐、味精各适量。制法：将鸡开膛洗净，开水余后，沥尽水分，将枸杞子洗净，姜切大片，葱剖开切段。将枸杞子、葱、姜、酒等一同装入鸡腹腔内。置容器中，灌入高汤，武火蒸两小时，调入味精后即可食用。功效：滋补肝肾。适于男女肾虚，腰膝酸软，头昏耳鸣，视力减退，神经衰弱等症。

枸杞粥：将枸杞子30g，粳米100克，洗净煮粥即可食用。功效：补肾益血，养阴明目。适用于肝肾不足之腰膝酸软，头昏目眩和糖尿病等症。简单易做，以食进补，坚持食用，自有显效。

首乌益寿酒：何首乌10g，黑芝麻10g，黄精10g，当归10g，枸杞子10g，杭白芍10g，黄芪10g。制法：将上述诸药共煎成浓汁，去渣，兑入低度高粱白酒500ml。若多配则可按比例类推。服法：每日两次，每次20～50ml。主治：须发早白，肾虚腰酸，腿软乏力，气虚血弱。久服无副作用。一位战斗英雄，一生好酒。虽年老体弱，但酒瘾难耐。李辅仁以此药酒相赠，既可满足饮酒之欲，又可强身益寿。多年来，该英雄自配自饮，至今犹健。

丹参酒：丹参10g，檀香5g，木香5g，砂仁5g，赤芍10g，党参10g。制法：将以上诸药捣成粗末，加入低度白酒500ml。浸泡两周，去渣。服法：每日3次，每次20ml。主治：冠状动脉硬化性心脏病、心绞痛、心肌梗死等症。有活血化瘀、益气强身作用。

药膳和药酒都是养生保健的辅助品，虽不能如对症之药那样祛病魔于须臾，但坚持服食却有益寿延年之功效。有病早治，无病防病，留住健康，享受生活，在现今时代是可以做到的。

一切从病人出发，全心全意为病人服务是李辅仁的行医原则。几十年来，慕名到北京医院求诊的病人很多。在李辅仁的诊室外，候诊的病人总是在排队。为了满足病人的要求，李辅仁几乎天天提前上班。工作时常常忙得忘记喝水，忘记下班。为了不给病人增加负担，李辅仁从来不设专家号，他总是以普通医生的身份勤勤恳恳地给患者看病。如今，92岁高龄的李辅仁对每周两天的门诊更加珍惜，他仍然是早来晚走，保持着一贯的工作作风。

李辅仁常说，医生在病人眼里是很神圣的，患者是抱着消灾免病的大希望来的，医生一定要以真诚友善的态度对待病人。要热情接待，细心问诊，耐心听诉，认真辨证，斟酌处方。万不可因为病人多，时间紧，敷衍潦草，使病人伤心或扫兴而归。对病人和疾病的草率和不负责任是医家之大忌。李辅仁是这样说的，也是这样做的。因此，他从来没有慢待过病人，从来不做亏心伤人、自毁名声的事。

长期的医疗保健工作，李辅仁已经养成了一种习惯：随时做着出诊的准备。只要病情需要，不论晨昏夜半，刮风下雨，立即出发。从未因个人的事耽误过出诊、会诊。李辅仁还养成了每天对工作进行自检的习惯，每晚卧床前后，首先要在脑际"放一遍电影"，看看，想想，检查一下，今天看了几个病人？诊断有无不周的地方？处方用药得当否？甚至拿出记事本，查对当天计划的工作完成得如何？有时候，出诊回来后还不放心，便立刻电话询问保健对象的病情和服药情况。李辅仁常说："病无大小轻重，既然我给人家看了，就必须负责到底，就要力求早日痊愈。对中央首长的医疗保健工作如此，给普通百姓看病也不能例外。"

2005年，中央国家机关的《紫光阁》杂志在"中央国家机关劳模风采录"专辑中还写道:"李辅仁同志在日常的临床工作中,时刻以解除病人的痛苦为已任。对待病人从来都是热情接待,认真诊治,耐心解答,急病家所急,想病家所想,毫无厌烦之心,潦草之态,更无轻慢之举。他常说,面对病人总是如临深渊,如履薄冰,深怕因自己的一时不慎给病人造成痛苦。"

当年,郭沫若先生曾赞扬李辅仁勇克重症的大无畏精神和精湛的医术,特书毛泽东主席的著名诗句"独有英雄驱虎豹,更无豪杰怕熊黑"相赠。赵朴初书赠李辅仁词曰:"白衣之慈,青囊之术,安老扶康,德音遐布。"用传说中神奇的"青囊之术",赞扬李辅仁医术的高深造诣。钱钟书的赠词:"慈心溥仁,妙术通神。起衰却老,济世回春。扁鹊往矣,轶古超群。"并注曰:"十余年来,衰孱之躯赖辅翁诊治,敬书芜词聊表感钦。"钱先生的"感钦"当是患者共同的心意。1993年10月,江泽民主席为李辅仁著作题写了《李辅仁治疗老年病经验》书名。2002年1月3日,温家宝总理题赠李辅仁贺词:"发扬传统,刻意创新。走向世界,造福人类。"16个字里寄托的是党和国家领导人对中医药事业造福人类的殷切期望。

面对成功,面对荣誉,李辅仁时刻告诫自己:"我是个医生,治好病、还病人以健康是我的责任。医术无止境,我要找差距,继续学习。我是医疗战线上的老兵,抓紧时间,尽力多为病人解除痛苦是我应尽的职责。"

几十年来,李辅仁从来没有怠慢过工作。在他每年的年终总结里都有一项接诊出诊的记录。从2001年到2007年的7年里,因工作需要,北京医院虽然每周只为李辅仁安排两个半天在门诊工作,但是,李辅仁7年的门诊病人总数竟多达18326人次(出诊、会诊的人次均未计入)。现在,在每星期的门诊时间里,李辅仁仍然遵循一贯的工作作风,兢兢业业,勤恳耐心,早来晚走,热情地接待着每一位病人。

研究养生学　倡导治未病

谈到养生保健,李辅仁认为,享受生活的快乐与幸福是人类共同的愿望。古往今来,人类都在不同时间、不同领域通过各自的方式、方法探讨和研究养生保健。有着几千年历史的中华民族所特有的中医、中药,在养生保健方面有着得天独厚的优势,创造了诸多切实可行有效的养生保健方法。养生保健不仅仅只是物质上的,古人王充在《论衡》中就已经提出:"太平之世,多长寿人。"我们可理解为:在安定文明和谐的社会环境和良好的生活条件下,人类寿命可以得到延长。从而也说明中华民族是研究养生保健历史最悠久的民族。

李辅仁强调,人民的健康关系到千家万户,涉及每位公民,是国家的大事。中华人民共和国成立60多年来,我们的国家为改善人民生活、提高人民的健康水平所做的工作之多,取得的成绩之大是亘古未有的。人民的平均寿命已经从20世纪初的40多岁提高到现在的70多岁了。我们祖先关于"太平之世,多长寿人"的论断和理想,在今天社会主义的"太平盛世"已成为美好的现实。"人生七十古来稀",在今天已不"稀奇"。国家的长治久安、文明昌盛以及人民生活水平和道德修养的提高,是我们养生保健、延年益寿最好的客观条件和保障,这是我们今天研究养生保健医学的大前提。

中医的养生理论认为："顺四时而适寒暑，和喜怒而安居处，节阴阳而调刚柔，如是则僻邪不至，长生久视。（《灵枢·本神》）"就是说，要顺应自然变化，调理好身心情志和饮食起居就可以不得病，少得病，延长寿命，享受人生。养生保健不是老年人的专利，它是每个人都应该掌握的学问，是人人都可以学会的方法。因此，李辅仁提出，疾病是人生之大敌，人生之寿与夭多决于病。养生保健就是一门与疾病作斗争、防病于未然的科学。

《素问·四时调神大论》说："圣人不治已病治未病，不治已乱治未乱。"葛洪在《抱朴子·地真》篇也说："至人消未起之患，治未病之疾。"朱丹溪说得更明白："与其救疗于有疾之后，不若摄养于无疾之先……夫如是则思患而预防之者，何患之有哉。此圣人不治已病治未病之意也。（《丹溪心法》）"这就是我们中华医药学"治未病"理论的奠基箴言。

至于如何养生，施今墨曾说："抗老返青，必须采取如农业追肥的方式。补养自身新生的机能，主要在补固精气，保护脏腑。只要精气不散，脏腑不损，天年未尽，便无死理。即便生机已尽，也可无病而逝。"李辅仁提倡和宣传"治未病"，其宗旨就是要大家未病先防，有病早治，主动养生，颐享天年。李辅仁强调说：时移世易，今天的自然环境和社会条件，已经与千百年前大不相同了。我们的养生保健事业与其他事业一样，也需要正视新情况，研究新问题，发展创新，与时俱进。养生保健固然要有理论的支撑，但更要注重实践。养生保健的效果不是说出来的，也不是写出来的，而是用科学的方法，用长期的甚至是一生的行动争取来的。

李辅仁对养生有自己独到的认识，他认为，世间万物中，人的衰老是不可逆转的自然规律。他分析衰老的主要原因有：

一是外感于风寒湿热的侵袭。《灵枢·百病始生》有云："百病之始生也，皆生于风雨寒暑，清湿喜怒。"可见，自然界的风寒湿热和周围环境的有害因素等等，都是致病之源，是养生保健的大敌。

二是内患于脏腑功能失衡。人体犹如机器，年长日久，磨蚀和老化是很自然的。器官的正常运转和彼此间的平衡关系受到了伤害，身体便产生了不适，就出现了"病"。养生保健就是要研究和掌握人体脏腑等各种器官的运动规律，使它们和谐运行，减免伤害，延缓老化。倘若逆其规律而动，则必然招来病患。

三是病于生活方式不当。比如，夜不眠，晨不起；饿三顿，饱一餐；酗烟酒，纵情欲；以及喜怒无常、好逸恶劳、营养过剩等等，都是致病的因素。人们常说："老来疾病都是少壮时招的。"

可见，许多疾病都是我们自己平日里不良的情志状态和不良的生活方式带来的恶果。

李辅仁讲得好，知外有来犯之敌，则设法防御之；知内有失衡之弊，则主动调摄之；若有不良嗜好，则努力戒除之。"防患于未然"是老祖宗的谆谆教导，人人都应研究和掌握"防患"的学问。

对于养生保健的途径，李辅仁深悟天地、阴阳、脏腑经络、气血吐纳和营养运动之学，认为健康的关键是学会养生，养生的重点是预防疾病，而防病的措施则是生活起居的科学化、规律化，应从以下几点注意：

第一，眠食守时。饮食和睡眠是人的两项基本活动。用科学的方法吃好、睡好，是古今最基本的养生方法。吃什么？《素问》有云："五谷为养，五果为助，五畜为益，五菜为充。气味合而服之，以补精益气。"时至今日，食物之多远非古代可比。生活条件之优越更是史无前例。但主要食物仍是五谷果蔬、禽畜肉蛋。怎么吃？古人云，"善养生者，先饥而食，食勿令饱；先渴而饮，饮勿令过。食欲数而少，不欲顿而多"（元·忽思慧《饮膳正要》），以及"怒后勿食，食后勿怒，饮食勿便卧"（《养生杂录》）等，这些用餐方法也仍然符合今天医学对饮食的基本要求，关键是配餐要讲科学，进餐要有规律。至于睡眠，民间早有"睡眠是天然补药"的说法。昼夜不分、损神伤气的生活习惯是人类健康的大敌。饮食、睡眠是日日循环、一生不辍的两件大事，每个人都应在有时、有量、有节制的前提下，使自己的饮食、睡眠规律化、科学化。

李辅仁向老年朋友建议：一日三餐，守时定量，多吃果蔬，少食肥甘。细嚼慢咽，谨防噎呛。开水多喝，冷饮少沾。饭后散步，切勿卧床。睡前洗脚，不思悲欢。黎明即起，沐浴朝阳。饮食起居事非小，健康人生第一关。养生者若此，福也。

第二，运动适度。人是动物，不是静物。所以运动、活动和劳动都是正常的，必须的。饱食终日而不"动"，那不是人的生活。《吕氏春秋》说，"郁则为病""动可延寿"，并以"流水不腐，户枢不蠹"的道理说明运动对人体健康的重要性。清代颜昌斋把运动强身提到了利己利家和强国的高度，他说："一身动则一身强，一家动则一家强，一国动则一国强，天下动则天下强。"近半个世纪以来，体育运动已成了全国人民的重要生活内容，我们的祖国已经昂首跨入了世界体育大国的行列。今天，运动强身的理论和实践已经深入人心，全国人民都已经运动起来了。

对老年人的养生运动，李辅仁建议：运动不必拘泥于形式。卧不如坐，坐不如站，站不如行，闲不如动。举凡伸腿弯腰，抢臂摇头，洗衣扫地，喂鱼浇花，上楼下楼，出入采买，写字绘画，唱歌跳舞，参观旅游，街头散步，公园练拳等等，都是老年人的养生运动方式。"饭后百步走，活到九十九"，话虽绝对了一点，但是若能坚持饭后散步，肯定是延年益寿的好办法。人老先老腿，所以切不可让腿犯懒。

运动要适度。不论什么运动，时间和强度都要因人而异，不可互相攀比，不可超时过量。《素问》云："久视伤血，久卧伤气，久坐伤肉，久立伤骨，久行伤筋，是为五劳所伤。"可见一切行为活动都应适度适量。谨防"过犹不及"所带来的伤害。

运动要持之以恒。养生不是百米争雄，必须功成于几秒钟之内。养生是志存久远的生活，是颐享天年的幸福工程。所以必须持之以恒。"三天打鱼，两天晒网"的做法是不可取的。运动乃是健身的一剂良药。运动得法可以代替药物而强身，药物再贵却不能替代运动给身体带来的好处。运动健身之效，贵在"有恒"和"适量"。若能在适量的前提下，贯之以有恒，则养生之果必然丰硕。

第三，嗜欲有节。克制某些欲望、革除不良嗜好也是养生保健的一项重要内容。人的嗜欲、邪癖，乃至妄作戕身之事很多。最害人的莫过于"烟"与"酒"。《黄帝内经》里没有"烟"的纪录。但是，酒的害处却大有记载。《素问》云："上古之人……食饮有节，起居有常，不妄作劳，故能形与神俱，而尽终其天年，度百岁乃去。今时之人不然也，以酒为浆，以妄为常，醉以入房，以欲竭其精，以耗散其真，不知持满，不时御神，务快其心，逆于生乐，起居无节，故半百而衰也。"古往今来，"以酒为浆，以妄为常"而致衰致病，乃至丧生殒命的教训太多了。其实，酒文化自古及今传承千载，说明它并不是万恶之物，少饮、善饮是有益于健康的。元代忽思慧在他的《饮膳正要》中就说：（酒可以）"杀百邪，去恶气，通血脉，厚肠胃，润肌肤，消忧愁。少饮尤佳。多饮伤神、损寿、易人本性；其毒甚也。醉饮过度，丧生之源。"可见，酒本非"恶"物，而是嗜酒者败坏了酒的名声。酒可以养生，也可以丧生，其权柄尽在饮者手中也。所以，嗜酒者不可不慎。嗜欲之于人是一种诱惑，也是一种考验。不坚定，就会受害。抽烟者明知有百害而无一利，不听劝告，仍抽不误。痴迷电脑者则达到废寝忘食的现象层出不穷。这些影响身心健康的现代致病因素更应引起警惕和关注。

养生保健，益智强身是全民之事、国家之事，具体是落实在个人身上的行为，主动权是掌握在个人手里的。饮食起居如此，嗜欲掌控更是如此。克制和戒掉不良嗜欲是储蓄健康与幸福的大事，于国、于家、于个人有益无害，何乐而不为呢！戒除不良嗜欲不只是老年人的事，更是青年人防病强身的大事。

李辅仁回忆，当年在和郭沫若先生交谈时，郭老曾多次谈到年轻人的健康问题。郭老说，年轻人有的是健康，因而他们就浪费健康，甚至花天酒地糟蹋健康。到了觉得健康宝贵的时候，却犹如把家产花光了的败家子，已经失掉健康了。李辅仁很赞同郭老的高见，保持身体健康是一个人的终生大事。正如无病之时要学会防病一样，在健康的时候就应该学会维护健康，郭沫若先生的意见是很中肯的，我们每个人都应该学会经营健康的本领。

第四，大德延年。以"德"养生，延年益寿的理论由来已久。孔子说："仁者寿""大德必得其寿"（《论语》）。就是说，那些存仁心、灭私欲、有懿行美德和高尚情操的人必然长寿。孙思邈在他的《养性序》中更具体地写道："道德日全，不祈寿而有福，不求寿而自延，此养生之大旨也。"这是科学，也是实话。历史已经证明，随着社会的发展，随着人类文明的进步和人的文化道德水平的提高，"不求寿而自延"已经是不争的事实。特别是今天，社会主义的物质文明和精神道德文明水平的提高，不仅使全国人民享受到了优于往古的物质生活，而且也享受到了古人莫及的健康长寿及其所带来的幸福。大德可以延年，仁者可以长寿。

李辅仁认为，在人民的生活水平日益提高的同时，更要提高道德修养，培养仁爱之心，戒除贪欲之念，要心境清明，胸怀坦荡。只有这样，才能做一个气血平和、脏腑调达、形与神俱、乐享天年之人。这是以德养生之大要。反之，倘若心浮气躁，蝇营狗苟，阴晦嗔怒，私欲缠身，则必将导致心神俱疲，气血郁结，终至折寿损命。

第五，有病早治。李辅仁大力宣传预防为主的医学理念，认为中医的"治未病"理论是未病先防、既病防变的理论。中医养生学就是防病益寿的学问。它告诉人们，在未病之时，首先要调养身心，补足正气，增强体质，提高抗病能力。其次，要避疫气，远风寒，讲卫生，防污染，防止和抵御外邪的侵犯。但是学会了科学的养生法，不等于不得病。特别是老年人，即便防病的工作做得再好，也免不了得病。而一旦有病，就要早就医、早治疗，并争取早痊愈。这也是一种"防"。倘若病在急性发作期能够彻底治愈，便可防止因病情的拖延反复而转成慢性病带来的麻烦。李辅仁常对徒弟们说：不忽视小病引不出大病，不忽视急性病引不出慢性病，不忽视好治的病引不出难治的病。为医者，必须掌握疾病发展、传变的规律，谨防疾病加重和蔓延。有病早治是对病人的劝戒，为病人早一天把病治好则更是医生的责任。

　　李辅仁研究、宣传中医养生保健学的目的，是为了老年人的幸福，更是为了全民的健康。他认为，养生保健与其他学问一样，也应该从孩子们抓起，应该把祖国的养生保健箴言和谚语整理出来，像"学而时习之，不亦乐乎"一样，纳入中小学的语文或常识教材，让孩子们学习记诵。比如，"坐必端坐，使正其心，站必正立，以正其身""乐不可极，欲不可纵""晚饭不可多吃，睡觉切勿迎风"等等，使国人从青少年起逐渐掌握一些养生保健的知识和方法，这不仅是提高国民健康素质的一条途径，也应该是弘扬国学的一种方式。学会养生术，百姓笑颜多。但愿人人尚养生，家与国便可以少一点病患之忧了。为此，李辅仁总结并编制了《乐观人生诀》和《运动健身法》等歌诀以劝世人养生。

　　乐观人生诀：作息有序，顺季应时；睡眠充足，早睡早起；饮食有节，清淡杂食；劳防伤身，逸求愉悦；运笔赏花，怡情养性；风通气清，居室整洁；益智用脑，健身多动；宽大为怀，宠辱不惊；读书看报，与时俱进；定时体检，防于未病。

　　李辅仁在前人"八段锦"的基础上自拟了"十段锦健身法"：

　　①闭目冥心坐，握固静思神。②叩齿三十六，两手抱昆仑。③左右鸣天鼓，二十四度闻。④微摆撼天柱，调动精气神。⑤赤龙（舌头）搅水津，鼓漱卅六吞。⑥闭气搓手热，背摩后精门。⑦尽此一口气，相火烧脐轮。⑧左右辘轳转，肩肘关节灵。⑨两脚放舒伸，叉手双虚托。⑩低头频攀足，周身血脉行。

　　李辅仁说："此十段锦是坐位锻炼。也适宜身体虚弱的老年人或有病不能起床者。早晚各一次，大有效益。"

　　摩腹养生法：唐代名医孙思邈在《千金要方》中指出："摩腹上数百遍，则食易消，大益人，令人能饮食，无百病。"诗人陆游也深谙摩腹养生之道，他说，"解衣摩腹西窗下，莫怪人嘲作饭囊"。操作方法：左手按逆时针方向绕脐摩腹为补，右手按顺时针方向绕脐为泻。一逆一顺或一顺一逆，各绕脐摩腹100圈为平补平泻法；两逆夹一顺为补法；两顺夹一逆为泻法。摩腹宜仰卧，手直接接触皮肤为最佳。

　　李辅仁在总结他的养生经验时曾说，我们祖先造字是很讲究哲理意趣的。比如，"活动"二字就告诉我们，"活"着的东西就要"动"。活动活动，只要活着就得"运动"，只要"运动"就可活得好，为了活得好，就要"动"得好。所以，人的生活原则应是：举凡家事公务，能自己做的绝不求人。这就叫自力更生。李辅仁诗曰：

　　保健也需志如虹，中医养生法无穷。

　　灵丹强身不在多，恒心赢得不老松。

胸有青囊术　不畏疑难症

　　70余年来，李辅仁坚守临床一线，不仅在老年病治疗和养生学研究方面广有建树，而且在其他各科疾病，以及对疑难重症的治疗方面也多有创见。

　　脂肪肝是一种肝脏疾病，是一种难治愈的常见病。其病因主要是营养过剩，缺少运动，造成脾湿不运，气机转失调达。痰湿阻络，久则体胖。体重增加，反而全身无力，懒于运动，常常脘嗳作胀，胸痞闷，气机壅滞而胁痛。李辅仁自拟"祛脂舒肝汤"治愈了许多患者。该舒肝汤的主要功效是燥湿健脾，舒达气机，利湿而通调水道，并降脂护肝。此方临床疗效甚为理想。

患者，女，64岁。两年前患慢性肝炎，经中西医治疗，增加营养，但不敢运动，久卧于床，渐渐发胖。不仅体重增加，而且腹胁作胀，眩晕胸闷，自觉身体沉重。大便量少而干，四五日不行。脉弦细滑，舌质暗红，苔腻。肝活检，为肝细胞脂肪浸润，确诊为脂肪肝。证属痰湿络阻，气滞不畅。用健脾理气、化痰通络法治之。处方用祛脂舒肝汤：青皮、陈皮各10g，郁金10g，丹参20g，陈佛手10g，泽泻20g，茯苓皮15g，生首乌15g，清半夏10g，猪苓20g，枸杞子10g，草决明15g，生山楂15g。共7剂。医嘱：少食油腻，减少脂肪类食物，不可久卧床，要积极参加体育锻炼。

又诊：服药后，腹胁胀况大减，眩晕未再作。原方再守，共治疗两个月，体重减轻10斤，自觉身体轻健，诸症消失。又将祛脂舒肝汤配制成丸药，嘱每日早晚各服1丸。随访两年许，病状无，体重未增，身体功能均健。

白癜风是原发性、局限或泛发的皮肤和毛囊黑素细胞内酪氨酸酶系统的功能减退、丧失所致的皮肤色素脱失症。临床常见，以局部皮肤变白、边界清楚、无自觉症状为特点。此病易诊难治，影响容颜。古代医家称作"白癜""斑白"或"白驳风"。李辅仁认为，白癜风病机有三：一是气血不和，卫外失固，风邪侵于肌表。二是瘀血阻络，肌肤失养。三是肝肾不足，精血不能化生。此三者之故，使皮毛失其所养以致病。世人多称此病为不治。李辅仁则治之有方。

某男，55岁。来诊时，头面及颈部多处色素脱失，为严重的白癜风之症。患者自诉，几年来多方求医无效，且白癜蔓延，常常羞于见人。李辅仁对患者说，此病确实难治，要有信心和耐性。要消除恐惧心理和羞涩感，要藐视疾病，增强斗志和必胜的信念。

处方：雄黄6g，硫黄6g，雌黄1.5g，白附子5g，密陀僧6g，白及10g，麝香0.9g，冰片0.9g，朱砂6g。将以上诸药共研细末，以茄蒂、生姜蘸药粉外涂。又方：鸡血藤30g，天仙藤30g，首乌藤30g，钩藤10g（后下），藏红花3g，紫丹参15g，粉丹皮15g，白僵蚕10g，赤芍、白芍各7克，全当归5g，生甘草10g。水煎服。旨在中和气血，以防白癜扩大。用上方坚持治疗半年，白癜大减，病人欣喜。继续用药又不足半年，白癜消失，肤色如常。患者及家人到医院致谢，喜极而泣。

李辅仁秉承家学及施今墨教诲，对妇科疾病多有研究。几十年来，虽然尽职于老年病及养生保健事业，但凡遇妇科之月经诸病，仍能妙手回春。

某女，23岁，未婚。每次月经来时，总是淋沥不断，已有5年之久。多方求医，罔效。来诊时面色㿠白，似有浮肿，头晕乏力，腰酸腿软，月经量不多，色淡暗，常年不断至今。舌淡体胖，脉细无力。李辅仁诊断为漏证。李辅仁对患者说，疾病跟敌人一样，既然来了，就要跟它斗争。与疾病抗争也是需要勇气的，要有信心，认真吃药，病会好的。随即命笔，书以"补益化清汤"之方：生黄芪30g，当归10g，炒白术15g，生地15g，熟地15g，菟丝子15g，覆盆子15g，女贞子10g，旱莲草15g，五味子10g，炒芡实15g，乌贼骨15g，益母草15g，仙鹤草50g，生白果10g，败酱草20g，白茅根30g。水煎服。此方主治月经淋沥日久（漏证），或脾肾两虚，夹瘀兼热之月经失调等妇科疾患。

患者服药5剂后，诸症有减。服至15剂后，出血止，余症悉减，面色由㿠白转为红润，患者判若两人。继续服药两月，患者月经正常。两年后，患者特来报喜称，已完婚，并育有一女。

几十年来，在中西医理论的指导下，中医西医各扬其长，联手施治，对各科疾病的防治已经显示出了结合的优越性。比如肿瘤，中医认为，肿瘤是由于人体阴阳失衡、脏腑功能失司、正气受损、气滞血瘀、痰凝毒壅等，使机体的某一部分组织恶性增生而形成的一种疾病。其基本特征是正气虚，邪气盛。祛邪与扶正是中医治疗肿瘤的两大根本原则。与现代医学治疗肿瘤的方法相比，中医清除与杀灭癌细胞的力量远不如放疗、化疗和手术治疗。但是，实践证明，放疗、化疗和手术疗法对人体皆会有很大伤害，可使机体的抵抗力明显下降，导致"邪气虽去，正气也衰，甚至是大衰"，因而很难达到提高病人生活质量和延长寿命的目的。但是，"以平为期"，善于扶正祛邪的中医则不然，它可以根据不同患者的病灶部位、病情特点，进行个性化的辨证施治。特别是在手术治疗后，中医中药可以改善各种创伤性治疗后出现的症状，减少创伤性治疗对机体的不良影响和破坏，提高机体的创伤耐受力，促进机体各组织、各器官功能的恢复。

某男，68岁，胃癌术后，在化疗过程中出现恶心呕吐，不能进食，心悸气短，少气懒言，大便溏软，胸闷腹胀，面色无华，失眠多梦，脉细，舌质淡红，苔薄而腻，白细胞数为 $3.4 \times 10^9 / L$。不敢再继续化疗。李辅仁辨证，属正气虚损，脾胃不足。当用益气扶正、健脾和胃法治疗。处方：党参20g，茯苓20g，炒白术15g，黄精10g，黄芪15g，红枣10g，广木香5g，清半夏10g，砂仁5g（后下），炙甘草5g，炒陈皮5g，生薏仁20g。14剂。

又诊：服药后精神好转，呕吐、腹胀消失，纳食有增。药中病机，原方继续调理3个月，白细胞保持在 $7.5 \times 10^9 / L$。饮食增加，二便正常，心悸、腹胀皆消，精神爽健，面有光泽。后遵医嘱，继续服药，适当运动，愉悦情志，不可过劳。随访数年，至今犹健。由此可见，中西医的治疗方法各有优劣，倘若各自扬长避短，携手施治，必然会谱写出中西医发展的新篇章。李辅仁认为，肿瘤早期，在患者还可以接受创伤性治疗时，应当中西医结合，西医祛邪为主，中医积极扶正，则可以缩短疗程，提高疗效。若至肿瘤晚期，患者不能耐受创伤性治疗时，中医西医都应以"扶正"为主进行治疗。在这方面，中医的辨证治疗优势独特，可以根据不同的个体状况、不同的季节环境、不同的病情特点等，制定个性化的治疗方案。中医的这种治疗较西医的化疗、放疗更具有针对性，更为个性化，因而也更为行之有效。

对于肿瘤手术后，或不宜手术的肿瘤病人，李辅仁常用的扶正补益方剂主要有：四君子汤、八珍汤、左归饮、生脉饮、增液汤、地黄汤等。在对具体病症用药时，李辅仁常常加减化裁，灵活配伍，组成新的方剂：若要抑制肿瘤细胞，软坚化结，则用土茯苓、山慈菇、白花蛇舌草、龙葵、贝母、半枝莲等。若放疗后口干舌燥、阴液受损，则选天冬、麦冬、天花粉、石斛、玄参、葛根、生地、百合等。若化疗后出现气短乏力，白细胞减少时，则选用黄芪、鹿角霜、桑椹、红枣、何首乌、太子参、白芍、桑寄生等。倘若术后出现呕恶纳呆，则用竹茹、炒三仙、姜半夏。若局部疼痛，则选用柴胡、红花、香附等。此外，在补益正气的基础上，还可根据肿瘤部位灵活用药：肺部肿瘤加用炙前胡、桑白皮、南沙参；肝脏肿瘤多加用柴胡、茵陈、五味子；胃肠道肿瘤加用陈皮、炒三仙、木香、香附；泌尿和生殖系统肿瘤多加用茯苓皮、泽泻、益智仁、覆盆子；妇科肿瘤则常加用川芎、红花、香附、青皮、陈皮，如此等等。

　　李辅仁坚信，中西医协力施治，不仅能在肿瘤的治疗方面取得可喜成绩，而且在其他各科疾病的防与治等方面，都会显现出中西医联手祛病的中国特色。

　　2003年春天，非典型性肺炎骤然肆虐，病毒之烈，传染之速，医生、百姓猝不及防。面对着百年不遇的、突发的传染病，医院领导力劝84岁的李辅仁回家休息。为此李辅仁明确表态：“感谢领导的关心，但我要履行医生的职责。国家领导人亲临医院，看视病人，指挥战斗，给我们做出了榜样。作为医生，当人民的健康和生命受到侵犯的时候，我不能休息。”李辅仁组织中医科的张剑、王暴魁和史学军等人一起研究“非典”疫情，连夜给温家宝总理和吴仪副总理写信。他们在信中写道，非典型性肺炎就是中医所说的一种“瘟疫”。在治疗方面，应中西医结合，充分发挥各自的优势。中医古方“玉屏风散”是健脾胃防风寒、补气强身的传统方剂。此方再增加板蓝根、金银花、沙参和红枣，可以固表健体、防风祛邪，是防治“非典”的一副良药。其处方为：黄芪10g，白术10g，防风5g，板蓝根10g，金银花10g，沙参10g，红枣10g。以上7味，水煎30分钟，出药液200ml。每日上下午各服100ml，连服数日。如有感冒、咳嗽、畏寒、发热症状时，此药量可以增加1倍。

　　李辅仁在“方解”中写道：“玉屏风散”是名方，其意在用金玉样屏风挡住风寒病邪对人体的侵袭。原方加解毒清热润肺药，可以达到早期预防、早期治疗以及减少发病几率和促进痊愈的作用。建议信呈送两位总理。第二天便接到国务院办公厅电话，传达温家宝总理和吴仪副总理的指示：一，对李辅仁等同志的行动表示赞赏和感谢；二，已将建议转有关部门调研。

　　2003年5月8日下午，在国务院第三会议室，由吴仪副总理主持召开了抗“非典”会议。吴仪副总理讲了会议目的之后，亲自点名李辅仁为第一位发言人。李辅仁的发言得到了与会人员的一致赞同。李辅仁回忆说，那是一个令人感动、永远不会忘记的时刻。政府采纳了我们的抗“非典”建议，这是我们中医界的光荣！事实证明，中医处方的运用，在缩短疗程、减轻病人痛苦、节省治疗费用的同时，还减少了使用激素给患者造成的后遗症，对病人的后期康复也起到了积极有效的作用。在抗击“非典”的那段日子里，李辅仁一天也没有休息。

　　也就是在给温家宝总理和吴仪副总理写信的同时，李辅仁还给他荣任客座教授的香港理工大学发去了传真，送去了抗“非典”的中药处方。香港理工大学立即买药煎药，制成口服液，供学校师生员工和市民免费饮用。正是：仁人之心，紧系百姓；一剂之利，惠及万民。

　　中国的中医药学是我们中华民族的传世之宝。几十年来，李辅仁用他的仁人之心，青囊之术，不仅保护了国家领导人和各界名人学者以及普通百姓的健康，表达着他爱国、爱民的情怀，而且还用这种济世情怀温暖着世界，使亚洲、非洲，以及欧美各地的许多国家元首和世界名流享受到了中华医学却病养生的妙趣奇效，为中华医学赢得了世界的赞誉。

李 济 仁

未敢抱经国治世之宏愿，但常怀拯疾济赢之仁心。

——李济仁

李济仁，1931 年出生于安徽歙县。著名中医临床家。皖南医学院弋矶山医院教授、主任医师，新安医学代表性传承人。中华人民共和国成立以来首届 30 名国医大师之一，首批全国老中医药专家学术经验继承工作指导老师，首批全国七名《内经》专业硕士研究生指导老师，首批获得国务院政府特殊津贴者。

李济仁从医 60 余载，基于儒学，再研岐黄，发蒙于汪润身，深造于张根桂，虚心师事百家。早年行医乡里，组建联合诊所，其后脱颖而出，在安徽中医学院、皖南医学院从事教学、临床和科研工作。其倡说《内经》教学法，推崇问诊和"三部九候"遍身诊法，冶其精，广其传，并参加了首批卫生部高校规划教材《内经》《中医基础理论》的编写。他以《内经》为宗，融会古今、结合中西，理论与临床互相阐发，确立了中医时间医学等学术观点，设计并完成了五体痹证、五脏痿病等研究专题，是我国《内经》、风湿病学科带头人之一。他身体力行于新安医著的校注整理，潜心提炼新安医学诊治之特色规律，成功挖掘了尘封于历史的 668 位新安医家、400 余部新安医籍，厘清和阐明了新安医学对急、危、难、重病症的诊疗经验和规律，是新安医学研究的倡导者和先行者之一。

李济仁临证承继新安医学治验，融会《内经》理论，创新说、立新法。在中医内、妇、儿科疑难病症诊治上积验甚丰，临床屡起大症沉疴。在痹病诊治上，提出寒热辨治、气血并举、痹痿同治的"三期疗法"，强调痹痿同病同治，倡立"痹痿统一论"，针对痹痿顽症提出益肾填精、健脾和胃、养血舒筋等系列治则治法；在用方服药上，提出并制定了"选择方药剂型，重视作用特点""强调服药时间，注重动静宜忌""推崇数方并用，主张定时分服"等辨治纲领；辨治疑难杂病，注重培补肾本，主张辨证与辨病相结合，灵活机变，处方熔经方、时方、验方于一炉而精心化裁，摸索创立了富有疗效的系列方药与治法，代表性的有治疗痹证的清痹通络饮、治疗冠心病的归芎参芪麦味方、治疗乳糜尿的苦参消浊汤系列方、治疗慢性肾炎蛋白尿的固本益肾汤、治疗胃病六法等。其医术受到中国工程院院士董建华教授的高度评价："医术高超，尤精内科，疑难重患，随证化裁，效如桴鼓。"

李济仁于中医药学术、临床和科研，孜孜以求，经年不辍，凡有所悟、有所想、有所得，均述诸笔端。60 余年铢积寸累，聚沙成塔，共撰写《济仁医录》《痹证通论》《痿病通论》等学术专著 14 部，发表学术论文 100 多篇，获省部级科研奖 5 项，对中医学的发展、新安医学的学术传承和创新起到了重要的示范作用。

术著岐黄　心涵雨露春万家

教学科研不仅提高了李济仁的理论水平，更开阔了他的诊疗思路。由于理论与实践并重并进，经典与临床紧密结合，李济仁往往能于少效乏效之中独辟蹊径，独创效机，尤其擅治各种疑难奇异之杂症。

1973 年炎夏，芜湖市某大医院一乙脑患者，抽搐壮热，神昏多日，曾邀中西医专家会诊多次，壮热略平，但抽搐依然，神昏神靡依旧。家属焦急万分，慕名而请李济仁会诊。见其神昏谵语，角弓反张，强直抽搐，脉虚数，舌绛乏苔，乃热灼阴伤、血虚生风、经脉失养之故；治以清热毓阴，息风定痉；方拟大定风珠化裁，药用石膏、知母、生地、白芍、龟板、鳖甲、牡蛎、蜈蚣、全蝎、阿胶等，以养阴止痉。3 剂，4 小时鼻饲一次。药后抽搐反张渐平，原方减牡蛎、蜈蚣，加沙参、玉竹，以增养阴之功。继服 5 剂，热退、痉平、神清，嘱以沙参、麦冬、百合、莲子、枸杞、红枣等食疗，调治一个月而愈。

李济仁攻专痹病，建树颇丰，造诣尤深，是中华中医药学会风湿病分会"五老"之一，顽症痼疾经其调治多能治愈。如一幼年型类风湿性关节炎患者，从芜湖到上海辗转往返，一番周折后终为李济仁所治愈。患儿为女孩，于 1997 年 6 月 6 日 3 岁时，因注射未冷藏的白破保健针后引起发热，体温达 39.5℃，伴全身皮疹，遂赶到弋矶山医院小儿科就诊。仍发热，以夜间为甚，且关节酸痛，遂转上海第二医科大学附属新华医院住院。予氢化可的松、硫唑嘌呤暂时控制，出院诊断为"幼年型类风湿性关节炎"。

其时李济仁已名声远播，上海医生叮嘱，小儿类风湿性关节炎比较难治，没有什么好的办法，现在虽然好转，但以后还要复发，你们芜湖有位全国名中医李济仁，擅长治疗风湿病，回去后可请他看看。

患儿出院后虽一直服用泼尼松（强的松）、硫唑嘌呤及抗炎药，病情还是反复，常出现阶段性发热，伴皮疹，全身关节酸痛，有一次高热竟达 40.9℃。又折返到弋矶山医院，于 1999 年 5 月 4 日转请李济仁诊治。其时女孩已 5 岁了。诊时其头面、四肢见红色丘疹，手足小关节红肿灼痛，关节屈伸不利，口干不欲饮，高热 40℃。舌质红，苔薄黄，脉细数。系湿热入侵，流注经络，脉络不和，治以清热利湿、宣痹通络，拟以验方清痹通络饮加减。药用细生地、干地龙、蝉蜕、金银花、净连翘、蒲公英、板蓝根、忍冬藤、秦艽、青风藤、海风藤、炒黄柏、蛇床子、地肤子。10 剂后手足关节灼痛减轻，红色斑疹渐退，全身仍痛痒不止，体温在 37.5～38℃之间，颈项两侧可触及肿大淋巴结，质软无压痛，唇角仍有破烂。守上方去连翘、板蓝根，加凤丹皮、地骨皮、威灵仙、鲜鸭跖草、芦根。药后，四肢小关节疼痛明显减轻，活动自如，双手及足部皮疹渐脱落，瘙痒减轻，体温降至 37.5℃以下。

上方再出入治疗后，血常规、血沉逐渐转为正常。病久耗气伤阴，病情转入缓解期，遂改用益气养阴、强筋健骨之剂以固根本，药用生黄芪、南北沙参、凤丹皮、地骨皮、苍术、银柴胡、制鳖甲、紫丹参、秦艽、川牛膝、骨碎补、金狗脊。经辨治两月余，病情逐步稳定。继续滋阴清热、活血凉血、宣痹通络，辨治一年余，诸症悉除。患者 2002 年 1 月赴上海新华医院复查，结果一切正常。现女孩已上初中，发育和智力一切正常，学习成绩也挺好。

　　痿病的治疗，医生往往束手无策，所谓"良医不能措其术，百药无所施其功"。尤其是进行性肌营养不良症，是世界性疑难痼疾。而李济仁治疗多例，均有不同程度好转，多数痊愈，少数也能稳定不发展。1978 年 5 月下旬，皖南广德县一位 17 岁少年，出现两下肢酸痛、鼻塞、流涕，三四天后疼痛加重。在当地用草药外敷，10 余天后疼痛好转，但渐觉四肢麻木乏力。又经 10 余日，四肢疼痛麻木消失，但两下肢乏力逐渐加重，大腿肌肉萎缩，步履艰难，走几步即跌倒，同时伴有食欲下降。同年 7 月 3 日前往弋矶山医院神经科住院。其时两下肢进行性痿软无力已 40 天，不能行走已有 1 个月。体检发现存在脊柱生理弯曲，全身肌肉萎缩，以两下肢大腿肌最为明显，翼状肩胛，鸭行步态。神经系统检查发现，两上肢肌力、肌张力减弱；两下肢肌力 2 ~ 3 级，肌张力减退；两上肢桡骨膜反射、肱二头肌反射、肱三头肌反射减弱；两下肢膝反射、跟腱反射消失，腹壁反射消失。实验室检查，血红蛋白、血白细胞计数、血沉等 10 余项血检指标均不正常。镜下可见肌间质小血管充血，部分肌纤维束变细，肌肉普遍呈颗粒变性，横纹不清楚，并有部分肌浆溶解。诊断为"进行性肌营养不良"，经激素、胰岛素和多种维生素治疗半月，肌肉萎缩一点没有好转，走路还是容易跌倒，患者开始失去信心。其家长慕名要求请李济仁会诊。症见面色苍晦，形体消瘦，两腿肌肉萎缩，时感麻木疼痛，步履蹒跚，姿似鸭步，足跟疼痛，耳鸣，食欲不振，夜尿增多，大便正常。脉沉濡，舌淡苔薄。证属肝肾不足、气血虚弱，筋骨关节肌肉失养，法拟益肾养肝，舒筋活络，方以右归丸化裁。药用熟地、山萸肉、甘枸杞、补骨脂、桑寄生、怀牛膝、当归、千年健、宣木瓜、鸡血藤、活血藤各 15g，杜仲、桂枝各 10g。5 剂后感觉好转、舒服，肌力似增，患者信心开始恢复。二诊，前方去活血藤，加菟丝子、制附子，进服 10 剂后，能自行短时走动，鸭行步态已不明显，脉象较前有力；再进 7 剂，病情继续好转，能在医院走廊里短时间散步，行步渐趋平稳，于 8 月 4 日出院。

　　因患者出院后路远不便，李济仁便主动提出通过信函处方，让患者继续服用中药治疗。8 月中旬患者已觉两下肢较前有力，能步行 1 公里，腿部力量也明显增加了，唯食欲不振。李济仁认为乃脾虚之证，予原方出入，加入健脾益气之品。服 20 剂后，到了 9 月中旬，每天已能步行七八公里上学，并参加一般体育活动，食欲恢复正常，耳鸣消失。只是走路时间过长，足跟仍觉疼痛。继以补肾健脾、舒筋活络之品常服，药用枸杞子、巴戟天、炒杜仲、山萸肉、菟丝子、怀牛膝、炒续断、制黄精、金狗脊、宣木瓜、五加皮各 15g，苍白术、桂枝各 10g，生炒薏米各 20g。服 30 剂后恢复健康，共服中药大概半年时间，基本痊愈。后来还当上了小学体育老师，至今未见复发。患者把病历和处方，当做特殊的纪念品珍藏至今。

　　对于因社会和心理因素形成的身心疾病，李济仁善于运用《内经》理论，对其发生、发展、治疗、恢复进行细致分析，用方服药多方面考虑，往往能在屡屡不效的情况下创造出奇迹。1965 年冬，时在合肥创作的著名黄梅戏演员严凤英，因患顽固性失眠而慕名请李济仁诊治。严凤英因创编新戏目，竭尽心力，用脑过度，严重失眠已 1 年有余，屡服安眠西药及中药，鲜效。周恩来总理对此特别关心，还特意送来德国进口的高效安眠药。然久服后也渐渐失效，竟日夜目不交睫。诊见头昏烦躁，腰膝酸软，口渴咽干，大便秘结，眼眶四周青黑凹陷，脉弦数，两寸尤显，舌绛少苔。李济仁分析，不寐之证病因多端，临床多分为心脾不足、心肾不交、心胆气虚、胃失和降四型，而患者既无心胆气虚又无胃失和降之证，观前医用药，又曾拟心肾不交和心脾不足施治，无效，故上述四型看来难以概括。清代王清任有血瘀致不寐说，但患者除眼眶青黑凹陷外，无其他瘀血征象。严凤英在国内外名声很大，每次演出均日夜筹划，谋虑过度，希望锦上添花，此实乃不寐之因。《内经》曰："肝者，将军之官，谋虑出焉。"谋虑过度，必损肝本，而肝色青，主弦脉，经脉布胁走眼，症见胁肋酸胀，眼眶青黑凹陷，脉弦，显然与肝有关。又有头晕眼花、口渴咽干之症，脉弦数，舌绛少苔，是阴虚之证。明代张景岳在《类经》中说："寐本于阴，神其主也，神安则寐，神不安则不寐。其所以不安者，一由邪气之扰，一由营气之不足。"可见其不寐因肝而致，病机在于肝阴不足，虚火炎上，上扰心神。辨属肾虚肝旺型，治当滋阴养肝以除虚火产生之源，清火宁心安神以抑虚火妄动之标。方用生牡蛎30g、细生地30g、白芍药15g、黑玄参20g、杭麦冬15g、莲子心12g、酸枣仁15g、生竹茹15g、合欢花、合欢皮各15g、夜交藤20g、灯心草3g。又考虑到人体阴阳昼夜消长变化，凡属病本在阴者，每于午后、夜晚加重，故嘱服药择时安排，每剂两煎，于午后和晚睡前各服1次，以便药效及时发挥，并嘱停用任何安眠西药。服7剂后即能睡4小时。腑气已行，头昏减轻，眼眶青黑色渐淡，唯仍心烦，睡时梦多，舌脉同前。拟前法增炙远志12g，茯神15g。5剂后能很快入寐，睡时酣香，极少梦扰，眼眶青黑色淡，精神转佳，脉弦，舌起白薄苔。守方去竹茹、夜交藤，加柏子仁10g，蒸百合12g，滋养心阴，再进10剂，巩固疗效。随访半年，未见复发。可惜的是，世事难料，天有不测风云，后来为命运所困扰的严凤英竟吞下了留下来的大量安眠药，令人扼腕。

改革开放的春风吹散了天空中的阴霾，1978年，邓小平作出"一定要为中医创造良好的发展与提高的物质条件"的批示，中医药事业迎来了第二个春天。李济仁以只争朝夕的精神夜以继日地工作，研读岐黄备教案，博考深思创新解，不断总结自己的教学经验，提升自己的诊疗水平。《内经》《伤寒杂病论》《本草备要》等经典从不离左右，对新安医学的研究从不间断，得暇即沉浸其中，深思比勘，稽古钩沉，烛幽探微。临证诊治随得随记，奇难验案一一实录，博采良方熔于一炉，每获效验，或偶有心悟，辄着手抄撮。其治疗胃病"和、降、温、清、养、消"六法，在《赤脚医生杂志》1979年第4期排在头版头条刊发；其以苦参为主治疗乳糜尿的验方，自1978年《新医药杂志》等书刊披露后，被纷纷引用；其以补肾法治愈进行性肌营养不良症的经验，1984年《中医杂志》、1985年日本《汉方临床》杂志发表后，引起了海内外专家的高度重视，各地患者纷纷来信求治；其对痹病、痿病、胆囊炎、慢性支气管炎、慢性肾炎、不育不孕等症的诊治经验，《中医杂志》及其英文版、日文版以专题笔谈等形式予以发表；其创方立法成果及业绩被30多部中医著作收录和引用，如《现代名中医颈肩腰腿痛治疗绝技》一书，就重点引用和介绍了李济仁"顽痹从虚、从瘀、从痰，痹痿合病重调肝肾"的学术观点。

李济仁的著述受到中国工程院院士董建华教授的高度评价："独创新解，学术并茂，发前人之奥妙，作医津之宝筏。"其业绩被载入1991年英国剑桥国际传记中心、美国ABI编撰的多版《世界名人录》，并被评为1991～1992年"国际风云人物""世界领先500人"，授予"终身成就金质奖章""卓越学术领导金奖"。1995年7月，作为首批全国500名老中医的10位代表之一，在人民大会堂受到了中央领导的亲切接见。

面对纷至沓来的荣誉，李济仁总说那几句："我是教师，我是医生，要多为群众解除疾苦，多为国家培养人才"；"写作是为祖国医学作点贡献"；"学生们的成绩就是我辛苦的最好回报"。朴实无华的话语，道尽了李济仁在医教研岗位上尽职尽责、爱岗敬业的人生历程。

学术理论　为有源头活水来

李济仁学有渊源，博通岐黄家言，自《灵枢》《素问》而下，旁及《伤寒论》《神农本草经》，凡四家微言秘旨，靡不精研，尤于《内经》和新安医学深有研究。

一、《内经》研究成果，卓尔不凡

少年时代的李济仁，从师学医6年，其中就花了两年时间攻读《内经》，也正是这部被中医学界奉为圭臬的经典著作，把他引进了研究中医理论的殿堂。登堂入室后，李济仁对其进行了全面系统的研究，成为我国《内经》学科带头人之一。

李济仁非常尊崇《内经》对四诊的重视，"张一帖"一帖见效就是建立在诊断准确基础之上的。所以他强调，诊断一定要全面深入，既要了解问清起病原因、既往病史，又要问清现在病情，否则贻误病机，害人不浅。他归纳指出，《内经》所说的切诊包括切脉、按虚里和诊尺肤，切脉又有"独取寸口法""人迎诊脉法""三部九候法"，但以"三部九候"遍身诊脉法为主，这与《难经》"独取寸口"并为后世所尊的寸口三部九候有区别。遍身诊脉法将人体分为上中下三部，每部又分天地人三候。上部天地人分别为两额、两颊及耳前动脉，分别候足少阳胆经、足阳明胃经和手少阳三焦经之脉气；中部天地人分别为经渠、合谷、神门之穴，分别候手太阴肺经、手阳明大肠经和手少阴心经之脉气；下部天地人分别为足五里、太溪、箕门之穴，分别候足厥阴胆经、足少阴肾经和足太阴脾经之脉气。李济仁临床还常常运用遍身诊法。他体会心肾疾病神门之脉明显，糖尿病跌阳脉明显。又以遍身诊法区别痹痿，颇为灵验。可惜这种方法现在很少有人使用。

李济仁以《内经》三因制宜（因时、因地、因人制宜）学说为宗，理论与临证互作阐发，提出了中医地理学、中医时辰学等新学术观点。《内经》因地制宜论对我国的地理进行了分区，对各地域气候、水土、物产、风俗习惯等对人体的影响，各地人群体质、性格、寿命的差异，各地多发病和相应的诊治等都进行了描述。李济仁进一步分析，地理环境对历代医学流派的形成也有一定的影响，如南北地理气候环境的差异亦是伤寒、温病学派产生的主要因素之一；再如新安医学的形成和发展，与新安江横贯四面环山的徽州，从而形成封而不闭的地理环境是分不开的。

在自然周期变化的影响下，人体相应地表现出生理、病理变化的周期节律性。作为世界上最早记录时间生物学内容的文献，《内经》因时制宜论对此论述颇详。1978年，医学界提出"时间治疗学"理念，李济仁敏锐地抓住了这一契机，及时对因时制宜论进行了归纳、研究，深入探讨了人体生理、病理、诊治与日月、四时的关系，论证了《内经》"人与天地相参，与日月相应"论断的科学性，阐明了"谨候其时，病可与期，失时反候，百病不治"的科学原理。《内经》所强调的"时"，包括寒暑更替的四季、月亮生盈亏空的周期、阴阳消长的时日、疾病变化的时间节律。因此在临床上，李济仁特别强调"阴阳昼夜消长，治宜顺势而为"、"病有变化之期，贵在截之适时"，并在风湿病等的辨证用药上，具体应用择时施治的方法。后来，他指导五子李梢，通过大量病例的调查和数理分析作了进一步论证。如对 1143 例风湿病患者疼痛症状的昼夜节律变化观察表明，其节律明显，与《内经》"昼轻夜重""旦慧、昼安、夕加、夜甚"基本相符；又如风湿病疼痛的流行病学调查与太阴月节律分析表明，月相盈亏、气血盛衰、体温变动等节律现象，与疼痛轻重、休作变化虽然有一定的延滞性和交错性，但风湿病疼痛规律近似月节律周期与朔望月周期。李氏父子的研究成果，丰富和发展了中医时辰医学的内涵。

李济仁研究《内经》，提出"不薄古更不非今，尚经典尤尚实践"的观点，采用确立专题、结合临床、参照后人的研究方法，先后设计并完成了五体痹证、五脏痿病、五脏水证、养生调神学说等专题。所谓五体痹证，是指因与五体（皮、肌、脉、筋、骨）相合的脏腑、经络气血不足，感受了风寒湿热等邪，导致五体等部位气血滞塞不通的病证。《内经》对痹证的分类，主要有按病位区分的五体痹和按病因病性区分的风寒湿三痹。自东汉张仲景《金匮要略》倡三痹学说，后世多言三痹，而五痹之说逐渐湮没，以至今日多把痹证与关节炎画等号。李济仁指出，这大大缩小了痹证的范围，殊与《内经》原旨不符。他认为，五痹为纲，三痹为目，一横一纵，纲目分明，各自从不同角度反映了痹证的本质。

针对喻嘉言《医门法律》"经论诸痹，然有大阙，且无方治"之论，指出《内经》虽无治痹的内服之方，但说"无治"则欠妥，并归纳出《内经》五体痹的治则，即明辨寒热、逐邪务速，调和气血、谨守病机，顾护阴血、把握病位，恢复和完善了《内经》五体痹证的体系。

痿病最早记载于《内经》，书中详述了痿病的病理、分类、临床表现及其治则。李济仁概括为五脏痿论，即心气热生脉痿，肝气热生筋痿，脾气热生肉痿，肾气热生骨痿，并总名肺热叶焦而产生的痿病为痿躄。"治痿独取阳明"和"各补其荥而通其俞"，是《内经》率先提出的两大治则，他进一步指出，"治痿独取阳明"不仅适用于针刺，也适宜于临床用药。

关于五脏水证，《内经》论述散在诸篇。李济仁对其进行分析、综合、归纳，认为《内经》不仅有"五脏水"分类的端绪，且对其病因、病机、证候、治法均有具体而深刻的认识。自明代张景岳提出水肿成因由乎"肺、脾、肾"的三脏说后，"五脏水"论渐趋湮没。李济仁参以历代医家的论述，结合现代医学进行了系统的整理，分析了五脏功能失常、气化失调两大水肿基本因素，归纳了辨主证以求病源、辨阴阳水以定病性、辨兼夹证以明标本的辨治方法，恢复了水肿关乎五脏的原貌，并对《内经》去菀陈莝、开鬼门、洁净府等治法方药进行了深入的分析探讨。

二、发掘"新安医学"，独树一帜

新安医学沉潜既久，众多史料难以觅及。李济仁主张系统地发掘新安医学遗产。他带领学生成功还原了已尘封于历史的 668 位新安医家、400 余部新安医籍，其主编的《新安名医考》资料收集丰富，考证相当严密，特别重视各家的学术思想和诊治特色，并追溯他们之间的师承、私淑关系与学术交流梗概，不仅是一部人物史实考证的传记，也是论述中医学术沿革发展的史书，起到了承前启后的推动作用。集新安医著大成之鸿篇巨制《新安医籍丛刊》，作为主编之一的李济仁，对历代新安名医及其著述进行了系统的考证梳理和校注整理，潜心提炼新安医家诊治特色，并省诸己身，作同中求异的探索研讨；他以"张一帖"为典型代表，辨章学术，考镜源流，深入探悉新安医学流派形成、世袭、发展之路径，系统发掘提炼新安医家诊治痹病、痿病、中风等疑难危重病证的诊疗经验和富有特色的诊疗规律。以上累累硕果，不仅丰富了新安医学的文献史料，还对新安医家学术思想与诊疗经验的传承与创新，起到了重要的示范作用。

李济仁于新安医案研究上尤多感悟，在其相关著作中共收选伤寒、温病等内科杂病27种，包括内、外、妇、儿、五官诸科。所辑取之医案文献，较为突出的是明代江瓘的《名医类案》、明代四大医家之一汪机的有关医案和清代程杏轩《杏轩医案》等。案例多辨证精详，立法、遣方、用药均具丰富的临证心得，堪以师法。每案李济仁还再加评按予以解析，加强了对所引医案的理性认识，并落实于临床应用之中，起到"宣明德范，昭示来学"的重要作用。他重点针对程杏轩医案，结合临床逐案点校注释并加以评按，阐述了《杏轩医案》各科的诊治特点。程氏治案追访日久，记叙了远期疗效和疾病变化规律，详述治疗急性病的方法和抢救措施，载录诸多失误和不效病案。李济仁认为，其病案言简意赅，用药精当而巧妙，临床价值颇高。他所著的《杏轩医案并按》对其理法方药的阐解剖析，发前人所未发之隐微，说理透彻，见解独到，多有创新，实臻画龙点睛之妙。

李济仁研究新安医学，践行新安医学。临证辨治慢性顽疾，参合汪机"调补气血、固本培元"思想，以培补肾本为证治要义，提出以补肾法为主，健脾和胃、养血舒筋治疗进行性肌营养不良症；以益肾养精、清热祛湿杀虫为主辨治尿浊证；以培补肾本、健脾固涩之法辨治慢性肾炎蛋白尿；等等。他依据明代吴昆在《医方考》中正式提出的痹痿合论，结合临床加以倡扬发挥，系统地提出了"痹痿统一论"，制定了完整可行的痹痿合治方法。程杏轩创造"数方并用、定时分服"法，李济仁在汲取其精华的基础上，于临床用方服药上系统提出并制定了一系列完整的辨治纲领；对妇科疾患如月经不调、崩漏、带下、不孕等，治以培补肝肾、兼顾气血，也常参以程杏轩之法为治，疗效显著。

新安医学研究素有"三老"（王乐匋、吴锦洪、李济仁）之称，目前只有李济仁健在。他在新安医学及其诊疗经验的研究上贡献卓著，是当代新安医学研究的倡导者和先行者之一。为弘扬新安医学，李济仁还毅然捐出传本极少的新安著作《神灸经纶》，交由中医古籍出版社出版，以嘉惠后人。他说："独本不能流传……要让更多人体会新安医学的魅力。"

三、各家学说所及，靡不精研

李济仁对历代各家医史人物、医籍文献之研究，悉具功力。

如对张仲景、华佗、孙思邈、张景岳、傅山、王清任、周慎斋等历代诸多医家及其著述都作了探讨，而于仲景辨证选方和张景岳"补阳"说尤有研究。他认为仲景所创诸方，不仅可治一般阳微阴甚之证，且在抢救心肾阳衰、病濒危殆的逆证中，亦有明显效应，充分体现了中医治疗急性病的特色。他还对《金匮要略》"胸痹"和"心痛"的联系与区别作了分析，胸痹是胸阳虚滞，治当宣通胸阳，立方瓜蒌薤白白酒汤主之，心痛主方是桂枝生姜枳实汤，两者有根本区别。

李济仁对明代张景岳"阳非有余，阴常不足"的学术观点颇多体会。张景岳所处的时代，举世皆克伐"有余之阳"，奉知母、黄柏为神丹，其风甚盛，张景岳补偏救弊，反其道而行之，乃矫枉公平之举。李济仁认为，张景岳理虚解表有三大特色，即辨证上强调虚实疑似之间以脉为主，治则上强调间者并行、甚者独行，治疗上强调求法于血；其以温补治虚人外感，不但从理论上批驳了"伤寒无补法"等偏见，而且从实践中发展和丰富了理虚解表的辨证方法和治则。张景岳阴中求阳、精能生气的学术思想，对治疗气虚证变有普遍的指导意义，并不仅限于肾气虚，这对李济仁倡"气证治血"说多有启发。张景岳对致痿病因论述也有独到见解，认为"元气败伤则精虚不能灌溉、血虚不能营养者亦不少矣"，并创制鹿角胶丸以治之，这也为李济仁的痿病辨治研究提供了思路。

李济仁对前贤关于"病毒"的诸论作了综括，择其精要，联系临床加以阐解剖析。"病毒"一词始见于晋代《肘后方》和《小品方》。《内经》称其"毒气"。他认为《内经》之寒毒、湿毒、热毒、燥毒、清毒、苛毒以及历代医书之疫疠、温热毒、时行毒等，均属病毒范畴，中医之"病毒"并不等同于西医之病毒，而是泛指一切生物性致病因素。他从成因和危害性、传染途径、证候特点、治疗方法和预防各方面进行归纳总结，力求以科学的思维方法予以阐扬。譬如在传染途径上，他归纳为饮食传染、飞沫尘埃传染、接触传染、昆虫传染四大途径，至今仍有指导意义。

李济仁善于总结归纳，勤于笔耕，"博学多闻"，然后"一以贯之"，这种继承中富有开拓创新的著述思路，是其学术功力的具体展现。"问渠哪得清如许，为有源头活水来"，正是从经典医籍中源源不断地汲取滋养，成就了李济仁超越前人的学术成果和济世活人的一番事业。

继承创新　精勤不倦立新说

李济仁精于中医内、妇、儿科，业医60余载，博考深思，精勤不倦，实践与理论相互阐发，每每融会新知，日新其用，医技弥进，渐不为家学所拘，而有所变创发明。建新说、立新法、研新方，由此成就了其自身的学术理论与独特的临床医术。

一、继承新安医学，回春有术

李济仁临证于新安医学治验受益颇多。他在诊治外感病、急症等方面，承继了新安学术及"张一帖"心法，注重健脾宣渗治疗湿温伤寒证，以认证准确为基础和前提，用药猛、择药专、剂量重，取重剂以刈病根，医治外感病、急症往往一两剂就奏效。

1958年6月底，一农村妇女，35岁，暑令时节在田间劳作而发病，高热灼手，便下紫血，量多，一日四五行，持续10余日。来街口区联合诊所就诊时，其头汗冷黏，四肢厥逆，神困肢软，间或神志不清。舌质红，苔少，脉数而细软无力。李济仁辨为暑温（阳随阴脱型）之证，其消化道出血乃因暑邪侵扰，强力作劳，阳热上浮，其阴络为暑热所灼，气虚不能摄血所致，病变已由实证转为虚实夹杂、以虚为主之证，非补气不能益其津，非回阳不能攘其热、救其脱，苦寒攻伐之品切不可妄用。治当回阳救逆，益气止血。药用制附块、炮姜炭、北五味子、炙黄芪、炒蒲黄、炒地榆、炙甘草、细生地、红参（炖服）。两剂后便次减少，血少汗敛，四肢转温，高热见退，神志已清。阳回而热退血止，撤去附子、炮姜和止血之剂，改以石斛、二芽、薏苡仁等，益阴和胃而收功。温病便血十分罕见，本例高热迁延，亡血失津，阳随津脱，阴从血去，属血汗双夺、阴阳离绝之危重证候。《内经》云："夺血者无汗，夺汗者无血，故人有两死而无两生。"阴绝于下，阳气无主而浮于上，阴阳相离，险象环生。李济仁两剂见效，足以显现其"稳准狠"之圆机活法。

在秉承家学的同时，李济仁还针对新病情积极探索、反复钻研，不断汲取新安医学和经典理论的营养，灵活运用于临床，解决了很多西医难以处理的问题。1981 年 7 月，安徽省一位领导入住弋矶山医院手术，术后高热不退，体温高达 41℃，病房内用冰敷不能凉其体，使用青霉素、链霉素等不能退其热，故院长特邀李济仁会诊。诊见其高热，无汗烦渴，头痛如裹，神志欠清。李济仁在排除术后感染后认为，长夏季节暑湿当令，暑多夹湿，湿热交蒸，故高热不退。治当解表祛暑，芳香化湿。方用新加香薷饮透表清暑渗湿，加减白虎汤清气退热，兼用板蓝根、大青叶、金银花等清热解毒。翌晨，见汗微出，高热渐退，神志渐清。暑湿之邪将从外泄，当因势利导，守上方，去丹参、甘草，加白蔻仁、扁豆衣、六一散。服药 3 剂热尽退，唯神倦肢软，纳谷呆钝。乃邪却体馁，故健脾祛湿以善其后。"暑必兼湿"说为清代新安医药学家汪昂和温病学家叶天士所倡立，新安医家程国彭立有四味香薷饮，温病大家吴鞠通立新加香薷饮。李济仁掌握了暑湿之精髓，临证游刃有余，1 剂取效，3 剂而安，显示了新安医学的神奇功效。

新安医家多注重脾胃的护养，这也是"张一帖"能迅速起效的重要原因。李济仁常说："对于病人，首先要调理脾胃，脾胃开了，再进药效果就更神速。"如治胃癌，宜以扶助正气、健脾养胃为主，不可标本杂进，以致重伤胃气，难能奏效。某男，40 岁，工人，1992 年 10 月初诊。9 月份因上腹不适，遂在当地医院做钡剂摄片检查，示胃窦部充盈缺损，初步诊断为胃窦癌。遂做剖腹探查。确诊为胃窦部癌症，且与胰腺粘连，腹腔大网膜及胃小弯淋巴结有如蚕豆及花生米或黄豆等不同大小的转移癌。取胃大弯淋巴结病理活检，诊断为转移性腺癌。此次手术，癌瘤未能切除，仅作胃肠吻合术。患者术后精神不振，神疲乏力，面色萎黄，形体消瘦，脘腹作胀，只能进流质饮食，二便尚可。舌质淡红，苔薄白，脉细弱。此乃癌毒犯胃，脾胃不和，正气大亏。治以健脾益气，理气和胃，兼攻癌毒。遂处以黄芪、潞党参、茯苓、白术、广木香、神曲、陈皮、鸡内金、蛇舌草等 15 味药。服药 3 周，诸恙好转，腹胀明显减轻，已能进半流质饮食。改用菝葜 2500g，浓煎得 4L，加肥猪肉 250g 再浓煎，得药液 2500ml，每天服 125～250ml。3 个月后，体力增强，体重增加，肤色转红润，精神好转，能操持家务；半年后症状消失，体力、精神恢复如前，能正常工作。此后间歇服药 5 年，临床症状消失。2000 年 3 月复查，胃窦部充盈缺损消失，胃脘柔软，腹部无肿物，全身未见异常体征，直肠指诊阴性。已存活 10 年。

二、创方用方服药，独辟蹊径

虽是新安"张一帖"十四代传人，但李济仁没有仅凭祖上传下来的几张验方坐吃家底，而是博采众长，且善于从民间汲取营养，吸收民间行之有效的经验和单验方，活学活用，并针对现代疾病予以改进。民间早有用菝葜治疗癌症的经验，有以苦参或水蜈蚣治愈乳糜尿的验例，用老青蒿中的蛀虫治腹泻效果很好，这些单验效方和用药经验虽没有什么大套理论，却行之有效。

乳糜尿曾为难治性疾病，中西医均感棘手。20世纪50年代初，李济仁行医乡里，多以经方萆薢分清饮加减诊治，有有效者，也多有乏效不效者。其中有一例，初诊后几个月都不来复诊，后见面时方得知其病已痊愈，李济仁甚为纳闷，一了解方知系服用民间单方苦参治愈的。"千方易得，一效难求"，李济仁赶忙翻阅本草典籍，苦苦思索，一日恍然大悟。乳糜尿本系丝虫病引起，而历代本草均有苦参杀虫之记载，李时珍《本草纲目》曰"苦参补肾……治风杀虫"，苦参能治好乳糜尿就不足为怪了。于是他在前方中加上该药，前服多剂中药无效者即获效机。他进一步分析，乳糜尿其因不外脾肾不足、湿热下注两方面，病机在于脾肾不足为本，湿热下注为标，苦参既能益肾养精，又能清热祛湿，标本双顾，可谓治乳糜尿之要药。他以苦参为主，取六味地黄丸中三味补药（熟地黄、山萸肉、山药）以求固本，以萆薢分清饮（萆薢、石菖蒲、益智仁、乌药）温肾化气、祛浊分清，自拟苦参消浊汤，用治阴虚白浊尿频，每每奏效。

1952年8月，李济仁在小川诊所诊治一例患者，男，4岁。尿浊经久，屡治不效。1951年6月经徽州地区医院确诊，系血丝虫引起的乳糜尿，用海群生（枸橼酸乙胺嗪）等治疗鲜效，血检仍有丝虫。转请李济仁诊治。症见小溲浑浊似泔浆，日间尿频，淋沥不尽，食荤及辛辣之物症即加重，肩酸背楚，神困肢软，苔黄厚腻，脉濡数。小便检查：蛋白（+++），脂肪（+++），红细胞（+），乙醚试验阳性。乃肾气不固，脾失健运，致湿热蕴结于下，气化不利，无以分清泌浊，脂液下流而成斯证。予益肾养精、健脾渗湿、清热分利三法并进，方以苦参清浊汤为主治之，服药7剂后尿清神振，腻苔减退。后随症略加变更，调治两月余即告痊愈，复查尿检阴性，血中未见丝虫。3年后随访，病未复发。此后屡试屡验，凡前例理法方药均符而数剂乃至数十剂难奏效者，改以苦参为主，每每收功。在此基础上，李济仁进一步研究出了系列效方，治疗30多例，用药5~45剂不等，除个别情况不明者外均治愈，血检、尿检均阴性。为便于后学验用，他还将所创乳糜尿系列方编成汤头歌诀，传教学生，公布于众。其主方汤头曰："李氏苦参消浊汤，怀山萸肉甲珠藏，车前萆薢兼乌药，益智菖蒲熟地黄。"

中医祖传秘方往往具有神秘色彩，秘方公开后往往就失去了神秘性，加之使用者不明其理、不辨其证，机械套用，往往失效；而民间疗法精华与糟粕并存，理论与臆断互见。很多人不了解，不信任"偏方秘方"，加之未纳入辨证论治运用体系之中，传统中医也不敢使用。李济仁则切身体会到："有些验方听起来的确不可思议，但常年使用后效果确切的验方，还是值得采纳的。"他认为，验方、专药与辨证施治并无矛盾，虽其暂时难以用辨证理论去认识，但从逆向思维来看，这恰恰可以充实、完善辨证理论。他治疗痹证就喜用鸡血藤、活血藤，治疗十二指肠溃疡常配以口服乌贝及甘散，收效明显。他强调，秘方、单方使用要结合现代药理，注意吸收新成果，辨病与辨证相结合。他在汲取新安医学精华的同时，注意发挥民间疗法的一技之长，单方秘方或单用或增减，或熔验方与经方、时方于一炉，精心化裁，传中有创，摸索创立了富有疗效的系列经验方。除乳糜尿外，他还创立了治疗慢性肾炎蛋白尿的固本益肾汤，治疗慢性乙肝的乙肝转阴方，治疗痹证的清痹通络饮，治疗冠心病的归芎参芪麦味方等效验方，以及治胃病六法。这些从实际中得来的经验方简单实用，简明扼要，易学易懂，花费不大却能看好病，能解决实际问题。

特别值得一提的是，李济仁的幼子李梢对他用治顽痹湿热证（类风湿性关节炎活动期、发作期）的良方—清痹通络饮的抗风湿、抗血管新生作用及其机理进行了深入的研究，并获得国家高技术研究发展的"八六三"计划、国家自然科学基金项目等六项科研项目的资助。实验显示，该方具抗炎、抑制络脉血管新生、改善软骨破坏等作用，研究成果在 2003 年《美洲中国医学杂志》、2008 年《色谱快报》等国际刊物上发表，获美国与中国发明专利，并被剑桥大学 FanTP 教授等在国际药理学顶级刊物《Trends in Pharmacological Sciences》的综述论文中，列为抗风湿病血管新生唯一的代表性中药复方。

李济仁不仅创立了系列方药，还于用方服药上独创心机，讲究选剂择时。方药剂型古今多种，运用之妙存乎一心。施药之际，须详察剂型、药性之特点。临证视具体病情，或汤、或散、或膏、或丸，灵活选用，不可千篇一律，唯"汤"是从。如他治疗胃部疾病时，对炎症、溃疡等喜用散剂。因其病变均在胃内壁，散剂在胃内停留时间较长，且可直接黏附于病灶，渐渍而散解，发挥局部性保护与治疗作用，犹如体表部位痈肿疮疖、溃烂破损等外敷散剂一样。方剂多以乌贝及甘散和黄芪建中汤改散剂交替使用，空腹服，药后两小时内以不进饮食为善，临床证明疗效甚佳。如治谢某，男，58 岁，干部，胃脘痛已 8 年余。发作时上腹胀痛，空腹及夜间尤甚，喜温喜按，嗳气吞酸，困倦乏力，四肢欠温，大便色黑，苔白质淡，脉濡细，大便隐血阳性，钡餐透视示十二指肠球部溃疡。多次接受中西药治疗，服过黄芪建中汤，疗效均不理想。李济仁以黄芪建中汤改散，加服乌贝及甘散为治，2 日后大便即由黑转黄，隐血试验阴性。继用 2 月余，再次钡透，原溃疡病灶已不明显，诸症基本消失。

在服药时间选择上，李济仁依据人体阴阳昼夜消长变化规律，摸索制定了一套择时服药的规则。前述治愈严凤英失眠案，择时安排服药就发挥了一定作用。他指出，人体脏腑气血阴阳之生理活动与病理变化无时不处于动态之中，《素问·生气通天论》曰："阳气者，一日而主外，平旦人气生，日中而阳气隆，日西而阳气已虚，气门乃闭。"服用方药应结合人体之动态和药物之特点，选择最适宜时间，动静相宜，以充分发挥药效。他治疗肝脏病变，根据"肝藏血""人卧血归于肝"之论，常常嘱患者睡前服药，或药后即卧，宜静忌动。药物有效成分进入血中，流入于肝，肝血流量愈大，药物在肝内有效浓度相应增高，疗效也就愈彰。如治一工人，男，36 岁，患病毒性肝炎近两年。肝功能长期不正常，自觉神疲肢软，乏力纳差，食后则饱胀不适，矢气较多，胁肋胀痛及背，肝肋下一指，质中，触痛，大便初硬后溏。舌质淡，苔白，脉弦。前治效微，李济仁处以紫丹参、广郁金、败酱草、怀山药、焦白术、炒枳壳、粉甘草等药，随症加减，用药与前医出入不大，所不同的是嘱药后卧床休息两小时以上。共服 20 剂，肝功能恢复正常，除胁肋偶有不适外，余症悉平。由于重视用药时间和药后动静宜忌，李济仁常在病人前治无功情况下，用方虽无大异，取效却能较捷。

李济仁融会《内经》与新安医学理论，明确提出了"选择方药剂型，重视作用特点""强调服药时间，注重动静宜忌""推崇数方并用，主张定时分服"等精辟论见，丰富了中医辨证论治的内容。

三、学术临床思路，新说迭出

李济仁承继新安医学精髓，继承之中多有创新，尤于痹痿及内科杂证辨治上独创活法，新见迭出。

痹证辨治从何入手，李济仁认为，诊断既要相对固定化又应不断变化，既需从大的方面区别归类，又应对局部症状条分缕析，以应不变中之变与变中之不变。强调治痹要胸有大法，痹证很难在近期内痊愈，应以某方为主，大法基本不变，辅药随证加减，以体现变中不变、不变中有变的特点。守方守法相当重要，切不可主方大法变动不息。为简化诊断，他主张先分寒热，再作分型。热痹白虎汤或清痹通络饮加减，寒痹桂枝附子汤加减。他认为，痹证组方附子、川乌、草乌不可或缺，不论属寒属热均可加用。附子一般用至15g以上（先煎），用量必须视病情而定，量小疗效不显。血虚兼瘀，他喜欢鸡血藤、活血藤两者同时并用，有相得益彰之合力。痹证偏风，川芎一药不可缺。中医治法中有通因通用、塞因塞用、寒因寒用、热因热用之反治法，他认为还应有如川芎祛风行血之"行因行用法"。痹证偏风，疼痛游走不定，可谓行因；川芎行而不守，可谓行用。在服药上也特别讲究，认为最好是晨初起与睡前各服一次。因痹证运动障碍以晨起为著，疼痛夜间为甚。晨晚分服，意在病作前及时截治，有利于药物作用的发挥和病情的控制。

李济仁指出，诊治痹证要深入细致，如只将治痹药物罗列堆砌，是难以取得预期效果的。他曾治一位65岁退休工人，男性，西医诊断为类风湿性关节炎。初用泼尼松（强的松）等激素可控制病情，近年来病情加重，关节冷痛，呈游走性，涉及皮肤，喜叩打，面黄黝黑微浮，蹲下则难立起，站立则难坐下。舌质偏暗，苔薄白而干，脉弦缓等。曾服用一青年中医之方70余剂，自诉未有任何改变。细观其方，皆雷公藤、川草乌、二蛇以及温肾活血化瘀之品。经李济仁观察，患者属寒痹偏风重型，以阳和汤合蠲痹汤加减。虽未用雷公藤、川草乌、乌梢蛇、白花蛇等，却3剂痛减，5剂病除。后询年轻中医组方之由，对方振振有词：温肾药有类激素样作用，用之可替代强的松，而雷公藤等药理证实可祛风湿，抑制变态反应。李济仁告诉他，现代对治痹用药研究较多，诸如雷公藤、川草乌、乌梢蛇、白花蛇等，有的医生每人必用，每方必用，未能辨明证属何痹及何阶段，虽可能治愈一两例，但若欲提高诊治水平则难上难矣。

李济仁强调，治痹不仅应重视"风寒湿杂合而至"之成因，还应注重从人体内脏功能、气血功能入手，综合施治，以助祛除邪气，不能为"治痹即用风药"所拘。他十分注重调理脾胃，病痹之久者常用补益脾胃之剂。尤其是湿痹，常佐健脾祛湿之品，常用党参、白术、山药、薏苡仁之类。痹证迁延不愈，相合脏腑因之受累，经络气血虚弱，阴阳已失调谐，顽痹又当气血并举。他还制定了辨治顽痹四法，即顽痹从虚辨治、从瘀辨治、从痰辨治、痹痿同病从肝肾论治，取效颇佳。在继承的基础上，他突出审证求因、证候分析和施治大法，从而在痹证诊治上，系统提出了寒热辨治、气血并举、痹痿同治的"三期疗法"。

痿病究其实质，莫过于一个"虚"字，《内经》就有治痿"独取阳明"之说。李济仁认为，《内经》乃强调从脾胃着手，临证不可拘泥于"治痿独取阳明"，须辨证施治。他治痿"专重肝肾"，重视肾精亏虚、肝血不足之病机，因肝肾同源、精血互生，当以补肾法为主，如以右归丸化裁治疗进行性肌营养不良症。李济仁尊而不泥，综合《内经》"治痿独取阳明""足受血而能步"和"肾经充则骨不软"之理，系统提出益肾填精、健脾和胃、养血舒筋等系列治法，率先治愈进行性肌营养不良症、多发性硬化等顽疾多例。一般认为痿病不能过分活动，他认为一定要活动。一般认为痿病与遗传因素有关，他发现不完全属遗传性疾病。这些点滴细微的体会，都是从临床中摸索出来的独特见解和有效经验，难能可贵。

痹痿相关，临证往往难以泾渭分明。有谓"痹证均有疼痛"，李济仁认为其实不然；有曰"痿证肢体关节一般不痛"，此也不全然，他举《汪石山医案》治愈一例"痛痿"为证；并首次提出"痹痿辨脉""从脉论痿"，将脉象作为诊断痿病的一个重要参考指征。常用寸口诊脉与遍身诊脉区别痹痿，通过辨脉可察感为何邪及邪之浅深、病之转归，选择脉位对比，结合病变外观、患部感觉等辨证分析。

李济仁更强调，痹痿可分但不可强分，两者常同病或相互转化，痹证日久常可转化为痿证，痿证夹实邪又常见痹之证候，常相互错杂。痹痿两证病位相同，均为肢体筋脉的病症，都表现于皮、肌、筋、脉、骨的症状，且证候相类，诸如皮痹与皮痿，筋痹与筋痿；在病因病机上，体质内虚是痹痿的共有因素，风寒湿热六淫邪气客袭，导致气血由不达致不荣是痹痿病的类同病机，痹久成痿是痹痿病变发展规律；治则治法上，存在以通法去其邪、补法扶其正、辅以外治等共性，舒筋通络、培补肝肾是痹痿两病的共同有效治法，因此，痹痿同病可合而论治。受明代新安医家吴昆"痹痿合论"的启发，李济仁从病位、病因病机、辨证论治三方面，系统地提出了"痹痿统一论"的观点。

凡痹痿同病多有阴虚体质的内在倾向性，而顽痹转痿有肌肉瘦削、痿弱不用之表现。无论痹痿同病或由痹转痿，素体阴虚乃潜在病根，治当以培补肝肾为主。某男，32岁。双下肢进行性痿软无力半年余，足软弛缓，难以久立，步态不稳，鸭步，持杖而行，兼见腰膝冷痛，头晕乏力，纳谷不馨，面色萎黄。既往有风湿性关节炎病史两年，症见关节疼痛如掣，某中医院诊为痹病，投化湿通络之品而疼痛得解。近半年来渐见大腿肌肉萎缩，腓肠肌假性肥大，生化、病理检查诊为进行性肌营养不良症，服肌醇、激素等无效。后请李济仁诊治。查见其舌质淡，苔少，脉沉细。

痹痿同病，由痹转痿，证属肝肾不足，治宜益肾养肝、舒筋活络，方以生肌养荣汤加减。药用熟地、何首乌、山萸肉、鸡血藤、宣木瓜等13味。连服30剂，自觉两足任地有力，鸭步不明显，腰酸头晕诸症随之减退，步履如常，萎缩及假性肥大症状有所平复，各项实验室检查基本正常。遂改制丸剂长期服用，并嘱加强肢体功能锻炼。

对于内科杂病的诊治，李济仁已形成了相对固定的系列治法，如注重健脾宣渗治疗湿温伤寒证；和、降、温、清、养、消六法辨治胃肠疾病；培补肝肾、兼顾气血治疗月经不调、崩漏、带下、不孕等妇科疾患；益肾养精、清热祛湿杀虫为主辨治乳糜尿；培补肾本、健脾固涩为法治疗慢性肾炎蛋白尿；寒热并用，气血并举，从络辨治痹证；益肾养肝、健脾和胃、养血舒筋治疗风湿病、进行性肌营养不良症、多发性硬化等。不难看出，李济仁辨治杂病尤其重视培补肾本，往往从肾入手，或以补肾为主，或以治肾为辅，或补肾与治他脏并重；治痹治痿更是着眼于肾本，着重提出了"治痹最宜峻补真阴""治痿专重肝肾""痹痿合病重调肝肾"的观点，收效明显。

关于气血证治，前人多有"血证治气"之论，"治血不治气，非其治也"已成定法。李济仁则进一步认为，治气不治血亦失全面。他从气血相互依存出发，据《内经》"阳病治阴，阴病治阳"理论，对"气证治血"作了论证和发挥，结合临证实践概括出气证治血用药的一般规律，即一切气证均可选用当归，气逆可酌加牛膝、白芍、玄参等；气郁酌加川芎、白芍、莪术、姜黄、红花等；气虚酌加阿胶、沙参、麦冬、党参、地黄等。

理论与临床并重是李济仁从医的重要特色，凡临床有所悟、有所想、有所得，他均述诸笔端。午夜一灯，拙笔一管，阐经典医理之微，发新安医学之奥，创医学新说，立新法新方，60 余年沉湎医道，孜孜不倦，共撰写有《济仁医录》《痿病通论》《痹证通论》《大医精要》等学术专著 14 部，发表论文 100 多篇。元代文学家王恽说过："夫医与造化参，学之精者为难。至著书垂训，其后世必然之用者为尤难。"诚哉斯言。

李 今 庸

八十述怀

幼承家学在乡下，厚积古训待薄发。
为求医治沉疴起，日夜奔走百姓家。
继而受命杏坛处，舌耕经典勤疏爬。
源头创新皆由此，宿根定将发新芽。

——李今庸

李今庸，1925 年出生。著名中医药学理论家、临床家、教育家、社会活动家。湖北中医学院（现湖北中医药大学）教授，首批全国老中医药专家学术经验继承工作指导老师。

李今庸幼承家学，通晓中医内、外、妇、儿各科，尤以治疗中医内、妇科见长。他重视临床实践，重视中医药理论，尤其重视辨证施治，善于治疗疑难重症，善用经方、时方及民间草药治疗疾病。1957 年后长期在中医院校任教，先后讲授过《金匮要略》、《黄帝内经》、《八十一难经》和《中医学基础》等。

李今庸治学严谨，学术上一丝不苟，多有建树，发表论著甚多。撰著有《读医心得》、《读医古书随笔》、《古医书研究》、《金匮要略讲解》、《李今庸临床经验辑要》、《中医临床家李今庸》、《李今庸医案医论精华》、《舌耕余话》；主编有《新编黄帝内经纲目》、《金匮要略讲义》、《湖北医学史稿》、《中医辨证法简论》、《奇治外用方》、《内经选读》、《黄帝内经索引》等；论文有《论黄帝内经的营卫理论》、《论"穴位"在人身中的重要意义》、《楚医学对祖国医学的重大贡献》、《我国古代对"脑"的认识》、《神农本草经成书年代考》、《咳喘论治》、《二陈汤的临床运用》等数百篇。2003 年获"中医药学术最高成就奖"，并获"国医楷模"称号。1991 年开始享受国务院政府特殊津贴。2014 年被人力资源和社会保障部、卫生部、国家中医药管理局评选为国医大师。

补苴罅漏　古籍勤爬疏

中医古典医籍，按一般的说法，是指晚清以前的古医书。依其成书年代的先后，可以粗略地划分为三个时期。一指唐以前的古医书，二指宋元时期的古医书，三指明清时期的古医书。这些古医书的共同特点是：其书愈古，错讹愈多，文字愈涩，义理愈艰，愈难卒读，很不容易为今人所接受，必须对其进行研究整理。

李今庸的研究重点，是放在唐以前的古医书上。他从 20 世纪 50 年代开始，就步入了一条漫长崎岖而又艰辛的治学之路，在这条道路上，他上下求索了 50 多个春秋，倍尝艰辛，成绩斐然。

在中医药学中，蕴含有丰富的古代唯物辩证法思想，所以李今庸一贯倡导学习、研究中医药学必须以唯物辩证法和历史辩证法作为指导思想。他撰写了《试以唯物辩证法的矛盾观点，探讨祖国医学阴阳实质》的文章。他主持编写了《中医辩证法简论》一书（山西人民出版社出版），为学习、研究中医药学确立了正确的思维方式，用这种思维方式学习、研究中医药学，往往事半功倍，使千百年来聚讼不已的问题有了一个合理的解释，也更加显示出中医药学的科学价值。

多年来，李今庸非常重视对中医古典著作的学习，并从中摸索出了一套行之有效的学习方法。他先后撰写了《怎样学习〈黄帝内经〉》、《〈黄帝内经〉阅读指导》、《〈黄帝内经〉的学习方法》、《关于阅读〈金匮要略〉》、《〈金匮要略〉的学习方法》等文章。他在这些文章中介绍的方法十分有用，为《黄帝内经》、《金匮要略》的学习，从方法上提供了很好的借鉴，对推动中医经典著作的学习起到了积极的作用。

对中医药学理论的发掘整理。中医药学理论，散见于中医药学古典著作之中，无章无系，学者很难掌握，常常使人产生究首遗尾、究尾遗首之感。因而，必须对其进行系统的发掘整理。

1997年10月，他参加了卫生部在北京召开的全国医学基础学科规划座谈会议。1980年10月，李今庸任中华全国中医学会中医理论研究委员会委员后，参加了全国中医理论整理研究委员会第二次委员会会议。他不仅热忱支持、推动全国性的对中医学理论的发掘整理工作，而且还亲自动手对中医药学理论进行研究整理。他在阅读中医药学古典著作时，对其中理论部分，分别予以摘录，然后依类汇总，去其糟粕，取其精华，最后分别笔之为文。

其内容几乎涉及中医药学理论的各个方面，如阴阳、五行、脏腑、营卫气血、经络、病因、病机、治法、运气等等。他先后撰写了《论中医药理论体系的构成和意义》、《祖国医学阴阳学说、阴阳实质的探讨》、《论五行学说的形成和演变及其在祖国医学中的价值》、《论祖国医学的升降学说》、《论胆腑》、《论〈黄帝内经〉营卫的理论》、《论穴位在人身中的重要意义》（此文1994年获湖北省优秀论文一等奖）、《我国古代对脑的认识》、《"运气七篇"成书年代考》等文章。1982年，他将部分文章汇编成册，题之曰《读医心得》，由上海科学技术出版社出版。这些文章既有发陈，更有创新，读后使人得到启发，对中医药学中的一些理论概念，获得一个系统清晰的认识。

对中医药学古籍的研究整理。中医药学古典医籍，一般来说成书比较早，在其流传的过程中，又屡经传抄翻刻，其错脱衍讹，亥豕鲁鱼者在所难免。同时由于历史的演变，一些语言文字的读音、含义也发生了一些变化，这就为我们今天准确读通、读懂原文平添了许多障碍。所以清人叶德辉在《藏书十约》中论校勘时感叹地说："书不校勘，不如不读。"（《中国历史文献学·校勘学》）李今庸非常重视对中医药古籍的校勘整理出版工作，他多次参加卫生部召开的有关中医古籍整理出版会议，在会上，李今庸积极发言，出谋献策，为中医药古典著作的整理出版和繁荣中医药文化，起到了推动作用。李今庸非常重视整理古籍的方法和质量。他撰写了《理校在整理古籍中的作用》、《考据学在中医古籍研究中的地位》两篇文章，后一篇被收入《中医经典著作思路与方法研究》一书中。李今庸发现当今某些古书的校勘质量相当低劣，其中有些字句，错的没有校正，对的反而校错，他非常痛心。于是在 1990 年又撰文呼吁《请重视古书点校质量》。他在这些文章中所提出的意见和建议，对中医古籍的整理校勘工作，起到了指导性的作用。

积极支持对中医古籍的校勘整理。20 世纪 70 年代后期，卫生部决定组织人员，对《黄帝内经·素问》、《黄帝内经·灵枢》、《八十一难经》、《针灸甲乙经》、《脉经》、《诸病源候论》，以及《针灸大成》7 部古医书进行校勘注释，并作为部级科研项目推出。李今庸以特邀代表的身份，先后赴北京、南京、济南、福州等地参与这 7 本古书校勘注释的审稿定稿会议。他每接到一部书的初稿，总是认真阅读，反复推敲，仔细记录。在会上对书中所存在的疵点，诚恳地一一指出，并提出了处理的办法，受到了与会者的一致赞许。他的意见对提高这 7 部古医书的校勘质量，发挥了重要作用。

倍尝校勘整理古医书的艰辛甘苦。李今庸从 20 世纪 60 年代就步入了这条漫长而又崎岖的治学之路，在这方面他着力最勤，费神最多，几乎是举毕生之力，投入此项工作。其爬疏的甘辛，个中滋味，只有他自己知晓。他曾说，从事这项工作首先要善于发现古书中的问题，然后对所发现的问题，进行深入的研究考证，并搜集大量的古代文献加以证实。当写成文章时，又必须考虑所选用文献的排列先后，使层次分明，说理透彻，让人易于读懂。如此每写一篇文章，常常头痛数日不已，然而他仍乐此不疲。虽是辛苦，然也获得了丰硕的成果。经一番整理后，不仅使这些古籍中的文字义理畅达，而且其医学理论也明白易晓，从而使千百年的疑窦涣然冰释，实有功于后学。

训释古医籍古已有之，南北朝时有全元起的《素问训解》（此书宋以后已亡佚），唐有王冰的《黄帝内经素问》，清有张志聪的《黄帝内经素问集注》、《黄帝内经灵枢集注》。这后两家的训诂资料，已为宗福邦等人编写的大型工具书《故训汇纂》（2003 年商务印书馆）所收录。他们的特点多为随文训释，没有作理论上的阐述，因而有得也有失。而且多为训诂，少有校勘，仍嫌不足。

而李今庸则是将清朝乾嘉时期所兴起的治经学方法，引入到古医籍的研究整理之中，运用这种方法研究古典医籍，在中医界，实在为数不多。他依据训诂学、校勘学、音韵学、古文字学的基本原理，以及方言学、历史学、文献学和历代避讳规律等相关知识，对古医书中的疑难问题进行了深入的研究。

对古医书中有问题的文字、内容，则采用多者刈之，脱者补之，隐者彰之，错者正之，难者考之，疑者存之的方法，细心爬疏。他治学态度严谨，一言之取舍必有于据，一说之弃留必合于理。其研究所涉及的范围相当广泛，如《素问》、《灵枢》、《难经》、《针灸甲乙经》、《太素》、《伤寒论》、《金匮要略》、《神农本草经》、《肘后备急方》、《新修本草》、《备急千金要方》、《千金翼方》、《马王堆汉墓帛书》，以及先秦两汉典籍中有关医学的内容等。每有所得则笔之以为文。

他发表过《〈内经〉析疑三则》、《〈金匮要略〉析疑三则》、《〈灵枢经〉析疑四则》、《〈难经〉析疑一则》、《〈伤寒论〉析疑二则》、《〈五十二病方〉析疑三则》、《〈神农本草经〉成书年代考》、《〈足臂十一脉灸经〉考义四则》、《〈庄子〉考义一则》、《〈淮南子〉考义二则》、《〈尔雅〉考义一则》、《〈史记〉考义一则》等等。从 20 世纪 60 年代至现在，他发表了诸如"析疑"、"揭疑"、"考释"、"考义"这类文章近 200 多篇。2008 年 6 月至 11 月，他在外地休养的时候，凭记忆又搜集了古医书中疑问之处共 88 条，其中《内经》82 条，《伤寒论》1 条，《针灸甲乙经》5 条。同时还从《吕氏春秋》高诱训解的文字中，总结出声转可通的文字 121 例。其中部分内容现已整理成文，由此可见，其对古医籍爬疏之勤了。

1984 年，他将这类文章的一部分汇编成册，名之曰《读古医书随笔》，由人民卫生出版社出版。书一面世，很快销售一空，2006 年，人民卫生出版社又再版发行。2003 年，李今庸在前书的基础上又增补了大量内容，书名改为《古医书研究》，由中国中医药出版社出版。该书一出版，长春中医药大学一位著名教授，建议他的研究生每人到书店去购回一本，要求他们从中学习李今庸的治学方法、治学态度和治学精神，并提议将该书作为博士后的教科书。其在中医药界的影响，可见一斑了。

累起沉疴　苍生释缚脱艰

李今庸不仅中医理论造诣深厚，临床经验也极为丰富。在 60 多年的医疗实践中，形成了他独特的医疗风格，完整的临床医学思想，积累了大量的临床经验。著有《李今庸临床经验辑要》（中国医药科技出版社出版）、《中国百年百名中医临床家丛书·李今庸》（中国中医药出版社出版）、《李今庸医案医论精华》（北京科学技术出版社出版），还主编有《奇治外用方》等临床著作。这些著作系统地介绍了他的临床医学思想、临证思路和临床经验，具有较高的学术价值和实用价值。

强调临床对理论的依赖性。中医药学理论是对临床实践经验的总结和升华，反过来又有效地指导了临床实践。古往今来，读医书而不临者有之，然不读医书而能灵活地从事临床工作者却见之不多，没有理论指导下的临床实践是盲目的实践。因此，李今庸非常强调临床实践对理论的依赖性。他常说："治病同打仗一样，没有一定的医学理论作指导，就不可能很好地进行正确的医疗活动。"人类疾病是极其复杂的，疾病的变化也是极其复杂的，只有具备了坚实的理论基础，才能应对复杂的疾病和疾病的复杂变化，此所谓具一理以应万机。

一男孩，突然患双眼暴肿，疼痛难睁，呼号啼哭。邀眼科医生叠进数剂而罔效，改延请李今庸诊治。他诊察后说，眼胞虽然肿大，但肤色不红，肝开窍于目，性喜条达而恶抑郁。虽是小孩，此证也因肝郁而生，乃肝郁乘脾，水湿不化，治当疏肝健脾，于是拟逍遥散治之，进 1 剂，则痛止肿消而眼睁。眼科医生治眼病可谓是有经验了，然而实践证明，仅凭经验而无理论指导，仍然是治不好疾病的。

一壮年男子，突发前阴茎垂上缩，疼痛难忍，叫呼不已，李今庸根据《素问·厥论》"前阴者，宗筋之所聚"，《素问·痿论》"阳明者，五脏六腑之海，主润宗筋"的理论，为之针刺足阳明经之归来穴，留针 10 分钟，其病即刻消失，数十年来未再复发。

又有一例，1 岁男婴，发热 10 余天，早晨体温 38.2℃，晚上体温 39℃，口唇干燥，小便短少色黄，用中西药退热数天未效，就诊于李今庸。诊见其苔薄，指纹青紫。先以麦冬、知母、天花粉、甘草等生津清热药予治，服药后热稍退，然增泻利矢气。这时他认为，湿热壅遏，阻塞气机，膀胱气化不利，津液不能上奉，故下为小便短少色黄，而上为口唇干燥，湿为热阻而发热，指纹青紫。服生津清热药，其生津液易助湿邪，湿盛气滞，故增泻利矢气。于是本《金匮要略·呕吐哕下利病脉证并治》"下利气者，当利其小便"之法，治以五苓散。服药1剂，小便利而热退，病遂告愈。如果没有理论指导，对本例患儿的病情变化，则必茫然而无所措。

重视辨证施治。李今庸在60多年的医疗活动中，形成了独特的医疗风格。他不仅强调临床实践对医学理论的依赖性，尤其重视辨证施治，这是具体问题具体分析的原则，在中医临床工作中的具体体现。湖北有一位在社会上非常活跃的中医内科教授，曾在一次学术大会上说，"现在还搞什么辨证施治"，言下之意是"辨证施治已经过时了"。李今庸认为，这并非只是该内科教授一个人的想法，而是代表了一种思潮。

1971年，李今庸撰写了《辨证施治是医疗工作的思想方法》，1976年又发表文章《论祖国医学的辨证施治》，从而以正视听，说明辨证施治在医疗工作中的重要性。他强调，在辨证过程中，要善于抓主要矛盾和矛盾的主要方面；要善于分清疾病的共性和个性；要善于把握疾病过程中矛盾的转化；同时还要注意一般与特殊的差异等。

抓主要矛盾。抓住了主要矛盾，一切问题就迎刃而解了。在中医辨证过程中，也必须善于抓主要矛盾，主要矛盾解决了，其他病证也就随之而愈。如患者陈某，女，40岁。月经过多5年，周期正常，经期5~9天，色红量多，无血块，无腹痛，每次潮前双眼微肿，有时下肢也肿。经期自觉上腹部烘热，双脚发凉。月经后双眼干涩，头两侧空痛。平时则感腰膝酸软，脚跟痛，口干喜饮，大便质稀，解而不爽，肢体稍碰撞即出现青紫色斑块，时有少许白带，甚则恶心欲吐。舌质稍干，苔薄白，脉右沉左虚。乍看起来病症颇为复杂，但综合分析后，李今庸认为，病属冲任下陷，气机阻滞；肝肾阴虚，虚阳上越。而当前的主要矛盾则为冲任下陷，气机阻滞。治当补益冲任，疏利气机，拟胶艾汤加减，以治其月经过多，月经过多解决了，其他问题也就容易解决了。

在临床辨证过程中，不仅要善于抓主要矛盾，而且还要善于抓矛盾的主要方面。所谓矛盾的主要方面，是指在疾病过程中，起支配和决定作用的一个方面。

如患者张某，女，55岁，1972年5月就诊。先是儿子戏水溺死，随后又因家中失火，遂致情怀抑郁，于三日前发病。诊见神识不聪，烦躁而欲奔走，多言语，善悲哭，舌苔白，脉虚。经某大医院诊断为"精神分裂症"。

又如患者刘某，女，25岁，1953年6月就诊。一周前因与丈夫争吵而发病，诊见其卧床不语，不食不饮，时而两眼发赤则起身欲奔，家属将其按倒在床即又卧下，旋而又如是，如此反复发作。

这两例都属于中医的狂证，其主要矛盾皆因情怀不畅而致心神失守。而张姓患者矛盾的主要方面为痰浊扰心，心神虚馁，治当涤痰浊，补心气，拟涤痰汤加味。竹茹15克，炒枳实12g，茯苓10g，法半夏10g，胆南星10g，陈皮10g，远志肉10g，石菖蒲10g，党参10g，炙甘草10g。药服6剂，加之家庭亦得到政府适当安慰，其病遂愈。刘姓患者矛盾的主要方面为肝胆气郁，风火上扰，治当除热泻火，重镇安神，借用风引汤治之。大黄10g，干姜6g，桂枝6g，炙甘草10g，龙骨10g，牡蛎10g，赤石脂15g，白石脂15g，石膏15g，寒水石15g，紫石英15g，滑石15g。药服2剂而神清，饮食起居如常，唯声哑而不能言语，嘱其勿治，待其心脉通则当自愈，后果然。

上述二例足见抓主要矛盾和矛盾的主要方面，是临床辨证的关键所在。李今庸认为，只有根据疾病的主要矛盾和矛盾的主要方面遣方用药，才有较强的针对性，从而收到理想的治疗效果。

注意共性，更要注意个性。在临床工作中，人们往往过分地强调经验的作用。经验诚为可贵，但不能将其作为遣方用药的主要依据，而只能作为分析问题的借鉴，不然就会犯经验主义错误。

唯物辩证法告诉我们，世界上没有完全等同的东西，当然更没有完全相同的疾病。某些疾病虽然有共同点，但也存在不同之处。因而临证之时，既要着力去掌握它们的共性，更要用心去分析它们的个性，然后分别予以施治，这样才能收到理想的疗效。从下列4例皮肤紫斑的治疗医案中，就能充分体现出这种思维方式在临床辨证论治中的重要性。

例一：患儿周某，6岁，1991年6月就诊。其父代诉：素来体弱，周身皮肤经常出现散在紫色斑块，尤以四肢为多见，斑块或大或小，不痛不痒。牙龈时常出血，精神倦怠，面色萎黄，食欲不振。此乃脾虚失于统血，治宜补脾培土，拟归脾汤治之。炙黄芪8g，党参8g，茯神8g，炒白术8g，远志6g，当归8g，木香3g，炙甘草8g，龙眼肉8g，炒酸枣仁8g。药服6剂而病愈。

例二：万某，女，45岁。1990年8月就诊。近一年来周身皮肤经常出现紫色斑块，经期常提前一周，量多，潮时如崩，小腹坠痛，腰痛，躺下后腰痛减轻，脉缓而尺弱。就诊时正值月经来潮，量多色暗，不能站立。此乃冲任不固，气虚下陷，拟胶艾汤加味。生地黄15g，当归10g，川芎10g，干艾叶10g，炙甘草10g，白芍10g，炙黄芪10g，炒白术10g，党参10g，阿胶10g（烊化）。药服1剂而血止，尽6剂而病愈。

例三：胡某，女，19岁，住湖北省洪湖市农村。1991年1月就诊。近一年来周身皮肤经常出现青紫色斑块，时多时少。月经10个月未自然来潮，其间曾注射黄体酮来潮一次，但时间短，量少。每稍受热即流鼻血，背部经常发胀。舌苔薄白，脉略涩。此乃肺燥气虚，肃降失职，胞脉不通，治宜滋燥益气，拟《金匮》麦门冬汤加味。麦门冬20g，制半夏10g，党参10g，炒粳米15g，炙甘草10g，生地黄10g，当归10g，白芍10g，大枣4枚。药服5剂，紫斑消失，月经来潮，量中等，颜色正常，无任何不适感，5天后干净，尽7剂病愈。

例四：蔡某，女，38岁。1978年3月就诊。发病一年多，背、腹及四肢肌肤常见不规则约蚕豆大青紫色斑块，按之有压痛感，此起彼伏，常年不断。口干，牙龈易出血，月经色红，每月潮前小腹疼痛，手心热，脉涩。病乃络脉损伤，血气凝滞，治宜活血化瘀，拟桃红四物汤加味。当归12g，川芎10g，赤芍10g，制乳香10g，制没药10g，红花10g，制香附10g，凌霄花8g，牡丹皮10g，生地黄10g，桃仁10g（去皮尖炒打）。药服14剂而病愈。

上述4例，西医诊断均为血小板减少，皮肤紫斑是其共同特点。但在中医看来，他们除有这一共性之外，还分别具有各自的特点。例一的特点是食欲不振，精神疲惫，面色萎黄。例二为月经量多，来时如崩，小腹坠痛。例三为经闭，流鼻血，背胀。例四则为紫斑压痛，脉涩。有诸内必形诸外，这四例的病理变化，既有共同的一面——血的病变，更重要的又有其不同的一面——或脾虚失统，或冲任不固，气虚下陷，或肺燥不降，胞脉阻闭，或瘀血阻滞。所以在治疗时，或健脾益气，或温中暖胞，益气举陷，或润燥益肺，或活血化瘀。同时也不忽视其共性，这就是在各例病案处方中，均加以养血活血药的道理所在。临证之时，对同一类型的疾病，既要注意其共性，更要注意其个性。不同质的问题采用不同的方法解决。把握矛盾的转化。由于外界因素的影响，患者体质的变化，或治疗用药适当与否，一个疾病在其病理的全过程中，都不是一成不变的，而总是处于不断的变化之中。只不过变化的速度有快有慢，变化的幅度有小有大。其中既有量的变化，也有质的改变，完全不变的疾病是不存在的。因而临证之时，必须时刻把握住这种变化，不断修正治疗方案，即病变药亦变，方能永远立于不败之地。用静止的观点，刻舟求剑的方法去看待和治疗疾病，未有不犯错误的。所以李今庸在临证之时，从来没有一次开过几十剂药的，一般每次开 3~7 剂，最多也只开 10 剂左右，以观其服药之变。如患者陈某，女，47 岁，患头痛 3 年，时发时止，时轻时重，每发，满头牵拉性疼痛，兼见头重，心慌，眠差，恶心，心烦，多汗，视物旋转，大便干结，脉沉滑。诊断为胆虚痰热上扰。处以黄连温胆汤加味 7 剂予服，其间诸症渐退。然未尽剂，病人又突然出现恶寒，干咳，鼻流清涕，咽痒等。表明原来的矛盾虽未尽除，但目前主要矛盾已转为外感风寒。李今庸嘱停服前药，另拟疏风散寒、化痰止咳之杏苏散 3 剂予服，尽 3 剂外邪即解，前药续进。临证时必须时刻把握住病情变化，随时调整治疗措施，是提高疗效的重要一环。

注意一般与特殊。任何事物的演变既有一般规律，也有特殊规律，疾病的变化也是如此。所以在临床辨证时，要注意一般与特殊的不同。一般者言其常，特殊者言其变。如"气滞"一证，今人多责之肝郁而致气滞，所以治多疏肝理气，这是一般规律。

岂不知在某些特殊情况下，肺之宣降失职也可引起气滞。如一老年妇人素患肺痈，因家庭不睦而喝敌敌畏，经西医洗胃而脱离危险，但遗留腹部胀大如鼓，求治于李今庸。据证分析，病为气滞无疑，治当行气，然行气药多辛温香燥而不利于肺痈。他思之再三，遂本《素问·至真要大论》"诸气膹郁，皆属于肺"之旨，处以千金苇茎汤加味予服，药服 3 剂，腹胀全消。肺主一身之气，此所谓治肺即是理气。这种特殊的病理变化，非独具慧眼者不能识之；这种特殊的治疗方法，非临床经验丰富者孰能为之。

方小量轻，不尚贵药。《素问·至真要大论》说："方有大小"。何谓大方？何为小方？一则以一方中药味的多寡别大小，一方中药味多为大方，药味少为小方。二则以药量轻重别大小，一方中药味虽少，但药量重，药力专，也可算大方；而药味少，药量轻，即为小方。"山不在高，有仙则名；水不在深，有龙则灵。"（刘禹锡《陋室铭》）。李今庸也曾经说："方不在大，对证则效；药不在贵，中病即灵。"所以他在临证处方用药时，常遵循他自己制定的一项基本原则，即"选方用药，既达到治疗目的，又不浪费药材"。他的每张处方一般为八九味药，最多 12 味药，很少超过 15 味者，每味药的重量多在 10g 左右。组方法度严谨，不蔓不枝，轻灵活泼，补而不滞，行而不散。因而虽用小方常药，往往也可以起沉疴而愈痼疾。如一 7 岁男孩，患尿血，西医没有检查出原因，于是求治于中医。检阅所服药方，每方药味数量多达 20 上下，每味药轻则 14g，重则 30g，治疗两个多月，耗费药资 600 余元，然仍尿血不止，遂改治于李今庸。他处以六君子汤加味，药共 9 味，每剂药总重 78g。其母取药后自谓曰："这么一丁点药能治得好病？"谁知 7 剂药下咽，尿液检查，红细胞竟神奇般地从显微镜下消失了。所以只要辨证准确，选方合法，配伍在理，虽方小量轻，同样可以治愈疾病。李今庸临证处方不仅药味少，药量轻，而且常常喜用单方、验方，一般疗效也可靠。如他常将使君子肉用馒头皮包裹吞服，以治疗小儿蛔虫；用五倍子研末醋调敷脐，以治小儿尿床、盗汗等。如此既能治愈疾病，又节省了药物和药费开支。李今庸临证处方的另一个特点是，不随意选用贵重药物，不当用时绝对不用。自费者不处以贵重药，公费者同样不处以贵重药；普通平民不用贵重药，高级干部同样不随意用贵重药。在他近60多年的行医生涯中，可以说基本没有用过名贵中药，真可谓苍生之大医。

选方遣药，不囿于西说。20世纪50年代初期，李今庸在中医进修学校学习时，也学了大量西医课程，而且均取得较好成绩。但这并没有影响他的中医临床医学思想的形成，临证处方从不受西医学说的影响，患者向他诉说诊断结果，他也认真地听；各项检查报告，他也认真地检阅。但在处方时，则完全依据患者的临床表现以及舌象、脉象、体征等辨证遣方用药，往往获得理想效果。如一男性患者，45岁，发病4天就诊。病初左大腿内侧生一小疖，红肿疼痛，继而面部浮肿，化验检查诊断为急性肾炎而求治于李今庸。他在处方时并未因其是炎症而用清热解毒药以消炎，也未因其小便中有蛋白，用所谓消蛋白的中药消蛋白。而是依据患者面部浮肿、恶风、微热、无汗、口不渴、小便短少而色清、苔白、脉浮等症，辨证为风寒袭表，风水相激，肺失宣降所致。治以辛温发表，方以香苏散加防风、杏仁、生姜、葱白。服药3剂，症除肿消，小便化验尿蛋白消失，再嘱其避风寒以固体。

在临床辨证遣方用药中，如果盲目听信于西医的诊断，势必会影响辨证的准确性和治疗的效果。如病人李某，女，65岁。腹泻，日下十余次，色黄质稀，解而不爽，且有后坠之感，吃油荤则腹泻加重，肠鸣，身痒，面色萎黄，唇淡，关、尺脉弱，两个月前西医诊断为糖尿病。先就诊于一老中医，医听说为糖尿病，遂由糖尿病联想到中医的消渴，拟滋阴降火法；又虑糖尿病有发生痈疡的趋势，于是在方中又加入具有清热解毒作用的银花、连翘诸药。服药两剂，症状不仅没有减轻，腹泻反而加重，改治于李今庸。李今庸说：这个病人不是阴虚，应当是脾气虚弱。于是投以六君子汤加山药、木香、干姜。以此方加减出入，前后共服药19剂，诸症悉除。

善治疑难重症。作为一名好医生不在于能医疾，而在于能医人之所不能医之疾；不在于能治病，而在于能治疑难重症。李今庸正是在于能治疑难重症。他并不因为被诊断为不治之病而不治，认为只要是有一点希望，就应当积极地去争取，只要病人求治，他从不瞻前顾后，自虑吉凶，护惜身命，而是一心赴救。如病人黄某，女，48岁。患泻利20年，时缓时剧。经武汉、上海、北京等地医院治疗未效。后破腹探查诊断为结肠溃疡，就诊于李今庸。李今庸认为，患者脾肾虚寒，肠滑不固，治宜健脾益气，养血活血，涩肠固滑。方以桃花汤加味，赤石脂30g，干姜6g，炒粳米15g，党参12g，炒白术12g，炙甘草9g，当归24g，川芎9g，白芍15g，桂枝6g，红花9g，延胡索12g，蒲黄炭9g。以此方为基础加减，前后服药22剂，病人大便恢复正常，饮食转佳，体重增加，形体渐盛，其病告愈。

1976年9月23日，李今庸在武汉某大医院会诊一晚期肺癌患者。昨日舌忽缩至舌根，几乎阻塞呼吸，家属求医院想法使其舌伸出，医生说这是肺癌发展的必然结果，无可奈何，并断言病人生命不会超过10月1日。后经李今庸给予猪苓汤加味，1剂其舌即伸，并用中药延长了生命，大大地超过了医院所判定的存活时间。一血友病者，左膝关节肿大疼痛，步履艰难。武汉两大医院均认为必须做关节融合术，后经李今庸诊治而愈。1970年7月，有一位医史教师住在他隔壁，年过花甲，素体虚弱，咳嗽吐痰。一日在家输液时，突发全身剧烈振动战栗，如丧神守，失于自持，卧床不起，神虽清然不能言语，喉中痰鸣如拽锯。李今庸诊之，认为痰浊内扰，心神失守，治宜祛痰安神。病情紧急，煎药不及，他急令停止输液，为之针刺内关，刺入五分；丰隆，刺入八分。均留针 5 分钟，再立即行针，其症渐平。一女性西医内科医生，患过敏性哮喘，每发则胸中胀满，咳唾白痰，呼吸急促，气机不利，喘鸣迫塞，噎不得息，苔白脉沉。李今庸认为，证属正虚水泛，肺气壅塞。治宜助正逐水，以复肺之肃降。以泽漆汤治之，服药则症平，遇过敏物则复作，屡止屡发，未能痊愈。于是遂本"五脏所伤，穷必及肾"之旨，拟五子衍宗丸加味予服，服汤药 7 剂后，改为丸剂而收功。

李 玉 奇

　　我活了快一个世纪了，把一辈子献给了中医，也见证了近百年中医药事业的发展历程。我所做的只是尽心尽力去医治患者，教授后学，把中医国粹传承下去。

——李玉奇

　　李玉奇（1917—2011），祖籍辽北银州城，即今之辽宁省铁岭市。著名中医学家，辽宁中医药大学教授，博士研究生导师，全国首批 500 名老中医药专家学术经验继承工作指导老师之一，享受国务院政府特殊津贴。2009 年由人力资源和社会保障部、卫生部、国家中医药管理局评选为国医大师。

　　李玉奇是辽宁省卫生厅中医处的第一任处长。历任辽宁中医学院（现辽宁中医药大学）及其附属医院和省肿瘤医院副院长、院长，辽宁省中医学会会长，辽宁省中医药高级技术职务评审委员会主任委员，辽宁省药品评审委员会副主任委员，是中华中医药学会终身理事。曾荣获中华中医药学会首届中医药传承特别贡献奖和卫生部先进卫生工作者称号。

　　李玉奇是中医临床家，在 60 多年的医务生涯中，孜孜精研历代中医药典籍，博采百家精华，勇于探索创新。在萎缩性胃炎等诸多疑难病症的诊断及其治疗方面多有创新性的建树。有《中医验方》《冠心病临床刍议》《萎缩性胃炎以痈论治与研究》《医门心镜》等十多部著作面世。

　　李玉奇是辽宁省医疗卫生工作的管理者。他长期担任领导职务，为辽宁省中医事业的建设呕心沥血，做了大量开拓性的工作。

　　李玉奇是著名的中医教育家。他治学严谨，博学多才。他教学认真，重于实践，因材施教，以德育人。他要求从医者必须德高品端，术业精专。他处处以身作则，以身示范。学生说，李玉奇老师是人之模范，医之榜样。

　　李玉奇志存高远，通古博今；酷爱文学，擅长书画。谈吐随风生珠玉，辞赋掷地作金声。他是医生，也是诗人、文人。他一生清正不阿，刚毅率直，有中华文士之古风。他识才爱才，更善育才，是学生的朋友和导师。李玉奇生活简朴，胸怀豁达，养生有方。直至九旬高龄，仍耳聪目明，步履矫健，思维敏捷，声如洪钟。还在为研究生讲课，为中医事业出谋划策，奔走呼号。李玉奇是一位不知疲倦，只知求索，功著岐黄，德昭杏林的仁人大医。

搞科研中西结合 克胃炎以痛论治

李玉奇出身于中医世家，对中医的"理、法、方、药"诸方面都有很深的造诣。他认为，中医学是人类历史进步的产物，是千百年来我国医药科学发展的结晶。但是，在科学技术，尤其是医学理论及其技术飞速发展的今天，我们的中医切不可墨守成规，必须与时俱进，必须用现代医学科学技术加强对中医学的研究。李玉奇认为，中国是中医和西医双轨并行的国家。中医、西医携手并行是中国医药卫生事业的一大特色。它们存在和发展的目的只有一个，就是与疾病抗争，为人类的健康服务。尺有所短，寸有所长，中西医应该互取对方之长，发展自己。

李玉奇常说，科学，包括中西医学，它们本无国界，更不分东西。它们是人类共同的财富。中西医学理应互相融通，共同造福于人类。互相排斥绝不是科学态度。中医应该吸纳现代医学成果，将西医的科学理论、科学方法、科学技术拿过来为我所用。须知以现代科学来研究和发展自己是至理，也是正道。而西医呢，倘若能研究，并掌握一点中医的医理药学，做一个术兼中西的大夫，难道不是乐事吗？两条腿走路总比单腿蹦来得快，走得稳。张开双翼是能够高翔的。这就是李玉奇的中西医学观。

在这一思想的指导下，李玉奇先后主持了国家"六五""七五""八五"等多项中医攻关课题的研究。李玉奇功擅内科，尤精胃疾。从 20 世纪 60 年代起，他便运用现代医学科学技术开始对脾胃系统疾病，特别是慢性萎缩性胃炎进行潜心研究。那时候，中医治疗胃炎的思路大体上有两种：一种是按中医传统的"胃脘痛"辨证施治，分为寒热虚实和气滞血瘀等等；另一种是跟着西医的思路，用制酸、保护胃黏膜、止痛、解郁和调节免疫的中药治疗。李玉奇领导的胃炎科研组，根据多年来对数千例胃炎患者的临床研究及其在自己身上的治疗体验，于 20 世纪 80 年代，率先提出了"慢性胃炎应该以痈论治"的理论。这一理论打破了历代医家多以"胃脘痛"和"胃痞"辨证施治的模式，在医学界引起了极大的反响。"胃里怎么能长痈？"就连李玉奇的徒弟们也大感不解。一时间质疑之声不断，且多视李玉奇的新说为异端。

李玉奇面对质疑之声，不但没有动摇，相反倒进一步激发了研究的动力。他认为，"痈"是一个广义的疾病概念，是中医对感染和热毒引起的炎症和化脓性疾病的总称。从现代医学的观点看，中医认为的大多数"痈"证都同细菌和微生物感染有关。李玉奇认为，"痈"既然可以生长在体表，自然也可以生长在体内。就像擦窗户玻璃，我们不能只知擦外面而不去擦里面，里外两面是都可以有积垢的，何况早在《黄帝内经》中就有对肠痈等内脏之痈的描述。

李玉奇认为，胃炎，尤其是萎缩性胃炎是以胃黏膜腺体减少或缺失为主要病理表现的一种黏膜炎症。究其病机，中医认为，乃是胃失于气血精津滋荣所致。一是气血精津为邪热所耗，二是气血精津生化乏源。精血津液源于脾胃。脾胃虚弱，功能不足，生化无权，气血精津自然亏虚。他认为，产生萎缩性胃炎之邪热亏虚的缘由很多。诸如情志不遂，肝郁化热，嗜酒喜辛，贪凉饮冷，饥饱失宜，劳倦太过，久思不解等等，均可伤及脾胃而致病。

　　李玉奇说，"以痈论治"之中医理论的核心是用清热解毒的方法治疗胃炎。虽然从表面看来这一理论与清热解毒之药能"苦寒害胃"的传统观点似相矛盾，但是从多年的治病实际和临床实验的结果看，用清热解毒药物治疗胃炎其效果很显著。

　　在治疗胃炎和胃溃疡时，李玉奇经常用大量的苦参、黄连、黄芩和蒲公英等清热解毒药。患者不但很少有纳呆、脘痞等现象，而且几乎都取得了奇特的疗效。近年来的大量实验证明，清热解毒的这些中药确实都不同程度地具有抗菌作用。

　　李玉奇不但对萎缩性胃炎的病因及其治疗进行了研究，而且还对病势演变过程和治则分为了三期：初期治以平肝和胃理脾；中期治以益胃养阴，消痈散结；中晚期治以消痈化瘀，去腐生新。李玉奇采用清热解毒、去腐消痈之法治愈了上千例该病患者。这里的清热解毒即已包涵了现代医学的抗菌消炎之意。此二者正所谓法异而方同，殊途而同归。由此看来，中医的思想理论也完全可以领先于现代科技。这是一种唯物的、辩证的、符合自然规律的科学性思维。以科学的思维理念做指导，勤于研究和探索，我们古老的中医，在新时代也完全可以有新的发展和创新。

　　2005 年 10 月 10 日，《中国中医药报》在第一版刊登了美国中医药专业学会会长李永明博士的文章，题目是《诺贝尔医学奖与中医治疗胃炎》。文章在介绍了澳大利亚医学科学家临床医生巴里·马歇尔和病理医生罗宾·沃伦二人因 1982 年发现了导致胃炎和胃溃疡的幽门螺旋杆菌而获得 2005 年诺贝尔医学奖的情况后，写道："其实，中国著名中医胃病专家——辽宁中医学院附属医院李玉奇主任医师，早在上世纪 70 年代末就独立地提出了非常类似的中医治疗胃炎的学说。我当时是辽宁中医学院七七级学生，毕业后在李玉奇教授领导的胃炎科研组工作。研制过'李玉奇治疗胃病的电子计算机专家系统'。后来又考取了他的第一个研究生，对当时李老研究中医治疗胃病的情景记忆犹新……李玉奇根据多年治疗胃病的临床实践和在自己身上的治疗结果，在中医界独树一帜地提出'慢性胃炎应该以痈论治'。记得 1980 年李老给中医系大学生做学术报告时，就明确地讲述了这一观点。"

　　李永明在文章中指出："有趣的是，在李玉奇教授研究并提出以痈论治的中医理论和用清热解毒中药治疗胃炎的同时，澳大利亚医学科学家提出了幽门螺旋杆菌是胃炎的病因。可以说这是东西方的不谋而合。李玉奇教授治疗胃炎的方法在当时明显地优于西医的常规疗法。李玉奇的成功为许许多多胃病患者解除了痛苦，推动了中医药治疗胃炎的发展，无疑是中医科学研究的一个重大发现……还应该强调的是，李玉奇教授虽然是传统中医出身，但他十分重视西医。他力主用现代科学方法研究和发展中医。他当时领导的胃炎科研组里就包括了医院的胃肠科、病理科、检验科、放射科等专科技术和最好的西医大夫。所有的患者在治疗前后都要接受胃镜等一系列客观检查。临床研究则必须按照规定程序，最后结果必须经过中西医专家严格鉴定……"

　　文章最后写道："我真正认识到以痈论治的价值是在 1987 年到美国留学以后。当我看到美国学术界对幽门螺旋杆菌和胃炎及溃疡的讨论时，忽然意识到，这不正是我的导师李玉奇教授提出的中医治疗胃炎的机理吗？现在看来，当时李老提出的'理、法、方、药'和明显的临床疗效都清楚地指向了细菌感染可能是胃炎的真正病因。回想起来，当时还是对中医药的疗效有些信心不足，只想用西医的各种检查方法为中医疗效寻找客观证据，可却不晓得当时西医也不知道胃炎的真正病因。今天，当我们为澳大利亚同行获得诺贝尔奖而高兴的时候，也应该对李玉奇教授的科研成果表示祝贺。李玉奇教授的研究成就使我们有理由相信，我们中医的科学研究一定会取得新的突破，并为临床治疗作出重大贡献。在未来时代，获取诺贝尔奖也许并不完全是天方夜谭。"

李玉奇的这项研究取得了临床总有效率高达93%的突破性成果。李玉奇对胃炎，尤其是对萎缩性胃炎的研究动摇了萎缩性胃炎不可逆转的说法，为中西医学界所瞩目。

李玉奇在他所著的《萎缩性胃炎以痈论治辨证备要》一书中说：以痈论治是他治疗萎缩性胃炎学术思想的体现。治本从病而治，治标从证而治。治本扶正补脾，祛腐生新；治标知犯何逆，随证治之。在治疗的全过程中，除了凭借四诊来确立治则外，尚需在胃内窥镜、病理活检和X线监视下进行。遇有重病须监护治疗时，则3个月进行一次复查，并建立病历档案严密记录。倘若在治疗期间发现癌变，则立即转为手术治疗。术后为了防止复发，还进行了为期3年的抗复发治疗。

李玉奇指出，胃痈之为病，其表现是病人形体消瘦，面色灰垢无华，唇干板齿燥，脉来弦实有力。舌质绛而无苔，舌面少有津液覆被。精神萎靡不振，倦怠无力，食少纳呆，胃脘隐隐作痛，时有胀闷感，轻微欲呕，口干咽干，欲饮但不欲咽下。大便偏秘结，体重剧减。治以扶正固本，理脾益胃，救阴和血，祛腐生新。药以胃醒饮治之。其处方为：黄芪20g，白术15g，茯苓20g，薏苡仁20g，白蔹15g，文蛤15g，羊角屑15g，蚕砂15g，丹参20g，三棱15g，莪术15g，党参40g。水煎服。

若症见痞满中焦，经云：太阴所致为痞中满。通常辨证认为，虚痞不食大便利，实痞能食大便闭。宜以温脾益气法治之。处方：桂枝5g，黄连15g，豆蔻10g，榧子10g，使君子10g，五灵脂15g，生蒲黄15g，香橼15g。水煎服。若湿热太盛，土来心下为痞者，可酌加苍术15g，大黄10g。若因误下邪气乘虚为痞者，可酌加党参20g，升麻10g。若阴火上炎而痞闷者，可酌加牵牛子10g。若肝气不舒犯胃为痞者，可酌加柴胡40g，川楝子15g。若内伤劳役，清气下陷，浊气上犯为痞者，可酌加升麻10g，白芍20g。若悲伤多郁，痰夹血瘀为痞者，可酌加桃仁15g，麦芽20g，竹茹10g。

李玉奇断病之细微，用药之精准若此，诚不易也。

李玉奇在《萎缩性胃炎以痈论治辨证备要》的结束语中写道："回顾50年来，在治疗胃疾中也曾从胃脘痛论治。当时借鉴于平胃散、五积散、附子理中丸、乌药顺气汤、八宝瑞生丹、越鞠丸、四七汤、温脾汤、木香顺气丸、左金丸化裁与实践之中，结果对胃脘属气属寒等胃脘运化改变，当然取之奏效。但对胃腑实质性病变，则收效甚微。当时总是凭借四诊来辨虚实寒热。自从20世纪80年代初正式成立萎缩性胃炎研究组，将胃内窥镜、病理、生化实验、放射线、电脑、电子显微镜等先进检查技术，配套应用于临床科研中，从而使诊断及病变转化有了客观的依据。随着临床的不断实践，在先贤的理论启迪下，经过潜心研究，逐渐形成了对萎缩性胃炎以痈论治的学术思想。用以痈论治的理论去对萎缩性胃炎进行治疗与研究，收到了初步成果。而对每个方剂的组成和药量的多少，则是经过成千上万次不断修正而得出来的，绝不是主观臆测，期间凝聚了无数的心血和汗水。由是我也在想，仲景阐发《内经》意旨，首先发明了伤寒六经辨证治疗大法，从而奠定了临床医学，称为临床医学之鼻祖。金元四家各创学说，立于医林而不凋。王清任大胆著《医林改错》，当然也有错改者，提出活血化瘀理论。近世张锡纯撰写《医学衷中参西录》等均为医界所瞩目。前辈既能创新，而后生焉能固步自封？学问的进步只有标新立异，才能前进，才能发展。我之所以命笔将毕生在治疗胃病中的点滴经验毫无保留地写出来，目的是为了中医今后的发展，也可算作我百年之后对中医学的一点贡献吧。"

处方配伍如用兵　对药却病有神通

李玉奇认为，良医不但要会看病，还必须熟知药理，深究药性，握其真谛。如此临床治病，才能药选精准之味，组成至妙之方，收获奇异之效。用药宛若排兵布阵，攻城略地。欲收攻无不克、战无不胜之绩，必深明将士兵卒之才能，方可用之得当。同气同功者如兄弟上阵相助为用；异气同功者似夫妻联袂相反相成。摧之可进、呼之即回，破城陷敌在握之中。庸医则不深究药性，或者对药性只知其一，不知其余；或苟遵古训，或拘泥成方。如此则势必因古今异轨，运气不济，而致药未能祛邪，方未达病所，故而难以取效。所以良医必深究药性、把握功效、明了主治，并熟谙配伍规则，方能使药物用来得心应手。医生识药天经地义，药性配伍存乎一心。医道之妙，贵在用药。

譬如桃仁、莪术，其作用一是活血祛瘀，治疗癥瘕积聚。二是行气止痛，治疗食积气滞，脘腹胀痛。然而桃仁、莪术之治疗食积脘腹胀痛之功能，罕为医家选用。但是李玉奇却惯用它们治疗脘腹胀痛，为治疗萎缩性胃炎症见瘀血的首选之药。

李玉奇认为，药之寒热乃据病之寒热而选用。同一方中，寒药与热药并用，有时令人费解。孰不知寒热之气虽异，共处一方，异气同行，旨在寒热并治，阴阳双调，协同奏效。临证之中，多数病例寒热错杂相兼，只是程度不同而已，或热多寒少，或热少寒多，或寒热相当。故治病之方，寒热并用可收阴阳双调之效，双向调节之功。李玉奇认为，治顽疾，收显效，非只烈性大毒之品可为，药性平和、无毒之味亦能收功。此所谓大道至简也。临证若能斟酌相伍为用，其效立彰。

顽疾恶症，邪之气盛，病位潜深，病势险危。一般认为，平和无毒之品，药力浅薄，难达病所，难胜邪气，故病难愈。孰不知凡病此顽症恶疾之人，正气已虚或已虚甚，实禁不住大毒性烈之药，即使方中加入参芪龟胶河车之类峻补之品，也达不到扶正兼祛邪的真正目的。因为已虚之气、已亏之血再受烈药所伤，机体无力斡旋药物祛邪。所以治疗痼疾大证必缓图其功。当投以药性平和无毒之味，缓消邪势，暗扶其正。因此，李玉奇临床一贯慎用大毒性烈之药。《素问》云："大毒治病，十去其六；常毒治病，十去其七；小毒治病，十去其八；无毒治病，十去其九。"此为用药之明鉴者也。

古今方书中，常常可见两味相近的药偶联成对出现在一个方中的现象。如苍术与黄柏、五灵脂与生蒲黄、三棱与莪术、桃仁与红花、羌活与独活、乳香与没药、当归与川芎等等，此称为药对或对药。这些药配伍成对，奥妙无穷，药效非常。李玉奇在临床中，还自组了许多药对。应用时有分有合，有时两药成对入方，有时候一味独行。是分是合，据证之异同，灵活变通应用。或相助以增效，或相制以纠偏。其自创的药对，举例如下：

良姜伍黄连：治胃寒用良姜，为防其辛热太过损伤真阴，故佐用适量黄连，形成良姜黄连为对。良姜祛寒，黄连坚阴，阴存养胃，寒去阳复，胃病自然得解。李玉奇临证，凡胃寒之治，必用此二药为对入方。

淫羊藿伍苦参：心阳虚怯，脉来或结或代，壮心阳时，李玉奇选淫羊藿，取补肾阳以壮心阳之意。再用苦参清心除热，制约淫羊藿，防其辛温太过。现代研究证实，苦参、淫羊藿有抗心律失常之功。可见李玉奇自创苦参淫羊藿为对，治疗结代之心律失常之病，不但谨遵中医药性之理，又符合现代医学研究之实际，可谓至佳之配伍。

红蔻伍白蔻：红蔻、白蔻联手成对入方，治疗胃腑疾患，共奏温胃散寒消胀之效。善治胃中酸盛，对吞酸反胃有良好效果。既有乌贼骨、煅瓦楞的抗酸之力，又无乌贼骨、煅瓦楞之助热伤阴之弊。并且乌贼骨、煅瓦楞功效较窄，以治酸为主。而红蔻、白蔻二药则功能较多，各种功效皆有益于祛除胃疾。

脾胃虚寒气滞中焦，脘胀腹满乃常见之证。组方用药同选红蔻、白蔻可使疗效大增。白蔻长于暖胃行滞消痞，降浊除湿；红蔻温中散寒，与白蔻合用共奏暖胃之功。特别是红蔻内服，能祛肠胃之风，二药合用消滞除胀之力互资，祛寒除湿之力相助，疗效因而必佳。

丹参伍淡豆豉：丹参、豆豉组成对药，合并入方，治疗胃腑疾病。其中之奥妙，非一言能尽。胃病种种见症迥异。但是，腐化水谷饮食之力减退，为胃腑疾病所共有之。豆豉是大豆的发酵品，配以补血活血之丹参，则腐化水谷饮食之作用胜过麦芽数倍。借助丹参补血活血，则化瘀止痛之力又胜于焦三仙数倍。两药相合，治疗胃疾，实是一对妙联。

黄连伍马齿苋：黄连与马齿苋两药相配是治疗胆汁反流性胃炎的良药。黄连清热燥湿、泻火解毒，善治痈肿疮疡。马齿苋解毒凉血，亦为疮疡肿毒常用之药。胃炎总属内生疮疡，本不易治。胆汁反流性胃炎更是胃炎中症状较重者。病家常感胃脘灼热而痛，疼痛较剧难以忍受，舌赤少苔多属热证。黄连、马齿苋两药均为寒性，清热力强，解毒效佳。二药联合入方，既清胃中热邪，又解胃疮之毒，故药后病家症状多迅速缓解，胃疮亦自然渐渐向愈。现代研究证实，胆汁为碱性液体，马齿苋为酸性之药，酸碱中和大减胆汁伤胃之力。李玉奇还观察得出，一钱马齿苋等于五钱乌梅之功效。黄连、马齿苋实为治疗胆汁反流性胃炎之要药。

百合伍蚕砂：李玉奇治疗胃腑之病，常以百合、蚕砂相伍，同入方中。凡病人自诉胃脘似痛非痛，似胀非胀，似饥非饥莫名所苦时，选药组方必有百合与蚕砂。这样配伍的用意是为了借百合清心除烦安神之力，助蚕砂和胃化浊之功。在方中其他药物的协力下，共解患者胃脘似痛非痛、似胀非胀、似饥非饥之苦。

李玉奇认为，顽疾重症之治，必须精心临证，仔细揣摩，详析用药治病之变化，反复总结临床医疗之经验。即使是点滴体会，若不是潜心探究也实难获得。尤其是现今一些古医家方书未曾记载的病症，更无治法和方药可以借鉴。如风湿性心脏病所致的心悸、气短、口唇青紫、下肢浮肿，常以防己、黄芪、夜交藤为主药组方。按首选药物为君，酌情组合其他针对病因病机之药成方，屡获预期疗效。在临床中只有细心揣度脉证，明察秋毫之变，探明玄妙，细品处方，巧用对药，不断总结经验，才会有所进步。李玉奇和他的弟子们特别将临床中总结出来的这些经验，编成新《药性赋》，试举几例如下：

胃炎黏膜出血当首选地榆槐花，
食道疾患噎嗝宜先取三棱莪术。

五克马齿苋添胃酸能顶半两乌梅果，
一味苦参根治瘿瘤近于五海消瘿丸。

疗腰痛莫忘行气，
医肢疼须思活血。

要治脱发须先清阳明胃腑之热，
欲医消渴当先治口渴而后治饿。

胃痛寒热错杂必资良姜黄连，
胃腑莫名所苦须添百合蚕砂。

三棱莪术威灵仙食道憩室圣药，
防己黄芪夜交藤风湿心病良方。

把脉识病变　观舌知隐患

李玉奇深谙中医之道。他从脉来三部九候、举按推寻之中，即能以脉测证，再参以观舌识病，便可以预知体内是否存在恶变隐患，以四诊合参诊断远期癌症和各种胃疾，其与胃镜符合率达96%以上。李玉奇的这种舌脉合参、观舌识病的医术曾被《沈阳日报》称为盛京一绝。他将癌症或癌前病变特有之脉象总结、升华，被弟子们称之为"李氏排斥脉象学说"。

所谓李氏排斥脉象，即当外邪侵犯或体内存在异常病变时，机体正气与病邪相争。如正气充实，抗邪游刃有余，脉象必趋于和缓；如正气已虚，正不胜邪，力小任重，竭力挣扎，脉来多洪大、弦实，出现格拒之象，这种脉象即排斥脉象。如温热病后期，正邪交争出现战汗，正胜邪退，则汗后身凉脉静；正不敌邪，则虽汗泄之后身热脉躁亦不得解。

萎缩性胃炎病程可长达十数年，久病当虚，人们想象中认为脉象理应沉、细、缓、弱，然而临床实际脉来却多见洪大、弦实等象，这不能理解为脉来有神，患者元气未伤，或元气来复。相反，出现此种脉象，多提示体内存在异常病变，或病情正在加速进展。临床若见此脉象应引起高度重视，需进一步详查，明确诊断。此时患者舌象常表现为无神、无根。

何为舌象无神、无根？正常舌体伸出口腔，显露出质壮而气充，娇嫩而轻柔，舌面薄苔隐隐透红，津液敷布若滴。而癌前病变及肿瘤舌象，舌体消瘦萎缩，舌质紫绛，状若猪腰切面，舌苔全无，光滑如镜。也有的舌苔厚而白腻，深层透以黄褐之色，层次不清，状如晚秋老云，或成块剥脱，界限分明，形同地图等象。这种舌象毫无生机，根、神俱无，真脏色现，是胃气衰败、胃阴干涸、病将入膏肓之象。

李玉奇舌脉合参的经验证明，萎缩性胃炎凡脉来洪大、弦数，舌体消瘦，舌质紫绛，舌苔全无或白腻，临床可见三种病象，即胃癌前期病变，早期胃癌或体内隐藏着其他肿瘤。李玉奇的经验证明，舌脉出现上述指征时，若再伴以体重急剧下降的情况，则必然是早期癌变或远期癌变。实践证明，李玉奇的诊断与西医临床检查结果大多相符。有材料记载，在两年多的时间内，李玉奇为上百位患者诊断出了早期癌前病变或恶变。

1992 年，一位姓张的医生带其父亲找李玉奇看病。患者面容憔悴，双目乏神，形体消瘦，胃脘胀满，呃逆频频，时时反酸，舌体瘦薄，舌质紫绛，舌面无苔，脉弦数有力。李玉奇明确告诉张某，高度怀疑其父体内存在异常病变，嘱其速做进一步检查。然而经胃镜、病理、X 线胸片、超声等多项检查，并未发现患者体内存在异常病变。时隔两年，患者病势加重，多方治疗不见好转，辗转再次求治于李玉奇。此时患者舌体黯然失色，形同猪腰，脉象惶惶然如循刀刃。李玉奇对张某说："令尊之疾，恐在骨髓，司命所属，无奈何也。"张某半信半疑地再次为其父做了全身检查，结果是晚期胰头癌。痛心之余，张某赞叹李玉奇舌脉绝技，懊悔当年因为疏忽，漏掉了胰腺的检查，结果酿成大祸。

臧某，男，56 岁，胃病史十余年。来诊时胃脘胀满，餐后尤甚，时有胃脘隐痛，食少纳差，伴口干口苦，大便溏结不调。舌脉合参，诊断为胃脘痛（恶变待除外）。臧某自带近期胃镜报告单，明确诊断为典型胃癌癌前病变，与李玉奇诊断相符。经李玉奇精心调治，8 个月后，臧某胃镜复查，病理提示为浅表萎缩性胃炎伴灶状肠化。然而，随着疾病的向愈，患者的右脉渐趋缓和，而左脉却一直弦实有力，不见减弱。李玉奇反复揣摩脉象，建议患者到省肿瘤医院再做复查。胃镜结果：萎缩性胃炎；胃溃疡性病变；十二指肠球炎。病理结果：胃体腺癌；胃窦轻度浅表性胃炎伴中度肠化。立即手术！腹腔打开后，仅发现胃体有 0.3cm×0.4cm 如黄豆粒大小的恶变，该院医生为之惊奇，因为这是该医院自建院以来发现最早、手术最早的一例癌症患者。

张某，女，70 岁。2005 年 9 月 14 日来诊。患者时觉烧心，胃脘胀满不适，大便溏泻，日 2～3 次。脉来洪大，舌体暗淡无苔，形同镜面。院外检查，胃镜：慢性浅表性胃炎。病理：重度浅表性胃炎。肠镜：直肠赘生物。病理：直肠腺瘤型息肉伴局部上皮轻中度不典型增生。李玉奇高度怀疑其体内存在占位性病变。但患者本人坚持刚刚做过检查，不肯复查。然而，复诊三次，患者泄泻不见好转。每次复诊，李玉奇都告知舌脉表现不好，劝其尽快复查。张某的女儿并不情愿地陪母亲到肛肠医院复查。结果肠镜病理提示：中分化腺癌，浸润外膜，淋巴结未见转移癌，当即手术。事后，张某及其家人对李玉奇大夫的医术极表惊叹，并亲至医院致谢。

2007 年 4 月 26 日，《健康报》主编亲自执笔以《当代扁鹊——李玉奇》为题向世人展示了李玉奇的这一高超的医术。

舌诊是中医诊病的重要手段之一。中医在望诊中，舌诊的内容非常丰富，也非常重要。尤其是在一些疾病的关键时期，舌诊是辨证论治的主要根据。《临症验舌法》一书中指出："危急疑难之顷，往往证无可参，脉无可按，而唯以舌为凭；妇女幼稚之病，往往闻之无息，问之无声，而唯有舌可验。"从古医家的这段论述可以清楚地看出，舌诊在中医四诊中的重要地位。李玉奇在 60 余年的临床医疗工作中，潜心研究舌象，功夫不负有心人，他终于在舌诊方面有所突破，有所创新，丰富了中医舌诊的内容，取得了观舌识病的重大成果。

李玉奇对诊舌识病的论述系统而深刻，是前人所未论、方书所未载的理论。验之临床，90%以上准确。观舌识病准确率之所以高，在于他把舌形、舌体、舌质、舌苔、舌色的特点综合观察，全面分析，详察、详析，科学地推导出病变的程度。李玉奇认为，舌的某项特征不是孤立存在的，舌苔是脾胃之气熏蒸所致，胃气强弱的明征。健康的舌质应是淡润红活，舌神充沛。而红绛、暗紫、紫绛、淡白都是病在胃之本府的表现。故而可以说舌质愈红，愈无苔，则病势发展愈快，病情愈险恶，这是萎缩性胃炎进展、恶化的关键征象。若能把舌的体、形、质、苔综合分析，就能正确诊断疾病。舌苔在判断胃病病势深浅方面有着重要的意义。舌苔薄白，状如白纱覆盖，表明胃腑无病。若有病亦是病势尚浅，多在气分。无苔则病势较深，多在血分。在疾病过程中，有苔变无苔为病在进展；无苔变有苔，且苔薄如纱为疾病向愈。舌面愈光滑、愈无苔病情愈重。乃胃气欲绝，阴阳互不维系所致。

舌为心之苗，脾之外候，苔乃胃气所化，熏蒸所生。故而心脾胃肠之疾患最易在舌之形体苔色方面表现出来。李玉奇观舌识病所取得的成就和观舌诊病的独到经验，是对中医学说的一大贡献。它证明中医学是一个发掘不完、取之不尽的宝库。

疑难陈旧病　治则有新法

1973年8月3日，医院转来一位病情危急的患者。家属点名请李玉奇大夫救命。患者姓高，男，44岁，沈阳制鞋厂工人。罹患中风病。几次投医无效，慕名前来求治。当时检查：病人瞳孔散大，神昏不语，鼾声大作，流涎，四肢不用，呼吸急促，二便失禁，体温38.9℃。脉来洪大有力，口噤肢软。确诊为蛛网膜下腔出血。给以中西医结合治疗。李玉奇立即处方：真牛黄2g，真麝香1g，珍珠5g，安宫牛黄丸两丸，共研为汁状，经鼻饲灌入，1日两次。不料1周后病情急剧恶化。西医仍采取对症治疗，别无他法。李玉奇继续用安宫牛黄丸两丸，配真牛黄3g，真麝香2g，珍珠15g，苏合香丸1丸，共研如汁状，鼻饲灌入。1日两次。两周后，病人体温降至38℃，病势遂趋平稳，呼吸渐匀，痰鸣渐减，但依然神志不醒。经会诊认为，仍未脱离险情。征得家属同意并签字后，李玉奇决定采取第二治疗方案，即在原方基础上加入水蛭炭。通常认为，脑出血禁用活血化瘀药，而水蛭恰恰是活血化瘀之药。此为医家用药之大忌。古今医家用水蛭治疗脑中风者尚不多见。李玉奇则认为，水蛭具有双向作用，它既能破血，亦能吮血，而吮血则可加速吸收瘀血。经过炭化处理亦可降低活血而增加止血功能。于是重新调整处方如下：水蛭炭1g，安宫牛黄丸两丸，真牛黄1g，真麝香1g，珍珠5g，共研末调成汁状，鼻饲，1日3次。两周后，病情明显好转：下肢渐能活动，瞳孔接近正常，体温降至37.8℃，脉来弦细。李玉奇再将水蛭炭由1g增加到5g，按此法继续治疗。两周之后，病人突然醒来说话。语言不再謇涩，记忆一如往日。体温降至37℃，脉来和缓，四肢活动趋于自如。于是拔去胃管，自进流食。家属的喜悦与感激之泪簌簌如雨，实难言状。昏迷了43天的脑中风病人康复出院了。留给李玉奇的是一面鲜红的锦旗，上绣金色的四个大字——起死回生。

李玉奇认为，医生不但要向前人学习，向书本学习，更应在实践中向病人和疾病学习。前人的经验只有与今天的实践相结合，医理、医术才能发展和进步。他常说："我李玉奇治疗疑难沉疴的这点本事，几乎都是在临床实践中摸索出来的，是从上百个病案中总结出来的。"再举几例如下：

（1）肾病：肾脏疾病和因此而产生的慢性肾功能衰竭，属中医水气病、关格范畴。水气病日久不愈，累月积年，邪伤于肾，渐积而成。究其病证之本，乃肺脾肾三脏功能失职，三焦气化不利，湿浊蕴郁化为毒邪，充斥表里，弥漫三焦，上蒙清窍，下伤肝肾，内困脾胃，邪气愈盛，正气愈虚而成此证。本病病情缠绵无法痊愈的原因是致病邪气有不同于一般疾病的特点。一是本病的致病邪气是湿毒浊邪为患，毒性甚剧，伤人脏腑重，耗伤气血甚；二是此邪性善内伏待机而起，当机体稍受六淫之袭，或起居失宜，或七情不调，则内伏之湿毒浊邪即乘机而起，攻击脏腑，耗其气血，令人再病；三是此邪根深蒂固，一般疗法只能消其势，不能除其根。余邪内蕴，日久复盛再发，故而导致病情缠绵，病势危重，容易复发，难以治愈。李玉奇治疗本病以祛邪为先，酌施补益，实为治疗良法。李玉奇认为，根据患者病情发展的不同时期和阶段出现的不同症状，可将此肾病分为四种证型，并予以不同的治疗法则：

第一，以恶心呕吐、尿少或闭塞不通为突出症状者，定为湿浊中阻关格证。治以除湿降浊、助阳化气、流通气血之法。药用藿香、佩兰、豆蔻、半夏、竹茹、陈皮、白术、砂仁、防己、茯苓、大腹皮、车前子、泽泻、商陆、菟丝子、仙茅、大黄等。

第二，以高度浮肿、四肢不温为突出症状者，定为湿浊不化水肿证。治以温阳益气，化气行水法。药用人参、黄芪、附子、桂枝、茯苓、泽泻、车前子、葶苈子、防己、大腹皮、金衣等。

第三，以面色苍白、口唇爪甲无华、衄血尿血、手足心热为突出症状者，定为湿浊化热动血证。治以清热化浊、凉血止血法。药用大黄、黄柏、玄参、胡黄连、地骨皮、犀角（现已代用）、栀子、槐花、生地榆、墨旱莲、小蓟等。

第四，以眩晕、恶心、纳呆食少、苔白腻为突出症状者，定为湿蔽清阳眩晕证。治以化湿降浊、清头明目法。药用半夏、白术、天麻、胆南星、陈皮、竹茹、菊花、黄芪、石决明、砂仁、豆蔻、鸡内金、焦三仙等药。

以上四症有时一症独至，有时二症同见。因此，在治疗上有时一法独进，有时二法合施，临证时当据脉证详加辨析，正确使用。但是临床若见神志昏聩、抽搐反张之象，为湿毒化热内陷心包，扰动肝风所致，则慢性肾功能衰竭已病入膏肓。

以上内服中药还不足以完全实现泄浊解毒为急的目标，特别是患者恶心呕吐，内服药物常难发生效力，故而改变给药途径，便成为至关重要的方法。李玉奇吸取各家之经验，结合个人的临床药物，研制成降氮方药，保留灌肠，取得了比较满意的疗效。降氮方主要药物为：大黄、红花、附子、白头翁等。本方似很平常，但大黄的用量不同一般，本着治此顽疾祛邪为急之宗旨，重用大黄通腑泄浊，用量达一两，并取白头翁清热解毒、抑制和杀灭肠中细菌之功能，减少发酵，减轻对氮的吸收，故疗效显著。

（2）慢性白血病：现代医学中的许多疾病，历代中医方书均未记载，故而今时之医也就无成方可循，无成法可依，无成理可遵。这种情况并不少见，怎样办？既不能把患者推出去不管，又不能滥治。因此要仔细进行研究，只有遵照中医辨证求因、审因论治这一法则，设法把它归属中医的一个病或一个证，才能在茫然中理出头绪。先将其命名为一个病症，再按病因病理制订出一个合理的治疗原则和一个具体的方法，从而也就能拟定出方剂了。

现代医学中的白血病，就是如此。白血病有急性、慢性之别，二者在临床表现上迥然不同。根据临床表现的不同，用中医理论分析，也自然可以把它们命名为两个不同的病证。李玉奇认为，慢性粒细胞性白血病，应以脾肿大为主要病证，而以面色晦黯无华、疲惫乏力、心悸气短为主症。这些表现均是气血亏虚、脏腑衰弱所致，与虚劳的病证本质相同，但其突出特点是同时具有脾脏肿大，而虚劳证则没有脾脏肿大。因此，李玉奇认为，可以把慢性粒细胞性白血病归属于虚劳证范畴之中，但又是一种特殊的虚劳证。急性粒细胞性白血病的临床特点虽然也有慢性粒细胞性白血病的气血阴阳亏虚和脏腑衰弱的本质，但是它是急性过程。发病后须臾便呈现虚劳证的本质。病程短、病势凶、预后险恶是其病证主要特征。这样就可以把这两个中医方书未曾记载的疾病归属于两个比较恰当的中医病证之中，从而也就可以据此辨证论治了。综上所述，急、慢性白血病均属虚劳脱血证范畴，只不过病情的急慢不同而已。

辨证论治是中医认识疾病和治疗疾病的基本方法，也是中医学对疾病的一种特殊的研究方法。它是中医理论的基本特点。用它指导进行临床研究，再行剖析揆度，正确地命名、诊断和辨证论治，就能有所发明，有所创造，有所前进。

慢性粒细胞性白血病，既然属于虚劳癥积证，又为血毒所发，故其治疗可一遵古人治积之法，二遵先贤治毒之教。治积可遵张景岳之论："凡治积聚，不过四法：曰攻、曰消、曰散、曰补。"陈士铎也说："病坚劲而轻易散者，当用软攻。此血气坚凝，法当补血补气之中，少加软坚之味，则气血活而坚自消。"这些都是先贤治积的经验。我们治虚劳证也理应如此。治毒之法须知邪毒郁久势必化热。故其治疗当解毒清热并举。因此，慢性粒细胞性白血病的治疗，其法应是：清热解毒，化瘀消坚，益气补血。

（3）心绞痛：心绞痛之症，其病情危重。发作之时，就其舌脉及神态表现可谓一派虚象。若以虚实置于标本论之，则虚为本而实为标。详析病机，其痛虽见于实，但为虚之所使。故张仲景曰："夫脉当取太过不及，阳微阴弦即胸痹而痛。"即心主诸阳又主阴血，见疼而化瘀，见痛而活血乃庸医之为。一味活血化瘀难以尽治。综观临床所见，其证有四：一曰心阳虚衰，二曰气郁血阻，三曰痰阻心脉，四曰心阴亏损。以上四证按其病因施法，按法施方，非难为之举。然而临床欲收卓效并非易事。现今治疗本病的方剂甚多，但尚无万全之方。李玉奇通过多年临床治疗研究认为，本病治疗以辨病辨证结合为宜。本病易生变证，若脉来数疾，或促或结均示病情危笃。若症见心悸气短、面色青紫、喘促不能平卧，或脉微自汗、四肢厥逆者均为坏证，必当全力救治。

在临床医疗中有频发室早者，治疗重在豁痰散结。药取苦参、天竺黄、半夏、连翘、莲子心、瓜蒌等。心电图示房室传导阻滞者，宜温胆汤加菖蒲、丹参、川芎、防己、漏芦。若见窦缓或心房扑动者则切不可以活血，而应重在温阳，交通心肾。若见窦性心动过速，则宜导痰利气，药选桃仁、半夏、胆南星、当归、莲子心、远志、磁石。

冠心病其轻者易于施治，其重症特别是心绞痛频繁发作或心肌梗死者，常因并发心律失常、心力衰竭、休克等导致预后不良。李玉奇研究出治疗窦性心动过速、房室传导阻滞、心房扑动等症的有效药物，为治疗和研究这一疾病奠定了基础。在实践中，他常用苦参、淫羊藿、防己、夜交藤治疗心律失常，屡收疗效，纠正了治疗冠心病一味活血化瘀的弊端。辨证求因、审因论治是针对一切疾病的治疗原则和方法。治疗心绞痛多数医生习用活血化瘀之方。活血化瘀之方大多破气，而破气之药则常有伤气之弊，故必须慎用之。合理应用既活血又不伤气之方药是医生治疗此症的科学思路。活血化瘀代表方剂之血府逐瘀汤有伤气之弊，而桃红四物汤则反能益气。因为血府逐瘀汤中枳壳伤气，所以凡用活血之方治疗心脏疾患，当防其再伤已虚心气之弊。瓜蒌薤白白酒汤虽也破滞气，但未见伤气。诸如此类必详细推敲之，以求万全之治。

（4）黄疸：这里所论之黄疸，是指病毒性肝炎引起的黄疸。肝炎病之黄疸，是临床常见病证。李玉奇积50年之经验，据黄疸各期主症，按四证辨证施治，每收卓效。此四证即表证、半表半里证、里证和蓄血证。

此处所说之表证，非指发热恶寒，乃指病之初起，在表之黄疸为突出特征，可兼见身痛、呕恶纳呆、便溏。半表半里证指胁痛呕逆，咽干口苦，其证酷似少阳半表半里证，故把黄疸病出现此证，称为半表半里证。里证指脉来洪大，里热炽盛，大便干结，腹胀呕逆。蓄血证并非伤寒论之膀胱蓄血证，乃指血结成积，其主症为尿黄而短，大便秘结，肝脾肿大，面黯唇青。

表证之治重在渗利湿热，清除在肝脏之毒邪。此刻当慎用苦寒，免伤胃气，以防生恶逆呕吐不止之弊。药用通草、茵陈、虎杖、卷柏、败酱草、茅根、板蓝根、茯苓、半枝莲、冬葵子、谷精草等。此法可称清肝法。

半表半里证，治宜解毒和营、解毒攻伐在肝之邪毒，可称之为伐肝。药用柴胡、竹沥、瓜蒌、胆草、虎杖、茵陈蒿、王瓜皮、大青叶、卷柏、白茅根、芦根等。

里证宜急下不宜缓利，旨在通过泄下清除在肝脏之邪气，可谓泄肝法。药用茵陈蒿、大黄、芒硝、生地黄、败酱草、青葙子、鱼腥草、虎杖、滑石等。

蓄血证宜用活血化瘀之法治之。取桃核承气汤加冬瓜仁、槐花、青黛、苦参、生地榆、生牡蛎、当归、五味子等药。

以上四法若适时应用，或随机正确合并相参为用，必定能收到理想疗效。

李玉奇治黄之法与众不同，可谓别具一格。黄疸被列入法定传染病，一般综合医院不接诊该病患者，故多数医生接触甚少。李玉奇将黄疸病机分上述四证治疗，其论符合实际，药选精准，阐明了治黄大法。治疗四证选方均寓解毒，可谓解毒为四证治疗之基础。此法针对肝病黄疸之治疗，对致病之毒邪有痛打落水狗之意，故而能根治此病。除恶务尽在疾病治疗中也有特殊意义。

李玉奇还指出：黄疸之治施以上述四法时万万不可忘记清血分湿热，重在浮萍为君，更添虎杖为臣，此二药相互为用妙不可言。

（5）瘔瘤病：古之瘔瘤病即今之荨麻疹，系临床常见病症，瘔瘤散在，身反复发作，迁延难愈，甚至终身不愈。此病之轻者痒为苦。重者遍身瘔瘤，皮肤奇痒，难以忍受。甚则壮热呕吐，心悸气短，腹痛便血，喉头水肿。女子还可见月事失调，崩漏下血。实属痼疾顽症。李玉奇潜心研究数十载，终获良法。依此法治疗上百例，追访三年数十例未见复发，可谓痊愈。

李玉奇把他治疗荨麻疹的方法称为"一次三步法"，一曰宣通解表法，二曰托里化瘀法，三曰荡涤净府法。

先施宣通解表法，药选浮萍、地肤子、白鲜皮、苦参、蝉蜕、紫草、荆芥、防风，水煎，日服两次。此药服后部分患者瘔瘤益增并且隆起增大。斯时切勿惊慌，此乃风药得运，湿邪得出，病邪外越之象，再连服三五剂，待全身痞瘤渐消时便施第二法。

托里化瘀法，旨在令邪从里消解。药选苦参、大青叶、紫草、地肤子、僵虫、生地黄、牡丹皮、红花。水煎，日两服，连服三剂后施第三法。

涤荡净府法，旨在根除余邪。药选大黄、连翘、重楼、牡丹皮、当归、山豆根、紫苏叶、甘草。连服三剂，连续三法告终。

三法施完停药四周，痞瘤未发者，按前三法治疗，每法各服两剂；若停药四周，少许余邪。

服药期间当忌口：禁食鸡鸭，勿吃鱼虾，男人戒酒、女人忌辣。

荨麻疹证属顽疾，病家痛苦，治少良方。李玉奇研创三法，为患者送来福音。三法何以能根治其疾，因为三法之施恰对病机。疹发皮肤与肺相关，肺主皮毛，疹毒内袭，与营血相搏，结于皮肤故见痞瘤。内伤脏腑之络，非但腹中气机不利，且络伤血溢，故而腹痛便血。首法宣通解表，取"其在表者汗而发之"之意，属治标缓急之法。二法托里化瘀，针对疹毒入络，阻遏气血、血行瘀滞。瘀滞不除，其毒难去，病症难解。二法托里化瘀并佐解毒，毒瘀双解，其病焉能不除。此乃治本之举。三法荡涤净府，旨在尽除余邪。药用大黄为君，配合诸药解余毒，洁净府、涤荡于内、尽逐毒邪，此乃澄源之法。李玉奇自拟法口诀如下：

> 痞瘤顽疾治有方，一次三步法称强。
> 一法宣通解毒用，浮萍肤子鲜皮良。
> 苦参蝉衣加紫草，荆芥达表更加防。
> 二法托里又化瘀，苦参大青紫草尝。
> 地肤僵虫加生地，丹皮红花化瘀长。
> 三是涤荡净府法，大黄连翘重楼帮。
> 豆根归草丹苏叶，三法药后痞瘤康。

（6）先兆流产、滑胎：妊娠两月或三四个月之时，胎元不固，腹痛腰酸，阴道流血及至堕胎是妇科常见之病。该病病因复杂，诸如肥甘太过致使胞宫温热，淫欲失度损伤冲任，扭闪过力伤及胎系，忧伤心脾化源不足，先天亏损冲任虚衰等皆可致胎元不固，阴道出血而堕胎。古今医家见此病多急于止血补肾，用胶艾四物汤之属治之，然而获效者不多。李玉奇亦曾用过此法，但鲜见功效，为此不得不反复研究，详尽分析古医家有关堕胎方书和今人保胎之论，久则豁然顿悟。

小产、滑胎之病其本在于气虚不摄，冲任亏虚，精血不足，胎系不牢所致。阴道流血乃气不摄血之故，只补血止血而不补其气，血焉能止？胎焉能安？故而小产、滑胎之病实不能见血治血从血论治，必当从气论治，方用四君之类益气以摄血安胎。

多年临床经验证明，治疗此病应知三宜：一宜补脾胃不宜温肾阳。脾胃乃后天之本，化生精微，充养脏腑，填补肾精。所谓肾气不足者以胃气涵蕴即是此意。不宜直接补肾，补肾易动精血，不利胞胎之长。二宜治气分不宜治血分。气能摄血，气虚血失统摄则离经而出，妊娠后强力负重，淫欲无度，忧思恼怒等皆能伤及正气，故而血失统摄，胎系不牢，胎元不固而胎堕。三宜凉血补脾，不宜滋补肝肾。胎前无寒，产后无热，世医皆知。凉血则能清热，补脾则能益气，益气则能安胎，所谓芩术为安胎圣药即是此意。妊娠之后，妊妇脾胃多虚，食少纳呆、呕吐乃常见之症。若滋补肝肾之阴，因其药多滋腻太过易于伤脾，而导致脾胃愈虚。若补益其阳，又不利于胎前之热，所以说凉血补脾为宜，滋补肝肾当忌。

李玉奇学术思想和风格常别出心裁、与众不同。治小产是其学术风格的又一体现。他认为，学古不泥古，要有所创造，有所前进。他常说："金元四大家，我很佩服，尽管他们学术思想各有所偏，但他们各树一帜，独成一派，是值得钦佩和学习的。"只有努力求索，锐意创新，形成自己与众不同的学术风格和特点，医学才能不断进步。

李 振 华

医学乃仁人之术，必先具仁人之心，以仁为本，济世活人，方可学有成就，
而达良医。

——李振华

李振华，字秋实，男，1924 年出生，河南洛宁人。著名中医学家、教授、主任中医
师。中共党员、第七届全国人大代表。原河南中医学院院长。由人事部、卫生部、国家
中医药管理局确定为全国首批五百名老中医药专家学术经验继承工作指导老师之一。享
受国务院政府特殊津贴。2009 年由人力资源和社会保障部、卫生部、国家中医药管理局
评为国医大师。

李振华出身中医世家，其父李景唐为豫西名医。李振华 17 岁时有感于家乡大旱，疫
病流行，辍学于济汴中学高中部，随父学医，经历侍医、试诊、试方、独立诊病和处方
等几个阶段，遂子继父业。1950 年全省中医统考名列洛宁榜首，省政府颁发中医师行业
执照，开始悬壶乡里。曾任洛宁县王范镇联合诊所所长、当选洛宁县各界人民代表大会
代表和常务委员会委员。1953 年洛宁县医院建立，成为唯一中医师。后由县抽调到洛阳
地区中医师进修班、西学中班任教；又由地方上调到省卫生厅中医处工作。1960 年调入
河南中医学院，历任中医内科教研室主任兼学院附属医院医教部主任、附属医院副院长、
中医系副主任、学院副院长、院长等职。任中华医学会理事，中华中医药学会常务理事、
顾问、终身理事，全国中医理论整理研究委员会副主任委员，河南省中医药学会副会长、
名誉会长。河南省教委高等院校高级职称评审委员会委员，河南省中医药高级职称评审
委员会副主任委员，卫生部高等医药院校教材编审委员会委员，河南省科委科技成果评
委会委员。《河南中医》杂志主编。

李振华从医 60 余载，精于临床，经验丰富，临证强调四诊合参、谨守病机，其辨证
确切、用药灵活，理、法、方、药丝丝入扣。他治学严谨，勤学务实，博学广闻，精益
求精。他的治学经验为勤、恒、精、博、悟五字诀；学术思想别具一格，科学研究成果
丰硕。

李振华擅长于治疗热性病、内科杂病，尤其精于脾胃学说。对脾胃病、伤寒、温病、
胸痹心悸证等，有其独到见解和学术思想。他提出：伤寒的病理基础是损阳伤正，温病
的病理基础是损阴伤正；治心病重视心阳，主张中学为体，西学为用；他对脾胃病学，
卓有建树，提出脾本虚证，无实证；脾虚是气虚，甚则阳虚；治脾胃紧密联系肝；治脾
兼治胃，治胃亦必须兼治脾；脾病多湿，利湿即所以健脾；胃阴虚用药宜轻灵甘凉，及
脾统四脏等学术思想；提出脾胃病"脾宜健、肝宜疏、胃宜和"九字治疗法则。

李振华从事中医药高等教育 50 余年，主张文医哲融通，提出"文理通，医理通，哲
理通"的中医教育思想，影响着一代又一代学生的成长。他指导了十届脾胃专业硕士研

究生，两名学术继承人，十余名高徒。随他学习的本科学生、研究生和弟子后来大都成为名医名师，也有的担任了省市医药卫生行政领导或行医于海外，可谓培杏成林、桃李芬芳。

李振华一生勤于学习，勇于实践，在医教研各方面都取得了显著的成绩。"学在于勤，知在于行"是他的座右铭。他勤于笔耕，著作颇丰。主要著作有：《中医对流行性脑脊髓膜炎的治疗》、《常见病辨证治疗》；主编《中国传统脾胃病学》，参加编写了全国高等医学院校《中医内科学》五版教材与教参和《中医证候鉴别诊断学》等书；主审《中国百年百名中医临床家丛书——李振华》和《李振华临床医案医论集》。发表学术论文70余篇。李振华负责科研项目有"乙脑临床治疗研究"、"脾胃气虚本质的研究"和"慢性萎缩性胃炎脾虚证的临床及实验研究"（国家"七五"重点科技攻关项目），分别获河南省重大科技成果奖，省科委二等科技成果进步奖，省教委一等奖。国家"十五"重点科技攻关项目——"名老中医学术思想，临床经验总结和传承方法研究"和"李振华学术思想及经验传承研究"，获河南省中医管理局一等奖、中国中医药学会"中医药传承特别贡献奖"。李振华被评为河南省优秀科技工作者和中医优秀科技工作者。

温病杂症　起死回生

李振华是一位杰出的医学家，他从医60余载，积累了丰富的临床经验。他认为，医者分为三种：一种是理论虽系统，但缺乏临床经验，这种医者只能称其为理论型医生；一种是仅能用单方验方治病而缺乏理论修养，可称其为经验型医生；第三种是既有坚实的理论基础，又有丰富的临床实践经验，这种医生就是名医。古之谓"大医必大儒"指的就是这种医生。李振华用这个道理行医，也用这些道理教育学生。鼓励他们走学验俱丰、理论与实践双馨的大医大儒的成长道路。

李振华中青年时期，长于治疗内科杂病，尤其善治急性热性传染病。

1956年冬末和次年春天，洛阳地区几个县发生流行性脑脊髓膜炎病，重点疫区伊川县，一个月左右就死亡70余人，且多为小孩。一时人心惶惶。洛阳专署紧急成立医疗队，冒着纷飞的大雪，日夜兼程赶赴伊川抢救，李振华便是抢救队伍中的一员。李振华赶到医院病房，立即查看流脑患者病情病状。一王姓女患者，32岁，流脑已夺去她的丈夫和儿子的生命。该妇女已深度昏迷，高烧、抽搐、项背强直，危在旦夕。李振华详细查看了患者的病历及死亡病人的用药记录，在当天上午病情分析时说："流行性脑脊髓膜炎，根据患者的症状和流行季节，属于中医温病中的春温病，这种病即是温疫，病理是内热过盛。从死亡病例看，病人入院时服了西药阿司匹林，又因头疼严重，故多数人服过天字头疼粉。中药则多服用九味羌活汤等辛温解表药物，这在中医治疗中是一大忌。因为辛温药物助阳助热发汗，出汗多则伤阴，继而出现抽搐，昏迷，以至死亡。"一番有理有据的发言，令与会者信服。他提出用清热解毒、息风透窍法治疗。

李振华针对那位王姓女患者的病症，开出药方：银翘散和白虎汤加减，去荆芥加全蝎、地龙、薄荷、郁金、菖蒲等息风透窍药，并另服安宫牛黄丸。他亲自为患者鼻饲喂药、护理。第二天下午，患者抽搐停，高烧退，竟然苏醒了。这位危重病人得救了。护理的家属感动得落了泪。李振华的双眼也熬红了。一个星期之内，李振华治愈了14位病人。神奇疗效，精湛医术，使当地群众钦佩不已。县卫生科召开防疫座谈会，在全区推行李振华的经验。

此时，流脑又在洛阳地区的宜阳、三门峡、郾师、卢氏等县市流行。李振华又奉命赶赴疫情地区用中药抢救治疗，治愈近百例患者。为此，河南省卫生厅和省防疫站立即召开现场会，全面推广李振华的医疗经验，同时表彰李振华不顾个人安危，深入传染病区，全心全意抢救病人的勇敢精神和高尚医德。事后，李振华将此治疗经验撰写成《中医对流行性脑脊髓膜炎的治疗》一文，先后刊登在《上海中医药杂志》、北京《中医杂志》上。后经李振华两年的充实完善，编著成《中医对流行性脑脊髓膜炎的治疗》专著。该书于1958年由河南人民出版社出版发行。李振华治疗流脑的经验随专著的发行在全国各地得到了普遍推广。

1970年7~9月河南禹县流行乙脑，初期患者是儿童、少年，渐渐地也有不少青壮年被传染。病魔在肆虐，患者在死亡，禹县百姓惊恐万分。县政府火速召开紧急会议，商讨救治方法。此时，李振华被邀参加了乙脑救治会议。会上就乙脑发病原因、流行季节、症状表现、医治方法及防止后遗症等问题，作了简明而深刻的介绍。县政府决定组成以李振华为首的治疗小组，全力救治。

病房设在县里原四大怀药行所在地——怀帮大院的大殿和厢房里。李振华率医疗小组刚进怀帮大院，只见一壮汉，从大殿中直奔而出，扑通跪倒在地，磕头如捣蒜，泪流满面，苦苦哀求道："李院长，快快救救我弟弟吧，他今年才19岁，刚刚结婚3个月，若弟弟一死，我家就要走三口人了!"李振华连忙搀扶起壮汉，询问何故? 壮汉呜咽着说："弟弟一死，弟媳还能不改嫁? 母亲70多岁，卧病在床，弟弟若要死去，母亲还能活吗? 岂不是一走三口吗?"李振华忍不住也掉下了眼泪，忙说："你放心，我们会尽力救治的。"突然间，哭声陡起，又有一个患者死去。8天时间里已相继死了32人。死亡的恐惧笼罩在禹县百姓的心头。

李振华立即着手为那位壮汉的弟弟诊治。患者已深度昏迷，牙关紧闭，不能进食，全靠输液维持生命。临证已是热入营血，高烧不退，神志昏迷，抽搐、项强，有时角弓反张，口唇干裂，两目直视，痰鸣气促，四肢厥冷，呼吸困难，舌质红绛，脉细数。

李振华用"凉血解毒，息风透窍"之法治之。处方为清瘟败毒饮加减：广犀角（现已代用）10g，生地15g，丹皮12g，赤芍15g，板蓝根30g，大青叶30g，天竺黄15g，双钩丁15g，生石膏30g，节菖蒲10g，葛根15g，全蝎10g，甘草3g。另服安宫牛黄丸，每次一丸，日服二次。经三天两夜的精心护理，第三天患者清醒，第五天可以进食，七天后搀扶着能行走了。其他病人的病情也都有好转。怀帮大殿当初的哭声皆止，病人和家属的脸上露出了希望的笑容。他们相信乙脑能治，生命有救。46岁的李振华因长得年轻英俊，治法如神，大伙就称他为"小神仙"。

三个多月时间，医疗小组不负使命，共治疗132个乙脑患者，治愈率高达92.7%。对25个治后出现偏瘫、单瘫、耳聋、头疼、弄舌等后遗症的患儿，他又以养阴清余热、通经活络法，配合针灸也全部治愈。事后，河南中医学院在禹县门诊部和学院附属医院为李振华召开了表彰大会。20世纪70年代末，李振华总结了乙脑治疗经验，写成学术论文，被河南省科委评为河南省重大科技奖。

李振华治疗热性传染病的学术思想和医疗经验总结为下列七条：一，初期以清热解毒，用银翘散和白虎汤加减为主，忌辛温解表大汗。二，病入营血，以清热凉血、透营转气、息风透窍，清瘟败毒饮加减为主。三，温热病注意湿邪，尤其暑温，暑易挟湿，注意用芳香化湿药，寒凉药物宜减量。四，温热病理是损阴伤正，故始终注意保存津液，多一分津液，便多一分生机。五，发热注意用葛根以清热生津；神智不清甚至昏迷时注意用安宫牛黄丸或紫雪丹以清热透窍。六，温热病后期多因痰多吸不出而窒息死亡，李振华研制一方，有白矾 5g，葶苈子 15g，川贝母 10g，水煎约 200ml 左右，用棉球浸药水滴入患者咽喉，可化痰防止窒息，用此方多年来救活了很多因痰多将窒息的患者。七，恢复期身凉脉静，宜养阴和胃为主，方用沙参养胃汤加减。有后遗症者可随症加息风通络透窍的虫类药物。2005 年春，针对全国有少数地区发生流脑，李振华的弟子将老师的治疗经验整理成文，在《中国中医药报》上发表，在全国各地推广。

李振华治疗疑难杂症，善于灵活运用中医理论，辨证用药，常使病危患者神奇般地起死回生。

误服硫酸致食道烧伤案：

1974 年春节前夕，商丘市刘某，女性，23 岁，新婚燕尔，第二天又逢大年初一，全家人摆设喜宴，道喜庆贺。同桌男人皆喝白酒，新媳妇推说不会喝白酒，热情的小姑说："嫂子，咱俩喝红酒。"谁知粗心的小姑，误把用葡萄酒瓶装的稀硫酸当成葡萄美酒，给新嫂子满满斟了一杯，也给自己倒了大半杯，姑嫂二人碰杯对饮，"酒"刚下肚，二人大呼疼痛，腹内犹如烈火燃烧。顿时，二人口吐鲜血，家人立即将姑嫂送往商丘某医院抢救。来到医院，经医生检查，知患者是误服了硫酸，引起食道溃破，大量吐血。经医院多方抢救，用止血、消炎药物及补液治疗，血止。但二人吞咽困难，仅能进流质食，治疗 6 天出院。后又赴省城某省级大医院外科，经 X 射线照片检查，诊断均为"食道狭窄"，嫂食道黏膜破损面积约 2.5cm^2，姑约 2cm^2，收缩功能差。

医院建议手术治疗。姑嫂询问如何手术？医生说：将食道狭窄处切掉，再将食道两端吻合，手术部位在胸部，手术时将损伤肋骨。二人闻后大哭不止。一个是刚结婚的新媳妇，一个是尚未出阁的大姑娘，姑嫂二人下定决心，宁肯一死，也不愿做手术。二人在无奈之下，来到河南中医学院，经人介绍，求李振华诊治。

李振华从未治过此种疾病。当问明姑嫂病因病情后，深为同情。经诊：患者舌质红，舌苔黄少津，脉象弦细。他运用中医理论，缜密辨证后，认为硫酸为大热之性，误服硫酸腐蚀食道烧伤脉络，以致食道失于润养，气血瘀滞，食道狭窄，吞咽不利，治疗应用滋阴清热、活血通络法。处方：辽沙参 21g，麦冬 15g，石斛 15g，生白芍 21g，赤芍 15g，桃仁 10g，葛根 15g，丹参 24g，丹皮 10g，生地 15g，当归 12g，枳壳 10g，花粉 12g，茯苓 15g，甘草 3g。

上方小姑连服 13 剂，嫂子服 21 剂，两患者均可吃馍和面条。检查：钡餐透视二人食道黏膜均已恢复，收缩功能正常。两年后随访，饮食完全正常。后又随访 7 年，姑嫂二人至今健康。

疰夏病两例：

王某，女性，31 岁，系许昌驻军某师医疗所西医师，患疰夏病。当时正值李振华带领学生在许昌实践教学，亲自为其诊治。病人主诉：每至阳光下活动则发烧，已有数日。

1974年8月初的一天，她在太阳光下劳动，忽感头晕头疼，全身发热，体温突升至39℃，随之回屋卧床休息，医生来检查时，症状消失，体温正常，未服药症状自除。后又在阳光下劳动、走路，体温又突然上升，仍回凉爽地方休息，体温又骤然下降。肌体仿佛同温度计似的，随环境温度的高低而变化。后服西药，未见成效。且体温下降后，仍感头脑昏沉，四肢无力，食少无味，在阳光下，虽体温突升，但全身无汗。王某之病，甚为少见。于1974年8月中旬来诊。检查：舌苔白腻，脉象濡缓。诊断：疰夏病。本病例系湿阻经络，阳失外越所致。治法：辛温透表，芳香燥湿。用藿香正气散与九味羌活汤化裁。

处方：藿香10g，砂仁8g，陈皮10g，半夏10g，羌活10g，白芷10g，苍术10g，紫苏10g，独活10g，川芎10g，前胡10g，甘草3g，生姜5片为引。

上方服药6剂，症状全消失，再到阳光下活动，体温正常，全身见汗，一如常人。

1978年，郑州张某，女性，44岁，患疰夏病6年。每至5月以后，即头晕头疼，在太阳下活动，体温即上升，休息后正常。进入伏天，气候炎热，整日头晕、恶心不能上班，每日在室内地板上铺凉席休息，严重时恶心呕吐不能进食，靠输液维持营养。曾多处就医，均无疗效。1978年入夏，张某旧病复发。友人告知，河南中医学院李振华院长曾在许昌治愈过此病，张某喜出望外，立即前来就诊。诊为疰夏病，且久病脾虚已甚。用芳香化浊、健脾温中通络、益气透表法治愈。

李振华从医60载，此病他仅见此两例，均在中医学术理论指导下治愈。李振华辨证之精，用药之灵，可见他的精妙之处。

两个肝病昏迷患者的抢救：

1975年秋的一天，学院一位干部李某的母亲重病住进省级某大医院。李振华得知后前去探望。来到病房，见李母已是深度昏迷。李某向李振华介绍：母亲患的是急性肝坏死，全身出现黄疸，并已腹水，昏迷有日，不能进食，大小便失禁；已住院治疗数天，未见好转，且愈来愈重，医院已下病危通知书，劝他为母准备后事。李某说到这里，两眼已是泪汪汪。

李振华深知李某是个孝子。李某早年丧父，母亲辛苦地把他抚养大，节衣缩食、辛勤劳动供他上学，直至他在省城当上干部。李某为报母恩，很早将母亲从乡下接到省城，尽心侍奉孝敬。此事深得李振华敬佩。离开病房，李某送李振华到一楼大厅，心情沉重，眼含热泪。看着李某那为母亲求生的眼神，李振华被深深地打动了。按照规定，外院医生须医院主管同意才能到病房为病人诊病。此时，李振华心中已有对策，他对李某说："走，回去给老人看病。"他为老人号了脉，脉象洪数，舌苔薄黄，舌质红，知其患的是急黄证。治法：凉血解毒，清热透窍。用加减犀角散。

处方：犀角（现已代用）9g，黄连9g，金银花15g，板蓝根30g，栀子9g，茵陈30g，丹皮9g，玄参15g，郁金9g，节菖蒲10g，甘草3g。他把处方交给李某，并叮嘱：马上去中医学院附属医院药房抓药煎熬，晚上用鼻饲方法给老人灌服，同时配服安宫牛黄丸一丸，若明早能苏醒过来，老母就有救了。至于医院若怪罪，一切由我承担。果然，第二天早上老人苏醒过来了。李某全家大喜过望。当天上午，该医院院长来病房巡视，忽见李母苏醒，大为惊奇，忙问李某："你母亲服什么药了，竟能苏醒过来？"李某和院长本是好友，便道以实情说："实不相瞒，昨天是服了李振华一剂中药，今才苏醒。"院长连说："好，好，好极了，可让李振华大夫继续为老人诊治。"

李振华此时名正言顺地来医院为老人继续诊治，随证用药，又服了一个星期中药，李母黄疸、腹水皆都消去了。出院回家后，又经李振华调理了一段时间，李母病症痊愈。10 年后，李母 80 多岁仙逝。

会诊抢救。另一肝昏迷患者，李某，长期患糖尿病、高血压、慢性肝炎。1985 年 8 月转为肝硬变合并腹水，住进某省级医院治疗多日，不见好转，反见加重，全身出现黄疸，由昏睡转入肝昏迷，12 天无大便，两天无小便，危在旦夕，医院已下了病危通知书。患者家属向医院提出请李振华前来会诊。

李振华听了患者入院后的病情及治疗情况后，临床辨证：患者脉象滑数，舌苔黄腻，舌质偏红。李振华认为，当前危及生命的主要是肝硬变合并腹水、肝昏迷。《内经》讲："得神者昌，失神者亡。"目前病人能否苏醒，便是患者生死存亡的关键。肝硬变合并腹水，中医称为鼓胀病，分 6 种证候。根据患者之脉、舌及出现的主要症状，属于鼓胀病之湿热蕴结证，该证易出现黄疸、大便秘结以至肝昏迷。当前治法是：荡涤热结，理气活血。院方和家属都同意了李振华的意见。处方如下：

桃仁 10g，大黄 12g，枳实 10g，厚朴 10g，芒硝 10g（晚煎），茵陈 15g。

处方写毕，李振华直言不讳、坦诚地向家属讲明："此方只服 1 剂，如果服药两小时后，能够大小便了，病人就有救；如果服药 3 小时后，仍不能解大小便，我就没办法了。"家属遵医嘱忙去照方抓药煎熬。白天给病人服了头煎药，果然两小时后，病人有大小便了，且有了知觉；晚上服了二煎药，第二天早上，病人竟然清醒了！家属和院方医护人员无不叹服。

院方请李振华继续诊治。他根据患者的症状和病理，又采用疏肝理气、健脾利水之法施治，处方为：

白术 10g，茯苓 20g，猪苓 10g，泽泻 15g，茵陈 12g，香附 10g，郁金 10g，柴胡 6g，玉米须 20g，白蔻仁 10g，桃仁 10g，甘草 3g。

此方服了一星期后，病人腹水明显见消，苔薄白，舌质淡红，一周内解了两次大便。李振华依照上方，仅添加桂枝 6g，患者又服了一个星期药之后，腹水消失，还能让家人搀扶下床走动，且饮食增加，有了精神，脉象和缓，舌苔薄白，舌质淡红，黄疸已基本消失。

患者病症好转均在李振华的意料之内。在第三次会诊时，他改用舒肝健脾理气活血治法，又开了新处方如下：

当归 10g，白芍 12g，白术 10g，茯苓 15g，柴胡 6g，香附 10g，砂仁 8g，郁金 10g，鳖甲 15g，青皮 10g，茵陈 8g，太子参 12g，泽泻 15g，甘草 3g。

上方连服了 1 个月后，黄疸、腹水彻底消失，饮食、大小便、精神全部恢复正常，病人已能自己外出活动。

李振华根据病机转化，采用了四个阶段治疗，辨证用药，起死回生，深得病家赞誉。

杨兰春是著名剧作家，曾编导过豫剧"朝阳沟"，人称"朝阳沟"之父，曾任河南省文联副主席，与李振华是多年的好朋友。

2007 年春，杨兰春患老年性胃病，7 天未进饮食，靠输营养液维持，病情危重。为便于李振华诊治，家属将杨兰春从河南省级某医院转入河南中医学院一附院干部病房。

耄耋之年的李振华带上高徒王海军抱病前往会诊。他见杨兰春已是神志不清，口中却念叨着李振华的名字。李振华俯身伸手，为他诊脉望舌，舌质红无苔，舌干缺津，大便数日未解。李振华知是胃阴大伤，并说："有胃气则生，无胃气则死，当前要急救胃阴。"遂开处方：

西洋参15g，白干参8g，麦冬15g，石斛15g，知母12g，花粉12g，白芍15g，陈皮10g，鸡内金10g，郁金8g，焦三仙各10g，甘草3g。

服1剂药后，杨兰春神志清醒，想喝点汤。用此方20多剂后病人已能坐起、说话，舌质变淡红，舌苔可见，变换方剂为香砂六君子汤加味，以健脾扶正。处方：

西洋参10g，白干参10g，白术10g，山药20g，茯苓12g，陈皮10g，旱半夏8g，木香6g，砂仁8g，乌药10g，节菖蒲10g，酸枣仁15g，焦三仙各10g，甘草3g。

经李振华精心救护，杨兰春逐渐康复。两年多后，89岁的杨老还坐着轮椅在室外活动，尽享天伦之乐。

李振华不仅有精湛的医术，最难能可贵的是，他还有崇高的医德，备受人们敬佩。李振华深深感激带他踏进神圣中医殿堂的父亲，也为自己能成为一名济世救人的中医深感幸福。李振华素来反对迎合世俗，乱开贵药、补药。他从不问地位高低、富贵贫困，凡来诊病者，都一律平等对待，细心诊治。

多年来，慕名来找李振华治疗的患者众多，门诊实难满足患者需求，有些患者贸然到他家中求诊，李振华总是和蔼接诊，从不厌烦、不拒绝。李振华的老伴张竹琴已习惯了这既是住室又兼诊室的家。她知道，只有身在病人和学生之中，李振华才有真正的快乐，因此对丈夫的事业她给予了全力的支持。李振华的子女，不但理解父亲，且都以父亲为楷模，在各自岗位上事业有成。

关于中西医结合问题，李振华提出了中医为体、西医为用的学术思想。李振华解释说，中西医是基于两种截然不同的理论体系和研究方法的医学科学，各有其长。中医在诊治疾病时，应以中医理法方药为体，通过四诊进行辨证治疗，同时以西医的各种检查仪器为用。西医的检查仪器可以帮助中医早一点判断疾病，了解病变的部位，病情的轻重，疾病的预后，治疗的效果等，可为中医治疗提供数据。但他不主张仅以仪器得出的检查结果，作为中医辨证用药的根据。李振华常讲"继承不泥古，创新不离宗"这一原则。他主张中西医之间取长补短，必要时可用西医之长补中医之不足，但不主张盲目地将中西医药品并用，甚至以西医为主，使中医丢掉中医学术特点而被西化。中医治疗中根据病证施方有以经方为主，有以时方为主，有以经、时方化裁加减。李振华在其专著《常见病辨证治疗》中，列出150多个处方，都是根据病情用经、时方化裁加上长期用药经验而创的验方。这些方剂治愈了很多疑难重病和少见病。

全国各地乃至国外慕李振华之名的求医者难以计数。然而，香港一位固先生携夫人远道来求医，使他难以忘怀。

固先生原在香港从事轮船航运工作，固夫人是广东某医院医生。她患有慢性萎缩性胃炎，久治不愈。固先生的一位欧洲朋友，在观看中央电视台国际频道时，得知李振华能治慢性萎缩性胃炎，便立即打电话到香港告诉固先生这一消息。固先生随即打电话到中央电视台国际部，询问李振华的住址和电话，终于在郑州找到李振华。李振华听到固先生苦心为夫人求治的故事后，甚为感动，立即为固夫人诊治。经过他半年精心诊治用药，固夫人病愈。固先生想送红包，李振华婉谢说："我一生诊病，不兴这个。你的心意我理解，但这钱我不能收。"

李振华是一个堂堂正正、实实在在的医生。他不以得利为悦，唯以治病为乐。大德不言谢，诚李振华之仁爱也。

1970 年，李振华携子回过一次老家洛宁。李振华早年医术已名震全县，如今听说名医返乡，全县城乡上门求医者，天天门庭若市。外乡人来到王范镇打听李振华家庭住址，总会听到这样回答：你看谁家门前放的自行车、架子车多，你就进去，那准是李振华的家。回家 10 天，李振华家天天坐满求医人群，特别是李振华临走的前一天，他直忙到清晨 5 点多钟，才把最后一位病人送走，此时他自己却累出了病，脸脚全浮肿了。

1995 年 2 月 24 日《河南日报》报道了"著名中医专家李振华——做人、救人、育人"的文章，高度赞扬了他的医德、医术、医风。

2009 年，甲型 H1N1 流感在国内迅速流行，传染性强。李振华认为，此病属于中医学温病中的"时疫"或叫"天行时疫"。病多发于春、夏、秋三季，因天气风雨变化，地之湿热郁蒸，而有利于疫毒滋生。如肺胃有热或生机旺盛之儿童，阳气偏盛或久病体弱之成人，因其正气不足，则疫毒易从口鼻侵入体内。肺开窍于鼻，咽喉则为肺之门户，并外合皮毛。疫毒之邪，属于温邪，正如温病大家叶天士所讲："温邪上受，首先犯肺，逆传心包。"故本病初起首先犯肺，因而毛窍闭塞，内热外散不畅而高热。肺开窍于鼻，故出现闭塞，清涕不止；肺之门户咽喉，亦现疼痛、红肿、咳嗽、咽干等肺为主之症状。如果治疗不及时，肺热愈盛，由肺及胃，可现发热更甚。上述症状加重，并出现口渴喜饮、恶心呕吐、食欲不振、舌苔黄等症。如病毒不解，可进而传入营血，出现烦躁不安，以致谵语、抽搐等危症。热则病进，故此病进展快、发病急，病程一般有阶段性，易传染为其特点。此病在辨证治疗上，仍以中医温病之卫、气、营、血辨治为宜。由于发病迅速，贵在早发现、早治疗。

脾胃病学　卓有建树

李东垣在《脾胃论》中说："内伤脾胃，百病由生……善治病者，唯在调理脾胃。"李振华一生致力于脾胃学说的研究，尤着重于慢性脾胃病的研治。通过数十年对脾胃病的治疗和研究，逐步总结和形成了极富个人特色的学术思想、观点和治法。

一、脾本虚证，无实证；胃多实证

李振华通过多年的临床实践，充分认识和掌握了脾胃病的病理特点及规律，提出"脾本虚证，有气虚阳虚无阴虚，无实证；胃多实证，有胃阴虚证"的学术观点及"脾宜健，肝宜疏，胃宜和"的治疗思想，并自拟治疗脾胃病方剂，形成了独特的临证用药特点。在李东垣《脾胃论》的基础上，丰富和发展了中医脾胃学说，而成为当今卓有建树的脾胃病大家。

二、脾虚是气虚，甚则阳虚，脾无阴虚证，而胃有阴虚证

李振华认为，脾失健运和升清，主要责之于脾的功能虚弱，即脾气虚，甚至阳虚。健脾药物无论是淡渗利湿，芳香化浊燥湿，还是益气温中化湿，以及大辛大温之药温化寒湿，无不都在助脾气或扶脾阳。对脾胃病的治疗，李振华根据慢性脾胃病气（阳）虚者占95%以上、胃阴虚者不足5%的临床经验，结合多年临床用药的体会，自拟了脾、肝、胃同时治疗的李氏香砂温中汤和萎缩性胃炎方，用于各种慢性脾胃病之脾胃气（阳）虚证，收到了显著疗效。

杨某，女性，53岁。患者间断性胃脘隐痛8年余，每因饮食不调或寒温不适而使病情复发或加重。初诊：胃脘隐痛，喜暖喜按，腹胀纳差，嗳气，身倦乏力，四肢欠温，大便溏薄，日行2~3次，呈慢性病容。经某市中心医院胃镜检查提示："慢性红斑性胃炎"。曾服多种西药及中药治疗，病情时轻时重，反复发作，终未痊愈。望之面色萎黄，舌质淡，体胖大，边见齿痕，苔白腻，诊脉沉细。根据脉症，诊断为脾胃虚寒之胃痛（慢性红斑性胃炎）。此为脾胃虚弱，日久不复，致脾阳不足，寒自内生，胃失温养所致，治法：温中健脾，理气和胃。

处方：党参10g，白术10g，茯苓15g，陈皮10g，半夏10g，木香6g，砂仁8g，厚朴10g，枳壳10g，桂枝5g，干姜6g，炒薏苡仁30g，泽泻12g，柿蒂15g，甘草3g。

服药40剂，症状消失，纳食正常，脾阳回复，脾气健运。继服香砂六君子丸以健脾和胃，巩固疗效。体现了李振华治疗用药之特色。

三、治脾胃必须紧密联系肝

李振华提出，治疗脾胃疾病，并非只从脾胃着眼，而应根据脏腑相关理论，注意从肝调治。临床上无论情志伤肝、木郁乘土，或饮食损伤脾胃，还是脾胃久病虚弱、土壅木郁，均可导致肝脾失调或肝胃不和，脾胃肝三者相互影响。故治疗脾胃病时必须辅以疏肝理气之品，"治肝可以安胃"。根据病机重在肝、脾、胃之不同而随证施治。李振华在研究"七五"国家重点科技攻关项目"慢性萎缩性胃炎"时，根据脾虚、肝郁、胃滞的病理特点，在治法上结论性地提出"脾宜健，肝宜疏，胃宜和"的学术观点。根据"木郁达之"的原则，常选用香附、柴胡、郁金、青皮、枳壳、木香、西茴、乌药等药物疏肝理气。

王某，男，51岁。2005年3月21日初诊。患者间断性胃脘痛10余年，每因饮食不调或情志不遂而致病情复发或加重。初诊：胃脘疼痛连及两胁，腹胀，纳差，食后胀甚，嗳气频作，身倦乏力，大便溏薄。望之面色萎黄，呈慢性病容，形体消瘦。经胃镜、胃黏膜组织活检诊断为"浅表性萎缩性胃炎"。曾服多种西药及中药治疗，效果欠佳。望其舌：舌质淡，体胖大，苔白腻。诊其脉：脉弦滑。据脉察症，诊断为脾虚肝郁之胃痛（浅表性萎缩性胃炎）。病机为脾胃虚弱、土壅木郁。治法：健脾益气，疏肝和胃。自拟验方香砂温中汤加减。

处方：党参10g，白术10g，茯苓15g，陈皮10g，半夏10g，木香6g，砂仁8g，厚朴

10g，枳壳 10g，郁金 10g，延胡索 10g，乌药 10g，焦三仙各 12g，甘草 3g。

上方略为加减，服药 70 剂，诸症消失，经胃镜检查，病获痊愈。嘱调理饮食，调畅情志，继服香砂六君子丸两个月以健脾胃之气，善后巩固。本例脾虚肝郁之胃痛，用疏肝健脾和胃之法，而收佳效，体现了李振华治脾胃病必须紧密联系肝的治疗用药特点。

四、治脾兼治胃，治胃亦必兼治脾

脾胃病不可单用一方脾病必涉及胃，胃病亦必涉及脾，因其相互影响，故治胃病须用健脾之药，治脾虚病宜伍和胃之品，以使相辅相成。对于脾虚兼胃滞者，健脾益气常需配伍少量行气和胃之品，如砂仁、木香、陈皮、厚朴、枳壳等，以调畅气机，变"守补"为"通补"。胃病食积日久，则损伤脾气，当伍以健脾补气之品，如党参、白术、茯苓、白扁豆、山药等，消补兼顾，但须依其病机之重点而随证用药。

五、脾病多湿，健脾要祛湿，利湿即所以健脾

李振华治疗脾虚证还常从祛湿着手，认为脾喜燥恶湿，脾虚生湿，湿浊困脾，则常影响脾的运化功能。祛湿常用淡渗利湿、芳香化湿、苦以燥湿、温化寒湿等法。对于脾虚湿盛者，健脾尚需配薏苡仁、茯苓、猪苓、泽泻等渗湿利水之品，使水湿下渗而脾运得健，此即如李振华常言："利湿即所以健脾。"芳香化湿常用砂仁、白蔻仁、佛手、藿香、佩兰等药物，使湿浊得化，脾气自健。

六、重视湿热蕴结

湿热互结是本虚标实，寒热、虚实交错的病理。彼此矛盾蕴结，复杂难治，故病难速已。李振华认为宜严分热和湿的偏盛，用药要有分寸。如热盛，用清热药，宜中病即止，过则伤脾气脾阳；热减宜及时加健脾利湿之品，以治其本。同时佐以疏肝理气，气行则湿行，湿去则热无所存。李振华抢救的肝硬化腹水以致肝昏迷患者李某，即可说明其治湿热蕴结的辨证灵活和用药技巧。

七、胃病胃阴虚证治疗，用药宜轻灵甘凉

李振华认为，理气过，则温燥而伤阴，养阴过，则滋腻而助湿，故对胃阴虚的遣方用药，药味宜轻，用量宜小，轻灵不蛮补，并据脾胃气阴关系，在养胃阴的基础上酌加益气而不温燥的药物，对慢性胃病胃阴虚的各种胃炎等病，收效显著。

总之，对脾胃病的治疗，在用药上，李振华总以甘、平、温、轻灵之药性为主，常以甘温淡渗之方药作基础，随证加减。

除脾胃虚寒或湿热过盛，对大辛、大热之姜、附，苦寒泻下之硝、黄以及滋阴腻补之品宜慎用和勿过用，以免损伤气阴。对脾胃虚证，亦当注意运用行补、通补的原则，不可大剂峻补、壅补。在补药之中，酌加理气醒脾和胃之品，以调畅气机，使补而不壅，

补不滞邪，通不伤正。在用药的剂量上，亦当轻灵为宜，宁可再剂，不可重剂。况且，脾胃虚弱，每致气滞、食积、瘀血停留，若大剂壅补，则碍祛邪，故当补中寓行，轻剂收功，使中气渐强，运化得力，则正气渐复，脾病得愈。

李振华认为，脾胃气虚的各种慢性胃病，在病理上包括了西医的各种慢性胃炎和上消化道溃疡；在临床治疗组方上，他善于灵活运用香砂六君子汤为基础，将历代治疗脾胃病的各方化裁运用，如四君子汤、五味异功散、六君子汤、二陈汤、平胃散、温胆汤、五苓散、理中辈、四逆辈、大小建中汤、左金丸、金铃子散、丁香柿蒂汤、橘皮竹茹汤、补中益气汤、四神丸、胃苓汤等。

对胃阴虚的多种胃病，李振华以叶天士的养胃汤为基础方加以化裁，加白芍、知母、花粉、陈皮、鸡内金、焦三仙，慎用芳香理气之品，以免更伤胃阴。以上辨证论治，选方用药，体现了李振华治疗脾胃病的基本方法。他运用这个方法治愈了大量各种慢性胃炎、消化道溃疡、慢性肠炎和结肠炎等多种胃肠病患者，得到了广大患者的赞扬。

李振华对脾胃病治疗之理论和心得，均收入他主编的《中国传统脾胃病学》一书。他主持研究的"脾胃气虚的本质研究"获河南省科委三等奖。国家"七五"科技重点攻关项目"慢性萎缩性胃炎脾虚证的临床及实验研究"，获河南省教委科技成果一等奖和河南省科技进步二等奖。本课题先后由《人民日报》、中央电视台等多家媒体作了采访和报道。李振华本人也被评为河南省优秀科技工作者和中医优秀科技工作者。

刘 柏 龄

> 矢志岐黄，继承创新为人民。
>
> ——刘柏龄

刘柏龄，1927年生，著名中医骨伤科学家，"中医骨伤名师"，东北天池骨伤流派"刘氏正骨"第五代传人，长春中医药大学附属医院（吉林省中医院）主任医师、终身教授、研究生导师，全国首批五百名老中医药专家学术经验继承工作指导老师之一，及第二、三、四批指导老师，中华中医药学会终身理事，中国中医科学院客座研究员，广东省中医院、广州中医药大学第二临床学院继承国家名老中医学术经验指导老师，广东省佛山市中医院骨伤科医学顾问，河南省洛阳正骨医院继承国家名老中医学术经验指导老师，吉林省"真中医"人才培养工程—第一批老中医药专家学术经验项目指导老师，并被美国国际中医药学院授予荣誉博士。刘柏龄1992年起享受国务院政府特殊津贴，是"20世纪中国接骨学最高成就奖"及全国华佗金像奖和吉林英才奖章获得者。中华中医药学会授予他"国医楷模"称号及"首届中医药传承特别贡献奖"和"成就奖"。国家中医药管理局授予他全国老中医药专家学术经验继承工作"优秀指导老师"荣誉称号。2014年被人力资源和社会保障部、国家卫生和计划生育委员会、国家中医药管理局评选为国医大师。

刘柏龄崇尚"肾主骨"理论，提出"治肾亦即治骨"的学术思想，形成了当代"补肾学派"。从医60余年，获长春科技发明与革新一等奖1项，国家中医药管理局科技进步三等奖1项，吉林省科技进步一等奖1项、二等奖1项、三等奖3项，吉林省高等院校教育技术成果二等奖1项。

创立治骨法药

在漫长的岁月里，刘柏龄边学习、边实践、边研究，他深刻地体会到，自己所从事的中医骨伤科专业大有可研究的内容。

在实践中，刘柏龄初步确立了"治肾亦即治骨"的学术思想，这是以"肾主骨、生髓，髓充则能健骨"的理论为指导提出的。

《素问·宣明五气篇》云："肾主骨"；《灵枢·本神》云："肾藏精"；《素问·六节藏象论》云："肾者其充在骨"；《素问·阴阳应象大论》云："肾生骨髓在体为骨。"肾藏精，精生髓，髓养骨，所以骨的生长、发育、修复，均须依赖肾藏精气的滋养和推动。临床上肾的精气不足，可见小儿的骨软无力，行迟，囟门迟闭，以及某些骨骼发育畸形；对成人而言，肾精不足，骨髓空虚，不能养骨，易致下肢痿软而行动困难，或骨质疏松、脆弱，易于骨折等。《诸病源候论·腰痛不得俛仰候》云："肾主腰脚"，"劳损于肾，动伤经络，又为风冷所侵，气血搏击，故腰痛也"。《医宗必读》认为腰痛的病因："有寒、有湿、有风热、有挫闪、有瘀血、有滞气、有积痰，皆标也，肾虚其本也。"所以肾虚者，易患腰部扭闪和劳损等，而出现腰酸背痛、腰脊活动受限等症状。又如骨伤折断，必内动于肾，因肾生骨髓，故骨折后如肾精不足，则无以养骨，骨折难以愈合。临床治疗时，必须用补肾之药，以续骨、接骨。"治肾亦即治骨"也。

20世纪60年代，刘柏龄对"肾主骨"和"治肾亦即治骨"的理论作了深入研究。他认为，保养肾的精气，是抵御病邪、防治骨病、延缓衰老的重要措施。如女子七七、男子八八以后，肾脏衰、精少，筋骨、肌肉得不到很好的营养，因而形体皆衰，骨质脆弱，易发生骨折，且骨折后愈合较慢。临床上女性绝经后发生骨质疏松以及男性好发骨质疏松的年龄，与《素问·上古天真论》所述"男不过尽八八，女不过尽七七，而天地之精气皆竭矣"的年龄段相吻合。因此，早期调养，保精气，壮筋骨，对防治老年"骨属屈伸不利"和骨折等病患是非常重要的。

在实践中，刘柏龄用熟地黄、肉苁蓉、淫羊藿、骨碎补、鹿衔草等中药的水醇法提取液，以不同的给药途径（口服及腹腔注射）进行了动物（大鼠）实验。结果表明：复方及单味药中的熟地黄和肉苁蓉具有抑制炎性肉芽囊的增生和渗出作用；有一定的镇痛效应。其抑制增生的作用可能是由于刺激垂体－肾上腺皮质系统释放肾上腺糖皮质激素的结果。所以在临床上，用上述药物的合剂治疗中老年骨质疏松、妇女绝经后骨质疏松以及骨质增生（退行性骨关节病）、骨折迟延愈合和不愈合等骨疾病，都有较好的疗效。这些，都充分说明"治肾亦即治骨"的正确性和科学性。

刘柏龄从事中医药教育和临床工作以来，始终坚持进行科学研究。他认识到，进行科学研究，可以使许多常见病、多发病、疑难病取得满意的疗效。刘柏龄不论在门诊还是在病房接触的病人，大多数是罹患腰腿痛的中老年人。他们多数是体力劳动者，并且也都经过中、西药较长时间的治疗，但疗效并不显著，痛苦难以解除，给工作和生活带来很大不便。大多数患者经放射科摄片，可见腰椎椎体有唇样增生改变，甚至出现骨刺或骨桥。这样的骨质增生病变，有人不认为是一种病。有的患者经过造影，确诊为腰椎间盘突出症或腰椎管狭窄，并无有效药物可医，只能手术治疗。于是，刘柏龄便有意识地对这些疾病做认真的总结、归纳、整理，并查阅大量有关资料，得到了很大启发。他遵照《黄帝内经》所说：三八，肾气平均，筋骨劲强；四八，筋骨隆盛，肌肉满壮；五八，肾气衰，发堕齿槁，以及"腰者，肾之府，转摇不能，肾将惫矣骨者，髓之府，不能久立，行将振掉，骨将惫矣"的论述，认识到肾与骨、骨与髓内在的生理、病理变化，充分地揭示了由骨质增生引起的腰腿痛的内在因素是由肾气虚不能生髓充骨而致的退变。他紧紧抓住这一机理，经过反复医疗实践，从多次成功的经验和失败的教训中，摸索出对本病的治疗规律，研制出治疗骨质增生的"骨质增生丸"新药处方。这使得骨质增生从"不治"向"可治"的转化，前进了一大步。

为了进一步探索骨质增生丸的作用机理，长春中医学院药理研究室用骨质增生丸复方和各单味药的水醇法提取液，进行了动物实验研究。实验结果表明：该药对中老年骨质增生、骨质疏松以及妇女绝经后骨质疏松、骨折迟延愈合和不愈合等骨疾病都有较好治疗效果。后经临床观察1800例骨质增生病人，总有效率在90%以上。经吉林省科委、省卫生厅主持科研成果鉴定，专家们认为：该药属国内首创，具有国内领先水平。

骨质增生丸从 20 世纪 60 年代至现在，已应用近半个世纪，共治疗骨质增生病人 10 多万例，取得较好疗效，总有效率在 90% 以上，从而填补了治疗骨质增生病的国内空白。应用到现在，其疗效不减，信誉不减，销量不减。该药已纳入《中华人民共和国药典》，目前国内很多药厂均在批量生产。该成果 1987 年获长春科技发明与革新一等奖，1991 年获吉林省科技进步一等奖，1992 年获国家中医药管理局科技进步三等奖。

20 世纪 80 年代，在骨质增生丸处方的基础上，刘柏龄又研制出治疗颈、肩、腰、腿痛新药"壮骨伸筋胶囊"；20 世纪 90 年代研制出治疗骨质疏松症的"健骨宝胶囊"和治疗股骨头无菌性坏死的"复肢胶丸"。这是刘柏龄的第二代、第三代科研成果，临床疗效均较满意。

"健骨宝胶囊" 1999 年获吉林省科技进步三等奖；"壮骨伸筋胶囊" 2000 年获吉林省科技进步二等奖，2003 年获中华中医药学会科学技术三等奖；"复肢胶丸" 2003 年获吉林省科技进步三等奖。

为了提高骨折的治愈率，20 世纪 80 年代初，刘柏龄主动献出治疗骨折的接骨秘方"接骨灵"。该药主要应用动物药蜥蜴，配合植物药骨碎补等，经过提取制成片剂，后改名为"接骨续筋片"。该药实验研究结果表明：家兔实验性骨折骨痂中胶原和钙含量，7 天时用药组和对照组非常接近，14 天和 21 天两组大幅度增高，用药组尤为显著，两组有显著差异。这说明，用接骨灵后，对促进家兔实验性骨折愈合有积极影响。

接骨灵促进成骨活动，与我国中医学治疗骨折的理论是完全吻合的。中医学特别强调以"活血化瘀为先"和"血不活，则瘀不祛；瘀不祛，则骨不能接"，以及"瘀祛、新生、骨合"，把活血化瘀作为骨折治疗的中心环节。在生理情况下，成骨活动依靠旺盛血循保证营养供应；在病理情况下，骨折愈合对局部血循依赖程度更大。凡能加强局部血运，加速凝血吸收和血肿机化的措施，都会对骨折愈合发挥有利作用。1984 年，通过省级科研成果鉴定，专家认为：该药达到国内先进水平。后由长岭制药厂批量生产。

还有治疗风湿、类风湿性关节炎的"风湿福音丸"（原名：白山蘑菇药）的研究，1985 年通过省级科研成果鉴定。专家认为：该药疗效确切，资料完整，数据可靠，无毒副作用，安全可靠，达到国内先进水平。后经敦化制药厂批量生产。1987 年获省科技进步三等奖。与此同时，刘柏龄还在中医传统外敷药"坎离砂"的治病原理启发下，以发热剂和自拟中药配方，研制成了专门治疗软组织伤痛及风湿骨痛的"汉热垫"。汉热垫具有理疗和药物治疗的双重效果，对风湿、类风湿性关节炎、骨性关节炎以及各种软组织损伤、骨关节损伤的康复期，均有较好疗效。它优于单纯的发热剂和单纯的药物熏洗、熨熁剂。临床观察 150 例患者，总有效率 90% 以上。治疗软组织损伤与麝香虎骨膏（对照组 30 例）相比差异显著（$P<0.01$）。

汉热垫于 1986 年经吉林省卫生厅、吉林省医药医疗器械工业公司主持科研成果鉴定，经省内外专家审评认为：此项研究立题可取，设计合理，有可信的科学数据；该药药理实验证明无毒副作用，无皮肤刺激及过敏反应，使用方便、安全、有效；该药国内属首创，为国内先进水平。后经长春长白实业公司投入批量生产，出口日本等多个国家。

紧接着，刘柏龄还研究了专门治疗风湿骨痛和神经痛的"药柱灸"，即用艾绒和自制药物混合制成"柱状"小艾灶，应用于患者的病变部位或穴位上。经过临床观察，疗效非常好。1991 年，通过省级科研成果鉴定。后由吉林益寿灸疗厂生产。"骨质增生口服液"（国家食品药品监督管理局将其更名为"蠲痹抗生酒"），1992 年通过省级科研成果鉴定，现在由长春人民制药厂生产。以上的科研项目，均通过省级科研成果鉴定。

刘柏龄承家学而集众长，临床特别强调局部与整体并重，内治与外治兼顾。尤其注重手法的应用与研究，他荟萃隋、唐以来骨伤手法之精华，结合家传手技，进行整理、研究实践，自成体系。他把正骨手法归纳为拔伸、屈转、端挤、提按、分顶、牵抖、拿捏、按摩八法。具体分为治骨与治筋两大类。

在长期的医疗实践中，他自创"二步十法"治疗腰椎间盘突出症，点刺"暴伤点"治疗急性腰肌扭伤，"一牵三扳法"治疗腰椎小关节紊乱症，"旋转牵拉松解法"治疗肩关节周围炎，"理筋八法"治疗慢性腰肌劳损，不仅独具一格，而且疗效卓著。其手法在我国北方独称一派，特点是：重而不滞，轻而不浮，稳而且准，使患者不感痛苦，每收捷效。尤其"二步十法"治疗腰椎间盘突出症，堪称刘氏手法的代表。

骨质疏松、骨质增生、腰椎管狭窄、腰椎间盘突出症、颈椎病、股骨头无菌性坏死、肩关节周围炎、强直性脊柱炎、滑膜炎、复杂骨折等，既是当前的常见病，也是疑难病。刘柏龄研制的"骨质增生丸"（骨质增生口服液）、"健骨宝胶囊"、"壮骨伸筋胶囊"、"复肢胶丸"、"颈痛胶丸"、"骨金丹胶囊"、"接骨丹"、"接骨续筋片"、"风湿福音丸"、"舒筋片"、"活血丸"以及熏洗药等，对上述骨关节病、风湿病等均有很好疗效。他开辟了无需手术，用中药能治好骨伤科疑难病的新途径。

医术高超神奇

刘柏龄行医 60 余年，他在大量的医疗实践中，自如地运用中医的各种手法治疗骨伤疾病。其深厚扎实的中医理论功底，准确的辨证，恰当的用药，妙手回春的高超技术，让同行和患者大为称赞，人们惊叹于他高超医术的神奇魅力。下面节选他的几个医疗片段：

一、救治重患——抢救十一条肋骨完全骨折，同时发生肩胛骨粉碎骨折合并严重血气胸危重患者

1964 年 10 月 11 日上午，一台四轮车停在了医院门前。两个农村大汉用担架抬着一个生命垂危的重伤患者，奔向医院门诊楼。患者为李姓农民，男，52 岁。家住吉林省德惠县达家沟公社，于 10 月 10 日下午，在秋收劳动中，不慎从车上坠落地面，被载重胶轮车从左肩及胁肋部擦轧过去。当时患者痛苦难忍，时而神昏、气促，伤势非常危险，随即到当地医院就诊。该医院从来没接治过这么严重的病人，注射镇痛药之后，建议到上级医院做手术治疗。先后去了长春几家大医院，看过患者的伤情后，治疗方案基本上都是进行开刀手术治疗。而且，医生不能保证手术成功。患者和家人前思后想，最后决定，还是不做手术，去看中医。于是，他们来到长春中医学院附属医院。

医院骨伤科组成了以刘柏龄为组长的医疗抢救小组，开始进行紧张的工作。查体：

患者营养中等，发育正常，面黄无华色，两目无神，嗜睡，气促烦闷，语声低微，表情痛苦，口唇干裂、色淡，舌质淡，苔黄而糙，脉弦细而数，呼吸 28 次/分钟，血压 110/80mmHg。血红蛋白 75g/L，红细胞 2.75×10^{12}/L，白细胞 7.5×10^9/L。颈部无伤，两上肢肤色苍黄，左侧肤温稍高，左臂因伤痛不能抬举，右臂活动自如，两下肢活动正常，脊柱无伤。少腹稍膨隆，拒按。自述：小便困难，大便未解，口苦不欲饮食，咳嗽，咳时引伤处作痛。

局部检查所见：左侧肩胛骨部按压痛明显，且有清晰之骨擦音，左胸及胁肋部有大面积皮擦伤，并渗血，损伤部压痛面积广泛。第 2～5 肋骨折端高凸畸形，有明显之骨擦音，6～11 肋压痛明显，无畸形，按之有骨擦感，左上胸血肿并有捻发音。X 线片显示：左侧肩胛骨粉碎骨折；左侧 1～11 肋骨完全骨折；左侧血胸；左侧胸壁软组织内积气。

这是一个非常危重的病例。11 条肋骨完全骨折，同时发生肩胛骨粉碎骨折，合并严重血气胸的危重患者，医院过去不仅没有治过，而且在文献上也很少见到此类报道。虽然没有文献（病历）可参考，但刘柏龄认为，中医学的宝库中总有相类似的治疗方法。他凭着自己多年的临床经验，对该患者展开了治疗。

入院当天，刘柏龄对骨折进行了手法复位，擦伤部用凡士林纱布覆盖保护创面，骨折部以硬纸板压迫固定，外用多头布带包扎固定。然后，刘柏龄遵照中医学"瘀在上部者，当清上瘀血"，以防败血蕴肺、凌心而致危笃难医的原则，开出内服药处方：全瓜蒌、牡丹皮、赤芍、蒲黄、茯苓、当归尾、五灵脂、刘寄奴、桃仁、红花、柴胡、黄芩、生地黄、陈皮、甘草。另用血竭、三七粉（共研细面分 2 次冲服），水煎 300ml，分两次早晚服。10 月 12 日诊查：患者疼痛减轻，咳嗽、胸闷、气短仍旧，睡眠不实，多梦，少腹膨隆稍减，小便时阴茎作痛，排尿不畅，尿色黄赤量小，大便未解，食纳不香，口渴不喜饮。舌质淡红，苔黄厚腻，脉弦细而数，呼吸 24 次/分。擦伤部无感染现象，左胸及腋下肿胀仍旧，捻发音阳性，触按小腹部疼痛稍减。

服药已奏效，刘柏龄非常高兴。治疗按原方不变，加车前子（包煎）、竹叶、川贝母、厚朴、大黄（后下），水煎 300ml，分两次早晚服。第三天诊查：患者自述：伤处已不痛，咳嗽、胸闷稍减，仍然气短，睡眠不实，少腹胀满大减，小便时阴茎已不痛，尿仍赤，量略增，大便未解，饮食略增，口干不喜饮。口唇干裂色淡，舌质淡红，舌苔黄腻，脉仍弦细而数，呼吸 21 次/分。外伤情况良好，骨折处无不良变化，擦伤皮肤恢复良好，左胸及腋下肿胀渐消，捻发音阳性。

虽然病人已经渐趋好转，但气血胸症状仍未完全消退，并数日未解大便，溲赤而涩。刘柏龄遵照"活血化瘀，理气化痰，疏通腑气"的原则，加重前方（12 日方）药量，再进 1 剂。第四天诊查：患者于昨天下午解大便 1 次，色黑而硬，小便仍赤，量已增多，少腹略感轻松，胸闷气短减轻，咳嗽大减。睡眠仍不实，饮食增加，口干微渴。有时全身不适，轰热，夜眠盗汗，头晕耳鸣。伤处已不痛。查其舌质淡红，苔薄微黄，脉细数无力，呼吸 20 次/分，血红蛋白 80g/L，红细胞 3.74×10^{12}/L，白细胞 8.4×10^9/L；局部所见良好，左胸及腋下微肿，捻发音阳性。

经过 3 天的治疗，病情基本稳定。虽然患者平素身体健壮，但因伤势过重，气血津液损耗太大。刘柏龄认为此时当"攻补兼施，不致攻邪而伤正，或补正而留邪"。方用人参、黄芪、当归、川芎、赤芍、白芍、生地黄、牡丹皮、石菖蒲、远志、茯神、苏木、枳壳、瓜蒌、桃仁、竹叶、大黄（后下），另加接骨丹10g，分两次冲服。水煎300ml分两次早晚服。该方服至11月5日。

经过3周多的治疗调养，11月6日诊查：患者精神状态良好，食欲增加，二便调和，呼吸均匀，睡眠安稳，全身无不适感，左胸及腋下肿胀消失，捻发音阴性，局部大面积擦伤已痊愈，骨折处无压痛，左上肢已能抬举和外展，自动或被动活动无疼痛和障碍。化验检查：血红蛋白115g/L，红细胞$4.1×10^{12}$/L，白细胞$8.6×10^{9}$/L（11月2日检验）。刘柏龄认为患者病情恢复良好，本着"动静结合"的治疗原则，协助患者于本日开始坐起，练功活动及深呼吸（约15～30分钟），每日有规律地进行两次。患者除稍感气短外，无其他不良反应。刘柏龄继续按上方治疗（其间稍做加减）至11月23日，经X线片检查：骨折临床愈合良好，血气胸现象已消失。此后，仍遵前法调治，于12月1日始，患者能主动做些轻微劳动，如打水、擦地板等，亦无不适感。

刘柏龄带领全科医护人员经过57天的全力抢救治疗，12月8日，李某痊愈出院。临行前，他特意给医院党委写了一封感谢信，这位朴实的农民激动地说："都说只有西医才能救急，没想到中医也这么神奇，竟然这么快就把我抢救过来了。都说伤筋动骨一百天，没想到我50多天就恢复了正常，身上没动一处刀。我感谢共产党，感谢党培养了刘柏龄这样医术高超的大夫，是共产党的好医生刘柏龄给了我第二次生命……"

二、一针见效——点刺"暴伤点"治疗急性腰肌扭伤

2001年3月12日，一个30来岁的女患者被一男子背着来到刘柏龄的门诊室。女患者疼痛难忍，面部表情十分痛苦。原来，她4个小时前在工作单位劳动时不慎闪腰，不能活动。诊查：腰部活动受限，下腰4～5及腰5至骶1间压痛阳性，腰肌紧张，直腿抬高试验阴性。上唇系带显露"暴伤点"。X线片检查：脊柱腰段变直，各椎体未见明显异常。临床诊断：急性腰肌扭伤。

刘柏龄决定用点刺"暴伤点"宣通经络，针刺通经，舒筋，解痉祛痛。首先，进行点刺"暴伤点"。针具进行常规消毒后，他用左手拇、食指提起上唇显露"暴伤点"（"暴伤点"是指位于上唇系带中点，龈交穴附近，米粒状的白色颗粒），用右手持三棱针将"暴伤点"刺破，同时点刺龈交穴至少量出血。然后进行针刺人中穴：令患者仰靠椅上，于人中沟的上、中1/3交界处取穴，局部常规消毒后，用毫针向上斜刺0.5寸，重刺激、捻转，留针20分钟，每5分钟捻转一次。在留针过程中，令患者站起深呼吸并活动腰部。10分钟后，患者腰痛症状消失，一下就站了起来，顷刻间就如正常人一样。神奇的功效，让患者连连感谢。在场的人无不惊叹："简直就是神针！一针见效！"

急性腰肌扭伤，俗称"闪腰岔气"，是腰痛中最常见的疾病，多见于从事体力劳动者，或平素缺乏锻炼的人。其发病急，症状重，往往影响人们的正常生活。早期治疗效果好，否则会遗有长期腰痛，造成治疗困难的不良后果。

这个一针见效的"神针"就是刘柏龄经过临床多年的实践独创的刘氏"一针法"，即点刺"暴伤点"（配刺人中穴）治疗。这个针法效果非常理想可靠，立竿见影。大凡急性腰肌扭伤患者，几乎都在上唇系带上出现"暴伤点"，该点位于督脉循行路线的尾端。《难经·二十八难》云：督脉为阳脉，起于前后二阴之间的会阴穴，上行合并脊柱之中，

继而上行至风府穴入属于脑，又经过头顶的百会穴，由鼻柱之中间至上齿龈之龈交穴而出。"暴伤点"的出现，可能是由于腰肌扭伤后，行于腰部正中的督脉经气受到损伤。督脉总督一身之阳经，为"阳脉之海"，阳经受损，均可反映于督脉。经络受损，经气不利，影响气血的运行，循督脉上行传至唇系带（龈交穴），遂现"经结"，即"暴伤点"。

点刺"暴伤点"有活血祛瘀、行气止痛之效，符合《灵枢·小针解》"宛陈则除之"的治疗原则。另外，《灵枢·终始》有"病在上者，高取之"，《玉龙歌》曰"脊背强痛泻人中，挫闪腰痛亦可针"，故配合针刺人中穴亦增强疗效，而人中穴亦督脉之络也。如此，可以激发督脉之经气，并借以调节诸阳之气，使气血流畅，从而改善损伤局部的气血瘀滞状态，达到"通则不痛"的疗伤止痛目的。

三、手法治脊——"二步十法"治疗腰椎间盘突出症

42岁的工人王某，在搬家具时扭伤了腰，当时腰痛并不重，次日清晨突然腰痛剧烈，不敢活动，右腿放射痛。经某医院给服沈阳红药、手法按摩，症状稍缓解，但仍持续疼痛，近半个月症状加重。

2000年8月11日，王某来到长春中医学院附属医院刘柏龄诊室。诊查：患者平腰，略有侧弯，活动受限，腰4、5椎棘旁（右）压痛明显，并向臀部及右腿后外侧放射，腰背肌紧张。直腿抬高试验：左80°，右40°，右小腿外侧有麻木区，肌张力减弱，沿坐骨神经干有明显压痛，走路轻跛。CT扫描提示：腰4~腰5间盘突出，两侧隐窝狭窄。临床诊断：腰椎间盘突出症。辨证：腰伤后致督脉及足太阳膀胱经两经经气受阻，气滞血瘀，经络运行不畅，不通则痛，致腰痛似折，不可俯仰。治法：按摩手法治疗，按其经络以通郁闭之气，摩其壅聚以散瘀结之痛。

刘柏龄运用"刘氏二步十法"给患者按摩30分钟，患者自觉腰腿痛减轻，活动幅度增大，直腿抬高试验左80°，右60°。术后让患者卧床休息30分钟，并嘱每天有规律地做腰背肌锻炼，避免在腿伸直的姿势下搬取重物，以防扭伤腰部，引起病情加重或复发，汗后避风冷，预防感冒。

8月13日，患者前来复诊，症状明显好转，进行第二次手法治疗，治疗后反应良好。共经一个疗程（10次）手法治疗后，腰腿痛基本消失，脊柱侧弯纠正，直腿抬高双侧均达90度。10天后恢复正常工作。

"刘氏二步十法"：第一步运用按、压、揉、推、滚五个轻手法，第二步运用摇、抖、扳、盘、运五个重手法。按序施术，是刘柏龄在营卫气血、经络学说的基础上，通过大量临床实践研究出的专门治疗腰椎间盘突出的手法。他认为本病属于腰背部"督脉"和"足太阳膀胱经"两经气血运行失调所致。然本病又多有外伤史者，巢氏《诸病源候论》说，"伤损于腰而致痛也，此由损血搏于背脊所为"。故此出现"背脊强直，腰痛似折，下延胭腨"等症状，非常近似腰椎间盘突出症。基于上述理论基础，而运用手法治疗，使经络气血得以宣通，则骨正筋柔，其痛自止。正如《医宗金鉴》所说，"按其经络，以通郁闭之气，摩其壅聚，以散瘀结之肿"，其患可愈。

四、中药治颈——椎动脉型颈椎病

女患者李某，几年来经常感到颈肩痛、头晕、头胀、胸闷、恶心、呕吐。有时右肩酸痛、手麻。李某开始没当回事，这样一拖再拖，最近 3 个月反应特别强烈。她曾在某医院看过，确诊为颈椎病。遵照医嘱服过颈复康、颈痛灵等多个疗程的药，但无明显效果。病痛已经折磨得她无法正常工作，吃不好，睡不好，身体渐瘦，每天心情都很坏。在丈夫的催促下，1999 年 2 月 4 日，李某来到刘柏龄的专家诊室。

诊查：颈活动不受限，颈胸段轻度压痛，压头试验阳性。X 线片显示：颈椎变直，项韧带钙化。斜位片示：颈 4 至颈 5、颈 5 至颈 6 钩椎关节增生，相应椎间孔变窄。脉象弦滑，舌红，苔薄白、根稍腻。临床诊断：椎动脉型颈椎病。此病临床症状较复杂，易与内科、神经科、五官科等多种疾病相混淆，其误诊率在颈椎病各型中占首位。

刘柏龄对此病颇有研究。他认为，本病以"眩晕"为主要症状，又因常合并颈肩臂痛，而且有"痹证"的特点，因此，本病的眩晕与其他各科之眩晕的病理机制有着很大的区别。故经刘柏龄辨证认为，该病系痰凝血瘀，经络受阻，髓海失充，肝风内动，风火上扰所致。所以应以"通脉化痰，平肝息风，清眩舒颈"为治疗原则。遂投自拟方"清眩舒颈汤"（天麻、钩藤、石决明、姜半夏、白茯苓、葛根、陈皮、旋覆花、竹茹、天竺黄、丹参、泽兰、僵蚕、全蝎、白芍、甘草），每日 1 剂，嘱服 1 周。

2 月 10 日，患者前来复诊，自觉头晕减轻，已不恶心，唯头胀、胸闷仍旧。治按前方减旋覆花、竹茹，加菊花、蔓荆子、紫苏梗，再服 1 周。2 月 18 日，患者又来复诊，胸闷减，头胀轻。唯颈僵、肩酸胀时作。嘱按 2 月 10 日方连服两周，诸症悉退。后服"颈痛胶囊"两周，以巩固疗效。

刘柏龄治愈了患者长达 10 年的颈椎病。他认为，椎动脉型颈椎病，为本虚标实之证，本虚乃脏腑功能衰弱，标实为经脉阻滞，影响气血津液的正常代谢，则产生痰浊、血瘀等病理产物，阻滞于经脉则影响精血上荣于脑，在脏腑功能衰退、精血虚亏的基础上，进一步加重了脑部失养（供血不足）状态，从而产生"眩晕"等症状，这是本病的基本病理机制所在。

刘 志 明

凡读书上万卷，宜加深究，勿谓古人之法如此，便可执而用之。

——刘志明

刘志明，1925 年出生，湖南湘潭人。著名中医学家、临床家。中国中医研究院（现为中国中医科学院）广安门医院主任医师，中国中医研究院研究员，博士研究生导师；广安门医院专家委员会副主任委员，中国中医研究院学术委员会、学位委员会副主任委员。全国首批五百名老中医药专家学术经验继承工作指导老师之一，首批享受国务院政府特殊津贴专家。2009 年获"首都国医名师"称号。2014 年被人力资源和社会保障部、国家卫生和计划生育委员会、国家中医药管理局评选为国医大师。历任北京中医药大学、中国中医研究院研究生院教授，全国高等教育中医药类规划教材（六版）顾问委员会顾问，中国中医药学会副会长。全国政协第六、七、八届委员。

皓首穷经　博采众长医道奇

中国古人学医，崇尚"青灯黄卷，皓首穷经"。正如唐代韩偓在《赠易卜崔江处士》中所言："白首穷经通秘义，青山养老度危时。"其义乃是一直到年老头白之时还在深入钻研经书和古籍，清心寡欲，探索真知。刘志明就是这样一位甘于寂寞、不舍医典、躬身临床的人。

一、穷经开思路，博采广学识

由于求诊者与日俱增，在临证中遇到的问题也愈来愈多，这促使刘志明利用诊余时间，系统地阅读了各家学说。历代各家学说，内容极其丰富，一一遍读，实非易事。刘志明将历代医家分为几个学派，每个学派选择代表性著作重点学习，然后旁及其他。如研究《黄帝内经》，以王冰校定注释为主，参以张景岳的《类经》、杨上善的《太素》，旁及吴昆、马莳、张志聪等著作。《伤寒论》注家尤多，刘志明钻研《伤寒论》以成无己、柯琴、尤在泾等注家为主，略事浏览其他注家。

对温病学说，刘志明认为其首起刘河间，此后吴又可、戴天章、余霖、杨栗山之论温疫，叶天士之论卫气营血，吴鞠通之论三焦，薛生白之论湿热，王孟英之论六气属性及霍乱，都在必读之列。只有全面、系统地了解各家学说的学术体系，才能丰富学识，开阔思路，才能在继承前人学术的基础上有所创新。

中华人民共和国成立后，湘潭医务界在党的领导下建立了中医组织机构，刘志明被推举为机构主要负责人之一。在工作之余，刘志明有更多机会接触同道名师，常与他们切磋医道，扬长避短，受益匪浅。

中医研究院成立后，全国各地名医云集北京。刘志明利用这个极好的学习机会，汲取各地名医学术特点和治疗经验，这对他提高学术水平、广开思路大有裨益。不仅如此，凡有出差机会，刘志明必拜访当地名医，如上海程门雪、湖南李聪甫、浙江叶熙春及潘澄濂等，他都曾亲聆教益。古人云："与君一席话，胜读十年书。"又云："独学而无友，则孤陋而寡闻。"寻师访友，可以广学识，长见闻，对于个人医道提高和学术进步都大有裨益。

刘志明在深究古典医籍的基础上，结合自己的临床经验，对于脉学、本草、方剂以及临床各科，均有深入的研究和一定的见地。他认为，医学内容虽极丰富，临床病症虽极复杂，但只要从阴阳入手，就能从根本上掌握中医理论和辨证施治原则。因此他常说："凡诊病施治，必须先审阴阳。阴阳无谬，治焉有差。医道虽繁，可以一言以蔽之，曰阴阳而已。"

刘志明认为，在探究医学原理和处理医疗实际问题时，要用唯物论观点和辩证法思想，以实事求是的态度把理论和实践相结合，这样才能有所创新。中医学的经典医籍诞生年代早，当时社会经济条件落后，科技不发达，对一些疾病的认识、治疗不免存在局限性。对于那些不符合实际、经不起临床验证的记载，应该存疑待考，而不应该盲从。

治学之要就是在博览群书的基础上，博采众长，结合临床进行独立思考，提出独特见解。刘志明的学术研究工作充分体现了"师古不泥古、辨疑不苟同"且富有批判精神的严谨治学态度。他始终认为："凡读书上万卷，宜加深究，勿谓古人之法如此，便可执而用之。"

辨证论治、整体观念是中医学的两大特点，也是诊治疾病的灵魂和原则。中医学强调的是个体治疗，因人因地因时制宜。但在个体治疗中，也有共性的、规律性的东西。所以，既要掌握辨证论治，也要遵循治病大法。

刘志明非常推崇清代吴鞠通对外感、内伤病的治疗大法。吴鞠通在《温病条辨·卷四杂说·治病法论》中言："治外感如将，兵贵神速，机圆法活，去邪务尽，善后务细……治内伤如相，坐镇从容，神机默运……而人登寿域。"岳美中曾说："治急性病要有胆有识，治慢性病要有方有守。"这些观点对临床都很有指导意义。刘志明的"治病大法"即治病的指导原则是：治外感如将，注重祛邪；治内伤如相，善于调理。

对于外感疾病，刘志明认为当以祛邪为重。外来之邪，起病急骤，变化迅速。若形体不虚，其治当速，祛邪于体外，切不可姑息养奸，错失良机。其要诀在于辨证准确，选药精当，药量要足，药力要猛，一战成功。对于内伤杂病，当以调理为要。内伤之疾，阴阳不调，气血不和，脏腑功能失常，每易藏邪，此谓"奸佞"之徒。对此，当审时度势，安内以攘外。特别对于胃气虚弱不胜药力者，更当先调养中土，缓缓图之，不可孟浪。待正气来复，脏腑机能恢复，气血调和，则邪无处可藏，病可痊愈。

刘志明临证70余年，对此感触甚多甚深。作为一位临床医家，他对前贤的学术思想和临床经验以科学的态度提炼与吸收，在此基础上，发展形成了个人独特的风格，做到继承中有发扬，无论是宗景岳之说，还是承东垣之论；无论是效法丹溪，还是化裁清任之方，都结合了自己的学术见解。

刘志明对于中医学术的研究,既能尊重前人的学术成果,又善于辨疑,勇于创新;既重视各家学说得失,又不断在实践中求得真知。这种求真务实的治学态度和探究精神,非常有利于中医事业的传承和发展。

二、实践求真知,诊治重辨证

刘志明认为,中医学之所以能长期存在,是由于中医学术不断发展,临床疗效过硬,深得广大群众的信任。而疗效的取得,固然需要理论的指导,但更重要的是依靠实践。因此,勤于实践是中医医师提高学术水平、丰富临床经验最主要的方法。

自学医以来,刘志明从未离开过临床,他的足迹遍及大半个中国。走到哪里,就在哪里看病,从不懈怠,每日诊务极为繁忙。

他认为,只有不断实践,方能丰富自己的经验,在医术上才能精益求精。作为临床医生,最忌满足于一知半解的空洞理论。若仅有理论,乏于实践,必致临证游移,漫无定见,药证难合,鲜能奏效。

在临床实践中,他对"治病大法"的灵活应用,就很能体现这一点。"治病大法"实际上就是他治疗疾病的总体原则和指导思想,也是他临证经验的精髓和灵魂,具有很好的临床指导意义。

刘志明曾与儿科研究所协作,对小儿病毒性肺炎进行临床研究。根据其临床症状,如发热、咳嗽、气喘、鼻煽等,医者一般将其归属于风温范畴,主张以卫气营血辨证论治小儿病毒性肺炎,但往往难以控制病情,病死率高。刘志明认为,小儿病毒性肺炎是肺脏实质性病变,来势急,传变快。其治疗不必拘泥于卫气营血的顺序,在发病初期即应发汗透表、清营解毒并举,药用麻黄、杏仁、石膏、甘草、连翘、金银花、牡丹皮、生地黄及局方至宝丹等。通过数百例的临床实践,确实取效甚捷,避免了不少患儿出现热极生风或热入心包等危重症状,提高了治愈率。

外感病以邪实为主,治当祛邪为先,故药物剂量往往宜重,否则难能为功。如刘志明借鉴古人用大黄的经验,治急性细菌性痢疾里急后重而辨证属实者,用生锦纹大黄末一两,一日分作三次服,乃建奇功。再如1956年,刘志明推广治疗乙型脑炎的经验,借鉴温病学派大师余师愚用石膏法,以白虎汤为主方,对重症邪实者,每日用石膏达斤余,迅速清热,疗效卓越。

内伤病多因经年累月,正气耗伤,脏腑功能失调而成。治之当如宰相治国,统筹全局,深谋远虑,从容不迫,因势利导,悉心调治,即"治内伤如相"。如刘志明治疗功能性水肿,患者多呈颜面及下肢凹陷性浮肿,似属邪实,但患者年龄多在40岁以上,病程较长,且伴有头晕、心悸、气短、乏力、失眠、纳差等心脾两虚之证候。辨其病机属本虚标实,治疗应着眼于整体,以补虚培本为主,不宜过用分利之剂,否则不但浮肿难消,且易耗伤正气。临证时,刘志明常用健脾胃、调气血之法,以归脾汤加减,多获效验。

又如治疗一风心病患者,病史16年,西医诊断为"二尖瓣狭窄伴闭锁不全,三尖瓣狭窄;阵发性心房纤颤,Ⅱ度房室传导阻滞,心功能不全",因长期服用洋地黄制剂,已有不良反应,要求服中药治疗。刘志明根据患者心悸、气短、胸闷、全身乏力、纳差、两足浮肿等症状,认为属脾阳不振、痰湿痹阻气机,方用苓桂术甘汤加党参、生薏苡仁、防风等，以此方坚持治疗半年余，病情大有好转。后经某医院检查，证明病情明显好转，心房纤颤减少，心脏功能改善。

再如冠心病的治疗，刘志明认为，活血化瘀疗法有其可取之处，也能获一定疗效，但属于治标之法。因冠心病患者多年高体虚，若不细加辨证而一味攻伐，势必戕伤正气，造成不良后果。因此，当按标本缓急原则，急则治其标、缓则治其本或标本兼顾。治本以滋肾为主，治标重视通阳化浊。在缓解期，刘志明往往以滋肝肾、通心阳之法组方，配制成丸药进行调理，多获稳固疗效。

由上可知，内伤病多属本虚，故治疗必须重视治本。又因其来也渐，其去也缓，故须因势利导，不可操之过急，制方求稳，保护胃气，有方有守，徐徐图之。刘志明治内伤病往往守方十几剂、几十剂乃至上百剂，其间只根据病情变化稍事增损，疗效满意。

在实践中求得真知，在诊治中求得辨证，在临床中求得疗效，这就是刘志明临证"治病大法"深得人心、广为流传的主要原因。而在推崇中有思考，在探究中有批判，在继承中有创新，这是其临证精髓所在。

崇尚仲景　化裁经方贵活用

历代医家无不从古代医典中吸取丰富的营养来充实、升华自己，而且对这些经典医籍，常常是"朝而诵读，昼而见证，夜而辨论"，如痴如醉，不能自已。刘志明是喝着湘水长大的，从小崇尚张仲景，对《伤寒杂病论》更是推崇备至，爱不释手，常常体悟、研读至鸡鸣天晓。《中国现代名中医医案精华》一书对刘志明的评价甚是贴切："崇尚仲景，善用经方，且能博采众长，熔古今名方于一炉，灵活变通，师古而不泥古。对外感热病、内伤杂症及老年痰病之疑难大症，必穷源究委，敢于创新，另辟蹊径，每每出奇制胜，疗效卓著。"

一、经方贵在活用，忌在以方套病

经方为历代医家所推崇，应用经方最忌以方套病，呆板不化。如何活用经方？刘志明认为，运用经方，必须善于抓住主症，法随证立，方从法出，证以方名，方证一体。临证中见其主症，即用其方。他认为，桂枝芍药知母汤的主症是"肢节疼痛，脚肿如脱"，用其治疗足膝关节红肿较甚的痹证每获佳效。肾着汤则以"腰中冷，如坐水中，腹重如带五千钱"为主症，故用其治疗腰重冷痛为主的寒湿腰痛，稍事加味，亦确有良效。甘草附子汤的主症为"骨节疼烦，掣痛不得屈伸"，用以治四肢关节疼痛为主的痹证，也能取得较好的疗效。

这些都说明辨清主症对于正确使用经方是十分重要的。对于不同的疾病，但见相同的主症或相似的病机，就可用其方。如"太阳病，项背强几几，无汗，恶风者，葛根汤主之"。项背强几几是葛根汤的主症，其病机为风寒之邪客于太阳经腧而致，将此方用于肩周炎、颈椎病而伴有项背疼痛不舒者，屡屡取效。虽然这些病不属于太阳中风，但因病机与太阳中风的葛根汤证的病机有相似之处，故可变通而用。同时，还必须明确每一方的方义，以扩大其应用范围。如麻杏苡甘汤的主症是"一身尽疼，发热，日晡所剧者"，但观本方有麻黄、杏仁宣上疏风，薏苡仁祛湿，可用于痹痛部位在上者。刘志明用本方治疗下颌关节炎，虽然没有本方主症，但因与本方方义合拍，故用之有效。

1957年8月他曾治疗一位6岁男童。患者因高热，体温40℃就诊。伴头痛，呕吐频作，烦躁不安，嗜睡，时躁动抽搐，间发谵语。经西医做腰椎穿刺脑脊液化验，确诊为乙型脑炎。当时查体：口唇干燥，脉弦滑数。因就诊时病人牙关紧闭，故未察舌象。诊断：暑温偏热。治疗方法：辛凉重剂，佐以凉开，以白虎汤加减，重用石膏儿120g，另以安宫牛黄丸1丸溶于汤药中，分5次鼻饲。服药2剂，体温降至38℃，惊厥、呕吐已止，能进饮食，但仍有时谵妄不识人，大便五日未解。脉沉数有力，舌苔黄燥。刘志明认为，此为阳明里热实证，用承气汤取釜底抽薪之意。石膏用量改为60g，服该方1剂后，大便已通，体温降至37.5℃，神志完全清醒，谵语已除。在上法基础上佐养阴之品，调理旬日而愈。

1972年，刘志明随医疗队赴山西农村，曾遇一女患者罹病数日，发热面赤，神志不清，狂躁抽搐，不明所以。当地医生投以解热、消炎、镇静之剂，罔效，全家惶恐，急来求诊。刘志明详细询问病史，得知发病之日，正值经水适来，此乃伤寒热入血室之证，急投小柴胡汤，服药2剂果验，事后传为佳话。

1973年，刘志明赴江西巡回医疗，应邀到某县医院会诊一位3岁男性患儿。西医诊断为小儿病毒性肺炎，用西药治疗月余，仍高烧40℃不退。患儿消瘦，腹胀纳差，大便稀溏，脉细数无力。此系一派脾阳虚之证，只宜温补脾阳，少佐寒凉即可。遂以乌梅丸加减，1剂热减，3剂热净。

1980年，刘志明于门诊遇一胃扭转女性。患者发病已经数月，经当地中西医治疗乏效，专程来京就诊。此为临床罕见之病，患者精神萎靡，面色㿠白，双目微浮，气短乏力，脘腹胀满，呃逆泛酸，食后更甚，胃痛阵作，喜暖拒按，疼痛好发于清晨及午后，不思饮食，形体消瘦，大便秘结，二三日一行。舌苔薄白，脉象弦细。观其脉证，乃脾虚中满，兼有积滞。脾虚为本，积滞为标，治宜消补兼施。《伤寒论》有"发汗后，腹胀满者，厚朴生姜半夏甘草人参汤主之"，《金匮要略》有"痛而闭者，厚朴三物汤主之"，正与本病合拍，故合二方而投，服药20余剂痊愈。

上述病案证明，疑难大症以经方奏效，在于辨证精准，灵活运用。

二、继承意在发扬，化裁重在贯通

刘志明结合自己的临床心得提出：重视先天，虽可宗景岳之说，但补肾不必专主地黄；调理后天，虽可承东垣之论，然补脾不必胶着参、术、升、芪；养阴可效法丹溪，但须防滋阴之品寒凉伤胃；活血化瘀可取清任之方，然须分清虚实而后用之。

刘志明认为，热痹基本病机为湿热相搏，风邪外袭是其诱因，治宜清热利湿，散风通络。吴鞠通的宣痹汤为苦辛通法，清热与利湿并重，兼通络止痛，主治湿热并重之热痹；李东垣之当归拈痛汤则以清热利湿为主，兼有疏风散邪之功，主治湿热相搏兼外感风邪证。刘志明常将两方合用治疗热痹，又参以个人经验，重用生甘草以泻火解毒，配生地黄以凉血润燥，对于常年久病、正气虚弱者，稍佐调和气血之品，施于临床每获显效。

如1993年11月，刘志明治疗一位31岁的美国男性患者，在美国诊断为皮肌炎、类风湿性关节炎，长期服用大量激素，病情无好转，并导致股骨头坏死，行走困难，丧失一切劳动能力，洗澡都需人帮助，通过信息检索及国家某领导介绍最后求诊于他。当时辨证为肝肾两虚，湿热交阻，治以扶正祛邪，标本兼施，取李东垣之当归拈痛汤及吴鞠通之宣痹汤加减，结合个人经验，重用甘草及生地黄，以泻火解毒，凉血润燥。经过100剂中药治疗，病情逐渐好转，并逐步停用激素和一切西药，继服100剂，病人能自己从美国来中国找刘志明看病，病情逐渐得到控制，后恢复正常工作，并结婚成家。

1976年治疗一位19岁女青年，患慢性肾炎，全身浮肿，腹大如鼓。虽经中西医治疗，但经久不愈。就诊时除水肿、腹水之外，尚见面色㿠白，四肢不温，小便量少。舌淡苔白，脉两尺细滑无力。据脉证可知属肾虚无疑，而前医皆投温阳利水之剂，水肿非但不除，反而日趋严重。患者病程已久，又迭进分利之品，阳损及阴，阴阳两虚。无阳则阴不化，但是一味温阳则阴更伤。此时，刘志明指出，唯景岳理阴一法方可奏效，俾阴生而阳长，水能化气，可望治愈。遂遣理阴煎，重用熟地黄、当归以养阴，少佐姜、桂以水中求火，不用分利之品，并嘱多食红烧或糖醋鲤鱼，但不放盐。宗此法调治半载，水去肿消而收全功，至今未再复发。

此例肾炎患者，高度浮肿，可谓难治之症，刘志明以塞因塞用之法治之，此乃《黄帝内经》反治法。若不明景岳阴阳互根之理，何能用理阴煎？而服鱼之法，又是借鉴《千金要方》鲤鱼汤之义，参以现代科学，目的在于补其血浆蛋白之不足。

如此一来，《黄帝内经》、《千金要方》、景岳及现代科学知识贯通一气，刘志明学习前人的经验，不拘泥于一家之说，而是博采众长，既善于继承，更善于在继承的基础上创新发扬。

三、以重剂治重症，以平淡起沉疴

刘志明一生临证喜用经方，然又不拘泥于经方，无论经方、时方，灵活变通，辨证论治，或以重剂治重症，或以平淡起沉疴，或守方不移，或药随证变，往往自出机杼，屡起沉疴大疾。

如刘志明于1956年8月治疗一位10岁男童，患儿持续高热40℃伴抽搐、昏迷入院。入院时患儿不省人事，频频惊厥，角弓反张，两目上吊，周身灼热，小便失禁，大便未解，苔白，脉沉数。查体：体温40℃，脉搏132次/分钟，呼吸28次/分钟，颈项强直，瞳孔对光反射消失，腹壁反射及提睾反射皆消失，巴宾斯基征、凯尔尼格征皆阳性。化验脑脊液：白细胞数319，中性3%，淋巴97%，蛋白阳性。血象：白细胞19600，中性67%，淋巴31%，诊断为流行性乙型脑炎。西医注射青霉素，口服退热药无效，故请刘志明会诊。辨证为暑温偏热、热极生风。治以清热解毒，养阴息风，方用白虎汤合增液汤加金银花、连翘、蜈蚣、全蝎等，辅以安宫牛黄丸清热开窍。以水600ml煎成200ml，每两小时鼻饲一次。连服2剂，患儿转危为安，体温降至39.2℃，患儿已醒，惊厥减少。共服药17剂，疾病痊愈。处方中用石膏125g，蜈蚣两条，其剂量之大，实属罕见。

刘志明治疗眩晕也颇具特色。眩晕是临床常见的内科疑难病症，患者众多，深受医家重视。历代医者对眩晕论述颇多，《内经》主上气不足，河间崇风火，丹溪力倡痰，景岳重下虚，林林总总，各有所重。刘志明根据多年临床经验认为，眩晕乃肝肾两脏本虚标实之证，总结出从肝肾论治眩晕八法，并在具体临证时辨证施治，灵活运用，或从肝治，或从肾治，或肝肾同调，所治甚众，每奏显效。尤其在论治阴阳两虚眩晕方面，推崇张景岳的先天学说。张景岳在《黄帝内经》"上气不足"的基础上，提出了"下虚致眩"的见解，有一定的创新意义。所以才有"上虚补其气、下虚补其精"之说，精气并补乃成治疗阴阳两虚眩晕的不二法门。

刘志明认为，阴阳俱虚之眩晕的根本在肾。肾为阴阳水火之宅，故主张以阴阳为纲论述眩晕的病因病机，以阴阳互生互长理论确定治疗大法。刘志明根据"虚者补之，损者益之"之旨，治疗上采取平补阴阳、养脑定眩之法，方用自拟补虚益损定眩汤，如用怀地黄、怀山药、枸杞子、山萸肉、菟丝子、牛膝、杜仲、川续断煎服。偏于阳虚者加鹿角胶、肉桂；偏于阴虚者加龟板、焦三仙。在使用温肾药时，多用平和之剂，少用燥烈之品，意取"少火生气，壮火食气"之意。同时考虑到阴阳两虚眩晕患者多为年老体弱者，故常加焦三仙以助运化。

就治疗肾炎而言，刘志明认为，既要注意水肿等全身证候的改善，又要重视反映肾脏病变的尿液变化，并在辨证施治中强调掌握清利湿热、调和阴阳、升降脾胃的原则。《黄帝内经》有"诸转反戾，水液浑浊，皆属于热"，但所言浑浊是肉眼所见，与显微镜下的浑浊是有区别的，只是性质相近似而已。何况，肾炎患者的尿液在肉眼观察下也有浑浊。可见肾炎所引起的尿液的异常变化，主要由于湿热所致。所以，湿热伤肾是肾炎的主要病机。

在多年的临床实践中，刘志明发现猪苓汤是治疗水热互结、阴津受损之肾炎良方，方中诸药和缓而不峻烈，相互配伍，共奏育阴利水、清利湿热之功。其滋阴而不恋邪，利水而不伤阴，既可清下焦湿热，又可滋少阴之源，切合邪热阴伤之病机。所以，刘志明治疗肾炎患者时，大多在此方基础上根据证情适当加减，确能取得显著疗效。对辨证属湿热兼表而肿者，主要用荆防败毒散加减治疗，若水肿甚者可用疏凿饮子；阴阳两虚者用六味地黄丸为基本方；脾胃失和者常用补中益气汤或胃苓汤；尿毒症辨证属肾竭胃败时，则用橘皮竹茹汤等，这些都是难得的用药、组方经验，在临床应用多有显效，屡起沉疴。

以上均是刘志明的治学心得和临床经验。唐代医家王冰说："将升岱岳，非径奚为；欲诣扶桑，无舟莫适。"用经方也是如此。古人所说的径与舟，用现在的话来说，就是科学的治学方法。只有用好经方，才能在复杂多变的临床治疗中游刃有余，屡收奇效。

医案烛照　每奏奇效妙手春

刘志明青衿岐黄，皓首穷经，南来北往，行医七十载，始终致力于临床，擅长内科，对温病、内科疑难大症和老年病颇有研究。刘志明每天门诊爆满，有时多达上百人，常常是加班加点，很少准时回家。以下经验及医案就是刘志明行医时辨证、立法、处方、用药的点滴记录。

一、治疗湿热病证

刘志明对湿热病证的治疗，有独到的学术见解。对许多内科疾病，能及时准确地运用清热祛湿法，并取得较好的疗效。他治疗热痹、咳嗽、胁痛、慢性肾炎等四种病证经验独到。

刘志明治疗热痹强调清热利湿。他认为，热痹的发病，主要取决于患者体质和感受外邪两大因素。素体阴虚阳盛或感受湿热之邪均易发为热痹。其临床有热偏胜和湿偏胜之异。加之热邪最易伤阴，故热痹常兼有阴虚证。刘志明将其归纳为热痹热胜证、热痹湿胜证、热痹阴虚证。治疗常取李东垣当归拈痛汤与吴鞠通宣痹汤为基本方，随证加减。热痹热胜证多选黄芩、连翘、知母、栀子、忍冬藤、海桐皮、生甘草等；热痹湿胜证多选防己、生薏苡仁、半夏、苦参、滑石等；热痹阴虚证，酌情增入生地黄、太子参、白芍等。热痹后期，大多正气已虚，以致余邪留恋，疗效不佳，此时宜增补气血之品，如黄芪、太子参、当归、白芍等。

如1982年9月16日治疗一位14岁男性病人。患者两个月前涉水后即觉周身不适，入夜恶寒发热，4日后周身皮肤出现散在红斑，继而指、趾关节肿痛，当地医院诊断为风湿性关节炎。经治疗，体温渐降至正常，但关节肿痛不除。就诊时两手指关节及双膝关节肿痛，手足关节屈伸不利，伴精神不振，口干，纳食不香，二便通调，苔薄黄腻，脉弦滑。查血沉60mm/h，抗链球菌溶血素"O"为800IU/ml，类风湿因子弱阳性。证属湿热痹阻，气血失和，治宜清热利湿，祛风通络。

处方：当归15g，白芍9g，防风12g，白术12g，生薏苡仁24g，羌活12g，独活12g，忍冬藤8g，海桐皮12g，连翘12g，防己12g，黄芩9g，苦参15g，生甘草9g。

服7剂后，关节疼痛减轻。以上方随症加减治疗两个月后，关节肿痛已除，诸症告愈。翌年，患者告知，关节痛未复发，曾在当地医院复查类风湿因子、血沉、抗链球菌溶血素"O"，均未见异常。

刘志明治疗湿热咳嗽，突出用药轻灵。湿热致咳，其临床主要表现除有气逆咳嗽外，尚可见胸闷不舒、口渴而饮水不多、口中发黏、食欲不振、肢体困重、小便短赤、大便黏滞不爽、舌苔白腻微黄、脉滑数等。刘志明认为，湿热致咳时，多属实证，其病变主要在肺，此时应以清化上焦湿热为主。久咳虽多见肺、脾、肾等正气虚损之证，但湿热之邪，往往留恋不去。咳嗽虽不独在肺，但又不离于肺，故虽久病，仍不可忽视上焦湿热。清化上焦湿热，宣通肺气是治疗本病证的重要法则。因肺为娇脏，居上焦，故刘志明用药多选轻灵之品，正所谓"治上焦如羽，非轻不举"，临证善用千金苇茎汤加减。痰热明显者，合麻杏石甘汤，酌加白茅根、黄芩、川贝母、瓜蒌等；湿盛痰多、舌苔白腻、不渴者，加半夏、厚朴以祛痰；风寒外束，加苏叶、前胡以辛散；久咳肺虚，益气养阴之品必不可少，但总以不碍湿热、补而不滞、滋而不腻为原则，常用太子参、北沙参之类。

1984年治疗一位53岁湿热咳嗽女性。患者咳嗽反复发作10余年，当年9月因感冒，咳嗽又作，发热恶寒，有痰不易咳出。经某医院治疗，体温恢复正常，但咳嗽较甚，喉中痰鸣，头晕，胸闷不饥，口干而饮水不多，大便不成形，解之不爽。舌质淡红、苔薄黄略腻，脉弦细滑。证属湿热蕴肺，治宜清化湿热，宣肺止咳。

处方：苇茎24g，白茅根18g，杏仁9g，半夏9g，黄芩9g，瓜蒌15g，川贝母6g，苏子9g，苏叶9g，麻黄6g，生石膏18g，沙参15g，川厚朴12g，橘红9g，甘草6g。

服5剂后，咳嗽减轻，喉中痰鸣声亦减。宗前法增减，服药20余剂，咳嗽遂除。

刘志明治疗胁痛注重清利疏通。胁痛主要责之于肝胆，因其经脉皆循胁肋。据临床观察，胁痛患者常以肝失疏泄、肝胆湿热为主，二者互为因果，因此刘志明认为，清利湿热、疏通气机是治疗胁痛不可忽视的重要法则。临证常以大柴胡汤、小柴胡汤、四逆散为基本方，如湿热明显则加滑石、泽泻、茯苓之类；若肝脾失和，气滞明显则多选用枳壳、川厚朴、郁金之品；若正气未虚，而见肠燥便结等湿热化火之象，则加酒军、玄明粉、瓜蒌等药。同时还需兼顾调理脾胃，扶助正气，常用太子参、当归、白芍、砂仁、茯苓、白术等。

1979年4月11日，刘志明接诊一位69岁女性。患者右胁肋及右上腹绞痛反复发作10余年，近3个月明显加重。发作时绞痛难忍，连及右肩背和腰部。伴有发热、恶心、大汗淋漓等症，常常需注射吗啡、杜冷丁等药方可缓解。本次于年初发病，某大医院诊断为胆囊炎，动员手术治疗，患者因年老体弱而未同意。经人介绍遂求诊于刘志明。当时患者右胁肋及右上腹部绞痛难忍，伴发热、恶心、大汗淋漓、腹胀痛等症；大便时干时稀，每日1~2次；两天前吐蛔虫两条。脉弦细滑，舌苔薄白腻。曾经服驱虫药未见下虫。刘志明诊断为胁痛，证属肝胆疏泄失职，湿热蕴阻中焦。

处方：柴胡9g，半夏9g，黄芩9g，白芍9g，郁金9g，泽泻12g，滑石（包煎）12g，玄明粉4.5g，枳壳6g，焦三仙各6g，金钱草24g，党参9g，甘草6g。

服上方8剂，二诊时，右上腹疼痛减轻，腹胀亦减，纳食稍增，大便已经正常，一日1次。唯觉腰背部酸痛，小便频数、灼热。脉弦细滑，苔薄黄。此乃湿热未尽，在上方基础上加减。

处方：柴胡9g，黄芩9g，半夏9g，白芍12g，陈皮6g，泽泻9g，川续断12g，川楝子6g，桑寄生15g，焦三仙各9g，茯苓9g，当归9g，金钱草24g，太子参9g，甘草9g。

服上方7剂，三诊时，上腹部疼痛已止，腹胀亦除，二便正常，腰背部微有不适。湿热已清，气机已畅，疏泄复常。原方去陈皮，加生薏苡仁18g，再服药7剂，巩固疗效。并嘱其避免受凉、生气、饱食，并服用驱蛔虫药。随访3年未再复发，其间仍从事劳动，操持家务。

刘志明治疗慢性肾炎主张清热利湿养阴。慢性肾炎常见尿液浑浊，尿中有蛋白、血细胞、管型等。《素问·至真要大论》云："水液浑浊，皆属于热。"尿液浑浊可作为辨湿热证的重要依据。临床以下焦湿热阴伤者多见，故应清其热、利其湿，阴虚者养其阴为治疗大法，以猪苓汤为基本方。该方利湿而不伤阴，滋阴而不恋邪，用于下焦湿热阴伤之证十分合拍。如湿热较甚，增入车前子、石韦、白茅根等；阴伤明显者，加生地黄、女贞子、墨旱莲等；湿热互阻可致血瘀，则应注意调畅气血，常在方中加用牛膝，补肝肾而活血；兼见气虚者，酌加生黄芪、太子参等，以气阴兼顾，扶正祛邪。

1984年4月27日，刘志明治疗一位23岁男性病人。患者1983年1月因面部浮肿、下肢肿，在某医院诊断为急性肾小球肾炎。半年前因自行停服激素，疾病复发。就诊时患者腰酸痛、乏力，劳累后加重，双下肢肿，烦躁多梦，纳食一般，大便正常，小便短赤。苔薄黄微腻，脉细滑。查尿常规：蛋白（＋＋＋），白细胞 0～1/HP，颗粒管型 0～1/HP，透明管型 0～2/HP。辨证属湿热蕴结下焦，气阴不足，治宜清利湿热，益气养阴。

处方：太子参18g，猪苓12g，泽泻12g，生黄芪18g，滑石（包煎）15g，阿胶（烊化）12g，白茅根18g，石韦18g，川牛膝9g，车前子9g，茯苓12g。

服7剂后，尿量增加，浮肿减轻。守前法加减，调理4月余，面浮肢肿消失，面色红润，体力增加，尿检正常。1年后复查，未见异常。

二、治疗发热病证

（一）发热：发热为临床常见症状，"热者寒之"是治疗法则。刘志明在治疗发热疾病方面多能谨守病机，知常达变，随症而治，有很高的治愈率，为广大患者所称道。

刘志明主张热病初期即用表里双解。人体感受外邪，多从表入。表邪用汗法，此即"在卫汗之可也"。然外感之邪多随风邪而入，所谓"风为百病之长也"。风善行而数变，夹邪从表入里，而非停留在表。

刘志明认为，外感热病初期，不可只看到表证，而忽视里证，治疗初期就要注意运用表里双解之法。若仅用汗法，表邪虽去而病不易解，而且易致里热更盛，邪热深入，病情加重，因此，宜表里双解，内外分消。若拘泥先表后里，则易延误病机，不能达到治疗目的。

一位28岁男性患者因发热3天求诊于刘志明，就诊时见恶寒，头痛，身困，腰肩背部酸痛，纳差，小便黄，大便干结。舌尖红、苔薄白，脉微弦数。体温37.7℃。

处方以双解散加减：荆芥穗9g，连翘15g，栀子9g，黄芩9g，金银花12g，防风12g，川芎6g，薄荷6g，生大黄3g，生石膏15g，甘草6g。服上方1剂热退，2剂病愈。

刘志明认为，治疗热病重症关键在于祛邪。热邪由外入内，与正气相搏，在表为热重寒微，在里为内热炽盛，故热病重症多因热邪迅速入里，急剧恶化而成，治疗当以祛除外邪最为关键。

一位6岁男童因高烧3天求诊于刘志明，就诊时见头痛，烦躁不安，神昏谵妄，时发抽搐。舌质红，苔薄黄，体温40℃。西医诊断为乙型脑炎。

处方：生石膏120g，知母9g，川军9g，金银花15g，连翘15g。另安宫牛黄丸1丸，溶于汤药中，分5次鼻饲。24小时服上方2剂，体温降至38℃，惊厥止，可自行进食，但仍时有谵妄，大便3日未行，脉沉数。

二诊处方：生石膏60g，玄参9g，甘草5g，大黄9g，玄明粉5g，连翘12g，忍冬藤15g，莲子心9g，紫雪丹（冲服）1.2g。服上方后，体温降至37.5℃，大便通，神志清。后在此方基础上酌加养阴之品，调治数日，病告痊愈，未留后遗症。

刘志明分析认为，患儿感受疫热毒邪，迅速入里，侵犯心包，损及肝木，而成热病重症。主以白虎汤清火解毒，佐以安宫牛黄丸清心开窍。服药病减后，表现出一派阳明里热腑实证，故二诊时在前方基础上配合釜底抽薪之法，更用紫雪丹开窍，使患儿转危为安，病告痊愈。刘志明认为，对于高热重症，只要辨证准确，祛邪当用重剂，药少力专，直捣病所。从本例重用石膏、大黄即可见一斑。

（二）长期低热：长期低热临床并不少见，许多病人进行各种检查均属正常，用解热镇痛药、抗生素甚至激素治疗无效。中医多认为此乃阴虚或气虚所致，多用滋阴、补气法治疗，但部分病人亦难奏效。刘志明体会到，慢性低热病人，病程已久，并非纯属虚证，多虚中夹实，治疗不可忽视实证。

一位 26 岁男性患者，午后低热 5 年，一般午后 2～7 点，自感手足心及颜面发热，测体温均在 37～38℃，等到腋窝蒸蒸有汗，热方渐退；兼有心中烦热、口苦、疲乏、纳差、大便偏干、腹胀矢气多；舌淡红、苔薄，脉弦稍数。曾多次查胸片、血常规及生化指标等，均未发现异常。

处方：柴胡 9g，白芍 9g，黄芩 9g，太子参 12g，焦三仙各 9g，厚朴 12g，连翘 15g，栀子 9g，生薏苡仁 15g，桑寄生 12g，半夏 9g，甘草 6g，川军 12g。

嘱患者注意劳逸适度。上方服 7 剂，体温渐至正常，仍有午后颜面微热。后宗此方加减，继服 20 余剂，诸症消失。此患者虽低热 5 年，但除发热外，尚有心烦口苦、汗出病减、大便偏干、腹胀矢气等，犹如少阳之症，多为外邪久羁不解而致，故用大柴胡汤和解少阳，内泻热结。以栀子、连翘、川厚朴行气清热；太子参、桑寄生益气养阴；生薏苡仁淡渗利湿。5 年低热，1 月内治愈。刘志明认为，长期低热未必是阴虚内热，若按阴虚发热治疗，易致邪气与补阴药交结不解，病难痊愈。

（三）长期高热：长期高热多见于小儿，尤其在农村。刘志明认为，此类疾病，多为脾虚发热、阳虚发热，与长期积食、消化不良有关，治疗应温中健脾。

一位 8 岁的男患儿因高烧 50 天求诊于刘志明，就诊时测体温 39.4℃，多次经西医检查，均不能确定病因，用抗生素治疗，效果不显。就诊时症见高热，颜面稍红，纳差，腹胀，大便稀溏，苔微黄，脉细弱。

处方：附子（先煎）9g，白术 9g，炮姜 6g，连翘 12g，金银花 9g，黄芩 9g，焦三仙各 9g，炙甘草 5g。

上方服 1 剂即效，3 剂愈。后改为异功散调理脾胃而愈。刘志明指出，本例患儿除高烧外，尚有纳差、腹胀、大便稀溏诸症，可见病在脾胃无疑，脾虚发热，治疗当以温阳健脾为主，稍佐清降之品。

三、治疗慢性肾炎

刘志明治疗慢性肾炎所致水肿，首先强调察明虚实，分清寒热，在此基础上根据"开鬼门，洁净府，去菀陈莝"原则，提出宣、利、清、补、活血化瘀的治法。在具体治疗时注意运用清热利湿、调和阴阳、升降脾胃多种方法，取效良好。

刘志明认为，湿热伤肾是慢性肾炎的病理特点。临床主要表现为虚实夹杂的证候，虚的一面，如气虚、血虚、阴虚、阳虚、脾虚、肾虚等，临床表现明显，受到普遍重视；而实的一面常被虚象掩盖，容易疏忽。但实邪在慢性肾炎的各种类型、各个阶段都是存在的，并且对正虚的程度、病程的长短都有极大影响。实邪有痰饮、瘀血、湿热等，其中最重要的是湿热。可以说，没有湿热，就没有慢性肾炎。无论哪种类型、哪个阶段，慢性肾炎都有尿液的变化。其特点是尿中蛋白或细胞增多，并常出现管型，其色浑浊。

此种浑浊正是湿热的标志。治疗结果也证实，慢性肾炎患者过用温补之后，疗效不显。相反，如能注意清热利湿、健脾益肾，就会收效满意。

1992 年，刘志明治疗一位 52 岁男性病人。患者 1 年前出现全身浮肿，伴尿少，每天尿量约 400ml，服用利尿药，浮肿方可减轻，但是随即又肿，神疲乏力，纳差，大便溏薄。诊查：颗粒管型 0～2/HP，24 小时尿蛋白定量大于 6g，血色素 90g/L，血清总蛋白 50g/L，球蛋白 29g/L，白蛋白 21g/L。西医诊断为慢性肾炎。刘志明辨证属下焦湿热久稽而致脾肾两虚。治法：清利湿热，益肾健脾。以猪苓汤加味。

处方：猪苓 12g，茯苓 12g，泽泻 12g，阿胶（烊化）12g，石韦 24g，白茅根 24g，滑石（包煎）15g，桑寄生 9g，川牛膝 9g，生黄芪 18g，太子参 18g，连翘 9g，甘草 6g。

服上药 5 剂后，尿量明显增加，浮肿渐消，每日尿量 2000ml 以上，尿频缓解。守前方，随证加减，调理 1 个月，诸症皆除，尿检转阴，24 小时尿蛋白定量恢复正常。随访 1 年，未见异常，并坚持正常工作。

刘志明指出，慢性肾炎所致水肿，其制在脾，其本在肾，迁延日久，必伤脾肾二脏。本例患者病程 1 年余，虽有正虚，但因下焦湿热俱重，湿蕴化热，以致脾虚不运，肾阴亏损。治疗时如一味利湿，则更耗肾阴；若单纯滋阴，又易敛湿困脾。张仲景猪苓汤是治疗湿热肾炎之良方。方中诸药和缓而不峻烈，互相配伍，共奏育阴利水、清利湿热之功。该方补而不滞，利而不伤，加太子参、生黄芪益气健脾；增白茅根、滑石、连翘、甘草清利湿热，既能顾及脾肾之本，又能清利湿热而消肿；牛膝、桑寄生滋阴益肾，药专力强，虽久病缠绵，又何愁不愈。

肾为水火之脏，藏元阴而寓元阳；脾为气血生化之源，散精微而运湿浊。"精血之源本先天，水火之养在后天"，提示了脾肾之间相互资生、相互促进的密切关系。刘志明提出，治疗慢性肾炎又当益肾健脾，燮理阴阳。

慢性肾炎及肾功能衰竭的本质是阴阳两虚、精气不足。肾阳不足不能温煦脾阳，脾失健运，水谷精微不能充养于肾，生化之源匮乏，必须以调理阴阳之法治之才可奏效。慢性肾炎病程长，迁延难愈，脏腑亏损，正气不足，抵抗力下降；虚则不耐邪侵，邪自外入，乘虚而蕴结于肾，致使反复感染而致肾损害，故在强调燮理阴阳的同时，亦不可忽视祛邪的作用。

刘志明通过长期临床实践发现，大部分慢性肾炎患者在整个病程中都有不同程度的邪实存在，其中又以湿热毒邪最为常见。患者尿液中红细胞、白细胞、颗粒管型等增多，都是湿热毒邪的标志。所以他主张不宜用大量辛热燥烈、滋腻蛮补之品。

刘志明曾治疗一位 27 岁女性。患者颜面及双下肢浮肿两年余，伴腰酸冷痛，畏寒，乏力，头昏，心烦，恶心，不欲食，口干喜饮，腹胀满，大便时干时稀，手心热，气短，尿少。某医院诊断为慢性肾炎，经治疗半年，病情却逐渐加重，故转诊广安门医院。查体：血压 160/100mmHg，精神倦怠，面黄白，眼睑及双下肢浮肿。舌淡，苔少、黄白相间，脉弦细滑。尿常规：蛋白（++++），红细胞0～3/HP，白细胞 0～5/HP，颗粒管型 0～3/HP，血色素 80g/L，血清总蛋白 40g/L，白蛋白 19g/L，球蛋白 21g/L，非蛋白氮 57.1mmol/L，肌酐 619μmol/L。西医诊断为慢性肾炎，肾功能衰竭。刘志明辨证为脾肾两虚，湿热犯中。治当益肾健脾，清利湿热，和中止呕。

处方：生黄芪 30g，太子参 30g，桑椹 30g，菟丝子 30g，牛膝 12g，女贞子 12g，生地黄 18g，茯苓 12g，猪苓 12g，泽泻 12g，阿胶（烊化）12g，白茅根 24g，石韦 24g，生姜 9g。

服药 15 剂后，腰酸冷痛、腹胀、恶心、心烦、口干症状改善，食欲稍增加，尿量增加，每日约 1500～2000ml，下肢浮肿渐消。复查尿常规：蛋白（++），非蛋白氮下降至 42.8mmol/L，肌酐下降至 442μmol/L。原方中去生姜，加冬虫夏草、白术、车前草，维持治疗 3 个月，上述症状缓解，尿量增至每日 2500ml 左右，浮肿消退，血压维持正常，多次复查尿常规基本正常，非蛋白氮降至 21.4mmol/L，肌酐降至 265μmol/L。为巩固疗效，嘱病人坚持服上方，并低盐饮食。追踪 1 年，病人一般情况良好，能从事日常家务劳动。

《素问·至真要大论》云："诸湿肿满，皆属于脾。"中医认为，"脾胃为生化之源"，"中焦乃升降之枢"。肾炎病机的基本特点是湿热伤肾，湿热之邪又常常影响到脾胃，使其升降失常。肾炎患者脾胃升降障碍，临床可见浮肿日益加重，同时出现胸闷腹胀，身重疲乏，纳呆食少等。此时应调理脾胃，使之健运，恢复其升降功能。在此理论的指导下，刘志明常选胃苓汤加减治疗慢性肾炎（肾病型），疗效显著。

刘志明曾治疗一位 19 岁男性。患者全身反复浮肿 1 年，加重半年，腰以下肿甚，伴有腰酸痛、腹胀、身重乏力、纳差、大便时干时稀。尿常规：蛋白（++++），有颗粒管型。诊断为慢性肾炎（肾病型）。用强的松及利尿剂治疗两个月，病情时好时坏，近日因浮肿加重，转诊广安门医院。查体：血压 110/70mmHg，满月脸，面色萎黄，一身悉肿，双下肢为甚，按之凹陷不起，腹膨隆，移动性浊音阳性，腹围 100cm。舌苔薄、黄白相间，脉沉细滑。尿常规：蛋白（+++），颗粒管型 1～2/HP，血清总蛋白 40g/L，白蛋白 14g/L，球蛋白 26g/L，血胆固醇 10.1mmol/L。证属脾不健运，水湿内停，秽浊阻滞。治宜健脾行气利湿。

处方：胃苓汤加味。猪苓 10g，茯苓 12g，泽泻 15g，白术 12g，苍术 10g，陈皮 10g，厚朴 10g，黄芪 30g，太子参 30g，生姜 5g，甘草 6g。

同时嘱病人低盐饮食，并每日吃新鲜鲤鱼半斤至一斤。服药 5 剂后，腹胀减轻，尿量由每日 500ml 增加到 1500ml 左右。再在原方基础上加车前子、白茅根。服药 10 剂，腹胀、口干、腰酸痛症状消失，全身轻松有力，尿量明显增加，每日尿量 2500～3500ml，腹围减至 70cm，全身水肿及腹水消失，饮食量明显增加。守原方继续服药 30 剂，多次检查尿常规均正常，血胆固醇恢复正常。追踪 1 年未见复发。

《证治汇补》云："肾虚不能行水，脾虚不能制水。"肾乃封藏之本，受五脏六腑之精而藏之，肾气充则精气内守，肾气虚则精关不固，故蛋白精微失守而漏于尿中；脾主运化、升摄，脾虚失运，生化乏源，升降失司，则肾失水谷精微充养；加之水液内停，又可阻滞伤肾，使肾失闭藏，而出现蛋白尿及水肿。刘志明在长期的临床实践中认识到，在治疗肾病时除强调健脾益肾外，还要重视保护胃气。有胃气则生，无胃气则死，反对使用败伤胃气之方药。凡见脾胃虚弱者都从健脾和胃入手，喜用甘缓和络之品，临床疗效显著。胃苓汤就是刘志明常用方剂。胃苓汤系五苓散与平胃散组合，具有行气利水、祛湿和胃作用。方中猪苓、茯苓甘淡入肺而通膀胱；泽泻甘咸入肾、膀胱，通利水道；以白术苦温健脾祛湿，益土制水；苍术辛烈燥湿而健脾，厚朴苦温除湿而散满，陈皮辛温利气而行痰，甘草为中州主药能补能和，重用生黄芪、太子参以健脾升阳。胃和则降，脾健则升，脾胃升降得调，湿热之邪自化。全方利中有补，补中有行，利而不伤正，补而不留邪。

总之，刘志明在临床上根据水肿的不同症状，详察病情，分析病机，辨证施治，灵活运用上述诸法，或一法独进，或数法同施，或先标后本，或标本兼顾，临床疗效显著。

四、治疗冠心病

冠心病的发生多与年老体虚、寒邪内侵、饮食不当、情志失调等因素有关。其病机与五脏盛衰有关，可在脏腑功能失调的基础上，兼有痰浊、血瘀、气滞、寒凝等病理改变，总体上属本虚标实。临床表现多虚实夹杂，或以虚证为主，或以实证为主。

刘志明认为，冠心病的本质属虚，因虚致实，治疗原则应以补为主，以补为通，通补兼施，补而不壅塞，通而不伤正。因此，他在临床中常用瓜蒌薤白半夏汤等方，通阳宣痹化浊；如遇有脾胃症状，则合橘枳姜汤等，以心胃同治。心绞痛缓解期，刘志明重视肝肾同治，调补脏腑气血阴阳为主，常取得满意疗效。

胸阳不宣多见于冠心病心绞痛，临床主要表现为胸闷，心痛或胸痛彻背，心悸，面色苍白或黯滞少华，畏寒，肢冷，睡眠不宁，自汗，左寸脉弱或小紧。治疗当通阳宣痹，豁痰下气。以瓜蒌薤白半夏汤合枳实薤白桂枝汤加减：

瓜蒌12g，薤白12g，桂枝9g，枳实12g，厚朴12g，党参15g，半夏12g，生姜6g。水煎服，每日1剂，分2次温服。方中薤白、桂枝通阳宣痹散寒；瓜蒌、半夏、厚朴、生姜行气豁痰，以开胸中痰结。若阳虚痛甚，"心痛彻背、背痛彻心"，再合人参汤，另加三七粉1g，随汤药吞服，一日1次。心痛止，停服三七粉。若心悸气短，脉迟或结代者，合用炙甘草汤，以通阳宣痹复脉养心；若"胸痹不得卧"，即心痛不能平卧，并影响至胃，而出现胃胀痞结等症状，当心胃同治，在上方中加陈皮、茯苓等，以导滞行气，温中和胃；若偏虚者再加西洋参；若兼血虚失眠者合用四物安神汤或酸枣仁汤化裁。

阳脱阴竭多见于冠心病心肌梗死合并心源性休克。临床主要表现为持续剧烈心绞痛，精神萎靡，心悸气短，出冷汗，颜面苍白，四肢厥冷，或四肢出现青紫色，舌质紫暗，脉微欲绝，或见脉结代。治疗当回阳救脱，益阴复脉。以四逆汤、生脉散合保元汤加减：

制附片（先煎）12g，人参15g，干姜6g，麦冬9g，五味子9g，黄芪15g，炙甘草12g。水煎服，每日1剂，分2次温服。方中用附子、干姜、炙甘草回阳救逆；人参、麦冬、五味子、黄芪益气养阴。若心绞痛剧烈持续不解，加苏合香丸1丸，温开水送服，一日2次，心痛止则停服。

心肾阴虚之冠心病，一般无典型的心绞痛史。临床常见于肾阴虚和心阴虚两型。肾阴虚：主要表现有头晕，耳鸣，口干，腰酸腿软，夜尿频数，脉沉细，或弦，或迟，寸脉减弱。心阴虚：临床主要表现有心悸、气短、胸闷、夜卧不宁等，舌质红，苔薄白或无苔，脉细数无力。治疗当滋阴益肾，养心安神。以杞菊地黄丸合首乌延寿丹加减：

菊花9g，干地黄12g，茯苓9g，牡丹皮12g，首乌15g，桑椹12g，牛膝9g，桑寄生12g，菟丝子9g，草决明9g，黄精12g。水煎服，每日1剂，分2次温服。方中生地黄、首乌、桑椹、桑寄生、牛膝、菟丝子、黄精滋阴益肾；茯苓健脾以助生化之源；配菊花、草决明以养阴平肝清热。若心阴亏虚见心悸、盗汗、心烦不寐者，可加麦冬、五味子、柏子仁、酸枣仁等以养心安神。

阴虚阳亢多见于冠心病合并高血压。临床主要表现为胸闷、心痛间作，头晕，耳鸣，目眩，舌麻，肢麻，口干，心烦易怒，面部烘热，手足心发热，腹胀，舌质红，苔薄黄，脉弦等。治疗当通阳宣痹，滋肾平肝。治以瓜蒌薤白半夏汤合天麻钩藤饮加减：

瓜蒌 9g，薤白 12g，半夏 9g，钩藤 9g，天麻 9g，石决明 18g，牛膝 12g，杜仲 12g，黄芩 9g，菊花 9g，首乌 12g，珍珠母 18g，桑寄生 12g。水煎服，每日 1 剂，分 2 次温服。方中瓜蒌、薤白通阳宣痹；天麻、钩藤、石决明平肝息风；黄芩、菊花清热泻火，使肝经之热不致偏亢；牛膝引血下行，配合杜仲、桑寄生、首乌补益肝肾。

1991 年 7 月 20 日，一位 56 岁女性患者因反复心前区绞痛 4 年，加重 1 个月求诊于刘志明。患者近 4 年来因劳累或情绪改变，反复出现心前区绞痛，每次发作持续 3～5 分钟，放射至背部及左前臂，休息、含服硝酸甘油片可缓解。曾多次检查心电图，T 波改变，诊断为冠心病。近 1 个月来，上述症状频发，每日至少发作三四次，同时伴头晕、气短、心中痞塞、欲死等症状。经多方医治，心绞痛不能完全控制。诊查：血压 120/90mmHg，重病面容，面色稍白，四肢欠温，舌质淡有齿痕，苔薄白，脉弦细。辨证：心阳虚，胃不和，遂致气机不畅，血脉痹阻。治法：通阳宣痹，心胃同治。

处方：瓜蒌薤白半夏汤合橘枳姜汤化裁。瓜蒌 15g，薤白 12g，半夏 12g，枳壳 9g，党参 15g，生姜 5g，橘皮 12g，桂枝 9g，厚朴 9g，茯苓 12g。水煎服。

服药 7 剂后，心绞痛发作次数明显减少，症状也明显减轻。舌苔薄白，脉弦细。再投原方 15 剂。三诊时，心绞痛基本消除，欲死之症及头晕、气短、心中痞塞感完全消失，精神、食欲也明显好转。为巩固疗效，守原方再进 15 剂，疾病痊愈。

五、治疗老年病

刘志明根据老年人的特点，结合自己多年的临床实践，提出治疗老年病要重视高年下亏，治在肝肾，脏腑虚损，兼补五脏，本虚标实，攻补适度的原则，并在临床实践中取得了较好的效果。

刘志明强调阴为阳基，治老年病宜滋阴补阳。生、长、壮、老、已是生命活动的自然规律。老年人的这些变化与其精血亏耗、肾气虚弱有密切关系。他根据老年人的体质特点和老年疾病多兼肾虚的病机，提出了"老年病治在肝肾"的学术观点。

刘志明认为，老年人多虚损之证，但无论生理性的衰退，还是病理性的致虚，总以精血亏耗、脏腑阴津损害为先，这是导致老年慢性疾病的根本原因。因此，滋养肝肾是老年临床常用的一个重要法则。处方用何首乌、枸杞子、桑椹、黄精、桑寄生、牛膝、川续断、杜仲、女贞子、墨旱莲、当归等。此类药物性味多甘平或微温，作用平和，善收缓功，且滋而不腻，亦可保养胃气。至于熟地黄、紫河车、龟板胶、阿胶等，多为血肉有情之品，味厚滋腻，有碍胃气，故非在精血大亏之时不用，非用不可者，亦当佐以理气健胃之品。

对于老年病，刘志明既重视养肝肾之阴，又不忽视温肾助阳方法的应用。张景岳认为，"阴亏于前，阳损于后"，老年疾病中属阳虚者，多为阴损及阳，其中又有微甚之别。

阳虚不甚者，选用巴戟天、肉苁蓉、淫羊藿、菟丝子、冬虫夏草等，其性温而不燥，有温滋之长，较为适合于老年人。对于命火衰竭、阴寒内盛所引起的疾患，可选用附子、肉桂、干姜等温肾助阳的药物。因此类药总属温热燥烈之品，有伤精耗阴之弊，故临床用之当慎。

1980年10月29日，刘志明治疗一位80岁女性病人。患者近3个月来常常头晕、耳鸣，尤以夜间为甚。两目昏花，视物模糊，四肢酸楚，项强，烦躁，二便调。舌苔薄黄，脉弦细，沉取乏力。血压230/100mmHg。证属年高精血亏损于下，亢阳逆扰于上，治宜滋肾抑阳。

处方：杭菊花9g，钩藤9g，桑椹12g，首乌9g，杜仲9g，牛膝9g，当归12g，白芍9g，葛根6g，黄芩9g，草决明12g，石决明24g。

服上方5剂，眩晕即止，视物较清，项强、烦躁皆除，耳鸣减轻，脉细苔薄。继以丸药滋之，饮剂清之，合而为功，以资巩固。

处方：首乌片4瓶，早晚各服1次，每次3片；杭菊花100g，开水浸泡，代茶饮。

刘志明认为，眩晕与肝脾肾三脏关系密切，故治疗有调肝、健脾、益肾等不同。老年人眩晕总以滋肾为基础，诸法合用，取效甚捷。该患者八旬高龄，故先予滋肝肾、养精血、抑亢阳之汤剂；眩晕即止，再予首乌片口服、菊花茶饮，乃治中有防、防中有治也。

刘志明提出，唯肾为根，治疗老年病补肾应与五脏共调理。老年人多有慢性疾患，而五脏虚损常是这些疾病的病理基础。据《医贯》"五脏之真，唯肾为根"的理论，临床通过补肾法可治疗多种老年性疾病，其治疗作用主要体现在它对于人体机能的加强和调节。然而，对于脏腑虚损证的治疗，单纯施以补肾的方法似嫌力薄，只有把补肾与调养其他脏腑结合起来，才能更有效、更充分地发挥扶正培本的作用。

刘志明治疗老年病针对不同的脏腑疾患，常采用补肾与调养五脏相结合的方法，如滋养肝肾法、脾肾双补法、滋肾益胃法、补肾养心法、益肾化痰法等。这些扶正培本方法的使用，既立足于老年人精亏肾虚之全局，又着眼于脏腑病变之局部，对改善老年人的体质，祛除病邪，恢复健康颇有意义。

由于肾与五脏是相互资生的关系，所以通过调养五脏气血，即可达到补肾的目的。在调养五脏以补肾的问题上，刘志明尤其重视脾胃的调养。因老年人所表现的精血不足与其脾胃之气薄弱、消化吸收能力差有很大的关系。脾为生化之源，补脾即能补肾。所以，健脾补中，开气血生化之源，切合老年人体质特点，从而可达到补肾的目的。

对于老年人慢性泌尿系疾病，刘志明认为，其病机要点为下焦湿热。治疗上一般采用清热养阴之猪苓汤为主方，增石韦、茅根、车前子、薏苡仁等，并辅以生黄芪、太子参等健脾益气之品，以扶助后天，滋养先天，俾正气恢复，而达到祛邪除病之目的。这种助后天以养先天、调五脏以治肾的方法，在临床确可收到事半功倍的效果。

1980年9月8日，刘志明治疗一位66岁女性患者。患者患高血压病20余年，近日因操持家务过累，突感左上肢麻木无力，手不能摄物，左下肢酸软，行走不利，当即送某医院，诊断为脑梗死。由家人背来门诊求治。查神志尚清，左侧半身不遂，口唇麻木，语言謇涩，头昏头胀，反应迟钝，大便干燥，舌苔薄黄，脉象弦数。血压190/106mmHg。此属精血过耗，加之操劳过度，阳气暴张，气血逆乱，遂成中风之证。治宜滋肾活络，佐以平肝养心。

处方：桑寄生 15g，牛膝 9g，当归 9g，赤芍 12g，川芎 4.5g，首乌藤 12g，钩藤 12g，地龙 12g，菊花 9g，黄芩 9g，酸枣仁 9g，石菖蒲 9g。

服上方 7 剂后，头稍清爽，语言较前流利，肢体麻木好转，已能进行少量活动，但仍感乏力，药后嗜睡。舌苔薄黄，脉弦细。上方增龟板 24 克，生黄芪 18g，以加强滋阴潜阳、补益元气的功能。又服 20 余剂后，左半身活动明显好转，可自己扶梯上楼。继以上方加减调治月余，患体复常且能操持家务。

按：此例乃肝肾不足，阳气暴张，而致气血逆乱，瘀阻脉络，遂成中风之证。故以桑寄生、牛膝、当归、龟板、黄芪等补肾培元以扶根本；赤芍、川芎、首乌藤、地龙活血祛瘀以通经络；佐钩藤、菊花、黄芩以清热平肝；石菖蒲、酸枣仁安神开窍。施治正邪兼顾，补通并用，取效甚著。

刘志明认为，补肾乃治疗老年病根本法则，但是认清虚实标本，处理好扶正与祛邪的关系尤为重要。老年疾病，除单纯的五脏虚损证外，虚中夹实之证，亦属多见。因此，刘志明强调治病在扶正培本的同时不忘祛邪。

刘志明强调，老年慢性病应在扶正的基础上祛邪，这样才符合"虚中夹实"之病机。譬如老年人中风，其病变脏腑在肝肾，但又可影响他脏、气血及经络等，导致一系列功能紊乱，产生风、火、痰、瘀，形成阴虚阳亢、风火上扰、风火夹痰、气虚血瘀等各种不同的病机，治疗上则有滋阴潜阳、养血息风、益肾化痰、益气通络等法，但皆不越扶正祛邪之规矩。即使元气大伤、阳气暴脱之中风脱证，亦应采用独参汤、参附汤，益气、回阳、固脱，救脱与固本浑然一体。

刘志明 1987 年 4 月 23 日治疗一位 63 岁男性。患者心前区憋闷，阵发性心绞痛无规律发作月余。患者曾于 1956 年患高血压病，1961 年又患糖尿病，1972 年出现心前区闷痛，在北京某医院诊断为冠心病。心绞痛发作时需服硝酸甘油、心痛定等方可缓解。1973 年曾患脑血栓，左侧半身不遂，经治疗恢复正常。目前，左胸前区憋闷，气短，不耐劳累，稍劳则心绞痛发作。精神欠佳，左侧体温低于右侧，左手握物发抖，汗少，腰膝酸软无力，口干纳少，大便微干，舌苔薄，脉弦细，沉取无力。血压 130/90mmHg（服用降压药后）。此属老年肾阴素亏，胸阳不振，气血不和。治宜滋肾通阳，兼理气血。

处方：瓜蒌 15g，薤白 12g，首乌 12g，桑椹 15g，桑寄生 12g，当归 9g，太子参 12g，牛膝 9g，枳壳 9g，赤芍 9g，川芎 4.5g，三七粉（冲服）1g。

上方服 7 剂后，自觉精神转佳。继以此方为主，调治半年余，心绞痛基本无发作，临床症状改善，血压稳定。治疗 4 个月后，恢复正常工作，只有在特别劳累时才出现胸闷，但稍休息即可缓解。当年 10 月 20 日在某医院做心电图检查，T 波低平较前好转。后改服丸剂，以资巩固。

处方：西洋参 30g，首乌 45g，桑椹 45g，瓜蒌 45g，薤白 30g，茯苓 30g，生黄芪 30g，桑寄生 45g，牛膝 45g，酸枣仁 30g，枳实 30g，三七 30g。共为细末，炼蜜为丸，每丸 10g，日服 2 丸。

一年后，患者来信告知：上药服用 3 料，后因工作需要出外半年余，身体较为健康，虽有时劳累，但不曾发生心绞痛。

按：冠心病是较常见的老年病，相当于中医学中的胸痹、心痛、短气等疾患。本病病机与心、胃、肝、肾相关，尤与心、肾关系密切。肾虚则精气不得上承，致使心气失养，胸阳不振，阴浊内生，气血失调，治疗上应注意和阴通阳，心肾兼顾。本患者有高血压病、糖尿病、冠心病等多种老年疾患，证情较为复杂。刘志明抓住胸痹心痛之主症，采用滋肾通阳之法，调阴阳、和气血，标本兼顾，攻补兼施，使频繁发作之心绞痛得以控制，心电图转佳，其他疾病也得到相应改善，体现了中医治病求本的思想。

陆 广 莘

究天人之际，通健病之变，成医家之言，循生生之道，助生生之气，用生生之具，谋生生之效。中医学之道，是养生治病必求于本为主旨的生生之道，是辨证论治的发现和发展人的生生之气，是聚毒药以供医事转化利用为生生之具，是通变合和谋求实现天人合德生生之效的健康生态的实践智慧学。它要求：一是从实际出发，究天人之际以明乎物我之相分；二是实事求是，通健病之变以识环境利害药毒；三是有的放矢，循生生之道发现发展人的生生之气；四是讲求实效，用生生之具谋求天人合德生生之效。

——陆广莘

陆广莘，著名中医理论家、临床家，1927年1月出生于江苏省松江县颛桥镇（今上海市闵行区）。他5岁上小学，1939年考取上海中学，1942年考入高中工科机械专业。1945年初师从家乡老中医马书绅学习中医，继而又先后师从上海陆渊雷、丹徒章次公、武进徐衡之。1948年毕业行医，1950年组建颛桥联合诊所。1952年应考中央卫生部中医药研究人员，录取后入北京大学医学院，学习西医5年。毕业后，分配到中央人民医院（现北京大学人民医院），从事中医科研、临床、教学工作。1983年奉调到中医研究院（现中国中医科学院）中心实验室，任副主任，1985年组建中医基础理论研究所，任业务副所长。1986年任《中国大百科全书·传统医学》卷编委会副主任，1987年奉派赴坦桑尼亚，为防治艾滋病研究首批专家。1991年退居二线，1992年起享受国务院政府特殊津贴，1993年、1998年分别当选为第八、九届全国政协委员，2009年获中华中医药学会终身成就奖，同年由人力资源和社会保障部、卫生部、国家中医药管理局评选为国医大师。现任国家中医药管理局中医基础理论重点学科学术带头人，中国中医科学院荣誉首席研究员，中国中医科学院中医药专家学术经验传承博士后合作导师。

陆广莘在60余年的治学生涯中，不断进行中医学理论和实践的探索，发表论文百余篇，并出版中医理论专著《中医学之道》等，在国内外具有广泛的学术影响。他以独特的医学理念和精湛的医术在中医界享有盛誉：临床方面，他在中西医结合治疗急腹症、流行性乙型脑炎、小儿肺炎、肝炎、肝硬化、肾病、糖尿病等方面，注重理论，立足临床，见解独到，被诸多名家称叹；科研方面，他提出中医研究和研究中医的互补并进、旁开一寸更上一层的科研选题思路，主持"肝血风瘀"和"脾津痰湿"两项"七五"攻关课题，先后获多项部级成果奖；理论方面，他高屋建瓴地指出了中医学为健康医学的本质属性，"奠定了我国健康医学发展的理论基础"，为中医学继承与创新性发展发挥了重要作用。他尖锐地指出：百年中医困惑在于"废医存药"地扭曲中医诊疗思想，用疾病医学的观念和方法研究中医、改造中医。而当代全球性的医疗危机却又根源于近代医学模式主要针对疾病的技术统治医学的长期结果。中医药的本质功能是"方技者皆生生之具"。医生,医的是"生",医学,学的是"生",天地之大德曰"生"。人类的文化自觉、实践的价值观是:"参赞天地之化育"。中医学是一门以"养生保健治病必求于本"为主要任务的创生性实践的生生之道。应当重铸中华医魂,重建中医主体价值体系,对"医药—卫生"资源努力发掘,加以提高,才能真正实现"中西医并重"和真正能够"扶持中医药和民族医药事业"。

参悟精微　务本论道

陆广莘将自己的学术历程概括为八个字"学医做人,务本论道",并以体用之学自划为三重境界:初如明代王夫之所说的"由用而得体",继为宋代胡瑗所说的"明体以达用",终如唐人崔憬所说的"言其妙理之用以扶其体"。"什么是中医学? 中医学之道向何处去? 走什么路?"陆广莘独特的经历加上他博极医源、遍求中外的勤求博采,心智超群、能言善辩的天赋资质,使他能够参悟中医学的精髓和学术价值,形成了立意高远、内涵深刻、逻辑缜密、高屋建瓴的中医诊疗思想。他关于中医药的论述,对当代中医事业的决策,具有重要的现实和战略意义。

一、中医学之"本"

陆广莘认为,中医学之"本",决定着中医学之"道",欲寻出路,必先求本。这段表述有双重含义:其一,对中医学实践本质的认识,决定着对中医学学科本身的认识;其二,对中医学学科本质的认识,决定着中医学未来的发展方向。

有关中医学的实践本质,陆广莘将中医学与西医学相比较,得出如下结论:中西医学由于各自不同的哲学背景、价值观,导致研究对象和目的的不同,形成了不同的"医道"和各自特色的研究领域:

西医学的选择,是病从何来,以疾病为研究对象;"识病必求于本"的"本",是寻求疾病的本质,作为其认识和实践的目标对象,从而使西医学成为一门以研究疾病及其对病因病理病位的认识,来决定其防治行为和效果评价的医学。由此,致力于发现和确诊疾病,是西医学诊断认识的目的;努力去征服和消灭疾病,是西医学预防和治疗实践的目的。

中医学的选择,是治向何去,以健康为实践目的;"养生保健治病必求于本"的"本",是中医学研究的对象,即人自我的"生生之气",并不局限在疾病实体。中医学的这一研究对象与西方"疾病医学"有着本质的不同。本之不同,道亦各异。中医学之道是"养生保健治病必求于本"为主旨的生生之道,是辨证论治的发现和发展人的生生之气,是"聚毒药以供医事"转化利用为生生之具,是通变合和谋求实现天人合德生生之效的健康生态的实践智慧学。

总之,中西医学在研究对象上根本不同,中医学的研究对象是人的生生之气。陆广莘引用东西方哲学、中医学、现代医学等论述论证了这一观点。他认为,人的生生之气是人的主体性开放流通自组演化调节能力,也就是人的自我健康能力和自我痊愈能力。

人的生生之气，表现在"天人之际"的相互作用中：①依靠"形者生之舍"的整体边界屏障功能；②实行"升降出入"有控制的主体性开放；③主体性地将"形而外"的环境非我吸收利用；④进入"向人生成"的流通自组演化过程；⑤实现"阴阳自和"的稳态适应性目标调节；⑥发动"亢郁旺气"的机能亢进抗病反应；⑦从而保证"形而内"自我的"生化之宇"的生存健康和发展。

从中医学的实践来看，人的生生之气是中医学"养生保健治病必求于本"的目标对象，是具体识别环境利害药毒的取舍标准以及对之转化利用为生生之具的聚合规则的主体价值标准，是中医药之所以取效的依靠力量。离开人的生生之气，就无法显示中医药的疗效和说明中医药的疗效之理。

从医学的发展来看，依靠人的生生之气，决定着中医学是一门健康生态的实践智慧学，这是中医学之所以持续存在和得以继续发展的根据所在。离开了人的生生之气，离开了"养生保健治病必求于本"的"本"，也就失去了中医学存在和发展的根据。

二、从实际出发

从实际出发，是陆广莘对"养生保健治病必求于本"的更深层次的认识。"究天人之际，通古今之变，成一家之言"，是中国固有的学术传统。中国的学术传统，是研究人与环境相互作用的天人之学，是通过对人与环境相互作用过程的观察和实践，发展对自然社会环境的认识和对自我的认识。应用于中医学，陆广莘则归结为："究天人之际，通健病之变，成中医家言。"

中医学是从人与环境相互作用的客观实际出发的。"形者生之舍也"，"形"是人的整体边界，从这里开始区分人与环境、内与外、自我与非我；"形而内"是人的生命活动的自组织演化调节，"形而外"是环境，包括环境物质、能量、信息的利害药毒。"非出入，则无以生长壮老已，非升降，则无以生长化收藏。是以升降出入，无器不有。故器者生化之宇，器散则分之，生化息矣。故无不出入，无不升降，化有大小，期有近远，四者之有，而贵常守，反常则灾害至矣。"作为一个开放系统，生命体与环境之间客观地存在着相互作用，存在着物质能量信息不断从环境输入和向环境输出。而作为客体（医者）认识这些物质能量信息流，则都可表现为人体的出入信息。

人体的出入信息，发生在人体与环境相互作用的界面，发生在人的整体边界，包括了"人"的主体性反应的状态变量和"天"的环境变量两个方面。其中人的状态变量包括：生理性的"藏象"反应、病理性的"病形"反应、药理性的"疗效"反应，以及这三者之间的相互转化。相应的环境变量则包括：有利的养生因素、有害的致病因素、有效的治疗因素，以及它们之间的相互转化。

陆广莘引用黑格尔之论："对生命体发生影响的东西，都是由生命体独立地决定、改变和改造着的东西"，强调生命体在与环境相互作用中的主体性。生命体通过"形"这个整体边界，实行主体性开放的流通、自组织、自演化，实现对流通、自组织、自演化的、稳态的、适应性的目标调节，以及发动原有功能亢进的"正祛邪"抗病反应，保证完整自我生命活动的生存、健康、发展。因此，在人与环境相互作用中最终展现给客体（医者）的信息，反映的是人的生生之气的主体性反应的信息。陆广莘提出，中医学辨证论治的"证"，即是"天人之际中人的生生之气的健病之变"的出入信息，这个"证"包括生理反应"藏象"的证、病理反应"病形"的证、药理反应"疗效"的证。它反映的是人与环境相互作用的实际，是中医学"视其外应"的诊察对象，是中医学"养生保健治病必求于本"的生生之道的认识和实践的出发点。

三、辨证与辨病

基于对中医学"证"的上述认识，陆广莘进而指出"辨证"的任务：

第一，从状态变量中识别健病之变，即识别生理反应"藏象"的证、病理反应"病形"的证、药理反应"疗效"的证，以及把握这三者之间的互相转化。

第二，"因发而知受"，从状态变量中识别健病之变，识别相应环境变量的"利害药毒"。环境变量只不过是在与人的相互作用中对生命体发生影响的东西，是由人的生生之气独立决定、改变和改造着的东西。因此，环境因素的利害性质是养生因素、治疗因素，还是致病因素，完全取决于人的生生之气对它们主体性反应的具体结果，即决定于状态变量的反应结果。因此说，没有什么绝对的毒，也没有什么绝对的药；没有什么绝对有利的养生因素，也没有什么绝对有害的致病因素。"因病始知病源之理"，"愈疾之功，非疾不能以知之"，"察阴阳之宜，辨万物之利"，所以辨证的第二个任务是通过状态变量的反应，判断环境变量是致病因素，治疗因素，还是养生因素。

第三，去粗取精地"知丑，知善"，从环境因素致病作用中去发现其可被利用的治疗作用，以备化毒为药，发展"方技者，皆生生之具"。对于环境因素，中医学认为"四时之化，万物之变，莫不为利，莫不为害"，关键是从致病作用中去发现其可被利用的治疗作用，从而有《淮南子》的"天下之物，莫凶于鸡毒，然而良医囊而藏之，有所用也"；有孙思邈的"天生万物，无一而非药石"的壮语。

第四，去伪存真地"知病，知不病"，从"病形"反应中去发现其背后隐藏的生理功能，即病理反应的生理学基础问题。状态变量中的"病形"的"证"，是"五脏发动，因伤脉色"的"证"。因为"非其位则邪，当其位则正；邪则变甚，正则微"（《素问·六微旨大论》）。所以"善者不可得见，恶者可见"（《素问·玉机真藏论》）。生理功能在平时不易被发现，往往是在病理状态下，由于出现机能亢进（邪则变甚的非其位）时，才能发现和认识隐藏在病理现象背后的原有生理功能（当其位则正的正则微）。从病理中发现和认识生理，从机能亢进的病理去发现发掘正常生理功能，是辨证诊断认识的又一重要任务。而人们对机能亢进的"病形"反应，往往视之为消极的病理破坏，视之为治疗的对抗压制对象，不容易将它如实地看作是由"五脏发动"的机能亢进的"正祛邪"抗病反应，不容易将它视为因势利导的依靠对象。

第五，由表入里地从"视其外应，以知其内藏"，即从出入信息去发现其中介主体，以做出"神气应乎中"的理论模型建构。"视其外应，以知其内藏"，是中医学辨证求本的诊断认识要求。"外应"到"内藏"之间，有一中介主体。陆广莘认为，这一中介主体就是人的生生之气，因此辨证求本是对人的生生之气的理论模型建构。陆广莘提出，人体正气的"正"，是人的自我健康能力的理论模型；病人正气的"症"，是人的自我痊愈能力的理论模型。人体正气的"正"，是形、气、神三者的统一；病人正气的"症"，是正虚、邪实、传变三要素，是"虚实之变"。疾病是"邪之所凑，其气必虚"，是"邪气盛则实"和"精气夺则虚"的对立统一。虚实之变是关于自组织演化调节发动的正祛邪抗病反应的传变时态特征。

陆广莘指出：中医对疾病的辨证诊断要求回答虚实之变，即人体自组织演化调节发动的正祛邪抗病反应的传变时态特征，回答主体性反应是谁发动的，它要干什么，到哪里去，目前处于什么发展阶段的时态特点，依此作为因势利导的依靠对象。

由此，陆广莘指出：辨证与辨病的区别，在于两者在观察重视的对象和目标上的不同：前者在天人之际中以人为本，在医患关系中以病人为本，在正邪相争中以正气为本，在神形统一中强调"上守神"；后者重视环境致病因素、以邪为本，重视医生诊治手段、以工为本，重视微观形态结构的"上守形"。

四、生生之为道

"生生之为道"，是陆广莘对中医学的特色、医学的目的进行思考后的结论。在 20 世纪，辨病求本的关于病因、病理、病位的诊断认识水平，被看成是医学发展水平的主要标志，成为医学科学化的样板。由此，用辨病求本的观点看待中医辨证论治，曾经错误地认为中医落后和不科学；后来又用辨病求本的诊疗思想，去研究和证明中医药的疗效及其原理，又收效甚微。原因在于：识病必求于本的"溯因分析性认识"，未必能够有效地说明养生治病必求于本的前瞻性的"通变合和性实践"。"以物观人"的物质科学知识，未必能够指导以"助物向人生成"的中医学生生之道。

陆广莘指出：疾病医学已展现其危害性。"当代世界性的医疗危机，根本上由于近代医学模式只是针对疾病的技术、统治医学的长期结果。"针对疾病的技术，造成了与治疗目标相反的反目的性效果：其消除病因的抗代谢性化学疗法，会很快出现耐药甚至多元抗药，这加速了病原体的变异，导致新的病原和新的疾病，也使药物加速淘汰，从而增加了新药研制的难度和费用；纠正病理的受体或通道阻滞剂的广泛应用，出现了"受体超敏"现象，导致减药停药就反跳，进而加重了内环境的动荡，加重了慢性病变和复发的可能性；消除病灶针对靶点的化学药物长驱直入，加剧了体内的化学污染，使抗原负荷过重，免疫应答错误，从而导致免疫超敏和自身免疫疾病增多。另外，外源性的直接对抗和补充导致内源性激发作用与功能抑制。还有研究发现，近几十年来人类外周白细胞数下降1/3，男性精子数量和活动度显著下降，人类的机体受到了重创，生存和繁殖能力在下降。总之，近百年来大量使用化学合成药的化学疗法，带来了与药物有关的化学污染，使人体不断受到化学物质的冲击，使人体内、外生态环境受到破坏，且对人类产生了长期的不良后果。陆广莘呼吁，应该认识到这些问题的严重性，有必要对直接对抗和补充的治疗方式进行深刻的反思，并积极去寻求新的适合人类健康生存的医学模式和诊疗方法。

"遍知万物而不知人道，不可谓智；遍爱群生而不爱人类，不可谓仁。"陆广莘指出，医学现代化的发展取向将是从化学层次寻求物质基础的医学观，前进上升到生命层次寻求自组演化目标调节的医学观；从生物医学前进上升为人类医学，从疾病医学前进上升为健康医学，从对抗医学前进上升为生态医学。

21世纪中医学将向何处去？陆广莘认为，中医学应该坚持为人的生生之气服务，以人的生生之气为依靠对象和发展对象，发展创生性实践的健康生态医学。

尊生贵命　参赞化育

古往今来，中华民族历经多种变故，但是作为民族精神内核的生命意识，永久不绝，历久弥新。中华民族之所以能生生不息，并绵绵不断地在弘扬人文中开拓自我，所依赖的就是这样一种自强不息的生命活力。"天下莫贵于生"，"天地之大德曰生"。

陆广莘崇尚生命，尊重、重视每一个生命体的自我独立性，认为中医学是一门在养生、保健、治病过程中发挥发展人体自我独立性的健康生态医学，是一门"参赞天地之化育"的创生性实践智慧学。

一、辨证求本，求其属

陆广莘认为，"求其属者，求其本也"。他推崇刘完素之论"治病不求其本，无以去深藏之大患；故掉眩收引，闷郁肿胀，诸痛痒疮，皆根于内"。他认为，风、寒、热、湿、燥、火、痰、水、郁、瘀等临床表现，是机体输出端的机体反应，不是输入端的病因刺激。他遵照"诸风掉眩，皆属于肝；诸寒收引，皆属于肾；诸气膹郁，皆属于肺；诸湿肿满，皆属于脾；诸热瞀瘛，皆属于心（原为火）"，进行"求属"诊断。

陆广莘在临证中关注气、血、津液的变化，结合中西医学理论判断气、血、津液的生成和分布情况。他认为，气、血、津液是人体内物质能量信息流的主要体现者和携带者，是人体内自稳调节的对象。生命体对内的自组织和对外的自适应是通过对气、血、津液的重新分布来实现的。五脏阴阳通过对气、血、津液的生成流通和分布的调节，以实现体内的自我更新和自组织、自调节和自适应的有序稳态。他认为，中医学中的"邪气盛则实"的风、寒、热、燥、湿、痰、郁、瘀、水、火等，是气、血、津液郁滞的结果。与气有关的是郁、寒、热、火等，与血有关的是风、瘀等，与津液有关的是燥、湿、痰、水等。"精气夺则虚"的五脏阴阳之虚，是气、血、津液不足（生成或输布不足）的结果。

有关陆广莘临证诊断思维及相关理论，无论他本人抑或门人均总结较少，都有待深入研究。在此，以陆广莘本人对癫痫的认识为例，窥其一斑。

癫痫之强直抽搐称之为"风引肌体"，失神昏迷称之为"痰蒙清神"，与"风"相伴的有郁和火，与"痰"相连的有湿和食滞。风、郁、火是"气"所化生，痰、湿、食滞是"津液"所化生。风痰相搏还影响到血瘀，由血瘀又导致血虚。故癫痫中的风、瘀、痰是气、血、津液所派生的原有功能亢进的"旺气"，是积极的"正祛邪"的抗病反应。其所以有机能亢进的发动，是基于其抗病反应还没有成功，于是有体内放大系统的正反馈的发动。这个发动的背景是五脏阴阳的网络稳态调节，具体到癫痫，其风、火、郁则来自于"气"的发动；痰、湿、食滞则来自于"津液"运化能力的不足。前者来源于"肝"，后者来源于"脾"；血瘀来自肝，血虚来自脾。在五脏阴阳网络调节方面，又连接肾而表现为肝肾阴虚→阴虚阳亢→气郁风火，及脾肾阳虚→津液化迟→痰湿食滞，这两方面又互相推动。

由于癫痫发作短时大多能缓解，故关键在于防止发作或减少其频度、减轻其程度，重在改善五脏阴阳网络调节和脑神经功能。中医学认为，"邪为标，正为本"，邪气实是正气虚的外部表现，正气虚是邪气实的内部基础。防治原则是"急则治其标，缓则治其本"。急则治标的息风化痰定痫对药有全蝎和蜈蚣，僵蚕和蝉蜕，蜂房和地龙，天麻和钩藤，白矾和郁金等，亦可分别选用。属肝郁化火生风者，可选用龙胆泻肝丸、丹栀逍遥散、紫金锭，以解郁清肝息风。属血瘀阻络生风者，可选用血府逐瘀汤、云南白药等，以通络活血息风。属脾虚运迟生痰者，可选用半夏白术天麻汤、补中益气丸、人参健脾丸等，以健脾益气化痰。属肝肾阴虚生风者，可以六味地黄丸为基础，如七味都气丸、杞菊地黄丸；属脾肾阳虚生痰者，可选用河车大造丸、龟龄集等，以温肾补脾化痰。

二、扶"正祛邪"，疏通气血津液

陆广莘认为，辨证论治即是扶"正祛邪"，而非扶正和祛邪。陆广莘强调，"正祛邪"是机体的一种自我能力，中医学辨证论治的本质是帮助、扶持病人提高这种能力，所以称为扶"正祛邪"。扶"正祛邪"是中医学辨证论治取得疗效的根本原因，区别在于医者是否自知自觉地运用。

一个男青年，高烧数日不退，用了多种抗生素、退烧药均罔效，用激素地塞米松以后，体温短时间下降，之后又反跳升高。陆广莘被请去会诊时，病人体温达40℃，血中白细胞升高，咽部还可见脓点。陆广莘查看病人症状、舌脉后认为，病人白细胞升高、体温上升、咽部有脓点是机体对抗疾病的反应，这说明机体的正气在奋力抗敌。古人云：用药如用兵，用兵需分清敌我。一味地降体温、降白细胞，把抗病反应当作敌人来打，这是不对的，应该给正气助一把力，给邪气一个出路，帮助机体赶走外侵之敌。于是，陆广莘开了一剂柴葛解肌汤（柴胡、甘葛、甘草、黄芩、羌活、白芷、芍药、桔梗）合升降散（僵蚕、蝉蜕、姜黄、川大黄）去大黄，病人服药后体温很快恢复正常。

有一位99岁的癌症病人，放疗后患肺炎，多种抗生素轮流使用均无效。之后很快发生了多脏器衰竭，还继发瘫痪性肠梗阻，反复呕吐，生命危在旦夕。当时中西名医遍至，亦未效。

陆广莘诊后认为，属于命门火衰，开了温经导滞药灌肠：吴茱萸3g，川花椒3g，附子3g，大黄6g，四味药共计15g，急煎出120ml药液后，给病人灌肠。每10分钟灌30ml药液。半小时后病人出现肠鸣音，之后的几天不断排出一些大便，但通而不畅，然而病情却比较平稳。这位老人的生命后来维持了10个月，最终因心力衰竭室颤频发而去世。陆广莘认为，用温经导滞药灌肠可温补肝肾，益气运血，以救老年的命门火衰，使大肠蠕动功能有所恢复，这为延长生命提供了可能，使高龄病人得以延长十个月的生命。陆广莘在谈到这个病案时常说，这个个案虽然很难重复，但诊疗的思维方式有一定意义。此病例也可以体现陆广莘对命门学说的认识：高龄久病，必是命门火衰，用苦寒之品只能雪上加霜，须助其阳，扶持正气，方能建功。

再以肾病综合征为例来看他的学术思想和经验。肾病综合征是肾小球疾病中表现的一组症候群。西医治疗主要用糖皮质激素、免疫抑制剂，疗效不理想，且副作用大。陆广莘认为，该病"其本在肾，其末在肺"。水液代谢失常，故患者头面部、四肢水肿明显，并伴有肾阳虚衰之畏寒怕冷、四肢不温等症。患者全身气化功能障碍，脏腑机能低下，故应采取多种手段综合调治，以扶助患者的正气，增强其"正祛邪"的能力，使患者的内环境达到新的较低水平的平衡，使气化功能慢慢恢复正常。辨证治疗时，他常用瓜石汤、玉屏风散、四逆散、排脓散、过敏煎、甘麦大枣汤、四妙散等。药物常用生北黄芪、苍术、防风、山楂、柴胡、淫羊藿、桂枝、枳壳、赤芍、瓜蒌皮、石斛、牛膝、车前子、生地黄、薏苡仁、路路通、乌梅、五味子、浮小麦、大枣、炙甘草等。他认为，对此病要少用大攻大补的药物，以免加重内环境的紊乱，不利于患者阴阳平衡的恢复。经过一段时间治疗，病人病情较平稳后，可视具体情况服用乌鸡白凤丸、六味地黄丸、防风通圣散等，并嘱患者注意气候变化，防感冒，适当多饮水。

陆广莘认为，人体的气血津液是抗病反应的基础，因而有"血气不和，百病乃变化而生"之论，中医学治疗原则也就规定为"疏其血气，令其调达，而致和平"。治疗手段之所以能获效，就在于能使气血津液流通分布的"反常"向"常守"实现转化。明代李中梓指出："疏其血气，非专以攻伐为事，或补之而血气方行，或温之而血气方和，或清之而血气方治，或通之而血气方调，必须随机应变。此治虚实之大法，一部《黄帝内经》之关要也。"

（《内经知要》）对于邪实，汗、吐、下、消法着眼于"通"，使通之而血气方调；温法和清法，旨在全面改善血气供求关系：温之而血气方和，清之而血气方治。对于正虚，或补之而血气方行，或调其失衡，或补其不足；涩法旨在减少气血津液过度地耗散。

由此，药治八法都着眼于气血津液，特别是它们的流通。因为只有流通，才能完成输布物质、能量信息的功能。

三、莫不为利，莫不为害

陆广莘推崇《吕氏春秋》中"天下万物，莫不为利，莫不为害"论，认为人的生存、繁衍、进化有极大的自主能动性。一切客观的事物，对人体而言，莫不为利，莫不为害。通过人体自身的反应，才能确定这一因素有利或不利。即使是治病的因素，如果被过分地强调，而忽视机体本身的因素，都可能转化为致病的因素。他说："抗生素作为'攻邪'的手段，犹如'农药'；皮质激素作为'扶正'的东西，犹如'化肥'。当他们被过分地强调，无视有机体自身的能力，实行包办代替性的替代疗法时，它们的利由此转化为害，造成药源性疾病，正是医生过于相信手中的武器。'唯药物论'导致了药物病。"

早在1973年，陆广莘就曾讨论药害问题。他引用莎士比亚的一句话"良药屡试验，永志不敢忘；新剂未谙性，慎惕毋轻尝"，对正确使用药物进行了理性客观的分析，发出清醒而独到的警示——"药之害在人不在药"。这句话在滥用药物、过分依赖药物等不断发生药害事件的21世纪，不能不令人赞佩！其先见之明不能不令人刮目！

由于治病的目的在于帮助机体自稳调节的正常化，而非替代机体的功能。因此，陆广莘在临床审察病机的基础上，力求少用药，达到"四两拨千斤"之效。

善用中成药，是他临床用药的一大特点。陆广莘认为，对于一些慢性病患者，一种是病情不稳而易变者，以汤剂为宜，可以随机应变，因变定方，辨证施治；另一种是病情比较稳定，或病势轻微，应守方较长时间者，以丸剂为宜。且丸剂有利于患者长期坚持服用，持之以恒，可达目的。他在临床中辨证使用中成药，尤其善用加味逍遥丸、补中益气丸、防风通圣丸和六味地黄丸，或单用，或联合使用，取得了良好效果。

效必更方，也是他临床用药的一大特点。"凡事当留余地，得意不宜再往。"故临证效必更方，唯变所适。

陆广莘认为，中医学是从调节的层面上来理解和处理生命、疾病、健康等问题的，这一点不同于西医学的直接对抗。中医用药之目的，不是直接消灭疾病，而是帮助机体战胜疾病。所以要"循生生之道，助生生之气，用生生之具，谋生生之效"。这种看待疾病和药物的思想体现了他的学术造诣，以及他对事物超乎常人的深邃领悟和体验，也是他临床治疗疾病取得疗效的法宝。

陆广莘的徒弟跟他门诊时，曾见到他治疗过一位 60 多岁的患者。该患者因肠系膜上动脉夹层动脉瘤不愿手术而求助于陆广莘。陆广莘从肝论治，采取疏肝养阴、调节情志、减轻胃肠负担以减少肠系膜上动脉的血流量等综合方法。三个多月后，患者的夹层动脉瘤竟奇迹般地闭阖，达到了临床治愈的效果。对于这些既往没有治疗过的疾病，陆广莘能圆机活法，充分体现其大师的造诣。

他进而指出，人的生存、繁衍、进化有极大的自主能动性，一切客观的事物，对人体而言，莫不为利，莫不为害，用得好就是利，用得不利就成害。人体遇到某种因素的刺激，得了疾病，表现出症状体征不是坏事，是指引人们自救的信号和根据。对于这些信号和根据，不能一味地去遏制它，消灭它，而应助其自行康复。

四、以病者之身为宗师

陆广莘说："中医学之道，道不远人，以病者之身为宗师。治病有效，最大的功劳在病者自身的生生之气。医学只能认识它，依靠它，帮助它，发展它，却不能包办代替生命的自组演化调节的生生之气。一旦病者自身丧失生生之气，那就是泡在药汤里也无济于事。中医药的疗效只是生其自生、助其自组、助其自制、扶其'正祛邪'之势，因势利导而已。"

2003 年传染性非典型肺炎（"非典"）肆虐，陆广莘以其始终强调的人的"生生之气"来认识这个前所未有的病毒性疾病，用提高上呼吸道黏膜屏障功能的方法抗邪于外。当时有记者求他开个预防"非典"的药方。陆广莘建议用 1 把芫荽，2 个白萝卜，3 只陈皮，4 片生姜，5 根生葱，熬水一家人喝，每周二三次。结果内蒙古一带的老百姓人人服用，白萝卜售价一路高涨。

"疾病和症状，是矛盾激化斗争激烈的表现。只看到疾病和症状的坏处，不看到与疾病斗争后的好处，不看到在疾病症状中包含的机体抵抗，一味压制，片面地宣传疾病的毁灭性和症状的破坏性，不发动体内的调节能力和抵抗能力，反而削弱人体抵抗力而损坏健康。只强调药物的直接对抗补充的作用，不是去因势利导，不去帮助机体的防御机制，不去提高机体的调节能力，只靠药物单干，怎么能行？"

"努力发掘，加以提高"，是陆广莘对扶"正祛邪"的另一种说法，更多体现在对患者的精神、心理疏导方面。其具体应用非常灵活，宗旨是让患者认识到自身存在的抗病愈病能力，提高患者的养生保健意识。陆广莘认为，就医者而言，敏锐地审察到患者机体的稳态调节抗病愈病的能力后，以各种手段和方法，帮助这种能力得以恢复，是医者的责任和义务。

陆广莘常说，"气可鼓不可泄"。他认真仔细地帮助患者分析病情，并给予积极鼓励。在与病人的接触中，陆广莘经常夸奖病人，尤其对癌症等危重病人顽强的生命力发出赞叹，鼓励病人与病魔抗争。"你的病有好转，不是我的功劳，是你自己有旺盛的生命力，要坚持！我的药只是帮助你调整一下。"陆广莘始终非常重视患者的心理状态，善于用语言鼓励和开导病人。正如其徒弟所言："陆师临证曲察病情，不失人情，或娓娓然或滔滔然，取喻设譬，动中肯綮，诚如俞东扶所言，'议病如武侯将兵，纶巾羽扇；论理如生公说法，顽石点头。'"

"以病者之身为宗师"，以患者为"本"，是陆广莘临床诊疗的写照。余云岫曾贬中医疗效只是"精神慰藉和贪天之功"。对此，他认为，余云岫只知西医学发现的是医药对抗的对象，不知道中医学实践论发现的是医学的依靠对象。粗守形而上守神，"一切邪犯者，皆是神失守位故也"，而"精神内守，病安从来"。贪天之功根本上是贪人之功，学习和依靠人的"生机-神机-气机-病机"和屏障功能的稳态调节抗病愈病机制，以此来选择环境、利害、药毒，并通过组合效应和因势利导，实现化害为利，化毒为药，化阻力为助力，化腐朽为神奇的"贪天之功"。治好病是病人自愈机制的功，医生只是没有犯错误而已，医学的错误却在于"目无全人"和"目中无人"。

抑或是60余年行医生涯中看过的病例数不胜数，抑或是一病一方不足以反映他的整体诊疗思想，抑或是他默然牵系于心以论证自己的观点，许多采访过陆广莘的记者，许多跟随他学习的学生，都有一个感受，就是陆广莘不爱细谈他治愈过的一个个病例，不爱细谈某个病人的治疗方案。

其实仔细分析，陆广莘总是从战略高度对疾病的中西医诊疗进行深刻讨论，将中西医的医学模式、诊疗思想进行思考比较，突破了仅仅着眼于一病一方研究的套路。陆广莘说，每个病人都不同，有些个案很难重复，关键是诊疗的思维方式。

▍▍陆广莘于2014年9月13日在北京逝世。

路 志 正

　　追寻中医药事业的发展是我终生的目标。无论在我行医看病，还是在卫生部中医司工作的近70年里，我无时无刻不在为中医事业的生存、发展而担忧、呼吁或欢欣鼓舞。面对远去的师友和同仁，我是幸运的，因为我看到了今天中医药事业的大发展……

——路志正

　　路志正，1920年出生，字子端，号行健，河北藁城县（现改为市）人。著名中医学家，中国中医科学院主任医师、教授、资深研究员、博士研究生导师，全国老中医药专家学术经验继承工作指导老师，《世界中西医结合杂志》主编，首批享受国务院政府特殊津贴。曾任全国政协第六、七、八届委员，文教医卫体委员会委员，中华人民共和国药典委员会委员，国家食品药品监督管理局新药评审委员会第一、二、三届委员，国家中药品种保护委员会委员，卫生部药品评审委员会委员，北京中医学会理事、副理事长、顾问，《北京中医》《中医杂志》编委等职。2008年被评为国家级非物质文化遗产传统医药项目代表性传承人，2009年1月被北京市卫生局、人事局、中医管理局联合授予"首都国医名师"称号，2009年由人力资源和社会保障部、卫生部、国家中医药管理局评为国医大师。

　　路志正自12岁拜师学医，潜心苦读，熟谙经典。17岁独立应诊，20多岁就以精湛的医术，闻名乡里。到1949年，路志正已悬壶十余年，成为当地颇有影响的名医。1952年调入卫生部工作，从此他亲身经历了中医几十年的不平凡历史。他最早参与并支持对中医药治疗乙脑成效的认定，将中医治腹水的经验用于血吸虫病的防治；深入挖掘各地中医临床经验，举贤能，推特色，治烧伤，疗顽疾，皆不辱使命。1973年重返临床，进入中国中医研究院广安门医院，兴特色，建学科，抓急症，创新说，搞科研，育高徒，硕果累累。他连任三届全国政协委员，始终关心着中医药事业的生存和发展，建言献策。他参与抗击"非典"，针砭时弊，发表诸多高论。在历史的特殊舞台上，他将中华大医的风采，展露给当代，也留存于历史。在他已走过的人生道路上，经历了习医、行医、从政、再行医的过程，他的诸多故事鲜为人知，耐人寻味。

鉴证乙脑　献策血防

　　流行性乙型脑炎是由乙脑病毒引起、经蚊子传播的急性传染病。如果治疗不当，患者死亡率很高，部分存活者多会遗留下失语、痴呆、偏瘫等后遗症。1954年，河北省滹沱河沿岸连日暴雨，致使洪水肆虐成灾。灾后石家庄地区暴发乙脑。该市传染病医院的郭可明医生，在各级领导的支持下，运用中医温病学理论，以解毒、清热、养阴之法，方用白虎汤、清瘟败毒饮、安宫牛黄丸等，尤重用生石膏，使乙脑患者轻者痊愈，重者治愈率也在90%以上；更可喜的是，轻、重患者都没有留下后遗症。消息传到北京，卫生部领导看到材料后非常重视，立即派三人调查组前往石家庄实地考察。

西医对乙脑的治疗，并无针对性药物，这在今天已成定论。然而在20世纪50年代，对于中西医治法究竟哪个更有效，争论还是很大的。虽然调查组依据的都是医院提供的病案资料，但三人得出的结论却大相径庭。学西医出身的成员认为，病死率的降低，主要是西医辅助治疗措施的改进；始学中医后改西医的成员则认为，中医治疗有疗效，但不一定起了主导作用。唯有学中医出身且有治疗温病经验的路志正认为，是中医药起了关键性的作用。论据有二：第一，所用西药对病毒没有消灭作用，它的使用只属于防止并发症发生的维持性治疗；第二，乙脑的临床表现符合中医温病学中暑瘟的特点，自己曾有过类似的临床经验。白虎汤出自汉代张仲景的《伤寒论》，用其加减可治疗高热；清瘟败毒饮、安宫牛黄丸等，也都是治疗温病的著名良方，历代多有记载。结合临床实际情况，故认定乙脑的中医治验是真实可信的。

回京后，调查组向领导详细地作了汇报。领导觉得路志正的观点值得重视。本着实事求是的态度，卫生部再次派出调查组。不过，这次调研仍是争论不休，无功而返。第三次调查由副部长亲自带队，事先还制订了调研方案。通过听汇报、座谈、访问、临床观察等形式，对原始资料再一次进行了系统的、客观的分析，最后认定：中医药是治疗乙脑的一种有效方法。这个结论的得出，是所有参与此次治疗乙脑的中医共同努力的结果。路志正作为卫生部官员和中医界的代表，在这次治疗乙脑疗效认定中发挥了应有的作用。有位北京人民医院的西医专家，在汇报大会上感慨地说："中医这样的卓越疗效，近代医学对流行性乙型脑炎的治疗效果，无出其右者。"为了铭记这段历史及郭可明医生所作出的贡献，石家庄市传染病医院为郭可明竖立了铜像。

血吸虫病是一种人畜共患的疾病，在长沙马王堆出土的古尸中，就检查出血吸虫卵，这说明血吸虫病在我国至少已有两千多年的历史。患此病者，妇女影响生育，儿童多发育不良，甚至成为侏儒；久病者往往丧失劳动能力，直至死亡。

1955年夏天，毛泽东主席在去杭州开会的沿途，一面视察，一面派干部到基层了解情况。到杭州后，毛泽东主席听取了有关血吸虫病对沿路广大农村危害情况的汇报，引起极大关注。据当时的统计，在全国共有12个省、市、自治区的378个县流行着血吸虫病。

在杭州召集的华东、中南地区省市委书记研究农业问题的会议上，毛泽东主席特别指出："对血吸虫病要全面看，全面估计，它是危害人民健康最大的疾病……各级党委要挂帅，要组织有关部门协作，人人动手，大搞群众运动。一定要消灭血吸虫病！"

依据毛泽东主席的指示精神，中央成立了血吸虫病防治领导小组，并在上海召开了首届全国血防工作会议，会上传达了毛泽东主席"七年之内消灭血吸虫病"的指示精神。大会经过研究，提出了总体规划，并初步制订了综合性防治措施。会后中央血吸虫病防治领导小组立即组织专家，先后两次深入疫区展开调研。路志正是调查组中的中医专家。经过深入细致的调查，路志正发现：对一般血吸虫病患者使用西药锑剂杀虫即可奏效，但对于血吸虫病晚期重症患者的治疗，由于尾蚴阻塞门静脉，形成单腹胀（高度腹水），同样选用西药锑剂杀虫疗效却不理想。经过反复对比，仔细推敲，他认识到：西药锑剂杀虫力虽强，但无法消除腹水，且腹水的存在还会影响锑剂杀虫疗效的发挥。中药杀虫效力虽弱，但治疗腹胀腹水有良效。自己就具有这方面的实践经验。于是他大胆而慎重地拟就：先用中医药消除腹水，待腹水消退或减轻，病人的体质有所改善之后，再用西药杀虫，以发挥中西医各自的优势，协同治疗。《中西医协作治疗晚期血吸虫病腹水方案》上报领导小组后，领导们觉得这一方案抓住了对晚期血吸虫病患者进行治疗的关键，一致表示赞同，并立即签发执行；同时还接受路志正的倡议，在中央血防局和血防站增加了中医人员，以充分发挥中医防治血吸虫病的作用。

路志正的这项建议，得到了主管领导的认同和支持，使广大中医药人员走上了防治血吸虫病的第一线。这极大地调动了他们的积极性，他们纷纷献秘方、整理民间治疗血吸虫病验案。例如，浙江常山县的徐碧辉，献出祖传秘方"腹水草"，因其疗效很好，得到卫生部一万元的奖励；苏州市卫生局上交《复方荜澄茄治疗血吸虫初步观察报告》，安庆专署人民医院提供《半边莲治疗晚期血吸虫病肝硬化腹水的初步总结》，等等。广大疫区人民在毛泽东主席的关注和各级政府的领导下，人人动手，大搞群众爱国卫生运动，采取多种综合性防治措施，比如，建公厕以改善公共卫生状况，回收马桶将粪便集中发酵、消毒，杀死虫卵之后再作肥料使用，下湖作业要穿胶皮裤，等等。

在广大医务工作者的辛勤工作下，只用了两年的时间，终使6000多名重症患者得以治愈，疫区的卫生环境也得到了彻底整治。以往死气沉沉的疫区，呈现出人民体质增强、农业收成增加、一片兴旺的景象。1958年6月30日的《人民日报》刊登了《第一面红旗——记江西余江县消灭血吸虫病的经过》的通讯，报道了余江县彻底消灭血吸虫病的业绩。这篇报道使毛泽东主席激动得难以入眠，浮想联翩，即兴写下了七律《送瘟神》，至今仍在为人传诵。

在忆及这段往事时，路志正感慨地说："取得胜利的因素很多，但总结起来，主要有三条：一是党的领导、国家的投入；二是广大民众的积极参与；三是中西医协同作战。其中第一条是关键，在传染病防治上，一个医生的作用是有限的，而整个社会参与行动，其力量是难以估量的。"中医界积极参与血吸虫病防治，卓有成效。路志正在其中也作出了积极的贡献。

勤于临床　重视急症

1973年，路志正经过反复考虑，觉得自己已年过半百，应该归队，专心搞业务。他多次提出申请，并婉言谢绝了老领导的一再挽留，到中医研究院广安门医院做了一名普通医生，从此开始了一段新的生活。

路志正临诊不久，发现科里很多同事都在搞活血化瘀法治疗心脏病的研究，且已取得不小的成绩，但存在忽视其他治疗方法的现象。一次，路志正接诊一位出院第二天就病情复发而不得不再回医院治疗的心律失常患者，经四诊合参，他诊为湿热中阻，上遏心阳，气血失畅，治宜宣肺化浊、清热除湿，方用甘露消毒丹变通。服药几天后，患者康复出院。随访一年未再复发。此案触动了路志正，他想，一种疾病按其成因及表现，应有不同证候之分，因此在临证时，切莫被西医病名所左右，只要持守中医"辨证论治"这个原则，诊治时灵活变通，某些疑难病症是有治愈可能的。正如人们常说的一句话："言不可治者，未得其术也。"

经过几年的摸索，又查阅大量的文献资料，路志正更坚信自己的观点是正确的。于是他决定另辟蹊径，采取调理脾胃的方法治疗冠心病。他先后带领几名研究生，开展这项课题研究。还把《灵枢·厥病》篇中有关肝、肺、肾心痛等针刺治疗内容，以及现代医学的"心身医学"理论，运用到中医内科，补充了有关舌脉、证治等内容，并对肝心痛的中医辨治进行观察。他认为这样研究能使中医治疗思路更加开阔，突出了中医整体恒动观，为进一步开展"五脏心痛"理论和"调理脾胃法治疗痹心痛"的研究打下了良好的基础。

路志正十分关心中医院工作的发展，为突出中医特色，改变追求西医办院的模式，在广安门医院赵金铎副院长的主持下，他积极参与创办中医内科研究室。他要求新创建的研究室从中医学术的建设入手，在中医病历书写、查房、会诊、病历讨论、收治急难病等方面都着重突出中医的诊疗特色，确立了"先中后西，能中不西，针药并施，内服外敷，药物与饮食相结合，灵活多变"的治疗原则，疗效非常好，受到患者和同道的好评。

"急病看西医，慢病找中医"，这是不少人的就诊观念。其实，这是对中医的误解，如果以此为由，剥夺中医参加对重大疫情的防治，则是对中医的歧视。路志正认为，中医治疗急症，广涉内、外、妇、儿各科，且历史悠久。早在2000多年前的《内经》中就记有高热、卒痛、暴厥、出血等急症，而且提出了"急则治其标，缓则治其本"的治疗原则。后经历代医家，尤其是汉代的张仲景，明代的吴又可，清代的叶天士、吴鞠通等人的不断充实、发展和创新，不但使中医治疗急症的理论日臻成熟和完善，还积累了大量的临床经验。比如，就急救方法而言，中医的导尿术比西医就早1000多年；其他如搐鼻通窍法、药敷法、截法、开噤法、鼻饲法、灌肠给药法、针刺法、放血法、刮痧法等，也很有特色。

为了挖掘和整理中医治疗急症的经验，1982年春，路志正向北京市卫生局提出"要抢救中医善治急症的专长"的建议。局领导经研究同意了这一意见，随即委托北京鼓楼中医院举办首届中医内科急症学习班，特邀路志正讲课。他利用工作之余，与几位学生一起，把在教学过程中积累的资料进行总结补充，并汇集部分古典医籍中有关中医急救方法，经过数月的努力，终于完成了首部《中医内科急症》的编写工作。

路志正在大力倡导开展中医治疗急症研究的同时，还善于在实际工作中用中医的思维方法治疗急症，并积累了丰富的临床经验。对于中风的辨治，路志正认为发病初期多属痰火或肝风为患，应宗"急则治其标"之旨，勿急于补益，尤其要慎用补阳还五汤。中期应掌握益气活血时机，待痰火清，肝风息，阴复阳潜，病情趋于稳定，气虚征象显露时，再清补兼施，可收事半功倍之效。到了中风后期，据"缓则治其本"的法则，路志正主张以扶正为主。此时的治疗，应重视扶正气，强脾胃，益肝肾，养精血。气充血旺，肌肉筋脉得养，对肢体之萎废、软瘫、僵硬均可起到康复作用。对于高龄患者，应看到他们既有风火痰热、瘀阻标实的一面，又有体质衰弱、气阴不足等本虚的一面。此时若徒攻痰热恐正虚难支，一味滋阴又畏滋腻碍脾，更生痰浊。故当邪正合治，施治过程中，更要重视脾胃的调理，因脾胃一复，气血则自生。

路志正认为，如果每位中医都能熟练地应对各种急症，则不但能拓展自己的视野，有助于提高对本专科疾病的诊治水平，而且于端正对中医的认识也会大有帮助。

崇尚东垣　贵在发展

路志正非常尊崇李东垣"其治肝、心、肺、肾，有余不足，或补或泻，惟益脾胃之药为切"的原则，调理脾胃是他治疗各科疑难病症最常用的法则，也是其学术思想的重要特色之一。

路志正认为，脾与胃主受纳，运化水谷精微，化生气血，以营养四脏，故为后天之本，气血生化之源，气机升降之枢，执中央以运四旁。《内经》有"饮食自倍，肠胃乃伤"之警言。现代社会人们的工作节奏、膳食结构和生活习惯都发生了诸多改变。贪杯饮冷，过嗜肥甘，膏粱厚味，麻辣海鲜，搓麻甩牌，夜半未眠等等，这些变化，导致疾病谱和病因、病机也发生了相应的改变。路志正从这些变化入手，深入研究了现代常见的冠心病、糖尿病、高脂血症、高血压、痛风等疾病的发病机理。他认为，饮食失节，劳逸失度，伤及脾胃以致气机紊乱、升降失宜，是许多现代病辨证求因之源。须知膏粱厚味，消化不易；肥甘之品，助湿生痰；贪杯饮冷，湿浊内生；运化失职，内湿停滞，积久成饮，蕴而化热，痰瘀互结，引发诸多病变，殃及诸多脏腑。由此可见，脾胃一损，生化乏源，气虚、血虚、阴虚、阳虚随之而至；湿聚、饮蓄、痰浊、湿热、瘀阻等证由此而生。在博采仲景、东垣、叶桂等各家之长的基础上，路志正提出：在论治时，调理脾胃应着眼于"调中央以通达四旁"；组方时，升脾阳，降胃气，重在调畅气机，升降相宜。健脾益气而兼润燥，法取中庸，勿劫胃津、戕害脾阳。用药讲求轻灵活泼，四两拨千斤。如是则脾胃得健，气机通畅，胃气来复，诸病自除。形成了"持中央，运四旁，怡情志，调升降，顾润燥，纳化常"调理脾胃的学术思想。

20世纪70年代，路志正就在临床中发现，许多冠心病患者，多在饱餐、腹泻或阴雨天时出现心绞痛，此时若单用活血化瘀法，效果往往不佳。路志正依据辨证，用补中益气、和胃降逆或宽胸涤痰等方法，却能很好地缓解心绞痛。胸痹心痛虽有虚实寒热、在气在血之分，然胸中阳气虚衰，阴乘阳位，痹阻气机，则是诸证共同的发病机制。心肺虽居上焦，但宗气之强弱，实赖中焦脾胃之健运，故脾胃为宗气之源。若肥甘无度，饥饱不调，情志过极，劳逸失度，则使脾胃损伤；气虚无以上奉，则宗气匮乏，进而心阳虚衰；气虚血少，则脉道细涩，气血不畅。脾主运化，虚则湿浊中阻，积久生痰，胸阳不展；痰浊上逆，阻滞血脉，则痹塞不通。中阳不足，则虚寒内生，若与外寒合邪，上犯心君，易诱发胸痹心痛。

一般说来，单纯性正虚患者病情较轻，湿邪蒙蔽者次之，痰浊痹阻者为重，痰瘀合邪者最危。胸痹之病，正虚为本，邪实为标。正虚责之于脾胃、气血，邪实责之于湿邪、痰浊。瘀血本不自生，乃因于正虚邪犯，而后成瘀。治胸痹，除从心肺着眼，采用益气活血化瘀等法外，更重要的是防微杜渐，治病求本。治瘀血之成因，当化湿祛痰；治痰湿之成因，则应调理脾胃。这正是路志正提出"用调理脾胃法治疗胸痹"的理论基础。

此法从中医的整体观，治病求本，辨证论治，调理后天之本以治疗心病，具有独特的见解，相关课题成果获国家中医药管理局中医药基础研究二等奖。

为了进一步证实这一理论，1991年3月~1993年12月，在路志正的主持下，以中国中医研究院广安门医院为主，联合十余家省市级中医院，在更大范围内，开展了用调理脾胃法治疗胸痹的临床研究。选择具有中气不足，或痰浊壅塞，或湿浊痹阻证候的冠心病心绞痛患者300例，分别运用调理脾胃法则中的健运中气、健脾涤痰和醒脾化湿法，依据路志正的临床经验组成方药，进行临床观察。结果显示：对心绞痛显效率为60.3%，总有效率95.3%；心电图显效率为24%，总有效率为49.4%；硝酸甘油停减率为83.7%。同时证实，该疗法对于患者的高血压、高血糖、高血脂、脾胃及全身症状，也具有明显的改善作用。由此，从客观指标上进一步证实了这一观点的正确性。经过80~90年代的充实、完善，现已处于成熟、优化创新阶段。目前，路志正与他的弟子们从分子生物学、细胞学、药动学等方面，对该疗法开展更深入的研究和探索。

如今，这一方法也越来越多地被同行认可和接受。例如，新疆巴州人民医院杜少华等医生，依据路志正的经验，结合当地少数民族多肉食、喜烟酒，易酿湿生痰，造成虚实夹杂、心脉痹阻的实际情况，拟成以芳香化浊为主、涤痰祛瘀为辅，以达胃和心安的基础方：藿香、苏梗、半夏、瓜蒌、石菖蒲、竹茹各10g，丹参12g，郁金9g，旋覆花、枳壳、泽泻各6g。在临床中依证变通加减，对治疗中老年冠心病心绞痛已取得了较好的成绩。他们整理的《路志正老中医芳香化浊治疗心绞痛经验》一文，刊登在2003年《新疆中医药杂志》上。

经过几十年的探索研究，路志正对调理脾胃法赋予了许多新的内涵，不仅用于消化系统疾病、冠心病等的治疗，也用于对临床各科疾病的治疗。1994年11月，有一位姓倪的女孩子，因双手指甲不长，可数月不剪，找到路志正。诊时患者伴有神困嗜睡、肢体疲倦、双膝关节冷痛、纳呆食少等症状。路志正认为，虽然说"爪为筋之余"，由肝所主，但肝血的旺盛又依赖于脾气的健旺。遂从肝脾入手，用东垣的补中益气汤合补肝汤化裁，调治20余天，患儿指甲恢复正常，余症亦消。

"五脏心痛"理论是路志正在中医五脏相关理论框架下的又一创新性贡献。他从《灵枢》五脏心痛的针刺治疗得到启发，认为心与其他四脏经脉相连，功能相属，在生理病理上互相影响。

生理上心主血脉，推动血液运行；肺主宗气，贯心脉而行呼吸；肝主疏泄，条畅气血；脾主健运，化生气血；肾主一身之气。五脏和谐，气血运行通畅。病理上五脏病变，皆可导致气血运行失畅，心脉瘀阻，出现心痛症状。故从五脏生理病理联系来看，心痛不唯在心，脏腑的气血逆乱均可引发心痛，表现为相关脏腑心痛证候。故心痛病位在心，然其病因，则除心脏本身外，也可由肝（胆）、肾、脾（胃）、肺各脏感邪或失调所引起。正是基于此认识，路志正提出了"五脏皆令心痛，非独心也"的论点。如"肝心痛"，虽首见于《灵枢》，但其症状叙述过于简单，缺乏舌脉等具体内容，仅仅是针刺的治疗。路志正对其证候、舌脉等内容进行补充，并结合现代心身医学，从理论到临床，指导学生作了认真而系统的研究。研究结果证实了路志正的思路。肝在正常生理情况下，主疏泄、谋虑、藏血、藏魂、主筋，为罢极之本；若情志过激或抑郁、劳伤虚损、六淫邪客等致气血逆乱，肝（胆）功能失调，筋脉失于濡养，心脉挛急引起心痛，即为"肝心痛"。

路志正还指导学生，对 A 型行为与"肝心痛"的相关性进行了流行病学调查，也取得了很好的研究成果。

南方多湿　北方亦然

"湿邪不独南方，北方亦多湿"是路志正在中医湿病学领域提出的新观点。湿本寒水从阳化气而成。就人体而言，湿有内、外之分，又有上、中、下之异。正常之湿，又名湿气，其在外者，表现为"湿度"，是人体赖以生存的六气之一；在内则为津液。湿度、津液的变化直接影响着人体的生存和健康状况。湿气太过则为湿邪，外湿之邪伤人，常伴有明显的地域性和季节性。如久居或工作于江河湖海、沼泽、阴谷湿度偏高之地，或汗出沾衣，失于防护，或长夏之季，炎暑下迫，地湿上蒸，人处其中等，均易感湿邪而病。近些年来，随着我国工农业生产的发展，人们生活水平的提高和生活习惯的改变，譬如高湿环境下的工厂车间、温室养殖大棚，无处不在的空调冷风，都改变了湿邪伤人的地域性和季节性规律，使其发病的范围大有扩展之势。

和外湿相比，内湿伤人范围更广，引发的病种亦众。内湿之邪多缘于情志失宜和食饮失度。若恣食生冷、油腻、肥甘之物，能伤及脾阳，运化失健，气化不及，湿浊内生。与风、寒、暑、燥、热之邪相比，湿邪更难于防护，正如《医原记略》所言："湿之为病最多，人多不知湿来，但知避寒、避风，因其为害最缓、最隐而难觉察也。"由于湿邪常与"燥邪"以外的四邪合而袭人，且湿性复杂而弥漫无形，故可沿经络内侵脏腑，外而流窜皮肤肌肉、四肢百骸，引发诸多病变，殃及诸多脏器。比如，湿为阴邪，重浊黏腻，袭人阳位，湿邪在表，证见恶寒发热，面目浮肿，头昏如裹，体倦身困，四肢酸楚，舌淡苔白，脉濡缓等；湿性趋下，留于膝、踝，发为肿痛；下注膀胱，尿液混浊，若兼有热，小便淋浊；留于胞宫，妇女带下清稀，若兼有热，黄浊腥臭；湿滞大肠，腹胀泻痢或便溏不爽；湿淫肌肤，则发湿疹、疮疡、疱疹流脓，等等，因此"湿病"兼夹症多，"证治"范围广，涉及内、外、妇、儿各科。

1987 年，路志正指导学生在河北省石家庄市对常见"湿病"中的"湿阻病"进行了流行病学的专项调查，结果发现，"湿阻病"的患病率为 10.55%；病因学调查显示，饮食有节和不节的发病率，分别为 6.42% 和 22.57%；而在已患"湿阻病"的人群中，有一半以上是源于饮食不节。从调查结果不难发现，随着工业化、城镇化的发展，人们的生活方式和节奏也发生了很大变化。譬如，贪杯饮冷，过嗜肥甘或煎、炸、烹、烤等快餐食品的大有人在；违反四时和改变生活节律，熬夜不眠之人，亦屡见不鲜。不难发现，肥甘无度、饥饱不调、情志过极、劳逸失制等不良饮食、生活习惯是导致脾胃损伤，湿浊内生，出现身重倦怠、胸闷脘痞、腹胀纳呆、便溏不爽、口黏苔腻"湿阻病"的主要原因。

有鉴于此，路志正结合 20 多年往来于全国各地和世界许多地方考证、搜集的气象医学资料，提出了"湿邪不独南方，北方亦多湿"的观点。他指出："湿邪分为感触雾露等的'天湿'、居处卑湿之地的'地湿'、饮食所伤的'人之湿'；湿病之所以重要，首先是因为湿病存在的广泛性，不仅南方多湿病，北方亦多湿病；不仅中国多湿病，外国也多湿病；亚洲有湿病，欧洲也有湿病；不仅夏季有，一年四季都可以发生；不仅脾胃多湿病，而且心、肺、肝、胆、脑、肾、膀胱都可以有湿病；不仅内科有湿病，外科、妇科、儿科、皮肤科和五官科也有湿病。"他的观点扩展了叶天士的"吾吴湿邪害人最广"的论述，进而提出"百病皆有湿作祟"的创新性学术思想，对进一步充实、完善"湿病"理论，推动"中医湿病学"的研究很有帮助。

在湿病的辨别上，路志正强调：湿为土气，兼杂最多。临证时要善于在错综复杂的症状中，抓住主症，因势利导，使湿邪内蕴的其他症状渐次明朗。湿性黏滞重浊，易阻气机，故湿病以其症状的重浊性和气机阻滞为主要表现。譬如，首如裹、胸闷脘痞、肢体酸楚、倦怠嗜卧、腰脊重着、妇女白带量多、尿不畅、便不爽等症状，均说明有湿邪的存在。又"浊"者，秽垢不洁也，若进一步察其面色、舌苔、脉象，如见面色晦滞不泽，舌苔滑腻，脉象濡、缓、滑等，诊断基本可以确定。

在湿病的治疗上，路志正善于运用"通""化""渗"三法以祛之。"通"即宣通三焦气机，调理脾胃升降；"化"即根据湿邪性质和转化，温而化之，或清而化之，或芳香化之；"渗"即甘淡渗湿，清热利湿等。不过临证时，由于"湿病"兼夹症多，故三法以综合运用为多。他认为，湿性重着黏腻，易阻气机，治疗首当理气为先。而调畅气机，应着眼于肺、脾二脏。脾属阴土而位于中央，既能运化水谷精微，又主人身气机升降，所以脾具有"坤静之德"，又有"干健之能"，可使心肺之阳降，肝肾之阴升，而成天地交泰之常，故为气机升降之枢纽。吴鞠通在《温病条辨》中言道："盖肺主一身之气，气化则暑湿俱化，且肺脏受气于阳明……故肺经药多兼入阳明，阳明之药多兼入肺也。在肺经通调水道，下达膀胱，肺痹开则膀胱亦开。是虽以肺为要领，而胃与膀胱皆在治中，则三焦备矣。"所以，只有脾肺之气机通畅，才能达到气化湿亦化的目的。路志正将这一理论，始终贯穿于湿病辨治的整个过程中，在详为辨证的基础上，无论是苦温燥湿，清热祛湿，淡渗利湿，还是扶正达邪，均在方中佐入一两味宣降肺气、化浊醒脾之品，如杏仁、桔梗、苏梗、藿梗，以及白蔻仁、藿香、佩兰、枳壳等。这些药物味虽少，量亦轻，但在方中却能起到宣肺气、醒脾运、畅三焦、助其他药物以祛湿邪的重要作用。另外，由于湿性黏腻，胶着难去，因此不少湿病病势缠绵。故对其治，不可急于求成，当视具体病情选方遣药，灵活变通。

有关湿病论治的理论散见于历代医籍中，路志正在广泛涉猎古文献及现代湿病研究成果的基础上，吸纳了中医运气和现代气象医学的成果，以及众多医家长期的临床实践经验，历经20年的筹划、运作，带领弟子、门人、子女共40余人，一起协作攻关，九易其稿，终于完成了全面论述中医湿病理论和证治的首部专著——《中医湿病证治学》，2007年1月由科学出版社出版发行。该专著不仅囊括了内、妇、儿、皮、五官等科中有关由湿邪引发的急、慢性疾病，还涉及艾滋病和"非典"等近代疾病谱中新的类证。更值得一提的是，虽然"北方亦多湿"，但相对于南方毕竟轻、少，为使读者能从书中看到不同地域中医大家的学术观点和经验，起到"转益多师是吾师"的效果，该书还收录了当代南北中医名家，如上海的颜德馨、江苏的干祖望、黑龙江的张琪、广东的邓铁涛等名医的有关论述和湿病治验。

中国中医科学院中医文献专家余瀛鳌在2008年《中医杂志》第11期上专门撰文，全面地介绍《中医湿病证治学》，并给予该书很高的评价。他说，该书是一部开创性的学术著作，其内容"议论赅博，术理通幽"，是"中医药学继承与创新的模板之一"。

组建学会　继承创新

路志正是全国中医风湿病学会的创始人之一。从 20 世纪 80 年代到 21 世纪初，在路志正等老一辈中医专家的带领下，中医风湿病学的发展经历了从艰难创业到卓见成效的历程。今天，中医风湿病学已得到迅速发展，在组织建设、学术研究、科研成果、人才培养、药品研发、对外交流等方面都取得了可喜的成果。这都与路志正和全体同仁 20 余年的辛勤耕耘分不开。

关于风湿病的论述，早在《内经》中已有所记载，历代医家也多有阐释和补充。但对中医风湿病理论进行全面的继承和研究，应该是在 1983 年 9 月，中华中医内科学会组建了由路志正和焦树德为主要负责人的痹病学术组之后，及至 2004 年，第九届全国中医风湿病学会换届改组，路志正以年事已高，主动让贤，退居二线为止。路志正连任八届分会或专业委员会的主任委员，在此期间，他与学会同仁一起，先后组织召开了 12 次全国性和 3 次国际性中医风湿病学术会议；通过组织讲座、办班、培训、召开学术会议等多种形式，培养了一大批中医风湿病专业人才，构建了老、中、青相结合的梯队，形成了学会的人才优势，为中医风湿病学的发展打下了坚实的基础。由路志正、焦树德主编的《实用中医风湿病学》的出版，为中医风湿病学的发展留下了具有里程碑意义的专著。该书获得了国家中医药管理局科技进步三等奖。

在回顾 20 多年风湿病学会所取得的成就时，路志正谦逊地说："我常说搞学术要靠大家，所取得的成就都是风湿病学会全体人员群策群力的成果，我个人是微不足道的。"谈到具体的成果，路志正喜悦地说："在风湿病研究方面我们取得了很多的成绩，最突出的有三方面：第一是在继承历代有关风湿病理论及论述的基础上，对各种痹证的病名进行了系统的整理和研究，经历了痹证-痹病-风湿病的过程，最终确定了以'风湿病'作为病名。第二是制订了五体痹（皮痹、肉痹、筋痹、脉痹、骨痹）、五脏痹（心、肝、脾、肺、肾）的诊断与疗效标准，为中医风湿病学的标准化、规范化初步奠定了基础，全面提高了风湿病的诊疗水平。第三是在风湿病二级病名的研究方面，我和焦老在总结前人经验的基础上，结合一生临床研究经验，创造性地提出了一些新的学术见解，如'燥痹''尪痹''产后痹'等。通过对这些新病名的确立定位，以及从病因病机、证候分类、辨证论治、治则遣药、预防康复等方面的深入研究，极大地拓展了中医风湿病的范围，丰富了它的内涵，使中医风湿病学，更加符合当代社会的发展和需求。"

近年来，患痛风病的人在不断增多。有些人误以为痛风病是一种现代"富贵病"，其实元代的朱丹溪在《格致余论》中就列有"痛风"病的专篇，是他在世界上最早提出"痛风"病名的。明清以后，不少医家对痛风病病因病机、症状表现、舌苔脉象等也有进一步的充实和完善。但医家对痛风的认识仍有分歧，有人认为中医的痛风与西医的痛风不同，应属中医"白虎历节"的范畴。而路志正则认为，朱丹溪所说的"痛风"，与现代医学所说的痛风基本是一致的，应纳入风湿病范畴。

为了证实这个问题，路志正特意请人到朱丹溪的家乡，费尽周折，复印了义乌县县志，用以考证、了解义乌在朱丹溪所处时代的水文气象、地理环境及一般民众的经济状况、生产生活习俗、文化特点等。他还亲自查证了《中国元代经济发展史》《科技史》等大量古今文献资料。经过细心整理和认真分析，他得出的结论是：当时义乌的人文、生态环境，符合产生痛风病的三个基本条件，即居住环境潮湿、气候炎热和生活优裕。这与西医所论述的痛风病的诱发因素是一致的，只是由于受当时科技水平的限制，不能作血尿酸的检查罢了。根据研究结论，路志正撰写了《痛风刍议》和《丹溪生平及提出痛风病名的时代背景的研究》两篇文章，全面阐述了痛风病产生及归属问题，对统一人们的认识产生了积极的影响。

对痛风的治疗，路志正在继承前人经验的基础上，经过临床实践摸索出一套有效的方法。他把痛风的治疗分为急、慢两期，认为急性期多属于湿热阻络，当以清热利湿、疏风通络、消肿止痛为主。临证可选用黄柏、生薏苡仁、丹参、虎杖、青风藤、益母草、威灵仙、金雀根、土茯苓等，以治其标，迅速消肿，截断其传变。在慢性期正虚邪实，多为脾肾两虚，痰瘀阻络，故其治当以健脾益气、补肾通络、疏风定痛为主，宜选黄芪、丹参、鸡血藤、赤芍、桂枝、炒白术、络石藤、晚蚕砂等，以治其本，扶助正气，通行脉络，防其复发为宗。路志正临证还善用外治法来加快缓解关节红肿热痛等症状，常选具有活血通脉、软坚散结、消肿止痛的药物，如皂刺、大黄、透骨草、鹿含草、防己、防风、鬼箭羽、炙乳没等，水煎后熏洗或配以针灸、刺血，也常获得满意之效。另外，路志正认为，运动养生、饮食调控也是治疗和预防痛风病的重要方面。

"燥痹"是路志正在多年的中医风湿病研究中，根据《内经》"燥胜则干"的理论，结合历代医家对燥邪致病特点的认识以及自己的经验体会，所提出的一个新概念、新病名。他所论述的燥痹，是指燥邪损伤气、血、津、液而致阴津耗损，气血亏虚，使肢体筋脉失养，瘀血痹阻，脉络不通，导致肢体隐痛，甚至肌肤枯涩、脏器损害的一类疾病。燥是致病之因，亦是病理之果，痹是病变之机。临床可见口鼻咽燥少津，眼干泪少，口干口渴，渴不多饮，肌肤干涩，肢体关节微肿或不红肿，屈伸不利，隐隐作痛，舌红少苔或无苔，脉细数或细涩等症状。本病以心、肝、脾、肺、肾各脏及其互为表里的六腑、九窍特有的阴津亏乏之表现为临床特征。"燥痹"一年四季皆可发病，但以秋冬季节为多见。其发病年龄以中老年较多，女性多于男性。

路志正认为，"燥痹"的病因很多，主要有：先天禀赋不足，阴津匮乏；或木形、火形之体，后天感受天行燥邪或温热病毒，损伤津液；或过食厚味及辛热燥烈物品，滋生内热，热盛伤津，津枯液燥；或居住刚燥风沙缺水之地；或久在高温下作业；或化学药品等有害元素伤及阴津。其发病的主要病机不外乎气阴两伤，燥瘀挟结，脉络痹阻。按现代医学观点，干燥综合征、类风湿性关节炎、某些传染病的中后期、结节性非化脓性脂膜炎、硬结性红斑等，出现的燥热伤津证候，均可考虑按"燥痹"的病因、病机进行分析和治疗。

在"燥痹"的治疗上，路志正强调要重视本病的双重性与复杂性。在生津增液、滋阴润燥的同时，更要结合患者的实际，佐以疏风通络、活血化瘀、健脾和胃、祛风化痰等药物。要时时顾护胃气，因滋阴之品，多重浊黏腻，多用久用，有滋腻碍脾之虞。中土一败，百药难施。在具体治疗时，路志正多选风药中性味甘辛平，或甘辛寒，或辛苦平，或辛苦微温之品，认为此类药物为风药中之润剂，既无伤阴之弊，又符合"辛以润之"的经旨，如忍冬藤、络石藤、豨莶草、桑枝、海桐皮、防风等。对活血化瘀之药，路志正常用甘寒或苦微寒、辛苦温的丹参、莪术、丝瓜络等。对大苦大寒之品，则认为苦能化燥，如非实热，宜慎用少用。

"产后痹"的提出是路志正对风湿病学又一创新性贡献。路志正在研究中发现，古医籍中对妇人产后所患痹证命名不一，有"产后身痛""产后关节痛""产后痛风""产后中风"等称谓，缺乏统一独立的命名，给临床诊治带来了困惑。产后所患之痹，与一般的风湿病相比，病因、病机有异，症状且重，治疗上以扶正补虚为主。为了突出该病的特点，便于与其他风湿病相区别，路志正提出了"产后痹"这一证候名称，并对"产后痹"的诊治进行了深入探讨。在病机上，路志正认为，"产后痹"是妇女在产褥期或产后百日内，由于机体正气不足，气血虚弱，复感风寒湿热之邪，内外相引，痰浊瘀血互结，阻滞经络所致。这种病除了具风湿痹病共有的症状外，尚有气血不足或肝肾亏虚的表现，这也是"产后痹"的一个特征。

在诊断上，路志正认为，应注意发病时间及关节症状。"产后痹"发病在产褥期或产后百日内，有产后体虚感受外邪史。临床主要表现为肢体关节、肌肉疼痛不适，或重浊肿胀，或酸楚麻木，筋脉拘挛，屈伸不利，并伴有汗出畏风、面色无华、体倦乏力、腰膝酸软、舌质多淡、苔多薄白、脉细濡或沉涩等。

在治疗上，路志正认为，产褥期以虚为主，治当大补元气，养气血，荣经络，药选功专力宏之品；产后期以脉络不通为主，治宜侧重化瘀通络。但其证候有以正虚为主者，亦有以邪实为主或虚实夹杂者。具体治疗之时，除辨证运用祛风散寒、除湿、清热等祛邪治痹之法外，还需注意扶正，重视益气养血、补益肝肾之法。审其虚实，或先标后本，或标本同治；并遵循补益勿过壅滞，风药勿过辛散，祛湿勿过刚燥，清热勿过寒凉，用血肉有情之品勿过滋腻等原则。需要指出的是，无论是燥痹、产后痹还是痛风，都可采用针药并施、内外合用的综合疗法治疗，这样做往往能收到事半功倍之效。

在转归与预后方面，路志正强调除及时治疗无误外，其关键还取决于患者年龄的大小、体质的强弱和感邪的深浅。产后虽气血损伤，百脉空虚，但若平素体健，正气存内，即使偶感风寒湿热之邪，受邪亦轻，正能胜邪，稍经调理易于治愈，预后较好；如若平素体虚，加之产后气血亏耗，正气不足，腠理不密，内外之风合邪相引，正不胜邪，位深病重，如不及时治疗，则病程较长，时轻时重，缠绵难愈。另外，对于产后妇人，应注意产后的调理和保健，适寒温，畅情志，免受风寒湿热等外邪的袭扰。这也是防范"产后痹"发生的重要环节。

强巴赤列

无一病不深究其因，无一方不洞悉其理，无一药不精通其性。

——强巴赤列

强巴赤列，1928 年出生，著名藏医学家和天文历算学家。6 岁习文，8 岁习医，拜师于著名藏医学家、藏医天文历算学家钦绕诺布，遂成精通藏医和天文历算学理论与实践的权威专家。先后担任拉萨市南城区区长、西藏自治区藏医学校校长、中国高级藏医研究班班主任、西藏自治区藏医院院长、中国科协副主席、西藏自治区科协主席、西藏藏医学院院长、西藏卫生厅副厅长、第六、七届全国人大代表、第八届全国政协委员、西藏科协名誉主席、西藏藏医学院和西藏自治区藏医院名誉院长、民族藏药学会名誉会长、中国香港国际中医交流协会名誉主席、西藏天文历算学会会长、国家级非物质文化遗产藏医传承人、藏医学院研究生导师。从 1979 年起先后被评为藏医主任医师、国家级专家、人事部有特别贡献的中青年专家、全国医院优秀院长、全国民族团结先进个人，被西藏科协授予"有突出贡献的西藏科技工作者"称号，享受国务院政府特殊津贴，获得西藏十佳新闻人物称号，2009 年由人力资源和社会保障部、卫生部、国家中医药管理局评为首届国医大师。

强巴赤列在 60 多年医学研究与临床实践过程中不断总结经验，发现新问题，研究新问题，取得了一系列的科学研究成果。在临床方面，他对高原性红细胞增多症和黄疸症等，从病因、辨证到治疗都有所突破；在藏医学发展史方面，他通过考证和调查，确认藏医的发展已有 2300 多年的历史，不仅把藏医的出现提前了 800 多年，也否定了藏医随印度佛教而传入的说法。参与编著的《中国医学百科全书·藏医分卷》《四部医典八十幅彩色挂图》《四部医典形象论集·如意宝藏》《历代藏医学家名人传》《强巴赤列论文选集》《西藏天文历算总汇》《藏医胚胎学研究》等论文论著，获得科学技术进步一、二、三等奖和相关国际金奖和金杯奖。

1916 年，西藏自治区藏医院的前身"门孜康"在拉萨诞生，当时工作条件十分简陋，人员很少，到中华人民共和国成立后的民主改革时，藏医药人员也不足 80 人，没有一张病床，医院总建筑面积仅 1000 余平方米；如今建筑面积 50000 平方米，年门诊量达 30 万人次，年住院量 4300 余人次。现已成为西藏全区乃至全国规模最大的集医疗、科研、预防、保健、教学、藏药生产为一体的"三级甲等"藏医医院。这一切成绩的取得，主要归功于党和国家的关怀与支持，其中也凝聚着强巴赤列的心血，以及藏医院全体职工的辛劳。

强巴赤列始终重视和支持科学研究工作，自担任领导职务以来，对一些国家级科研项目和区级科研项目亲自进行指导，提出意见。他不仅是藏医研究事业的组织者、领导者和实施者，而且在国际国内的学术交流中也建立了广泛有效的学术联系，曾先后赴尼泊尔、日本、美国及台湾、香港等地进行学术交流和讲学，并与其中一些部门建立了密切的学术协作关系。

在他的领导下，创建了藏医院图书馆，该图书馆收集和整理了一批非常珍贵的藏医、藏药、天文历算的古籍，并建立了藏医天文历算等方面的古籍抢救、翻印工作的较完整的组织机构。还创设了 180 余名历代著名藏医、天文历算学家的藏医名医塑像馆。

他十分注重培养新一代藏医药人才，培养了 500 多名藏医学生，其中有的已是有关单位的领军人物和中坚力量。

强巴赤列在西藏卫生事业发展、藏医药学、天文历算学研究、国内外学术交流等方面作出了卓著贡献，还为其他省区的藏医药事业发展给予了大力支持和援助。

呕心沥血　硕果累累

党的十一届三中全会后，藏医药事业得到恢复和发展，强巴赤列恢复了名誉和职务，投资 130 多万元的藏医院门诊大楼新建起来。

1979 年 4 月，北京召开了编写《中国医学百科全书·藏医分卷》的会议。该卷由原药王山医学利众学院总教师土登次仁任主编，强巴赤列任副主编。选聘了包括青海、甘肃、云南、四川等地的藏医专家共 16 位组成编委会。同年冬季在拉萨召开会议，讨论布置了各部门的任务。7 月，西藏中藏医学会正式成立。10 月，在拉萨召开了"第一届藏医经验学术交流会"。会上，强巴赤列发表了《论藏医的五脏六腑》一文，与会代表认为专门论述脏腑的论文比较罕见，对年轻医生益处多，一致给予充分肯定。该论文刊登于 1983 年《藏医论文选集》第一期。不久，强巴赤列晋升为藏医主任医师。随后，强巴赤列在恩师钦绕诺布编写的《藏医总则本的形象论集》之后又编写了《论述本形象论集和基本根词相结合》和《密诀本形象论集》，先后发表于《西藏研究》1982 年第四期和 1983 年第一期。1980 年 3 月，他参加了在北京召开的第二次"中国医学百科全书"会议后，回到拉萨编写《中国医学百科全书·藏医分卷》中藏医历史部分时，翻阅许多藏医历史方面的资料，发现早在吐蕃时期之前藏族人民就有了自己的医学。

他在古书《大臣语录》中看到，吐蕃第一位藏王聂赤赞布在与大臣的对话中提到"毒之有药"。经过深入的调查研究，强巴赤列得出更多的论据。例如，聂赤赞布时代把人分为十二个阶层，医生就是其中的一个阶层，也就是说，当时就有了以医疗为职业的人。另外，与此相近的笨教（古代西藏原始宗教名，创始人辛绕）象雄文明时代，一位名叫常松·杰普赤西的笨教徒也以医术驰名。

他能从马、孔雀等动物内脏中提取结石用以治毒，并认为孔雀结石疗效最佳。当时藏医的采药技术已从植物、矿物进入到动物内脏。于是强巴赤列得出结论，即在大约 2300 年前，藏医学就已形成，并且有了自己的名医。这一论断，把藏医学的发展历史向前推进了 800 余年，受到国内外学者的广泛赞同。6 月底，遵照中央关于西藏工作的第三十一号文件中关于大力发展藏医及天文历算的精神，强巴赤列刚刚恢复藏医院院长职务时，就有关发展藏医、天文历算的问题向自治区党委和政府提出八点建议。内容包括抢救人才、继承藏医药、有效开展天文历算工作，扩大生产藏医药，派遣中西医专门人员从事藏医药研究，建议西藏综合大学设立藏医药、天文历算等专业以及加强藏医理论研究和资料收集整理工作等问题，并建议市属藏医院改由自治区直接领导，以便于推动各项工作。

仅在十多年的时间里，这些设想和建议都已先后变成了现实。强巴赤列高兴地说："我的建议，项项都得以实现，而且是超规格地完成。中央十分关心藏医学这门民族科学的发展，国家为实现我所提出的建议，投入资金将近一亿元。"

1980年9月1日，西藏自治区人民政府批准"拉萨市藏医院"更名为"西藏自治区藏医院"后，藏医院加快了发展步伐，成为全区的医疗、科研、教育、藏药生产的中心。

1981年10月开始，强巴赤列集中时间和精力阅读历史文献，搜集各方面资料，遍查布达拉宫、罗布林卡以及北京、青海、甘肃等地的一些书库，历时近10年为西藏及其他藏区的150多名历代藏医学家立传，终于完成《雪域历代藏医学家传记》的编撰。

他说："写这部书，一方面是要让这些曾福及一方的名医集于一册，流芳千古；另一方面，更是以通俗易懂的语言给不懂古藏文和看不到更多历史文献资料的广大青少年提供一本教科书，让他们从祖先身上汲取勤奋进取的力量。"这部著作和他的另一部著作《四部医典形象论集》一样，是填补藏医学空白之作。该书于1990年11月由民族出版社出版。1998年再版时，他加以修订，并增加了30多位当代藏医名家。

1983年8月，为了藏医药事业的继承和发展，在哲蚌寺举办了全区第一届藏医进修深造班，从各地招收了45名学生。藏医院主任医师和副主任医师担任授课老师。强巴赤列为了培养尊师重教的美德，从《西藏医学史》及有关史籍中选编了《医德师生行为入门》，并亲自向进修班学生讲授。学生们懂得了要做诚实有信、待人温和的有很好素养的人。

1984年5月，自治区在拉萨北郊划拨5万余平方米土地，投入2400多万元人民币建设藏医院住院部，强巴赤列参与组织实施工作。

强巴赤列对发展藏医教育事业不遗余力，1983年8月，正式成立西藏自治区藏医学校，招收了具有高中文化水平的38名区内新生和10名青海省的新生。1989年9月，西藏大学藏医系与西藏自治区藏医学校正式合并，升格为西藏藏医学院，强巴赤列担任院长。他所写的教材，是藏医学院的教材之一，每年开学之际，他还要讲授《藏医传统医德规范》和《藏医师承学》，注重未来藏医的医德医风建设。

现在，西藏藏医学院作为我国最大的藏医人才培养基地，设有藏医系、藏药系、基础部、成人教育部、研究生部，来自西藏、青海、甘肃、四川、云南、内蒙古的学生接受着严格的培训，藏医学可谓后继有人。

1986年8月，为了向全体藏医医务人员传授"药王山利众藏医学院"和"拉萨藏医天文历算学院"独特的授课、灌顶的有关知识，举办了"中国高级藏医研讨班"。参加研讨班的30多名学员都是几个省、自治区藏医院的骨干医生，强巴赤列为研讨班讲授人体解剖学和医德医风方面的内容。西藏自治区藏医院的老医生和已被评为高级职称的15名医生，根据自己的特长，讲授相关课程，得到了全体学员的充分肯定。之后，编辑出版了《中国高级藏医研讨班论文选集》一书。

1991年西藏落实人事部、卫生部、国家中医药管理局关于全国老中医药专家学术经验继承工作与抢救师带徒传承制，强巴赤列首选现任藏医院副院长的次仁巴珠为第一传承人。在师带徒期间，强巴赤列精心栽培，次仁巴珠通过 10 多年的师承教育和不懈的努力，已成为藏医药科研领域的学科带头人和组织管理者。次仁巴珠在科学研究中与科研人员并肩战斗，求真务实地工作，起到了表率作用，先后承担了 12 项重大科研项目，承担了 30 多项科研项目的组织设计申报资料的起草工作，承担了《中华本草·藏医卷》汉藏版审改与通审工作和《藏药成方之剂现代化研究与临床应用》的审改与撰写总论的工作，还承担了多部专著及古籍文献整理出版的审稿工作。他编撰、起草、改写、审稿的著述累计已达 3000 多万字，科研考察调研、深入基层行程 11 万多公里，出色完成国家级项目答辩八次，多次参加省级立项、论证、验收、鉴定、咨询等会议，审评藏药品种达450 种之多，可谓不遗余力，成果丰硕。

强巴赤列对第二批传承人次旦久美也同样精心培养，数年间在他的指导下，次旦久美博览群书，研读藏医经典，同时积极参加临床实践和课堂教学，科研工作与学业大有长进，并同导师一道撰写了多篇有关藏医药学的学术论文，发表于国际国内各类重要学术期刊上。次旦久美还担任了《中国高级藏医研讨班论文选集》系列丛书的主编，《藏医四部医典八十幅曼唐释难·蓝琉璃之光》副主编，《西藏藏医药》常务编委，《藏医大词典》常务编委，国家科技支撑计划课题的"名老藏医强巴赤列的学术思想与诊疗经验的传承研究"课题负责人等职。次仁巴珠和次旦久美等徒弟的这些成绩都离不开强巴赤列导师的精心栽培。

1995 年，经国家教委批准，在西藏藏医学院设立藏医硕士研究生站，强巴赤列带病耐心深入地讲授藏医历史、理论、临床实践、祖传秘方等诸多内容，尤其是严格指导和筛选毕业论文。研究生的毕业论文，他几乎都要亲自过目，每看到确有见地之处，他都眉批，圈点，爱才之心跃然纸上。共四批硕士研究生写出优秀论文，获得藏医界广泛赞许，他们都成为自治区内外藏医学院和藏医科研机构的学科带头人。

2005 年 10 月，在自治区藏医院举行了免费藏医培训班结业典礼。此培训班于 1993年由强巴赤列倡导举办，初建时他亲自授课，1996 年他担任名誉院长后，时间相对宽松，教学的目标更广泛地面向基层，增添了教学内容，除西藏之外，还有青海、甘肃、四川、内蒙古等地前来求学的学生都可以参加，采取全免费授课，在自治区卫生厅和西藏自治区藏医院领导的大力支持和帮助下，培养力度逐年加大。强巴赤列主要讲授《藏医诊治学》《藏药配方甘露宝瓶》等藏医药经典医籍。受训学生包括来自自治区藏医院的医生，藏医学院的硕士研究生、实习生，基层农牧区的医生以及部分日本和美国留学生等。先后有 500 余人参加培训。

强巴赤列的徒弟遍布全国，成为各地医疗机构的中坚力量，其中佼佼者已成为今天藏医学界的栋梁。如今，藏医有了自己的学院，有了统一的教材，也有了藏医研究院，有了博学多才的研究人员，藏医药事业更加蓬勃发展。

医术高明　治病独到

强巴赤列不仅通晓藏医药学和天文历算学，而且在临床医学方面也有很深的造诣，尤其在高原病和某些疑难杂症分析和诊治方面有自己独特的见解和方法，并作了较深入的研究。

高原红细胞增多症（简称高红症）为慢性高原病的一种临床类型，是指人体长期在高原低氧环境下生活，由慢性低氧所引起的红细胞增生过度。从藏医理论分析"高原红细胞增多症"是由血液本身的性质发生改变而形成。血液在各自的黑脉（静脉）及其分支的途径运行时，受其性质发生改变而影响行气不能发挥正常的作用，血液得不到有效地推动而降低了位于胃内消化赤巴等阳气的功能，同时也降低了各种精华成熟的部分阳气功能；因此，未曾得到正常分解的饮食糟粕行至于肝脏，致使变色赤巴因失去了其正常的作用而不能成为正常的血液而形成了多血症。临床表现红细胞数、血红蛋白、红细胞容积显著增高；常见症状依次为：头晕、头痛、气短、胸闷、乏力、关节痛、厌食、消瘦、记忆力减退、耳鸣、食欲差、发绀、结膜毛细血管充血扩张、肌肉和（或）关节痛、杵状指（趾）、手指脚趾麻木、感觉异常。此外，女性月经不调、男性阳痿、性欲减退等。病理改变为各脏器及组织充血、血流淤滞及缺氧性损害。

强巴赤列认为高原血症大多是由于食用了紊乱血液本身的食物或者有碍于血液分解的高脂、高热量、高营养食物而引起血液黏滞度增高、血流缓慢所致的全身各脏器缺氧性损伤，因各脏器受损程度的不同，其临床症状轻重不一，变化十分复杂。如：过量食饮肉类、酥油、脂肪、酒等辛辣食品或者过度劳累、高温作业、过度脑力劳动等均可引起此症；特别是从异地搬迁到高原并长期居住者，因不适应高原环境和水土不服等更易引起此症。本病多呈慢性经过，无明确的发病时间，一般发生在移居高原一年，或原有急性高原病迁延不愈而致。

强巴赤列注重藏医诊断，同时也参用现代医学诊断方法。谓之"高原红细胞增多症"的人，其巩膜和肤色均呈红色，颜面部和手掌、指甲、舌、嘴唇及局部皮肤多呈紫红色；尿诊时，可见尿色淡红、气体多而臭味浓、尿液沉淀物厚等。

根据《四部医典》"血症脉象搏动洪又滑"和《实践明解》中"血症的脉象在发病早期脉管充盈而搏动洪大、力足及数"的记载，血症的脉搏搏动均呈充实、洪大，个别可出现细而沉的现象，但数（快）为其不变的特征。

问诊以了解患者（所居住的环境和条件及性别、工种、饮食习惯等）的基本情况为主，符合高原红细胞增多症的头痛、头晕、心慌等基本症状和某些特定体征来予以鉴别，特别是在晚期、恶化时可有《四部医典》中所描述的丹毒、核疮（痞瘤）、脾病等并发症的出现。

结合现代医学诊断：生活在海拔3000米以上高原的移居者，或少数世居者。具备以上头痛、头晕、气短、疲乏、睡眠障碍、发绀、眼球结膜充血等，血红蛋白>200g/L、红细胞压积>65%和红细胞数>6.5×10^{12}/L。脱离低氧环境后症状及体征消失，再返高原时又复发。排除其他疾病引起的红细胞增多。红细胞数男性≥6.5×10^{12}/L，女性≥6.0×10^{12}/L；血红蛋白量男性≥200g/L，女性≥180g/L；红细胞比容男性≥65%，女性≥60%。

高原红细胞增多症的藏医治疗原则：以控制油腻饮食，利用药物降低血液的黏稠度，分解血液成分，预防其他脏器的病变，呼吸功能锻炼和减少劳动强度。重症患者应予休息，但不宜绝对卧床。头痛等症状给予对症治疗，但应避免过多使用镇静剂。

在具体治疗方面，强巴赤列认为，患者可食用米粥、新鲜牛肉、牛奶及其奶渣和各种水果等，禁止食用牦牛肉和陈酥油、血块、酒类等高热、高脂、高营养以及辛辣的食物。患者适宜居住于低海拔或温差较小的地区；应适当进行运动，避免情绪激动，防止以上病因中描述的诱发因素。早期病人可服用姜汤或婆婆纳汤或余甘子汤以及二十五味余甘子丸和十八味檀香丸、七味血病丸、谷吉久松、嘎罗、唑姆阿汤、玉妥红汤等交替进行治疗，合并有肝脏的病证时服用秘诀清凉丸、七味红花殊胜丸、九味牛黄丸等。此外，根据病情可服用十五味沉香丸、二十味沉香丸以及果渣、十味乳香丸等敏感、显效的药物，发现并发症时应进行对症治疗。从《四部医典》“血症外治放血优”和《验方百篇》“炎症和血症均以热性所产生，治疗时药治不如放血疗”的记载，临床上首先内服特定的（三果）汤剂来分解血液成分后，在特定的穴位中进行放血治疗，最后以控制血容量的增加为重要的措施进行治疗。

强巴赤列强调，既然高原性红细胞增多症是高原地区的一种病症，最适宜的治疗措施是，能够居住到低海拔地区可避免进行复杂的治疗，短暂离开后的返回病情可复发。为此，对症用药应慎重，治疗以采取饮食疗法、起居疗法及药物等综合治疗为宜。

饮食疗法和起居疗法如上文所述。

药物疗法：早上服用二十五味余甘子丸4粒，中午服用十八味檀香丸，晚上服用十五味沉香丸，间隔服用余甘子汤。15天的疗程后复查发现患者头晕、气短、胸闷、乏力、厌食、耳鸣等症状明显缓解，食欲和睡眠基本正常，血象检查红细胞各项指标均有所改善。要求患者继续吃药并对内服药品作细微调整，早、中午同前，晚上服用二十味沉香丸，间隔服用婆婆纳汤和三果汤。约定在5天后实施放血疗法。在整个治疗的过程中，强巴赤列让徒弟和学生进行诊治记录，观察病情变化和转归情况，并对他们阐述该病的发生原理、发病特点、症状体征、诊断、治疗原则和具体治疗以及预后方面的措施。治疗20天后进行放血疗法。持续治疗35天后复查发现患者的症状和体征基本消失，血象红细胞数$5.6\times10^{12}/L$，血红蛋白量180g/L，红细胞比容45%。预后：一年后随访本病未曾复发。

对黄疸症理论的系统整理和治法的创新，是强巴赤列对藏医临床的又一大贡献。

强巴赤列对黄疸症的病名做了梳理和归类：黄疸症在藏医学多部著作中有较详细的论述，它作为一种疾病发展变化中的外在表现，藏医学根据其病程变化和其他症状的类别，将黄疸症分为目黄症、肤黄症、赤巴窜脉症、赤巴恰亚症四种基本类型。赤巴窜脉症在一些藏医著作中又称黄目大病或三黑桡症，这是根据本症发病来源和发病特点而起名的。《四部医典》及其《秘诀补遗》中将肤黄症、目黄症放在赤巴取治法章节内论述，而赤巴窜脉症放在瘟疫症治法章节中论述、赤巴恰亚症作为黄疸症发展变化的最后最严重的表现形式，在有关于赤巴病、肝胆病、痞症、瘟疫等章节内均有论述。强巴赤列认为黄疸是赤巴病的最基本特征，《四部医典系列挂图》用形象来描述医学内容时，凡是赤巴特征及赤巴疾病均用黄色点化。藏医所称赤巴病既是一切热病的总称，又包括肝胆等脏腑疾病及其相关的疾病。目黄症作为疾病发展阶段的最初病势较轻的表现，既可出现肤黄症，又可出现于赤巴窜脉症或肝胆痞瘤，肤黄症也是如此。藏医传统的病症分类时将目黄症、肤黄症、赤巴窜脉症、赤巴恰亚症均作为独立疾病来认识，本质上相互联系，是病程和病势发展转归某阶段的外在表现。

强巴赤列在论文中指出：黄疸是多种疾病引起的症状。它包括现代医学病毒性肝炎

（黄疸型）；肝胆系统结石、痞瘤所引起的梗阻、某些药物性损伤和酒精中毒等引起的黄疸。

在病因和病原学上，强巴赤列以多因多缘的理论阐述了黄疸症的发病。由于黄疸症属赤巴病，其各症的共同病因《四部医典》云："饮食不当，偏咸偏酸，饮食不洁，消化不良，恚怒等影响胆腑并延及全身，因而产生了难治的四十七种赤巴病"。"病缘为胆汁过量失调，龙和未消化的培根夺位，侵入主消化的赤巴觉久部位，迫使胆汁外溢而致病；胃与肝脏的痞块挤压胆腑，或者胆腑本身生长痞块，迫使胆汁外溢，蔓延致病；通常胆腑主消化的胆汁失调或者消化赤巴导致血热紊乱，或者瘟疫引起胆汁扩散，或者饮食起居不当引起胆汁扩散，顺脉逃逸，肌肉和眼睛出现黄色"。另外，赤巴窜脉症属瘟疫之一种，其瘟疫症之病因《四部医典瘟疫症时疫治法》中云："疾病之气，弥漫天空；结成云雾，笼罩大地，于是时疫、肠痧、喉蛾疔毒、黑天花等疾病接踵而来。"又云"四时亏盈、劳损、恶臭、忿怒、恐惧、愁苦等折磨，饮食失调变生疫疠。由于这类病缘诱发了赤巴之热，降于汗腺，又诱发了龙与赤巴，通过发病的六处途径依次进入。或者是被气味击中，疫疠逐步传染开来。"

强巴赤列根据《四部医典》对黄疸症分为四类症型：

（一）目黄症：眼球与指甲皆呈黄色，身体多汗、气力弱、烦热、眼睛疼痛，食欲不振，欲吐而不能，干呕，眼前只显青红光。

（二）肤黄症：体力衰弱、失眠、身体沉重，进食奶酪或饮水多发苦味，皮肤呈金黄色，同时眼睛将白色的器物看成金黄色，清晨凉爽时感觉舒适，中午时疼痛难言。

（三）赤巴窜脉症：初期寒栗，行动无力，脉象虚而数，尿色黄浊，头部与关节皆疼痛，昏晕不清。中期病势发展，大便状如菜油，眼、舌下、颞颥及全身皮肤皆呈黄色，口苦，纳差，身热少眠，指甲与牙龈以及舌唇皆呈白黄色，头部刺痛，舌唇裂纹，牙表结垢，肝胆结块，按之刺痛难忍，病气恶臭，体力与容光皆消失，无暇成型。如赤巴热上逆于头时，脑部刺痛，鼻衄；赤巴热入于肺则上身刺痛，吐痰黄色；赤巴热入于肾则腰部疼痛，小便不利；赤巴热入于胃则口苦，呕吐胆汁；赤巴热入于小肠则剧烈腹痛，大量泄泻。

（四）赤巴恰亚症：身体发痒，肤色呈黑青色，头发、眉毛脱落，身体干瘦无力，指甲呈现黑斑纹。

在辨证论治方面：强巴赤列早在20世纪就对黄疸进行过深入的研究，筛选了许多有效药方，他既遵古又创新，对治疗本症积累了丰富的经验。他对学术没有偏见，临证时他主张必须辨证辨病相结合，即藏医辨证西医辨病。

强巴赤列认为目黄症及肤黄症为黄疸病症的初级或轻症阶段，包含甲乙型肝炎和其他梗阻性黄疸，临证必须辨别是否兼有旁系病症，黄疸症多数情况下出现身热、口渴、口苦、睡眠轻、大便色黄、脉象紧，小便黄赤、冒气大、沉淀物厚，舌黄燥等赤巴热象，单一型（不含合并症）甲型、乙型黄疸型肝炎因赤巴挤夺培根之部位，培根窜居主消化之赤巴部位，故出现热能和消化力均弱、怕凉喜暖、身体沉重、嗜睡、大便色白、脉象松缓、舌质淡、白苔厚、小便冒气小、搅拌之无"察"声等培根寒象，因培根窜入主消化之赤巴之位，故在《贡追札记》等许多著作中将本症称之为寒疸症。

强巴赤列认为治疗目黄症和肤黄症，如属热象，采取清热解毒、泻胆疏肝法。他主张主消化之赤巴功能无明显减弱（无明显纳差）时，可先用诃子、獐牙菜共煎，待凉内服。或用獐牙菜、波棱瓜子、麻花艽花、西伯利亚紫堇、船形乌头，上药共煎，待凉内服。如有腹胀、恶心者可加用藏木香或广木香、甘草。并有胃脘疼痛、脉细数按之即空，可交替使用九味渣驯散。如便干则加用大黄或獐牙菜、生大黄、唐古特青兰、黄连，上药共煎，待凉内服，日两次亦能取得良效。上述药物中獐牙菜性寒味苦，具有良好的清热解毒、消炎利胆功能，但药性较粗糙而猛烈，如老年龙型人使用过频，则易于生风。诃子味涩，消化后变成苦味、药性寒而锐利，具有良好的降腑热、赤巴热的功效。甘草可调理药味，降气火，对呕逆有较好功效。其他诸药对清热解毒、消炎止痛有良好的功效。本症亦可辨证选用下述诸方：八味獐牙菜散、九味牛黄加味散、秘诀寒方散。老年龙型人宜选用赤来朗杰散。

对于脉紧、季胁部或胃脘灼热感、背满者可选用十八味沉香散；还可选用郎庆类、余甘子轮幻散、七味红花散。对表面抗原阳性、转氨酶较高而黄疸指数较低者选用玉宁尼阿、七味红花散、欧百尼阿散屡屡获效。

属寒象者采取升养胃火、泻胆养肝法。强巴赤列主张选用药物性味温和，寒热适中的药方。《四部医典》云："主消化之赤巴主要在胃，部分遍及全身。"寒象者因龙、培根或血挤夺主消化之赤巴部位，强夺赤巴之门户，使胆汁挤入脉道所致主消化之赤巴功能减弱。经常选用下方：石榴、黑冰片、豆蔻、诃子、肉桂、波棱瓜子、荜茇、蔷薇花。本方能升养主消化之赤巴火，助于消食，疏通胆脉。对胃火亏损引起的积食不化、赤巴瘀积有良好的功效。对胃脘疼痛明显、肠鸣泄泻、口苦、纳差者配以色妥阿巴散或便干腹胀者配以色西卡追交替服用；腹痛、便溏而色黄者可配以赤柒顿巴或札寻古巴散，对肝胆区隐痛或不适者选用嘎纳久巴散，对于黄疸程度较重、选用上述药物较难奏效时，可在嘎纳久巴散中加用熊胆、牛黄、藏红花，此法泻胆疏肝之功效可靠。

对于赤巴窜脉症的治疗，他擅用两种方剂：①牛黄青鹏散。处方：红花、婆婆纳、毛边绿绒蒿、渣驯膏、石菖蒲、雪上一枝蒿、结血蒿膏、麝香、獐牙菜、波棱瓜子、诃子、安息香、黑冰片、广木香、牛黄。本方清热解毒，消炎利胆，对清肝胆热、解赤巴热毒、疏通胆脉、止痛、平衡龙、赤巴、培根之紊乱，有良好的功效。本方如加用熊胆，其疗效更佳；②欧百尼阿方。处方：绿绒蒿、石灰华、丁香、桂皮、木香、沉香、渣驯膏、朱砂、红花、莲座虎耳草、巴夏嘎、波棱瓜子、荜茇、余甘子、甘草、寒水石（乳剂）、藏红花、唐古物青蓝、熊胆、牛黄、麝香。本方对清赤巴热降于胆腑、肝热、肝肿大引起的肝胃区疼痛具有良好的疗效。

临床辨证时，又常依据具体情况而使用佐药：本症初期寒栗，行动无力，脉象虚而数，尿色黄浊，不熟热象显现时，可在内服任一上方的同时用结血蒿煎汤加入微量麝香（一般能闻及麝香味为限）待温热后，日多次内服。或用土木香、宽筋藤、岩白菜、止泻木子煎汤分多次内服。或熊胆、大叶獐牙菜、船形乌头、红耳鼠兔粪、姜黄共研细末，温开水送服。中期症象显现时，用结血蒿煎汤加入麝香和石菖蒲粉，拌入酥油，混匀后反复涂擦而取效。中期病势难于控制者，可在结血蒿煎汤中加入麝香、牛黄，日多次内服，往往获得起死回生之功效。肝热山源界或引起鼻衄者可选用秘诀部七味红花散，用麻黄汤送服。如胆热入于胃，选用黑冰片、塞嘎尔炭、黄连炭、秦皮炭，共研细末内服，本方有清肝利胆、清胃热之效，亦不败胃。胆热入于小肠，用其他方药无效时，强巴赤列选用下述方药：草乌绒、朱砂、止泻木子、霹雳骨、大叶獐牙菜、麝香、船形乌头、熊胆、黄连，共研细末，开水送服，可获效。

强巴赤列认为，治疗黄疸症在历代医学著作中记载的方法和方药繁多，后世对其方药亦有筛选和发挥，但还未形成或未筛选出方法简单、疗效确切、众所公认的方剂。对某方药的疗效往往众说纷纭，医家们习用的治疗肝热症、胆热症、黄疸症的药物玉宁尼阿丸，虽对病势发展慢者疗效缓慢而持久，但对病势发展快、病情重危者，药性不够猛烈，起效不够迅速，退黄作用较弱，故不适用于赤巴窜脉症等赤巴瘟疫症的治疗。牛黄青鹏散最初为强巴赤列先师钦绕诺布习用方剂，后于20世纪60年代在拉萨甲肝流行时，他专门配制此方，专用于防治甲肝，体会到此方药效猛烈，起效迅速，临床症状消失快，退黄作用强，作用广，凡瘟疫症引起的所有临床症状均有疗效，且不败胃，无需更多加减，遂感本方为治疗赤巴窜脉症较理想方药。

20世纪90年代初，自治区藏医院与自治区第一人民医院协作，又进行了藏药防治病毒性肝炎的临床研究工作。虽然经过多次筛选，证明许多既往使用的方药只能作为佐药，而不能作为主药或首选药物。当对疗效不满意、研究工作陷入困境时，强巴赤列根据历代医家"赤巴其性热毒应按毒诊治"的思路，提出肝胆热症其本质为赤巴热毒，治疗本病应以清肝热，解赤巴之毒邪，又提出治疗赤巴病重在泻胆的治疗原则。按他提出的药方，及时调整了药味，注重清热解毒、泻胆疏肝，果然其疗效显著提高，治疗不少重度黄疸、重症肝炎屡屡获效。

西藏是病毒性肝炎相对高发区，筛选其有效的治疗药品，对其防治工作具有重要的意义。根据强巴赤列提出的辨证论治法则和方药，设计了牛黄青鹏散防治病毒性肝炎的临床科研课题，经对65例甲肝患者观察，平均在13天内能使症状消失。又对105例乙肝患者观察，平均在23天内能使症状消失，退黄及降低转氨酶作用更为迅速，每日1~2次，每次1~2g，连续服3个月均无明显毒性反应。本方又根据强巴赤列提出"赤巴为毒，以毒攻毒"的治则，又根据历代医家"既是毒物，用之得当，谓之良药也"的思路，配有微量的有毒性之药物，以加强消炎止痛之功效。

强巴赤列为当今藏医界之冠，不仅理论研究、教学造诣极深，且诊治内科、儿科疑难杂症亦有丰富的经验。临床上除擅治黄疸症及其属症外，还运用升养胃火、通气火运行之通道法治疗萎缩性胃炎，运用降气调血安神法治疗查龙病，运用活血通脉治疗半身不遂，运用保护腑津、熄灭赤巴火、泻腐清肠法治疗肠痧疫疠，用色妥久吉治疗慢性阑尾炎，用当滚杰巴治疗心动过速，用阿嘎杰巴治疗心动过缓，用红景天抗高山缺氧，用唐庆尼阿、阿嘎尼修、阿嘎索阿、母地尼阿等治疗高原性头痛等。强巴赤列积累的丰富的经验与理论知识，对提高藏医临床疗效具有重要影响。

天文历算　重放光彩

强巴赤列不但在藏医学方面成果累累，在天文历算方面同样造诣很深，藏医药与天文历算有着非常紧密的关系。五世达赖时期，第司·桑吉加措对藏医药和天文历算学有特殊贡献，著有《白琉璃》。钦绕诺布大师也有重大贡献，他发明了"不共空入法笔"计算，成功运用到十七绕迥至火兔年的"历首易"。该法仅传给强巴赤列一人。强巴赤列全面继承了大师的科学方法，这为他日后成为该领域学术权威奠定了基础。西藏和平解放后，由于各种历史原因和人为因素，大量历史资料遗失、毁坏、破损。专业研究人员稀少，不能开展正常工作，天文历算工作曾一度处于停滞状态。强巴赤列一直未中断对天文历算学的研究，他任藏医院院长期间，积极组织人员，重新开始抢救出版、发行、修复藏医药、天文历算学典籍。积极组织该项业务的恢复工作，恢复了西藏拉萨地区乃至全藏区一度被停刊的藏历天文历算历书的编写和藏历历书的编写出版工作。他和学生一道深入农牧区实地调查研究，观察气候变化，掌握了大量的与农业生产、人民生活、疾病的产生有着密切关系的第一手资料，在深入细致研究的基础上，对原历书进行了大胆的修改完善，丰富和发展了传统历书，使其真正为各族群众的生产生活服务。同时，他指导西藏各地区历书的编写修订。他和慈成坚赞大师一道，观察四时节气，万物生长变化的规律。广泛研究古象雄、吐蕃时期、古代印度和汉地的天文历算文献，结合西藏今天的四季气候变化特点，探讨气候变化与人们生活和生产活动之间的紧密关系。并根据星体运行规律，预测各种自然灾害、预报天气、预防疾病发生。进一步深化"有算必有医药，有药必有历算"的藏医药和天文历学的密切联系。

人类社会进入到当今世纪，科学技术有了日新月异的飞速发展，现代天文、天体物理、气象科学领域取得了前所未有的辉煌成就，而他所领导的西藏自治区藏医院天文历算研究所，仍然有所作为。

依据古老、传统的天文历算知识，借用沙盘推演，每年编写历书。藏医天文历算制定的历书，在青藏高原仍然是指导人们日常生活生产活动不可或缺的工具，每年的发行量在几十万册以上，成为当地人民群众的"百科全书"。它不仅在农牧区有其广阔的市场，城镇居民的衣、食、住、行也离不开历书，甚至在应用现代化手段作业的气象部门也经常将历书作为借鉴和参考的依据。在原有基础上，强巴赤列编写的《天文历算简史及气象经验》深受人们的喜爱，如将"罗喉盘"应用于日、月食预报和气象预报，其准确性、及时性、操作性较之传统的预报更加完善。这种独特的天文历算学推算方法，其科学价值在世界各国的历法中独树一帜。

1986年4月24日，西藏自治区藏医院天文历算研究所，对当日发生的日食推算的结论与南京紫金山天文台发布的预测结果，相差仅有两秒之微；1992～1993年西藏日喀则发生地震，他们做了准确的预报，各级政府采纳了他们的预报信息，及时采取积极措施，没有造成任何人员伤亡和财产损失。以后发生的雪灾、洪涝灾害，都有准确的预报。这些事实充分说明，东方科学文化同样是世界科学文化不可或缺的部分。

天文历算不仅能够做到对自然灾害的预报，对人体与时令、季节变化、疾病流行、疾病发生也能提供预报信息。在藏医诊疗疾病过程中，脉象变化靠天文历算推算，疾病发生的时间、部位，都可预测，甚至使用药物治疗病人，也会根据时令节气来对症下药。这和现代医学"药物时效学"的理论有许多相似之处。如服用激素药物，早晨八时服用效果最佳，用量最小；高血压病、糖尿病等疾病的治疗，用药也讲究时辰；精神病发作，一年之中以2～5月发病率最高，3～4月达到高峰；冠心病、心绞痛发作、心肌梗死、猝死等急性病发生的"魔鬼时间"大都在5～11点钟，等等。还有许多疾病的发生与环境气候、季节时令变化有密切关系。这些说明古代藏族劳动人民早已注意到气候变化与疾病发生之间的关系。强巴赤列在继承前人经验的基础上对此有新的发展和贡献。他主编的《西藏天文历算学总汇》，约 600 万字，1995 年由四川民族出版社出版。该"总汇"具有重要的文献、学术和实用价值。

 ｜ ｜ 强巴赤列于 2011 年 2 月 21 日在拉萨逝世。

裘 沛 然

我从事医疗事业已75年，向以疗病为职。但逐渐发现，心灵疾病对人类的危害远胜于身体疾患。由此萌生撰写《人学散墨》之念，希望为提高精神文明道德素养，促进经济发展，略尽绵薄之力。

——裘沛然

裘沛然（1916—2010），原名维龙。著名中医学家。1916年1月30日出生于浙江省慈溪市裘市村。7岁入私塾读书，11岁师事姚江学者施叔范先生从学两年，1928～1930年在家自学经史百家之书以及文学、历史和自然科学书籍，1931年只身来到上海，求学于一代中医大家丁甘仁先生创办的上海中医学院，1934年毕业至1958年，先后悬壶于慈溪、宁波、上海，以行医自给。临诊之余，勤研中医学和历史、文学、哲学等。1958年应聘进入上海中医学院担任教学工作，历任针灸、经络、内经、中医基础理论、各家学说教研室主任。1980年担任国家科委中医组成员，1981年任卫生部医学科学委员会委员，1984年任上海中医学院专家委员会主任。后来任上海中医药大学终身教授、上海文史馆馆员、《辞海》编辑委员会副主编兼中医学科主编、华东师范大学和同济大学兼职教授、安徽中医学院顾问、浙江中医药大学学术顾问，是全国首批500名老中医药专家学术经验继承工作指导老师之一。

1979年被评为上海市劳动模范，同年担任上海市政协委员，1983年任上海市政协常务委员，1988年兼任上海市政协医卫体委员会副主任，1991年起享受国务院政府特殊津贴。1993年荣获英国剑桥国际名人传记中心颁发的20世纪成就奖。1995年被评为上海市名中医。2008年获上海市医学贡献奖。2009年由人力资源和社会保障部、卫生部、国家中医药管理局评为国医大师。

裘沛然在医学上有高深的造诣，临床以善治疑难杂病著称，活人无数，医泽广被。尤其难能可贵的，他还是一位通晓文史哲的学者和诗人，人称一代鸿儒大医。主持编写和主编的著作达40部。其中，《裘沛然选集》获中华中医药学会学术著作奖一等奖，《中国医籍大辞典》获国家辞书一等奖、教育部科技进步二等奖。所撰30余篇论文中，《疑难病症中医治法研究》一文获中华全国中医学会颁发的优秀论文一等奖。早年主持研究的"经络玻璃人"模型及脉象模型，分别荣获国家工业二等奖、三等奖。

裘沛然于2010年5月3日于上海逝世。

精奇巧博起沉疴

裘沛然自1934年从事中医理论和临床研究工作，至去世前长达75年。就在他年逾九旬时，仍然坚持在临床第一线，为患者解除病痛，深得病家的拥戴。他对中医事业的敬业与执著精神，堪为中医界的楷模。其研究仲景方证药法，善于灵活变通，立方贵在"精、奇、巧、博"，在治疗疑难杂病顽症方面，有着丰富的经验。他精心总结撰写的《治疗疑难病八法》论文，曾荣获中国中医药学会优秀论文一等奖。

一、大方复治建奇功

裘沛然特别服膺唐代医家孙思邈的学术经验，竭尽发掘之能事，曾系统研究了《千金方》中近 6000 个处方，总结其处方遣药特点为简洁、平正、奇崛跳脱与杂而有章等，给人以深刻的启示。

后世医家有嫌孙氏某些处方"庞杂繁乱"，但是具有睿智目光和深厚功底者，则深知孙氏其方之"杂乱"，正是其奥妙之所在，体现了处方"反、激、逆、从"之妙用。故裘沛然在治疗重症顽疾时，多效法孙思邈，以大剂庞杂组方或奇特配伍而屡起沉疴危疾。大方复治法是广集寒热温凉气血攻补之药于一方的治法。古代方书，列有此法，而后世在这方面似乎注意较少，以致良法日渐湮没，影响中医疗效的提高。裘沛然在行医早期，多推崇丁氏处方的平和轻灵，讲究丝丝入扣。经过长期的临床实践，他渐悟"大方复治法"之奥妙。他曾治一例痢疾危症，在各种治疗无效的情况下，为其处党参、熟地黄、当归、白术、黄连、车前子、泽泻、黄芪、干姜、附子、芒硝、大黄、黄芩、防风、羌活、乌梅、诃子肉等一张"大方"，仅服两剂，其病即愈，疗效之速，出乎意料。他治疗慢性肾炎，有时也常用本法。总结多种方法，可随证结合应用，即一为清热解毒，二为温补肾阳，三为培益脾气，四为滋阴补血，五为祛湿利尿，六为辛温解表，七为收涩下焦，八为通泻肠胃，等等。一方之中，补血又祛瘀，补气复散结，培脾合攻下，温阳兼清热，收涩加通利。集众法于一方，看似药味庞杂，然则乱而有序，众法合一，治疗危疾大证，往往收到桴鼓之效。如于 2002 年治一患急性高热证的杨姓病人。发热 39.5～40℃，在某大医院诊治，经上海著名西医专家多次集体大会诊，各种医学检查，未能明确病因。用了多种退热西药，但高热持续达 9 天之久，治疗竟无寸效。因该病人当时正在负责筹备一项重要的国际会议，责任重大，故不仅病者内心焦急异常，而且上级各有关部门亦倍加关切，所在医院已虑竭计穷，无奈之中乃以侥幸之心求治于裘沛然。经过仔细询问并听取专家汇报病情，裘沛然在察色按脉后为其拟一方，以表里相合，气血双清，寒温反激，邪正兼顾，剂量亦较通常加重，以高热偏用辛温，痞满不避甘药，1 剂后，患者高热退至 37℃。次日又驱车复诊。病人喜形于色，唯告尚有虚烦感觉。嘱原方再服 1 剂，即诸症全消。患者迅即出院投入工作，如期完成会议筹备任务。

二、法无常法创新意

中医辨证论治，首在辨别阴阳与协调阴阳。考阴阳这一概念，其包含实质内容极为广泛。医者对此宜作过细之辨析，否则将导致毫厘千里之误。例如辨证之表里寒热，脉之浮沉迟数，其他种种，皆有阴阳之别，知其偏盛，使之协调，为施治大法。故见脉迟为寒而用温剂，脉数为热而用凉药，固为施治常法。裘沛然则认为，对某些疑难重症或顽症，应跳出常规思维，要懂得"常法非法，法无常法"的道理。如在某种情况下见脉数可用温，脉沉亦可用寒。例如，一王姓男病人患心动过速症，远道来就诊。诊脉搏动达180次/分钟，自诉心跳不宁，神情恍惚。其脉虽数疾而细软乏力，苔薄舌色淡红，面色苍白，时有升火之感，诊为心阳式微而浮火上亢，心气不敛以致逆乱。乃峻用温药治之，取法炙甘草汤加附子，药用桂枝（达21g）、炙甘草、干地黄、党参、麦冬、阿胶（烊化冲服）、熟附子，又加生姜、大枣，嘱服5剂。复诊时病人自诉脉搏已减至130次/分钟，心悸之症大减。效不更方，嘱更服5剂。三诊时病人脉搏跳动已恢复正常，每分钟为80次，诸症悉除。当时程门雪先生与裘沛然对坐，程老亲按该病人之脉，乃兴"此事难知"之叹。本案以炙甘草汤加附子治疗心动过速症，较之炙甘草汤治疗脉结代、心动悸的原意则更具创意。如根据脉数为热之说，拘守"桂枝下咽，阳盛则毙"之语而用寒凉，则其后果自可想象。

哮喘疾患好发于冬春季节，患者以老年与儿童尤为多见，亦有长年举发而不易治愈者。由于拖延难愈，长期缠绵，每每影响其他脏器而成并发症，致治疗更感棘手，病者备感痛苦，医生难有良策，常使临床医生感到困惑。裘沛然曾治一位好友之女，年方10岁，患此疾已历数年，屡服中西药物未见疗效，病则日见加剧，常彻夜不能平卧，无咳嗽，痰质清稀，喉间鸣声辘辘，气息短促，胸脘窒闷难堪，已至形神萎疲，元气日衰，举家为之担忧。

裘沛然察其舌苔腻白，脉呈细数，为其拟一方，用麻黄、桂枝、干姜、细辛以温通，黄芩、黄连、龙胆草以苦泄，诃子肉、乌梅以收敛，甘草、大枣以缓中，剂量较一般稍重，嘱服两剂。复诊时，患女告知，服该药时既甜又酸又辣，甜酸苦辣俱全，实难下咽。然一剂甫下而哮喘顿平，累年之苦竟消于俄顷。嗣后再加调理而愈。本方配伍组方之意，已超越宣肺平喘、纳气补肾之常法，另辟蹊径，以温通收敛相激相合，独有见地。《内经》有"辛甘发散为阳，酸苦涌泄为阴"之说，二者如水火不相容，医者多恪守经旨，不敢轻越雷池。而裘沛然却以相反相成，竟收覆杯之效，可见医理之难明而实践之可贵。

三、配伍相得多灵变

裘沛然治疗各种肾炎、慢性肾功能衰竭等，具有独特的思辨方法以及独到的配伍治疗经验。例如慢性肾病的病机，多与水肿病相联系，并有"其本在肾，其制在脾，其标在肺"之说。裘沛然则认为，本病多为脾肾气血亏虚与风邪、水湿、热毒、痰浊、瘀血相夹杂，多有表里夹杂、寒热错综、虚实并存等情况。针对复杂的病机，临证遣方配伍立法，可单独采用一法，或以一种为主，旁涉其余，或数种配伍方法熔于一炉。其中补泻兼顾的配伍最为习用。如数年前曾治一位来自宁波的7岁男孩，经某医院诊为肾病综合征伴慢性肾功能衰竭，住院治疗两月余，迭经各种西药治疗，未能收效，院方已数次发出病危通知。患儿家属焦急万分，慕名特来求救。当时，病孩被家人抬进诊室，仰卧于地，其长辈数人叩求先生，望能救孩儿一命。裘沛然安慰其家人云："我一定好好研究，尽力救治。"当时，年近九秩的裘沛然随即俯身，一膝着地为病孩诊脉，见病人面色苍白，神气消索，全身浮肿，腹大如鼓，胸膺高突，阴囊肿大透亮，小便点滴难下；按其脉细微欲绝，舌体胖，舌质淡，苔腻而滑。此乃正气大虚，气不化精而化水，水湿泛滥，流溢肌肤，病经迁延，形神俱败，证情险笃。少顷即拟一方：生黄芪 50g，土茯苓 30g，黑大豆 30g，大枣 7 枚，牡蛎（捣）30g。患儿服药 3 剂后，大便通畅，肿势消退，神气略振，脉较前有力。服药有效，原方加巴戟肉、黄柏、泽泻，再服 1 周。患儿尿量逐渐增多，水肿亦大减，阴囊肿势基本退尽，神态活跃，脉细有神。孩儿家长登门致谢，连连称裘沛然是救命恩人！嗣后以上方增减而连服 3 个月，诸症全消，体检化验各项指标均恢复至正常范围，随访两年未复发。

同样是肾病综合征患者，裘沛然在数年前还诊治过一位 23 岁的顾姓女患者。患病已 4 个月，又正值大学四年级临近毕业之时，病人和家属均焦急忧愁，经人介绍到诊所求治。初诊时症见腰痛，浮肿，神疲乏力，时时耳鸣，面色灰暗无华，小便泡沫量多，化验检查尿蛋白 4.8g/24h，舌质暗灰，苔薄腻，脉濡细。该患者病程较长，病机错综复杂，肾阴亏虚而下焦不固。治拟补肾健脾，益气养阴，淡渗利溲，清热燥湿。方用生黄芪、当归、生地黄、熟地黄、川黄连、黄芩、黄柏、牡蛎、泽泻、龟板、补骨脂、白薇、漏芦。上方加减调治月余，证情渐有好转，面色转华，眩晕耳鸣消失，尿蛋白降至 1.9g/24h。再拟一方：黄芪、羌活、白术、牡蛎、泽泻、黑大豆、龟板、黄柏、淫羊藿。上方加减续服半年余，诸症平稳，精神较佳，面色红润，尿蛋白 1.2g/24h。嗣后偶患外感之疾，尿蛋白有反复，时升时降。继续调理近一年，尿蛋白降至 0.9g/24h，逐渐康复而走上工作岗位，并能胜任正常工作。2008 年底再遇此患者时，其形体略胖，面色白里透红。自述尿蛋白检查已完全消退，恢复正常，只在感冒后检查仍有微量尿蛋白，经休息调养又全部恢复正常，并面有喜色，告说"正在筹备婚事呢"。此方配伍与宁波男孩之方比较，同中有异，体现灵活多变的配伍特色，同样体现了攻补兼施、寒热相应、利涩相反相成的特点。

四、临证遣药究本原

宋代著名医药学家寇宗奭在其所著《本草衍义》一书中指出：医生治不好病，多由"六失"所致。"六失"中的一条即是"失于不识药"。寇氏之言切中要害，现在大多数年轻的中医师，对药物知识不足，加上古代本草学作者的某些臆测之论，代代相传，人云亦云，影响了治疗效果。例如，关于升麻的功用，金元时期的医学家张元素说："若补其脾胃，非此为引用不补。"并以为升麻的作用有四：手足阳明引经，一也；升阳之至阴之下，二也；阳明经分头痛，三也；去风邪在皮肤及至高之上，四也。张元素论升麻有升阳于至阴的空前发现，其高徒李杲乃益加张扬其说："升麻引甘温之药上升。""人参黄芪非此引之，不能上行。"

后世医家，莫不遵循其法而加以宣扬。如《本经逢原》认为，升麻升举之力特强，故设有一段危言耸听之语："为其气升，发动热毒于上，为害莫测，而麻疹尤为切禁，误投喘满立至。"李时珍《本草纲目》也说：升麻引阳明清气上升。裘沛然在早年学医时，也曾信奉张元素及后世诸医家附和之说，其后，读书渐趋深入，阅历与年俱增，通过自己长期大量的实践验证，始知升麻升提阳气之说是大可商榷的。试检《神农本草经》和《名医别录》有关升麻功用的记载，如："主解百毒，辟温疾，瘴气邪气，主中恶腹痛，时气毒疠，头痛寒热，风肿诸毒，喉痛口疮。"《本草图经》特别指出："肿毒之属，殊效。"凡是宋以前的本草,所载内容基本一致,都没有片言只语载述该药有升阳作用。历代名医的处方中用升麻的,自仲景以下迄至《肘后备急方》《小品方》《千金要方》《外台秘要》《太平圣惠方》等方书,其主治病证为斑疹、咽痛、牙龈肿痛烂臭、疮疡、热毒下痢、蛊毒、壮热等症。

宋代名医朱肱有"无犀角以升麻代之"之说,说明这两种药的功用非常接近。以上众多名医之说,本草、方书之记载,都与张元素所谓升举阳气之说格格不入。裘沛然在几十年的临床观察中发现,用升麻的适应证,一般不外咽喉红肿疼痛、牙根恶臭腐烂、发斑发疹、高热头痛、谵妄、热毒下利以及疮疡肿毒等症。药量15~30g,有时还可加重一些,他曾治疗过大量病人,觉得升麻解毒、清热、凉血的作用是确切的,从来没有所谓"升提太过而至喘满"的情况发生,并且未见发生什么副作用,只是效果远不及犀角而已。通过长期实践,他深深感到宋以前的方剂、本草著作所记述内容较为朴实可信。

五、医患相得利于病

医患相得,既是治疗疑难疾病的一种重要方法,又是临床所应注意的一个问题。它首先要求医生对病人具有高度责任感,从而使病人对医生产生坚定的信心。医生和病人的精神如能糅合为一,将为治愈疑难危重病症创造最佳的条件。医生的认真负责态度,使病人精神得到安慰,并对医生的治疗充满信心。"相得"还要施用"治神"的方法。中医学理论指明:"神"即意、志、思、虑、智等心理活动,它与脏腑机能之间有密切联系。故精神安定者,疾病多呈向愈之机,而"神不使"则往往预后不良。《灵枢·师传》所述"告之以其败,语之以其善,导之以其所便,开之以其所苦"之旨,即系治神之法。医者应使病人对疾病具有必胜之心,并采用针对性的语言疏导,多方设法解除病人心中的疑虑、顾忌、固执、愤怒、恐惧等思想,使其心神安定,激发起正气抗病的能力,发挥病人自身具有对疾病的调控作用,然后药物才能起到更好的效果。裘沛然在70余年的临床实践中,所遇见的病人、病证各不相同,尤其是对心因性疾患,或危重顽症病人,他都给予特殊的心理安慰,使他们树立起战胜疾病的信心,确实对提高疗效发挥了很大的作用,这样的病例不胜枚举。

如2005年曾治疗一位张姓女患者,年近三十,因情志抑郁,失眠两年,病情日益加重。曾于两年前患皮肤湿疹,久治未愈,导致精神紧张、忧虑、失眠。当地医院诊为抑郁症,一度服西药好转,后又复发,又继服抗抑郁药6个月,未明显缓解,反而逐渐加剧,失眠严重,伴全身乏力。遂慕名到上海,手捧《裘沛然医论集》一书到医院求诊。症见心悸,胸闷,精神易紧张,情绪低落,夜寐不安,仅能睡眠2~3小时。伴有眩晕头胀,纳食不馨,月经衍期、量少。此乃肝气郁结,郁而化热,心失所养。处方:炙甘草、桂枝、麦冬、西红花、黄连、生地黄、生龙骨、生牡蛎、常山、茯苓、茯神、郁金、党参、生姜、大枣。裘沛然同时叮嘱患者放松心情,生活有规律,每天散步活动,避免劳累;并表示自己一定精心治疗,对此病证亦很有信心。强调要患者坚定必胜之心,配合医生。四诊时患者仍有心悸和恐惧感,倦怠乏力,纳食欠馨,夜寐时好时差,月经衍期40天。裘沛然遂又拟一方:野山参、生牡蛎、生龙齿、藿香、紫苏梗、阿胶、炙甘草、桂枝、生地黄、常山、麦冬、五味子、郁金、益母草、丹参、干姜、生姜、大枣。药后7

天，月经迅至。又用上方加减调治。经两个月中药治疗，患者抑郁症基本治愈。因月经失调，经期衍迟，婚后3年未孕，故治以调理脾肾、益气养血、疏肝解郁为主。经数月调治，月经正常，不久又有怀孕之喜，十月怀胎后生下健康男婴，如今母子安康，并已迁至上海定居。

又如，近年来肿瘤患病率逐渐上升，为临床常见的一种危重病症。裘沛然治疗肿瘤疾患的体会是：患者心态平静安定，同时对医生有笃信者，则往往效果较佳，甚至可完全康复，若一染此症即精神紧张，情绪恶劣，则每至不救。曾治一贾姓男病人，年近六十，为钢铁厂干部。经上海市两所著名医院确诊为肺癌，并嘱从速手术，或可救治。厂领导亦促其急赴医院切除，可是患者坚拒手术，只要求到裘沛然处诊治，谓一切后果自负云云。裘沛然乃为之拟一处方：用二黄（黄芪、黄芩）、三山（山慈菇、山甲片、山豆根）、二术（白术、莪术）、二苓（猪苓、茯苓），加冬虫夏草、生晒参、麦冬、西红花、龟板、白花舌蛇草、石见穿、木馒头诸药，并嘱每日服蟾蜍1只，服法是将蟾蜍去头及内脏，蟾皮亦剥除，唯留四足部皮肤，必须清洗非常干净，然后久煮成糊状（略加大蒜），每日数次分食。病人坚信不疑，汤药（略有加减）与蟾蜍共服食近6个月，再赴原两所医院复查，讵料结论一致，谓肺部病灶已完全消除。遂恢复正常工作，生活起居亦一如平时。迄今已逾9年，安享退休美好生活。

读书苦乐有乘除

裘沛然读书除了医学外，还博览哲学、史学、文学等，对儒学及古体诗造诣尤深。在他的数万卷藏书中，文史及自然科学书籍竟占半数。对于立志从事医学者，要做一名合格的好医生，除了认真奠定中医基础外，还要有中国文化和有关的自然科学知识，其中特别强调必须具备厚实的中国传统文化根底，这样，方能在医疗实践和辨证思维中将多种知识融会贯通，才能在多学科知识的渗透与交叉中悟出真知灼见。裘沛然在医学上的成就，也得益于专业外的广博知识。根据长期的治学经验，裘沛然还总结归纳了五点体会。

一、读书先要弄清概念，循名责实

概念是从具体事物中抽象出来的，它有一定的内容作根据。在中医文献中，一个名词常常寓有多种含义。例如"阴阳"这一名词，就分之可千，数之可万，举凡气血、精气、脏腑、经络、上下、左右、前后、标本、升降、浮沉、表里、寒热、虚实、动静、水火、邪正，等等，同一阴阳，含义可以全不相同，稍不经意，便致错误。例如刘完素、张元素、李杲、朱震亨、张介宾等在相关问题上见解各有不同，其中有不少是由于概念混淆所引起的争端。裘沛然认为，"名者实之宾"，初学者必先弄懂各种"名词"的含义，重要的是循名以责其实，不可为"名"所惑，这是他在治学中非常重视的一个问题。他经常告诫学生：凡读书尤当循名责实，名实明则义理自得。学习古人之法绝不能囫囵吞枣，并强调：那种不求甚解、学而不思、思而不化的读书方法绝对不可取。只有对书中知识充分领会，融化吸取，触类旁通，灵活运用，才能真正掌握其精神实质。

如对"医者意也"一语，有人理解，"意"为医生诊病可以不循法度，随心所欲地作出臆断，对此必须加以批判。裴沛然不轻从其说，他以大量古今中外的文献资料为依据，说明古代医家所提出"医者意也"一语，乃是提示医理深奥，医生必须加倍用意，"思虑精则得之"，否则轻率马虎，稍有不慎就会"毫芒即乖"。他又列举许多著名科学家通过创造性思维而获重大发明的史实，提出"意"即是在反复实践基础上的科学思维，是科学工作者不可或缺的重要条件之一。通过循名考实，撰有《不废江河万古流》一文，一扫近世对"意"的诬蔑之辞，使"医者意也"的含义大白。

再如，对现代临床中的各种"炎症"，按现代医学理解是指局部组织充血、水肿、渗出和组织增生的病理现象。因"炎"字由两个"火"字组成，乃有不少中医竟把"炎症"完全理解为火毒引起，遂把"清热解毒"作为"消炎"的唯一治法。裴沛然认为，中西医学是两个不同的医学理论体系，不可牵强比附，更不容望文生义。中医对炎症的施治，应按照中医学的理论去辨析其症的寒热虚实，然后据证立法，选方议药。大量的临床事实证明，炎症并非尽属实热，而诸如温经散寒、活血行瘀、化痰散结、养阴益气、助阳壮元等治法，只要契合病机，都可能达到"消炎"的目的。中医应用不同方法治疗炎症，必将为西医学消除炎症提供新的宝贵的启示。因此，只有通过循名而责实的方法，才能有效地进行辨证论治，并进一步促进医学的发展。

二、读书要"猛火煮，慢火温"

所谓"猛火煮"，即在初学某一名著经典时，应下苦工夫，要熟读熟背，只有熟才能生巧，只有苦尽才能甘来。对书中重要内容，要反复体验，认真思考，不断钻研，才能真正领会其中的秘奥要旨。裴沛然治伤寒之学，着实下了一番"猛火煮"工夫，对历代重要注家作过苦心研究。皇甫谧说"仲景垂妙于定方"，他对此尤为心折。目前有些医生用仲景方往往疗效不理想，其原因是对诸如《伤寒论》一类名著还欠缺一些"煮"与"温"的工夫。

"慢火温"，指对书中重要内容要反复思考，认真实践，领会其中的道理。裴沛然常说，读书不可草草滑过。医理深邃，欲入堂奥，必先勤学苦练，循序渐进，方能逐步深入。如他在读到《素问·生气通天论》"阴者藏精而起亟也，阳者卫外而为固也"一句时，发现历代注释对"起亟"二字颇有歧义。如张隐庵释为"亟，数也"，阴主藏精，"亟起以外应"；杨上善将"起亟"解作"极起""阴极而阳起""阳极而阴起"；等等。裴沛然经较长时间的"慢火温"，方觉古人所注均未达意。他说：考"起"字在古代与"立"通；"亟"与"极"在训诂学上两字通用。"起亟"应训为"立极""立极"寓意坐镇守位，百体从命，比喻阳气的作，用必须依赖阴精为基础的意思。因为"精者，身之本也"，正与《素问·阴阳应象大论》"阴在内，阳之守也；阳在外，阴之使也"的观点若合符节。《内经》本义极为明晰，只因古今文义变化，以致后世注释曲解附会而不能自圆其说。经他一点，这两句经文便怡然理顺，疑义亦涣然冰释。明代张介宾以擅长扶阳鸣世，而其所著的《真阴论》，即是秉承经旨，对阴为阳基的义理作了精辟发挥。

三、读书贵在化

裘沛然在中医学术上卓有建树，绝非偶然。"水之积也不厚，则其浮大舟也无力。"在中医药学宝库中，古人留下了许多防治疾病的理论和方法，但学习古人之法不能生吞活剥，神明之妙贵在"化"。

《素问·阴阳应象大论》有"阳之气，以天地之疾风名之"的记载。裘沛然从此句悟出：风即气的变化。叶天士曾概括中风的病因乃"阳气之变动"。所谓"变动"，是指气的运行失常，或动窜过度，或阻滞不通。动窜太过则化火化风而发生中风、厥逆等症；阻滞不通则酿湿、生痰、停瘀而形成各种痹证。故理气药与祛风药在某种意义上说是相通的。人们对祛风解表剂中多用行气药有一定理解，而对应用祛风药以散郁结、调气机、理三焦、和脾胃的作用则似乎注意较少。其实如治疗土虚木贼泄泻的痛泻要方中用防风一味，秦伯未云能"理肝舒脾，能散气滞"，是颇有见地的。裘沛然临床常用防风、荆芥、羌活等祛风药，与白芍、白术相伍，治疗腹胀、肠鸣、泄泻诸症，收效满意。中药中有许多祛风药，他常以巧妙的配伍作为理气药应用，每能收到较好的疗效。这就是"化"的功夫。后世医家有中满忌用甘药之说，凡脘腹胀满者不敢用甘草。

裘沛然从《伤寒论》甘草泻心汤主治"心下痞硬而满，干呕，心烦不得安"的记载中，领悟到仲景用大剂甘草可以治脘胀腹满，而后人之说恰与之相悖。他力遵仲景之意并化裁运用于临床，辄投甘草、党参之品，非但无壅滞之虞，反而胀满若失。由此可见，古方今病并非"不相能"，其关键也无非是涅有众长而又善于化裁而已。

四、学问求其博

一般的中医师要成为高明的专家，除了要练好中医理论基本功外，还应精通中国优秀传统文化和现代科学相关知识。裘沛然提出"中医特色、时代气息"为学好中医的八字方针，认为传统文化是大道，大道学通了，医道就较易理解。历代名家如张仲景、孙思邈、朱丹溪、张介宾、李时珍等无不如此。李时珍历经 27 年编写《本草纲目》而成为医药大家，除了阅读大量医药著作外，还阅读了数百种文史哲书籍，即是明证。裘沛然在医学上的成就也得益于其在文史哲方面的深厚造诣。当学问达到某种高度时，其中道理往往是相通的。又如文理、医理都必须深思熟虑，方能领会其用意。裘沛然长于诗文，其《读孟子后作》文中说："予少年时读王荆公诗，有'他日若能窥孟子，终身何敢望韩公'句，诗中'何敢望'三字一般读者都认为系荆公谦词，其实，乃是不屑为之委婉语。当时颇怪荆公何以如此尊孟而薄韩。中年以后，细绎两家之书，孟实胜韩远甚，尤其是孟氏所创导之'民贵君轻'的人民至上思想以及'富贵不能淫，贫贱不能移，威武不能屈'的高尚人格境界等等。这在封建统治社会中其言可以惊天地而泣鬼神，为中华民族之精神文明树立光辉典范。孟子更重视义利之辨，而如果'上下交征利'，则对国家危害之严重性自是不言而喻。凡此皆远非韩愈所能及，王安石之尊孟轻韩，意在斯乎！"

从"何敢望"三个字的理解，说出一番大道理，其博学深思，于此可见一斑；其学风，可为后人楷模。在其《读书苦乐有乘除》一文中，他总结了自己的治学格言："人说读书乐，我说有苦亦有乐，乐是从苦中得来的，小苦得小乐，大苦得大乐，未得其乐者由于不肯吃苦；深得其乐者，乐而不知其苦。"他勤奋读书，是为了精熟文史，博极医源。为了深入研究中医学，"二十四史"也曾通读。对于中医学术更是反复揣摩长达 70 多年，对中医的诸多术语概念循名责实，对辞旨意蕴钩沉索隐，勘谬正误，发前人所未发，见他人所未见。他对中医药事业作出了卓越贡献，这一切完全得益于他的博学。博学使他既成为深诣岐黄之道、医德广被的医学大师，又成为能诗善文、文史哲兼通的学者。

五、欲知甘苦要亲尝

医学是一门应用科学，前人的理论和经验须经躬身实践才能成为自己的知识。裴沛然在半个多世纪的医学生涯中，饱尝了昨是今非、今是昨非的甘苦，深知只有临床治疗效果才是检验是非的标准。

例如，细辛是一味散寒、止痛、化饮、通窍的良药，但对其使用剂量历来有"辛不过钱"之说。如《本草纲目》载："若单用末，不可过一钱，多用则气闭塞不通者死。"《证类本草》云："不可过半钱匕（约合今之 1g 余）。"《本草经疏》亦说："不可过五分。"前人的戒律能否逾越？裴沛然通过对仲景用细辛方的研究，发现其量一般在二三两之间，纵然古今度量有别，但从其组方中与其他药味剂量的比例来分析推算，无论如何均超过了一钱之限。

中医界尊仲景为医圣，而处方用药则违反其法，这类似"叶公好龙"，必然会影响疗效。裴沛然经过小心论证，大胆实践之后，发现细辛入汤煎服可用 3～15g，他应用 50 年未发现有副作用（若用散剂吞服，必须减其剂量）。他曾用细辛合麻黄、附子等治愈屡治不效的顽固风湿痛、偏头痛；以细辛与麻黄、干姜、黄芩合用治愈不少重症痰饮喘嗽；对某些癌症患者，用大量细辛在止痛消结方面有较好疗效；在补肝益肾药中配伍细辛，还可以增强补益的功效。他曾感慨地说，用药贵在熟谙药性，通过临床而知见始真。古今学者之所以博学多闻，知识面宽广，就其治学特点而论，都具有勤于思考、勇于实践的精神。裴沛然平生治学最服膺十个字、两句话：十字即博学、审问、慎思、明辨、笃行；两句话即为"纸上得来终觉浅，绝知此事要躬行"。

医道精微最难知

裴沛然经常告诉弟子们：在世界上有两门学问我们还知之甚少，一是宇宙，二是人体。我国元代医学家王好古曾经写过一本书，书名起得很好，叫做《此事难知》。王氏自谓：读医书已经几十年，虽然是寤寐以思，但总不容易洞达其趣。他很想寻访高明的老师，可是走遍国中而无有能知者。王好古老人的话引起了裴沛然深深的思考。

裴沛然在学术上远绍旁搜，对灵素仲景之学及历代医学理论的沿革发展研究颇深，并发表了许多新的见解。

一、关于中医药学术构建的基本思想

长期以来，学术界对中医学的性质认识不一。裘沛然的观点是，中医学是自然科学与人文科学的综合学科，其内涵是科学技术与中华文化的结合体。故在掌握藏象、经络、病机、治则的基础上，还必须通晓我国的哲学、文学、史学等知识，才能全面掌握中医学术。例如，《易经》《老子》等学术思想也与中医学术相、通；通医理必先通文理；因时代和环境的变化，风俗习惯的不同，其辨证论治亦不同。所以《内经》中有医者必须"上知天文，下知地理，中知人事"的明训。

裘沛然认为，人既是自然的人，也是社会的人。中医学始终把人的生命放在自然界与社会人事的双重背景之下，考察人的生命活动轨迹以及在健康、疾病状态下的种种变化。人的生命活动受到自然变化的滋生与制约，并具有适应自然环境的能力。中医在强调人的自然属性的同时，也并不忽视人的社会属性，认识到人的社会活动对人体心身活动的影响。所以中医的辨证施治，除了识别各种辨证方法外，还必须因时、因地、因人制宜，强调心身同治。因此，中医学具有自然科学和人文科学的双重属性。

从中医学的性质而言，其精髓就是效法自然、研究自然，探索人体生命活动的规律，并创建相应的理论体系和防治疾病的原则和技术。在整个中医学术体系中，始终突出"以人为本"的精神，而人与天、地列为三才，在中华文化的影响下，主张遵循自然界生长收藏的规律，"法于四时，和于阴阳"，以保持身体健康。在疾病状态下，希望通过扶正达到祛邪，或祛邪以安正，以调整营卫气血、脏腑经络之偏盛偏衰，达到气血冲和，阴阳匀平。此为疾病防治的主要指导思想。这就是裘沛然对中医学的基本学术思想。

二、倡导"伤寒温病一体论"

汉代医学家张仲景著《伤寒论》，为治疗外感热病确立圭臬。清代名医叶天士创温病卫气营血理论。他以伤寒与温病为两门学问，形成对峙之局，倡言"仲景伤寒，先分六经，河间温热，须究三焦"，以温病只须辨明卫气营血即可。后世不少医家，遂以卫气营血辨证为治疗温病的枕中鸿宝，习俗相沿，以迄今日。由此引起伤寒和温病两个学派长期的争论。裘沛然的基本论点是：伤寒为一切外感疾病的总称，赅括温病。首先从《伤寒论》自序中可知，"死亡者三分有二，伤寒十居七"，说明仲景所指的伤寒，绝非仅指一般感受风寒的病症。再从文献记载来分析，《素问·热论》有"今夫热病者，皆伤寒之类也"之说。《难经·五十八难》云："伤寒有五：有中风，有伤寒，有湿温，有热病，有温病。"晋代葛洪《肘后方》载："伤寒、时行、温疫，三名同一种耳。"即使是温病学家王士雄也承认："五气感人，古人皆谓之伤寒，故仲景著论皆以伤寒名之。"由此可见，伤寒为一切外感疾病的总称。近世所称之温病，包括风温、温热、温疫、温毒、暑温、湿温、秋燥、冬温、温疟等，都基本揭示其端倪。所不同者，伤寒还包括了外感寒性病，还有狭义伤寒等。

考伤寒、温病异途之说，创自叶天士、吴鞠通。叶天士倡"仲景伤寒，先分六经，河间温病，须究三焦"。继而吴鞠通亦说："伤寒论六经，由表入里，由浅入深，须横看；

本论论三焦，由上及下，亦由浅入深，须竖看。"以此作为划分伤寒与温病的理论依据。裴沛然认为其说不妥，且不说"河间温病，须究三焦"之论查无根据，把完整的人体硬性分割成纵横两截，这就是非常错误的。人体是一个完整的生命有机体，脏腑经络之间不可分割。六经是有经络脏腑实质的，如果不承认这一点，就无法解释《伤寒论》的诸多原文。六经和三焦原本是不可分割的，它们之间在生理病理情况下是互相联系的。如太阳病可见上焦症状，传阳明则出现中焦症状，太阳随经，瘀热水邪结于膀胱，可出现下焦症状。可见太阳一经已具三焦证候，其他诸经岂可脱离脏腑而为病？故六经病证足以赅括三焦。

再者，卫气营血不能逾越经络脏腑。叶天士创温病之卫气营血，其实叶氏倡导的卫气营血辨证提纲，都与经络密切关联。卫气营血循行于经脉内外，经络又络属于脏腑，它们是一个有机整体，不能须臾分离。温病学中所揭示的卫气营血症状，虽然较汉代张仲景书中载述的有所充实发展，但此仅仅是六经病中的某些证候的另一种表达而已。就连叶天士本人也在《温热论》中明确说过，"辨卫气营血与伤寒同"，这恰恰是卫气营血不离六经的有力反证。

据上分析，温病只是伤寒的分支。温病学说在某些方面丰富和发展了外感热病的认识和证治，但不宜将两者机械地"分家"，而应从实际出发，使伤寒与温病互相补充，成为一个整体。至于伤寒温病的治法，初无二致，温病的辛凉、甘寒、淡渗以及凉血清营、芳香开窍等法；仲景的麻杏石甘汤、葛根芩连汤，皆为辛凉解表之法；猪苓汤之滋阴利水，黄连阿胶汤之清热凉血等，以及孙思邈的犀角地黄汤（犀角现已代用）之清营，紫雪丹之芳香开窍，在汉唐时期早已应用。另有温病重在亡阴，伤寒重在亡阳之论。其实，伤寒对大汗与亡津液极为重视，叶天士"救阴不在血而在津与汗"之论，亦导源于仲景。

研究学问须循名以责实，具体问题必须具体分析，温病方面的辨证与治法，确对前代有所充实和发展，但两者不能分家，须融会贯通，以提高外感热病的治疗，使之益臻完善。

三、经络是机体联系学说

裴沛然首创此论，对针灸经络研究颇深。关于经络问题，历代文献以及当代都有诸多阐述和假说，如经络是"神经体液说"，经络是"血管系统说"，经络是"人体解剖结构说"，等等。诸多文献和实验观察所阐述的理论及种种假说，均未能全面理解和真正揭示经络的实质内涵。裴沛然通过数十年的经验积累和研究探索，发现经络是中医学的机体联系学说，是阐述人体各部分之间的相互关系及其相互影响，说明这些联系是人体生命活动、疾病机转和诊断治疗的重要依据，它体现了中医学理论中的整体观和恒动观。

具体而言，经络是人体中具有特殊联系的通路，而这种特殊的联系，在活的人体功能表现中，主要体现在三个方面：一是周身体表，从左右、上下以及前后、正中、偏侧各部分之间的联系；二是某些脏腑和另一脏器之间的联系；三是周身体表和体内脏腑及其他组织器官的联系。这一切都充分反映了经络是机体联系的学说。

经络除了在人体正常生理情况下担任着输转气血、运行营卫、联系脏腑、濡养组织等重要作用外，当机体发生异常变化时，经络更具有反映病候的作用。由于经络在人体分部循行的关系，故疾病的形证可在各经脉的隶属部位发生不同症状。这个反映病候的作用，有的表现为局部性，也有的属于全身性，如《灵枢·邪客》所说："肺心有邪，其气留于两肘；肝有邪，其气留于两腋……"经络脏腑的疾患也可反映于五官七窍等部位，如大肠经的齿痛、口干、衄、鼽、目黄，等等。在全身症状方面，各经都有它不同的病候，在《灵枢·经脉》中有十二经病候的具体载述。近代医家所发现的压痛点及皮肤活动点与过敏带等，也是经络反映病候的印证和充实。

经络还具有传导作用，这是基于经络的循行表里相通。它把人体体表和内脏密切连接在一起，因此，当病邪侵袭人体后，就可循经络径路而向内传导。经络还具有接受体表刺激传递于脏腑及其他组织器官的作用，针灸疗法就是凭借经络的这个作用而达到治疗目的。

经络，总的来说，它包括点、线、面三个部分。所谓点，除了三百六十几个经穴之外，还有很多奇穴，另有天应穴、不定穴等，所谓"人身寸寸皆是穴"，其多不可胜数。至于线，有正脉、支脉、别脉、络脉、孙脉、奇脉及经隧等各种纵横交叉和深浅密布的循行径路。至于面，从肢体的皮肉筋骨到脏腑组织，都有一般的分布和特殊的联系。中医辨证论治的奠基者张仲景曾说："经络府俞，阴阳会通，玄冥幽微，变化难极。"正是说明经络学说的深刻内涵及其临床应用价值。

综合上述，经络有反映病候作用，传导病邪作用，接受刺激作用，传递药性作用，以及指导临床治疗作用。这些作用的产生都同经络的特殊联系分不开，因此，经络是机体联系学说。

四、中医理论的光辉特色——天人相参思想

20 世纪 80 年代以来，学术界对于什么是中医学的特色，仁智互见，众说纷纭。裘沛然认为，天人相参思想是中医理论光辉特色的重要内容之一。

古代医家通过长期的实践观察，认识到人与自然界息息相通，自然界的运动变化无不直接或间接对人体发生影响。中医的这些理论，不仅是医疗实践和生活体验的概括，它还同古代各种哲学思想特别是道家、儒家思想在医学上的渗透分不开。老子《道德经》中"人法地，地法天，天法道，道法自然"这个万物一元的理论，儒家《论语》中"天何言哉，四时行也，万物生也"的天人赞育思想，都在中医学有关生命现象、生理机能、疾病原理、治疗法则的理论和方法上有充分反映。《内经》有"善言天者，必有验于人"之说，中医学的阴阳学说、藏象学说、经络学说、精气神学说、运气学说，等等，几乎无不根据天人相参的原理而阐明其所有的规律性。顺乎这个规律，则"以此养生则寿"；违背这个规律，则"逆之灾害生"。以时间生物学为例，大量研究表明，人的生命和生理活动同外界环境周期性变化和日、月、年的节律性基本上是相似的。中医学在这方面有很多精辟论述，必将日益为现代科学所汲取而有新的阐发。

任 继 学

读书不敢有懈怠之眼，临证不敢有粗心之诊，非欲成为名医，只求无愧于患者，无愧于自心而已。

——任继学

任继学（1926—2010），原名任魁升。著名中医临床家、教育家、社会活动家，中医急诊学的开拓者，"白求恩奖章"获得者，2009 年被人力资源和社会保障部、卫生部、国家中医药管理局评选为国医大师。祖籍吉林省扶余县韩家油坊屯。

任继学是现代中医发展史上的一位重要人物。作为临床家，他曾领军推动中国中医急诊学的发展，治疗急性出血性中风，见血不止血，创破血化瘀大法；请缨中医抗击"非典"，挽危救逆，功勋卓著；创新提出肺胀、脑髓消病、虚损性肾衰等几十种新病名及完整的辨证论治理论体系；重视脑髓理论、伏邪学说、虚损理论、络病学说等，应用于临床颇多创新；活用经方，善于专病用专药，配伍精当，颇具新意；临床知行并重，治病屡起沉疴。

作为教育家，他创建了较为完善的中医急症医学体系，主编我国第一部普通高等教育中医药类规划教材《中医急诊学》，极大地推动了中医急症这门新学科的发展；培养了大批高级中医人才，其门徒学生遍及全国各地，其中佼佼者，均已成为当代中医学界之栋梁；他科研与教学并重，力争走有中医特色的科研之路，提倡中医科研新模式，成果显著。作为社会活动家，他毕生致力于为中医事业的发展奔走呼吁、献计献策，四次著名的名老中医上书国家领导人对中医发展进谏，任继学都是积极的倡导者和参与者。

任继学从北京中医学院（现北京中医药大学）教学研究班毕业后，一直在长春中医学院（现长春中医药大学）从事中医内科的教学、临床、科研及管理等工作。为终身教授，博士研究生导师，曾任中国中医药学会副会长，国家中医药管理局中医药工作专家咨询委员会委员等职，享受国务院政府特殊津贴，为吉林省英才奖章获得者，被国家确定为第一、二、三批全国老中医药专家学术经验继承工作指导老师，先后被北京中医药大学、上海中医药大学、广州中医药大学及港、澳、台中医学术技术中心等单位聘为客座教授、学术顾问等。曾荣获 1992 年国家中医药管理局急症工作先进个人及 1994 年全国中医急症工作奖励基金等 20 余项奖励。出版专著《悬壶漫录》与《任继学经验集》，主编《中国名老中医经验集粹》、《中医急诊学》；参与编撰《建国四十年中医药科技成就》等；发表《中风病急性期的中医药辨证治疗》等学术论文 100 余篇。

任继学的贡献对中医的发展有着重要的影响。他提出的许多发展中医的观点和建议，都已成为现实，中医急症学学科体系已日趋完善；他的许多学术思想日益引起学术界的广泛关注和深入研究，络病学说、脑髓学说、伏邪学说、虚损理论等，已逐渐渗入许多疾病的研究领域。

继往开来　学术创新

　　任继学的学术影响极大，被同行誉为中医"活字典"，对中医理论有精深的系统研究，临床诊疗效果突出，尤其是对急症研究和疑难病的研究，每多创新，许多观点为国内外同行公认，收载入国家规划教材《中医内科学》、《中医急诊学》之中。广州邓铁涛老先生誉其："任老博闻强记，脑中有个中医文库，临床上有套真功夫。"南通朱良春赞其："从事中医教学、科研、临床半个多世纪，精研医理，不尚空谈，结合临床，务求实效，对中医学之奥义，多有阐发，屡创新论，验之临床，疗效卓著。"中国中医科学院路志正评价为："禀学渊深，承继活泉，其德高品良，术业精纯，思敏技巧，学问之日跃，临证之宏验，仰慕者日众……见解奇新，翔实而实用。"

　　从古至今，继承是创新的基础。任何科学技术的发展都离不开传承前人的知识技能。中医药现代化热潮或浪潮的背后需要更多的反思、更多的冷静、更多的系统思维和整体的定位。科学现代化，对于中医药来说，是历史的必然！任继学一直强调继承的重要性，认为继承是创新、发展的基础。《素问·举痛论》有云："善言古者，必有合于今……如此，则道不惑而要数极，所谓明矣。"《类经》注云："古者今之鉴，欲察将来，须观既往……"古今中外的大科学家们，焉有不重视继承者，中医药历代学术发展均离不开中医四大经典。中医药学术体系是一个庞大的、复杂的巨系统，上天文，下地理，中人事，无所不括，自然在其学术内容上就十分丰富，其间许多深刻的学理，光辉的见地，独特的见解，妙巧的医技等精华，稍加研究，合于现今实际，就可能是重大的突破。如青蒿的研究源自《肘后备急方》，肾实质的研究脱胎于《本草纲目·胡桃条下》，真心痛证治理论是任继学受《素问·生气通天论》"营气不从，逆于肉理，乃生痈肿"的启发。脏腑相通是独立于五行生克制约之外的理论，是任继学继承《灵枢·五乱》篇和《医学入门》的理论，结合临床实践而发挥的。

　　其他如高热治肝理论源自《医学真传》"肝主肌腠"。毒滞肌腠致热观是任继学的学生经过临床血清流行病学研究证实的，临床研究也证实本法明显优于常规方银翘散。上述诸例，均说明中医药的发展、创新，基础在于继承，要在继承中求发展，否则易陷入西化或废医存药的歧途之中。重视继承不忘本，且能有所创新，就有可能弥补或填补医学界的空白，为人类作出更大的贡献！

　　中医药学术必须要发展，要前进，要有所创新，才能够提高中医临床疗效，服务于病人，提升中医药在医疗卫生事业中的贡献度。任继学以中医为己任，从不懈怠，孜求于中医药书海，扎根于临床实践，耕耘在教学与科研工作中。急性出血性中风破血化瘀、泄热醒神证治理论，是20世纪80年代初，任继学在临床实践中诊疗小量脑出血运用活血化瘀法个案体悟，结合《内经》"脉舍神"和历经五届研究生及10年研究而构建起来的，先后得到科技部、国家中医药管理局、吉林省科技厅的资助，现已推广于全国各地。真心痛清解化瘀、兼调肝肾证治学说，启发于《验方新编》四妙勇安汤和"心主身之血脉"、"痈"学理论以及《医学微义》等创新的，科技部"八五"攻关项目证实了该项创新的科学意义与应用价值。伏邪理论是任继学在2002年提出的，是本于温病学伏邪认识和临床实际情况的体悟，亚健康、疾病态和康复等众多环节均存在伏邪问题，病象不显而病难痊愈，必有伏邪，这有可能是近年中医药现代化的突破口，对中医临床客观化、规范化，对中医理论和实践均有重大的现实意义，其学生已将这方面的研究申报为"973"课题。

任继学对虚损学说的研究始于虚损性肾衰，系统梳理了中医虚损理论的源流。首先提出虚损性肾衰的病名，并针对虚损病机进行辨证论治，在学界引起广泛反响和震动。之后，他又将虚损理论推及于许多疑难杂症的研究，如血证、系统性红斑狼疮、骨痹、消渴等，对这些疾病的发病理论及辨证论治有了深层次的认识。脏器脏真病机学说是任继学在主编的《中医急诊学》中率先提出的，器真一统是维系生命的基础，器病与真气伤病既有联系也有区别，意义不同。其他如禀赋理论，道学、象学内涵，药害学说，医易相通思想，内毒病因说，脏腑相通理论，人体三维生理系统论，脏腑特性治则，临床教学体系等等，也是任继学几十年来的临证体悟和学习体会，这些都是在继承基础上的创新。

任继学从《悬壶漫录》开始，在中医传统病名的基础上，陆续提出了一些新的病症名称，既有原有的内涵，又扩大了外延。这些新病名包括：时行感冒、懈㑊、胆胀、维厥、脑痨痉、骨痹、心痹、急性肾风、慢性肾风、腹膜结强、脾心痛、心衰、虚损性肾衰、肺衰、风头眩、脑髓消、邪祟病、真心痛、急性乳蛾、水毒症、血极病、肺心同病、摊缓风、血疹症等。任继学系统阐述其理论，其中急性脾心痛、急性胆胀等病名被普通高等教育中医药类"十五"国家级规划教材收录使用。

任继学在学术上高瞻远瞩，绝不盲从，他的一片丹心始终牵挂在中医药的发展前途上。这种学术上的忧患和孤独恐怕不是肤浅的人所能体会到的。任继学始终坚持，能用中药治的病坚决不用西药，看见学生不用中药只用西药十分生气。他讲求西医为我所用。

任继学虽然执著于中医，但他也强调，中医必须吸收一些现代其他学科的研究成果才能进一步发展。有一次，有个学生在书店里看到《中医药分子生物学》，心想这也算是中医方面的前沿书籍了，便买下来送给任继学，没想到任继学却乐呵呵地说，"我早就看过了"。这让该学生知道原来老师可不是只盯着古书看的，像《内经生态观》这样带有中医反思性质的"现代书"，他也看了不少。

在一般人的印象里，总觉得老中医不懂西医，实际上，任继学对西医的很多理论都有研究。对此，他这样认为，中医研究西医的目的是为了让中医站得住脚，为中医的发展找到科学依据。

但是他坚决反对中医西化，反对弟子背叛中医。许多弟子都清楚地记得，一次在长春中医学院附属医院脑病病区查房时，一位研究生汇报新入院的一名发热病人的情况，对病史、体检、诊断都用西医的一套来描述，并使用抗生素处理。任继学对此勃然大怒，严厉质问："你是西医医生还是中医医生？诊断不明，不辨证候，病人来了就输液，发烧就用抗生素，你知道抗生素的危害吗？"

任继学一连串的发问让这位研究生无言以对。多年后提起这段经历，任继学竟开始自我检讨："我发现自己的毛病也不少，学生都怕我，医院里的其他大夫也怕我，大概是我缺乏和蔼可亲的作风，说话也太直，别人不好接受。为这，党员生活会里我没少挨批评。但是我只要一发现学生不好好学中医，我就生气，生气了我就骂他们，今后我会彻底克服这个毛病。"

中医西化之风必须扭转，任继学一直抱有这样的信念。他反复强调说："中医是一个博大精深的科学体系，是中华文化的瑰宝。近年来受社会大环境影响，加之中医教学的方法、培养目标、师资等因素，中医出现从属于西医的倾向。主要是由于年轻医生不善读医书，不会综合分析，才离中医之道越来越远。"

反对中医西化，任继学更是坚定的践行者。为培养中医人才的后备力量，他和邓铁涛聚集全国各地名老中医联合招徒，一来为全国培养中医人才铺平道路；二来探索培养科研人才的思路和方法，从而带动全国中医系统改善中医治疗和教学方法。任继学坚信：只有拥有学术内涵，真正掌握辨证论治理论，才能抵制并扭转中医西化之风。

任继学始终站在中医的立场上，力争把中医药研究做深、做透，秉承中医活源，继往开来，学术上才能不断创新。

勤求古训　善用经方

任继学看书过目成诵，记忆力非常好。学生们都说，有老师在，我们都不用翻书。一次学术会议上，任继学40分钟的发言，竟然一口气点出了150本古医书和作者，震惊四座。会后，一个年轻人特地到图书馆——查对核实，竟无半分差错！此后，一些知名不知名的大小专家都会小心翼翼地问：任老啊，关于某某问题那个什么书上是怎么说的了？任继学都能对答如流，还会说："《诸病源候论》的某某页上，回去看看。"同样，在一些答辩会上，有任继学在，大家就变得很紧张，真正过了任继学这一关，那才叫功夫过硬。这里面自有任继学的天分，但也有他的勤奋：在北京中医学院读书时，任继学看遍了图书馆里的所有线装书，工作人员都知道，那个固定的座位谁也不要占，是任继学的，他每日准时来。任继学家里有3万本藏书，且多是泛黄的古书，任继学每一册都读遍、批遍，而且清楚地记得每本书存放的位置。

一次，任继学的学生南征借阅还回后随手放到了别的书架上，任继学查找时马上就发现："小南征，借我的书没给我放到原位吧？"任继学经常在50分钟的讲座中，不用讲稿，却滔滔不绝，胸有成竹！也正因如此的博闻强记，任继学做决策也格外果断。他认为，对中医一些不正确的认识，恰恰是因为功底不深，经典读得不透。任继学重视古文献和经典，重视国学，但绝不纸上谈兵，说起他治病的疗效，很多名师大家都会竖起大拇指。

任继学家里书房不大，但四周全是书柜，书柜上堆满了泛黄的中医典籍，进入书房就仿佛走进了一个小型古籍珍藏馆。近前一看，每本古书上都夹着泛黄的书签，书签上记录着任继学阅读时的心得体会。据吉林省中医药管理局的同志介绍，这里的有些藏书是很多颇有规模的图书馆都没有的，这是任继学一生收集的古医书精华。任继学的案头上常摆着几种古色古香的茶具，书房的空气中也常弥漫着淡淡的茶香，任继学显然是一个喜爱喝茶的人。在没有人打扰的日子里，他多是"埋身"于书房之中，在浩瀚的中医古籍里边读边悟，每有新的感悟，立即用毛笔记录下来，夹于书中。

"中医实际上是人文与自然科学的综合体，涵盖数学、物理、化学，中医理论是真正严谨的科学，每一味药用多大剂量都有严格的讲究，而且中医处方较之于西医处方更为谨慎，注意了药源性危害。干了一辈子医教研，最吸引我的就是中医经典！"

很多人认为，对于目前培养出来的中医学士、硕士、博士乃至博士后，无论从中医理论还是从科研思路上，都拉不开档次。任继学说："这是个严重的问题！"他认为："青壮年医生要静下心来，系统深入地读中医经典著作，只有把经典读透，在全面把握中医内涵的基础上，才有可能找出创新点。"

"书读千遍，其义自现。我的好多经典古籍都读坏了，像《黄帝内经》、《本草纲目》读坏了10本，不得已用糨糊粘住，但好多学生都跟我要读坏的书，因为上面有我的评语。所有古代医书读一遍深入一遍，再读一遍强化一遍，读第三遍才能明白它的精髓，第四遍才能体会它的中心要义，才能写一篇合格的论文，在论文的基础上，才能体会古人论断的正确。"

任继学正是在广泛、深入研读经典的基础之上，才真正做到了临床用药精当、疗效确实。

任继学用药讲究功专力宏，药味少、剂量大。中药的临证配伍、选方用药，灵活多变，要求动静结合，有动有静，有升有降，有内有外，方剂中药物搭配的恰当与否，直接影响着治疗效果，而药物的用量，对疗效亦有很大的影响。因此，任继学临床用药时，一贯主张辨证要准，用药要精，药味要少，搭配得当，必要时加大剂量，目的在于功效专一，集中优势，直捣病所。

任继学认为，临证时凡是辨证准确，但又久治不愈者，一般而言，多属病重药轻，杯水车薪，是谓不及。或因用药繁杂，功不专而力不宏，故而难以取效。因此，任继学认为，必须大胆施用重剂，方能力挽沉疴。例如，任继学治疗肾病颇有名气，他尤其喜用土茯苓。土茯苓首见于《滇南本草》，归肝、肾、脾、胃经，甘平扶正，淡渗湿毒，临床可用于湿热邪毒所致痹证、淋浊带下、疮疡肿毒等。任继学善用土茯苓解毒除湿，治疗肾风蛋白尿及湿浊头痛，尤以前者为多。《本草正义》谓土茯苓"利湿去热，能入络，搜剔湿热之蕴毒"。

任继学认为，土茯苓为治湿毒要药，归经脾肾，能通经透络，解毒除湿，它既能渗利湿浊之邪，又能正化湿浊而使之归清，湿渗浊清毒解，精微固藏，尿蛋白自可消除。土茯苓"败毒祛邪，不伤元气"（《本草秘录》），《救荒本草》云其可以代粮，故长期大剂量服用无明显毒副反应。任继学治肾风常重用土茯苓至200g为君药，疗效显著。又如，有这样一个案例，一位48岁男性患者，因中风入院治疗。患者合并呃逆，连续发作1周，多法治疗均未奏效。任继学指出，此为气逆，投用莱菔子50g、木香50g，1剂而愈。任继学用药量大，自有其道理，这些道理都是从实践中探索出来的宝贵经验，是在临床严密观察下，选择的最佳剂量。有时为了确保安全，任继学甚至亲自尝服。

任继学对经方的研究，造诣颇深，每于临证时，师其法而不泥其方。例如小柴胡汤，原为和解少阳之剂，但任继学加减化裁后，用治多种病证，效果俱佳。任继学认为，小柴胡汤中有五味药可以变换，唯柴胡、甘草不可变更。并一再告诫学生，方中只要有柴胡、甘草，就具备小柴胡汤的原义。张仲景"但见一症便是，不必悉具"的深义，即在于此。例如治咳嗽：虚火者，去人参加五味子、麦冬、玄参；有实火者，去人参、半夏，加黄连、黄芩、黄柏；燥咳者，去人参、半夏，加天冬、麦冬、生地黄、玄参、阿胶，等等。

任继学对经方在继承的基础上，亦有颇多创新发挥。四妙勇安汤最早见于华佗《神医秘传》，清末鲍相璈将其收载于《验方新编·卷二》中，并命名为"四妙勇安汤"，由金银花、玄参、当归、甘草四味药组成，组方严谨，配伍独特，具有解毒、滋阴、活血、通络功效，原为治疗热毒型脱疽的一则著名古方。任继学受《素问·生气通天论》"营气不从，逆于肉理，乃生痈肿"的启发，提出了真心痛的证治理论，将四妙勇安汤用于治疗真心痛，屡获良效。

真心痛相当于现代医学的急性心肌梗死，其发病机理是因"心之先天"（《慎斋遗书》）禀赋五行失序、阴阳不和，潜藏厥心痛之根源，复因情志之变、饮食之伤、劳逸之耗、外邪之害等，造成心脏脏真受伤，心脉痹阻，心营不通。"营者，血之徒"，营气不从，逆于肉理，则血壅肉腐，生热聚毒，心脉之膜络为腐毒所伤、痰瘀所阻，心体大损，心脉闭塞，发为真心痛。其中热毒瘀滞脉络是发病的病理学基础。因此，治疗应以活络行瘀、清心解毒为要。方中金银花清热解毒、通脉活血，"少用则力单，多用则力厚，尤妙在补先于攻，消毒而不耗气血，败毒之药，未有过于金银花者"（《本草新编》），故用30～50g之大量，且需后下，取其芬芳透络解毒之气；当归辛温走窜，活血和血，为血分要药；玄参苦咸而寒，功擅清解血分之热毒而滋阴液，营液充足则脉道流畅，如若脾虚，则用炒玄参；生甘草泻火解毒、缓急止痛、稳定血压，且可调和诸药。诸药相伍，清解血分热毒，兼可活血通脉，瘀毒得去，疼痛可止。本方虽原为脱疽而设，但脱疽亦为血脉瘀滞，营气不从，逆于肉理，壅而为热，血败肉腐而成，与真心痛在病机上相合，故移治此病。

鲤鱼汤出自葛洪《肘后备急方》，鲤鱼为血肉有情之品，"精不足者，补之以味"，故任继学用其补精，鲤鱼补而不壅，精足则能持水、吸水，"裹之辅之"，使水精并行，而不泛溢于外。任继学善用鲤鱼汤治疗各种"精微不足、精不持水"所致的水肿，屡起沉疴。

心衰之名，出自《圣济总录》，又名心劳，现代临床称之为"心力衰竭"、"心功能不全"。气为力之本，功之根，故"心主动，志一则动气也"。心气虚则心动无力，久之则心力内乏，乏久必竭。白通加猪胆汁汤为《伤寒论》中治疗少阴病的主方，由附子、干姜、葱白、人尿组成。亦即四逆汤去甘草加葱白、人尿。而名之为白通，以葱白能通阳气。葱白之辛，以通阳气，姜、附之辛以散阴寒；加人尿者，以人尿咸寒之品入白通汤热剂之中，要其气相从，则可以去格拒之患。因此，任继学在临床每遇急性心衰患者恒以此方为主加减，多能效如桴鼓。

任继学临床用药竭力避免药害致病，重视炮制。例如：任继学临床喜用秘制大黄通腑泄浊、推陈致新，治疗虚损性肾衰。

秘制大黄法：用上等锦纹大黄5000g，第一次用炮附子300g，煎汁拌之，拌透，然后上笼屉蒸10分钟，取出候干；第二次用法半夏400g，煎汁拌透，上笼屉蒸10分钟，取出候干；第三次用黑豆300g，煎汁拌透，上笼屉蒸10分钟，取出候干；第四次用川厚朴350g，白术100g，煎汁拌透，上笼屉时，先将笼屉内帘子铺上侧柏叶一层，然后将拌好大黄放在侧柏叶上，盖上盖，蒸10分钟，取出晒干待用。该方法见于《清太医院秘录医方配本》之"秘制清宁丸"。"天地之气则随阴阳寒暑之令，人之禀赋亦从生克制化之源，内合五脏，外应五行，则有周流循环不已之数。即人之五脏六腑，使阴阳之气各有升降之理，上下交泰，人身清宁矣。"可见秘制清宁丸是顺应人体生理之常而设，可"升清降浊，明目止眩，滋润脏腑，通利关节……功难尽述，效莫大焉"，"可以常服"。

任继学针对慢性肾功能衰竭的病机特点，在此法基础上，于第一次用炮附子煎汁拌大黄蒸制，以制其寒性，使之更适于虚损性肾衰患者服用；第二次炮制所用之法半夏，"力能下达，为降胃安冲之主药"（《医学衷中参西录》），故可化痰散结、和胃降逆止呕；第三次用黑豆补脾益肾、利水解毒；第四次用川厚朴、白术健脾理气宽中。生大黄经秘制大黄法炮制后，其苦寒之性得除，用之不伤气、不耗津、不损阳，可引邪外出，避免了因应用生大黄而产生的副作用，从而提高疗效。

任继学认为，凡顽症、痼疾，欲起沉疴，拯危候，必用毒剧之品，方能功效独到。他常说："人之性命，非同草木，岂有不慎、不明、不辨之理乎！"所以，临证时凡久病不愈者，必用虫类药或毒剧药搜剔病邪，通经活络，气血流畅，其病自愈。中风一证，是临床上最常见的疾病之一，不论是缺血性中风，还是出血性中风，而其病机是气血逆乱，上犯于脑。气逆于上，为风为火；血逆于上，为痰为水。为此，中风病人首选水蛭。任继学说："水蛭最善逐瘀血。"另佐土鳖、虻虫、川芎、苏木。临证观察，用水蛭清除血肿，化瘀活络，疗效可靠。对于一身尽肿的病人，则重用蝼蛄、蟋蟀之类。他说："蝼蛄治水甚效，但其性寒，较为峻烈，虚者慎用。"一般剂量 5～10g，散剂每服 1～2g，日服 3 次。而蟋蟀则性微温，用于慢性肾风之水肿，常有良效。对于顽固性痹证，善用土鳖、蜂房、蜈蚣、地龙、乌梢蛇等，每每收效。

另外，对于行气消食，任继学最善用九香虫、五谷虫；而息风镇惊，又喜用全蝎、蜈蚣、僵蚕等。任继学临证时，不仅善用虫类药，而且只要病情需要，则胆大心细，即使是毒剧药，他也从不惧用。任继学说："用毒剧药虽担风险，但只要辨证准确，用量适宜，不仅能有效无损，且能收到速效、显效。"如硫黄、雄黄本为有毒之品，临证外用多内服少，但任继学用治急性、毒热内盛之便秘，必用雄黄顿挫之。而治疗顽固性肠麻痹，则必用硫黄。中医参与"非典"治疗时，任继学发现，外用药紫金锭是救急良药，可起死回生。但因其含大戟、雄黄等毒剧药，学生们不敢给患者内服，任继学果断地说："没关系，出了问题我负责。"

任继学不但善用内治法，而且善用外治法，往往独具匠心。他认为，外治可补内治之不足，使药力直捣病所，上病下治、内病外治，提高疗效。吴师机曰："外治药中多奇方，学识未到，断不能悟。"对急症、痛证任继学运用外治法最多，并常收立竿见影之效。如中风病人的手臂肿胀，任继学喜用透骨草50g，络石藤25g，伸筋草50g，五味子藤50g，土鳖虫 10g，秦艽 50g，煎后熏洗，日 2 次，每次半小时，效果佳。对血管神经性头痛，则用"透顶止痛散"醋调后，外敷太阳穴、印堂穴，效果较好。"降压汤"为任继学治疗高血压病而创制的外用方剂，以炮附子、吴茱萸、透骨草、罗布麻、茺蔚子为基础组方，功擅引火下行，水煎泡足治疗高血压病疗效显著。

格林-巴利综合征为周围神经急性或亚急性炎症性脱髓鞘性多发性神经病，为世界性疑难病，目前尚无特效治疗方法。任继学在《任继学经验集》中将本病以"痿缓风病"论治。任继学认为，本病病位是以督脉与脊髓为发病之本，并指出本病虽为督脉与脊髓发生病变，但人体由经络连接，以气道、血道、液道、水道相通，因此，本病属于全身反应性疾病。马钱子，又名番木鳖，味苦性温，有大毒，归肝、脾经，始载于《本草纲目》，具有散热消痿、消肿利咽、通痹止痛、接骨续伤、清热解毒的功效。《外科全生集》谓其"能搜筋骨入骱之风湿，祛皮里膜外凝结之痰毒"。

《医学衷中参西录》则对其倍加推崇，谓之能"开通经络、透达关节之力，远胜于他药"。任继学首先应用炙马钱子1～2g吞服治疗格林–巴利综合征，均获显效，目前已在临床推广开来。

出血性中风是临床急危重症，任继学认为，病在急性期治则是以通为主，缘此病是标急本缓，邪实于上，新暴之病，必宜"猛峻之药急去之"，邪去则通，阴阳气血得平。任继学首次提出破血化瘀、泄热醒神、化痰开窍的出血性中风治疗总则，这突破了前人见血止血的观念，为出血性中风的用药提供了依据。"破血化瘀、泄热醒神、化痰开窍治疗出血性中风的临床与实验研究"获得科技部科技进步三等奖。

任继学用药精当，组方严谨，疗效确实，他在组方用药方面的深厚积淀，直接促成了多种新药应用于临床。他创制的准字号成药：醒脑健神胶囊、益脑复健丸、中风脑得平、澳泰乐冲剂、肺宁冲剂、返魂草冲剂、抑亢丸、延龄长春丹、止咳宁嗽胶囊，已在广大患者中使用。

知行并重　屡起沉疴

任继学博览群书，精通经典，擅长中医内、外、妇、儿诸科临床，对内科急症，心、脑、肾疾病及许多常见多发病和疑难杂症颇有研究，成就显著，挽逆救危，活人甚众，颇负盛名，深受广大患者和同道们的认可和好评。任继学之所以医术高超，关键在于他知行并重，善于将理论与实践相结合，临床治病，屡起沉疴。

1994年，有一郑姓患者求诊于任继学。该男47岁，因右侧肢体瘫痪3天而就诊。患者于3天前酒后夜寐中，出现右侧肢体麻木，未治疗。两天后逐渐加重至右侧肢体活动不遂，语言謇涩，头颅CT证实为右侧基底节区多发性脑梗死。患者形体丰硕，颜面红赤，神志清，大便秘结，小便黄赤，舌红，苔薄白，右侧肢体全瘫，血压128/80mmHg。任继学诊后指出，《素问·通评虚实论》云："仆击偏枯……肥贵人，则膏粱之疾也。"该患者平素嗜酒肥甘太过，致使形体丰硕，腠理致密，脂膏堆积于内，为瘀为滞，久则转化为脂液，渗透于营血，附着于脉络，气血难以通利，积损为病，又因嗜酒肥甘，滋生湿热，蕴积为痰，热亦煎津为痰，痰热瘀互结，循经上犯于脑脉，窍络失利，脑脉绌急，而发本证。

当诊断为"缺血性中风（风痰瘀血，闭阻脉络）"，治当活血化瘀、化痰通络。处方中多虫类之品，任继学指出，用水蛭、虻虫活血破瘀生新。《临证指南医案》云，"借虫蚁血中搜逐，以攻通邪结"，实为治疗中风之良药。病人入院治疗23天，痊愈出院，又巩固治疗1个月，追访一直未复发。任继学指出，本例患者治疗及时亦是取效的关键所在。中风病急性病程为28天，此期以破血化瘀、泄热醒神、化痰开窍治疗，效果良好，若进入恢复期才予以治疗，则肢体功能不易恢复。正如《中风斠诠》指出："活血通络以疗瘫痪，亦仅可施之于旬月之间，或有效力。若其不遂已久，则机械固已锈蚀，虽有神丹，亦难强起矣！"

1996年，一老年肠麻痹患者求治于任继学。患者65岁，29年前因工作繁忙、生活不规律而出现便秘，初起每日排便一次，继之2～4日一次，以后每半月一次，伴有腹胀痛、肠鸣，大便溏结不调，便后腹痛减轻。1990年后，患者大便质硬色黑，但非柏油状，曾历更数医久治不效，近经某医院诊断为肠麻痹，行灌肠输液等对症治疗，其效不显，后则非灌肠不能便，故来任继学处求治。刻诊：便秘，腹胀痛，手足凉，气短乏力，嗜卧懒言，食少纳呆，消瘦尿少，平素急躁易怒，面色青黄，舌淡苔白，脉沉虚无力，血压125/80mmHg，左下腹可触及条索样硬块。

任继学诊毕，认为该患者五脏俱伤，脾气不升，胃气不降，肝失疏泄，肾失开阖，大肠传导失司，故致便秘。故中医诊断为虚劳便秘。治以益气养阴、壮阳通便。处以内服及外用敷脐药物治疗。方药：桃仁、紫菀各15g，当归、杏仁各10g，寸芸30g，青皮、枳实、荷叶各5g，煨皂荚子2g，鸡内金20g，黑芝麻50g，枸杞子20g，党参10g。水煎服。另用皂荚子3g，麝香0.1g，大黄5g，当归25g，蜂蜜调敷神阙穴，加热水袋外敷，1日更换1次。

上药1剂服后效果不显，又予硫黄粉5g，分2次冲服。病人药后自觉腹部温暖，有便意而不能排，复又投用大承气汤加味1剂。药用：大黄10g，芒硝5g，枳实5g，川厚朴15g，当归20g，党参20g，甘草5g。水煎服。药后大便已能自行排泄，为巩固疗效，任继学又嘱调理五脏、益气养阴润燥，又投药如下：紫菀20g，杏仁5g，白芍15g，黑芝麻50g，寸芸20g，鸡内金15g，麦冬30g，党参10g，当归15g，火麻仁5g，远志15g，煨皂荚子3g。水煎服。另服硫黄粉1g，1周服用2次。病人1个月后彻底痊愈。

任继学指出，《素问·五脏别论》云，"魄门亦为五脏使"，故心液不降、肺失肃降、肝失疏泄、脾失转输、肾失开阖，五脏功能失常则不能启动大肠传导之能，导致便秘。该患者便秘近30年，始终治不得法，致使阴亏阳衰，五脏俱虚，故根据阴阳互根之理，调其五脏，益气养阴，壮阳通便，故而痊愈。

2002年，有一董姓男患者，24岁，因反复心悸10余年而求治于任继学。患者10余年前无明显诱因而时有心悸，未予重视。近一年来症状加重，曾至北京某医院系统检查，诊断为"肾上腺皮质功能减退症"，因惧怕激素的副作用，遂来任继学处就诊。就诊时仍时有心悸，余无明显不适，舌淡红，苔薄白，脉沉缓无力。血压：96/58mmHg。理化检查：血皮质醇上午8点2.4μg/dl，晚上8点1.6μg/dl。尿皮质醇4.0μg/24h。任继学诊断为"虚劳"。

他指出，"肾上腺皮质功能减退症"是因肾上腺皮质激素分泌不足，临床表现为虚弱、疲乏、厌食、腹泻等一系列功能衰退的症状，中医将它归属于"虚劳"的范畴。该患者幼年起病，系因先天禀赋薄弱，真元亏损，遵《黄帝内经》"劳者温之"，"精不足者，补之以味"之旨，治疗以滋阴填精、益气壮阳、安神止悸为法。任继学随法处方，配合口服成药龟灵集，共治疗一年余而痊愈。

任继学敏悟笃学，勤求古训，研经师古而不泥古，敢于突破禁区，不断开拓新的研究领域，创立了很多新的诊疗理论，更加注重理论与临床实践密切结合，在急危重症及疑难杂症方面的治疗上屡建奇功。

苏荣扎布

遵循有序规律生活习惯是健康长寿的根本保障。

——苏荣扎布

苏荣扎布，蒙古族。1929 年出生于内蒙古锡林郭勒盟镶黄旗。当代著名蒙医学家，蒙医内科学教授，主任医师。曾任内蒙古蒙医学院院长，内蒙古自治区第五、六、七届人大代表，第七届全国人大代表，《中国医学百科全书·蒙医分卷》副主编，《中国中医药年鉴》编委会委员，内蒙古自治区蒙医学会副理事长。首批由人事部、卫生部和国家中医药管理局确定的全国老中医药专家学术经验继承工作指导老师。

苏荣扎布从事蒙医药临床、教学工作 60 余载，研究并完善了蒙医学古老理论体系，提出了以"六基证"为核心的新学说。他归纳并丰富了基于阴阳学说的现代蒙医学整体观理论，先后在国内外杂志上发表《现代蒙医学理论体系的基本特点》等 12 篇具有重要价值的论文。他以整体观理论为指导，提出了现代蒙医学精微与糟粕之分解浸泌新陈代谢理论，在临床中依据整体观理论分类辨病、辨证诊断、辨证治疗，研制出了治疗心血管疾病具有独特疗效的临床有效方剂，取得了可喜的成果，赢得了广大患者的赞誉。主编了《蒙医实用内科学》及第一套包括 25 门学科的蒙医药高等院校统编教材，结束了蒙医高等教育教材内容不统一、自编油印的历史，对诊断标准、临床教育、人才培养的统一化、规范化具有历史性的作用。

2009 年，苏荣扎布由人力资源和社会保障部、卫生部、国家中医药管理局评选为国医大师，这是内蒙古自治区唯一获得此殊荣的蒙医。

贯通古今　面向现代

苏荣扎布在数十年的蒙医临床实践的基础上，紧密结合蒙医学古今理论，吸取了蒙古大草原深厚的养分，对现代蒙医学理论体系，基于阴阳整体观，作了深入研究后，进行了标准化的整理和精当的阐述。他将蒙医学各个历史阶段的精华，从发展初期的萌芽—药物与攘灾以及寒热理论、放血、艾灸等民间疗法，到 16 世纪以后的蒙医学发展的丰富经验，以及 20 世纪 40 年代以来的蒙医学理论与临床新发展成果，特别是 50 年代以后蒙医步入大学殿堂以后取得的新成就熔于一炉，融会贯通。他总结了长期的医疗实践经验，善于学习和吸收兄弟民族的医学精华，发展了传统蒙医学理论，论述了现代蒙医学理论体系的基本特点，形成了丰富完整的现代蒙医学理论体系。他先后在国内外杂志上发表了《现代蒙医学理论体系的基本特点》等 12 篇具有重要学术价值的论文。

苏荣扎布认为，医学都是以人体为研究对象的，每一种医学体系只是在研究人体时所采用的思维、研究方法不同。因此，不同的医学体系在论及人体生理机制、病理变化及对疾病的诊治等方面均有自己的特点。蒙医学理论具有蒙古民族文化、思维和习俗特点，因此，苏荣扎布紧密结合自然与人的关系，运用蒙古族哲学思想中五行和三根的关系、三根与七素的关系以及这些因素与阴阳学的关系，来解释人的生理和病理规律，并在医治病因的前提下针对具体病情给予辨证治疗，获得了巨大的成功。

苏荣扎布认为，完整的现代蒙医学理论体系首先建立在三根七素理论、整体观理论、辨证诊病理论（三诊法十要诊理论）等基础之上。

一、蒙医学整体观理论的基本内容

据蒙医经典著作记载：自然界由土、水、火、气、空五大元素的精华所形成，此五大元素被称为外五源。蒙医著作《查干珀德力亚》将五行与五源学说有机地融为一体，对人体形成的发源加以阐述："空元遍布全身，胚胎形成时依空元的精微产生心、神，心、神乘赫依（气）宿居子宫；依赫依（气）与木元的精微构成筋脉的根基；依水元精微产生血与排泌物希拉乌素，依靠筋脉居之；铁元精微生成骨；土元精微生成肉（包括肌肉与脂肪）；火元精微生成人体火力。"蒙医学将此称为"内五源"，进而对五脏、六腑的生成阐述如下："心为火，肺为铁，肝为木，肾为水，脾为土，心、神为空元之精微分别生成。"此称为"秘五源"。这便是以五源精微的性质阐述人体胚胎形成的古代医籍的记载。

苏荣扎布结合现代医学及兄弟民族医学的哲学基础，将古代蒙医学理论的精华进行新的阐述：人体产生、发育、衰老、死亡过程的根源即是人体三根、七素两种禀性的相互动态平衡，这种平衡贯穿于人体生、老、病、死整个生命活动的始终。其中三根、七素是他将蒙古族哲学思想里两组本源性元素形态及运动的精神运用于蒙医，深化总结研究所得的概念。

三根即是指人体本质的赫依、希拉、巴达干三个要素，其内部矛盾运动规律是聚集、活动、平和等。这些运动的兴盛与衰减是在赫依（元气）的支配下，以希拉（火）、巴达干（土、水）的相互矛盾运动作用为基础的。希拉以锐、热为主要特性，属热质，隶属阳的范畴，具有产生人体热能和调节体温的主要作用。巴达干以重、湿为主要特性，属寒质，隶属阴的范畴，有滋生和调节体液的主要作用。赫依以轻、浮为主要特性，属气质，主要以动力的作用发挥着希拉、巴达干的正常生理功能，维持、调节着两者的相互动态平衡，起着疏通全身穴窍、脉与经络的重要作用。然而由于三根内部各自特殊的本质由五源、阴阳的特点所决定，它们内部的矛盾是绝对的，其统一与平衡是相对的、有条件的。因此，蒙医学认为，三根的这种特殊活动才是维持人体正常生理功能的主导方面。

七素是指水谷的精微、血、肉、脂、骨、髓、精等七大物质，这些物质的运动规律是合成、分离（解），从而形成营养与维持生命活动中精微与糟粕的代谢过程。这是生命运动的基本形式，是人体维持正常生理功能的物质基础。七素运动的正常与否取决于三根本身的功能状态。若三根正常的特性自主运动受到破坏，那么七素的物质代谢过程将不能正常进行；反之，离开了七素的代谢物质供给的正常营养，三根便失去其自身的功能。所以从生理学而言，三根、七素是在各自的独立特性运动的基础上形成和统一的，以依存与被依存的相互关系促进机体的动态平衡，起着调节气血运行、舒通经络的作用，从而保证了整个生命的正常活动。综上，人体生命活动的基本规律表现为三根、七素的对立与统一。

苏荣扎布重视研究人与大自然的关系，认为人体与自然界是一个对立统一的整体。自然界季节交替与气候的变化，以及赐予的食物、阳光、水、空气，都是人体生存所必需的基本条件。自然界各种条件的相对协调、平衡或失调、不平衡，都会直接影响人体的整个生命活动，引起生理和病理的变化。在适宜的自然环境中，人体才能顺其自然规律而形成、发育、生存、衰亡，以及繁衍后代，维持人体生命的不断延续。人的生命活动离开了自然界不会存在。这就是蒙医学整体观理论。该理论是在传统蒙医学基础上，研究人的身体构成、生长，人体健康、衰老、死亡等全部生命运动规律以及与人体有关的疾病病理，从而形成对疾病的预防、诊断、治疗原则和方法具有普遍性指导意义的理论。

整体观念早已在以往蒙医研究与临床中通过口头传播，具有不言自明的权威性，但更多地蕴含着原始理论的蒙昧与神秘色彩。苏荣扎布运用现代医学语言及观念将整体观重新进行系统的阐释，为蒙医理论的完备性和科学性作出了巨大贡献。

在三根、七素学说和整体观理论的指导下，苏荣扎布对蒙医生理学提出新的观点，认为无论过去还是现在，蒙医生理学都是根据整体观理论，研究人体两种禀性的依存、依赖关系，也就是研究三根、七素在建立动态平衡的前提上进行精微、糟粕的合成、分解的物质代谢过程。

在病理学变化方面，苏荣扎布亦有深入思考和发展。他将人体三根、七素的相互变化视为病变的主要原因，认为人体两种禀性的一方若失去或偏离原来的动态平衡状态及破坏人体内部运动的正常规律，人的机体必然为疾病状态。

具体说来，自然界外五源受自身运动的影响，这种影响若作用于人体内部，致使三根、七素自身正常的运动规律受到破坏，其相互依存关系失去平衡，便是发生疾病的原因。导致三根、七素失衡的因素归纳为：季节与气候的变化，饮食起居的变化，身体、心理、语言（身、心、语）的变化以及偶然的遭遇等。因此，人体自身的致病因素大致上可分下述三类六种：

第一类基本因素，是人体三根，即赫依（气）、希拉（火）、巴达干（土、水生成）三种。

第二类致病的专门因素，指七素内在运动失调而成的楚斯（血）、希拉乌素（黄水）二种。

第三类特殊因素，指致病小虫"黏"（蒙医学认为，黏为肉眼看不见的致病微生物），致病方式主要是黏从外界侵入人体。

前五种致病因素（赫依、希拉、巴达干、楚斯、希拉乌素），在正常情况下是人体生理功能基本的要素，而在病态时又是致病的根源。

临床上将这六种因素引起的病变分别称为赫依（气）病、希拉（火）病、巴达干（土、水生成）病、楚斯病（血病）、希拉乌素（黄水）病以及黏（致病微生物）病，由这六种致病因素导致的病证称作"六种基本病证"，简称"六基证"，亦可称作六种"自源证"。由于受当时饮食、起居、气候、季节、环境、习惯、年龄、个性及疾病部位等因素不同的影响,"六基证"相互以并合与聚合等不同的形式,引发多种不同疾病或一种疾病。

以上便是苏荣扎布整理、总结所得出的蒙医学整体观研究人体病理学的基本出发点。他认为在诊断、治疗、预防疾病时都要以蒙医学整体观理论为依据和指导,把握原发疾病的基本规律,结合疾病发生时的病因、外部环境、时辰、发病程度和性质,以及各种病因发展、衰退的过程等,实时地辨证分析,才可制定出恰当的治疗原则与方法。

二、辨证诊病的理论及方法

苏荣扎布认为,蒙医辨证诊病理论是将原发疾病的内在致病原因、致病外缘因素、起居环境、起病时间等主观与客观两个方面的全部因素综合分析和辨证诊病,才能制定出正确有效的治疗原则及方法。苏荣扎布在总结传统蒙医诊病方法的基础上,归纳出一些新的方法,具体包括:

(一)三诊法

一是望诊。观察病人的精神、状态、体质、外貌等,诊察病人的眼、耳、鼻、舌、皮肤(特别是舌、眼、耳的特殊症状),观察病人排泄物尿、便、汗、痰、泪、呕吐物等。其中尿按三时九变规律观察是蒙医理论的一大特点。

二是问诊。询问病人的自然情况,如姓名、年龄、性别、民族、婚姻情况、家庭住址等;询问病史,如诱发因素及缓解因素,包括药物及非药物疗法因素,饮食、身、心、语言活动(舌由心、脑所主)、气候变化等及其所导致的反应;询问饮食,发病时辰,季节气候及心理反应,行为以及精神因素(惊、恐、悲、吓、疑),偶然事故等四大外缘因素对病症产生的影响;询问病症部位及疼痛特点。

三是切诊。进行体表触诊:主要触及疼痛部位,赫依、希拉、巴达干循行穴位、白脉循行穴位、脏腑穴位等;脉象切诊:以寒证和热证、六基证等脉象为主详细诊察37种脉象。

(二)十要诊

辨证诊断时主要依据十要诊,亦称十个纲要。

一要诊,致病外因。致病外因在诸多疾病的发生、发展过程中起着极为重要的作用。古籍医典中将其分为饮食、起居行为、时辰季节、偶然因素(包括特殊因素)等四个方面。

二要诊,症状体征。症状体征是反映疾病当时本质的实际表现。体征分析包括:一是从三根的禀性方面,二是从疾病的益、害诊方面,三是从疾病形成部位方面。通过"三诊法"将收集到的症状体征材料经综合、分析、归纳之后,再以"六基证""寒、热证二本质"理论辩证,达到辨证诊断的目的。

三要诊,病症部位。主要为皮肤、肌肉(包括脂肪)、脉管或脉络(血管与神经)、骨骼、脏腑与五官等,即五脏六腑和身体的上、中、下或内外、间隙等方面。

四要诊,发病季节。随着自然界外五行周而复始的变化,时辰、季节、气候也随之在不断地变化着。为此,从整体观出发,自然界与人体之间的关系是相对平衡的,将疾病的本身与时辰、季节的变化结合起来，进行辨证分析，对于正确诊断疾病具有实际意义。

五要诊，起居环境。患者的起居环境因素，影响着人体疾病的发生及变化，需要仔细询问和诊断。

六要诊，先天个性。蒙医学认为，人有七种先天个性。先天个性不同的人，对致病因素的敏感程度不同，有的敏感，有的迟钝，从而对机体体质变化的判断有重要的影响。七种先天个性主要有：赫依（气）优势型、希拉（火）优势型、巴达干（土、水生成）优势型三个单一的个性，由两个单一个性结合的并合优势型，由三个单一个性结合的聚合型。由于它们各自组合的成分不同，从而在疾病发生时成为一种基本的体质因素，并表现出相应的临床症状与体征，因此临证时不能忽略。

七要诊，年龄。随着年龄的增长，人的先天个性及其精神、体力、脏腑的运动功能都发生了变化，从而使三根内部的动态平衡状态也随着变化。年龄往往会成为体征变化的重要因素。据蒙医医典记载：老人多属赫依（气）型，成年人多属希拉（火）型，儿童多属于巴达干（土、水生成）型。在分析鉴别疾病时必须重视年龄的差别与疾病的关系。

八要诊，生活习惯。人长期形成的生活习惯和方式，在辨别疾病性质时有着"疾病"和"技能"（抗病能力）两方面的关系。人的生活习惯所涉及的范围很广，但归纳起来大致有饮食、起居及身体活动、心理活动、语言活动等几个方面。在临证辨析病情时，其生活习惯或方式常常是致病的重要因素，对此必须予以充分的重视。

九要诊，体质情况。体质是体力与精力的总称，是人体内部三根和七素等内环境协调一致的直接表现，是患者能否耐受外界致病因素的基础，对疾病的轻、重程度与发展的趋向及治疗效果等都具有很重要的意义。

十要诊，起病方式。是对疾病初发时的急、缓而言，它对疾病的诊断与治疗、预后的判断等都有重要意义。一般情况下由血、希拉（火）与黏成因的疾病，其起病方式急重，疾病偏热性；由巴达干（土、水生成）、赫依（气）与希拉乌素（代谢产物）成因的疾病，其起病方式相对缓慢且疾病的力量有趋于一致的倾向，疾病偏寒性。有些起病方式有两个或三个合并或聚合等情况，其起病的方式可能是会有所不同的。

综上，诊病时运用"三诊法"及"十要诊"，对所掌握的全部临床资料进行分析、综合、归纳、判断，再按照"六基证"中的某一种病证及其并合证或聚合证，然后将疾病的本质归结为寒证或热证，进行诊断和治疗。

辨证施治　配制名药

辨证施治，治本为主是蒙医临床各科在治疗疾病时所必须遵循的基本原则。苏荣扎布认为，临床上的辨证施治要从整体观出发，应用"三诊法"和"十要诊"收集疾病资料，通过综合、分析、辨别、归类等方法，按照六基证及其聚合证抓住疾病的本质，循其本质确定施治方案。在临诊时首先应辨清哪一种致病因素起主导作用，然后再确定治疗这些自源证的原则和方法。

下面，以珠日很乌布钦病和搔利雅病为例，解析苏荣扎布的蒙医理论和临床治验。

一、珠日很乌布钦（心脏病）的蒙医理论

（一）病理

在蒙医学的体系里，心脏病病名为"珠日很乌布钦"，是指患者自觉心中跳动、惊恐不安，或心前区疼痛、气短、不能平卧为主要症状的一种疾病。《四部医典》中将病轻者称为"心刺痛"，重者常感"心悸神昏，痛如刀割"，与现代医学冠状动脉粥样硬化性心脏病、心绞痛、心律失常等临床表现相似。

苏荣扎布认为，心悸的内因三要素主要是赫依、希拉和巴达干，它们都会各自为主引起一种心悸。起病外因主要是极度惊恐、思虑过度、失血过多等原因。多因赫依偏盛而窜行于心与主脉，引起功能紊乱；或因过食烟酒及辛辣食品、劳累过度、恼怒愤恨，这是希拉偏胜而客于心；或因房事过频、遗精、水饮内停等而使巴达干偏盛，侵及心府，等等。赫依、希拉、巴达干相互交搏，功能紊乱，造成躁动不安、心不能自主而引起心悸。

心痛的内因则主要与赫依、楚斯偏盛或偏衰有关。其外因包括平素恣食膏粱厚味、嗜烟酒成癖之人遇有强劳、恼怒而楚斯偏盛，恶血上炎，影响胸膈，与赫依交搏于心；或平素从事脑力劳动、年老体衰之人遇有心情不畅，思虑过度，兴奋异常而赫依偏盛，上冲胸膈，与楚斯交搏于心；或久病体弱、肥胖少动之人遇有阴雨、饱餐、受寒而血凝胸膈，气机不畅等。如此使心区气血运行受阻，不能供养而发心痛。

（二）治疗方法

《四部医典》云："治心、主脉、大肠之病，应以抑赫依为主。"

蒙医学认为，清晨是气温凉爽而赫依易发之时，故早晨一般均用镇赫依、祛巴达干之法；中午气温高，希拉与楚斯病易发，此时应予清希拉、凉血的寒凉之法；晚上寒温适中，应给予燥黄水（希拉乌素）、通白脉（神经）之药，或给予稍含有草乌、水银成分的方剂为主，意在卧床休息的状态下将草乌等药物反应降到最低程度。

清晨之法，苏荣扎布先总结出验方"七味广枣散"，后又加减而创"心一号"。苏荣扎布在早晨用"心一号"治疗心脏病。该方有抑赫依、安神宁心的功效，治疗心痛具有良好疗效。方中肉豆蔻为蒙医治疗心脏赫依病的主药，具有镇赫依、温中消食的作用；广枣具有清心火、改善心功能作用；阿魏镇赫依、除巴达干、止痛、温中、杀虫；藏红花清肝热、活血、止痛、滋养正精；丁香镇赫依、散寒温中；木香祛巴达干、调节体素、平气血相搏。合方共奏抑制赫依、平调体素、止痛之功。如便秘，常配用"阿木尔-六味散"；如需燥黄水，则配用"十味白云香散"；如有心力衰竭、水肿，则配服"达力-十六味散"为引。

中午使用"心二号"。"心二号"由肉豆蔻、沉香、兔心、广枣、白云香、石膏等组成，具有清赫依热、凉血、安神功效，治疗心悸有很好的疗效。方中沉香抑赫依、清热、止痛，兔心抑赫依、镇痉，白云香燥黄水、止痛、解毒，石膏清热、止咳。在使用同时，要注意心热失眠情况，有热不寐，经常加服"七味檀香散"或"三味檀香散"为引，清热安神；如无热，则平调寒热、调虚补元、解毒，配用"汤钦-二十五味"为引。

晚上最难以调理，寒温尺度不易把握。苏荣扎布先以"珍宝丸"为主药，药力稍猛。他经多次试验，发现配用性平而无副作用的"三十五味沉香散"为引，能使药效平稳，减低副作用，即以此方在晚上使用，具有改善赫依、楚斯运行及治白脉、安神的作用。如果病情较重，则睡前加用"扎冲-十三味丸"。但要注意此药中含有草乌，而"三十五味沉香散"中也有草乌，不能同时服用，还要控制剂量，防止中毒。此方法具有调节、改善、滋养神经作用，在心脏病、神经系统疾病的治疗方面有着很好的疗效，在蒙医界得到广泛认可和推广。

巴某，男，58岁，2003年3月6日初诊。主诉：患有高血压病史12年，确诊为冠心病五年。此诊胸闷、气短、心前区刺痛10天，伴心慌、烦躁、便秘、寐差等症状。胸闷每次发作约5分钟，一天数次，曾服用多种药而无效。本次犯病是由心情不畅引起，尿清而气味不大，舌苔薄白，脉弦伴间歇。查心电图，示心肌缺血，伴有早搏，诊断为心绞痛。辨证分析：此乃赫依偏胜与楚斯交搏于心，阻碍气血运行所致。故治疗当镇赫依、安神宁心。

处方：早晨予"心一号"，配"六味安消散"为引；中午予"心二号"，配"七味檀香散"和"汤钦-二十五味"为引；晚间予"珍宝丸"二号，配"三十五味沉香散"为引，连服5天。

二诊，心绞痛大减，气短、胸闷消失，前方有效。但考虑到患者高血压史多年，存在着白脉受损因素，因此午方改为"汤钦-二十五味"为引，晚改服"珍宝丸"一号和二号，配"三十五味沉香散"为引。连服半个月，心绞痛完全消失。一年后随访未发。

吴某，女，20岁。1983年2月24日初诊。主诉：从1979年起突然出现全身不适、畏寒、发冷、高烧、全身骨关节疼痛等症状，当时以风湿热治疗。后骨关节痛发展为阵发性心悸、胸闷、心前区不适，左侧季肋区有憋胀感，并伴有全身乏力、睡眠欠佳、易受惊、全身骨关节酸痛、颜面青紫等症状。为此，先后在乌兰察布盟医院、内蒙古自治区医院、内蒙古医学院附属医院治疗，服用了一定时间的西药，但未见明显疗效，病情反而日渐加重。辨证分析：患者面色晦暗，双颊紫红，口唇发绀，气促，咳嗽，轻微体力活动后即出现心动过速、胸憋闷、心前区严重不适感，睡眠欠佳、多梦，易受惊吓，食欲不振，口苦反酸，全身骨关节疼痛，手、足关节游走性疼痛明显，遇阴雨、寒冷天气时疼痛明显加重，白带增多，全身疲乏，容易感冒。查体时有脉数、颤，并有停跳现象（1次呼吸过程中有1~2次）舌白，少量白苔，双下肢足背及踝关节轻度水肿。诊断为"珠日很希拉乌素病"（类似于风湿性心脏病）。以调理胃火、平和巴达干与赫依、增强心脏机能为辨证施治原则。结合体质处方：早用白开水送服3g"那仁满都拉"；午用3g"赞丹-三味汤"为药引，送服3g"术沙-七味散"；晚用五克"阿嘎茹-三十五味散"加适量红糖沏泡后，送服"额尔敦乌日勒"15粒。在饮食方面应避食油腻、辛辣与过热、过冷、过度刺激、生及腐烂变质食物，注意营养；在起居行为方面忌受凉及冷水，避免重体力劳动及心理刺激等。

3月1日二诊：患者服前方一周后自觉全身骨关节酸痛及睡眠、食欲有所好转，但仍有心悸、气促等症状，反酸明显加重。为此在继续服用前方的基础上，在早药中加用了"阿拉坦阿茹拉-五味散"3g，用药1周。

3月8日三诊：患者服上述药后精神、体质明显好转，脉暂停现象明显减少。三诊方：早取 2g "术沙–七味散" 与 1g "阿拉坦阿茹拉–五味散" 同服；晚用 "阿嘎茹–三十五味散" 送服 "额尔敦乌日勒" 15 粒。连服 3 周。

3 月 24 日四诊：患者服三诊方药后自觉心悸、全身骨关节酸痛、反酸明显好转，食欲猛增，双下肢水肿明显减轻，颜面晦暗与口唇发绀也减轻。但在急行后仍有气促、心悸、心前区不适等症状，在服药期间因感冒病情有所反复，但症状、体征比以往都轻。查体：脉数、停跳（两次呼吸中停跳 1~3 次）。四诊方：早白开水送服 3g "术沙–七味散"；午服沏泡 "前德木尼散" 3g；晚用 3g "阿嘎茹–三十五味散" 送服 "额尔敦乌日勒" 15 粒。此方药连服 30 日。

5 月 31 日五诊：服四诊药后患者精神、情绪、体质情况大有好转，但偶有心悸、气促，咳黄色泡沫痰，腹胀，大便不规律，脉快且偶发停跳。5 诊方药：早白开水送服 "术沙–七味散" 与 "阿木尔–六味散" 各 15g；午用 "让阿嘎茹–八味散" 2g 与 "赞丹–三味汤" 1g 送服 "额尔敦乌日勒" 15 粒。此药连服 1 个月。

1984 年 3 月 30 日六诊：至本次就诊，上药交替服用一直未间断。患者精神、饮食、体质情况大有好转，但偶遇劳累、感冒、气候变化时出现体质虚弱、阵发性心悸、气促、关节游走性痛、失眠、多梦、惊吓等症状，但较前轻微。诊脉沉、数，偶发停跳（两次呼吸中 1~2 次），舌白，有微白苔。六诊方药：早服用 "心二号" 15 粒；午取 2g "让阿嘎茹–八味散" 和 1g "赞丹–三味汤" 沏泡服用；晚煎 "阿嘎茹–三十五味散" 3g 送服 "额尔敦乌日勒" 15 粒。服药 20 余天。

4 月 21 日七诊：患者服药后睡眠、多梦、关节游走性痛明显好转，偶有干呕、反酸、头晕等症状，脉与舌无特殊变化。为此将午方药改为 "术沙–七味散" 加 "阿拉坦阿茹拉–五味散" 各 15g，用 "赞丹–三味汤" 送服（取 3g）。早、晚药同前。

9 月 14 日八诊：患者心悸、气促、左侧心前区与季肋区不适、双下肢水肿、二尖瓣面容等症状、体征基本消失，遇感冒、劳累情况时上述症状、体征表现很轻微，可耐受。近几月月经量少且有全身乏力腹痛、腰痛等妇科系统症状，脉弦、律齐，舌有微黄苔，尿黄。根据以上病情处方：早服用 "心二号" 3g，午改用 3g "汤钦–二十五味汤" 加 "草红花" 1g 送服 "拉希那木吉拉方药" 粒，晚取 2g15 "让阿嘎茹–八味散" 和 1g "赞丹–三味汤" 白开水同服。

10 月 22 日九诊：患者服药后风湿性心脏病症状、体征基本消失，月经正常，精神、体质情况较好，并能自行去上课。为此将午药改用 3g "赞丹–三味汤" 送服 "前德木尼散" 3g。早晚药同前。

1985 年 1 月 18 日复诊，患者病已治愈，无特殊变化。3 年后怀孕，顺产一胎儿，疾病未再复发。

二、搔利雅病（类似于精神病）

搔利雅病是由体内外各种致病因素，尤其是精神因素所致的精神活动障碍，并以精神活动失常为主要表现的一种精神、白脉（神经）系统的常见疾病。

（一）搔利雅病的病因病机和分类

苏荣扎布认为，搔利雅致病的病因大致分为饮食因素、起居行为因素（又分为身体行为与心理活动两方面）、季节性因素、偶然性因素（包括特殊因素）四个方面。在发病过程中，以上因素或多或少地都能引发该病，但是心理活动因素与中毒为本病的主要致病因素，在临床上尤为多见。长期的心理活动失常与情绪不稳定，如愤怒、惊吓、生气、委屈、兴奋、悲伤、刺激，以及长期营养不良、受风、抬举重物、大出血、心脏功能低下、中毒等因素的作用，使机体三根中赫依（气）偏盛，三根内部要素之间的相互搏击，生理状态下的动态平衡受到破坏，导致心脏、白脉（神经）的正常功能紊乱，使气血运行受阻，窍脉闭塞，精神思维活动障碍，神经活动失常而引发本病。此外，搔利雅病也可由"赫依道力格斯勒病""色特格勒音赫依病"、（类似于癔病）"高、勒音赫依病"诱发而生。总之，搔利雅病的实质是由三根中赫依（气）偏盛，窍脉气血运行受阻或闭塞，至白脉（神经）的传导障碍所致。由于所遇季节、生活习惯、居住环境不同，这种病所表现的形式是不尽相同的。

蒙医经典将搔利雅病分为七种类型。苏荣扎布依据多年临床经验，将其分为：赫依（气）优势型、希拉（火）优势型、巴达干（土、水生成）优势型、聚合型、中毒型（由直接与间接中毒引起）等五种类型。这五种类型不同程度地都表现出以下病症特点：无端地猜疑、幻想与欲望过盛，思想矛盾，性格躁狂或抑郁，情绪低落，言语增多与过分敏感；睡眠障碍，心悸，手足颤抖，食欲不振或饮食习惯发生改变；动作缓慢或出现异常动作，五官感觉迟钝，发生错觉，对自己所患疾病不愿意承认等。

赫依（气）优势型：此类精神病患者在身体、语言、心理方面时刻表现出赫依（气）偏盛的临床特点。情绪与思维不稳定，如无诱因的突然悲伤、哭笑无常、亢奋吵闹、乱舞乱跳、胡言乱语，对别人的言行变得过分敏感，对周围环境、事物产生心理错觉，对亲戚、朋友冷漠，对工作等不屑一顾。临床症状表现如出现反酸、呕吐、脉搏细而有力、舌红而有厚黄苔等。若赫依（气）影响了白脉（指神经），则表现为颈强硬与头痛，伴发头部出冷汗，手指麻木、僵直，体质虚弱等症状。赫依（气）优势型在体质虚弱者、赫依先天个性者与老年人（由于体质的原因赫依偏盛）较多见，夏季与冬季易发病。

希拉（火）优势型：此型患者在身体、语言、心理方面时刻表现出希拉偏盛合并赫依的临床特点，起病急剧，脾气暴躁好斗，对亲人冷漠，睡眠障碍，颜面呈黑紫色，头痛，眼红赤出现金花，口干喜凉水，心率快伴有不齐，脉细弱或空、数，舌红而有厚黄苔，尿赤黄，有幻觉、幻视现象，中午与午夜易发作。希拉优势型与赫依、希拉并合型先天性者及青壮年者易患此病，春、秋两季多发病。其发病机理为希拉之郁热沉积于白脉所致。此型对治疗较敏感，易接受治疗。

巴达干（土、水生成）优势型：此型在身体、语言、心理方面时刻表现出巴达干偏盛合并赫依的临床特点。本型发病迟缓，表现为性情懒惰、萎靡不振，如孤僻、嗜睡、思维迟缓或有障碍、寡言少语与怕事、痴呆、答非所问，伴有食欲不振、心悸与全身发冷、流鼻涕、痰液增多，有时出现呕吐等症状，脉搏沉弱、空、数，舌白，春、冬季及早晚易发病。巴达干型与巴达干、赫依并合型在先天个性者、青年与老年人中多见。本型的发病机理为巴达干之寒沉积于白脉系统所致。病程长且不易接受治疗。

聚合型：此型多数是由癔病和其他类型的精神病的加重而转，各类个性人群都可患此病，而聚合型在个性者与壮年人较多见。疾病者的体质虽然是聚合型，但因其致病病因、致病外缘因素及时间、季节、病程、生活习惯等当时实际情况的不同，其聚合型内部的某种要素可能占主导地位、起主要作用而表现出不同的症状。

本型在身体、语言、心理方面表现为以上三种类型的混合症状，既有赫依型轻、浮的特点，同时又兼有希拉型躁狂和巴达干型迟缓痴呆的症状。除此以外还可伴有楚斯、希拉乌素疾病的症状，脉象粗大或空，舌红糙而有微白黄苔，病情重且不易治疗，疗程长，易反复发作。

中毒型：本型是由无极成型热症、扩散的热症、瘟热症、虚热症及赫依、楚斯混合性或相搏性疾病的热潜伏于心脏，或脑内占位性病瘤的毒素损害或沉积于白脉系统，药物及其他毒素通过精微与糟粕的代谢过程直接损害白脉系统而致发病。其临床主要表现为随着原发疾病中毒症状的明显加重，从而出现颜面青紫、胸闷、气短、心悸、恶心、呕吐、胡言乱语、癫狂、抽搐、嗜睡、昏迷、脉搏纤颤或停跳、舌黑紫等中毒症状；病情随中毒程度的减轻，其继发性疾病的症状也随着缓解与好转，但中毒程度的轻重与治疗的及时与否对病情的预后是有很大关系的。

（二）搔利雅病的治疗

搔利雅病总的治疗原则是：以平和赫依（气）之偏盛、开启疏通闭塞的窍脉、调节白脉系统的功能为主，依据具体病情辨证施治。五种证型均可分别选用"术沙–七味散""阿米巴力格其–十一味散""阿嘎茹–三十五味散""额尔登乌日勒""阿拉坦阿茹拉–五味散""阿木尔–六味散""都德泽音敖沙勒"等方药，并可同时配以按摩、擦身、针灸、火灸、艾灸、药熏等疗法。

赫依优势型：本型以平和赫依之偏盛、疏通闭塞之窍脉为主要治则。以适量白开水或纯粮白酒或羊骨汤为引，送服"术沙–七味散"3g，将"阿嘎茹–三十五味散"3g同适量牛奶、黄油、红糖一同煎服。以上疗法有平和偏盛之赫依与增强体质的作用。然后施用"都德泽音敖沙勒"泻药（依施用泻药及泻疗法的原则），而使闭塞的窍脉疏通。施用泻药后配以"阿拉坦阿茹拉–五味散"与"阿木尔–六味散"等增强胃功能的药。施用以上疗法后可根据病情配用"阿米巴力格其–十一味""术沙–七味""阿嘎茹–三十五味""黑阿嘎茹–四味"等药。若有合并偏热症，可用"珠日很古日古木–七味"或"古日古木–八味""赞丹–八味"等药。疾病累及白脉系统，可施用"额尔敦乌日勒"、"阿嘎茹–三十五味""乌日钦–十三味"。对本型还应兼用按摩、针灸、火灸、艾灸等疗法。

希拉优势型：本型以平和希拉之偏盛，注意赫依的功能、疏通窍脉、调节白脉的功能为主要治疗原则。在疾病的初期，施用"术沙–七味散"与"阿拉坦阿茹拉–五味散"的同时服用泻药，而后根据病情应用"伊和哈拉–十二味""额尔敦乌日勒""查干布阿–十三味""哈日嘎布尔–十味""阿米恩额尔敦"等药，兼施放血疗法。

巴达干优势型：本型以增强胃功能、平和赫依、降巴达干、疏通窍脉、调节白脉功能为主要治则。在疾病初期同服"通嘎拉嘎–五味"与"阿木尔–六味散"，或同服"通嘎拉嘎–五味"与"术沙–七味散"，然后施用催吐法与泻法疏通窍脉。在治疗的过程中兼施艾灸及热针疗法。依据病情的发展可酌情配用"术沙–七味散""阿米巴力格其–十一味""高药–十三味散"等。

聚合型：本型以注意赫依之偏盛、调动机体调节功能、增强体质、疏通窍脉为主要治疗原则。在疾病初期，将"汤钦–二十五味散"或"阿嘎茹–三十五味散"同牛奶、红糖、黄油一同煎服，以调节赫依与机体的功能，增强体质，然后配用"通嘎拉嘎–五味散"以保护和增强胃肠之消化功能（调节胃肠的消化火力），最后配用泻药达到疏通窍脉的功效。若赫依偏盛，配用"术沙－七味散"；希拉偏盛，配用"阿茹拉－五味散"或"满那格丸"；巴达干偏盛，配用"阿木尔－六味散"；血热偏盛，配用"拉格茹格贡斯勒"；累及白脉系统，配用"额尔敦乌日勒"。另外，依据病情还可施用"珠日很古日古木－七味散"与"阿嘎茹－十七味散""色尔西"等方药与各种疗法。

中毒型：治则是针对原发疾病与中毒疾病的病因，注意赫依之偏盛，辨证施治。由药物引起的中毒，可施用"巴力布苏木汤"和绿豆汤，或"汤钦－二十五味散""莫勒尔－四味散"；扩散热致心脏可施用"糟布－八味散"或"赞丹－八味散""嘎布子－二十五味散"；瘟热引起可用"阿嘎茹－三十五味"同羊肉汤一起煎服并兼施熏药。

不论以上五型的哪一种类型，在饮食方面都应多食用富含营养的食物，如新鲜牛羊肉汤、牛奶、鸡蛋，新鲜蔬菜及水果等，忌用生、冷、不富营养及刺激性食物。在身体、语言、心理等行为方面，应在舒适的环境中生活，避免刺激，最好有贴心人陪伴疗养。

陶某，女性，27岁，蒙古族，1984年1月9日初诊：患者在3个月前分娩一胎，因精神刺激（猜疑过重）致使在分娩的第二日开始出现发烧、失眠、哭笑无常、胡言乱语、惊吓等症状，即去旗医院治疗。当时因子宫流血不止施清宫术，术后血即止，但精神病症状未见好转，即赴呼和浩特找苏荣扎布治疗。当时病情为：整日胡言乱语或呆坐，偶有昏睡现象，少寐，夜游，常怀疑别人（说有人在叫她等），不听别人劝阻且不承认自己有病，食欲不振，眼神惊恐，脉数、空、大，舌红糙。根据上述病史及症状、体征，诊断为产后精神刺激和失血过多，从而导致赫依（气）偏盛并与血相搏，到白脉系统蓄积赫依（气）热，引发了赫依优势型搔利雅病（类似于精神病）。确定以增强体质，调节赫依、血之生理机能，除赫依热为治疗原则。早服3g"阿拉坦阿茹拉－五味散"与"阿木尔－六味散"；午用"汤钦－二十五味散"3g送服"拉西那木吉拉药"15粒；晚用"阿嘎茹－三十五味散"3g送服"额尔敦乌日勒"15粒。嘱病人食用富含营养、易消化食物，忌用刺激性及轻、糙、锐、热食物，并在随心安静环境中疗养。用药1周。

1月16日二诊：服上药后，病人精神及睡眠有所好转，对问话有所回答。但有时仍有痴呆、精神恍惚表现，别无其他变化。为此，早加用"满那格乌日勒"15粒，与原早药交替使用，其他方药同前，继服用1周。

1月23日三诊：病人精神状态、睡眠、饮食明显好转，胡言乱语、夜游、外出等明显减少。病人自述偶有心悸、气促、胸闷等症状。脉数、空。根据以上病情，早用"术沙－七味散"加"阿木尔－六味散"3g；午用"赞丹－三味汤"3g送服"阿米巴力格其－十一味散"3g；晚药同前，服用1周。

1月30日四诊：病人精神饱满，脸色红润，三诊时精神系统症状、体征基本消失，语言正常。病人自述体质虚弱，有反酸、大便干燥等症状。脉有力、空，舌苔黄。为此，午加服"阿拉坦阿茹拉－五味散"与"阿木尔－六味散"3g，其他药同前。

2月20日五诊：病人病情已基本治愈，偶有腰痛、小腹痛现象。为巩固疗效，给病人配了一个月的药（早用"阿拉坦阿茹拉－五味散"加"阿木尔－六味散"3g；午用"汤钦－二十五味汤"交替送服"术沙－七味散"3g和"拉西那木吉拉"15粒；晚药同前）。一个月后病人来信，自述病已治愈，可从事力所能及的工作，并对苏荣扎布治愈其病表示感谢。几年后见面，病人非常健康。

在多年临床研究的基础上，苏荣扎布创制了许多疗效较好的方药，现简单介绍如下。

"阿木尔–六味散"由土木香、大黄、山柰、寒水石（煅）、诃子、碱花组成，具有化积、消食、止痛功能。用于治疗食积不化、胃痛胀满、大便秘结、胎衣滞留、痛经。

"宝伊嘎尔–十味"由白胶香、草决明、川楝子、苘麻子、五灵脂等组成，具有燥黄水、止痛的作用，用于治疗骨关节肿痛、皮肤瘙痒、黄水病等。

"达力–十六味"由杜鹃叶、酸枣仁、丁香、山沉香、葡萄干等组成，具有理气止咳、消食化痰功能。用于治疗浮肿、咳嗽暗哑、胸满腹胀、头昏眩晕等。

"赞丹–三味"由檀香、广枣、肉豆蔻组成，具有清热、补心功能。主要用于治疗心热心悸、烦躁不安。

"汤钦–二十五味"由红花、诃子、毛诃子、余甘子、藏木香等二十五味组成，具有收敛、解毒、调节寒热功能。用于治疗赫依、希拉、巴达干失调，久病不愈的身倦体怠、食欲不振、胃脘疼痛等。

"额尔敦乌日勒"由珍珠母、沉香、红花等组成，具有清热、安神、舒筋活络、除黄水功能。用于治疗白脉病、半身不遂、风湿、肌筋萎缩、肾损脉伤、瘟疫热病等。

"珍宝丸"一号由精纯的地道药材制成，其中沉香、牛黄均为上等，功效甚好；"珍宝丸"二号用材一般，功效不如前者。

"阿嘎尔–三十五味"由沉香、防己、降香、木香、北沙参等组成，具有调理赫依、热交争功能。用于治疗山滩界热，以及胸满气喘、干咳痰少、心悸失眠等。

"扎冲–十三味丸"由诃子、制草乌、石菖蒲、木香等组成。具有祛风通窍、舒筋活血、镇静安神、除黄水功能。用于治疗半身不遂、左瘫右痪、关节疼痛等。

苏荣扎布于 2014 年 8 月 20 日在呼和浩特逝世。

唐 由 之

病人是医生的衣食父母，也是医生的老师，应该受到尊重和善待。

——唐由之

唐由之，著名中医眼科学家。1926年7月生于浙江杭州。1942~1947年受业于上海中医眼科名家陆南山，学成后获开业执照，回杭州自设诊所。1952年考入北京医学院（现为北京大学医学部）医疗系，1957年毕业，先后于中国中医研究院（现中国中医科学院）西苑医院和广安门医院眼科工作。20世纪60年代初，唐由之研究中医白内障手术治疗取得突出成就，于1975年7月为毛泽东主席成功地施行了白内障针拨术，并先后为柬埔寨首相宾努亲王、朝鲜民主主义人民共和国主席金日成、印度尼西亚总统瓦希德等会诊和治疗眼疾。1978~1995年任中国中医研究院副院长。现任中国中医科学院名誉院长兼眼科医院名誉院长、研究员，广安门医院主任医师、博士研究生导师。

唐由之提出的以睫状体平坦部作为内眼手术的切口部位，比国外同类研究先行了十多年。与此切口相关的白内障针拨术的研究，解决了以往容易引起并发症的难题，1966年4月经卫生部组织鉴定通过，获1978年全国科技大会先进个人奖和课题奖。其后研究发明的"白内障针拨套出术"，于1985年获国家科技进步二等奖。1984年人事部授予其"中青年有突出贡献专家"称号，1986年卫生部授予"全国卫生文明先进工作者"荣誉称号，1988年世界文化理事会授予其"阿尔伯特·爱因斯坦世界科学奖"奖状，1990年首批获得国务院政府特殊津贴，1992年获朝鲜民主主义人民共和国一级友谊勋章，1996年获香港何梁何利基金会科学与技术进步奖，1998年获中国广州仲景中医药奖励基金会中医药杰出成果奖，2001年中国中西医结合学会授予其"中西医结合贡献奖"，2006年中华中医药学会授予其"国医楷模"称号和中医药传承"特别贡献奖"，2008年世界中医药学会联合会授予其"王定一杯中医药国际贡献奖"，同年12月北京市卫生局、人事局、中医管理局授予其首都国医名师称号，2009年由人力资源和社会保障部、卫生部、国家中医药管理局授予国医大师荣誉称号，并获"中央国家机关五一劳动奖章"，"中华中医药学会终身成就奖"。

唐由之为全国人民代表大会第五、六、七、八届代表，曾兼任国家中医药管理局中医药专家咨询委员会委员，欧洲中西医结合眼科学会名誉主席，中国中西医结合眼科学会主任委员，中华中医药学会眼科专业委员会主任委员，《中国医学百科全书》编委，《中国医学百科全书·中医眼科学》分卷主编，《中国中医眼科杂志》主编。现任中华中医药学会终身理事，中华中医药学会眼科专业委员会名誉主任委员，中国中西医结合眼科学会名誉主任委员，《中国中医眼科杂志》名誉主编，世界中医药学会联合会眼科专业委员会会长，广州中医药大学兼职博士研究生导师、客座教授，广州中医药研究院顾问，香港理工大学眼科视光学院名誉教授等职。

经年苦跋涉 创新越"禁区"

唐由之进入北京医学院医疗系时年已26岁，成了班里的老大哥之一，被同学们称为"老唐"。青年唐由之在这里不仅如饥似渴地吮吸着知识的玉液琼浆，也在悄悄地培植着美好爱情的甜蜜果实。此时，他与恩师陆南山的女儿陆丽珠已相恋相爱。这株爱的萌芽根植于早年唐由之在苏州替恩师独立应诊时。其时，陆南山的家眷部分在苏州，家里请了一位教会学校的英语老师，教陆丽珠学《泰西五十轶事》，教唐由之和丽珠的三哥陆道培学《一千零一夜》。小丽珠自孩提时就和唐由之如同兄妹一样，唐由之进入北京医学院的次年，陆丽珠也被爱神召唤，从上海考进了北京医学院药学系。于是，在静谧的大学校园中，留下了他们出双入对的身影。

唐由之在上海、苏州以及杭州学医、行医期间，因经常接触到患白内障的老人，深知这些失去视力的患者的痛苦和无助。作为一名医生，如何彻底解除这种老年人的常见病，一直是他拳拳于心的夙愿。他博览群书，在学习中发现我国医学发展史上中医眼科的萌芽时期可追溯到公元前的殷商时期。在《神农本草经》、《黄帝内经》中已有关于眼病症状、治疗药物的记载。隋、唐时期出现了独立的眼科，并逐渐出现有关眼科手术的文献记载，其中对于白内障手术已有了"金针拨障"等方法的描述。于是他在学校与同学一起组成了眼科研究小组，探讨白内障手术中的可行方案。通过对现代医学方法的研究，他坚信"金针拨障术"是一种十分有望治愈白内障的技术。他与来自浙江的同学刘崇晏合写了一篇名为《金针拨障术的文献资料研究》的论文。

唐由之从北医毕业后，眼科学家毕华德经常邀他到家中讨论眼科中西医结合问题。当他得知唐由之想要研究古代"金针拨障术"时，便鼓励唐由之，被否定的古代技术，经过现代研究改进后，也有可能成为有用的技术为人民服务。1966年元旦，毕华德还将他刚出版不久的《眼科手册》赠送唐由之，并非常谦逊地在扉页写上"唐由之学弟惠存 毕华德谨赠 1966年元旦"的字样，唐由之将书捧在手中，心里十分激动。德高望重的毕华德是著名眼科学家、医学教育家、中国现代眼科学的主要奠基人，他对唐由之研究方向的首肯，更加坚定了唐由之的信心。

1957年夏，唐由之面临毕业。在填写毕业志愿时，他首先填了上海。但当时北京医学院院方很想安排唐由之留校，后来卫生部又点名要学校5名毕业生，其中就包括唐由之，他便无条件地服从了组织的分配。

唐由之到卫生部报到后，被分到部直属机构的中医研究院（今中国中医科学院），院领导看了唐由之的简历：从事过10年的眼科临床实践，具有良好的中医基础功底，又接受了5年的现代医学教育，遂将他分到了中医研究院附属医院（今西苑医院），从事眼科的研究与临床工作。

成立于1955年的中医研究院，是在毛泽东主席、周恩来总理等老一辈党和国家领导人的直接领导关怀下，由卫生部直属的集科研、医疗、教学为一体的综合性研究机构。当时研究院下属所有部门都设在北京广安门内北线阁，只有附属医院建在海淀区西苑，1963年附属医院改名为中医研究院西苑医院。当时西苑医院还处在远离城市的郊区。但是在唐由之眼里，这里却是一处难得的好地方。因为这所医院人才济济、设备完善，尤其是临床和科研条件优越，这对有志于中国中医事业的唐由之而言，无疑提供了一个极佳的施展才华的平台。在这样的环境里，唐由之正式提出"中西医结合针拨白内障"的课题研究，对古代中医的"金针拨障术"进行科学实验、改进和临床研究。

记载着我国唐代"金针拨障术"的医书中，还系统地论述了72种内外障眼病。1774年清代黄庭镜所著的《目经大成》中也提到过这种手术。对"金针拨障术"金针刺入位置的描述是："针锋就金位，风轮与锐眦相半正中插入，毫发无偏"，但是此后该手术方法就失传了。唐由之从中发现了宝贵的信息，"风轮"，应该是今天通常说的黑眼珠，即角膜，"锐眦"则是外眼角，即外眦，"相半"的位置就该是角膜外缘和外眦正中间的巩膜处（即白眼珠处）。他找到的这个"相半"的位置，在现代西医解剖学中叫"睫状体平坦部"，尚属禁区，在这里动手术会发生"交感性眼炎"、"大出血"等一系列不堪设想的后果。过去有某国家曾经在这一禁区做过数百例手术，两年内病人陆续因多种并发症失明。但是唐由之没有望而却步。他确定了典籍中的进针部位就在角膜缘与外眦之间睫状体的平坦部以后，便开始用兔子做"金针拨障术"的动物实验。动物实验获得成功后，他逐步将该手术应用于临床，一年后的1959年，22例白内障患者全部重见光明。

1961年，唐由之结合自己的研究和临床实践，在《江苏中医》杂志上发表了论文，但是更多眼科医生对他的手术还是持观望态度。一个1.8mm的小切口，切开的是西医早就有定论的"危险区"—虽然今天西医很多眼部手术都是从这个切口进入眼球的后部了，但是在半个世纪前谁有勇气来推翻西医理论呢？

1962年，中医研究院对所属机构准备进行调整，唐由之作为一名骨干，于1963年元旦后从原在西苑的附属医院调入了新更名的广安门医院。当时，一些被卫生部安排到广安门医院参观的西方同行，看到了唐由之在睫状体平坦部做手术，都感到震惊，但他们在震惊和质疑的同时没有否定这一手术。当代的医学界几乎没人敢再采用"金针拨障术"，然而唐由之却立志要将自己所掌握的中医眼科的这种手术方法与在学校里学到的西医知识相结合，去挖掘和雕琢这块中医眼科宝库中的璞玉。

废寝忘食，殚精竭虑，成功的彼岸终于在向唐由之频频招手。在对古代"金针拨障术"继承和发扬的研究工作中，唐由之开了先河：

首先，解决了在颞下方睫状体平坦部做手术切口的难题。唐由之结合现代组织解剖学、病理学进行了深入研究，发现睫状体平坦部血管少，以静脉为主，有肌纤维，手术切口出血机会少，参考我国古代积累千余年的实践经验，说明在此部位进行手术，具有手术简便、不易出血、操作相对安全、效果较好等优点。他首先经过动物手术眼的病理切片观察，认为该切口是安全可行的，随即进入临床研究。经过长期随访，与同事们一起做术后眼球病理组织学观察，更证明了在睫状体平坦部做手术切口的安全可行性。针拨术的切口是在无菌操作下的手术，以锐利刀片快速切穿巩膜及睫状体平坦部，由于纵形睫状肌纤维切断后，即向两断端收缩，不会术中出血；另一方面睫状肌切口两断端向巩膜切口两侧分离，以后不再像角巩膜缘切口那样愈合而易形成术中及术后虹膜睫状体组织脱出或嵌顿于切口，是不至于引起交感性眼炎的重要原因，从而改变了睫状体部位是手术"危险区"的固有看法，为在睫状体平坦部做切口、广泛开展眼内手术打下了理论基础。

其次，解决了白内障针拨术的近期并发症青光眼难题。白内障针拨术后最常见的并发症是在术后24小时左右急性发作青光眼。为什么会产生这种青光眼，如何解决，成为研究此手术成败的关键。唐由之经过观察，分析术后引起青光眼并发症的发病机制为后房水经入玻璃状体腔内，使其内容增多，体积增大，将前部玻璃状体挤进瞳孔区，并脱入前房，形成玻璃状体疝。他分析了术后青光眼发生的成因，采取了在手术操作过程中，增加划破玻璃状体前界膜的动作，破坏了玻璃状体疝的完整性，避免了完全阻塞瞳孔。至此，避免了白内障针拨术后并发青光眼的可能。

从小就熟读古文经典的唐由之深谙"工欲善其事，必先利其器"之道，为了改进"金针拨障术"，他自己动手，先从改进针拨白内障手术所需的器械入手，亲手设计图纸，随后专程到苏州医疗器械厂，请该厂的技术人员和几位老师傅帮忙，一起对他所设计的图纸进行加工。这批心灵手巧的师傅们果然身手不凡，制造出了他用来得心应手的手术器械。

由于当时接受治疗的病例还为数甚少，在院领导的支持、帮助下，唐由之来到了有着千年历史的边陲古城—广西首府南宁，并将"金针拨障术"带到了农村。在广西，有着大量因患白内障苦于得不到治疗的百姓，这使唐由之有了施展才华的舞台。仅仅半年时间，他就为近千例白内障患者做了针拨手术。在为这些白内障患者带来光明的同时，他坚持继续对白内障针拨术的理论进行研究。

为了证实针拨术的实际成效，唐由之还邀请了广西、贵州、四川、广东、天津等地的七家医院共同研究，并进行临床效果验证。1966年初，他将这项研究向卫生部申报了科研成果。

1966年4月，由卫生部副部长傅连暲主持，聘请了当时全国顶尖的眼科专家担任鉴定委员，召开了"白内障针拨术科研成果鉴定会"，通过对八家单位的1151例白内障针拨术治疗病例的鉴定，该方法得到了与会专家的一致好评，顺利通过了鉴定。鉴定委员会作出以下鉴定结论：

经中西医结合反复实践，改进了手术器械，建立了一套比较安全、简便、有效的切口、进针、断带、拨障的手术操作方法；初步探索到继发性青光眼、虹膜睫状体炎和晶状体囊膜破裂等几种主要并发症的发生原因及防治措施；通过对术后三至六年半26只眼的临床观察，证明远期矫正视力得到恢复，眼压和眼内组织未见异常改变。此结论否定了国内外某些学者认为晶状体作为一种异物留在眼内，将不可避免地在一两年内，或最多3年导致失明的说法。

对此研究成果，鉴定委员会认为具有以下几个优点：

首先是视力恢复好：针拨术相比当时其他国内外白内障手术方法而言，较好地保持了原有的角膜曲率和瞳孔状态，术后反应轻，矫正视力已达到白内障手术的先进水平。鉴定委员会抽查了中医研究院外科研究所的23例33只眼，视力达1.0以上者28只眼；眼部全面检查，基本未发现不良的影响。

其次是手术方法简便，一般约5分钟即可完成，对手术器械及药物的要求比较简单，可因地制宜，因陋就简，便于推广。由于切口小，不会发生白内障摘除术大切口可能引起的并发症。此外，手术时及手术后病人痛苦小，反应轻，无需特殊护理，在门诊或家庭就可实行。

　　鉴定委员会提出：此项技术是比较成熟的，适应症建议选择以成熟期或近成熟期老年性白内障为主，应积极慎重、有组织、有计划地推广并立即在有条件的地区举办针拨白内障训练班，通过进修或带徒弟的方式培养技术骨干，以利推广。专家们认为：此项研究成果，在当时是中华人民共和国成立以来中国中医药经过中西医专家进行科学审定的第一项科研成果。由此树立了医学家攀登世界医学科学高峰的雄心壮志，坚定了走我国自己的道路、创造新医药学派的信心。会议同时还制定了推广培训的具体方案。

　　1969年，毛泽东主席提倡"把医疗卫生工作的重点放到农村去"，唐由之积极响应并参加了农村医疗队，又一次来到了广西南宁，转赴农村举办多期白内障针拨术学习班，为农村广大白内障患者服务。

　　通过长期的观察和实践，唐由之发现，使用针拨术对有些白内障患者，如先天性、外伤性、并发性白内障以及一些晶状体脱位的病例和抗青光眼手术后又合并白内障患者的疗效不太理想，有些手术由于操作的医师手术技巧不够娴熟，而造成晶状体上浮者也都会出现问题。他在1966年针拨术鉴定会后，就设想能不能进一步改进手术方法，克服"金针拨障术"使白内障留在眼内的缺点，使手术的适应症更广泛，以便为更多的白内障患者服务。

　　经过一年多的思索和实验研究，唐由之发明了"白内障针拨套出术"。其手术方法是：将针拨术的切口稍加扩大，由原来的2mm扩大到6～7mm，先将白内障上方和双侧的韧带拨断，用套出器将白内障套住，关闭套口，将套出器开口部拉出至睫状体平坦部和巩膜切口外，然后用粉碎器伸进套内，将白内障核粉碎取出。首例患者是一位年轻的电工，因外伤性晶状体脱位，需要手术，唐由之及时为他施行了针拨套出术，快捷利落地完成了手术，患者术后一天就恢复了视力。

　　1969年唐由之来到广西医疗队后，在开展针拨术同时，他决定要研制一套专门的白内障针拨套出术用的晶状体套出器和粉碎器等医疗器械，于是他精心画了设计图纸，向当时的医疗队队长请假，再度直奔苏州医疗器械厂去了。唐由之的行动感动了工人师傅，他们雷厉风行地帮着干了起来，很快完成了全部器械的制作。

　　唐由之怀揣着与工人师傅一起完成的革新成果返回广西。当他用新发明的医疗器械为白内障病人做针拨套出术的时候，效果十分理想。通过大量的临床实践，用这种方法做手术，扩大的巩膜切口只需缝一针即可。经过近期和远期随访观察，矫正视力达到了国外显微外科白内障手术的水平。

　　在广西，为了给更多的眼病患者带来光明，唐由之增加每天的手术量，与学习班成员一起，不到半年时间就完成了近千例手术。

　　为了能在当地培养眼科人才，广西壮族自治区卫生局邀请唐由之为当地医生举办了多期白内障针拨术学习班。唐由之通过亲自讲授和临床手口相传，为广西乃至全国培养了一批眼科专业人才。

　　1970年唐由之回到北京。从此，白内障针拨套出术在广安门医院得到了迅速推广。此后两年间，唐由之两次赴福建龙溪、漳州和惠安、南安县等地从事白内障针拨术及套出术的研究和推广工作。还在惠安和南安两地设点举办了多期"全国白内障针拨术及针拨套出术学习班"（实施"星火科技"计划）。这两地的学习班成员皆为全国各省市自治区卫生部门派出的有一定资历的眼科医师，学习班每期3个月，每班约30人。在学习班上，唐由之认真讲授，首先让学员们掌握白内障治疗的基础知识和理论，继之带领他们进行白内障针拨术和针拨套出术的临床实践。

唐由之的名声在边远的村寨不胫而走，更多的患者慕名赶来。一位年逾百岁、曾患白内障经唐由之亲手治疗、重见光明的老太太，不顾年事已高，特地赶来，给唐由之送上了一面锦旗。这项"星火科技"计划的实施，使经过培训的学员，回到各地之后，由他们在当地开办学习班，形成燎原之势，使更多的眼科医师接受了白内障针拨和套出术的手术培训。在深入实践中，唐由之提炼了他的研究成果，撰写了《中西医结合手术治疗白内障》一书。该书 1977 年由人民卫生出版社出版。

由于唐由之探索出的白内障针拨术和针拨套出术具有手术时间短、切口小、操作简便、恢复快、痛苦少等优点，尤其适合于年老体弱者，在 20 世纪 60～90 年代，在我国防盲治盲工作中发挥了相当大的作用，影响直至今天，现今在我国的边远农村地区仍有做该手术者。

唐由之不仅在开展睫状体平坦部切口施行内眼手术方面首开先河，而且对现代医学利用睫状体平坦部切口发展众多的更加精细的手术，起到了不可替代的引领和促进作用。如用裂隙灯、三面镜进行临床远期观察眼球内部睫状体切口的形态变化，运用病理组织学方法，观察术后眼球组织学的改变，用荧光素眼底血管造影术观察术后可能发生的黄斑囊样水肿的变化，对睫状体平坦部的性质和特点有了新认识，阐明了睫状体平坦部手术切口的科学性，为眼科学理论的发展作出了重要的贡献。

20 世纪 70 年代初，鉴于当时单疱病毒性角膜炎无较好的治疗药物，唐由之通过对中医眼科文献整理，对古方秦皮汤进行了深入研究和剂型改进，研制了病毒一号滴眼剂。他先在试管内做抗病毒试验，证明有效后再进入动物实验。他采用碘苷和阿昔洛韦作对照，经过反复研究，证明该制剂安全、有效才用于临床。

临床上与阿昔洛韦作对照，通过 272 只眼的观察，近期疗效与对照组相同，两组无统计学差异。经过平均 23 个月的随访，对照组复发率为 26.32%，中药抗病毒一号滴眼剂组为 11.11%。两组有显著差异。该项课题研究于 1991 年获国家中医药管理局科技进步二等奖。

青光眼是仅次于白内障的第二大致盲眼病。有关研究资料显示，全球约有 6680 万原发性青光眼患者，及约 600 万继发性青光眼患者，其中约有 670 万患者因青光眼致盲。根据我国北京顺义地区、广东省斗门及新会地区的统计资料推算，我国约有 670 万原发性青光眼患者，其中约有 63.5 万青光眼致盲患者，此数字还不包括大量的继发性青光眼患者。如此众多的青光眼患者及因其失明者，不仅给青光眼患者本人和家庭带来难言的身心痛苦，还造成了社会经济的巨大负担和劳动力资源的重大损失。

其中，难治性青光眼尤其成为现代眼科临床治疗的瓶颈之一。晚期患者常因失控的眼压和进行性的视功能丧失，而造成失明和无法缓解的剧烈疼痛，部分患者因疼痛不能忍受而摘除眼球。

在美国，每年约有 12%～15% 的眼球摘除病例是由于虹膜新生血管引起失明和疼痛所致。为缓解患者的痛苦，提高其生活质量，迫切需要寻找新的安全、有效的方法。为探讨此类青光眼的手术治疗新途径，唐由之在白内障针拨术有关临床研究、病理研究的基础上，提出了中医抗青光眼手术的思路与方法。至 1966 年针拨术鉴定之前，在遇到白内障针拨术继发青光眼时，常采用其自行设计的巩膜环钻，在睫状体平坦部做巩膜、睫状体环形切除，有效地解决了这类青光眼。其后的临床三面镜检查及病理研究证实，睫状体平坦部切口不再愈合，为选择此处做青光眼滤过术提供了依据。1974年国外学者开始选择睫状体平坦部作为后节手术常规切口，唐由之在实践中早已发现其切口部位仍在后房的范围，因此想到在该处做青光眼滤过术的可能性。

经过重温过去的研究资料，特别是回顾白内障针拨术研究过程中曾发生继发性青光眼和当时解决这种青光眼的思路和手术方法，唐由之重新反复思考加以研究，多次改进了当时的抗继发性青光眼的手术方法，设计了在睫状体平坦部做滤过手术的方案，定名为"睫状体平坦部滤过术"。该部位目前已成为国内外公认的眼后节手术常规切口部位，是做眼科手术切口的安全区之一，改变了过去传统的抗青光眼手术部位和方法。用中医传统的手术切口部位另建"眼孔"，可疏导房水，达到"肝管无滞"、恢复正常眼压的目的。与以往的角膜缘切口相比，具有安全性好、手术操作相对简便、手术切口部位易定位、操作范围较大等优点。实践证明，"睫状体平坦部滤过术"对于难治性青光眼安全、有效。

睫状体平坦部滤过术，是具有中医特色的创新的抗青光眼手术方法。该手术将青光眼手术切口部位从传统的角膜缘后部向后移位到睫状体平坦部，可用于所有采用其他方法治疗失败的青光眼患者。这是眼科手术史上的一次思想变革和理论创新，使许多受到青光眼致盲威胁，尤其是经其他方法治疗无效的患者多了一种手术选择的机会，多了一线留住光明的希望。

中华神医术　享誉海内外

唐由之在为毛泽东主席做白内障手术之后，其医术和医德受到国家的重视与肯定，中南海的经历，此后成了他给其他国家领导人诊病的特别通行证。

1975年11月，唐由之奉周恩来总理之命秘密赴朝鲜给金日成主席会诊，此后作为金日成主席的保健医生，唐由之几乎每年都去朝鲜，直至金日成主席逝世。1992年唐由之被授予朝鲜一级友谊勋章。朝鲜劳动党的金正日总书记一直不忘唐由之的友情。2000年和2004年唐由之两次应邀前往朝鲜度假，受到了金正日总书记的亲切接见和宴请，并受到朝鲜政府给予的最高礼遇。

早在1972年，唐由之还曾用"白内障针拨术"给柬埔寨前首相宾努亲王做了白内障手术。

此前，宾努亲王已去法国等西方国家寻求医治，但屡遭婉拒。原因是他患有严重的头部震颤症，局部麻醉根本无效，全麻也不能控制。他头部不停摇摆，西医无法手术。面对这种状况，即使是唐由之的针拨术也难以实施。

为完成周总理交给的这项特殊任务，解放军三〇一医院专门成立了医疗组，请唐由之参加。唐由之计算了一下宾努亲王头部神经性摇摆差不多是每分钟60次，可当他听说要做手术，摇摆频率又翻了一番，增加到每分钟约120次。医疗组在观察中发现，宾努亲王即使在睡眠中头部摇摆也没有稍息。为之手术，难度可想而知。

经过反复研究，唐由之想了一个自认为是"没有办法的办法"，将自己的双手紧紧夹住宾努亲王的面颊，同时两手都拿着手术器械，随着宾努亲王头部的摇摆幅度，手也跟着摇摆，这样相对的稳定些，多少方便了手术的进行。唐由之做了多次模拟实验，才把这个方案上报党中央和国务院。得到批准后，唐由之在尹素云的协助下，对宾努亲王左眼实施了"白内障针拨术"。

手术成功了！宾努亲王手术后眼睛复明，且无任何术后并发症。这是唐由之从医史上最具难度的一次手术。宾努亲王对唐由之满怀感激，再次来到中国时特意带了一支法国产圆珠笔相赠。这支装有电子表的笔，在20世纪70年代的中国大陆还无人见过，属稀有礼品。

为印度尼西亚总统瓦希德（1999~2001年在位）治疗眼疾，是唐由之为国外领导人治疗眼病的又一成功范例。

公务繁重的瓦希德总统左眼球萎缩，右眼患有六种重疾，只能在眼外侧某个角度上有约20cm远的微弱视力，诊断为失明。美国眼科专家曾为瓦希德治疗多时，但未见起色。1999年12月，瓦希德出访中国时，这位对中医已略有所知的印度尼西亚总统，专程慕名来到唐由之所在的中国中医研究院眼科医院求诊。当时，眼科医院尚未建好，条件简陋，唐由之曾建议他是否到条件较好的几家中国西医医院去看看。可瓦希德经过考察，恳切表示："眼科医院虽然条件不好，但我是来找医生的。"尽管当时瓦希德对中医还了解不多，但他信赖唐由之，坚信唐由之可以为他治好。

应印度尼西亚政府之约，从1999年末至2000年8月，唐由之携夫人主任药师陆丽珠远赴雅加达为瓦希德总统治疗。唐由之给瓦希德总统设计的方案是每天治疗1小时，但是这位印度尼西亚总统尽管双目失明，却还得日理万机，治疗时间只能见缝插针。这种不定时的治疗还经常因瓦希德忙碌的工作而挪到晚间，平时也是一边接受治疗，一边听取汇报，或接待外国朋友，或听保安给他读报。当2000年到来的前夕，瓦希德总统到印度尼西亚最东部的伊里安与当地人民共迎新千年。当唐由之夫妇随同印度尼西亚总统一起登上伊里安巍巍的山顶观看日出时，他才知道，总统眼前没有太阳的光感，随后在宽广的草坪上举行的跳伞表演，总统也无缘看到。对于中医的汤药、颗粒剂、针灸，尤其是中药静脉滴注等，印度尼西亚的医生有些紧张和犹疑，然而总统本人却豁达开朗，全无挂碍，欣然接受，乐于配合。

治疗一段时间以后，瓦希德总统的警卫员首先惊喜地发现，总统早晨能知道天亮了，后来医生检查发现，他的角膜知觉恢复了，动眼神经麻痹的症状也已消失并恢复正常了。又治疗一个月后，瓦希德的视力恢复到在一米以内能隐约看见对数视力表的0.1。又经过一段时间的治疗，令瓦希德总统喜出望外的是，以前在与客人握手时，他只能先伸出手去，让对方握住，现在他能看到对方伸过来的手，并相迎着握住了。

印度尼西亚的媒体对中医和中药作了这样的报道："瓦希德总统的秘书证实，总统被医生确诊为视神经、视网膜等损坏而无法恢复视力，但经过中国两位中医药专家的治疗已有明显好转。"

早在1986年5月，当第二十五届国际眼科大会在罗马召开时，已经名扬海外的唐由之即受到了盛情邀请。这是唐由之第一次只身出国参加国际性的会议。为了把中国古老的眼科医疗技艺更好地传播到国外，他一丝不苟地准备好了英文演讲以及行前的一切工作。

终于站在了罗马国际会议的讲坛上。当唐由之镇定自若地作了关于"白内障针拨套出术最新发展"的学术报告（Modern Development of Couching-snaring technique for Cataract Surgery）后，又播放了带去的介绍白内障针拨术和针拨套出术的专题片，获得了与会者的广泛好评。

随后，唐由之又应邀参加了大会的针灸与眼科卫星会议，主办方将唐由之安排在主席台上就座。一些法国和意大利的眼科医师还发起成立了"欧洲中西医结合眼科学会"，并聘请唐由之担任该学会的名誉主席。

从这次会议之后，唐由之不断应邀参加国际性的眼科专业会议，在这些国际性学术论坛上作了一系列的报告，引起了国际眼科界对中医眼科的高度关注。

1987 年 9 月，唐由之主持召开了欧洲中西医结合眼科学会"第一届中法中西医结合眼科学术会议"。

1988 年 5 月，唐由之参加了在法国塔布市召开的"第二届中法中西医结合眼科学术会议"，并在会上作了三个学术讲座。

同年 11 月，唐由之在北京组织并主持召开"中美国际中西医结合眼科学术会议"。

1990 年 3 月，"第二十六届国际眼科大会"在新加坡召开，唐由之在北京组织并主持了大会的"中医眼科"卫星会议，即"第二次国际中西医结合眼科会议"。

1992 年 5 月，唐由之出席了在比利时布鲁塞尔召开的欧洲中西医结合眼科学会"第三届国际中医眼科研讨会"，作了关于"针灸治疗眼病"和"中医药治疗视神经萎缩"的专题学术报告。

1994 年 5 月，在日本神户召开的第四十五回日本东洋医学会学术总会眼科传统医学国际会议上，唐由之与会并作了关于"中医药治疗糖尿病性视网膜病变"的学术报告。

1995 年在香港召开的第十五届亚太地区眼科会议上，唐由之在分会场作了"中医药治疗视网膜色素变性的临床研究——附 100 例病例分析"的报告。

1996 年 5 月，世界卫生组织在韩国大邱举行了"二十一世纪传统医学的作用"会议，唐由之出席会议并作报告。

2003 年 10 月，出席在美国得克萨斯州大学城召开的首届乔治·布什中美关系大会，唐由之在圆桌会议上作了"中医治疗黄斑病变的临床研究和发展"的报告，会后见到了美国前总统乔治·布什和基辛格。

2005 年 11 月，唐由之又参加了在北京召开的第二届乔治·布什中美关系研讨大会的圆桌会议……

当然，这期间也发生过一些让唐由之至今引为遗憾的事：如 1993 年，一位叫休兹的法国眼科医生关注到唐由之的"白内障针拨术"和"针拨套出术"。他认为，虽然今天白内障手术法不断更新，已发展到"超声乳化加人工晶体植入术"，但在很多发展中国家，因引进不了那些贵重的先进仪器，一些患者也因承担不起昂贵的治疗费，得不到及时的治疗。而唐由之的"白内障针拨术"和"针拨套出术"对贫穷国家的患者而言，却是既简便安全又经济实用的。他于是来中国找到唐由之，希望他能提供有关统计资料，以便去美国眼病研究中心申请课题经费，然后在全世界贫穷国家进行推广。但是，唐由之无法满足他的要求。由于当时大多数病例都是在农村进行的，没有详细的病例记录，即使在医院做的病例，记录也所剩无几。当时，他本人又因心肌梗死住院，这件事最终未能成功。唐由之此后更加注重临床资料的完整和保存。

随着国际交流活动的增多，很多发达国家对中医产生了浓厚的兴趣。中医眼科在老年性黄斑变性、糖尿病性视网膜病变、视神经萎缩、难治性青光眼、视网膜色素变性等世界眼科界攻关课题及治疗疑难眼病方面发挥着日益重要的作用。

唐由之认为，科技进步丰富了中医眼科"望诊"的内容。随着医疗仪器的发明与创新，现代眼科检查使眼底病变所见变局部为整体，变平面为立体，变静态为动态，大体的成像为微观显示，促进了"望诊"更精细、直观，更准确地识病辨证，从而使立法处方更贴切。他提出了"宏观辨证与微观辨证"相结合的论点，把中医眼科辨证论治推到一个新的高度，使诊断和疗效评定更客观化、数字化、科学化和可重复，促进了中医眼科的现代化进程。

在临证科研实践中，唐由之注重创制和应用现代仪器设备，提高了对眼病的诊断及疗效判定的科学性。他主持研究的旋转式晶状体断层图像分析系统，解决了白内障客观定量诊断的问题，现已应用于眼科临床和科研领域。应用该系统可以客观定量证实药物对白内障的预防治疗作用。

经过多年的临床探索，唐由之认为，属于内障范畴的视神经、视网膜、视网膜血管、黄斑、脉络膜等眼底组织不独为肾所主，而与五脏六腑均有直接或间接的联系。眼底变化是脏腑功能失调的反映，并逐步形成了辨眼底常见症状的辨证方法。临床上他运用现代眼科检查手段观察眼底的出血、水肿、渗出、血管阻塞、新生血管、变性、机化等常见的病理改变，然后进行辨证施治，对老年性黄斑变性、中心性渗出性脉络膜视网膜病变、糖尿病性视网膜病变等眼科难治病取得了较好的疗效。

唐由之认为，部分眼底病与人体脏腑之精气相应，因而眼部的生理功能与病理变化能直接或间接地反映出内脏的情况。对于某些眼病，必须视作整体的局部病变，不可认为是眼部本身的变化。眼病的形成有因阴阳失调者，有因脏腑偏胜者，如果能正确掌握治病求本原则，进而辨证论治，以纠正偏胜，调和阴阳，沉疴亦能挽回。

眼科五轮学说提示了眼与整体的联系，在很多情况下，能解释眼的生理、病理现象。但古人过分强调五脏主病，从而产生了一病一方的片面治疗观点。而唐由之强调必须全面看待眼病问题，要把眼病各个症状及整体所出现的表现结合起来，找寻阴阳偏胜与五行生克的规律，然后议定方药，这样才符合辨证论治法则。

在整体观的前提下，唐由之非常重视探求病因病机。病因可从眼局部与整体所表现的各种征象探求，但有时全身症状常常并不明显，需要详细分析病史，然后进行局部辨证论治，这也是十分重要的。

唐由之作为中国中西医结合眼科学大师，使神奇的中华医术之花开遍了海内外。2005年10月22日，世界中医药学会联合会眼科专业委员会成立大会在北京召开，唐由之众望所归，当选为眼科专业委员会会长。

平地起高楼　白手建大业

唐由之自 1978 年开始担任中医研究院副院长。在这之前，他已经在研究院的附属医院工作了 20 余年。

1983 年，中医研究院广安门医院新盖了一栋病房大楼。由于当时医院的眼科已名声在外，每天除了来自全国各地的病人，还有不少是来自国外的求医者。眼科大夫们都希望能趁此机会多给批几间病房。但是僧多粥少，许多科室都想扩大自己的病区而没有获准。唐由之考虑，要想解决问题，最好的办法是另外创建一所专门的中医眼科医院。于是他草拟了一份《关于筹备建设中医研究院眼科医院的请示》报告，交到卫生部。1986 年 10 月，卫生部正式批准了这份报告。之后成立了基建筹备小组，唐由之亲自挂帅。

为建院选址，唐由之苦思冥想，四处奔波。功夫不负有心人。石景山区的鲁谷路附近有一块 77 亩大的地块，区政府十分支持这个项目，通过与当地有关部门协调，廉价批准了土地转让。但接踵而来的问题是后续资金没有落实。唐由之只得向国家中医管理局请示，几经周折，终于拨付了部分经费，先建一个简易的有 28 张高干外宾病床和 40 张普通病床的平房建筑，以解中外眼病患者住院之急需。

1988 年 11 月，唐由之的美国朋友杰尔·弗里曼（Jerre M. Freeman）医师来北京，当他得知唐由之准备新建一所眼科医院，并已得到卫生部批准后，高兴地邀请唐由之夫妇到美国考察，作为新建医院的借鉴。唐由之夫妇欣然接受邀请，于次年 3 月到了美国田纳西州孟菲斯市参观访问。唐由之夫妇在杰尔·弗里曼医师的陪同下，不仅参观了医院的优化组合、建筑设计等，还学习了他们的白内障超声乳化和人工晶体植入手术，以及医院各项人性化的服务。这为此后中国中医眼科医院的创建作了前期准备。

2000 年对唐由之来说是个幸运之年。为印度尼西亚总统瓦希德治疗眼病，不仅扩大了中医药在国外的影响，也扩大了眼科医院在国内外的声誉，同时也惊动了外交部、中宣部、中央外事办、公安部以及北京市委等部门，很快，国家有关领导人知道了这件事。

事后不久，国家计委专门召集有关部门的负责同志开会，唐由之应邀参加了这次会议。会议明确指出，眼科医院的建设不仅是中医药发展的需要，也是我国外交工作的需要，更是众多眼科病患者的需要。国家计委表示立即批准眼科医院筹建计划，投资额为 1 亿元。

回到医院，唐由之立即向大家传达了会议精神。不久，当听说建院的先期 6000 万元已拨到位时，轻易不动感情的他禁不住热泪盈眶。17 年来，唐由之几乎魂牵梦绕于这所眼科医院，他的心愿，绝不是只创建一所普通的医院，一所有几百张病床的医院，他需要的是一所具有示范意义的能够承担起现代科研、教学于一体的现代化中西医结合眼科医院，把医院办成立足中国、面向世界的一个眼科医院，为人类的光明事业作出贡献。

2001 年 3 月 28 日，这是一个令唐由之终身难忘的日子。这一天，中国中医研究院眼科医院终于在征地后只有几排平房和临建房、荒芜了十余年的空地上，举行了医疗综合大楼奠基仪式。

唐由之面对全院员工和来宾动情地说："我怀着十分激动的心情，庆祝中国中医研究院眼科医院今天奠基开工，这是我们多年来的愿望，今天终于实现了！

……眼科医院的开工建设，预示着中医、中西医结合眼科事业即将进入一个新的发展时期。因为全国的中医、中西医结合眼科工作者有了一个合作基地，必将促进中医、中西医结合眼科在科研、医疗和教学方面进一步的发展……"

2002年11月30日，眼科医院18500平方米的新医疗综合大楼经过一年零七个月的施工，终于拔地而起。在新大楼落成典礼时，作为中国中医研究院眼科医院名誉院长的唐由之做了一番热情洋溢的讲话："建成后的眼科医院将成为全国中医眼科同道们信息交流的枢纽，成为技术交流、资源共享、科研合作的场所，为中医眼科学科建设和发展提供了一个大舞台，成为中西医团结合作的基地"他要求全院领导及员工们努力钻研新的医院管理模式，更新思维观念，在科研、医疗、教学上有所创新，有所前进。

新的眼科医院建起来之后，不断有国际友人慕名前来求医，临床科研工作开展得有声有色。有一些在国外西医已经没有办法治疗的疑难杂症，在中医研究院眼科医院采用中西医结合治疗常能取得一定的疗效。今天，这所被国家中医药管理局定为"三级中医医院"的眼科医院，是中央国家机关文明单位、首都文明单位、北京市爱国卫生先进单位、北京市中医"治未病"临床基地、北京市石景山区视力残疾康复技术指导中心，以及首都绿化美化花园式单位等拥有众多头衔的现代化医院。医院楼墙上镌刻的"仁爱和谐、敬业自强"八个醒目的大字，彰显着这所在科研、医疗、教学等综合能力均处于全国中医眼科界前列的龙头医院的宗旨。看着倾注了自己和同仁们无数心血的眼科医院日新月异的变化，唐由之欣慰地笑了。

作为一个永远勤奋的探索者，唐由之认为，中医在眼病方面有很大的优势，远不止金针拨障术和套出术。有些疑难的眼底病等现行西医手术不能解决的难题，中医药则有望解决，所以在科研、临床上都应大力发扬。1985年，在唐由之的倡导下，全国中医眼科学会（现中华中医药学会眼科分会）在北京成立。

为了使中医眼科与西医有机地结合起来，互相学习和借鉴，更有效地为患者服务，1988年，唐由之又倡议在北京成立中国中西医结合眼科学会（现中国中西医结合学会眼科专业委员会）。唐由之在创办两个学会前后，相继组织召开了20多次会议，几乎每年都在祖国各地举办学术活动，邀请全国眼科名老中医进行讲座，同时举办各种类型的年会、学习班、研讨会，促进了我国中医及中西医结合眼科事业健康有序地发展。

20多年来，这两个学会在加强我国中西医眼科学术交流、推进中国乃至世界的中医眼科事业方面，做了大量卓有成效的工作，产生了广泛的影响。

为了中医眼科的发展，亟需创办一个刊物来为中医眼科工作者、特别是从事中西医结合的眼科医师们，搭建一个方便交流临床经验、报告科研成果、切磋学术思想、共商科学发展的平台。

1991年11月，一本《中国中医眼科杂志》终于创刊。这本由中国中医研究院主办、唐由之担任主编的刊物，是国内20多种眼科期刊中唯一一份全国性的中医眼科专业学术刊物。其突出了中医眼科辨证施治和中西医结合眼科临床及科研的特色。刊物始终贯彻百花齐放、百家争鸣的方针，为中医和中西医结合眼科学术的发展、加强国际眼科界的学术交流，起到了积极的推动作用。2007年该刊由季刊改为双月刊。该刊先后获得"中国学术期刊综合评价数据库"统计源期刊、"中国核心期刊（遴选）数据库"期刊、

"CAJ-CD 规范"执行优秀期刊、全国中医药优秀期刊等殊荣，在国家中医药管理局主办的第二、三届全国中医药优秀期刊评选活动中均荣获二等奖；2009 年 6 月该刊被中国科学技术信息研究所收录为"中国科技论文统计源期刊"（中国科技核心期刊）。

唐由之先后在杂志上发表了《睫状体平坦部切口的理论探讨》、《中医对白内障的认识与针拨白内障的初步研究》、《白内障针拨套出术的研究》、《视网膜色素变性的中西医结合临床研究》、《从"气血"论治某些眼底难治病》、《中医抗青光眼手术的思路与方法——睫状体平坦部滤过术》、《中医眼科现代化初探》等数十篇论文。并主编了《中医对沙眼的认识》、《中西医结合手术治疗白内障》、《中国医学百科全书·中医眼科分册》、《中医眼科全书》等著作。

唐由之在其学术思想上强调贵在应变，认为原则必须掌握，但亦有一定灵活性，需要随机应变，辨证论治。因为眼病病因复杂，症状可随各个阶段有所不同，特别当情志波动、饮食失节、起居违和、天时变化、妇女胎产经带，以及用药不当时，皆可对眼部病变有所影响。所以，治疗用药必须注意病症转变，从转变中看其阴阳进退，邪正消长。唐由之多次告诫后学：为医者必须行方智圆，胆大心细。

根据五轮学说，眼睑属脾，白睛属肺，黑睛属肝，两眦属心，瞳仁属肾，各轮病证归属脏腑有差别，处方用药则应兼顾药物归经属性。胞睑病，可配枳壳、大黄、炒白术、蔓荆子等药；白睛病，可配炒牛蒡子、荆芥、防风、金银花、连翘等药；两眦病，可配黄连、黄芩、炒栀子、竹叶心等药；黑睛病，则可配青葙子、炒栀子、钩藤、蝉蜕、密蒙花等药。瞳仁病，可配山萸肉、菟丝子、女贞子、枸杞子、金樱子等药。但临床应用须灵活掌握，如结膜炎，常可同时引起胞睑红肿、睑、球结膜充血，甚至角膜炎症，肉轮、气轮、血轮、风轮四轮同病，处方时则按照何轮病重侧重治疗何轮，兼顾其他轮。

在治疗眼底疑难病方面，唐由之重视气血辨证，认为气血理论与眼底病变密切相关，气血失调是贯穿眼底病整个病程的基本矛盾，总结了眼底疑难杂症从气血论治的宝贵经验。唐由之设立的从气论治、从血论治、气血双治、痰瘀同治等治法，对眼底疑难病的治疗具有重要意义。他提出了眼底病辨证以气血理论为依据、辨证与辨病相结合的中西医结合诊治模式。

气血是构成人体的基本物质，"气血不和，百病乃变化而生"。眼内真气、真血皆由脾胃所化，所以调理脾胃成为治疗上的一个主要方法，健脾、温中、运脾、升阳、理气、清胃、和胃、攻下等为临床常用。唐由之常用的理脾法有：健脾益气、健脾渗湿、健脾化痰、健脾生津、健脾养血、健脾养心、健脾抑肝、健脾补肾、健脾散火。健脾用药，常用苍术、白术、茯苓等。若患者脾气虚弱，可加人参、黄芪，黄芪多用生黄芪，补气而不生火，且常于柴胡、升麻、蔓荆子、葛根诸药中选加一二味，加强疏理气机之功效，又常常佐入当归、川芎少许，以助气运血行。对于存在局部组织水肿的疾病，除加入泽泻、猪苓、楮实子等利水渗湿药物外，常佐以陈皮、桂枝等药促进水湿运化。视网膜有渗出物者，可加少许化痰药物，如半夏、贝母等。

唐由之指出，对于眼科血证虽然原则上采用清热止血法治疗，但要掌握好分寸。清热不可过寒，止血不可郁气。寒凉过度、气机壅塞，均易造成瘀血留滞不化。唐由之治血证，喜用茜草、蒲黄、藕节、大蓟、小蓟等既止血又活血的药物止血；清热则用生地黄、茅根、丹皮、小剂量黄芩等。常酌情加入赤芍、丹参、制大黄、姜黄等活血化瘀之品。手术后出血或外伤出血常加入少许三七、苏木等药。应用这些方法，止血而消瘀，能较好地克服瘀血停滞之弊。

中医眼科学是中医学宝库中一个重要的组成部分，唐由之在 60 余年的从医生涯中，努力继承和发展前人知识，有所发现，有所创新。他取得的成就，为海内外眼科学者所重视。

作为中国中医科学院的名誉院长，今天，唐由之当年拳拳于心的四个愿望：建一家眼科医院、组建中华中医药学会眼科分会和中国中西医结合学会眼科专业委员会、创办一本《中国中医眼科杂志》，都已一一实现。然而，美好的愿望就像一座引航的灯塔，从现实达至理想的港湾，期间历经了多少艰辛的跋涉。

王 绵 之

幼承家学读岐黄，天生傲骨气不狂；禅参三指终有得，风雨十年幸无伤；
辨证论治融新说，圆机活法有奇方；悬壶济世乃天职，我愿人人寿而康。

——王绵之

2008 年 12 月我国发射宇宙飞船。"神七"的航天员需要在离地球 300km 左右的地方以每秒约 7.8km 的高速度围绕地球旋转，以如此高的速度运动，航天员的"生物钟"难免不被打乱。《素问·生气通天论》说："阳气者，一日主外，平旦人气生，日中而阳气盛，日西而阳气虚，气门乃闭。"这句话的意思是说，人的生理状态随着一天里时间的推移而发生着改变。"神七"航天员在天上 1 天，等于地面已经过了 16 天。所以，他们的睡眠周期肯定会紊乱，心血管系统功能也会紊乱，骨骼、肌肉、情感都会发生不同程度的改变。但是，执行这次艰巨任务的 3 名航天员的身体状况非常好，比如，他们的心率无论是发射前，还是在飞行中，甚至在返回后，均为 60~70 次/分钟，欧盟、俄罗斯的航天员返回地面时心率在 100 次/分钟以上。为什么中国的 3 名航天员比欧盟、俄罗斯的航天员的表现还优秀？当然，原因有许多，不过中医药确实是功臣之一，因为这 3 名航天员均服用了特殊的中药。

早在 2005 年 7 月，中国航天员科研训练中心找到一位已年逾八旬的老中医，望他能为执行"神六"任务的航天员进行中药调理。这位老中医全然不顾自己年事已高，毅然决定出手相助。在航天员执行任务的前 3 个月，他每两周就要前往航天城，亲自为航天员把脉，辨证论治，根据航天员身体状况及时调整用药。飞船飞行过程中，人体机能经历着急剧的变化，他按中医病机理论推断，心阳浮动，气血逆乱，心肾阴液耗损，因此可从心肾入手，为航天员调节气血使之平衡。

"神六"返航后，航天员表示，服用了中药后的感觉效果很好。因此，中国航天员科研训练中心特地向这位老中医致信感谢，并决定让"神七"航天员继续服用中药调和气血。这才有了"神七" 3 名航天员惊人的气血稳定性。

这位老中医就是我国著名中医学家，现代中医方剂学创始人之一的王绵之，他曾历任北京中医药大学方剂学教研室主任、基础部主任、中医基础理论研究所所长、图书馆名誉馆长、学术委员会副主任、学位委员会副主任。他还曾当选第六、七、八届全国政协委员，并先后兼任国家自然科学基金委员会生物部医学学科委员、卫生部药品评审委员会委员暨中药分委员会主任、国家中医药管理局中医药科技重大成果评选委员会委员、中华中医药学会副会长、中药学会会长等职。王绵之最值得称道的就要属三项令人瞩目的成就：创建和发展中医方剂学科；组方防治太空病的中药"太空养心丸"，将传统中医与现代航天科学完美结合；治愈大量疑难病症，扩大了传统中医的治疗范围。这可说是王绵之这辈子对中医药发展的三大创新和三大贡献。

1942 年，王绵之在故里江苏南通悬壶行医。开业不久，当地流行天花，他积极抢救病人，曾成功救活两名危重病人，从此声名大振，去他诊所求诊的人日益增多。1955 年，王绵之以优异成绩进入江苏省中医进修学校（南京中医药大学前身）学习 1 年。毕业后，他留校筹建方剂学教研室，任教研组组长，并兼任学校门诊部的负责人。在此期间，他参加了《中医学概论》和《温病学讲义》的编写工作，并主编了《中医方剂学讲义》。1957 年，王绵之奉命调至北京中医学院（北京中医药大学前身）工作，直至逝世。

他勤求古训，注重临床，精研医术，在长期的医疗实践中，总结积累了许多宝贵经验。他精于脏腑气血的辨证，尤其对中医望诊、切诊有高深的造诣。问诊切中要害，具有独到之处。他学识渊博，躬身实践，治病崇尚"王道"，遣药组方必周密筹划，不仅要求"祛邪而不伤正"，而且能做到"寓防于治"，对疾病进行前瞻性治疗，真正做到了"上工治未病"，达到了炉火纯青、出神入化之境界。他擅长治疗时疫、热病及内、妇、儿科的疑难重症，常使病人绝处逢生。对于老年病，强调从中年起即当留意，特别注重保护和增强心、脾、肾的功能。对于病人，提出"不仅要看到其生物性，更要看到其社会性"。把病人看作是社会人。注重人与社会、自然的一体性，并在治疗中根据不同患者的不同特点遣药组方，不仅做到"药与病合"，而且做到"药与人合"，既收到事半功倍的功效，又不遗隐患于病后。

王绵之对中医药博涉精研，有精湛的学术造诣和丰富的临床经验。临证中既坚持中医的辨证论治，又善于吸收和利用现代医学理论和方法，特殊情况下还兼用西药，力求对疾病做出符合实际的全面诊断，为临床正确地立法组方，提高疗效，奠定了坚实的基础。他临证处方，必溯本探源，察标求本，既严守绳墨，又灵活有理，圆机活法，通权达变，既继承先贤之神髓，又常发明古义之经纬，真正做到了"继承不泥古，创新不离宗"，务使药证尽合，故治病每每收到桴鼓之效。他创造性地治愈了多种当代疑难重症，如格林巴利征、类脂蛋白沉积症、脑干肿瘤、小脑萎缩、小脑星形胞瘤、脑垂体胶质瘤、脑软化、脱髓鞘病、全身性脱屑硬皮病、先天性免疫功能低下症、甲状腺肿瘤、肾囊肿、糖尿病、慢性萎缩性胃炎肠上皮化生、女子不孕、胎停育、男子性功能低下、病态窦房结综合征等难治之症，疗效显著，享誉国内外。

王绵之是一位有不凡业绩的医生、学者。1984 年，经卫生部特批，他被授予终身教授称号。1990 年，王绵之被人事部、卫生部、国家中医药管理局审定为全国五百名老中医药专家学术经验继承工作指导老师。1994 年起享受国务院政府特殊津贴。2007 年 10 月被评为国家非物质文化遗产项目（中医生命与疾病认知和方法）代表性传承人。2008 年获得北京市授予的"国医名师"称号。2009 年由人力资源和社会保障部、卫生部、国家中医药管理局评为国医大师。

继承传统　创新学科

中医的方剂起源很早。《汉书·艺文志》载有"医经七家"（共 216 卷）"经方十一家"、（共 274 卷），并解释说："经方者，本草石之寒温，量疾病之浅深，假药物之滋味，因气感之宜，辨五苦六辛，致水火之剂，以通闭解结，反之于平。"所谓经方十一家，就是研究方剂的 11 家学说。

但是随着中医的发展，研究方剂越来越不易。明代《本草纲目》记载了 8160 个方剂，而此后不久的明代《普剂方》中则包括 61739 个方剂。当代编撰的《中医方剂大辞典》中有多达 10 万左右的方剂。研究这么大规模的方剂，没有一个科学的研究方法不行。特别是让学习者在海量方剂文献中寻觅自己需要的方剂，无异于大海捞针。王绵之是最早意识到这一问题的人之一。1956 年，他为江苏省中医进修学校编写《中医方剂学讲义》时，就开始整理古代各家方剂学说，创建具有现代意义的中医方剂学。1980 年，王绵之受邀在全国方剂进修班授课时，比较系统地阐述了如何建立符合现代教育体系的中医方剂学，他的《中医方剂学讲义》被公认是较为成功的中医方剂学教材之一。王绵之较系统地解决了中医方剂学所面临的几大问题，使古老的经方学问变成具有现代教育特征的方剂学。

王绵之解决的第一个大问题是如何给中医方剂学下一个定义。下定义，不仅要说明这个事物的特征，还要说明这个事物与同类事物之间的差异和关系。说出来容易，做起来难。王绵之认为：方剂学是研究和阐明方剂组成和运用规律的一门学问，虽然是中医基础课程之一，熔理法方药于一炉，但与中药学等其他基础课程不同，有其独立性、系统性，又与其他各科有较为深广的联系，是沟通中医基础和临床的桥梁课。有人曾指出：所谓方剂学，不过是中药学的一部分，不能成为独立的学科。王绵之不以为然。他认为，中药学主要是用四气五味、升降沉浮等概念来阐述具体药物的归经和功用。虽然中药学也介绍了一些临床应用和配伍知识，但是不可能像方剂学那样，在分析方药组成时全面细致地根据病机、治法，去深入阐明方剂中每一味药物及药物之间复杂的配伍关系。以桂枝汤为例，中药学除说明桂枝辛甘温、入肺和膀胱经、解肌发表、温经通阳外，也介绍了一些临床应用中与附子、吴茱萸、白术、当归、芍药等的配伍关系。但是这些只是一般性的讲解，无法深入。原因是讲授中药学时，学生对那些配伍还很陌生，如果讲得过细，势必会打乱中药的分类和学习的循序渐进，而且容易冲淡主题，喧宾夺主，使听讲的人由于联系太多而出现理解混乱。此外，中药学一般也不会在介绍桂枝汤时，进一步阐明桂枝汤、苓桂术甘汤、温经汤等著名方剂之间的内在联系。

基于这些考虑，王绵之指出：方剂由多味中药组成，这个多味中药的组成结构有它自身的学问；在辨证审因、决定治法的基础上，按照一定的配伍组合规律来选择切合病情的药物；然后要酌定合适的用量，确定适合的剂型和服用方式。所以他总结说，研究方剂不等同于研究方剂学，方剂学是阐明方剂与治法之间的关系及其临床应用规律。王绵之还指出：方剂学以治法和遣药组方的理论为基础内容，并选择临证常用而且有代表性的方剂，通过对各方主治和组成药物的理论分析，进一步说明治法和遣药组方理论在辨证论治指导下的具体运用。所以中医方剂学是一门专讲"论治"的学科，同时也是一种培养辨证论治逻辑思维的方法。王绵之的这些论断，为中医方剂学定义打下了坚实的基础。

王绵之为方剂学解决的第二个大问题是给中医方剂学制定了一组基本原则。方剂学只有依靠这些原则，才能维护自己的本质特征。他根据自己多年的理论研究和临床实践，提出了五条原则。

原则一，把握规律，以法统方。中医方剂数目繁多，在教学中应该注重掌握以法统方，便可以提纲挈领，收到事半功倍的效果。清代医家程钟龄在《医学心悟》中说："论病之情，则以寒热虚实表里阴阳八字统之；而论治病之方，则可以汗和下消吐清温补八法尽之。"此可谓治疗八法。虽然八法不能穷尽中医治法，但它以八纲辨证为依据，体现了中医治法的重点所在。因而王绵之提出"法随证立，方从法出，以法统方"的原则，并在教学实践中付诸实施。例如汗法中的解表法，主要治疗外感表证。其病机主要是外邪客表，卫气失司，营卫不和，肺失宣降。治疗上首先根据邪在肺卫的特点，总以宣畅肺卫而解表为原则，用药则以辛散轻扬之品为主。但邪气有寒热，正气有强弱，病证有兼夹，故解表又有辛温、辛凉之分。若有夹湿、夹暑、化燥者，又当随证加减。若病人正气（气、血、阴、阳）虚者，又当治以助阳益气解表，或滋阴养血解表。若病证有兼夹，又当治以理气解表、化饮解表、透疹解表、消食解表等。即使是辛温解表，又有麻、桂剂以治表实、表虚证之不同；而辛凉解表剂，则有辛凉轻剂桑菊饮、辛凉平剂银翘散之区别。可谓法中有法。但变化虽多，法归于一，总以"邪从外来，仍从外解"之汗法为宗旨。如此讲解，既可使学生深入理解和熟练掌握各种治疗大法的具体运用和特点，又能防止孤立地、片面地死守一方一药，从而做到知常达变，触类旁通，灵活变化而不越乎规矩准绳，达到"师其法而不泥其方"之目的。以法统方，则多而不杂，详而有要，便于学生掌握。

原则二，突出重点，贯穿全面。方剂的组成原则是制方的规矩，没有规矩就不能成方圆。中医传统的十剂（宣、通、补、泄、轻、重、滑、涩、燥、湿）是制方的大法，不知大法，就不能组成适合于各种不同需要的方剂。

王绵之认为，方剂学要以讲解历代名方为手段，阐明治法规律和遣药组方的范例。以解表剂为例，重点要讲的名方有：麻黄汤、桂枝汤、小青龙汤、麻仁甘石汤、桑菊饮、银翘散。不讲透这些名方，就无法进一步理解对不同体质或病有兼夹的各种治法。虽然讲解方剂都用君臣佐使来分析方剂组成，但是每个方剂应该突出的重点却各有不同。例如，麻黄汤主要是发汗解表，治疗表实无汗，麻、桂并用是重点。桂枝汤主要是解肌和营卫，治疗表虚有汗，桂、芍并用是重点。

原则三，结合临床，联系实际。方剂学熔理、法、方、药于一炉，与中医各科的关系密切。因而，王绵之认为，方剂学教学中应始终贯彻理论结合临床实际。在教学中，必要时应该采用分段式讲授。例如，在讲解肾阴、肾阳、肾精、肾气、阴中求阳、阳中求阴等中医基本概念时，可在讲清六味地黄丸的基础上，进一步讲解金匮肾气丸，并在以后结合暖肝煎、地黄饮子等有关方剂多次讲授，逐步深入，以达到理论上的不断深化。

王绵之认为，坚持结合临床能减少无用的争论。例如，古人有的说"补脾不如补肾"，而有的人说"补肾不如补脾"，以临床实践为准则，就能避免空谈，防止偏执于一家之言。

王绵之还认为，方剂的教学应该帮助学生养成良好的习惯——钻进去，跳出来，结合实践，在"悟"字上下工夫。有古人说，读仲景书，要于无字处下工夫。学习中医，要在"悟"字上狠下工夫。如何才能悟出中医的真理呢？要把中医理论知识，在临证中反复验证，才能收获真理。

原则四，追根溯源，搞清本意。王绵之认为，要搞清方剂的出处，并循着这条线索，深究原著和有关方论，只有这样做，才能理解不同时期的医家用药风格和原方主治证的本意及精神实质。例如，归脾汤的追根溯源。归脾汤出自《济生方·健忘门》，引自《永类钤方》，主治思虑过度，劳伤心脾，健忘怔忡。方由白术、茯苓、黄芪、龙眼肉、酸枣仁、木香、人参、炙甘草、生姜、大枣组成。《本草纲目》引归脾汤，有茯神，无人参、茯苓，生姜减量，亦注明出自《济生方》。明代医家薛立斋加入当归、远志，仍名归脾汤，但主治妇人脾虚不能统血，月经妄行，以及带下诸症。后世医家利用归脾汤主治心脾两虚、健忘怔忡、虚烦不眠、食少体倦、发热自汗、大便不调、妇人月经不调等。心藏神，脾舍意。因思虑太过，心脾两伤，神意不足，所以健忘怔忡，虚烦不眠，食少体倦，大便不调。神是水谷的精气，而运化水谷，全赖脾胃。脾虚则水谷之精微不能化为气、血、精、津液，神自不足。脾虚则不能斡旋水火、交通心肾。心肾不交，亦可见虚烦不眠。是心脾两伤，以脾为主。脾主肌肉，是肺气之源。因脾虚而肺亦不固，所以气浮于外而发热自汗。心主血，脾统血，均与月经有直接关系。心虚则血无所主，脾虚则统摄无权，所以月经前期，经量逾常，淋漓不止，舌淡苔薄而润，脉虚而无大力，都是气血虚亏之象。综合上述，本方证是心脾两虚，脾虚为主；气血两虚，气虚为主。方用黄芪、人参、茯苓、白术、炙甘草健脾益气，当归、龙眼肉滋阴养血。补气与补血共伍，脾气旺而血自生，则补血之力更显。酸枣仁、炙远志养心安神，交通心肾。脾虚则升降无力，故用木香疏理脾气，使补而不壅。生姜和大枣调和营卫。纵观本方，立法配伍之妙有三：一是不拘泥于虚则补其母的常法，而以补脾气为主，使脾健则心得养，气旺而血自生；二是用甘温多滋的龙眼肉为主药，既合益气之用，又有补血之功；三是在大队滋补药中，配一木香，醒脾气而促进运化之功，使补而不壅。在充分搞清原方立法、主治、配伍、功用之本意的基础上，教会学生凡属心脾两虚，阴血亏耗而气亦不足之证，皆可根据临床病情随证加减。

原则五，引申发挥，扩大应用。中医传统非常强调环境对人体的影响。方剂学中所列举的方剂，多为历代名方，创方时的环境条件与今日相差甚远，所以利用古方治今病需要引申发挥。因而在方剂学教学中，除了要讲清原方本意外，还要注重讲解现代的引申应用，这样才能真正达到"古为今用"的目的。例如，养阴清肺汤出自《重楼玉钥》，原方主治白喉。近代由于预防接种的普及，白喉已经基本绝迹，但这并不意味着养阴清肺汤已经没有实用价值。在《重楼玉钥》中，原作者说："此证发于肺肾，凡本质不足者，或遇燥气流行，或多食辛热之物，感触而发。"基于这种发病机理的认识，近人用此方加减治疗咽喉炎、扁桃体炎、鼻咽癌等症，多获良效。又如，乌梅丸出自《伤寒论》，原方主治蛔厥证。由于本方具有寒热并调、邪正兼顾之作用，近人常用它来治疗久泻、久痢、过敏性结肠炎、胆道蛔虫病，皆有一定疗效。

再如，生脉散出自《内外伤辨惑论》，原方主治暑热汗多、耗气伤津之证。近人引申用于高温作业、汗多耗津之证。又根据"宗气者，贯心脉，司呼吸"之理论，以此方加味治疗冠心病、心绞痛、病毒性心肌炎，均获满意疗效。动物实验表明，该方有增加冠脉流量、减慢心率、增加心肌耐受缺氧的作用，从而为古方新用另辟蹊径。这样的例子，不胜枚举。

王绵之为方剂学解决的第三个大问题，是编写出好的方剂学讲义。一个学科，即使有好的定义、好的原则，如缺少好的教科书，也不是一个好学科。王绵之编写的《方剂学讲义》是教科书中的佳品，全书将方剂分17大类，一共收有200多首方剂，每首方剂的描述都包含了中医的精粹，首首是精品。现在摘录一首，以展示王绵之方剂研究之精妙。

六味地黄丸。此剂出自《小儿药证直诀》，方剂组成：熟地黄 24g，山茱萸 12g，干山药 12g，泽泻 9g，茯苓 9g，牡丹皮 9g。六味地黄丸为补肾阴的基本方，是非常有名的方剂。它是从肾气丸中减去附子、肉桂而成。这个方剂的特点就是三补三泻。三补有熟地黄、山药、山茱萸。三泻与三补相对：泽泻对熟地黄，牡丹皮对山茱萸，茯苓对山药。为什么既要补又要泻呢？就是因为肾的阴阳之间的平衡，特别重要，特别微妙。六味地黄丸主治的证是由于肾阴不足而引发的虚火上炎。所以在这个时候，这种火是不能泻的，这种火是人身的根本，只能保护而不能损害它。也就是以前提到的滋阴与降火的关系。这里主要是阴虚，而不是阳有余，所以不但不能泻，反而要保护它。因为阳没有阴来制约，所以就跑到上面来了，虚火就是这样产生的。上面似乎有热，下面火也不安，如咽干、潮热、遗精等都是由此引起的。

因为虚阴不能制阳，火在下妄动，火动后，阳不得入阴，就引起失眠。另外，由于阳的妄动，扰乱了精室，就产生遗精。这种遗精有个特点，是有梦而遗。当然由于肾阴虚，腰腿也可见到酸软无力的症状。由于阴虚，还可以见到脚后跟痛的症状。

以上那么多症状，归根结底是由于肾阴虚。治疗肾阴虚的原则，在这个方剂中都体现出来了。肾藏精，精的来源有两个，一个是先天的，一个是后天的。先天之精与生俱来，补充的方法是通过后天之精。后天之精是五脏之精有所余则下藏于肾。这就要靠饮食所化，通过脾、肺分布到五脏，五脏有余下藏于肾，这样使得先天之精不断被消耗，又不断补充，从而保持始终充足。正因为肾精充足，才能够养五脏。所以实际上肾不仅是一个储存人身精华的地方，也是一个调节的地方，所以在肾阴虚的时候要考虑到五脏。

本方中既用了熟地黄，又用了山茱萸，还用了山药。熟地黄专补肾阴；山药不仅能够补气，还能养阴、涩精，是脾肺两经的药；山茱萸还可以补肝、补心。从这几味药的归经来看，五脏俱全，当然重点是在补肾。涩精还有一个作用，就是在补阴的同时，可以把火收摄在里面，使虚火不妄动。山药温补而作用平和，是平补的良药。

所以用补阴益精而又收摄的药作为配伍，补而兼涩。但鉴于本方证的病机是阴虚不能制火，虚火已动，首先就会使得下焦不温了。当然这是相对地讲，不能将它与肾阳虚的下元虚冷同等看待。也就是说，由于阴虚而相火动，那么下焦温化的作用就减弱了。因此，虽然肾阴虚了，并不是绝对没有了，只是由于温化的作用减弱了，阴得不到阳的温化，不能更好地发挥它濡养五脏六腑的作用，这是一个问题。第二个问题，由于下焦不得温化，气化不行，肾司二便的功能失常，首先是小便不正常。这里并不能单纯讲小便能不能出的问题，而是说小便是失常的，是开阖失常了。一个是阴得不到阳的温化，一个开阖失常，因此要泽泻利下焦之水。这个水不是肾水、真阴，而是邪水。邪水去后，反有助于下焦的气化，有助于真阴的恢复。

这里还用到山茱萸，有温有涩，能温肝肾、补精、涩精。而在阴虚的大前提下，阴虚已经导致火动，这时还用温肝肾的药，首先就要防止相火动，所以要配陈皮，通过配伍陈皮使得相火不妄动。这里还有一个问题，就是补阴和降火的问题。因为阴虚的阳亢，是由于肾阴虚，肾中阳亢，也就是命门火旺，所以在补阴的同时，必须要考虑到适当配一点清虚热药。丹皮用在此处还能起到制下焦虚火的作用。实际上正是由于它们下行，才能够使气分的虚热下行，故这两味药也兼有清虚火的作用。这样，六味地黄丸这个方剂，虽然用的是温药、涩药，但没有使得因阴虚而产生的虚火更盛，就是因为有这些配伍的关系。另外，这里要提一个问题，就是相火。安居在下的火是人身的根本，是人体的生机所在，在一般情况下，可以养不可以泻，只有在这个火特别盛的时候，才用苦寒泻火法，这就是处理补阴与降火两者的关系时要注意的问题。

此外，对于茯苓与泽泻的关系问题，茯苓除了帮助泽泻利邪水外，更主要的是它与山药配合起来，还有清水之上源的作用，使得五脏之精能够下行藏于肾。

究竟这几味药中谁是主，谁是次，从分量的配伍就可以看出是三补三泻，其中熟地黄量最大，为君；山药、山茱萸次之，为臣；余三药为佐使。由此可知，尽管刚才讲到相互之间的关系，最后还要突出一点，它是以补阴为主。所以这六味药不仅三补三泻，几乎每两个药之间都有交叉的关系，而这种交叉的关系结合了脏腑的生理特点，所以是比较复杂的。另外，有的参考资料说，六味地黄丸是可以变化来用的。六味地黄丸证的某一个症状突出了，那么在治疗的时候，可用某一味作为主药。

从六味地黄丸的本质来考虑，是采用"壮水之主以制阳光"的方法，是通过补阴来平虚火。所以在这个方剂的基础上，变化出不少复方。举例如下：知柏地黄丸是在六味地黄丸的基础上加入了知母和黄柏，这是个滋阴降火的方剂。为什么要用知母和黄柏呢？因为它的症状除了虚火外，火旺的情况已经很明显，有骨蒸和潮热，且特别突出。在这种情况下，需要适当地用一些苦寒泻火的药，把虚火、相火清了，然后才能保真阴，才能使得不足之阴通过药物得到补充，因为火就要消耗阴、要伤阴。该证的临床判断标准容易混乱，一个客观标准就是舌质，舌尖和舌根都要考虑。既然是阴虚火旺，舌质就得红。另外还得看尺脉细数到什么程度，有力无力的程度怎么样。这些通过临床注意来体会就可以掌握。

圆机活法　临床高手

王绵之不仅是中医理论精英，也是临床高手。他自 1942 年在江苏南通悬壶行医起，就开始治病救人。1957 年，他调入北京中医学院后，虽然一度离开临床，但他利用业余时间在家里为患者治病。每逢星期日，他家门庭若市。后来，北京中医学院成立了门诊部，他便经常去门诊部应诊。由于他给人治病疗效显著，全国各地有许多病人慕名而来，每逢他应诊之日，虽说以 50 号为限，仍然不能满足要求，经常有患者家属半夜来排队等号。在这些病人中，有许多人因为误治而备受疾病折磨，这些人引起王绵之的特别注意。他努力运用自己丰富的临床经验，纠偏救误，成为中医界的佳话。

1989 年，来了一个 5 岁大的小患者，家长说孩子得了麻疹，已经有 6 天，疹未出齐，昨晚突然发高烧、咳喘而精神不振。王绵之仔细观察发现，小患者面色不红而肌肤灼手，口唇色青，呼吸急促，时作呛咳，疹子淡红而不密，舌边尖红，苔白薄腻，脉数尚匀。王绵之立刻追问病史。原来，小患者最初是感冒，服退热片后有汗不解，第三日见疹少许，送到当地医院诊治，那医生识证不真，竟然投板蓝根、栀子、生石膏等凉药，已经服用两剂。

王绵之认为，由于医生的误诊，以致邪毒内陷，酿成逆证，所幸邪毒尚在肺卫，疹点未隐，还有外解之机，应以宣透为法。他的处方是：炙麻黄3g，杏仁9g，桔梗6g，荆芥穗6g，金银花9g，连翘9g，桑叶12g，生甘草6g，前胡6g，葱白2枚，鲜芫荽1小棵，急煎即服。服第1剂后，小患者面色转红润，呼吸稍平，咳增而有痰，有汗但不畅，体温仍高。4小时后服2煎，小病人的疹随汗出，色红而鲜，体温由39℃退至38.2℃。在第二诊时，王绵之观察小患者，疹出喘平，这表明邪毒渐透，仍有发热、咳嗽、目赤，这些都是必然之症。二诊处方是：原方删去荆芥、麻黄，加紫苏叶5g，再服1剂。到第三诊时，小患者的疹出至手足，体温已经正常，大便通畅。王绵之嘱咐按原方再服1剂，注意避风，饮食宜清淡。1周后，疹子逐渐收没，诸症悉除而愈。

还有一次，一位经商的中年男子来找王绵之看阳痿症。此人阳痿、早泄已经数年。自服补肾壮阳药，没有效果。曾请一位医生看过，仍说是阳虚。为求速效，滥用辛热之品，譬如大剂仙茅、淫羊藿、鹿茸粉、巴戟天、阳起石。起初，服补药后略见效果，不久则渐渐失效。王绵之发现患者的脉弦细而数，舌红苔薄不润，随即问病人的生活状况。患者诉心烦少寐，腰酸腿痛，口干舌燥。

王绵之说："你劳心过度，睡眠不佳，耗伤心肾，以致阳痿、早泄，本非不治之症，但误用辛热，煽动虚火，更耗真阴，以致肾气化生无源，必然痿废不用。治疗先当纠偏救误。"王绵之的纠偏处方是：生地黄、熟地黄各12g，天冬、麦冬各6g，枸杞子12g，当归18g，白芍18g，炒杜仲12g，炒知母5g，炒黄柏5g，制香附12g，怀牛膝10g，炙远志6g，山茱萸6g，生龙牡（龙骨、牡蛎的简写）各15g。患者连服了3周后，脉转细弦，舌上渐润，虚火之象平而精神渐振。王绵之认为，此时应该转为益肾气、补心阴。新处方是：生地黄、熟地黄各12g，枸杞子12g，当归18g，炒酸枣仁12g，赤白芍各12g，杜仲12g，淫羊藿9g，炒韭子9g，牡丹皮6g，怀牛膝10g，炙远志6g，炒枳壳9g。调治4个月后，该患者阳刚之气恢复正常。

后来，王绵之总结这个病例时说："男子性功能减退，多是肾亏。若确属亏虚者，治则当补。如何进补，大有讲究。肾为元阴元阳之府，为人体生长发育之根，脏腑机能活动之本。细分又有肾阴、肾阳、肾精、肾气。掌握好相互的关系，是治疗成败的关键。以补肾而论，张景岳有名言——善补阴者，当于阳中求阴；善补阳者，当于阴中求阳。"

王绵之给人治病，深谙中医的"同病异治，异病同治"之妙，他的手段极其丰富。他遣药组方，常常出人意外，正所谓"运用之妙，存乎一心"。比如，有一来求诊的妇女，年近古稀，患大便干结，常三五日一行，已五年有余。初时经常自服泻药，药后大便虽行，药过则大便干结依旧。于是，她增加药量。但随着药量日渐加大，其大便干结如故，且有逐渐加重之势，不胜其苦。现大便已经一周未行，脘腹胀满，苦不堪言。王绵之见她舌质暗红，苔白根部微腻，脉虚细而涩。王绵之认为，肾司二便，脾主运化。《素问·阴阳应象大论》云："年六十，阴萎，气大衰，九窍不利……"今患者年事已高，脾肾两虚，再屡误用药，既损中阳，又伤阴液，致使胃无降浊之能，脾失散精之道，肾失开阖之机，遂成"虚秘"之证。此与津液枯竭，肠燥便秘者迥然两途。故苦寒泻下，既所当戒；单纯滋阴润肠，亦未必水增舟行。当益气温肾，滋阴润肠，兼以行气活血之品，方能气阴得补，命门得温，下焦气化得行，自然腑气通顺而积浊自降，痛胀自解。

一诊的处方是：炙黄芪18g，党参18g，炒白术12g，肉苁蓉12g，生地黄、熟地黄各

15g，麦冬 12g，木香 5g，炒枳实 9g，大腹皮 12g，当归 20g，生白芍 18g，桃仁 9g，红花 9g，火麻仁 12g。服 7 剂后，女患者的大便已通，两日一行，但不爽，仍有腹胀，少腹有热感，舌苔白而少津，脉细缓。王绵之认为，这说明女患者的腑气已通，气阴未复，守原法加减再进。

二诊的处方是：炙黄芪 18g，党参 18g，炒白术 12g，当归 20g，赤生白芍各 12g，桃仁 9g，生地黄、熟地黄各 15g，广木香 5g，炒枳实 9g，大腹皮 12g，肉苁蓉 12g，丹皮 9g，炒小茴香 5g。又服 7 剂后，大便两日一行，自觉通畅，无其他不适感。王绵之见女患者胃纳转佳，舌上少津，白苔减，根部微腻，脉细缓，决定再以益气滋阴、健脾助运巩固之。

三诊的处方是：当归 20g，生地黄、熟地黄各 12g，麦冬 12g，党参 18g，肉苁蓉 12g，炒枳实 9g，茯苓 18g，木香 3g，怀牛膝 10g，生姜 3 片。再服 7 剂。1 年后，患者的饮食、二便均正常。

王绵之精于脏腑气血阴阳辨证，深谙活血化瘀之道，一生积累起众多成功的病案。有一次，一位 3 年未孕的女青年来求诊，她自述婚前因月经不调而常服活血通经之剂，虽当时奏效，但逐渐演化为月经错后，量亦极少，且色黑难下。王绵之见她口唇紫暗，毛发焦脆，舌青有瘀斑，舌尖多瘀点，其脉弦细而涩。王绵之认为，此女病人患久瘀而气血大虚之证，不祛瘀，经脉不通，但一味祛瘀，气血更虚，况瘀血虽阻于某处，但对全身气血之生化濡养并非无碍。瘀血不去，新血不生，今久服活血通经之剂，伤气耗血，其人必虚，因而，治疗方药宜缓宜曲。缓者，戒专事猛攻，久瘀则平，胶固坚结，攻之不当，瘀不得去，反而徒伤好血，血虚愈甚，且耗损正气。曲者，按经期前后，分期而治，灵活加减。如果经前攻多于补，经期以攻为主，促其瘀下，经后则注重调补。所以，王绵之决定先用和血化瘀法，他的处方是：当归 18g，丹参 15g，红花 9g，桃仁 9g，生茜草 12g，卷柏 9g，怀牛膝 10g，清半夏 12g，桔梗 6g，制香附 12g，茯苓 18g，陈皮 10g，共服 14 剂。

二诊时，女病人的舌质有改观，紫暗稍退。王绵之推算目前正是她月经应至之时，应当利用行经使瘀血顺势而出之机，加强逐瘀之力。二诊处方是：水蛭 6g，土鳖虫 6g，生大黄 6g，桂枝 5g，丹参 15g，当归 18g，红花 9g，桃仁 9g，卷柏 6g，桔梗 6g，怀牛膝 10g，制香附 12g，茯苓 18g，服 14 剂。服至第 10 剂时，患者月经至，小腹阵痛，经量较前明显增多，但色仍然不正，且多紫黑色血块。三诊时，王绵之从方中移去水蛭、土鳖虫、大黄、桂枝、卷柏、桔梗，目的是防其动血太甚，转而增加五灵脂 9g，生蒲黄 9g，制乳香、制没药各 3g，生地黄 15g，服两周。患者自觉药后效果良好，竟然连服 21 剂。患者在第四诊时自述："月经又行 4 日方净，下黑血及紫血块甚多，每次下血块时腹部疼痛，但可忍耐，血下后反觉周身轻松。"王绵之让患者再按原法加减调治，3 个月后月经基本正常，舌质转红，瘀斑瘀点大减。继续按原法治疗至 5 个月后，月经过期不至，患者一验小便，原来已经怀孕。她后来足月产下一男婴，母子俱健。

王绵之临证处方，圆机活法，通权达变，很好地继承了先贤之精髓，真正做到了"继承不拘泥，创新不离宗"，追求药证尽合，创造性地治愈了许多当代疑难重症。现在举几例疑难重症案，借以说明王绵之高明的辨证论治。

原国家冰球队员梅某，自 1989 年 7 月开始出现头晕、呕吐、复视、吞咽困难等症，并发现身体无力，呈右侧偏瘫步态，经过反复检查，最后由神经内科诊断为"脱髓鞘病"。患者接受激素治疗近 3 个月后，病情有所好转。但是，必须用激素维持，激素量一旦减少，病情随即加重。患者的身心异常痛苦，于是慕名而来，求王绵之予以诊治。王绵之看到，患者体胖面圆，周身痹楚，右手麻软，步履艰难，需人扶持，脉细弦涩，舌胖嫩，苔薄而干。

王绵之认为，患者肾亏则骨弱，气虚则血滞，治宜从肾入手，兼以益气活血。一诊处方是：生地黄、熟地黄各 10g，天麦冬各 6g，枸杞子 12g，生黄芪 19g，丹参 15g，红花 9g，桃仁 9g，赤白芍各 9g，炒杜仲 12g，川石斛 12g，川牛膝 12g，地龙 9g。服药两月后，患者症情明显好转，能自行举步。于是，王绵之让患者减少激素用量。最初，患者感到食欲、腿力有下降，并且右侧皮肤的温度稍低于左侧。王绵之立刻在方中加淫羊藿、肉苁蓉、川芎、制香附。至 4 个月后，完全停用激素。继续服药约 1 个月，诸症悉减，生活均正常，甚至能骑自行车。王绵之继续予以补益脾肾之剂。第二年，其妻怀孕，产下一健壮男婴。

王绵之后来总结这个案例时说："本病来势急骤，病情凶险，西医诊断为'脱髓鞘病'，经西医药物治疗，病情得以控制。但激素长期使用后效果不显，且副作用加重。在治疗过程中欲以中药取代激素，并望痊愈，难度颇大。使用激素，多伤肾阴，而后肾阳亦伤。等到激素的效果不明显时，往往是阴阳俱虚。所以，治疗此病要辨证准确，其关键是掌握好中医理论中'肾阴、肾阳、肾精、肾气'的关系，遣药组方一定不能忘记阴中求阳、阳中求阴的原则，切忌一味滋阴，或过度使用辛热之品以求速效。本案正是遵循原则，最终取得满意效果。"

小脑共济失调是一种疑难病症。人体运动必须有主动肌、对抗肌、协同肌和固定肌四组肌肉的参与才能完成，而神经系统则起协调和平衡的关键作用。如果小脑的神经系统出现病变，将导致人体运动的协调不良和平衡障碍等，医学上称之为小脑共济失调。西医诊断此病较容易，但治疗效果不佳。王绵之曾治愈 10 余例此疑难病症。现举一例说明之。

1990 年 5 月间，有一位年龄 30 岁的男性小脑共济失调患者，慕名来向王绵之求诊。该患者步态不稳已经多年，经多方检查，诊断为小脑共济失调。做手术后，病情曾一度有所好转，不久又反复，且日渐加重，下蹲后不能自己站起，步履蹒跚，经常跌倒，服用多种西药仍然无效。王绵之发现患者脉弦而缓，舌胖嫩，苔薄滑，右眼睑和口角下垂，语音不清。患者自述，小便频急不畅，夜间有时盗汗。王绵之认为，患者肾虚髓亏，脑失所养。一诊处方是：熟地黄 20g，菟丝子 12g，肉苁蓉 12g，枸杞子 12g，制何首乌 15g，怀牛膝 10g，炙远志 6g，生黄芪 15g，石菖蒲 5g，牡丹皮 6g，川芎 5g，僵蚕 9g，当归 12g，泽泻 6g，磁石 19g。一共 60 剂，每日 1 剂。服用 60 剂后，诸症均有好转，步态渐稳，可独立行走，下蹲后能自己起立，但自觉膝以下仍不温暖。二诊处方是：去石菖蒲、远志，加生地黄 15g，天冬、麦冬各 6g，赤白芍各 9g，一共 80 剂，每日 1 剂。服用 60 剂后，患者终于获积累之效而痊愈。

慢性胰腺炎也是一种疑难病症。胰腺在腹膜后，其分泌的多种消化酶在食物消化过程中起着很大作用，特别是对脂肪的消化。慢性胰腺炎的病人，常常稍吃油荤即腹泻，加之长期难以根治，故容易出现营养不良。

1991年9月间，一位50岁的男性患者慕名来向王绵之求诊。该患者素有哮喘病，3年前曾因上腹部疼痛而住院治疗，经B超、消化道造影等检查未见异常，于是按十二指肠溃疡治疗，病情缓解后出院，但上腹部仍然不时疼痛。1年前又因上腹部疼痛加剧、恶心、呕吐再度住院。B超检查发现患者胰头4cm，胰体2.6～2.8cm。稍后出现梗阻性黄疸。怀疑是胰腺癌，进行剖腹探查术，发现是慢性胰腺炎。进行手术治疗后，黄疸消失，但腹痛仍然不时发生，左胁牵及脘腹时有疼痛，胸满纳呆，腹胀便溏。

王绵之发现患者舌嫩苔白腻不厚，但板结，尖部多裂纹，舌左侧有瘀斑，脉细弦涩。王绵之认为，患者之证为肝脾两虚，气血俱乏而又有瘀血之证，治宜先和血疏肝，理气健脾。

一诊处方是：柴胡3g，川楝子9g，赤白芍各12g，当归18g，炒枳壳9g，清半夏12g，炒白术12g，桃仁9g，红花9g，茯苓9g，广木香3g，泽泻9g，紫苏梗5g，一共7剂。服用7剂后，患者的胁痛、胸闷症大减，腻苔亦退，舌中青紫清晰可见，舌苔薄白，有裂纹，但不干；脉弦细，但较前柔和。王绵之认为，这表明气机渐舒，但中气未复，血瘀未化，所以需要加强益气和血，俾土实木荣，五脏皆受其荫。

二诊处方是：四君子汤加当归、白芍、川楝子、郁金、木香、炒枳壳、桃仁、红花。患者连服14剂，诸症悉减。不幸的是，患者连日感受风寒，引发哮喘宿疾，而致胸闷憋气，喘息不得平卧，痰清而黏。舌中部青紫，苔薄白不匀，脉弦细缓。王绵之认为，此时应该以益气化痰、肃肺平喘为主，兼顾肝脾。

三诊处方是：六君子汤加旋覆花、浙贝母、炒枳壳、桔梗、当归、赤白芍、丹参。服用7剂后，哮喘渐平，唯觉体力不佳，夜寐不宁。王绵之认为，此为喘平而正气犹虚，心亦失养，治以益气健脾、养血宁心。

四诊处方是：四君子汤与当归补血汤合并，加生地黄、白芍、炒酸枣仁、桃仁、红花、丹参。连服14剂，症状大减，眠、食转佳，体力有增。王绵之在原方的基础上再加生牡蛎以软坚散结。再服30剂后，患者病情稳定，舌上青紫几无，周边亦转红润，自觉无明显不适。为巩固疗效，王绵之继续以健脾和肝、益肺养心为法，调治半年，诸症悉除，饮食、睡眠日渐正常，二便亦调。患者体重由原来的51kg增至53.5kg，接受西医B超复查，胰头1.7cm，胰体0.7cm，胰管内径0.2cm，胰管已经不扩张。随访半年，诸病均未复发。

王绵之认为，中医从未论及胰腺，但现代医学包括许多胰腺常见病。急性胰腺炎表现出剧烈的腹痛、黄疸、舌苔黄腻或白腻。慢性胰腺炎表现出脘腹痛、腹泻、脂肪泻、体重减轻。无论是急性还是慢性，都与脾有关。脾主运化，主四肢肌肉，主升清，斡旋中焦气机，所以脾失调引起的病证与急性、慢性胰腺炎相似。因而，胰腺的病证应属中医脾病的一部分，治当从脾，而脾又与肝关系极为密切。《素问·经脉别论》说："食入胃，散精于肝。"这说明脾胃的消化吸收功能，需要得到肝疏泄、生发之气的资助，而肝脏精气的补充，需要通过脾胃的化生、转输，故又有"木得土而荣"之说。肝脾在生理上互相依存，在病理上互相影响。《金匮要略·脏腑经络先后病脉证并治》有："夫肝之病，补用酸，助用焦苦，益用甘味之药调之……此治肝补脾之要妙也"，正是针对肝脾二脏在互相影响的病理状态下的治疗要诀。慢性胰腺炎是中医的"土虚木郁"证。若迁延失治，或治不如法，必然气血俱虚，湿停血瘀。因此调治肝脾就成为治疗慢性胰腺炎的关键。

就本案而言，脾虚为本，肝郁为标，故健脾和肝是治疗的第一要务。案中健脾益气重用茯苓，是因其能补益心脾之气以治其本。结合病人素有痰饮哮喘，又寓"治痰之源"之义。《素问·经脉别论》说："饮入于胃，游溢精气，上输于脾，脾气散精，上归于肺，通调水道，下转膀胱，水精四布，五经并行。"茯苓利湿治痰，是通过健脾、散精、归肺、通调水道而实现，故无伤阴之弊。其与白术相伍，功效更显。活血化瘀重用丹参，是因为丹参兼有养血功能，故对血瘀之证最合宜。且药理表明，该药有抗纤维化的作用。养血柔肝重用白芍，是因其养血敛阴而不涩滞，兼有破结之功效，故对血虚肝郁并兼有血瘀之证最为合拍。赤、白芍同用，则养血敛阴、破结化瘀之力更著。

肿瘤是一种常见疑难病症，西医治疗肿瘤无外三种方法：手术、化疗、放疗。这三种方法都有各自的副作用。但是，中医依靠辨证论治，往往有惊人的效果。王绵之曾成功治愈一位女患者的听神经鞘瘤。患者于1983年曾在北京某医院手术治疗，但在1984年复发，又于1987年再次手术。手术后，患者慕名请王绵之诊治。王绵之观其人，形体丰腴，面色萎黄无华，口眼歪斜，右耳失聪，右眼睑瞤动不止，同侧面肌亦时有抽搐，语言迟涩，步履蹒跚，舌向右歪且颤抖不已，舌胖质暗，边有瘀点，舌苔薄白，根部微腻，脉细滑少力，不耐重按。王绵之认为，患者证属气血两虚，不能上奉清窍，且有痰瘀互阻，肝风内动，治宜以益气和血、化痰散结、开窍息风为法。

一诊处方是：生黄芪、川芎、怀牛膝、生地黄、丹参、红花、桃仁、炙远志、僵蚕、地龙、石菖蒲、生龙齿、生石决明等。服用14剂后，舌已正，面肌抽搐止，但右眼睑仍瞤动，语言、步履稍有好转，唯夜寐欠安。王绵之认为，患者肝风趋平，而心血有不足之象，于是在一诊处方之上加酸枣仁、茯苓、夜交藤、赤白芍等养血安神之品。再服14剂后，诸症继续好转，患者自觉目睛仍时有胀痛。王绵之认为，目为肝窍，因而在二诊原方之上加僵蚕、地龙、青葙子等加强养肝通络之品。再服14剂后，目胀痛已除，眼睑仍有瞤动，语言、步履继续好转，舌质渐转红润，脉象渐起。显然，这是正复邪却的好征兆。由于患者不能久留北京，王绵之在原方随证稍事加减后，嘱病人继服。半年后，患者来信说，各种症状基本消失，自觉一切正常，生活已能自理。随访5年，患者期间曾作CT检查，证实病未复发。

后来在总结此病案时，王绵之认为，颅内肿瘤多为痰湿之邪凝聚于脑，致使脑部气滞血瘀，痰瘀互结所致。由于痰瘀互结，脑络痹阻，日久化热伤阴，终致肝肾亏损，水不涵木，肝风内动。此病缠绵难愈，日久必致气血匮乏，不能上奉清窍。因此在治疗上，益气和血、化痰消瘀、软坚散结、平肝息风、滋补肝肾是其基本治法。本案中，为使药物直达病所，气血上奉清窍，选用了生黄芪与川芎相配，用其补气而升阳的特点，解决了气血、药物上行的问题。同时配伍化痰和血及重镇息风之品，使症状得以缓解。继以活血化瘀、化痰散结法治疗，而使病人日趋康复。

妇科疾病是常见病，给广大妇女患者带来痛苦。王绵之长期潜心研究治疗妇科疾病之道，希望消除妇女患者的病痛，使她们过上幸福生活。他曾成功治愈许多妇女的妇科疾病。

患者王某，32岁，1990年8月1日初诊。经行不畅，先后无定期数年，眩晕烦躁，夜寐不酣，小腹凉，带下，腰酸，胸胁胀满，下连左少腹，上涉胸乳。据诉曾多方求治，屡服疏肝活血调经之剂而症情有增无减。虽一派肝郁之象，然细察舌脉：其脉虽弦，只在关部为甚，而左寸小、右尺沉，舌质淡苔白。四诊合参，辨为血虚肝郁，累及冲任。血虚为本，肝郁为标。治当养血调肝为主，辅以健脾温肾。

处方：生地黄18g，当归18g，赤白芍各12g，柴胡3g，川楝子9g，炒白术12g，茯苓18g，酸枣仁12g，炙远志6g，陈皮10g，淫羊藿9g，红花9g，生杜仲12g，牡丹皮6g。7剂，日1剂，水煎服。以此方为基础，在随后的两诊中对症加减。最后，月经按期而至，经前、经期诸症消失，小腹凉感亦减。几个月后，病人上门致谢，她告诉王绵之，自己诸症悉除，且精力甚旺。

王绵之审察病情，明察秋毫；遣药组方，微妙精深；参考药性，斟酌用量。他的处方，无不与所治之证紧密相连，投之辄有奇效。特别是他运用对药的手法，更是精深奇妙，深为医家和患者所称道。下面是几个他常用的对药。

升降配对。比如，升麻助生地黄上行，以达到清肺胃之热而凉血止血之目的。《本草新编》说："夫吐血出于胃，衄血出于肺，止血必须地黄，非升麻不可止。"他对此段经文深思敏悟，颇具见解，且更有发挥。他认为，《本草新编》所说的生地黄非配升麻不效，是因为生地黄虽甘苦而寒，能清热凉血止血，然性主沉降，属下焦肝肾经药，升麻性主升举上行，伍以生地黄，可引载生地黄甘苦寒凉之药性上达肺胃而清肺胃之热，以达凉血止血之功。然而，升麻毕竟辛散升发，性主上行，量大耗气，动血而有碍于止血。因此，他强调升麻虽需用，但剂量宜轻，且佐微量黄连以坚阴降火，方能相济而成功。

有一次，一位支气管扩张咯血患者，形体羸瘦，干咳少痰，咯血鲜红，舌红少苔，脉细数。王绵之认为，患者咯血当属阴虚火旺、肺络灼伤所致。他的处方是：生地黄15g，升麻2克，黄连15g，玄参10g，茜草炭10g，黛蛤散10g，生甘草10g。每日1剂，水煎服。连服5天后，咯血渐止，干咳、咽干、五心烦热亦相继消失，继续使用六味地黄丸调治月余而痊愈。

动静配对。比如，桂枝配伍白芍，从阳而扶卫，走阴而益营，解表邪，和里气，营卫自调。桂枝配伍芍药，具有良好的调和营卫气血作用。对其配对的作用机制，他认为，桂枝辛甘而温，气薄升浮，能解肌表、通阳气而入卫祛邪。芍药味酸而寒，性涩收敛，能敛阴液、养营血而入营和里，二药合用，一气一血，一收一散，一动一静，开阖相济，融"汗""补"二药于调和营卫、一法，使表邪得解，里气和而营卫自调。他还认为，桂枝主辛散，芍药主酸敛，芍药从桂枝则桂枝不峻，桂枝从芍药则芍药不寒。二者同用，还具有使桂枝辛散而不致伤阴，芍药酸寒而不致恋邪的相互制约作用。他将此组对药灵活加减化裁，既用于发热汗出、恶风、脉缓的外感风寒、太阳中风证，也广泛运用于各种气血不和、自汗恶风的内伤杂病。

寒热配对。比如，黄连伍肉桂，泻心火，制阳亢，使心中之阳下归于肾，而不独盛于上。此配对首次出现于《韩氏医通》，后冠名为交泰丸。王绵之对该二药的配伍关系独具见解，他认为，黄连味苦性寒，寒可清火，苦能降泄，故能泻心火、降心中之阳下归于肾而不独盛于上；肉桂辛甘大热，能温肾阳，引火归元，致肾中之阴得以气化而上济于心。如是一寒一热，一阴一阳，相反相成，可使肾水与心火升降协调，彼此交通。他将此二药配伍，用于因肾水不能上升涵心、心阳不能下降温肾，症见心悸怔忡、失眠多梦、心烦不安等心肾不交证。

有一次，王绵之遇见一位久治不愈的遗精患者。该患者常年头晕耳鸣，腰酸梦遗，夜不能寐，心悸怔忡，五心烦热，舌红，脉数。他的处方是：黄连15g，生白芍15g，肉桂3g，阿胶10g（烊冲），生龙骨、生牡蛎各15g（先煎），炙甘草10g。每日1剂，水煎服。5剂后诸症显著减轻，后随病情变化而略做加减，共服药20剂病愈。

苦辛配对。比如，黄连合半夏，辛开苦降，调肠胃，畅气机，善治胃热痰结、呕吐。黄连与半夏同用，重在调胃肠，理气机，和阴阳。王绵之认为，黄连苦寒，功擅清热燥湿，和胃止呕；半夏辛温，善化痰浊积聚，降气宽中。二药同用，取黄连之苦降，以清痰湿所生之热，用半夏之辛开，理痰湿所壅之结。如是，辛开苦降，调理气机，调和胃肠，寒温并施，清热而无妨祛湿，燥湿而不碍清热，共奏泻热和胃、开胸除痞之功。他常将此法运用于伴有心下痞闷、胸脘胀满，或呕逆欲吐，或咳痰黏稠，或肠鸣泄泻，舌苔黄腻，脉象濡数等痰热互结，或湿热中阻、气机失畅的多种病症，屡获效验。他还将此法变通剂型，移用于小儿胃热呕吐病症，每每得心应手。方法是取黄连、清半夏、干姜，药量比例依次为1：2：3，各研细末后过100目筛，并用均筛混合法充分和匀，储瓶备用，用时按小儿体重和病情，每服0.3～1g，每日2～3次，温水调下。

酸甘配对。比如，芍药伍甘草，甘酸化阴，有缓肝和脾、益气养阴、缓急止痛等功效。白芍与甘草同用，乃《伤寒论》芍药甘草汤，亦是伤寒家推为群方之魁的桂枝汤基本组成方剂之一。该方是张仲景为治疗伤寒脉浮、自汗出、小便数、心烦、微恶寒、脚挛急者所设。在《伤寒论》中有31方用芍药，70方用甘草，24方芍药和甘草同用，用芍药而不配甘草的只有5方。王绵之极为推崇此二药的协同作用及其在方剂学中的地位，称赞芍药甘草汤起到"开酸甘化阴之先河，标调和肝脾之楷模"的作用。他认为，白芍酸收苦泄，性寒阴柔，与甘缓性平冲和之甘草合用所具有的敛营气、泻肝木、和逆气、补脾土之功，是治疗肝脾不和、气血失调所引起的胸胁不适、腹中拘痛、手足挛急等多种病症的有效基础。临床只要辨证准确，诚然不乏其用。王绵之临证时，把握法度，知常达变，常将二药配伍，广泛用于具有肝脾不和、气血失调等见证的各科病症，取效甚众。如治一诸药不效达一月之久的顽固性呃逆患者，王绵之据其呃声急促，伴有口干舌燥、舌红脉细数等特征，施以芍药甘草汤合益胃汤化裁：生白芍15g，炙甘草10g，黄连115g，北沙参15g，玉竹15g，麦冬10g，绿萼梅6g（后下），佛手花6g（后下）。先后服药10剂，呃逆即止，口干舌燥亦渐除。相使配对。比如，浙贝母合连翘，清热毒，化痰浊，开郁滞，有散结消肿之功。浙贝母味苦性寒，有清热化痰、开郁下气的作用；连翘味苦性凉，具清热泻火、消肿散结之功效。《药品化义》谓其"总治三焦诸经之火，一切血结气聚，无不调达而通畅也"。王绵之对此二药配对所形成的清热毒、化痰浊、开郁闭、散结肿之功能尤为赏识，临床时将其相使配对，且加大剂量，掺揉于治疗痰火郁结而致的瘰疬、瘿瘤等方药之中，因药力专宏，屡治屡验。如治一数年经治不愈的淋巴结核患者，他抓住口苦、便结、舌红、苔黄燥而腻等主症，拟方：浙贝母15g，连翘15g，玄参15g，皂角刺15g，海藻10g，昆布10g，生大黄10g（后下），生甘草10g。随症略作加减，共服25剂，结核消散，诸症悉除。

气血配对。比如，当归伍桂枝，补中有行，行中有补，既可补血温经，又能通阳行血，乃血虚寒凝所宜。王绵之认为，当归虽主入血，然其味甘、气轻、质重，集补血、行血、温阳于一体，故血虚者能用，血瘀者亦能用；桂枝虽入气分，然其味辛甘而气厚，味辛通阳，气厚助热，甘则补虚，故阳遏者能用，阳虚者亦能用。且归桂合用，即属气血配对，内涵动静相兼，寓补于行，寓行于补。本组对药广泛适用于具有血虚寒凝的多种病症。王绵之十分重视此二药在《伤寒论》当归四逆汤中的配伍作用，临证常以二药为主，配合其他药物，治疗血栓闭塞性脉管炎、小儿麻痹症、雷诺病等，收到良好效果。

丨丨王绵之于 2009 年 7 月 8 日在北京逝世。

王 玉 川

没有独立自主的精神，做任何事情都不可能作出成绩。不要做教材的奴隶，要做教材的主人，这才能把前人的成就真正变成自己的知识。我们需要的是自己观察，自己思索，自己做主，那是一种独立思考的治学精神。

——王玉川

王玉川，1923 年出生于上海市奉贤县（原江苏省奉贤县），著名中医理论家、教育家、内经专家，北京中医药大学顾问、终身教授。享受国务院政府特殊津贴。2009 年由人力资源和社会保障部、卫生部、国家中医药管理局评选为国医大师。

1941～1943 年，师从中医名家戴云龙、陆渊雷，学成后在当地行医。1943～1955 年，在奉贤县开设门诊从事中医临床工作。1955～1956 年，在江苏省中医进修学校，深入学习中医相关知识。1956～1957 年，在南京中医学校从事中医药教学与临床工作。1957～1963 年，奉卫生部调令到北京中医学院（今北京中医药大学）从事教学工作，潜心于《黄帝内经》的教学和研究，1978～1984 年，在北京中医学院从事行政管理工作，任副院长。在任期间，对中医基础理论研究，尤其对《黄帝内经》的研究，诸如阴阳学说的演变、气血循环理论、五行学说、运气学说、河图洛书等方面，均有突出成就和重要贡献。主编全国中医院校教材第一、二版《内经讲义》，编撰《中医养生学》《运气探秘》等多部著作及上百篇论文。历任中国科协第二届委员、国务院学位委员会学科评议组成员、全国政协第五、六、七、八届委员会委员，中国中西医结合研究会（现中国中西医结合学会）名誉理事。

阐述"三阴三阳" 深化阴阳学说

《黄帝内经》提出了"阴阳五行学说"，并将其具体用到医学上，阐明了人体结构、生理现象、病理变化之间对立统一的关系，具有朴素的唯物主义思想。经过长期的临床实践检验，普遍认为"阴阳五行学说"具有一定的实际意义，但由于历史的局限，难免有偏颇之处。

20 世纪 50 年代以来，中医界对阴阳学说的渊源、基本内容、性质、作用与地位等进行了整理和分析研究。在各种中医理论的教材和专著中，阴阳学说的基本观点被归纳为：自然界一切事物均可被分为阴阳两大类，阴阳是万事万物的根本。80 年代以后，学术界进一步从多学科来论证阴阳学说的科学性，许多学者从控制论、系统论、信息论的角度来分析阴阳的对立、依存、消长、转化，阴阳学说的科学性不断被从各个角度加以证实。

1985 年，《北京中医学院学报》发表了王玉川的学术论文《关于"三阴三阳"问题》

《中医教育》同时发表了他的另一篇考，证通释阴阳学说研究成果《中医阴阳学说发展史浅说》，在中医界引起了巨大反响。

阴阳源于《周易》，它本是我国古代朴素辩证法的基本概念，属于哲学的范畴。在其演变过程中，逐渐被援引到各种学科中，成为古人认识世界、分析事物的最基本的理论工具。其中对医学科学有用的部分，也被古代医学家所汲取，并按照医学的需要，作了相应的补充和改造，从而成为中医理论的重要组成部分。王玉川首先考察了阴阳学说的演变过程。他发现，中医阴阳学说最初是从古代哲学阴阳学说移植而来，医学毕竟不同于哲学，中医阴阳学说的历史并不等于哲学阴阳学说的历史，更不可能同步发展。学术上的移植和渗透是一个由少到多、由简单到复杂的过程，医学要借鉴它，也要从较为简单的部分入手，才能逐渐变为自己的东西。因此，中医阴阳学说的发展过程应该是有阶段可分的。

王玉川通过对阴阳学说的长期研究得出中医阴阳学说演变的四个阶段：早期阴阳说阶段、太少阴阳说阶段、"三阳三阴"说阶段、"三阴三阳六气"说阶段，这四个阶段基本上勾画出了中医阴阳学说发展史的大概。

"三阴三阳"无疑是古代医学家的创造，王玉川认为，《黄帝内经》的许多篇章，除了对《周易》老少阴阳的普遍应用外，还可以发现另一些问题，那就是随着中医学的发展，《周易》的那套办法变得越来越不够用了。尤其是到了古代医家在人身上发现许多颇不寻常的生理现象和病理变化规律的时候，在发现了脏腑经络与自然界的种种变化有着更为复杂的联系的时候，那种阴阳各分老少的方法已远远满足不了理论上的需要，勇于创新的医家们突破了旧框框的束缚，对"阳明"和"厥阴"提出了新的解释，使原来的"二阴二阳"变成了"三阴三阳"，即太阴、少阴之外又有厥阴；太阳、少阳之外又有阳明。"三阴三阳"的命名是以阴阳之气的盛衰多少为依据的。王玉川在《黄帝内经》的《阴阳别论》《经脉别论》等许多篇章里发现，厥阴为一阴，少阴为二阴，太阴为三阴；少阳为一阳，阳明为二阳，太阳为三阳。"一、二、三"较之"老、少"更能精确地表述数量和层次上的关系。"三阴三阳"只是一种计量标准，标准本身并不是具体事物，但它却可以应用于各种事物，以表明该事物的数量和层次。因此，阴阳各分为三是古代医家为了适应医学发展的需要，对于那种在理论上和实践上都显得粗疏的专业标准的一种改进。"三阴三阳"这个标准的确定是为更精确地区分阴阳、盛衰，以利于分析自然界的种种变化和人体的各种生理、病理现象以及人体和自然界之间的密切关系。"三阴三阳"在中医学的发展史上，无疑是一次重大改革，对于中医理论的建设和医疗技术的进步产生了巨大的促进作用和深远影响。

王玉川指出：古代医学家在运用"三阴三阳"分析事物的时候，由于具体的对象、观察的角度和表述方法上的差异，出现了多种多样各不相同的排列次序，而不同的排列次序又有着不同的含义。因此，把这些不同的"三阴三阳"的具体含义和实用价值搞清楚，并进一步应用现代新技术、新方法阐明它们的实质，无疑是十分必要的。据他的初步研究，在中医古籍中有29种不同次序的"三阴三阳"，可以归纳为经脉生理特性及其层次类、经脉长短和气血盛衰类、病理反应类、脉诊部位类、日周期类、旬周期类、年周期类、六年至十二年周期类等9大类。通过对29种"三阴三阳"的探讨，他提出了以下四个重要观点：

第一，"三阴三阳"是阴阳学说的重要组成部分，它既是表述阴阳的层次标准，又是说明事物生长衰亡运动节律的理论。"三阴三阳"的次序不同，其意义亦异。"三阴三阳"次序的多样性，反映了人体和自然界的物质运动，存在着多种多样各不相同的节律周期。

第二，《素问·脉解》篇关于"三阴三阳"经脉与月份相关的配属方法，纯粹是生搬硬套《周易》的理论，导致了与客观实际不符的结论，是应该淘汰的理论。

第三，《灵枢·阴阳系日月》是介乎《足臂十一脉灸经》《阴阳十一脉灸经》和《灵枢·经脉》之间的过渡型之一，它关于经脉与时间相应的配属关系，也是应废弃的理论。

第四，六气正对化的理论是经络脏腑同以十二支作为代号的"三阴三阳六气"之间配属关系的总结。

精研"五行互藏"　　填补五行学说空白

王玉川精研五行学说，他从生物全息论的角度提出"五行互藏"是一种典型的五行全息思想。他认为，在每一"行"中都有整个五行模型的缩影，他把这种"五行互藏"理论称为五行全息论。

五行学说的科学价值及其存废问题，在学术界一直众说纷纭，长期争论不休。随着系统论、控制论、信息论以及耗散结构理论等新兴学科在中医学术领域的研究应用不断深入，古老的五行学说又恢复了名誉。王玉川在精研五行学说的同时，看到在五行归类、生克、制化以外的如"五行互藏"的一些内容已被遗忘，无人问津，成为五行学说里的一个空白，使五行学说残缺不全，对这一学术状况深感忧虑，认为必须加以改变，否则无论应用什么样的方法，对五行学说进行什么样的研究，包括与之密切相关的脏腑实质研究，都不可能得出全面的正确认识。因此，他从 1979~1984 年，在《中医杂志》和《北京中医学院学报》先后三次发表研究成果，着重阐明了"五行休王"古代的时间节律学说和"五行互藏"中医学的全息论思想。

王玉川认为，"五行休王"，或称"五行囚王"是我国古代医家关于自然万物和人体的五行精气活动节律及相互关系的一种学说，是古代医家在研究人体脏气活动节律与外界自然环境相关的过程中逐步形成的。人体生理活动的"五行休王"是以脏气活动节律与相应的四时五行节令同步为前提的，必须与四时五行节令的步调同一才能维持健康。古人采用"休""王""相""死""囚"五个字作为五行精气不同量的代号。人体的生理节律是客观存在的，而"五行休王"是人体生理活动节律的一部分，对诊断疾病、判断病势的进退、转归和预后等都有一定的指导意义。

"五行互藏"即是指五行的任何一行中又有五行可分，它是为说明物质世界纵横交错的复杂关系而建立起来的理论，在揭示事物无限多的层次和无穷可分的特征方面，与阴阳学说是互通的。

王玉川指出：从生物全息论角度来看，"五行互藏"实质是一种典型的五行全息思想。在每一行中又有整个五行模型的缩影，因此，可以把这种"五行互藏"的理论简称为五行全息论。他说，现代研究已经证实，目、舌、面、鼻、耳、手、足等都是一个全息元，是全身结构和功能的一个缩影。人体结构的"五行互藏"在科学研究和临床实践上有着十分重要的意义。"五行互藏"与"五行归类"既有区别，又有联系。"五行归类"是人们为了要认识千变万化、错综复杂的事物及其相互关系而创立的类分方法；"五行互藏"则是在此基础上进一步揭示事物内部更深层次的类分方法。

如果说"五行归类"着眼于整体，是宏观宇宙结构模型的话，那么"五行互藏"可以说是着眼于局部的微观宇宙结构模型。微观与宏观、局部与整体都是对立的统一，两方面的研究都是人类认识自身并与疾病作斗争所必需的。所以"五行互藏"是五行学说不可缺少的重要组成部分，应给予必要的重视。

王玉川在文章中写道：体质是机体所有的各种特点，包括肤色体形、脏腑气血、生理机能和精神、性格等各方特点的总和。古代的医家在两千多年前就采用"五行五脏"的理论和方法，提出了体质学说阴阳二十五人，根据人们的肤色、体形、性格等一般特点所表现的错综复杂的体质现象，分析归纳为"木形之人""火形之人""土形之人""金形之人""水形之人"等五大类型。在五大类型中又各区分出五个小类型，五五相乘，共有二十五种体质类型。如果说五形之人是体质学说的"纲"，则二十五人是体质学说的"目"。有纲有目，条理清楚，提纲挈领，便于掌握和应用。由于历史的局限，"阴阳二十五人"体质类型学说的某些具体内容还有不够精确、不够完备的地方，需要进一步改进。但是迄今为止，在中外医学史上的一切体质类型学说，从古希腊的希波克拉底的气质学说，到苏联生理学家巴甫洛夫的神经类型学说都没有能达到像"阴阳二十五人"体质学说那样细致全面的水平。因此，王玉川认为"五行互藏"的理论在医学科学上仍具有重大意义。

纠正味脏理论　重解归经学说

1988 年，《北京中医学院学报》第一至第三期发表了王玉川的《五脏祭五行五味及其他》。文中写道："五四"运动以来，一些研究医史的学者开始把儒家古文经学和今文经学的学派之争引进到医史领域，经为五脏配属五行之法，在经学的五脏祭里，既然有两种截然不同的说法，那么在医学里也必然经过与之相应的两种配法。显然这是医术必然服从儒术的观点。近年来，又进一步纠缠到儒家托古改制的问题，认为医学的五脏配五行说，一定要随着王朝改制而改变。史学的结论不能以主观推断来决定，重要的是真实可信的历史证据。如果随便抓住一点，便认定五脏属性必随帝王改制而改变的话，那么医学家就得不断修改理论，这是一个荒唐的结论。

王玉川在研究《黄帝内经》时发现了味脏理论与归经学说，提出了不断发展的味脏理论。五味入五脏，五谷五畜配五行理论虽是五行学说的内容之一，但其中亦有很多臆测的成分，特别是由此引申出来的归经理论，随着中药学的长足进展，愈来愈显得苍白无力。

酸入肝、苦入心等，一种味只与一个脏器发生直接联系的观点，无疑是早期的理论，与客观实际存在较大的差距。成篇较晚的《素问·脏气法时论》和《素问·至真要大论》等所说的一种味与多个脏器发生直接联系的说法，即是后来在临床实践中观察到的实际情况。有所发现，即有所记载，故其说与老观点多有矛盾。没有发现，即无记载，故肝与苦、咸无关，心与辛无关，肺与甘、咸无关。事实上并不是无关，而是当时尚未发现的缘故。

味脏理论的混乱对中药学理论影响很大，主要表现在药物归经方面。药物归经的理论原是以药物的功效为依据的，是通过脏腑辨证用药，从临床实际疗效中总结概括而成的。可是以往的本草学家们说它是以五味入五脏的理论为基础的。王玉川通过对全国统编的第二版、第四版《中药学讲义》中的中药归经进行统计，发现酸味专入肝者仅占9%～11%，苦味专入心者仅占1.14%～2.5%，甘味专入脾者仅占5.87%～7.95%，咸味专入肾者只占11.7%，充分说明了一种味专入一脏的比例很低，五味专入五脏的说法是不全面的。因此，一种味与多个脏器发生联系的观点，才是《黄帝内经》味脏论的主要精神。

对《内经》气血循环理论的独特见解

1991年，《北京中医学院学报》第二至第三期发表了王玉川的《浅谈经脉气血循环理论的发展演变》，表达了他对《内经》气血循环理论的独特见解。

王玉川在研究中发现，《黄帝内经》的经脉气血循环理论，不但与《足臂十一脉灸经》《阴阳十一脉灸经》有渊源关系，而且在《灵枢·经脉》成书之前，存在一个多种学说并存的过渡时期。此期的经脉气血循环学说约有四个不同的流派，他们各有自己的主张和见解，各有自己的成就和贡献，这无疑是古代医学家为建立经脉气血循环理论从各自的临床实践经验出发，各抒己见，开展学术争鸣的真实反映，而《灵枢·经脉》成书则是这次争鸣的终结。

王玉川提出，经络树学说是《黄帝内经》的第一种经脉血循环理论的生命线，客观存在是以植物根茎枝叶，比喻人身经脉和络脉的一种学说。《灵枢·根结》和《素问·阴阳离合论》所说的"三阴三阳""六经根结"和"开合枢"，以及《灵枢·卫气》所说的十二经标本、气街等即是经络树在《黄帝内经》中的主要内容。"根结"和"标本"是取象于树木的两种说法，虽词不达意，然而实际基本相同。在经络树学说里，经络的"根"或"本"均在四肢末端，"结"或"标"则皆在头、胸、腹部位。经络路线依然保持着帛书两篇《足臂十一脉灸经》《阴阳十一脉灸经》十一脉向心性循行方向。营卫气血是以阴出于阳、阳入于阴和里出于表、表入于里的方式，在阴阳经脉之间与形体表里之间出入循环流动着的并受自然变化的影响，而有白天充盛于肌表、夜晚充盛于内脏的昼夜盛衰规律。"六经根结"和"三阴三阳"表里出入的"开合枢"理论，大概是经络树学说的早期理论。六经标本的六经皮部是"六经根结"和"开合枢"理论的发展，是经络学说的后期理论，而皮部浮络与脏腑的关系以及气街的生理、病理、证候、治法，则对后世经络、腧穴、针灸学说的发展有着重大影响。

王玉川认为，大约在经络树学说表里循环论建立的同时，即有第二种经脉气循环学说问世。这第二种循环理论的构想是在人身一小天地即小宇宙观念指导下产生的。

王玉川指出：阴出阳入的经脉气血循环理论是在手足三阴三阳十二条经脉全部发现，经与脏腑的配属关系完全确定之后创立起来的。这种理论的产生较前两种学说要晚，在阴阳经脉气血循环理论的发展过程中属于第二个阶段。阴出阳入的血气循环理论提出了"阴者主脏，阳者主腑。阳受气于四末，阴受气于五脏"的观点。十二经脉中的气血，就是如此循环运行的，即以五脏为中心，阴经主出，阳经主入，故称为阴出阳入循环学说。在这种学说里，阴经与阳经首尾相互交接，所以"阴出阳入"在字面上与经络树学说的"在阳者主入，在阴者主出"似乎相同，而实质上是完全不同的。

王玉川发现，第四种经脉气血循环理论始于中焦，由肺手太阴之脉至指端，再由大肠手阳明之脉返回内脏，最后由肝足厥阴之脉上注于肺脉，形成手足阴阳表里十二经脉首尾衔接的大循环理论，它是当时关于经络气血循环问题开展百家争鸣的总结和发展。

王玉川认为，十二经首尾衔接大循环学说是阴阳经脉的气血循环理论中最重要的一种，《黄帝内经》的许多篇章都是以此为基础定成的，这种出现于经脉气血循环理论发展过程最后阶段的学说，在《黄帝内经》经络理论中占有主导地位，被看成是中医理论体系中独一无二的经脉气血循环理论。

追根溯源　探秘运气学说之谜

新中国成立后的 17 年，医学界将运气学说作为历史加以探讨，追溯其源起和演变，其中以范行准的《五运六气说的来源》一文影响较大。

1959 年，任应秋著述的《五运六气》一书是现代第一本运气学说的入门之书。1962年，胡海天在《广东中医》发表连载文章，做"五运六气"的讲座，在中医界亦有一定的影响。在当时对运气学说有存、废两种意见的情况下，中医界对这一问题出现了争议。1966 年之后，五行学说和运气学说遭到批判，直到 80 年代，运气学说才又重新登上大雅之堂。

1993 年，王玉川编著的《运气探秘》由华夏出版社出版，他探讨了五运和六气的体系问题，指出了平气概念的重要性，从西汉的灾害性天气论证了运气学说的科学性，阐发了《素问·遗篇》的学术价值。他的研究成果代表了当时中医界的最高水平。

王玉川根据《素问》有关篇章的记载提出，运气学说是古代医家为防治周期性流行病和多发病而总结创立的一门学说，对中医理论和临床诊疗技术的发展，影响极为深远。后世许多著名的医家，对此做过研究，并续有补充和发挥，但是对于运气学说体系本身的研究还没有引起足够的重视。

王玉川首先对运气学说的体系进行了深入研究，他发现，五运和六气开始是两个不同派别的学说，五运的起源较六气早得多。

五运学说本身有一套变化周期和推演测算的公式，并有比较全面而明确的研究范围以及完整的理论体系，在《素问》中有很多论述可以证明。由于五运和六气各有一套自成体系的理论，它们又有着共同研究的对象，后来因客观实际的需要，通过学术交流，彼此影响，相互渗透，逐渐融合为一个体系，统称为运气学说。

不同派别的学说相互渗透、结合，是科学技术取得突破性进展的重要途径之一，从这个意义上讲，五运与六气两个不同派别的学说相互结合则是中医理论不断发展的成果。

王玉川认为，五运与六气结合的根本原因是它们的对象完全相同，但要使两个理论体系不相同的学说结合在一起，形成一个统一的新学说也不是轻而易举的事情。他从《素问》中看出，五运与六气结合的过程基本完成，并创立了不少新的名词和术语，扩大了应用范围，但它还没有把二者真正融为一体，还没有达到天衣无缝的境地，因而留下了不少结合的痕迹，在理论上显得不够严谨。五运在《素问》七篇大论的运气学说体系中，实际上仅仅保留了主岁的大运的作用。这是为了要使两种学说结合在一个体系不得不有所取舍，不得不来一番改造制作。如果把两者原有的内容不分主次，不加取舍，全部糅合在一起，不但头绪过多，而且无法构成一个统一的体系。王玉川指出，后世的医家由于不完全了解运气学说的历史，把《素问》运气学说抛弃了的五运客主加临的方法重新抬了出来，这实在是辜负了《素问》作者的一片苦心。

王玉川对平气理论进行了分析，指出平气是运气学说的一个重要术语，它涉及的面很广，对运气的推算结论具有举足轻重的作用。从《素问》的记载来看，平气的概念还比较清楚，推算方法较为简单，但也多有重复和矛盾之处。后世学者的平气理论，虽说上承《素问》而有所发展，实则与《素问》颇多抵触，因此难以自圆其说。近来出版的有关论著大多因循前人旧说，间或有所损益，往往顾此失彼，并没有真正解决问题。王玉川认为，《素问》的平气概念是指相对于"太过"和"不及"而言，既非太过，又非不及，则叫做平气。后世医家对于《素问》平气的概念，似乎并无异议。但是对于平气的构成条件和推算方法却与《素问》颇多分歧，这是因为对原则的认识一致，并不意味着对具体事物的见解必然相同。平气的传统理论包括它的推算方法是运气学说中最不合逻辑的繁琐的理论，它不仅给运气学说造成了极大的紊乱，而且还给其涂上了一层厚厚的神秘色彩。

王玉川对从西汉穗帝二年（公元前193年）到汉平帝元始四年（公元4年）前后历时197年间65次灾害性天气验证研究进一步证实，运气学说有它一定的科学性和实用价值，但也暴露了运气学说的某些不足。即按照运气学说的理论，灾害性天气应该发生而实际上并没有发生的年份较之发生了的年份要多得多。他得出的结论是：运气学说有它一定的科学性和应用价值，但很不完善，只能用它来解释已发生的反常气候，却不能作为预报天气变化的理论来使用。

王玉川充分肯定了《素问·遗篇》在运气学说中的重要地位。《素问·遗篇》系指《本病论》和《刺法论》两篇文论，宋代以后始见。《素问·遗篇》自从被宋臣林亿等以"辞理鄙陋，无足取者"八个大字做了彻底否定的判决之后，900多年来，一直难有出头之日。其间虽有个别专家也看到了《素问·遗篇》里的某些有价值的材料，但最终还是作了一笔抹杀的结论。王玉川认为，不应以文辞雅俗作为判断学术的唯一标准，《素问·遗篇》的最大成就是突破了《素问》七篇大论的旧框框的束缚，提出了许多独到的新见解，在运气学说的发展史上写下了光辉的一页。虽然其中也难免掺杂一些虚构的东西，但《素问·遗篇》的学术价值是不容否定的，它对运气学说的发展有积极意义。

破解河图洛书之谜

我国改革开放后，由于"易学"热的兴起，河图洛书骤然升温。有人认为，河图洛书是中医学理论的根蒂，诸凡阴阳变化、五行生克、人与自然的关系、脏腑经络、营卫气血的生理病理，乃至养生防病等，都是通过河图洛书原则的应用体现的。对此王玉川则不这样认为。他对河图洛书进行了深入研究，1992 年《北京中医学院学报》第二期发表了他的《我看河图洛书》一文。1993 年他的《运气探秘》出版，再次就河图洛书提出了自己的学术观点。

王玉川通过长期研究发现，在先秦古籍中最初只有河图，并无洛书之说，《尚书顾命》之河图即是江河山川的地图。河图洛书是祥瑞物之一，是帝王受命之符，是出土甲骨。

王玉川认为，河图洛书是由祥瑞说转变而来的神话，其发生年代可追溯到先秦，而盛行于汉代。《管子》《论语》书中的河图洛书不过是兆示天下一统、万民和喜的祥瑞物，到了《墨子》那里，就变为上帝命有道者征伐无道者的天书。王玉川认为，古代易学家无不以为《周易·系辞》"河出图，洛出书，圣人则之"即是八卦取法于河图洛书的证据，他们的解释虽有分歧，但都以为河图与龙马有关，洛书与神龟有关，都带有浓厚的神秘色彩。所谓的龙马、神龟，实际上即是卜骨和卜甲。河洛是泛指人们居住过的地区，不必专指黄河和洛水。图书则指出土的甲骨，甲骨上的钻灼裂纹即兆枝，被称为图；刻画在甲骨上的卜问纪录和数字组成的符号，就称为书。现代考古学家公认，甲骨上的数字符号即是当时揲蓍结果的纪录，又是画卦之依据。"河出图，洛出书，对人则之"这句话表明，由八卦相重而为八八六十四卦，并进而讲究三百六十四爻，与甲骨刻辞的再研究有着相当密切的关系，河图洛书就是秦汉之际易学研究者们替甲骨起的别名。西汉末年和东汉时期的儒家，不知河图洛书即是甲骨的别名，但又必须对"河出图，洛出书"作出解释，于是就产生了许多牵强附会的说法。

王玉川经过深入研究进一步指出：河图洛书是象数的基础，有人把河图洛书看做是古代科学技术的顶峰，是包罗万象永远不会枯竭的自然科学宝库；也有人以为讲解河图洛书都是捕风捉影，不值得一提，王玉川则认为这两种极端的看法都是片面的，不足为取。作为说《易》的工具、象数学基础的河图洛书，犹如无所不容的聚宝盆，它已经不再是隋唐以前的河图洛书。在其发展过程中，已经把各种各样的知识和学说，无论阴阳家的还是五行家的，无论是自然科学的还是社会科学的甚至是哲学的都吸收了进去，经过漫长岁月的积累演化，成了一个包罗万象的巨大无比的体系。医学家、天文历算家、儒家、道家、佛家，乃至预言家、命相家、风水家都可以使用它。这如同现代电子计算机，可以为各行各业和科学工作者服务，也可以用作算命、问卦、预测吉凶等活动的工具，并不是河图洛书本身所具有的。

吴 咸 中

古圣今贤，莫不以立德立功立言为本，于医尤然。非盛德不可操此仁术，非明哲不能通其至理，非精诚难成苍生大医。务有精敏之思、果敢之勇、圆融之智、坚持之守，始可承国粹、创新知、起沉疴、济斯民。余致力于中西医结合凡五十余载，谨遵此旨，深有所感，特书之与同道后学共勉。

——吴咸中

吴咸中1925年出生，满族，辽宁省新民县人。著名中西医结合临床家、外科学家，天津医科大学外科学教授，博士研究生导师，博士后流动站负责人，国家级重点学科带头人，中国工程院院士，2009年被人力资源和社会保障局、卫生部、国家中医药管理局评选为国医大师。

吴咸中为我国中西医结合治疗急腹症的主要奠基人和中西医结合事业的开拓者之一、全国"西医学习中医"中西医结合学家的杰出代表。首倡"以法为突破口、抓法求理"的中西医结合研究思路，推动了临床研究、基础研究和药学研究的有机结合，使中西医结合不断向高层次发展；创立并不断完善了中国中西医结合急腹症诊疗体系，实现了外科治疗学的重要变革，于1982年被世界卫生组织认定为中国五大世界医学领先项目之一；在重症胆管炎、重型胰腺炎和多脏器功能不全综合征等外科急危重症领域取得重大突破，成为中西医结合医学代表性重大成果。吴咸中先后获得国家科技进步二等奖、天津市科技进步一等奖、天津市重大科技成就奖等重大奖项。《中西医结合治疗急腹症》、《新急腹症学》、《腹部外科实践》、《急腹症方药诠释》、《证与治则的研究》、《承气汤类方现代研究与应用》等为其代表性著作。

吴咸中现任天津市中西医结合研究院院长、天津市中西医结合急腹症研究所所长、天津市南开医院名誉院长、中国中西医结合学会名誉会长等职，曾任天津市南开医院院长、天津医学院院长和名誉院长、天津医学会会长、中华医学会副会长和中国中西医结合学会会长等职，曾先后5次当选为中国共产党全国代表大会代表，5次被评为天津市劳动模范和特等劳动模范。吴咸中为世界外科学会会员、曾任世界卫生组织传统医学专家咨询团成员。

攻急腹症 创立新体系

急腹症是腹部外科急性疾病的简称，这些疾病的共同特点是发病急、痛苦大、变化快，在西医外科早已形成了一套以手术疗法为主的治疗常规，有些病种甚至有"一经诊断立即手术"的规定。手术固然可以有效地治疗其中大部分病人，但也有的病种疗效并不满意,麻醉与手术也难免给病人带来一定的损害,甚至出现严重术后并发症,其中以粘连性肠梗阻最为多见。对于重型胰腺炎,尽管采取了多种手术方法,用尽了价格昂贵的药物,仍难使其病死率下降到期望的水平;对于原发性胆管结石,常常是"屡取屡发"。事实表明,急腹症的治疗有待改进,必须在手术疗法以外寻找新的出路。

用中药治疗急腹症,已有悠久的历史。在古代,多以证候为纲来分析各种腹痛或其他症状的病因病机,根据脏腑部位与虚实寒热的不同,分别遣方用药。张仲景所著的《伤寒论》与《金匮要略》为治则的形成与方药的应用奠定了基础。

在《伤寒论》中的阳明证、少阳证与少阳阳明合证中,用现代的观点来分析,其中涉及多种急性胃肠及肝胆疾病。该书所拟的承气汤与柴胡汤两个系列方剂,对后世医家治疗急腹症产生了重要的影响。《金匮要略》对腹部疾病的辨证论治尤为精辟。以茵陈蒿汤治阳黄、大黄牡丹皮汤和薏苡附子败酱散治疗肠痈,堪称经典的辨证论治。隋唐期间,在《诸病源候论》、《备急千金要方》、《外台秘要》等划时代的临床巨著中,收载了大量急性腹痛的治法与方药。金元四大家中的寒凉派与攻下派,对热证与腹痛的治疗颇有创新,温病学派为热性病的诊疗又提供了崭新的思路。

清末唐容川与王清任用活血化瘀法治疗胸腹疾病形成了独特的思路,丰富了急腹症的治疗经验。近人张锡纯在治疗急症及重症上经验丰富,所拟"硝菔通结汤"与"赭遂攻结汤"治疗燥结与宿食所致之肠梗阻疗效颇佳。但对于手术这一祛邪的重要手段,除汉代华佗应用麻沸散行开腹术和明代危亦林创立肠吻合术的记载外,历史文献中鲜有报告。传统的中医外科学多限于皮肤黏膜疾病及骨伤科等范围,中医治疗急腹症并没有形成独立的体系,尚限于一证一方的经验阶段。

吴咸中以其深厚的外科学基础和对中医理论体系的深刻了解,决心在中西医结合治疗急腹症领域深入探索,实现外科治疗学的重大变革。按照"肯定疗效,摸索规律,探讨机理,改革剂型"的总体思路,吴咸中从一开始就把外科急腹症作为一个整体进行科学的考察,并对每一个病种进行了3~4个周期的临床研究,逐步形成并不断完善了中西医结合急腹症诊疗新体系。

其主要内容和特点在于:

(一)采用西医辨病与中医辨证相结合的方法,对每类急腹症做出分型与分期的个体化诊断。分型与分期使急腹症的辨证论治逐步走向客观化及规范化,使立法选方用药有了共同遵循的标准,也为探讨治疗机制及进行剂型改革提供了有利条件。

分型是对同一类急腹症的横向区分。虽然在西医诊断上属于同一类疾病,但由于局部病理变化的不同及机体反应状态的不同,在中医辨证上就可能属于不同的病机与病态,因而在治疗上会有所不同,这就是所谓的"同病异治"。相反,在不同疾病的某一阶段,可能出现相同或相似的见证,故不同的疾病也可采取相同的治法,这称之为"异病同治"。如以胆石症为例,未并发感染的胆绞痛仅表现为肝郁气滞,属气滞型,治宜疏肝理气,缓急止痛;当并发感染时,出现发冷发烧,脉数舌红,属肝胆实热,宜用疏肝理气及清热解毒法治疗,热重者还应辅以通里攻下;当结石堵塞胆管出现黄疸时则属肝胆湿热,应以清热利湿为主,辅以疏肝理气或通里攻下;还有少数病人发病急剧,出现一派毒热炽盛的见证,称之为脓毒型,首先需要采取有效措施解除梗阻,并配合使用以清热泻火及通里攻下为主法的中药。

分期则是根据同一病人在疾病不同发展阶段的特点进行的纵向区分。总的看来，凡病程较长的急腹症，都要经过初、中、后三个阶段：初期为疾病的初始阶段，以某些早期症状或不典型症状为主。如能采取有力的治疗措施，有可能控制病情的发展。中期是正邪交争、正盛邪实的疾病高峰阶段，症状及体征十分明显，辨证多属里实热证。治疗应以祛邪为主，祛邪以扶正。后期可有两种情况，一是邪去正安，稍加调理即可痊愈；另一种情况是邪去正伤，还有某些残存症状，如出现气虚或血虚的见证，需进行滋补治疗，以善其后。有的病人还应针对其引起急腹症的原发疾病进一步检查及治疗，以防复发。每一类急腹症，都有它们自己的分期特点与标志，如溃疡病急性穿孔是以穿孔闭合及腹腔渗液的吸收作为分期的标志，急性阑尾炎则以热象的发展或消退作为分期的标志，分为瘀滞期、蕴热期和毒热期。如此，既掌握了各类急腹症在横向上的区别，又注意了每个病人不同阶段（即纵向）上的特点，辨证就会更符合每个病人的实际，施治也就会更具有针对性，从而有可能使临床疗效不断提高。

（二）创立中医治疗急腹症"八法"，采用以中药非手术疗法为主要特色的综合性治疗方案。

吴咸中将常见的急腹症分为三类，分别采用不同的治疗原则。

第一类：病情较轻，病人周身情况好，对该病已经积累了较为成熟的治疗经验，首选中西医结合非手术疗法。

第二类：病理损害较重、病情变化较快，但病人周身情况尚好，可在严密观察及做好手术准备的条件下试用非手术疗法。

第三类：凡病变严重、病情复杂及周身情况不佳者，均应在经过必要的术前准备后，及时采用手术或其他介入治疗。

以中药为主的非手术治疗方法主要指运用吴咸中创立的"急腹症八法"及其相应方剂。1961年夏，吴咸中确立了急腹症的病因病机分类（气、血、寒、热、湿、食、虫），并依此提出八法的具体运用，1965年根据更为丰富的实践体会，将急腹症常用八法列述为降逆止呕，通里攻下；理气开郁，健脾和胃；行气和血，补气养血；清热解毒，燥湿泻火等四类八法。其进一步突出了六腑以通为用、痛随利减的生理及病理规律；突出了气滞血瘀是急腹症常见的基本病机，以及以清热解毒、燥湿泻火作为消除实热与湿热的重要治则。

1988年出版的《急腹症研究》，则将急腹症常用八法最终确立为"通里攻下法、活血化瘀法、清热解毒法、理气开郁法、清热利湿法、健脾和胃法、补气养血法和温中散寒法"。

在八法中，通里攻下、活血化瘀、清热解毒、理气开郁及清热利湿法是祛邪的主法，在急腹症的治疗中起主要作用。在急腹症的初期，炎性急腹症的病情尚在进展，梗阻性急腹症的梗阻尚未解除，应以祛邪治法为主，如通里攻下、清热解毒、理气开郁等；在急腹症中期，炎症开始消退，梗阻已经解除，腹痛减轻，但尚有胀闷及饮食欠佳等症状，此阶段应在继续采用祛邪治法的同时，兼用行气活血、消食导滞等治法，调理脏腑及疏通气血，加速残存症状的消退；在急腹症的后期，有些病人可出现气虚、血虚或阴虚、阳虚等病后体虚的病象，此时应采用健脾和胃、补气养血等方法，补其不足，促进康复。

临床与实验研究结果表明，通里攻下、活血化瘀、清热解毒及理气开郁等法，都有一个主要作用，针对一个主要病理环节，但同时亦兼有其他作用，对其他病理环节亦有程度不同的影响。

在临床应用这些疗法治疗急腹症时，可根据病人的主要病理特点（梗阻、感染、血运障碍及功能障碍），单独使用一法，或者多法并用，或者在不同的阶段，先后采用不同的治法。在各类急腹症的治疗中，根据"六腑以通为用"的学说，通里攻下法有着更为广泛的应用范围。急腹症的辨证论治，从本质上来分析就是找出起主导作用的主要病理环节，在这个基础上，制订出合理的治疗方案，选用与主要病理变化相适应的药物或其他治疗措施，进行积极的治疗，体现"急病急治"、"急则治其标"、"重症重剂"、"速战速决"等原则，控制病情发展，促进病理改变的消退，使病人从病态转为常态。

实践证明，对于诊断明确、病理损害较轻的急腹症如单纯性阑尾炎、阑尾周围脓肿、60%以上的溃疡病急性穿孔、绝大多数的胆系感染、急性水肿性胰腺炎和半数以上的非绞窄性肠梗阻均可以通过中西医结合非手术疗法取得良好疗效；而某些病损较严重的急腹症，也可由危险性较大的"急症手术"改为"择期手术"，从而提高了治疗的安全性和成功率，实现了外科治疗学上的重要变革。

（三）积极引进吸收世界先进技术和中医药研究最新成果，促进中药、手术和微创技术的完美结合。

吴咸中始终注意把继承、创新有机地结合起来。20世纪70年代初，B超、纤维胃镜与十二指肠镜在国外刚刚起步，吴咸中敏锐地感知这些技术对于中西医结合的重大价值，立即派人到日本学习，并引进了相关设备器械，使中西医结合诊断达到先进水平。通过采用十二指肠镜进行胆胰管造影和引流联合中药活血清解灵治疗急性重症胆管炎，使这一困扰肝胆外科的危重性疾病的病死率由当时的20%左右逐步下降到2%以下。这项工作可以说是药物、手术和微创技术三种治疗方法的完美结合。

吴咸中采用新技术手段，对中西医结合治疗溃疡病急性穿孔进行动态观察，急性期用多导生理记录仪观察腹直肌肌电，胸、腹式呼吸运动曲线，手指容积脉搏波和肠蠕动变化。治疗顺利的病人多在两次针刺后腹直肌肌电明显减弱，腹式呼吸运动曲线增强，容积脉搏波从低幅曲线转向正常，肠蠕动也开始恢复。对于少数疗效不好的病人，且上述指标变化不明显者，则在4~6个小时内转为手术治疗。应用这些先进的客观指标进行观察，进一步减少了治疗中的盲目性，提高了临床疗效，同时也缩短了禁食及胃肠减压时间（平均缩短1~2天）。急性期过后，在不同阶段，用内镜观察了穿孔后溃疡的愈合过程，从火山口状溃疡到皱折状紧缩再到表浅瘢痕，也有极少数病人形成假憩室。这样的直观观察前人没有做过。由于改进了这两个阶段的观察方法，使中西医结合治疗溃疡病急性穿孔的科学水平有了进一步的提高。

20世纪90年代初，世界上刚刚开展腹腔镜技术，吴咸中再次感到这项技术对中西医结合腹部外科的潜在影响，并在国内首批开展了腹腔镜胆囊切除术。其后，应用腹腔镜、十二指肠镜技术开展肝外胆管结石的两镜联合手术和应用腹腔镜、十二指肠镜、胆道镜技术开展肝内、外胆管结石的三镜联合手术，均取得了迅速的发展，居国内一流水平。

这一中西医结合急腹症诊疗体系经临床实践证明，科学有效，并在全国广泛推广。吴咸中先后出版多部专著。该诊疗体系亦被载入《黄家驷外科学》、《外科临床指导》等权威著作中。

1977 年，在日本京都召开的第二十七届国际外科学会上，吴咸中做了"中西医结合治疗急腹症"的研究报告，《世界外科杂志》于 1979 年 1 月号以科学论文的形式予以发表，并配发了由美国加州大学外科学教授、国际著名肝胆外科专家朗迈的特邀评论。评论的主要内容为：在这篇激动人心的报告中，在 10 年期间的大宗病例中，94.2% 的急性阑尾炎（总例数 1200 例）、69.5% 的溃疡病穿孔（总例数 486 例）、71.8% 的肠梗阻（总例数 1006 例）、97.6% 的急性胰腺炎（总例数 829 例）、83.4% 的急性胆道感染（总例数 1400 例），未经手术均已复原，所有病种的病死率均较低，随访结果表明，中西医结合可以扩展某些急腹症的非手术范围。

朗迈强调，要密切注意任何对传统的外科病非手术疗法的研究。在积极评价、谨慎求证的同时，他仍不免流露出怀疑之意，认为阑尾炎的复发率，一般要高于报告的 14.5%，在美国许多医院，即使是症状体征都支持手术的可疑阑尾炎患者，最终病理诊断仍有 15%~20% 不准确。

时隔近 30 年后，瑞典卡罗琳斯卡医学院组织的一个多中心合作的大样本急性阑尾炎非手术疗法的研究报告，发表于 2007 年的《世界外科杂志》，其结果与吴咸中的报告十分接近。报告的结论为：非手术疗法治疗急性阑尾炎是值得推荐的治疗方案，但避免抗生素产生的副作用仍需密切关注。吴咸中在认真阅读了这篇报告后高兴地说："我们的工作比他们早了近 50 年，这也算是远方的呼唤吧。应该看到，他们的科研设计值得我们认真学习。"

联合攻关　古方破重症

尽管世界卫生组织在 1982 年就把中西医结合治疗急腹症列为中国在世界医学的领先项目，但一个很奇特的现象是，除了在 1988 年出版的《急腹症研究》一书封面上用一句话略记其事之外，吴咸中从未在任何讲话和文章中张扬过。这种淡定和谦逊足以让人肃然起敬。吴咸中认为，这是国家的荣誉，是集体的荣誉，是代表过去的荣誉。他最常说的一句口头禅是："我们还得爬坡。""莫将新苗当硕果，成功还得二十年"，是他在 1977 年主编的《新急腹症学》扉页上的题词，表达出他对中西医结合成果的冷静评价和殷切期望。

进入 20 世纪 80 年代以后，吴咸中认为，应该继续提高中西医结合的学术水平，要把重点转向危重急腹症的治疗和理论探索上，同时应该探讨实现该目标相关的思路与方法。为此他在 1989 年提出了"在高层次开展中西医结合"的学术发展战略和具体目标。

在这一方针的指导下，吴咸中带领学术团队在临床研究、基础研究、药学研究几个方面组织科研攻关。对于常见的胆总管结石，开展了经内镜十二指肠乳头括约肌切开与中药排石的联合治疗，使排石率达到 90% 以上，排净率达 75%。其疗效既优于中西药物合用的"总攻排石"，也高于单纯的经内镜括约肌切开术。

在中医基础理论研究方面，他先后对腹部外科病人中的脾虚证、胃阴虚证及血瘀证，应用先进的实验手段进行了多指标观察，较深入地阐明了这三个证的本质，受到国内外同道的重视。对于治疗急腹症最常用的三个治则，即通里攻下法、活血化瘀法及清热解毒法，由急腹症研究所、天津医学院及南开大学合作攻关，取得了重要进展。

最有代表性的是选择了国际公认的难症"重症胆管炎"、"重型急性胰腺炎"和"多脏器功能不全综合征"等，作为新的突破口进行了长期攻关研究，不但提高了临床疗效，也说明了肠屏障功能障碍在多脏器功能障碍综合征发生发展中的重要地位，用通里攻下法干预肠道是一个独特的治疗方法，显著提高了中西医结合防治重大疾病的能力和研究水平，并得到国际同行的关注和赞许。

（一）重型急性胰腺炎

20世纪80年代中期，国内外对重型急性胰腺炎的病理生理认识不一，治疗方法各异，曾一度纷纷进行"规则性胰腺切除"或早期实行"腐胰组织清除术"。但不管哪种手术方式均未能改变治疗结果，病死率均在30%以上，以致有的学者感叹，现行的西医治疗方案只改变了患者死亡的方式，但未能改变死亡的命运。

从1993年到1998年，吴咸中等采用前瞻性研究方法，对该病进行了中医辨证分期论治。

吴咸中将重型急性胰腺炎病理过程划分为初期、进展期和恢复期。初期以非感染性多脏器功能不全综合征（MODS）为主要表现，中医辨证多属少阳阳明合证或阳明腑实证，严重病人则表现为结胸里实证。在治疗上除全身支持治疗外，早用、重用通里攻下法，以大承气汤或清胰陷胸汤为主，抓紧入院后前3天治疗，每天保持排便3次以上。进展期以控制细菌感染及防治感染性并发症为主要目标，此期以清热解毒、活血化瘀为主，辅以通里攻下，代表方剂为清胰汤及清胰承气汤。恢复期则根据具体情况进行适当的处理。全病程可出现两次MODS高峰（初期、进展期），如果初期治疗得当，不但能减少全身炎性反应综合征（SIRS）向MODS的发展，使患者有可能不经过进展期而直接进入恢复期。

根据南开医院1993~1996年145例重型急性胰腺炎中西医结合临床研究结果显示：初期死亡9例，占6.2%；进展期死亡占10.3%；总病死率为16.6%，与国内外同期治疗结果比较，疗效显著。

重型胰腺炎的病程演化过程始终伴有器官功能状态的改变。本组全部病人在不同病理阶段中均出现一个或数个器官功能不全或衰竭。本组在初期共发生78例108个器官功能不全或衰竭，占53.8%，其中肺损害为多见。进展期发生89例，共170个器官受累。其中肺损害56例患者，经有效的通里攻下后血氧分压不断提高，第十四天已恢复正常。临床与动物实验结果表明，有效的通里攻下可明显减轻腹胀，改善心肺功能，对肠源性内毒素有直接清除作用，对肠道的机械屏障、免疫屏障和生物屏障均有保护作用，可有效地抑制细菌和内毒素移位。相关研究还表明，大承气汤和大黄等可抑制单核与巨噬细胞产生的细胞因子，并减少这些细胞因子造成的瀑布效应，从而起到器官保护的作用。

随着研究的深入，2007年报告的155例重型急性胰腺炎的病死率又降至11.6%，呈现出良好的前景。这一成果已在国内多家有影响的临床中心推广应用，全国重症胰腺炎治疗指南也予采用。

目前，科技部的支撑项目"中西医结合治疗重型胰腺炎疗效评价标准研究"，正由南开医院专家领衔进行中。

在中央电视台《大家》栏目对吴咸中的专题报道中，曾生动介绍了一位重型胰腺炎患者的治疗过程。患者是山东德州市中心医院的副院长、外科主任。他因重型胰腺炎在当地医院治疗多日，腹痛腹胀进行性加重，并出现多脏器功能障碍。他对所有的治疗都失去了信心，甚至想立遗嘱。在死亡边缘挣扎的他，带着一线希望被转到南开医院。吴咸中和他的助手崔乃强教授接诊后，对患者进行了综合评价。经整体辨证，给予清胰陷胸汤，重用通里攻下、活血化瘀中药，病人迅速好转，直接进入恢复期。只用了9天时间，患者就从重症监护室转到了普通病房，两周后康复出院。患者感动地说："这确实是一个奇迹，没有做手术，用中医中药就把我从死亡线上拉回来了。"这次治病的经历，彻底改变了患者对中医中药的看法，促使他做出一个重大决定，把中西医结合治疗胆胰疾病的技术和方法引进到山东省德州市中心医院，并建立了德州市中西医结合医疗中心。

（二）急性重症胆管炎

在20世纪80年代以前，本病以急症手术引流为主，病死率在10%～20%。国内外采用经内镜鼻胆管引流和乳头括约肌切开后，疗效有所提高，但仍不尽如人意。吴咸中等从1983年到1990年共治疗270例，其中鼻胆管引流（ENBD）及中药联合治疗200例，手术及其他治疗70例，结果ENBD加中药组死亡3例，病死率下降为1.5%；而对照组死亡10例，病死率则为14.3%。

从1992年初到1995年10月，吴咸中调整了中药处方并改革剂型，制成活血清解冲剂，并根据该病的发展过程，制订了分期治疗方案。在完成ENBD初期，病人仍有阳明或少阳阳明证合证，选用大承气汤冲剂治疗，每日两次，每次两袋冲服。待大便畅通、腹胀消退、肠鸣活跃后即转入缓解期。该期以内服活血清解冲剂为主，服用3～7天后转入恢复期。恢复期则根据引发急性重症胆管炎的病因进行治本治疗。在此阶段治疗的213例急性重症胆管炎，有36例手术治疗，其中4例术后死亡；177例完成了鼻胆管引流加中药分期治疗，其中有2例死亡，病死率仅为1.1%。

对急性重症胆管炎的病理生理研究表明，该病发病过程中，既存在胆源性败血症又兼有肠源性败血症，同时投予清热解毒及通里攻下中药，有利于促进两类败血症的消除，更利于病人的恢复，且可显著降低病死率。ENBD加活血清解冲剂现已成为急性重症胆管炎的常规治疗方法，使该病不再是病死率很高的可怕疾病。

（三）重症腹内感染所致多脏器功能不全综合征

从1993年到1996年，吴咸中等对295例腹内感染病人进行了以通里攻下法为主要治则的中西医结合治疗，全部病人均符合1995年全国危重病急救医学会重症腹内感染所致多脏器功能不全综合征病情分期诊断及严重度评分标准。治疗结果显示，治疗组病死率仅为16.27%，而对照组为33.3%。本组与同期国内外报道结果相比，疗效为优。

"通里攻下法在腹部外科的应用与基础研究"项目完成后，吴咸中又组织天津市四所大型医院就因外科、内科、创伤和烧伤引起的重症腹内感染所致多脏器功能不全综合征的防治与机理探讨进行了历时5年的攻关研究。课题着重对重症腹内感染所致多脏器功能不全综合征状态下的神经－内分泌－免疫功能变化进行研究，取得了重要成果，被评为2006年度天津市科技进步一等奖。

该项研究发现，无论是严重创伤、烧伤、感染，还是各种内外科危重病所导致的重症腹内感染所致多脏器功能不全综合征，在其发病机制中肠道功能损害占有重要位置。它不但是重症腹内感染所致多脏器功能不全综合征中的一个受累器官，也是通过肠源性内毒素血症导致重症腹内感染所致多脏器功能不全综合征进一步加重的关键环节，即所谓"既是靶，又是源"。不但严重腹腔感染及大型腹部手术后所致重症腹内感染所致多脏器功能不全综合征出现肠麻痹，其他各种原因所致重症腹内感染所致多脏器功能不全综合征均可在不同时期出现不同程度的肠功能障碍。实验表明，肠内压升高对缺血再灌注肠管内内毒素转运有促进作用，且随施压时间的延长而增加。肠道内毒素可通过血液、淋巴及腹膜吸收等途径进入全身，造成肠源性内毒素血症。内毒素不但可激活单核细胞、巨噬细胞等炎症细胞，还可通过各种信号传导途径启动炎性细胞因子高表达，释放促炎因子。大量炎症介质可造成非特异性促炎反应过度，导致组织脏器损害。同时，还可分泌大量抗炎因子，共同作用于免疫细胞，导致严重特异性免疫抑制，使继发感染难以控制，从而进一步加重毒血症和炎症反应。实验还进一步证实，肠源性内毒素血症及其所引发的失控性炎症反应和免疫功能紊乱与神经内分泌网络关系密切。无论是下丘脑－垂体－肾上腺轴还是甲状腺激素和生长激素都会出现相应变化，而且会反过来影响炎症反应和免疫系统，从而形成重症腹内感染所致多脏器功能不全综合征时的神经－内分泌－免疫网络系统紊乱。

研究证明，大承气汤调节免疫平衡的重要机制是打破了内毒素这一启动环节，促进了患者免疫平衡的自身恢复。同时，它还可通过抑制基因表达、直接清除等作用，以外力的形式降低促炎与抗炎介质的水平。该项研究进一步阐明了肠源性内毒素血症与阳明腑实证之间的本质联系，证明了大承气汤具有"内外兼顾"、"攻补兼备"的显著特点，体现了"古方破重症"的巨大优势。

下法探微　揭三层效应

吴咸中对中西医结合理论研究的突出贡献当属在全国首倡"以法为突破口，抓法求理"的新思路，在他的倡导下，从 20 世纪 70 年代中期起，中医治法的研究逐渐成为全国中西医结合研究中最活跃的领域之一。

吴咸中认为，中医的理、法、方、药是一个统一的整体。中医是在理（生理、病因、病理）的指导下，认识疾病，诊断疾病，规定治疗原则（法），进而提出具体的方药。在中医理论中，"理"固然重要，但"理"是否正确，还要看在"理"指导下的治疗原则与方药是否有效。"方在法中，法从证出"，因此"法"在理、法、方、药中是一个重要的环节，起着承上启下的作用。对代表"法"的方剂或药组进行实验研究，不但能阐明中药的作用原理，也便于向上推断"理"的实质，故以代表"法"的方剂或药组为主要研究对象，是探讨中医理论研究的一个突破口。

1961 年，刘寿山主编的《中药研究文献摘要》出版，共收载 390 种中外期刊 500 余篇中药研究论文摘要。通览此书，未见有以"法"为对象突出中药治则实验研究的报道。因此，这一对中医治法进行实验研究的思路，是中医理论研究方法学的创新。

吴咸中对通里攻下法、活血化瘀法、清热解毒法、理气开郁法的代表方剂和药组进行了长期实验研究。过去用传统的中医理论来解释这些治则虽然也能说出道理，但仍然不免是从原则到原则，难能阐明实质。吴咸中的研究不仅在一定程度上阐明了中药的作用机制，也为提高中西医结合的理论水平提供了科学依据。通里攻下法的系统研究是"抓法求理"科研思路的典型代表。

中医的通里攻下法（简称下法）是荡涤胃肠、攻实祛瘀及泻热逐邪的一种治疗方法，常用于温热病及危重病的治疗。

通过多年来的中西医对照研究，在各类急腹症与中医脏腑之间的关系方面，已经取得了较为一致的认识。在急腹症中，肝、胆、胃、大小肠的见证最为多见，而且往往涉及两个以上的脏腑。在急腹症的发展过程中，各脏腑之间的传变更替亦有一定规律。吴咸中将中医"六腑以通为用"的学说作为认识急腹症发生、发展及指导临床治疗的枢纽。中医认为，六腑的生理功能特点是"传化物而不藏"，实而不满，动而不静，降而不升，以通降下行为顺，滞塞上逆为病。任何病因引起其通降失常，都会出现以痛（腹痛）、呕（呕吐）、闭（大便秘结）及烧（体温升高）为主要表现的六腑功能失常的症状。

无论按现代医学的病理分类，抑或按中医的病机归类，只要是属于实证，"通"的原则就应贯穿在整个治疗过程中。多种复杂病因或脏腑病变都可以引起升降失常的病理变化，这个具有共性的病理变化，就构成了急腹症范围内"异病同治"的前提。正确运用"以通为用"的原则，充分了解脏腑相关的重要性，是治疗急腹症的首要环节。

尽管已经确定了"以通为用"作为治疗急腹症的首要环节，但深刻认识通里攻下法所具有的"胃肠效应"、"腹腔效应"和"整体效应"，却经历了一个漫长的过程。

（一）投石问路，从消化道运动开始

胃肠效应服用下法中药后，病人最直接的感觉是肠蠕动增加，可伴有一定程度的腹痛，在几个小时内开始排气、排便。当痛快地排出积气及大便后，腹胀减轻，腹痛等症状也随之好转。服药前可称之为"不通则痛"，服药及排便后则为"通则不痛"或"痛随利减"。

实验研究显示，寒下法的大承气汤，单味药大黄，温下法的三物备急散、巴豆，峻下药甘遂和甘遂通结汤，都能明显地增强小白鼠胃肠推进功能，提高炭末在胃肠道的推进率。

用家兔分段结扎肠管的方法，观察不同药物对肠道液量的影响，结果表明，去芒硝大承气汤组、巴豆组、甘遂组及大黄组，肠段内液量为生理盐水组的 2~3 倍，而大承气汤组则为 6 倍以上，这显然与芒硝有关。大承气汤还能促进家兔实验性肠套叠的还纳。离体肠管实验证明，下法药物除具有促进肠管平滑肌收缩作用外，还发现一些饶有兴趣的现象。如巴豆、甘遂能使家兔小肠紧张性明显增高，收缩幅度变小，其作用可被阿托品所拮抗；大黄对肠管的紧张性表现为双向调节作用。离体豚鼠回肠标本的实验表明，大承气汤的收缩肠管作用与组胺相似，而与烟碱不同，其作用不被阿托品、六羟甲胺及丁基卡因所阻断，提示其作用方式可能是药物直接作用于平滑肌的结果。初期研究的主要结论是：通里攻下中药具有增强肠蠕动及增加肠容积的作用，由此可促进肠道内容物的排出及消除腹胀。但这仅是下法作用机制之一，而不是全部。

20 世纪 80 年代后期，采用胃动素放射免疫分析方法对照观察了胆囊切除术后病人血浆胃动素的动态变化，结果表明，中药治疗组术后胃动素浓度峰值出现的平均时间为 48 小时，明显短于对照组的 72 小时，与此相适应，治疗组的肠鸣音恢复时间、肛门排气时间及首次排便时间明显短于对照组。

另一项研究观察了外科急腹症病人胃肠激素的改变及寒下法对其的影响，发现在下法作用下，胃泌素、胃动素、生长抑素及 P 物质呈上升趋势，病人的肠鸣音频率增强，低频音消失。

采用微电极技术观察了大承气汤、大黄对豚鼠结肠带平滑肌细胞电活动的影响，结果表明，上述中药均能促进细胞膜去极化，加快慢波电位发放，并能增加峰电位的发放频率，揭示大承气汤、大黄能直接增强肠管平滑肌细胞的电兴奋性，从而促进肠道收缩运动。最新的实验更进一步从细胞与信号转导通路上加以研究，阐明了大承气汤、主药大黄及其有效成分（如大黄素、番泻总苷、大黄酚）提高豚鼠结肠平滑肌的电兴奋性与收缩性的作用机制。

在大承气汤对重症腹内感染所致多脏器功能不全综合征防治作用机理的研究中发现，大承气汤能从多个环节有效地保护肠屏障，包括机械屏障、化学屏障、生物屏障、免疫屏障以及肠道固有的自主神经网络等。

（二）扩大视野，关心腹腔脏器血流和脏器保护：腹腔效应

在严重损伤、大面积烧伤、腹腔感染及大手术打击等应激状态下，腹腔脏器供血锐减是一个突出的问题。为了观察在腹腔感染时腹腔脏器的血供情况及大承气汤对其影响，20 世纪 80 年代吴咸中应用生物微球测量血流量，结果表明，与正常对照组相比，腹膜炎组各器官的血流量明显减少，尤以肾、空肠、回肠及胃黏膜明显。腹膜炎大承气汤治疗组各器官的血流量比腹膜炎组明显增加，其中肾与空肠还稍大于正常对照组。

另一组实验发现，增加肠血流量可促进肠蠕动，而肠管节律性收缩又可增加肠静脉引流而有利于血液循环。随着腹腔血供及微循环的改善，还有利于降低毛细血管的通透性，减少炎性渗出，促进腹膜的吸收及炎症消散。内毒素和细菌是急腹症的病原学基础，要避免从肠腔移位到腹腔及其他脏器，则必须予以灭活、抑制或杀灭。研究表明，大承气汤在体外、体内均有抗内毒素的作用，包括直接灭活内毒素，介导肝脏、胆汁、血浆灭活内毒素；在体内减轻内毒素的生物学效应；减轻肠源性内毒素移位，以防止肠源性内毒素血症，进而保护腹腔脏器。

（三）保护肠屏障，抑制肠道细菌移位：整体效应

20 世纪 80 年代后期，吴咸中围绕通里攻下法对肠屏障的保护开展了深入的研究。

首先，成功地制作了四种肠屏障功能损害的动物模型。实验结果表明，机械性肠梗阻、细菌性腹膜炎、腹腔注射酵母多糖及肠系膜缺血再灌注均可引起肠屏障功能损害，表现为内毒素血症、肠道细菌移位、高细胞因子血症、肠道微生态异常、肠腔内游离内毒素含量增加以及多器官损害等广泛的病理损害。

其次，尽管模型的制作方法不同，但一旦肠屏障功能遭到损害，其表现基本相似。如采用大承气汤进行治疗的实验显示，可降低血中内毒素水平，抑制细菌移位，减轻脏器的病理损害，改善菌群比例失常，降低肠腔中游离内毒素含量。同时可延长实验动物的存活时间及提高生存率。

再次，实验研究摸清了一些肠道细菌移位的规律与影响移位的因素。通过家兔离体肠管及在体肠管，以 125I 标记的脂多糖（LPS）作为示踪剂，可见有三条移位途径：一是通过肠系膜血管进入门静脉系统，再进入大循环。二是通过淋巴管或/和肠相关淋巴组织进入胸导管，再进入血循环。三是肠腔内内毒素通过通透性增高的肠壁到达腹腔，经

过腹膜再吸收，而进入血循环。影响细菌移位的主要因素有三个方面：一是肠黏膜完整性的破坏程度。二是肠腔内压的增高及持续时间的延长。三是肠管运动及排空功能的障碍。肠腔内压的增高对黏膜屏障有损害作用，施压时间的延长对这种损害起叠加作用。肠腔内压与施压时间同肠腔内内毒素转移量呈正相关。

另一组动物实验也证明，大承气汤对腹膜炎大鼠肠源性内毒素移位有明显的抑制作用。肾、肺、脾、胰腺、淋巴结及心脏的 125I-LPS 放射活性值明显低于模型组，粪便中的放射活性值则明显高于模型组。在从不同角度开展实验研究的同时，吴咸中等人还对腹腔感染病人进行了临床治疗。给药的方法是：第一阶段 1～3 天灌服大承气汤，每日两次；第二阶段 3～10 天以口服承气合剂为主，每日两次。选择 34 例进行对比观察。在治疗前及治疗后 1、3、7、10 天连续检测内毒素及相关细胞因子水平。结果表明，中药治疗组的内毒素及相关细胞因子水平均显著低于对照组，抗生素使用时间短，体温及白细胞恢复到正常的日数短，住院日数少，治疗费用亦减少。

进一步的研究表明，大承气汤能减轻肠源性肺损伤和原发性肺损伤，降低肺泡巨噬细胞的细胞毒性，并促进肺损伤后的修复作用。

通过对肠源性内毒素血症、全身炎性反应综合征、多脏器功能不全综合征等的临床与实验研究发现，大承气汤治疗的作用机制主要表现在八个方面：①保护细胞器、细胞、器官；②体内、外具有抗菌、抗内毒素、抗炎作用；③减轻自由基损伤；④减少细胞因子和炎症介质的产生或拮抗其作用；⑤提高急性期蛋白的水平，改善枯否细胞的功能，从不同环节保护肠肝轴；⑥改善血液流变学，增加组织血液灌注，提高器官血流量；⑦调节免疫功能；⑧减轻多器官功能障碍。

20 世纪 90 年代初，吴咸中曾指出："已有的研究进展，结合已获得的知识，可以就下法对肠源性内毒素血症的防治作用勾画出一个初步的轮廓：机械性的导泻排便、肠道内的抑菌减毒、增加肠黏膜屏障功能以及对肝肺等免疫活性细胞的保护，可能是下法防治肠源性内毒素血症的多种功能的综合表现。这是当前腹部外科甚至其他危重病人治疗中的一个关键问题，值得集中力量进行深入研究。"当通里攻下法的深入研究完成后，吴咸中肯定地认为，1800 多年前的大承气汤证和现代医学的肠源性内毒素血证联系在一起，一个经典方剂为防治肠功能不全/肠衰竭提供可能，这正是中西医结合创新的一例明证。

通里攻下法的临床与基础研究基本阐明了中医"六腑以通为用"、"肺与大肠相表里"等学说的科学价值和阳明腑实证的病理本质，揭示了中医"釜底抽薪、急下存阴"治法的科学内涵，并突破了《伤寒论》应用大承气汤应"痞、满、燥、实、坚俱备"和小承气汤"小试其间"的约定，在急腹症阳明腑实证的早期即果断应用峻下、急下通里法，疗效显著，丰富并拓展了"伤寒下不嫌迟，温病下不厌早"的临床经验，拓宽了"可下之证"的应用范围和应用方法，这对中医学的理论和实践也是重要的贡献。

近年来，吴咸中又将治则的研究从单个治则研究转向不同治则之间的协同和增效的研究。目前已进行了活血化瘀药物对通里攻下法的增效作用、活血化瘀药物对清解通下法的增效作用、活血化瘀药物对清热利胆药物的增效作用等。这些研究不但有利于中医理论研究的深入，也将推进"按治则归类进行中药研发"项目的逐步落实。

夏 桂 成

不求闻达于诸侯，一心只在三指间，修得岐黄有所成，愿效傅翁济坤人。

——夏桂成

夏桂成，1932 年出生，江苏无锡江阴人。主任医师、教授、著名中医妇科临床家。历任江苏省中医院妇科主任、南京中医药大学妇科教研室主任、江苏省中医学会妇科专业委员会主任委员、全国中医妇科学专业委员会常务委员等职，现为全国五百名老中医药专家学术经验继承工作指导老师，享受国务院政府特殊津贴。2014 年被人力资源和社会保障部、国家卫生和计划生育委员会、国家中医药管理局评选为国医大师。

夏桂成早年师从江苏江阴名医夏奕钧，入中医学之门径。20 世纪 50 年代中期，考入江苏省中医进修学校（现南京中医药大学），结业时被评为优秀生。1956 年，就职于江苏省中医院妇科，翌年，拜科内黄鹤秋主任为师，侍诊经年，得其心传。1960 年，参加全国首批中医高等教育教材《中医妇科学》的编写工作。60 年代初，在《中医杂志》上发表有关傅青主妇科学术的研究文章。20 世纪 70～80 年代，从事月经周期及"调周法"研究，运用"调周法"对不孕不育病症进行深层治疗的研究。90 年代，深研易学八卦，提出"心-肾-子宫"生殖轴之观点。后又研究易数律，未病调治。由于调治不孕症卓有成效，被患者誉为"送子观音"。曾多次赴欧、美、澳洲讲学，阐述月经周期与"调周法"及易数律之说，颇得海外学者好评。

夏桂成从事中医妇科临床近 60 载，苦心钻研，精于求证，临床疗效显著，患者络绎不绝。他体恤病患，仁爱慈和，往往有出奇制胜之效，引得病家奔走相告，口碑相传，誉满金陵。

夏桂成主要著作有《中医临床妇科学》《不孕不育与月经周期调理》《实用妇科方剂学》《月经病的中医诊治》《中医妇科理论与实践》《妇科用药心得十五讲》等。

夏桂成淡泊名利，甘于奉献，潜心学术，勤于临床。他几十年如一日，提携晚辈，诲人不倦，至今笔耕不辍，推陈出新。在苦学钻研之中，凝聚了他大半生医、教、研的乐与苦。

诠释缊缊　创立新说

医家前贤云："宁疗十男子，不疗一妇人。"其意为妇科疾病复杂，经、带、胎、产诸种生理因素交织在一起，构成生殖障碍与气血阴阳之间的复杂的联系，寒热虚实诸多原因又夹于其中，头绪之多，时常让医者有一种如乱麻难理、百思不解的困惑。

夏桂成凭着聪慧过人的悟性，丰富的妇科临床实践和深厚的内科功底，逐渐感悟到女性的生理病理确实是有规可循、有矩可蹈的——纵然有千头万绪，都围绕着月经的变化，反映气血阴阳交替的节律性。正如李时珍云："女子，阴类也，以血为主，其血上应太阴，下应海潮，月有盈亏，潮有朝夕，月事一月一行，与之相符，故谓之月水、月信、月经。经者，常也，有常轨也。"夏桂成想：既然人与自然相应，上应于天，有月盈亏，下应于地，有潮水涨落，人在于中，这种规律又如何呈现？

1958 年，北京协和医院葛秦生介绍的 BBT 使夏桂成茅塞顿开。他想，如若采用 BBT 来测量月经周期中体温的节律变化，不就一目了然了吗？他迅速将基础体温与女性生殖周期变化整理成文，发表于《中国医药学报》。

当时，江苏省中医院与江苏省中医研究所同在一院落，研究所妇产科主任孙宁铨是一位西学中的高才生，与夏桂成结为好友，两人经常在诊务之余，交流对妇科疾病的看法，特别是对医理的阐释，如胞宫、冲任、奇经八脉等，经常争论得面红耳赤。中西医对妇科某些疾病认识的相吻合或相互不同，都成为他们讨论的话题。在全国中医妇科学术大会上，两位学者均曾被选为常委，为中医界所瞩目。1991 年，孙宁铨因患肺癌去世，夏桂成为失去一位知己而悲痛万分。为告慰九泉之下的好友，他责无旁贷地接替孙宁铨指导最后一位硕士研究生完成毕业论文并通过答辩。

通过与孙宁铨等"西学中"同事的深入交流，夏桂成大胆提出"经间期学说"，这在中医妇科学的历史上尚属首次。"经间期"概念如何界定？是"西医的学说"吗？一时间各种怀疑和否定的言论大量出现。中医妇科学界的元老们要求夏桂成给出典籍中名家的经典论述依据。于是他承受各种压力，一头扎进浩瀚的古医籍海洋中，终于寻觅到《女科证治准绳》中引袁了凡的一段话："天地万物，必有氤氲之时，万物化生，必有乐育之时……此天然之节候，生化之真机也……丹溪云：凡妇人一月经行一度，必有一日氤氲之候，于一时辰间，气蒸而热，昏而闷，有欲交接不可忍之状，此的候也。于此时逆而取之则成丹，顺而施之则成胎矣。"于是，他引经据典，分析说：早在明代以前，先辈已认识到妇女月经间期中有一日是受孕的真机所在，即现在所称的"排卵期"。关于此阶段的出血病症，前人虽无专论，但既然云为"的候"，蕴于其中的病理应是不言而喻了。

这一观点，后来在全国高等中医药院校第五版统编教材《中医妇科学》的编写过程中，甚为广州中医学院著名妇科专家罗元恺赏识，他当即聘夏桂成为统编教材编委会委员。教材中列入"经间期出血"一病，《经间期出血病症》一章的撰写者非夏桂成莫属。

提出"经间期出血"之病，夏桂成的研究仅仅是起步。他精心地搜检了中医前贤对排卵期生理特点的论述，只有《女科证治准绳》中引述了袁了凡之说。他认为，经间期在女性生殖周期中所居地位非常重要，对经间期深入的认识，是揭开周期学说奥秘的症结。"纲缊"（也作氤氲），《辞海》中解释这种状态为"气和光色混和鼓荡貌"。这种古老表象的描述，并没有令夏桂成满足，他试图利用现代医学的检测手段作出科学解释。他援引"基础体温"的概念，而基础体温可利用超声显像技术监测排卵期体温的变化规律。夏桂成觉得基础体温变化测定对他探讨经间排卵期的问题能提供客观的依据，因此他加强临床观察，积累实验数据。

经间期是整个月经周期中的一次重要的生理转化时期。夏桂成认为：纲缊状活动排出精卵（精良卵子，下同），是经间期最大的生理特点，临床上可以伴随出现一定量的锦丝状带下、两少腹或一侧少腹有轻度的或较为明显的胀痛、胸闷烦躁、乳房或乳头胀痛等气血活动反应。经间排卵期的细缊状气血活动，是经间排卵期必然会出现的一种生理现象。人是有自控能力的，在这种乐育之气刺激下，会出现强、中、弱三种状态，二次活动或细缊状偏短偏长的一些不同反应。

细缊状较强状态，排卵顺利。细缊状容易受到一些干扰因素的影响，其一与体质的特点有关，或者禀赋阳盛，或者心肝气火偏旺，气火易动，触动阳盛或心肝气火，出现细缊状较强的状态；其二与癸水肾阴的重阴略有不足有关，必须加强血气活动；其三与情志因素的干扰有关，在长期的轻度精神刺激下，亦易致心肝气郁，从而影响到经间排卵期的气血活动，因而要增加排卵期的细缊状活动，才能促使顺利转化，顺利排卵。

细缊状一般的状态，排卵也较顺利。就一般健康的生殖状态而言，经间排卵期，在重阴必阳的转化下，细缊状呈一般反应。从数量上、质量上、时间上均符合经间期的正常要求，也是一种较为健康的经间排卵期。

细缊状较弱的状态，排卵亦较顺利。但一般细缊状气血活动不明显，基础体温由低温相上升到高温相较快，高温相与低温相的差距在 0.4℃ 以上，亦符合阴转阳的健康要求，或者偶尔遭受一次强烈的精神因素刺激，或者是过度的疲劳因素，在经间排卵期气血活动引起的局部或全身反应，自然也就不明显。当然亦有较差者，经间排卵期有所延长，基础体温高温相上升较缓慢，此属亚健康的经间排卵期生理变化。

除了上述的三种状态外，夏桂成还观察到：有少数女性，由于体质异常，工作、学习、生活中时常有紧张状态出现，到了经间期，锦丝状带下有所减少，一次细缊状活动，未能达到转化排卵，偶尔呈现出两次经间排卵期细缊状变化，这亦属于生理范围。亦可能有极少数人，生理上有特殊性改变，月经经常失调，常可出现两次经间排卵期的变化，形成一贯的月经后期，无其他的反应，属于异常生理。

中医古籍中尽管有细缊状的描述，但并没有排卵规律的记载。为了能够解释这一问题，夏桂成一边临证，一边查阅医籍。根据圆运动生物钟节律变化的规律及月经周期中阴阳平衡的调节机理，他逐渐领悟到，经间期之所以到来，排卵之所以顺利，固然与细缊状血气活动强弱有关，但更为重要的是，与重阴必阳有关。所谓重阴必阳，是阴长运动已达"重"的水平，即达到生理上的极限。阴阳之间的不平衡状态已到达顶峰，如不转化，排泄有余之阴，让位于阳长，则阴阳之间对抗消长，维持总体性的平衡亦无法进行，生理转变为病理，周期性的节律无法形成。必阳者，是阳长开始也，进入到阳长至重的经前期。经间排卵期是阴阳更替的转化期，与行经期一样，有着除旧迎新、血气活动的特点，但不同的是，经间排卵期以出新为主，排出精卵，为繁殖下一代做好准备。

夏桂成对张景岳所云的"无形之水，以长以立"观点尤为重视。他认为，首先，阴水相当于雌激素类物质，在经间排卵期可达高水平。正由于此，可以出现数量较多、质量较黏稠的锦丝状带下。再则癸阴之水与血海（子宫内膜）的关系，以癸阴之水为前提，癸阴之水高则精卵成熟，血海充盈（子宫内膜丰厚）。其次，重阴还包括津液在内，在癸水之阴滋长的同时，必然亦涉及津液的增加，因为癸水属于肾阴，肾阴者与诸阴有关也。张景岳在《景岳全书·命门余义》中说："五脏之阴，非此（指肾阴）不能滋。"说明肾阴应该包括癸水之阴在内，是滋养五脏的物质，津液者，亦来源于脏腑，不仅滋养生殖器官，润泽生殖道，有助性功能，而且还有营养全身、滋润皮肤毛发的作用。所以当癸阴滋长很高，精卵发育成熟，血海内膜充盈时，其津液亦是多的。可以认为，津液是随着癸阴肾水滋长而增多，亦可随着肾阴癸水的低落而减少，甚则缺乏到干枯。再次，阴水亦包括水液代谢，水湿与津液本为一体，但水湿则更为清稀，流动性更为广泛，更为充沛。全身对此的需要量也最大，水湿代谢虽与肺、脾、肾、三焦、膀胱的气化有关，但水湿毕竟属于阴类的物质。就妇科月经周期与生殖节律而言，既与肾阴癸水有关，同时又与任、督、带等奇经有关，当阴长至重时，水湿亦必然高涨，阴长水平偏低时，水湿亦必然低落，当癸水衰少时，生殖道内的水湿低落而显得干燥。

补肾调周　创制方药

有了排卵所需"重阴"的条件，夏桂成根据时相规律，即以日相而言，日中午时是重阳的时间，半夜子时是重阴的时间，推断重阴转化排卵的时间应在半夜子时。《灵枢·营卫生会》云："日中而阳隆为重阳，夜半而阴隆为重阴。故太阴主内，太阳主外……与天地同纪。"《素问·金匮真言论》云："平旦至日中，天之阳，阳中之阳也……故人亦应之。"人体阴阳昼夜节律，是人与自然相应的结果。夏桂成在临床上对此进行了观测，即对多例生殖功能正常却因炎症阻塞性不孕的女性，在 B 超监测下，系统观测其排卵的情况，卵泡发育到 20～22mm，表示卵泡成熟，次日复查，成熟卵泡已排出。经多例观测后，他总结出排卵是在夜间发生的这一特点。

夏桂成通过实践进而认识到，阴阳之间的协调，除了重视"重阴"外，也不可忽视阳气的作用。阳有足够的基础，转化后让位于阳长，阳长顺利，呈阳长迅快刚强的特点。他提出，经间期重阴必阳，首先取决于重阴，癸水之阴与成熟精卵，也不能缺少阳的作用；癸水之阳，脾肾阳气。其次取决于血气活动即缊缊状活动，取决于阴阳圆运动生物钟的生殖节律。

夏桂成一直在探寻"七、五、三奇数律"在排卵转化中呈现的特异性。根据多年的观测，他认为"七、五、三奇数律"，基本上能概括所有的特殊病例。

七数律者，意谓行经期 7 天，经间排卵期 7 天，且很有规律。由于七数律者，日数较多，虽然真正的排卵仅 1 天，但前后准备时间、阴阳交替的时间较长，因人而异，有的波动较大，有的波动很小，两者基本上属于生理范围。五数律者，意谓行经期 5 天，经间排卵期 5 天，很有规律。三数律者，意谓行经期 3 天，经间排卵期亦 3 天，很有规律。

夏桂成提出的经间期的理论有两大特征，一是重阴必阳，缊缊状的血气活动；二是"七、五、三奇数律"，在整个经间期的动态演变过程中存在着动静、升降、藏泻的变化。重阴必阳是月经周期中经间期阴阳运动的必然结果，经后阴长阳消，阴长至重，重则转化，否则不能恢复阴阳平衡；通过转化，排出卵子，重阴下泄，让位阳长，出现缊缊状排卵活动，并伴有动静、升降、泻藏的变化，完成转化排卵。在转化排卵过程中存在的个体差异，受"七、五、三奇数律"所支配。至此，夏桂成应用经间期理论阐述月经周期生理活动的规律得到完善。

经间排卵期的病理特点，文献缺乏记载。夏桂成经病例统计分析，发现经间排卵期有四种病理特点：一是排卵失常表现为排卵障碍；二是排卵失常表现为排卵不协调，包括排卵或快或慢，前后时间不相同，与"七、五、三奇数律"不协调，甚则出现排卵时间紊乱等；三是"痰浊、水湿、郁滞、血瘀、寒凝"五大病理因素干扰或阻碍排卵；四是动静、升降、泻藏三大矛盾的病变，涉及生理因素的病变，形成经间期特有的病理状态。

夏桂成认为，经间排卵期的治疗主要是围绕排卵、促进顺利排卵。因此治疗原则必须建立在调节心肾子宫轴的前提下，既要考虑整体性，又要关注局部性。他根据多年临床运用"月经周期与调周法"的经验认为，整体性的占多数，局部性的为少数。整体性者，关注心肾阴阳，治疗应以重阴转阳的失调为主，亦涉及肝脾冲任血气的活动；局部以冲任厥少等血气活动为主，亦涉及心肾之重阴，包括诸多的病理因素。他在《论经间排卵期的生理治疗特点—经间排卵期的治疗特点·调节心肾子宫轴以促排卵》一文中主要介绍局部性治疗，并以活血通络以促排卵为要法。他提醒在局部性治疗中，要切记整体调节势必涉及心肾阴阳。保证重阴，稍佐活血，经间排卵期的治疗，特别是针对心（脑）-肾-子宫轴的调节，重视燮理阴阳及其血气絪缊状的活动是颇为重要的，调节不仅要促其排卵，还要排出优质精卵。夏桂成认为，注重经间期的有效调治必须处理好五大干扰因素，其中尤以处理痰浊最为重要；处理三大矛盾病变，以动静矛盾的处理更为重要。这是夏桂成经间期论治的特点之一。

经间排卵期的具体治疗分为三个阶段，开始阶段是活血通络以促排卵，重在调心；中间阶段是补肾为主，稍佐活血，以促排卵，重在补肾以提高癸水阴阳水平；末尾阶段是临床加减，以应辨证辨病的要求。

活血通络以促排卵，重在调心。适用于絪缊状血气活动欠佳，排卵有所困难者，或者重阴稍有不足，锦丝状带下稍有减少者，或者卵泡尚未发育成熟，但排卵势在必行者，均需用夏氏促排卵汤。具体药物组成为：丹参、赤芍、五灵脂、川续断各10g，荆芥6g，红花6~9g，柏子仁、川牛膝各12g，或加川芎6g。水煎分服，1日两次，连服7天或5天，或3天。本方药是夏桂成临床验方，其特点是，首先立足于血分。因为女子以血为主，丹参一味，功同四物，赤芍、五灵脂、红花是著名的活血通络药物，且心主血，经间排卵期的血气活动与心有很大的关系，是活血通络的特点；其次注意到部位，因卵巢处在少腹部，故与厥少经络有关，五灵脂、赤芍、红花，为肝经少腹部的活血通络药物，丹参、柏子仁、红花是关联心（脑）功能的活血通络药物，必要时尚需加入川芎以助之；同时注意到以升为主的升降特点，经间排卵期以升为主，所以方药中用荆芥、川芎之升，复用川牛膝、柏子仁之降，而且升降药物的重点在于心脑。

补肾燮理阴阳，稍佐活血以促排卵，为常用的补肾促排卵汤。方药如下：丹参、赤白芍、淮山药、山萸肉、熟地、炒丹皮、茯苓、川断、菟丝子、鹿角片（先煎）各10g，五灵脂12g，荆芥5g，红花6g。本方药亦是夏桂成的临床验方，极为常用。本方药的特点，第一是阴阳并重，亦即滋阴药与助阳药合并使用，并在选药和用量上占有同等重要的地位。方药中原用当归，他改用丹参，原因是当归润肠，易致便泻，故改用丹参，且有调心的作用。方中鹿角片，亦可以紫石英代之，如有心肝气火较旺者，当以紫石英或鹿角霜代之为佳。第二是稍加活血通络的药物，方中加入赤芍、五灵脂以促排卵，以应这一时期的需要。第三是以升为主的升降运动特点，因为经间排卵期升降运动的形式是以升为主，故方中加入荆芥，或加川芎，剂量较轻，以符合要求，并照顾到肾阴阳包括癸水阴阳的特性。

经间排卵期，除着重局部为主的活血通络以促排卵，以及整体为主调燮阴阳稍佐活血以促排卵的治疗方法外，在经间排卵期，还有痰、湿、气、血、寒的五大兼证需处理。夏桂成认为，经间期在治疗方面并不是兼证兼治这么简单，五大兼证均有其特点和复杂性。

痰脂证的处理。夏桂成常选用越鞠丸或越鞠二陈汤，或随证加减。急则治标的方药，他喜用苍附导痰汤、启宫丸、芎归平胃丸，等等。他认为朱丹溪对此认识较为深刻，提出了"脂膜壅塞胞宫"的论点，所创制的"六郁汤痰郁方""消脂膜导痰汤"等，均可以效法。同时亦不能忽略经间排卵期的重阴和絪缊状活动两大特点，重阴与痰脂稍有碍，而血气活动则必须保证，是以尚需加入五灵脂、赤芍、川续断、川芎、荆芥等1~2味，亦算是标中顾本之意。若从因论治，就必须考虑到肾肝而顾脾的生痰之源。

在经间排卵期，用补肾促排卵汤合越鞠丸的同时，还应加入防己黄芪汤一类药物。痰脂结为癥瘕，当从化痰消癥治。经间排卵期、行经期均可选用桂枝茯苓丸、防风通圣丸，加入排卵汤、补肾促排卵汤，在行经期调经方药中因势利导，获取佳效。

湿浊证的处理。湿浊干扰排卵，在处理上主要是兼证处理和重点处理。经间排卵期因湿浊干扰者，若程度较轻，除尿少苔腻之外，无明显症状者，可用排卵汤，或补肾促排卵汤，按正常的调周法论治，适当加入制苍白术各10g，薏苡仁15~30g，陈皮6g，车前子10g，泽泻9g等品。如偏湿热性者，可加入黄柏9g，马鞭草10g等。作为主证处理，此乃急则治标的方法。因湿浊颇为明显，不仅干扰排卵，而且使排卵不顺利。如经间期阴痒、出血、腹痛等，治疗又当分清湿热偏甚、湿浊偏甚、寒湿致病不同。如属湿热偏甚者，当以清利湿热为主，临床上常用红藤败酱散合四妙丸用之。夏桂成汲取《刘奉五妇科经验》《哈荔田医案医话》中所载经间期出血病案，应用清利湿热的方法，有时用瞿麦穗、萹蓄、滑石、车前子等品，清利的力量甚强，实际上亦有助于推动血行，以促发排卵。湿浊偏甚者，带下甚多，常伴滴虫、假丝酵母菌性阴道炎的发生，当蠲湿利浊，临床上常用止带方、四苓散等方药，必要时需配合熏洗方药，如他拟用土槿皮洗剂，内含土槿皮、黄柏、苦参、威灵仙、蛇床子、花椒、明矾等。寒湿明显者，带下多、阴痒、经间期腹痛，当温阳利湿，临床上可用五苓散、温经汤加味等。

气郁证的处理。气郁者，夏桂成认为有心郁与肝郁两者。对心郁者，要舒解心郁，促发排卵。心气郁塞，自然影响经间排卵期的血气活动。当舒气解郁、促发排卵，方选远志菖蒲饮，药用炙远志6~9g，石菖蒲6~10g，丹参10g，赤白芍各12g，合欢皮10g，广郁金10g，茯苓神各10g，川芎6g，川续断10g，荆芥6g。在经间排卵期，按"七、五、三奇数律"服药。对肝郁者，要疏肝解郁，助促排卵。肝郁气滞，需用疏肝解郁的方法，因为肝居心肾之间，肝郁必对心肾有影响，从而干扰排卵。方药可用加减柴胡疏肝饮，药用柴胡5g，广郁金10g，制香附9g，炒枳壳6g，当归、赤白芍各10g，川续断12g，川芎6g，陈皮5g，服法同上。在服药的同时，还必须配合心理疏导，安定心神，缓解紧张情绪，才能获取较佳疗效。

血瘀证的处理。夏桂成认为，血瘀病变的发展有两种趋向，其一是湿性瘀阻，其二是干性瘀血。仅仅是瘀血者，可加重排卵汤的药物用量，或扩充活血通络的药物组成，或者在补肾促排卵汤中加强活血通络的药物组成或用量。若发展为湿性瘀阻者，如盆腔粘连，可选用红藤败酱汤加入利湿通络之品，或加健脾助阳之品；若发展为干性瘀血者，如盆腔炎附件组织机化，需选用大黄䗪虫丸、银甲散一类方剂，在滋阴的基础上，组入活血通络、消癥散积之品。

寒凝证的处理。风寒邪客，干扰排卵，宜在补肾促排卵汤中或兼用荆防桑菊饮，或兼用桂枝汤。根据病情可酌加板蓝根、贯众等品。

经间排卵期，有其复杂的生理病理特点，因而也就有复杂的矛盾需要处理。除了活血通络、补肾燮理阴阳以及常见的五大兼证处理外，还要处理经间排卵期动与静、升与降，泻（开）与藏（关）三大矛盾。

对动静矛盾的处理，夏桂成认为促动促排卵的含义有二，方法有五。含义二者，其一是指母体的子宫冲任的血气活动，通过血气的有力活动，排出精卵，前人称之为"缊缊乐育之气"；其二是精卵的自身活动力，精卵排出后的游移活动，一方面固然依赖母体冲任子宫的血气活动，另一方面尚需精卵自身的动力，因为不仅是为了排出精卵，更是为了孕育。他常用一般促动法（轻）、中度促动法、强有力的冲击疗法、补肾助阳法、动静结合法的五种方法促使患者排卵。在归纳动静、升降、泻藏开阖的运动形式中，他认为，总的来说，动是主要的，绝对的，但没有静，就不可能有动，动中有静，静中有动，才能保障动之正常。升降活动，亦是经间排卵期的特点。动与升相合，静与降相合，所以动中主升，是经间排卵期的正常生理；升中有降，降中有升，升降结合，才能保障升之有力，升之健康。泻藏活动，是子宫的动态反应。经间排卵期，子宫必须行泻，泻者，开放也，但泻中有藏，藏泻结合，才能保障泻之有力，泻之正常。动静、升降、泻藏三大矛盾的结合，形成经间排卵期的明显特色。

当经间期学说提出之后，加上既往对月经周期认识的行经期、经后期、经前期四期的建立就构成完整的四期系统，对月经周期节律的认识成为顺理成章的事。周期的周而复始，气血阴阳平衡，成为女性周期活动不可抗拒的规律，把握这一生理活动的规律，恢复有序的进程，是治疗女性疾病的基本法则。

夏桂成认为，经后期是一个奠定周期发展的基础时期，阴长阳消为主要变化态势。此时他尤重三项，即血、阴、精。他引用《景岳全书·阴阳篇》所言："元阴者，即无形之水，以长以立，天癸是也。"对《傅青主女科》中"经水出诸于肾""肾水、足则月经多"等观点尤为崇尚。所以在这一阶段，他时刻注意顾护阴精，提倡此时静以生精养阴的观点，时时交代恢复肾阴需宁心安神，交济心肾，使肾水上承以济心火，心肝无亢火，下不扰阴，有利于阴精恢复。所以，他尤为强调要以静息、敛藏、镇降、择时为主。

临床上他以观察带下的质量呈锦丝状为标准，衡量阴精恢复情况。当进入经间排卵期之时，由于有"重阴"才能"必阳"，所以在前一阶段奠定基础的前提下，才能拨动促排卵之弦，使成熟的精卵有的放矢，顺利排出。这一阶段，他关注"乐育之气"、"缊缊状气血活动"如期而至，不失为"真机"和"的候"。

排卵之后周期演变进入重阴转阳之中即经前期，基础体温上升。临床上由于这个时期病理变化较多，所以夏桂成将这一时期分为经前前半期和经前后半期两个阶段，前者在于排出卵子和阳长至重，胞宫得以温煦，受精卵得以驻扎发育生长；若未能受精则随着阴阳气血的调理，在经前期阶段，为排泄月经做好准备。这一阶段同样强调气、阳、血三者，在于宁神、理气和利湿。

从1998～1999年，夏桂成在《南京中医药大学学报》上连载了《月经周期与调周法》系列文章。近年，他又提出了月经周期五期和七期新论。在倡导微观辨证前提下，他将经后期这个阶段分为经后初、中、末期，加上经前期分为经前前半期和经前后半期，为五个阶段，再加上行经期和经间期，构成月经周期七期新论，从而使周期学说的立论与调治方法得以完善。

在整个月经周期的演变过程中，将阴阳消长转化的形式及动静、升降等一一对应的形式加以概括，并以矛盾对立与统一的自然辩证法观点为指导，盘活阴阳枢纽，启动气机升降协调。

临床上，在对疑难问题、复杂矛盾的病理状态调治过程中，夏桂成按上述立论从阴分论治，若久治未效或治疗后病者不适，则重新审视病证，或从其对立面及消长的情况处理。比如有例卵巢早衰病人，阴精匮乏，肾水不足，除提前闭经外，阴道干涩。夏桂成临证辨属肾阴不足，竭力补阴填精之后，病人非但未复，反觉脘腹胀闷难忍，烦躁易怒，失眠多梦，舌质红绛，脉弦细数。后来夏桂成改从阳消角度论治，滋阴与清热同用，并且重用清虚热之品使阳亦消，从而使患者阴分得复，主证改善，月经如期并受妊，住院保胎至妊娠12周，足月后顺产一健康女婴。

阴阳消长转化，需得燮理，"调"虽为先，但尚需理清思路。由阴分论治，却久治未愈，可重辟一径，从对立面考虑，以使阳消而逝，阴分得恢复。夏桂成常云：阴阳气血，变幻莫测，此女性生理病理复杂的一面，调理气血，调整阴阳，关键达到"燮理"这样深层次的治疗理念，方可掌握补肾调周法治疗之根本。

有一湖南患者，初潮后即月经后期，二三月一行，时需注射黄体酮方能来潮。2000年起苦于经血淋漓不净，屡次诊刮止血，不久复旧如常，顽固发作，南北寻治，久医不愈，痛苦异常。曾于多家大医院服用激素治疗，亦未能结子毓麟。2008年，患者携厚厚的病历，辗转至南京找夏桂成求治，因当时已出血月余，色红量多，夹有血块，所以头晕眼花，心慌心悸，手足无力，大便稀溏，虚汗涔涔，夜寐甚差，形寒肢冷，腰下尤著。夏桂成诊查其舌质淡红，舌苔微腻，脉细弦，感其出血时断时续，日久经年，病久虚损，分析病机曰：肾虚偏阴，阳亦不足，阴虚及阳，心肝气郁，夹有痰浊血瘀，瘀血占据血室，好血不能归经。治以健脾益气、补肾化瘀之法，拟归脾汤加震灵丹加减。药后血即止，患者甚喜。夏桂成曰：血既止，当调周，求的候，诱节律。处以补肾调周之法，配合顾护脾肾之阳。如此四月余，患者竟结珠胎，其喜出望外，感激万分，自不待言。夏桂成曰：此患者本身肾阴虚，日久阳亦不足，又见心肝气郁，其气血阴阳随月经周期波动，难以协调稳定，故见经行难净。通过月经四期调补，并着重于经后的益肾健脾，养阴奠基治疗，使患者阴精有了一定的基础后，白带增多，并出现拉丝样带下，其阴虚状况得到了改善；再转而进行经间期的治疗，予以滋阴健脾，调气和血，指导患者抓住"绸缊之时"受孕；受孕后给予益肾安胎，故能取得好的疗效。

心肾胞宫　立轴为说

《素问·上古天真论》对月经在女性一生生长发育中调节作用的论述，以肾气的盛衰、天癸的至竭描述青春期至更年期的生理过程，因而有"肾-天癸-冲任-胞宫轴"

之说。

　　夏桂成不囿于他人之见，在认真研读《素问》《灵枢》原文后认为：中医妇科学由20世纪60年代发展到90年代，随着"肾的研究"之深入，肾对女性生殖周期的作用已被广泛认同。然而，长期以来，"肾-天癸-冲任-胞宫"被称为女性的生殖轴，其中天癸是女性人体生长发育的一种阴津物质，不能属于一个靶位，这一环节一定与肾之间构成具有调控枢纽的意义，具有主持统领的作用。

　　《素问·评热病论》中所说的"胞脉者，属心而络于胞中"，和《素问·骨空论》中所说的督脉"上贯心入喉"，夏桂成认为都说的是心与胞宫在经络上直接连属，同时又通过督脉与之相系。因而心之生理功能，中医认为心主神明，为"五脏六腑之大主"，意在有"脑"的功能。《石室秘录》中提出胞宫为"心肾接续之关"，因此，夏桂成认为在心肾相交、神明通慧、水火既济、阴阳交融之中，心主神，肾主志，心和肾共同调控精神活动，调畅月经周期的演变，完成气血阴阳的变化，调控周期的交替。

　　夏桂成汇中医理论之精华，将《内经》与《金匮要略》的相关要义融会贯通，以五运六气之动态演变，分析检测诸多矛盾的焦点，根据是：其一，心肾相交，心居于上为阳，肾处于下为阴，肾阴上济于心，以防心阳（火）过亢，心阳下煦肾水，以促进其升腾，心肾相交，阴阳调节。其二，水火既济，心属火居南方，肾属水守北方，心火下交于肾，使肾阳得温，肾水不寒；肾水上济于心，使心火不亢，水火既济，则寒热均调。其三，坎离相合，坎卦为阴，离卦属阳，坎为水也，与肾相关，离属火也，与心相关，坎离相合，心肾相交，为后天八卦之意，以坎离为轴心推动阴阳运动。其四，精与神同一，肾藏精，心藏神，精养神，神驭精，精神相濡，说明神对下级的调控占主导地位。其五，经脉相贯，手足少阴经脉，根据经脉循行图所载，肾经贯脊属肾络于膀胱，直行者经肝、肺及喉咙，从由肺分出的支脉联络心脏流胸中。据此五点依据，得出胞宫与肾有着密切的联系，在诸脏之中具统辖作用。

　　心（脑）-肾-子宫轴理论与现代妇科学的下丘脑-垂体-卵巢轴的理论相吻合。临床上，心（脑）-肾-子宫轴这一立论可以解释诸多现象，并能够指导临床疾病的治疗。例如，经间排卵期对"重阴必阳"这一现象的解释，夏桂成认为，心脑活动是排卵活动的主要方面。经间排卵期的细缊状血气活动，是在心（脑）-肾-子宫生殖轴的调节下进行的。现代医学亦认为，月经周期的调节，也包括排卵期的调节，是在下丘脑-垂体-卵巢轴的相互关系中得到实现的。

　　中医学认为，肾藏精而司生殖，天癸者与肾亦有着密切的关系，生殖之精（卵），其生成和发育成熟，依赖于肾阴癸水。反过来说，肾阴癸水，是促进精卵生成和发育的主要物质，但发育成熟的精卵，其排出又与心脑密切相关。心为君主之官，藏神而主血脉，脑为元神之府，与心密切关联。现代医学所指出的下丘脑、脑垂体是生殖轴中的主要部分，亦要求人们重视心脑，心脑之神有驭精的作用，而排出卵子，以及能受孕者，主要在于心脑神明；而心脑神明之所以活动而促发排卵，尤在重阴及成熟卵泡触发下使然。正如《女科证治准绳》引袁了凡语："天地生物，必有细缊之时，万物化生，必有乐育之时，猫犬至微，将受妊也，其雌必狂呼而奔驰，以细缊乐育之气触之不能自止耳。"人是高等动物，自控力较强，虽不至于狂呼奔驰，但烦躁寐差较为兴奋者，还是存在的。同样，现代医学认为，排卵前或排卵时，成熟卵泡分泌的雌激素达高峰，对下丘脑产生正负反馈作用，下丘脑释放大量促性腺激素释放激素，刺激垂体释放促黄体生成激素和卵泡刺激素，并出现峰值，促黄体生成激素峰值的出现使得卵巢细胞作好排卵准备，然后又在孕酮、前列腺素等的作用下，形成排卵。其中所说的下丘脑、脑垂体，虽不能与心脑完全等同，但基本上是一致的。在重阴的冲击下，心脑出现升降形式纲缊状活动，即阴阳气血均明显旺盛，且几经升降迂回螺旋式的冲击与下达，从而促发排卵。

再者，和经间排卵期一样，月经的来潮，这一重阳必阴的转化过程同样由心（脑）-肾-子宫轴调节。月经来潮之际，子宫行泻的功能，也是在心脑的触动下才能完成的。临床上，强烈的精神刺激亦会导致闭经的发生，正如前人所谓："心气不得下通，胞脉闭塞，月事不来。"这也是临床上夏桂成喜用柏子仁汤治疗闭经患者的原因—柏子仁汤能调节心肾，往往也有促发排卵的作用，使体温上升，月经如期而至。

夏桂成阐述女性月经周期中阴阳消长转化节律，提出以心（脑）-肾-子宫轴为核心的中医妇科生殖调节学说，制定了补肾调周法，开拓了妇科临床的思路，也提高了治疗多种妇科病的效果，丰富了当代中医妇科学的理论。

关爱妇女　安度"更年"

临床妇科疾病种类繁多，许多疾病对妇女的健康都有重要的影响。江苏省中医院接诊的患者，除患不孕症外，更年期疾病患者甚众。早在20世纪80年代初，夏桂成治疗妇女更年期疾病已经很有名气了。

更年期是女性身体和心理都走向衰退的一个不稳定的时期，在这一时期，她们往往出现烘热盗汗，心烦气躁，忽冷忽热等症状，严重者易发脾气，无法控制自己。女性更年期需要家人的理解和关怀，用药物控制更年期特有的疾病也是必要的。西方医学常用激素替代，有非常好的疗效，但是潜在的致癌风险往往令患者生畏。中医药治疗更年期疾患有独特之处。20世纪80年代初，夏桂成开始潜心研究更年期疾病，帮助许多妇女安稳地度过这一困难时期。他还专门开设了更年期门诊，来就诊的患者络绎不绝。

更年期综合征，又称绝经前后诸证，中医典籍中并无专门记载，散见于"百合病""脏躁""郁证"等相关疾病文献中。夏桂成决心对此详加细研，希望能对更年期综合征采取更有效的治疗。

夏桂成带领学生从流行病调查、临床病案分析等多方面进行研究，他去南京大学、服装厂等单位多次进行妇女更年期的科普讲座。由于没有资金开展免费激素检查，研究生们的激素水平研究只能在妇女体检时分得少量血样做样本。服药后，患者往往不太愿意再次抽血，因为她们觉得症状明显好转，没有再次抽血的必要。夏桂成和学生们不得不想出免挂号、采用新方法治疗等来吸引患者参与。想起当时搞研究的艰难，夏桂成和他的学生们至今感慨不已。

在夏桂成的指导下，研究生谈勇在《试论心肾与绝经前后诸证》的论文中指出：心肾不交是绝经前后诸证的主要病机，肾阴虚是发病的基础，心神不宁是发病原因，心肾不交产生发病主证。爕理阴阳、交通心肾在绝经前后诸证治疗上有重要意义。

夏桂成的研究发现，更年期患者天癸渐衰，肾气不足，除了腰酸、手足心热等阴虚症状多见外，尤其以心的症状为显著，比如烘热、出汗、失眠、激动、焦躁等等，皆为心官所主，亦多为心肾之间的关联症状。由此，夏桂成推测：心与肾是女性生殖调节的一个主轴，其他脏腑在主轴的调节之下，各司其职，分别调节着女性的周期性来潮。这个推测尚待更深入研究和更多事实证实。然而，他在心肾主轴指导下创制的一些方剂，疗效甚佳，尤其以更年期Ⅰ号方最具代表性，该方后来逐渐演变为清心滋肾汤，临床运用得当疗效显著。

曾经有一王姓女患者，年逾50岁，2005年1月开始经期紊乱，就诊时已停经两个月，烘热汗出发作频繁，难以忍受；情绪不稳，胸闷心悸，惶惶不可终日；腰酸、关节痛，夜寐不沉，便秘，阴道干涩，既往血压偏高。来诊时心绪不宁，情绪较为沮丧。舌质红，舌苔腻，脉细弦。夏桂成诊后认为是典型的更年期综合征。他指出：患者闭经两月，烘热汗出发作频繁，情绪不稳，夜寐不沉，为心肝火旺之征；胸闷心悸，为心气不足之象，便秘、腰酸、阴道干涩，为肾阴亏虚，津液不足之象；血压偏高，时觉头晕头重，手脚发麻，关节痛，当为水不涵木，肝阳偏亢，阴虚风动之征。辨证当属肾阴亏耗，心肝火旺，肝阳上亢，夹有血瘀之证。方选清心滋肾汤加二甲龙牡汤加减：钩藤10g，莲子心5g，黄连5g，青龙齿10g，太子参15g，浮小麦30g，广郁金10g，川断10g，炙桂枝6g，赤白芍各10g，煅牡蛎10g，广陈皮6g，鸡血藤10g。7剂。药后果然汗出明显减少，诸症减轻，患者非常高兴，坚持用药一个多月后，觉得恢复得非常好。患者一段时间后又找夏桂成调理，防患于未然，终于平稳地度过了更年期。

通过科研和临床辨证，夏桂成治疗更年期疾患可谓得心应手。更年期综合征之外，他在临床时陆续观察到的许多妇科疾病，例如闭经、功能性子宫出血、崩漏、经间期出血等，他的研究均有涉及，且有论文发表。他不断地体会，并将这些体会总结、升华为理论来指导临床实践。

治疗未病　优生为先

夏桂成提出周期学说的最核心的目的在于治未病，这是他由来已久的愿望。女性疾病非同男性，女性的生理周期在某种程度上揭示了她们疾病的发生非一朝一夕所致，往往存在着较长的潜伏期且在不断变化。利用周期学说给女性生殖节律把脉是最直接的调控方法。他的治疗不离"治未病"之旨，因而具有极强的超前意识。

夏桂成的门诊，约有95%的病人是求治不孕症的，患者中有的原因清楚，有的原因不明，有的甚至无证可辨。对于这些疑难病症，他辨证时谨慎思考，然后提出合理的治疗方案，包括药方、服药方法、生活调摄等都要向患者交代清楚，并提出忠告。他按照病人的体质提出要求，同时耐心慰藉病人，重视心理调治。许多患者经过夏桂成治疗后心里已感到自己的病好了三分。夏桂成重视对病人的心理调治，他说话温馨体贴，说到病情时让她们看到希望，谈到治疗时又让她们感到对症。他与病人交谈时，语气温和，显得平等和尊重，使人感到很亲切。无论是药物还是心理调治，他所遵循的原则仍是生殖周期变化节律，只要顺应其规律，就能很好地矫正不孕的异常状态，使患者如期受孕。因此曾多处就医无效的患者，经夏桂成药物和心理治疗后就妊娠了。人们惊讶地问他用了什么妙法，夏桂成常常淡然一笑以作回答。病人哪里懂得，她们受益于他的周期法则及治未病的思想。

夏桂成还提出情胜治疗法。中医理论将情志概括为喜、怒、忧、思、悲、恐、惊这七情。七情既是引起疾病的主要因素，也是治疗和防止某些疾病的有效方法。如中医的以情胜情，便是利用一种有益的情志去克服另一种有害的情志。

对于不孕症、流产等病症，中医倡导心理疗法与药物并用，先正其心，后用方药，身心兼治，疗效更佳。有的妇女婚后数年不孕，心情抑郁，伤感不已；一旦领养了子女，家中欢乐，抑郁不再，自己却很快受孕。这是以情胜情治愈的最典型例证。妇科患者的心情千差万别，因此妇科医师必须耐心观察和了解病人的各种心情，有的放矢地做好病人的心理调治。

夏桂成对女性保健十分关心，而且关注得非常细微。是他较早指出，目前社会上对中医所提倡的"胎禁"有一些错误认识，从而影响到优生优育。

所谓胎禁，是指妊娠期的药禁和食忌。由于胎禁与优生优育密切相关，故应引起准妈妈和妇产科医生的高度重视。现在，不少孕妇都知道要慎用西药，可对用中药却比较大意。其实，很多中药同样能通过胎盘进入胎儿血液循环，直接影响胎儿的发育生长；某些中药成分通过改变母体的生理状况，从而影响子宫的环境，也会造成胎儿发育生长障碍，最终致畸致流，包括早产，影响优生优育。所以，诸凡峻下滑利、逐瘀破血、耗气散气以及有毒中药均应禁用或慎用，如桃仁、红花、苏木、穿山甲、王不留行、刘寄奴、三棱、莪术、水蛭、虻虫、䗪虫、干漆等，在妊娠期均应禁用，若病证需要，亦须谨慎使用。如大黄、芒硝、番泻叶、芦荟等，也应禁用或慎用。一些外用药，如膏药，也不宜擅贴，因为其药物成分可通过皮肤吸收进入血液循环，对胎儿不利。夏桂成在临床上发现，一些孕妇对这些禁用或慎用药物竟一无所知，为此，他深感忧虑。

夏桂成认为，中医"胎禁"非常强调妊娠食忌，这是有科学道理的。在妊娠早期，孕妇常伴有恶心泛吐、食欲不振或偏嗜择食等现象，因此对动物脂肪、甜腻食品、辛辣刺激之物，均应有所忌。妊娠中期，亦不宜过食公鸡、羊肉、狗肉等辛温食品。妊娠末期，孕妇常伴有血压偏高、浮肿、小便偏少等情况，应少食含盐多的菜肴和食物，因为过多的食盐会增加水分在体内的潴留，引起水肿，增加心脏和肾脏的负担。同时辛辣刺激致热的食物，如羊肉、狗肉、椒、姜等食品亦应有所忌。妊娠期间，禁止吸烟喝酒。烟酒对母体的心肺及对胎儿发育有所伤害，甚则致畸，特别是在妊娠早、晚期，这种伤害更为明显。妊娠期间，反对偏嗜择食。妊娠早期的孕期反应，一般短期即可消失，偏嗜择食也会随着消除；妊娠中晚期，要经常更换食品，食用多样的食物，以满足胎儿在发育过程中营养多样化的需求。

夏桂成提醒那些喜欢穿"露脐装"的青年女性，"露脐装"易致妇女患上妇科病而导致不孕。因为肚脐是人体中最薄弱的部位，风寒极易入侵。某些女性可能会因风寒入侵造成月经失调、痛经等妇科病症，留下不利于怀孕的隐患。未婚青年女性经久熬夜，不仅严重破坏了身体生物钟正常运转，也影响了女性的生殖自然节律。因为经常熬夜，很可能影响到雌性激素的分泌水平，继而影响到生育。

他也告诫女性慎做人工流产，尤其在打算生育之前应当避免人工流产或药物流产，因为无论哪种流产方式，或多或少都会导致继发其他一些生殖障碍疾病，影响生殖健康。

2007 年 10 月 13 日，"中华中医药学会全国第七次中医妇科学术会议"在南京召开，夏桂成以"立足中医，与时共进"为题在会上作了发言。他说：我国传统中医与现代妇产科技术相结合，成为当代的"送子观音"和"护花使者"。辅助生殖技术是现代生育调节和医学助孕的关键。近年来，该技术如试管婴儿技术等不断发展。这些新科技对治疗不孕不育有悠久历史的中医药来说，既是挑战，也是机遇。近年来的实践证明，中医药在辅助生殖技术中同样可以大有作为。月经周期中气血阴阳的消长转化活动，保持着周而复始的生理规律，这是女性生殖健康的基础；而中医药在调整月经周期和平衡阴阳上很有效果，同时也起到了治疗未病的作用。

徐 景 藩

认真诊疗，潜心研思；议病议药，提高治效。学而不厌，诲人不倦；廉洁行医，奉献一生。

——徐景藩

徐景藩，1927年12月出生，著名中医内科临床家，江苏省中医院（南京中医药大学附属医院）主任中医师、终身教授。出身江苏吴江盛泽镇的中医世家，1941年起随父学中医，1944年再拜师江浙名医朱春庐门下，续学三载，1947年行医乡里。1952年报考卫生部"中医研究人员"班被录取后，学习五年毕业。1957年调至江苏省中医院工作。翌年该院承担南京中医学院（现南京中医药大学）临床教学任务，徐景藩即为内科教研组成员，担任部分中医内科学课堂教学和临床带教。

徐景藩擅长脾胃病的诊疗。对食管病主张调升降、宣通、润养，创"藕粉糊剂卧位服药法"。治胃病主张从三型论治，参用护膜法。治疗以便泄为主症的慢性结肠炎，创"连脂清肠汤"内服和"菖榆煎"保留灌肠法。创"残胃饮"治疗残胃炎症。脾胃病重视参用疏肝理气。用药注意刚柔相配、升降相须等法，不断提高疗效。他对中医理论、江苏历代名医诊疗脾胃病的经验、脾胃病古今文献以及慢性胃炎、上消化道出血、肝病、慢性结肠炎、食管病等疾病的研究从未中断，并取得较好的疗效。发表的130余篇学术论文中，绝大部分为脾胃病学术论文，有的论文已被日本书刊全文转载。著有《徐景藩脾胃病治验辑要》等两部，其中有的经验、方论被收入《当代名医临证精华》《现代名医内科绝技》等10余本医集中。参加编写《中医内科学》《现代中医内科学》等4部教材。

有4项科研成果分别获国家中医药管理局、江苏省卫生厅、江苏省中医药局科技进步一、二等奖和甲级奖。

徐景藩曾任江苏省中医院院长兼江苏省中医研究所所长，中华中医药学会理事，中华中医药学会内科学术委员，脾胃病学组副组长、顾问，江苏省中医药学会理事、副会长，江苏省中医科技委员会委员，《中医杂志》特约编审，《江苏中医药》杂志常务编委，江苏省药品审评委中医药组组长，江苏省"三三三跨世纪人才工程"培选专家委员会成员，江苏省高级卫技人员评审委员会主任委员。现任江苏省中医药学会名誉会长，中华中医药学会终身理事。

徐景藩1990年被确定为全国老中医药专家学术经验继承工作指导老师，1992年起享受国务院政府特殊津贴，1993年被评为江苏省中医系统先进工作者，1994年被评为全国卫生系统先进个人，1996年获白求恩奖章，2009年由人力资源和社会保障部、卫生部、国家中医药管理局评选为国医大师。

如今，他虽两鬓如霜，但力倡中医特色、坚持临床查房的工作不变；他虽体力下降，但济世救人、一心为患者的初衷不变；他虽不再担任院、所领导，但献身岐黄、振兴中医药事业的目标不变。实事求是、淡泊名利、做人低调，体现了一代名医的大家风范；平实、平和、平稳、平凡，构成了徐景藩为人、为医、为官、为师的人生本色。

衷中参西补短长　融会新知贯古今

徐景藩认为，中西医各有所长，相互补充，并无矛盾，把中西医割裂甚至对立起来的观点是非常错误的。他常想，国家花大力培养中学西人才，不是要"弃中从西"或"以西代中"，而是要运用和借鉴现代医学的知识、技能，更好地为病人服务。所以，自己应继续学习，努力工作，把自己的精力奉献给人民的保健工作，奉献给中医事业。因此，在临床上，他勤于思考，做到衷中参西，融会新知。

徐景藩结合古今文献，联系现代医学对胃生理功能的认识，提出"胃能磨谷论"，是对中医胃之生理功能之补证，临床也有非常重要的实践意义。自《灵枢·平人绝谷》载"胃……受水谷三斗五升"《诸病源候论》提出"胃受谷而脾磨之"的论述后，中医对胃的生理功能主要着眼于"纳"，故后人有"胃者围也""汇也"之说。亦宗"肠胃为海""胃为水谷之海"之意，认为胃似、百川所归，为源源不绝之"海"。《素问·太阴阳明论》谓"脾主为胃行其津液"。可以看出，胃既纳谷，亦能磨谷，才能使食物腐熟、消化而下入小肠，成为精微、津液而由脾"行"之。不仅如此，脾还能"助胃气，主化水谷"（《难经·四十二难》），故可知胃能磨谷。程应旄在《医经句测》中明确提出"胃无消磨健运则不化"之说，强调了胃的主要功能是消化，并且认为胃的消磨功能借其"胃中所禀之性"，即"胃气"。食物消化后成为"谷气"，"胃气"亦需"谷气以充（养）之"，指出胃的受纳、消化功能及其与物质能量供应的相互关系。"磨谷"一词，生动形象地概括了胃的蠕动和消化过程。胃既有此重要功能，经过腐熟、磨化，才能完成"饮入于胃，游溢精气"（《素问·经脉别论》）的作用。此外，《难经·三十五难》提出："小肠谓赤肠……胃者谓黄肠。"意即胃与小肠相连，有色泽之异，且胃与小肠上段尚有部分功能相似，两者协同完成"化物"的功能。十二指肠球部紧接胃腑，可以看成是胃的下部，故临床上该球部疾患（炎症或溃疡）表现的主症，也属于胃脘痛范畴。

徐景藩在临证之际，着重从医疗实践中总结经验。如对喻嘉言之"上脘多气，下脘多血，中脘多气多血""上脘清阳居多，下脘浊阴居多"之论述，参合现代医学进行分析，认为上脘部包括胃底部位，气体自多，从上腹部切诊叩之成鼓音，X 射线钡餐透视检查为胃泡气体之影可证实；下脘似指胃角以下，胃窦与幽门等处，存留胃液食糜，液质常存，犹如"浊阴"。将此论点运用于临床，提高了胃病的治疗效果。在诊断方面，他重视腹部切诊，认为切腹诊病，古已有之，非西医所特有，但现在许多临床医生往往忽视这一简单而实用的诊病方法。他总结了许多切腹诊病的经验。如上脘（或至鸠尾）压痛，以气滞为主，多数属实证；中脘附近压痛，有虚有实；下脘压痛固定局限，血瘀为多；胃中有食滞，上、中、下脘均可有压痛；中脘与右梁门压痛，中虚气滞占多；自诉胃痛，按上腹无明显痛点者，以肝胃不和为多，病情一般较轻浅；按诊时均诉不适，有胀满之感而无压痛者，以湿阻气滞为多；胃脘各部轻度压痛，在右胁下亦有压痛，乃气滞所致，与肝（胆）有关，属肝（胆）胃同病；胃脘无压痛，唯有右胁下、不容等部有压痛，病位主要在肝（胆）。这些宝贵的经验，对临床胃脘痛的辨证治疗，有着重要的指导作用，并弥补了教科书的不足。特别是用两手中指（或食指）在两侧梁门、天枢外侧，交互用力按击腹部，随按即起，侧耳于脘腹部，闻得内有辘辘声响者，常为胃中有水饮。而这一体征，从西医角度来说，常可提示有幽门不同程度的梗阻，临床尤当慎重对待，切勿盲目而贻误了病情。

又如，受 X 射线钡餐透视检查的启示，他认为人在直立或端坐时，由于重力作用，钡剂迅即流经食管而进入胃中。因此，在治疗食管疾病（包括炎症、溃疡、憩室炎）时，欲冀药物在食道停留时间延长，力求能起直接作用，他创"糊剂卧位服药法"。具体使用方法是：汤药要求浓煎，头煎和二煎各得药液 100ml 左右，分别加入藕粉一至两匙，如无藕粉，亦可代以山药粉、首乌粉或米粉，充分调匀后，于文火上边煮边搅，煮沸后成薄糊状，盛小碗中，放置床边，服时患者解衣卧床，左侧卧、平卧、右侧卧、俯卧各咽一二汤匙，余药取仰卧时吞服。服药毕，温水漱口吐去，平卧床上半小时，可稍稍翻身，但不可饮水，亦不可进食。若是晚间服药，服完后即睡，作用尤佳。如患食道憩室炎症，按 X 射线或胃镜所示，卧位服药时向憩室凸向的一侧睡，腰臀部稍垫高，10 ~ 20 分钟后，向对侧卧 20 分钟；此时抽去枕头，使头部位置低，20 分钟后，复加枕头，这样可使药物充分作用于憩室炎症部位，并使之得以流出。若患者胸骨后隐痛、刺痛，部位固定，症见瘀滞者，可在药糊中调入三七粉，每次 1 ~ 1.5g；或云南白药，每次 0.5 ~ 1g。卧位服药，加上药糊的黏性，有利于直接作用于患病之所，且停留时间较长。此外，藕粉清热凉血，熟后黏滞，尚有"护膜"之功。至于患者嫌药味较苦，可加少量白糖调匀后服；但舌苔白或苔腻，胸闷较甚，有痰咳出者，以不加白糖为好。将这些经验运用于临床，明显提高了食管病的治疗效果。特别是对许多采用西医治疗经久未效的患者，运用此法，坚持服药，均可收功。该法发表于《中医杂志》1989 年第二期后，曾有许多同道反馈信息，言及运用此法不仅治疗有效，还可用于胃镜检查后食管受损、出血的防治。

西医有胃心综合征、胆心综合征，临床经常可见因胃疾、胆疾而诱发冠心病、心绞痛的病例。对于老年胃痛、胆结石兼有心脏疾病的患者，徐景藩强调胃心同治、胆心同治。对于胃心同病，中医早有论述。《灵枢·厥病》篇谓："厥心痛，腹胀胸满，心尤痛者，胃心痛也。"这是对胃心同病的最早描述。心居胸中，胃居膈下，两者以横膈相邻，经脉络属，关系密切。如《素问·平人气象论》曰："胃之大络，名曰虚里……出于左乳下，其动应衣，脉宗气也。"指出虚里之搏动，即心脏之跳动，其源于胃之大络。

《灵枢·经别》又云："足阳明之正……上通于心。"指出了胃之大络与足阳明经别都与心脏相通，说明了心与胃相通的经脉络属关系。《素问·经脉别论》曰："食气入胃，浊气归心，淫精于脉，脉气流经……"说明饮食入胃，经过消化吸收、转输精气，注入于心，流入经脉，胃气和调，气血充足，则心脉通畅。而心主血脉，为五脏六腑之大主，胃之受纳、腐熟、通降等功能同样有赖于心血的濡养和心神的主宰。如宿有胃疾者，脾胃升降失常，气机阻滞，痰瘀内停，心络闭阻，每于胃病发作之时则可出现胸痹心痛；若脾胃受戕，生化乏源，气（阳）血（阴）不足，心失所养，则可见心悸、怔忡、不寐等症；而心气不足、心血瘀阻的患者，气血运行不畅，食少不易消运，临床在心悸、怔忡，甚则心痛、胸痹发作之时，往往可出现胃部的症状，特别是某些冠心病、心绞痛或心肌梗死患者是以胃脘疼痛为主症前来就诊。因此，徐景藩强调，对胃脘部或左上腹疼痛的患者，应认真诊察，从疼痛的部位、性质、程度和全身情况，结合年龄、病史等加以鉴别。

对心病、心痛预后的严重性要加以警惕，如有危重征象出现（如面色苍白、汗出、脉细或数疾或结代、肢冷等），要采取积极的抢救措施，切勿麻痹大意。

徐景藩曾治一男性患者，47岁，胸脘疼痛间作3个月来诊。患者2004年8月因晕厥、恶心，住江苏省某医院，测血压180/100mmHg左右，查24小时动态心电图示窦性心律，偶发房早，ST段下移0.05mV，诊为高血压病、心肌缺血，一直服用络汀新等药，血压维持在140/70mmHg左右，但平时仍有头昏、头重如裹、恶心等症状。

2005年10月31日因情志郁怒、饮酒出现上腹疼痛，及于左胸，痛势较著，每次数十分钟，又至该院急诊。查心电图示窦性心律，Ⅱ、Ⅲ、aVF、V5、V6ST段下移0.05～0.075mV，予络汀新、倍他乐克、消心痛等处理后稍有缓解；又加用复方丹参滴丸、通心络胶囊等，疼痛未除，反增泛酸、烧心。2005年12月查胃镜，示慢性食道炎、糜烂性胃炎、十二指肠球部霜斑样溃疡。予达克普隆，胸脘隐痛未减。来诊时胸脘隐痛而闷，伴有灼热感及刺痛感，嗳气泛酸，无背痛，无夜间疼痛，无吞咽困难、恶心，口有异味，烦躁，出汗，失眠，易头昏，矢气多而臭，大便量少，日行1次，不黑，无腹胀，舌微红，苔薄白，中有裂，脉细涩。徐景藩分析病情后认为，患者中年男性，离异10年，郁郁寡欢，饮酒常醉，吸烟每日两包，素体阴虚阳亢，复加情志不畅，肝气郁滞，津凝成痰，血行不畅，痰瘀交阻，痹阻胸阳，胃失和降。先拟通阳宣痹、理气和胃行瘀，佐以养心。方拟瓜蒌薤白半夏汤加减。

药用瓜蒌皮15g，炒薤白6g，法半夏10g，橘皮、橘络各6g，象贝10g，炒枳壳10g，佛手花10g，白芍15g，甘草5g，郁金10g，炒川芎10g，陈香橼10g，白蒺藜15g，茯苓15g，麦冬10g，建曲15g。水煎服，每日1剂，上午9时30分及下午3时30分服药。另予三七粉2.5g，藕粉调成糊状，卧位服药，每日两次。

7剂后患者胸脘疼痛十去其八，泛酸消失，稍嗳气，嘈杂易饥，时有头昏心慌。据证加用益气健脾养心、平肝滋肾息风等法，前后治疗3个月有余，胸脘疼痛消失，心电图检查及血压正常。

溃疡性结肠炎是目前世界范围的难治病。徐景藩结合该病的特点，大多以左半结肠为主，经过反复思考及多次临床试验，认为除辨证治疗外，当结合中药煎剂浓缩保留灌肠，可使药液直达病所。所用方药以地榆30g，石菖蒲20g，仙鹤草30g为主，浓煎成150ml。于晚上8时令患者排便后，先取左侧卧位，臀部垫高约20cm，肛管插入约15cm，将药液保持40℃，以每分钟60滴的速度灌入肠中。灌肠毕，拔去肛管，左侧卧5分钟，再平卧5分钟，再右侧卧5分钟（如回盲部也有病变则右侧卧10～15分钟），以后平卧。按此法药液一般均可保留较长时间，几可全被肠腔吸收。每日1次，连续5日，停1～2天，再灌5天，一般灌肠20～30次即可。如溃疡面积较大，加入云南白药或其他药粉适量，务使溶散在药液中，不使阻塞管腔。凡经服药加保留灌肠者，有效率较单纯服药者明显提高。因此，徐景藩也常常教导学生，临床要多思考、多分析，目的就是为了提高中医的临床疗效。

此外，他常将现代中药药理学的研究成果应用于临床，并收到了很好的效果。如对于溃疡性结肠炎的治疗，西医常需激素控制病情。他认为在活动期可用生甘草，缓解期则用炙甘草，在腹胀、湿热证不是很明显时，用量可稍大，因为现代药理研究发现，甘草有肾上腺皮质激素样作用、抗炎及抗变态反应的作用，却无激素的副作用，对于本病是非常适合的。其次甘草还有抗溃疡、抑制胃酸、解痉、保肝降酶、镇咳化痰等多种作用，因而对消化性溃疡、肝炎、咳嗽等病人，如能在辨证的基础上结合现代药理作用选择，每可提高疗效。

又如对免疫性肝病出现的黄疸，他善用秦艽治疗。秦艽乃祛风除湿、和血舒筋、清虚热之品，但他通过阅读大量的古代文献，认为秦艽用于治疗黄疸早有记载，疗效确切，《本草纲目》就将秦艽列为治疗黄疸的主要药物之一。现代药理研究证实，秦艽有明显的抗炎作用，能促进肾上腺皮质激素的分泌，这一机制对免疫性肝病的治疗甚是相合。对于一些常用于治疗脾胃病的中药，徐景藩也进行深入的研究验证。如薏苡仁常用于胃病夹有湿浊者。胃炎兼有息肉或疣状胃炎而舌苔浊腻者，每用薏苡仁20～30g煎服，或以薏苡仁与大米等量煮粥食之，常获良效，治愈者甚多。对于萎缩性胃炎，胃窦部病变部位广而脘痛久发不愈，见舌苔白腻，湿浊甚明显者，常配用薏苡仁与陈皮泡水代茶，亦可取效。现代研究还表明，薏苡仁有明显的抗肿瘤作用。

再如，《金匮要略》治惊悸之方，立"火邪者，桂枝去芍药加蜀漆牡蛎龙骨救逆汤主之"。心悸为何用蜀漆（乃常山之嫩枝叶）？蜀漆何以有救逆之效？盖因用量较多时，常致恶心呕吐，出现此反应，也常常是产生效果的标志。临床上常常遇到卒发重症心悸患者，心悸不宁，气短，四肢不温，脉来疾数，往往不易计数（如心率大于160/分钟），心电图报告为室性或室上性阵发性心动过速，因无蜀漆，遂用常山，急煎服之。药液入胃，初时恶心呕吐，吐出痰涎及部分药汁，心动旋即恢复正常，心悸顿失，诸症均减。

由此可见，徐景藩在临床上从不将中西医截然分开，这也从一个侧面反映了他博览群书、衷中参西、西为中用的治学特点。

殚精竭虑研脾胃　　师古不泥有创新

徐景藩作为一个优秀、全面的中医内科医生，潜心于脾胃病的诊治研究已50余年。他一生从医，学用一致，勤于实践，不断探索，日积月累，医疗经验日臻丰富，对食管、胃肠、肝、胆、胰腺等脏腑病证形成了自己的辨治方法。他发表有关脾胃方面的学术论文80余篇，代表性的如：《对食道功能性疾病的证治体会》《食管疾病用药体会》《胃能磨谷论》《关于胃府形态病理——胃下的证治》《慢性胃脘痛的辨证鉴别诊断》《略论老年人胃病的证治特点》《妇女更年期慢性胃脘痛的诊疗特点》《治胃病八法》《略论胃病与湿》《略论胃痛与血瘀》《胃病用药体会》《脾胃疾病治法梗要》《脾病病因病机探讨》《简述脾阴虚的证治体会》《诊治胆石症的几点体会》《关于胆胃同病的证治梗要》《肝性昏迷的病机证治探讨》《重症肝炎的病机证治体会》《肝气郁滞及疏肝法的临床运用》等。这些深有见地的学术论文，在业内引起较大反响，深受同行关注。他在古稀之年，集毕生经验，写成《徐景藩脾胃病治验辑要》专著一书。书出版后虽多次重印，但仍一书难求。

食管位于咽与胃之间，质柔而薄，古称"胃之系"。凡气郁、痰滞、里热、血瘀等病理因素累及食管，升降失常，可致炎症、溃疡，甚则转成顽症，致津液亏乏，干涩阻塞。该病重在早期发现，及早诊治。根据食管"柔空"的生理特点，对于食管病的治疗，宜实者疏瀹（理气、解郁、化痰、清热、行瘀），虚者润养，虚实兼夹者，宜疏润合法。临床上，气郁证的治疗宜理气解郁，和胃降逆；肝胃郁热证宜清泄肝胃，佐以降逆；痰气交阻证治宜理气化痰散结；气滞血瘀证治宜行气化瘀。凡用汤剂，采用一日多次服法。散剂可用噙化之法，亦可佐用代茶频饮之法。徐景藩常据证而配用一些宣通之品，如母丁香、鹅管石、娑罗子、通草、橘络、威灵仙、王不留行、急性子等，择其1~3味，可增其效。

徐景藩认为，脾不仅指解剖意义上的脾脏，还包括胰，在功能上广及消化、吸收、体内新陈代谢、免疫功能，并与血液、中枢神经包括自主神经系统相关。他认为脾的病机多以虚为本，以实为标。虚证以气虚为基础，实证以湿浊、气滞多见。根据《素问·宣明五气篇》"五脏所藏……脾藏意"及《难经·三十四难》"脾藏意与智"所论，联系临床，他认为脾与"意""智"关系密切。脑为髓之海，但需气血的濡养。脾为气血生化之源，故脾胃功能不足达到一定程度时，自然会影响到"意"与"智"等精神活动。脾虚者常可伴有"意"和"智"的不足，例如小儿弱智或"五迟"，病因与脾虚有一定的关系。若参用补脾健脾方药和饮食调治，使脾气健旺，"意"与"智"亦相应可以得到改善。

徐景藩认为，胃的生理功能和特点是：胃主纳而能磨谷，体阳用阴，多气多血。一胃三脘，上清下浊，主降宜和。针对古人脾喜刚燥、胃喜柔润之说，他根据多年临床体会，认为胃之喜性或润或燥、各有所好，应当根据辨证投润用燥，不可拘泥古训。诊治胃病，主张应辨别脏腑病位，分清虚实，在气在血，属寒属热，是否兼夹食滞、湿浊、痰饮、瘀血。诊查时重视运用腹部切诊方法，并积累了丰富的经验。

他尤其强调腹部分部的重要意义，认为其既利于辨证，又利于辨病，还可避免误诊误治。对胃脘痛创立了"三型论治"，分中虚气滞、肝胃不和、胃阴不足证，执简驭繁；将兼证分为湿阻证、血瘀证、胃寒证、食滞证，灵活变通。根据多年临床经验，他还总结出了一套相应的治疗方药，如疏肝和胃汤、调中理气汤、养胃理气汤、清肠抑肝汤、通噎和中汤、疏利肝胆汤等，十分利于临床使用。对妇女更年期慢性胃痛、胃痞，他认为以肝胃不和居多，且多气郁或兼营卫、冲任失调，临诊时当全面诊查，随证治之，注重解郁、调营、调冲等治法。老年人气血不足，阴液易亏，一旦患胃病，胃气易虚，胃阴亦每不足，脾胃功能容易受损，还易兼痰、湿、热、食滞、血瘀，并常常肺胃、胆胃、心胃等同病。治疗时需气阴兼顾。但需要注意的是：益气勿过温补，养阴勿过滋腻，化湿勿过辛燥，清热勿过苦寒，并应重视护膜宁络，防其损络出血。

如有脾胃气虚而兼肝阳上亢化风者，须用培土宁风之法。徐景藩认为，"胃下"自古即有此病，并非纯属中气下陷。对幽门不全性梗阻导致的呕吐，应运用祛饮、利小便及宣通行瘀的方药。诊治残胃炎症，应用通补结合、降胆和胃之法，他自拟残胃饮（炒白术、炒枳壳、制香附、五灵脂、石见穿、刀豆壳、柿蒂等）治疗，疗效明显。

对久泻顽疾，徐景藩认为，久泻脾必虚，脾虚肝易侮。脾虚可累及肾，故治疗当从脾、肝、肾三经考虑。脾虚生湿，湿郁可以生热，并易兼从口而入之湿热病邪，故治宜重视清化之法。此外，顽疾久泻，可及于血，对此可加行瘀之品。若腹痛痛位较固定，大便中夹有暗红血者，可加赤芍、紫草、三棱、地榆等品。他常用苦以燥湿、寒能制热的黄连，配加补骨脂温肾止泻，对久泻腹痛不著者颇有良效。他自拟"连脂清肠汤"，治疗溃疡性结肠炎，辅以"菖榆煎"保留灌肠，临床有较好疗效。至于治疗久泻的剂型和给药的途径，一般习用汤剂口服。《圣济总录》谓："散者，渐渍而散解，其治在中。""中"主要是指脾胃。据此，徐景藩在临床上常配用散剂治疗久泻。一般脾虚患者，以怀山药、党参、白术、茯苓、甘草、煨木香等药，研成极细末，加入等量米粉，酌加白砂糖少许。根据病情确定剂量，用温水调匀，边煮边搅，煮熟成糊状服用，比单纯汤剂内服的效果为优。用之临床，屡试不爽。

在肝病的诊治方面，徐景藩早在20世纪50年代后期，得益于已故名医邹良材先生的指导，运用中医药，按热郁、湿蒙、痰闭、阴虚进行辨证治疗，鼻饲给药，汤、散、针刺并进，抢救了不少肝昏迷患者。对阴虚证肝硬化腹水的患者，根据"真水虚，邪水盛"的病机，他采用养阴利水法进行治疗，取得了良好的疗效。他还针对肝硬化腹水的病因病机进行了较为深入、系统的探讨，根据临床实践，在诊治肝脏疾病方面探索出一套辨证论治的方法。他总结出的诊治肝病的方药，在临床上取得了良好疗效。以这些经验和理论为基础，他申报了多项科研课题，并一直指导着江苏省中医院中医肝胆疾病的临床治疗。

胆囊炎、胆结石是消化系统的常见病，多发病。徐景藩认为，发作而症著者以肝胆湿热占多数，慢性期一般有肝郁气滞或脾虚肝郁而兼湿热的表现。肝宜疏，胆腑宜通，湿热应及早、持久予以清化，脾虚宜运宜补。部分患者由于素体脾阳不振，易生内寒，与湿相合，或因过用苦寒药物，致脾胃受损，阳气内虚，升降斡旋失常，肝胆经络阻滞，徐景藩认为这是湿从寒化，宜运用温通之法。药如制附子配柴胡、白术、姜黄；见黄疸者，制附子配茵陈、鸡内金、海金沙；上腹右胁痛位广者，制附子配薏苡仁、败酱草；大便不畅，腑实内寒，寒热兼夹者，制附子配大黄；结石未排出者，制附子配皂角刺、路路通、三棱、赤白芍等。治胆病按"腑宜通""胆随胃降"的原则，常配用大黄后下，或开、水泡焖后，取汁与另外所煎之药液相合而服。如大便次数不多，疼痛未消者，另加大黄粉，装入大号胶囊吞服；但若属于脾虚肝郁证者，当健脾运脾，运中有通，不用大黄，防损脾气；若胆总管结石或肝内胆管结石者，在辨证施治的基础上，酌配皂角刺、王不留行、路路通、通草、当归须、泽兰等。

急性胰腺炎在住院或急诊过程中，重症一般采取中西药兼用之法。徐景藩认为，一是以清化通腑消滞为基本治法，禁食期间，也可服汤药小量（30~50ml），每6小时1次，及时服药可以提高疗效，缩短疗程。二是配用外治法，芒硝打碎，加肉桂粉，布包外敷上腹，每日1次，敷20小时。然后稍稍清洗皮肤，停3~4小时再敷，连用7天，颇有良效。这一疗法对胰腺水肿、渗出有明显的改善作用。对于慢性胰腺炎或伴假性囊肿，上腹时有隐痛，脾虚肝胆湿热之证者，治以健脾疏肝、利胆清化之剂，但不可苦寒过度。脾虚内寒者，应加入制附子，与白术、淮山药、薏苡仁、良姜、败酱草等同用。治疗胰胆之疾，当认真辨证，若确有内寒，必须"温通""温化"，及时用附子。

徐景藩还非常重视类药在脾胃病治疗时的选用，强调在辨证的基础上因人、因时制宜。认为对于功用相似的药物，要认真反复比较，择其所长，避其所短，方可不断提高疗效。如党参和太子参同为补益脾胃之药，但党参甘平，为补益脾胃要药；太子参微甘，补益脾胃之力弱，但补气而不滞气，并有健胃养胃作用。

对脾胃病的治法，根据脾胃的生理病理特点和多年临床实践，他将其归纳为"升降、润燥、消补、清化"八字。其各有特点，又互有联系，具体选用得宜与否，直接影响防治效果。此外，他还重视疏肝法、化湿法及配合外治疗法等，认为这些方法是中医特色、优势的最好体现。

徐景藩师古不泥古，不断创新，他的有关脾胃的认识和诊治经验，使中医脾胃病学的理论和临床得到了进一步的丰富和完善。

临床疗效是根基　深入科研求发展

徐景藩长于总结经验，亦重视科研，强调中医科研应以临床为基础，并为临床服务，坚持实事求是的态度。早在 20 世纪 80 年代，他就带领研究生对胃脘痛的病因病机和辨证客观化，对脾虚证、食道炎、残胃炎症、慢性结肠炎等展开了一系列科研工作，勤求学术发展，提高临床疗效。

慢性胃病病因多端。徐景藩带领研究生进行了近千例病因学调查，找出了其中几种主要的病因，并研制了动物模型，通过动物实验进一步确认了这些致病因素。为了对中医"证"的实质进行研究，徐景藩和病理科、胃镜室的医务人员密切合作，进行了"胃脘痛证型与病理"的课题研究。该成果获 1988 年江苏省卫生厅科技进步甲级奖。由于在中医发病学中微生物作用的研究尚属空白，他与病理科的专家合作，开展了慢性胃炎中虚气滞证与幽门螺杆菌感染关系的研究。他们应用组织病理学及幽门螺杆菌特异的生化反应——尿素酶试验，观察到中虚气滞证组中幽门螺杆菌感染率、感染程度、侵犯深度及幽门螺杆菌所在部位黏液细胞的坏死崩解、中性白细胞浸润等均与其他证型组间存在显著性差异，提示"证"与"菌"及"菌"与组织学变化间存在一定联系。

此外在电子显微镜下直接观察到了幽门螺杆菌对寄居上皮细胞微绒毛、紧密连接及进入细胞内引起的损伤性变化，进一步证实了它对该证型的致病作用。普通人群中约有 50% 左右的幽门螺杆菌感染率，但仅有少数人表现出不同程度的症状，大多数人无症状，甚至组织学检查也正常，它提示幽门螺杆菌可能是一种条件致病菌，在研究其致病性时，不仅要重视细菌的作用，还要发挥中医特色，注意宿主整体免疫反应及局部微环境的动态变化。在病因治疗时，除选择杀灭幽门螺杆菌的药物外，还应通过中医"扶正"，达到清除或抑杀幽门螺杆菌的目的。这一研究结果，对中医药治疗幽门螺杆菌感染具有重要意义。

徐景藩与放射科的同事开展了 X 射线征象与胃脘痛中医辨证分型关系的研究，共收集 1000 余例病人，研究显示有 92% 的病例均有不同程度的异常 X 射线表现。中虚气滞证的患者胃动力功能呈亢进征象，同时伴有胃张力偏高。中虚气滞证的主要病机是脾虚，与以往多数学者发现的脾虚患者的胃肠功能亢进一致，均认为是由于副交感神经兴奋性增强所致。而肝胃不和证者却完全相反，胃动力功能现为减弱的征象，同时胃的张力也偏低。肝胃不和型的主要病机涉及肝、胃二经，由于肝失疏泄，横逆犯胃，属于"木克土"，与多数学者对肝郁、肝阳的临床研究结论相符，均认为由于交感神经兴奋性增强所致。由此证明，胃肠的动力功能状况可作为胃脘痛两大主型辨证分型的一项重要客观指标。湿阻证患者空腹胃内潴留液明显多于其他型，以此可作为有无湿阻证的一项参考指标。西医对胃癌所描述的临床表现与中医辨证分型中血瘀证的主症颇为相符，受此启发，徐景藩常常告诫学生，若患者舌质暗紫，胃痛日久，当注意复查胃镜，看有无恶性病变的可能。

20 世纪 80 年代初，徐景藩在国内率先开展了脾虚证与唾液淀粉酶活力的相关性研究。研究表明，脾虚患者唾液淀粉酶活力差多为负值，而随着脾虚症状的改善，酶活力差可转为正值。因此，酶活力差的检查对于脾虚的诊断和治疗，有一定的参考价值。

特别是一些脾虚证不典型，或有它证夹杂不易辨认时，可提供辨证的参考。此外还有助于观察疗效。若患者病情好转，酶活力差由负值转为正值，脾虚症状明显改善，提示方药对证。否则，可根据证情，考虑进一步调整方药或药量。这一研究成果，对临床诊断治疗具有一定的指导意义。

徐景藩根据《灵枢·五癃津液别》"脾为之卫"及《灵枢·师传》"脾者主为卫"的记载，认为"卫"指人体抗御外邪的功能。脾主运化，为后天之本，气血生化之源，与抗病能力密切相关。证诸临床，凡脾虚之人，若不慎寒温，常易感受外邪。他曾开展了血液体液免疫功能指标如 IgG、IgA、IgM、C3 等的研究，获得了客观的数据，证实经补脾治疗后，症状可以得到改善。这些功能指标的提高，说明脾气健旺，抗御外邪的功能亦相应提高，进而提示在外感疾病的预防中，应重视维护和提高脾胃功能。在诊治复杂或重症外感疾患时，亦应注意勿使脾胃气阴受损，并及时予以调治，使正气充盛，邪气自祛。在热病恢复期，如能重视脾胃功能，则有助于早趋康复，避免复发或再感外邪。

根据自己多年的临床经验，徐景藩认为，慢性结肠炎主要病位在脾，可涉及肝、肾，而形成脾、肝、肾三脏同病。治疗慢性结肠炎当采用三脏同调，温清并用，对部分临床病人尚须配合中药保留灌肠。他创立的"连脂清肠汤"和灌肠液，申报了省级课题。他从临床、实验两方面对其进行了系统研究。动物实验显示，该方对肠平滑肌有明显的抑制作用，且呈量效关系。由于该方能缓解肠痉挛所致的腹痛，抑制肠肌活动，使肠蠕动减弱，食糜停留时间延长，水分吸收增加，从而可使大便变干，起到止泻作用。这与临床疗效完全相符合。"连脂清肠汤"具有拮抗乙酰胆碱和氯化钡对肠管的兴奋作用，也呈量效关系，提示可能通过阻断神经受体而解除肠痉挛，而且对肠平滑肌具有抑制作用。实验还证实，酚妥拉明能解除肾上腺素对肠管的抑制作用，但不能解除"连脂清肠汤"和中药灌肠液对肠平滑肌的作用，说明其作用并非通过兴奋受体而起作用。该研究成果获国家中医药管理局科技进步三等奖。徐景藩以临床为基础，结合动物实验及现代药理研究成果，进行开拓性的中医诊疗研究工作，这是提高中医科研水平和中医临床疗效的有效方法。

‖‖徐景藩于 2015 年 3 月 11 日在南京逝世。

颜 德 馨

> "猛火煮,慢火炖。" 猛火煮,就是通读,就是默记强记;慢火炖,就是反复研习,读书千遍,其义自见,所谓 "温故知新" 就是这道理。
>
> ——颜德馨

颜德馨,1920 年出生,著名中医理论家、临床家,同济大学中医研究所所长。祖籍山东,生于江苏,系先贤复圣颜渊之后裔,"无平不陂,无德不复" 的颜氏家训是颜德馨生平学术思想的宗脉。颜德馨殚精竭虑逾 70 载,致力于中医药的临床、科研、教育和培养人才的工作,为弘扬中医药文化,发展中医药事业作出了巨大的贡献。

颜德馨善于总结经验。他立足于气血学说,倡导 "久病必有瘀" "怪病必有瘀" 等学术观点,提出以调气活血为主的 "衡法" 治则,为医林所瞩目。他医术精湛,组方用药匠心独具,在治疗各科疑难杂病、老年病等方面均取得显著疗效。"瘀血实邪乃人体衰老之主因" 的新观点在实践中经过长期积累酝酿,于 20 世纪 70 年代末问世,相关课题荣获局级科技进步二等奖;"颜德馨治疗心脑血管病专家系统" "颜德馨治疗疑难病的经验总结" "脑梗灵治疗脑梗死的临床与实验研究" "衡法新药调节血脂功能的研究" 等多项科研成果获得各级科技进步奖。颜德馨热衷于中医教育事业,成立了 "颜德馨中医药基金会",为培养中医药接班人作出了卓越贡献。在 2003 年 "非典" 期间,颜德馨更以 84 岁的高龄担任上海市中医防治专家组顾问、上海市中医治疗指导组组长,以及华东地区防治 "非典" 的首席科学家,并被中国科协和中华中医药学会授予 "全国防治非典型肺炎优秀科技工作者"、"中医药抗击非典型肺炎特殊贡献奖"。

颜德馨勤于著书立说,行医 70 余载,发表论文 200 余篇,出版了《活血化瘀疗法临床实践》《气血与长寿》《中国中医抗衰老秘诀》和《颜德馨诊治疑难病秘籍》等多部著作。历任中华中医药学会理事、中华中医药学会终身理事、国家中医药管理局科技进步奖评审委员会委员,以及上海市中医药工作咨询委员会顾问、上海市医学领先专业专家委员会委员、国家自然科学基金评委等职,为上海师范大学、长春中医药大学、成都中医药大学特聘教授。曾荣获 "上海市名中医" "全国名老中医"、第三届 "上海市医学荣誉奖"、"中华中医药学会终身成就奖"、首届 "中国医师奖"、文化部第一批国家级非物质文化遗产 "中医生命与疾病认知方法" 项目传承人,并多次赴美国、法国、加拿大、泰国、印度尼西亚及台湾、香港等地讲学。2009 年由人力资源和社会保障部、卫生部、国家中医药管理局评为国医大师。

慎思明辨　衡法扬名

　　20 世纪 50 年代，颜德馨担任上海铁路中心医院中医科主任，在门诊接触的疾病种类日渐增多。为了更好地发挥中医药的治疗作用，他率先在上海市的综合医院里建立了中医病区，提出了"创新与继承相结合，理论研究与临床实践相结合，科学研究与中医特色相结合"的原则，并在摸索中建立了一套管理制度。20 世纪 50 年代后期，他开始涉足于血液病的领域，探索中医治疗血液病的有效药物。为了尽量多地观察病例，他积极寻找机会，与多家医院进行联系、交流，参与了大量血液病的治疗。由于白血病是一种不明原因的恶性疾病，主要病变为造白细胞组织异常增生，导致全身各组织和脏器遭受浸润。为了寻求可靠的中医疗法，他深入钻研了多部医学著作，探讨中医气血理论，投入大量时间在实验室中进行实验和观察。他认为白血病属于中医学的温毒、虚劳、癥瘕、积聚等范畴，治疗过程中必须对病邪予以足够的打击，首创了白血病的中医分型证治：阴虚型、阳虚型、温热型、阴阳两虚型和瘀血型。他注意到"犀角（现已代用）治吐血、衄血、下血及伤寒蓄血发狂"等文献记载，并将其应用于临床，兴奋地发现犀角（现已代用）能使白细胞迅速降低、高烧下降、出血缓解。在治疗中摸索，在摸索中发现。经过长期科研和临床观察，他又发现砷剂可以降低白细胞，可治疗各种急性白血病，并提出雄黄是抑制白血病的有效药物。

　　颜德馨结合自身多年的实践经验，领悟到气血流行全身所有组织器官是进行生理活动的物质基础。气血以流畅和平衡为贵，如果气血失去流畅就会产生瘀血，瘀血阻于体内，反过来又会进一步导致气血艰涩和失衡，引起脏腑病变，疾病丛生。他以临床治疗白血病的实践感悟和对气血的认识为主，先后发表了《白血病的辨证论治》《白血病的综合治疗》《白血病发病机制试探》《白血病证治》等 7 篇论文，并提出了中医对白血病诊断治疗的总体方案，在中医界引起了较大反响。

　　然而正当颜德馨满腔热情地开拓业务的时候，他被下放到五七干校劳动，但他没有消沉。白天劳动一天，晚上仍然严格鞭策自己读书。别人入眠的时候，却是他最佳的读书时间。他那时虽然年轻，但拿起书本便可心如止水，他先后阅读了《儒门事亲》《血证论》《医林改错》《类证治裁》《医门法律》等医学典籍，午夜的孤灯伴随着他的每一次翻阅和思索，每有新悟，不禁欣然振奋。那些日子里，广大患者们的信任是他最大的精神支持，他的家门经常在半夜时分被叩响，都是患者不顾时限来请他诊治。每当看到病人家属恳求的目光，他总是尽量不让他们失望，迅速披衣起身，毫不犹豫地跑出去看病。他的高尚医德和精心治疗得到了百姓的称赞，更赢得了患者和家属对他发自内心的尊敬。人生的历练让他的医德、医术都在不断地升华。

　　1978 年 9 月，中共中央向全国医药系统发出一份名为《关于认真贯彻党的中医政策，解决中医队伍后继乏人问题的报告》的文件，中医再次获得新生。1982 年，新颁布的宪法中提出"国家发展医疗卫生事业，发展现代医药和我国传统医药"，给中医和西医同等重要的地位，打破了中医药界沉闷的局面。20 世纪 80 年代，颜德馨重新回到工作岗位，自此他广泛研究各家学说，对待西医兼收并蓄，为我所用，探索用现代化知识来完善自己的理论。

他以一颗充满求知热情的年轻的心，不断学习新的知识，拓展知识的深度和广度。他认识到中医事业要发展就一定要紧跟时代步伐，不仅要实事求是，而且要敞开心胸，积极汲取当代优秀的科技成果为我所用，将临床经验转化为科研成果。

为了学习西医学的先进之处，他开始筹建中医实验室，建立中医楼。在当时的条件下建中医楼，在很多人眼中只是一个美丽的幻想，但倔强的颜德馨充满信心，他认为中医要发展，就要与西医具有同等的地位。他先后八次奔波于铁道部与上海之间，终于得到部领导的支持和帮助，建起了上海铁路中医技术中心大楼，这一砖一瓦都承载着颜德馨的心血和希望。办公楼和学术条件的改善，使他更加积极地投入到中医的科研工作中，此刻的他开始攀登人生的又一座高峰。

颜德馨在总结长期积累的临床经验时，发现多种疾病都与气血密切相关，尤其是久病、怪病等疑难杂症，基于临床疗效的支撑，颜德馨开始从血液病深入到对中医的气血理论的研讨。在中医典籍与临证经验双重基础上深入思考，他发现从小就深信不疑，甚至崇拜的父亲的脾胃学说对疾病治疗亦有不尽囊括之处，诸多疑难杂症并非全部源于脾胃不足，而是源于瘀血内生。勇于探索和不断超越自己的精神指引他继续开拓学术之路。

他在临床中深刻体会到"气血不和，百病由生"的深刻含义，气血的流畅和平衡是气血发挥正常生理功能的基础，血液循行于脉管之中，流布全身，而气通过升降出入，可以到达各个组织器官，两者并行以供给人体各脏腑组织之营养需要，这是人体健康的基本条件。此后，在中医基础理论的基础上，他又重点钻研了王清任《医林改错》、唐容川《血证论》等专著，这些典籍使他初步形成调和气血的思想，并体会到人体阴阳与气血的密切关系，任何一种疾病的发生均将影响到气血的正常循行，而瘀血的存在，又会进一步加重气血的失衡，从而形成恶性循环，导致脏腑生理功能无法正常发挥作用。

颜德馨曾治疗一位再生障碍性贫血患者：红细胞 2.2×10^{12}/L，血色素 50g/L，白细胞 2.8×10^9/L，网织细胞 0.1%，骨髓穿刺提示"骨髓部分抑制"。症见面色不华，神疲乏力，齿衄，巩膜及眶周色素沉着，脉细缓，舌淡红，苔薄腻，患者情况非常危险。对此，中医辨证一般认为是气血、肝肾的亏虚，以补益气血、益精填髓为主要治疗方法，但颜德馨经过仔细把脉，反复斟酌后，认为此病是因瘀浊胶滞，导致生化无权，应以宣畅气血为第一步，处方以活血化瘀为主。7帖后，患者精神状况明显好转，检查结果显示患者的红细胞 3.1×10^{12}/L，血色素 83g/L，白细胞 5×10^9/L，血小板 8×10^9/L，奇迹般的效果使患者和家人展露了充满希望和信任的笑容。患者坚持服药21帖后，病情得到完全控制。颜德馨早年还治一支气管扩张大咯血不止患者，经用一般化瘀止血之品疗效不明显，加入降香降气而血立止。临床有所得，勤于付笔端。

融会临床实践，他发现凡是怪病、久病患者，都有舌质发紫、角膜瘀丝、眼底色素沉着，主诉常有夜间多梦、思维不集中等。为了寻找科学理论依据，颜德馨对病人进行了相关实验研究，结果证实这些患者体内均存在瘀血。这些研究让他感觉小时候就学习的治则八法，即清代医家程国彭提出的汗、吐、下、和、温、清、消、补八种治法，虽然对继承总结中医治法起到了重要的推动作用，一直沿用至今，但面对人类疾病谱的不断改变，这八种方法似乎已经不能概括中医治法的全貌。

"人所欲为，譬如穿池，凿之不止，必得泉水。"岁月的磨砺，不懈地探索，使颜德馨的辨证思维日趋成熟。在《黄帝内经》"气血正平，长有天命""疏其血气，令其条达，而致和平""谨察阴阳所在而调之，以平为期"思想的影响下，他通过长期在传统文化、医药典籍的宝库中广搜博取，探索人体气血运行规律，积累了宝贵的治疗血液病的经验，最终在此基础上提出"气为百病之长，血为百病之胎""久病必有瘀""怪病必有瘀"等学术观点，首创调气活血的衡法治则。

何谓衡法？"衡法"即是通过治气疗血来疏通脏腑气血，使血液疏通，气机升降有度，平衡阴阳，从而祛除各种致病因素。临床上，颜德馨常这样解释："所谓衡者，《礼记·曲礼下》谓'大夫衡视'，犹言平；《荀子·礼论》谓'衡诚悬矣'，系指秤杆。可见衡有平衡、权衡之义，能较全面反映其疏通气血，平衡阴阳的作用。"他还说病者不平也，医者平其不平，调其偏性者也。衡法就是以气血为纲，调气活血而臻平衡的祛病养生思想。

对于衡法的实际运用，颜德馨指出要在临床实践中去理解和掌握古方的遣药组方规律。比如，将王清任的学术思想融入衡法用于临床治疗，他体会到其"补阳还五汤"为益气活血法的典范方剂，黄芪与当归、桃仁、红花等配伍，能收气旺而血行畅，瘀化而脉通之效。活血药既有助于气血运行，逐瘀血之隐患，又能消除黄芪之满中，为黄芪发挥药效扫清障碍。他经过长期的临床实践后自拟"益心汤"，补气与活血同用，通补兼施，方中重用黄芪、党参益气养心为君，辅以川芎、丹参、赤芍、山楂等活血通脉为臣，旨在益气活血，俾气足则助血行，血行则血瘀除，用于治疗冠心病、心肌梗死、心肌炎等病，屡起沉疴。

中医学讲"用药如用兵"，颜德馨将用药法式与对气血的认识紧密结合，临床分为升降气机法、降气平逆法、补气升阳法、清热活血法、温经活血法、活血止血法、活血通络法、活血祛痰法、理气活血法、益气活血法等10余种治则与方法。由于治疗方法准确，疗效卓著，颜德馨很快在中医界以善用调气活血法闻名。通过数十年临证实践，他渐渐加深了对气血关系的认识，完善了调气以治血的治疗方法和有关的用药经验。总结下来主要表现在三个方面。

首先，他重视对气机的调畅和调气药的应用。在理气诸药中尤其推崇柴胡，以其辛行苦泄，善条达肝气，疏肝解郁，擅长治疗气滞不畅诸症。古人常以柴胡配芍药，柔肝与疏肝同用，肝之疏泄生理得复，则气可通血可活。此用法渊出四逆散，逍遥散亦用之。颜德馨常用此治气滞血瘀，作为基础药对，偏于气滞者用白芍，偏于血瘀者用赤芍。

其次，他重视气的推动作用。气一方面可以直接推动血行，另一方面又可促进脏腑的功能活动。临床上，颜德馨采用温壮阳气法化瘀，善于应用附子。附子是温阳要药，其味大辛，性大热，为百药之长，功兼通补。明代名医虞抟精辟地指出："附子禀雄壮之质，有斩关夺将之气，能引补气药行十二经，以追复散失之元阳；引补血药入血分，以滋养不足之真阴；引发散之药开腠理，以驱逐在表之风寒；引温暖药达下焦，以祛除在里之冷湿。"颜德馨用附子、人参配伍水蛭、大黄，治疗瘀血征象极为明显的慢性肺源性心脏病；用附子、黄芪配伍丹参、生蒲黄治疗冠心病心绞痛、心肌梗死患者。

再次，对络病日深，血液凝坚的沉疴痼疾，则非一般辛温通络之品所能获效。颜德馨效仿叶天士"每取虫蚁迅速，飞走诸灵，俾飞者升，走者降，血无凝着，气可宣通"之法，投以水蛭、全蝎、蜂房、䗪虫等虫蚁类药以搜剔脉络之瘀血，松动其病根。颜德馨根据衡法这一治疗法则，采用活血化瘀法治疗各种疑难杂症颇具建树。他曾治疗一位 19 岁女子，自小患左上肢血管瘤，左手背、手指、前臂肿胀疼痛，不能劳作。左手臂周径为 39cm，左手背周径为 28cm，青筋暴露。X 线片显示：左前臂及手背血管瘤，尺骨中下段增粗，尺骨、桡骨远端关节脱位。经院外会诊已经认为无法保留，拟予以截肢治疗。对此，颜德馨经过反复而深入的思考，决定采用清热化瘀、软坚清瘤之法治疗。两年后，患者左前臂周径缩小为 26cm，不仅避免了截肢的痛苦，而且能自己穿衣，恢复了工作能力。

人类的抗衰老问题，一直是世界医学界研究的重大课题。上海作为我国首先进入老龄化的国际大都市，人口老龄化问题尤为引人瞩目。颜德馨长期关心老年人的健康问题，一直重视运用中医药研究这个领域。通过长期观察人体血液变化，他对气血的认识逐渐深化，将衡法进一步拓展到老年病领域。他发现不同年纪的人，其体质在很多方面存在区别，老年血液病患者的血黏度普遍增高，而且老年人常见的疾病，都有明显的瘀血病理体征，例如色素沉着、皮肤粗糙、老年斑的出现、巩膜混浊等。颜德馨反复思考并结合大量实验研究指出，气血流通是机体健康的标志，而瘀血是人体衰老和疾病的根源。颜德馨将其衡法理论用于抗衰老领域，指出瘀血不除，滥补无益，明确了以调畅气血法延缓衰老，这与以往习用补肾、健脾等方法抗衰老的理论截然不同。从排除导致衰老的病理因子入手，用黄芪、苍术、当归、赤芍、红花等中药为主组成方剂，消除体内瘀积，纠正脏腑虚衰，以使气血达到新的动态平衡。对于血瘀证的诊断则以四诊为主要手段，实验室检查为辅助手段，并结合病史，全面地从症状、体征、病史、实验室数据等四个方面进行综合分析，方能得到正确的诊断，此即"颜氏血瘀证诊断法"。在治疗上则将衡法融会其中，用于治疗各种老年病，尤其对心血管疾病疗效非常显著。因此，"衡法"成为老年人受益的"长寿新说"。

运用衡法出奇制胜治疗心脑血管病的例子可谓不胜枚举。如应用温阳活血法治疗不稳定性心绞痛，使不少患者心绞痛发作频率明显降低，减少硝酸类药物剂量，有些患者甚至停用西药。如王某，女，60 岁，冠心病心绞痛频繁发作一年余，经用多种药物治疗效果不明显。改用温阳活血法一个月后，心绞痛基本消失，以往所服扩冠状动脉药也逐渐减量。颜德馨还曾运用益气活血法治疗冠心病介入疗法后再狭窄的病例，为中医药治疗该病摸索出一套行之有效的治疗手段。又如徐某，女，海外华侨，因患冠心病回国做介入治疗，术后心绞痛依然频发，经用温阳活血法后心绞痛明显减少，活动后也不再发作。

颜德馨也运用下瘀泄热法治疗肺性脑病。他认为肺心病患者每因外感风热或风寒入里化热，热邪灼津成瘀、成痰，而致病情剧作。若肺中郁热不解，则移热于大肠，致使大肠腑不通，瘀热则无外达之机，故临床上颜德馨每以下瘀泄热为治疗大法，取抵当汤合葶苈大枣泻肺汤同用，常可获效。相关的动物实验也完全证明了颜德馨观点的科学性，在给予观察组动物服用一段时间活血化瘀药物之后，在耐缺氧、抗疲劳、抗寒冷、抗衰老等方面都明显优于对照组动物，动物内脏结构也有明显变化，免疫系统的胸腺有大小之分，子宫有正常与萎缩之别，睾丸有正常与衰老之差。在几十年的研究中，颜德馨形成了独特的见解，积累了诸多经验，将论治与气血的作用结合攻克了许多疑难杂症。

1994 年 8 月，上海市卫生局拍摄了颜德馨个人传记片《岐黄一杰》，记录了其从事中医工作的经历。《人民日报》"杏林奇葩"专题报告了"衡法创始人颜德馨先生"。1997年，上海市卫生局专家组鉴定、通过"颜德馨治疗心脑血管病专家系统"和"颜德馨治疗疑难病的经验总结"，并荣获上海市中医药科技进步二等奖。颜德馨1999年获上海市第三届"医学荣誉奖"，同年12月10日，上海市中医药界举行"颜德馨先生行医60年庆贺会"，市领导及专家等200余人到会祝贺。《解放日报》《文汇报》以"杏林六十载，技法照后人"为标题作了头版报道。

2001年，在上海市卫生局领导下组建了上海市中医心脑血管病临床医学中心，颜德馨作为该中心学术带头人，带领优秀团队的研究人员积极投入到科研和医疗工作中，进一步贯彻治病养生当重气血的学术主张。目前中心的建设已取得明显成效。上海市科委组织的专家鉴定通过了"脑梗灵治疗脑梗死的临床与实验研究"。2006年12月，颜德馨学术思想、临证经验的标志性学术专著《颜德馨诊治心脑血管病精粹》由人民卫生出版社出版。随着岁月的流逝，颜德馨对中医学的体会进入了一个新的境界。衡法在抗衰老领域被广泛应用，如冠状动脉硬化、心肌梗死、心律失常、心力衰竭、心肌炎、高血压、脑梗死等，他采用以调气活血法为主的衡法治疗了许多传统认为是"肾亏"的阳痿、脱发、耳聋、眩晕等病症，许多医案都被收载于颜德馨所著的《活血化瘀疗法临床实践》《颜德馨诊治疑难病秘籍》《中华名中医治病囊秘·颜德馨卷》等书中，确切疗效使其提升为一个独立完整的中医治疗理论，显示了它强大的生命力。2003年，"衡法新药调节血脂功能的研究"通过上海市科委组织的专家鉴定，并被评为上海市科技进步三等奖和同济大学临床医疗成果奖。

德医双馨　开拓创新

20世纪80年代，颜德馨面对中医"墙里开花墙外香"的尴尬局面，多次撰文，以《如何面临外来的挑战》《如何振兴中医》《中医笔谈国外中医热》等为题阐述自己的观点，反对因循守旧，固步自封。他指出：对于国外要赶超我国中医的说法既是给我们的压力，也是一种动力。中医界要统一认识，团结起来，继承中医经典，积极利用现代科技手段，进一步发展中医学。

进入20世纪90年代，上海的中医药业采取开设分部、科研合作、技术培训等方式进一步发展，进而走向世界。据统计，那时国内已经为世界各地培训针灸学员3000余人，有200多名留学生在沪接受中医药的正规教育，并与十多个国家建立了中医药的合作关系。上海的名医们也开始走出国门进行学术交流，颜德馨活跃于中医界各种学术活动中，不仅与国内中医同仁来往密切，切磋医道，而且也非常重视同海外中医同行的接触、交流和互访。他多次被应邀参加世界传统医学大会及由美国加州中国医学研究院、国际东方医学会、台湾"中国医药研究院"、香港中医癌症研究中心等主办的各种学术会议以及到各科研机构做临床和科学研究成果报告，荣获了多项荣誉奖励。他的学术成果广泛传播到北美、欧洲、东南亚、港澳和台湾等地，影响颇广。他连续三次访美，都引起了舆论界和学术界的广泛关注。

1992年访问香港时，颜德馨发起创办的旨在促进中医药现代化，提高中医药学术地位的中医药研究中心——当代沪港台中医药研究中心，在香港注册成立。该中心是沪港台中医界首次打破地域界限而成立的学术研究机构，引起了强烈的反响。1993 年，颜德馨受聘于台湾中医针灸学会，作为学术顾问赴台讲学。在此期间，颜德馨遇到长期阅读其书籍并深感受益的台湾中医师邱雅昌，通过亲切的交流，颜德馨喜收邱雅昌为徒，成为海峡两岸的一对中医师徒。1994 年，颜德馨应邀再次赴台讲学，作了"活血化瘀疗法临床实践""抗衰老专题""中医治疗难治病法则""热、痛、血、厥的治疗"以及"化瘀十法"等专题讲座。在此期间，颜德馨在其台湾弟子的陪同下会晤了陈立夫先生。一贯热心于中医事业，在台湾中医药界很有影响的陈老当年逾 95 岁，因早闻颜德馨医名而特殊优先接待，他们在孔孟学会作了一次气氛友好的谈话，结束后陈老赠笔墨以示推崇。颜德馨热情真诚，乐于结交朋友，中医事业指引着他与海内外同仁走到一起，畅谈国学，潜心医道。1996 年 4 月，上海市名医门诊部在泰国曼谷设立分部，颜德馨来到当地，为患者诊治疾病并受到泰国民众的热情欢迎。

进入 21 世纪，颜德馨虽年事已高，但依然执著地奋斗在中医学的最前沿并取得了卓越的成就。

颜德馨认为，中医目前面临着种种问题，除了中医的传承外，中药贸易也令人担忧。中国草药的开发和出口已远远落后于日本等国，中国本土的中药生产，从选种、种植、采集、炮制乃至包装，都存在问题。他指出，中医走向世界应该与中药进一步结合，促进中医药产业化。他反对将知识占为己有，并且身体力行，积极开发临床疗效可靠的中成药。

针对中医药在产业化、市场化方面进展缓慢的现状，颜德馨以兼容并蓄的态度、卓越的洞察力和社会活动能力与现代企业合作，他主张接纳包括现代中药、化学药在内的一切能将中医药发扬光大的"盟友"。

自 20 世纪 80 年代，颜德馨就开始踏上产学研一体化的奋斗征程，他长期致力于将"衡法抗衰老学说"进行成果转化。在长达 20 余年的研究中，他以追求卓越和永不言败的学术精神先后创制了四代产品，取得了明显疗效。第一代产品为"衡法二号"，通过研究证实其具有降低血脂、改善微循环等作用，荣获国家中医药管理局科技进步二等奖。20 世纪 90 年代，第二代产品"颜氏寿宝"研发成功，在美国推广 10 余年，在北美地区影响非常广泛，用于患高脂血症 10 余万患者，并行销加拿大等地。20 世纪末，他又创制了第三代产品"衡生颗粒"，由四川太极集团开发，其销量位列全国中药产品前十位。世纪初创制的第四代产品通过对"衡 21 生颗粒"拆方研究，筛选出新组方——调脂护脉方"行气活血颗粒"（国药准字 B20050048），既保留了原方功效，又简化了处方，疗效颇佳。2003 年，颜德馨的"衡法在调节血脂中的应用"被评为"中医药科技成果推广项目"，充分肯定了他的研发成果。

2000 年和 2001 年，颜德馨将其临床应用了多年的两个中药验方消渴方和醒脑方交给天津天士力集团实施产业化。消渴方不同于一般中药视糖尿病为"虚证"而采用补肾为主的治疗路线，而是在颜德馨"脾胰同源"观点的指导下，抓住健脾和活血化瘀来解决最棘手的"胰岛素依赖"和并发症问题，临床反馈良好，由此颜德馨萌发了研发的想法。经过几年来的新药开发、三期成功的临床实验，消渴方终于成功面世，2008 年 9 月 24 日在上海成功举行了上市发布会。消渴方产业化之后更名为"消渴清颗粒"，为纯中药制剂，主要针对非胰岛素依赖型糖尿病（2 型糖尿病）。本方基于中医药"君臣佐使"的用药理念，方中君药为苍术，通过运脾健脾，激发胰岛功能；臣药知母，以养阴为主，能解决糖尿病阴虚燥热的常见症状；佐药地锦草发挥清热降糖作用；而以生蒲黄为使药则在于化瘀降脂，可有效预防糖尿病合并症。颜德馨指出："此方是从中医整体论的观点出发来考虑的，目的在于如何让糖尿病病人不要再为药越吃越多而苦恼，同时调节血糖，减少并发症，让病人提高生活质量。"同样来自于颜德馨治疗临床老年性血管性痴呆病的"醒脑方"也已经完成临床试验，正在申报新药证书和注册批件。颜德馨认为：中医与中药是"鱼水关系"，如果中药的发展没有中医思想的统领，那么，这种中药就没有中医的魂，没有中医的内涵。开发中药，必须在中医理论体系的指导下进行。发展中医一定要全面思考，来不得半点马虎。

善治热病　　抗击非典

20 世纪上半叶，颜德馨投身临床第一线，接触了大量温热疾病，这些疾病具有明显的流行性和传染性，十分危险。他在治疗热性病方面秉承孟河学派马培之和先太师贺季衡的学术经验，经过反复的临床历练，用药多有独到之处。他常用三石汤退热存阴，薄荷与石斛同用，豆豉与鲜生地同用，辛透与甘寒同用，透邪而不伤津液；玉枢丹之内服外敷；避瘟丹治湿热交蒸；桂枝龙骨牡蛎汤治疗阴阳离绝；四磨饮子在温热病中应用以及洋酒白兰地内服外敷等。颜德馨推崇"圣人不治已病治未病，不治已乱治未乱"的观点，发扬"客邪贵乎早逐""逐邪勿拘结粪""无拘于下不厌早"等学说。在治疗疾病的过程中，融入了中医治疗重视预防的先进思想。他还推陈出新，主张卫表先汗，注重透邪，倡导寒热并用，首创"羌英汤"以发汗退热逐邪，在治疗热病上可谓一绝。

2002 年 11 月至 2003 年上半年，传染性非典型性肺炎（非典）在全国乃至世界范围肆虐流行，这场近似于灾难性的疾病给人们的生命和生活造成了很大影响。2003 年 4 月 13 日，温家宝总理在全国"非典"防治会上指出："强化救治工作，提高治疗效果。各地都要指定专门医院，增强收治能力，切实提高治愈率，明显降低死亡率……要采取中西医结合等有效办法，积极探索和提高治疗效果。"这为医务工作者指明了努力方向。"非典"最早在广东省发现并向其他地区蔓延。刚开始时，由于病因不明，救治患者非常困难，部分医务人员也因此受到感染。全国中医药界专家积极响应国家号召，在与"非典"的抗争中发挥了重要作用，得到了我国政府以及世界卫生组织的高度评价。

当年四月，颜德馨以 84 岁高龄，勇挑重担，奔走在第一线，担任华东地区中医药"防非典"科研协作组首席专家，并受聘参加"上海市非典型肺炎中医专家指导组"，任专家顾问。作为一名医生，他忘我地投入工作，但人们很少知道，就在 2002 年的秋天，颜德馨在寻找资料时不慎跌倒受伤，在上海市瑞金医院做了全髋置换手术，他以顽强的意志和积极的人生态度闯过了感染、肝损、失血、心衰等险关……身体还在恢复中的他立即参加制订中医中药预防"非典"的方案，就"非典"病人发热、气促、纤维化、激素反应、危症抢救等制定对策，创制了"扶正祛邪方"，授权上海三家制药厂生产，上海市科委紧急将此列为科研项目，边科研，边防治，为预防"非典"作出了有益贡献。他还参加上海市"非典"病人的远程会诊，为进驻上海市传染病医院"非典"病房的中医师进行指导，同时还为广东省中医院运用中医中药治疗"非典"工作献计献策，展现了中医治疗热性疾病的临床优势。颜德馨在"非典"防治工作中，充分发挥其治疗热病的丰富经验，并结合先贤贺季衡先生之经验，取得非常可靠的临床效果。他认为"非典"作为一种急性传染病，由于地域、患者体质、病程长短，以及临床症状的不同，会出现不同的临床征象，辨证论治是根本，重视"有是证，用是药"。

2003 年 7 月，颜德馨分别被中国科协和中华中医药学会授予"全国防治非典型肺炎优秀科技工作者""中医药抗击非典型肺炎特殊贡献奖"。2004 年 2 月吴仪同志在全国中医药工作会议上，肯定了中医在抗击"非典"工作中的成绩，指出中医药治疗急性热病是个宝库，积累了丰富的经验，今日中青年中医师由于种种原因已经很少接触到包括急性热病在内的急症。但"非典"的教训告诉我们，完全有必要培养中青年中医师处理急性热病的能力，并将一批有较高辨证论治水平的中医师组织起来，建立中医药治疗急性热病的应急网络，全面介入，以应对突发公共卫生事件。

此次"非典"不仅凸显了中医药治疗热病的优势，更引起了颜德馨的注意和深度的思考。他开始着手建立一个防治热病的平台，系统研究总结中医药治疗"非典"、登革热、禽流感等急性热病的辨证论治体系，以指导临床实践。2004 年初，颜德馨以首席科学家的身份参与上海市科委的重大项目"中医防治急性热病应急网络"建设，该项目中的一个重要合作伙伴，就是广东省中医院。颜德馨说："这个项目很多人想拿，但又不敢拿。现在医院里，西医看急性病、中医看慢性病已经形成了习惯，中医接触急性发热病人的机会太少，都快把老祖宗治疗热性病的本事全丢掉了。这个担子很重，但我不怕，医生就是要有责任感，要有大元帅的气度，敢于和疾病作斗争。"一番话掷地有声，颜德馨依然雄心万丈。这个网络致力于组织培养一批具有较好辨证论治水平的治疗急性热病的中医师，并总结中医药治疗急性热病的辨证论治体系，以指导临床实践。对一些传统著名的成药，如紫雪丹、安宫牛黄丸、至宝丹、玉枢丹等，进行抢救和保护，形成新的中药制剂为临床服务，积极研制小复方中药新制剂，针对新的传染病审证求因，创制新的中药品种。包括同济大学、上海中医药大学在内的四所大学以及同济大学附属第十人民医院、附属同济医院、附属东方医院、上海中医药大学附属医院等 10 家医院组成了一支有 22 人参加的、具有较高辨证论治水平的中医师队伍，对急性热病中医辨证体系进行了归纳整理，并对青英颗粒治疗感冒（风热证）、连术颗粒治疗泄泻（湿热证）进行了临床与实验研究。

2008 年，颜德馨将一批珍贵的防治"非典"资料捐赠给上海市档案馆。这批资料包括卫生部、上海市卫生局等关于中医治疗"非典"的文件、"非典"中医病案、香港地区"非典"治疗方案、上海中医界参与"非典"治疗工作汇报、颜德馨关于"非典"治疗的讲义和有关论文手稿等。其中，"非典"病例资料和"非典"中医病案收录了上海地区全部 7 例"非典"病例的原始症状、每日病情变化和治疗方案，为中医介入治疗非典型肺炎提供了丰富的经验，具有很高的参考价值。"香港地区'非典'治疗方案"则是以颜德馨为组长的"上海市非典型肺炎治疗中医专家指导组"，针对香港地区"非典"的情况探讨中医治疗方案往来的传真件。

这些资料是反映上海与香港两地"非典"流行期间守望相助、互相支持的感人篇章，具有极高的医学价值。

颜 正 华

> 研究中医药首先要明志，即树立为中医药研究贡献毕生精力的远大志向；其次要潜心，即摒除杂念，专心致志地研究。只有这样，才能使治学的航船到达胜利的彼岸。
>
> ——颜正华

颜正华，又名颜绍棠，字秀峰，江苏丹阳人。著名中药学家，中医临床家、教育家，北京中医药大学终身教授、博士研究生导师，主任医师，中华中医药学会终身理事。历任国务院第二届学位评定委员会医学药学组成员，中华人民共和国药典委员会委员，卫生部药品审评委员会委员，高等医药院校中医专业教材编审委员会委员，卫生部医学科学委员会暨药学专题委员会委员等职。

他从事中医药工作70余年，德高望重，学验俱丰，参与创建新中国高等教育中药学学科。先后主讲了中药学、方剂学、中医基础理论及中医临床等有关课程，为国家培养了大批中医药专业人才，其中包括数以千计的专科与本科生、19名硕士研究生、12名博士研究生，以及校内外数十名骨干教师。主持了三项部局级科研课题，对缓衰、退热等中药进行了专题研究，取得了初步成果。其中退热药"黄栀花口服液"已被用于临床。擅治内科杂病，治验甚众，深受患者爱戴。曾发表论文20余篇，出版著作23部。代表作《临床实用中药学》获得学者好评，《高等中医院校教学参考丛书·中药学》是中高级中医药人员难得的参考书。

1990年起享受国务院政府特殊津贴。1990年由人事部、卫生部、国家中医药管理局确定为首批全国老中医药专家学术经验继承工作指导老师，2008年被确定为国家级非物质文化遗产传统医药项目代表性传承人。2009年由人力资源和社会保障部、卫生部、国家中医药管理局评选为国医大师。

勤求医理　详察细诊

颜正华常说："医者，治病活人也。而人命关天，无以为大。故为医者当孜孜不倦，唯勤求医理为其首务。"他在70余年的岐黄生涯中，始终将研习医理放在首位，并与临床实践紧密结合，不断深化提高。他精通医理，每论精辟深刻，全面独到，对后学颇有启发，仅举数例于后。

（一）强调四诊，缜密合参

治病必欲佳效，佳效源于正确的治则，正确的治则取决于准确的辨证，准确的辨证又基于对患者病情的周密观察和全面了解。望闻问切四诊，就是医生对病人进行周密观察和全面了解的基本手段，是诊治疾病的第一步。颜正华认为，这第一步至关重要。因此，他十分注重研习四诊，并要求侍诊弟子将研习四诊放在学医的重要地位，做到时常温习，熟练掌握，融会贯通，运用自如。

四诊的内容十分丰富，要做到熟练掌握，运用自如，却非易事。颜正华学习应用四诊颇有经验，他根据自己的体会，提出要想熟练掌握四诊，就必须做到读经、实践、联理三点。

所谓读经，即认真研读有关四诊的医籍文献，时常温习四诊各法，不断加深对四诊各法的认识，进一步体会四诊各法对诊断疾病的意义，以温故知新。同时还要选读历代名医的医案医话，从中学习他们诊断疾病、运用四诊合参的独特经验。

所谓实践，即多临床实践，通过临床实践进一步加强四诊基本技能的训练。俗话说得好，熟能生巧，熟靠多练。四诊的熟练掌握与灵活应用，光靠读经还不能达到，还必须反复实践，结合具体病人和病证，不断熟悉平脉、按查、望舌、观象、闻声等法，研究四诊各法，以及四诊合参对鉴别诊断各种病证有其特殊意义。只有这样才能将医经记载的四诊各法变为自己熟悉，并能运用自如的知识。

所谓联理，即在研习应用四诊时，必须密切联系中医基础理论。中医诊断学是在中医基础理论指导下，研究诊察疾病、辨别征候的学科，中医基础理论是四诊的灵魂，贯穿于四诊各法之中。

故学习研究中医四诊，就必须密切结合藏象学说、经络学说、八纲辨证、卫气营血辨证等中医基础理论，只有这样才能既知其然，又知其所以然，将其融会贯通，综合运用。

颜正华指出：望闻问切在诊察疾病时，各有独特作用，既不能互相取代，又不能厚此薄彼，更不能以一诊替代四诊。更何况临床常有这样的情况：虽按四诊要求，逐项诊察，但因疏忽或经验不足，遗漏某一症状或体征，遂使诊断失准，治疗乏效。倘若单凭某一诊察手法，就更难做到全面了解患者的病情和体征，甚至遗漏主要症状，误诊误治在所难免。因此，他常告诫弟子，绝不能独恃一诊，将某种诊法神秘化，古今临床独恃一诊而致误诊误治的案例，时有所见，应当引以为鉴。

颜正华临证诊察疾病从不草率，始终恪守详察细问、四诊合参的原则。在具体应用时，又能灵活机动，突出问诊，参以望、闻、切诊。每诊一位病者，他总是抓住病人主诉的病痛，围绕主要症状，对患者及其家属进行有目的、有步骤的询问。首诊者，他常按现症状（或主要病痛）、治疗经过、用药情况、起病原因、生活习惯，以及家族病史、继往史等顺序一一询问。对复诊者，无论是首次，或二次、三次，乃至十数次者，他依然详问其药后病情有何变化及有无不良反应等。

此外，颜正华认为，中医诊断应当不断发展，吸收借鉴现代医学诊断方法及技术，参考现代医学的诊断和临床检验结果，这样对准确诊断，合理治疗，很有裨益。

（二）辨证辨病，有机结合

颜正华指出：中医辨证论治与辨病施治历史久远，从现存文献看，《黄帝内经》最早体现了辨证论治的思想。所谓辨病施治，顾名思义，即指从病因病机及疾病的具体症状等，辨别患者所苦何病，施以已知的恰当治疗方法。它是前人实践经验在辨治疾病中的具体应用，具有专一性和稳定性。由于它是比较简单、易于掌握的治病法则，故首先被人们认识、掌握，并用于临床。

所谓辨证论治，即是在人体整体观念、天人合一及疾病动态变化等思想指导下，把望、闻、问、切四诊所得资料，在运用八纲理论初步分析的基础上，再作进一步的分析归纳，以判断其证候名称，论定其治疗方法。辨证论治是辩证法思想在辨治疾病过程中的具体体现，具有普遍性和动变性。临证时，大多数疾病，不论其何等复杂，也不论其如何变化，皆可通过辨证论治，辨析机体内阴阳消长和邪正斗争的态势，找出疾患的症结，提出恰当的治疗措施，取得预期效果。

颜正华认为，辨证辨病，相辅相成，临证应用必须结合。他指出：不管是辨证，还是辨病，均是辨识人体疾患的方法，在具体应用时均须首先辨识患者的具体症状、病因病机，然后才能确立其所患是何证或何病。这说明，辨证与辨病的有机结合，在客观上是有共同基础的，因而也是可行的。病和证虽含义不同，但就具体疾患而言，二者又密不可分。临床实践表明，大多数疾病在其发展的不同阶段或不同患者身上，可表现出不同的证。这就说明，一病中包含多个证，病可以概括证，而数个相关具体证的综合即为病。如痢疾病，在不同患者或其发展过程中，可表现出湿热痢、疫毒痢、寒湿痢、阴虚痢、虚寒痢及休息痢等数个具体证型，而这数个相关的具体证型，综合起来即是痢疾病。有的病，它的证型在同一患者、同一时期内相对稳定，如疟疾等；而有的病，在不同患者身上，其证变化不大，这时证与病又基本统一，证即是病，病即是证，如虫积、疥癣等。由此可知，证由病生，你中有我，我中有你，很难分割。辨证是认识疾病的具体情况，辨病是掌握疾病的总体规律。辨证是辨病的基础，辨病是辨证的概括。没有辨证，就不能识病；没有辨病，就识不好证。只有将二者有机结合，合理运用，才能认清证和病，才能进行正确的治疗。

辨证论治与辨病施治，临床如何应用？对此，仲景在《伤寒论》《金匮要略》中并未言及，后世医家所论各有千秋。有注重辨证论治者，有强调辨病施治者，有主张将二者结合应用者。孰是孰非？颜正华认为，这三种说法均有可取之处，临证可据情灵活应用。若以辨病施治法就能达到辨治目的者，即可以其为用。

如治绦虫病，强调辨病施治当合事理。倘以辨病施治不能辨识疾患，从而无法进行有效治疗者，即以辨证论治为用。如辨治感冒，就必须辨清其证属风寒还是风热，以及是否夹湿等，才能正确治疗。此时强调辨证论治，亦属合理。倘若单用上述某种辨治方法，难以达到目的者，可将二者结合应用。或辨证为主，兼以辨病；或辨病为主，兼以辨证。或先辨证后辨病，或先辨病后辨证。如年老体弱多病，或无病可辨者，即以辨证为主，兼以辨病；而治胃肠病者，辨病辨证，孰先孰后，据情而定，不必拘泥。

当前我国医学已经进入了中医、西医、中西医结合并存的时代。三种医学相互影响，相互渗透，辨证论治与辨病施治的理论又有了新的发展。辨证已由以宏观为主体发展为宏观、微观并重。辨病已由单纯辨中医之病，发展到辨中医之病与西医之病并用。对此颜正华能顺应科学发展的客观规律，认真学习、研究和应用。

他主张临证时，既要掌握应用中医四诊，宏观辨证，又要学会应用现代诊疗手段，微观辨证；既要掌握辨中医之病的方法，又要学会辨西医之病的本领。要取二者之长，为我所用。在这种思想指导下，他对某些病的诊治常常是先辨其病，再辨其证。如肝炎，颜正华总是先据临床症状及肝功能等生化检验结果确定其属现代医学的何种肝炎，然后再辨属中医的何种证，最后立法、遣药、组方，临床效果卓著。

（三）善抓主证，照顾兼证

颜正华认为，在治疗复杂多变的疾病时，不能面面俱到，胡子眉毛一把抓。要善于突出重点，抓住主证，抓住疾病的主要矛盾，不为兼证所迷惑。只有这样才能准确了解疾病的病因、病机、病位、病性，掌握疾病的阴阳表里、寒热虚实，才能制定出符合实际的治疗方法。而在立法组方时，又不应忽视那些似乎与主证联系不够密切的兼证。因为病人表现出各种症状和体征是病变机体的整体反映，患者，尤其是一些老年患者，很可能同时患有几种疾患，表现出多种病证，各种病证之间不仅可以互相影响，而且在一定条件下还可能互相转化。此时，作为医生要分清主次，既要抓主证，又要照顾兼证。此即所谓突出重点，照顾一般。如此，主证的缓解，有利于兼证的治疗，而兼证的减轻，无疑也会促进主证的痊愈，最终使所患病痛在不同程度上有所减轻或部分治愈，从而增强患者战胜疾病的信心和勇气。这种突出主证、照顾兼证的诊治方法，是颜正华诊治数病或数证相兼的基本原则。

如他曾治数例慢性胃炎患者，这些患者常自诉胃脘胀痛、痞闷不适、食欲减退、嘈杂嗳气、时或呕恶泛酸，同时伴有腰腿疼痛、关节屈伸不利。按中医辨证，前者属脾胃不和，后者属风湿痹痛。一般医生在治疗时，很可能只注意脾胃不和等，待脾胃不和的症状缓解或痊愈后，再考虑治疗风湿痹痛。而颜正华却在重点治疗脾胃不和的同时，针对以腰腿疼痛等为主的风湿痹痛，配用独活、秦艽、桑寄生、续断等祛风湿、通经络、强腰膝之品。多数病人在复诊时，除诉主证减轻外，其风湿痹痛的兼证也得到了不同程度的缓解。这样，一方面减轻了患者的痛苦，增强了其战胜疾病的信心；另一方面，风湿痹痛的减轻，又为下一步集中抓主证的治疗创造了条件，从而有利于主要矛盾的解决。

突出重点，抓住主证，照顾兼证，虽是颜正华诊治复杂疾病的基本原则，但也不是绝对不变的。有时为了治疗的需要，他也唯主证为治，而置兼证于不顾，待主证缓解或得瘥后，再考虑主兼并治或兼证的治疗。如有的年老患者，往往同时患有冠心病、糖尿病、高脂血症、习惯性便秘等多种疾病；且刻下大便秘结，每如羊屎，艰涩难下，已数日未解，腹胀腹痛。按照急则治其标的原则，此类患者虽患有多种疾病，而当下主证，即是便秘。此时颜正华多专以通肠导滞为治，待便通后再图他治。

在辨治复杂多变的病证中，怎样才能准确地抓住主证，使治疗合理有效，这是比较难以解决的问题。颜正华却常常能在复杂多变的病证中，准确无误地抓住主证，进行合理有效的治疗。他的经验首先是详细而准确地望闻问切，全面了解患者的每一个具体病证及既往史，为准确诊断主证，提供全面可靠的客观依据。其次是在四诊详察细诊的基础上，分析、辨识病家患有几个病证，并依据中医标本缓急等治疗原则，确认需要立即治疗的病证，即主证。其三是在动态中辨识主证。有些病情复杂，患有多种病证的患者，其主治证与兼治证是在不断变化着的，医者应顺应这一客观规律，在动态中辨识主证，不应死守定律，束缚自己的手脚。这是因为机体的生理病理，随着机体自身的调节能力、医生的治疗方法及外界客观条件的影响，在不断地变化着，致使患者的病证亦在不断变化，原有的病证或由轻转重，或由重转轻，或变为他疾，或又感新病。这样各病证间的轻重缓急关系，随之也在变化。原被确认的主证，或因治愈而消失，或者降为兼证；而原被确认的兼证，或减轻、消失，或因原主证的治愈而上升为主证；抑或新感之疾成为主证，原患的主证与兼证均变为兼证。医者当根据不断变化的病情，在辨证论治和治疗法则的指导下，认真分析辨认，只有这样，才能抓准主证，制定出合理有效的治疗方法。

如他曾治某患者，自诉腹泻数年，至今未愈，每日溏便二三次，并伴急躁、脘腹胀痛、呕恶、泛酸；一月前，因偶感风寒，又致恶寒发热、咽痒咳嗽、痰多色白、胸闷憋气。经中西医治疗，虽发热恶寒除，而其他症状未消。诊其脉，弦滑带浮；察其舌，质淡红而苔白腻。颜正华分析其主要症状，并结合病史，确定其患有两大病证，一为脾虚泄泻、肝胃不和，二为表邪未尽、痰浊阻肺。按中医"急则治其标""先解表后治里"的原则，后者虽为新得，而当为主证，前者虽为久羁，而当为兼证。遂先以宣肺发表、化痰止咳为治，兼以健脾止泻、疏肝和胃。用药十数剂，表邪除，痰咳大减。此时脾虚泄泻、肝胃不和升为主证，而痰咳之证则降为兼证，又以健脾止泻、疏肝和胃为治，辅以宣肺化痰止咳，终收全功。

（四）调护脾胃，贯穿始终

脾胃为生化之源，后天之本。颜正华对此十分推崇。他常说，人在出生之后，主要靠健康的脾胃功能保证生长发育的需要。

"胃主受纳，脾主运化"，二者相互配合，消化水谷，吸收精微，以营养全身的组织器官。脾胃功能正常，正气充足，则体健少病，即使患病，也抗邪有力，病易向愈。若脾胃功能失调或受损，正气不足，则体弱易病，一旦受病，抗邪不力，病患就缠绵难愈。

颜正华临证注重调护脾胃，并认为调护脾胃应做到三点，即：诊察疾病必问脾胃；辨证立法不忘脾胃；遣药组方想着脾胃。也就是说，将调护脾胃的思想贯穿于诊治疾病的始终。

首先，颜正华在诊察疾病时必问脾胃。所谓必问脾胃，就是指询问与脾胃有关的症状，如纳食多少，有无味道，有无嗳气吞酸，胃中是否有灼热嘈杂感，喜热食还是喜凉食，食后是否腹胀，既往患过何种胃肠疾患（包括胃炎，胃及十二指肠溃疡，胃下垂，胃出血）等，以便作为辨证立法的参考。临证时，不论何病，也不论年龄性别，他均认真询问，从不疏漏。他常告诫侍诊的弟子，要时刻牢记此点，作为诊察每一位患者的必须项目。倘若疏漏，不了解患者的脾胃状况，就不能为辨证立法提供全面的第一手资料。

其次，在辨证立法时不忘脾胃。所谓不忘脾胃，即无论何病，或内伤，或外感，或寒热，或虚实，均要辨析疾病的发生发展是否与脾胃有关。对久病不愈者，更应如此。他对胃肠病，首先考虑脾胃，固不待言，而对其他脏腑的疾病，在辨证立法时也十分重视调理脾胃。他认为，其他脏腑患病常常累及脾胃，而脾胃为后天之本，既已受累，必当调理。若不调理，势必影响疾病的治疗。至于久病体弱之人，脾胃或多或少均有损伤，辨证立法重视脾胃，更合情理。此乃整体观念在辨证立法时的具体体现。

其三，遣药组方想着脾胃。所谓想着脾胃，即指时时顾护脾胃。他曾说，口服给药法历来是中医治疗疾病的主要方法，药液被口服后，与水谷精微在体内代谢一样，先受纳于胃，运行于脾，然后输布于机体的各个组织器官。其功能正常与否，直接关系到药物成分的吸收及疗效的好坏。若脾胃功能正常，药物成分被充分吸收，预期疗效可达；若脾胃功能紊乱，乃至衰败，药物成分未被充分吸收，甚或因胃气衰败而格药，预期疗效难达。鉴此，他在临证遣药组方时，但见兼有脾胃疾患者，必于方中加入调理脾胃之品，以顾护脾胃。他的具体做法是：若所兼脾胃之疾较轻，不影响主证的正常治疗，即于治疗方中稍加调理脾胃之药，所用之药最多不过三味，用量一般为常量的三分之二，且药性多平和，不影响对主证的治疗。如感冒发烧，兼有脘腹胀满者，不论证属风寒风热，他均酌加理气调胃之品。风寒者，常配陈皮、紫苏梗；风热者，常配香附、枳壳。若所兼脾胃之疾较重，不先予调理，就不能进行正常治疗者，当先以调理脾胃为主，兼疗他疾，甚或先以专调脾胃为治，投以大量调理脾胃之品。抑或佐以少量治疗他疾之药，但多取平和之品，以防影响调理脾胃之治。

即使是脾胃功能正常的患者，在用药时颜正华也十分谨慎，避免因误用、过用、滥用而致脾胃损伤。他曾指出，中药之所以能治病，是因其各具某种偏性，这种偏性对机体来说具有两面性，即既能治病，又能致病。欲使其治病而不致病，关键是正确合理地应用。倘若医者不明此理，不加选择或盲目地大量应用，即可损伤机体，脾胃首当其冲。脾胃受损，功能失调，反会影响药物成分吸收，降低利用度。

他一再强调，不能一见热象，不问青红皂白，即投以大量黄芩、黄连、大黄等苦寒之品，以免克伐脾胃；不能一见气血亏虚，不考虑脾胃的接受能力，即投以大量熟地黄、阿胶等甘腻之品，以免腻膈碍胃。他提倡用药要轻灵平和，也是基于保脾胃之气这一原则。对于以攻邪为用，而药性峻烈，易伤脾胃之药，他主张尽量少用，能用1g即效者，绝不用1.5g；能用一次即效者，绝不用两次。而药性平和者，他却屡屡选用。对于以补虚为功而药力强大，易壅气碍胃的药，他主张非到必要之时，不可妄投，即使投用，亦必从小剂量开始，逐步增加，并配以健脾之品，以护脾胃。而药力平和，不易壅气碍胃的药，他每每选用，且用量较大。病后体虚，初进补剂，他更是轻补轻调，投以药性平和之补虚、开胃之品，以求扶正与固护脾胃两不误。

（五）调畅气机，重视疏肝

颜正华指出：人体的气，是不断运动着的具有很强活力的精微物质，它流行于全身各脏腑、经络等组织器官，无处不有，时刻推动和激发着人体的各种生理活动。气的运动，形式多种，概言之，不外升、降、出、入。气机调畅，升降出入正常，则机体健康，病不能犯；气机失调，升降出入紊乱，则疾病由生；一旦气机运行止息，生命活动立刻终止，死亡即至。故中医临证常将调畅气机作为辨证论治的重要手段。

颜正华认为，气机的升降出入，具体体现在脏腑、经络等组织器官的生理活动中，如肺主呼吸与宣发肃降，肝主疏泄，脾主升，胃主降，肾气的蒸腾化气和吸清排浊，大肠主传化糟粕等。

其中与气机升降出入最为密切的脏腑是肝、脾、胃。故临证调理气机多以疏肝气、调理脾胃之气、理肺气入手，而这三者之中，以疏肝气最为关键。这是因为肝的疏泄功能突出表现在主升、主动，与人体的生理代谢和病理变化关系密切。

颜正华临证调畅气机，十分注意疏肝。往往是但见肝失疏泄之证，无论属主证还是兼证者，皆酌用疏肝之法，投以疏肝之品。若肝失疏泄为主证者，即以疏肝法为主，佐以他法；若他证为主，而肝失疏泄是兼证者，可在辨证论治的基础上，佐以疏肝之法。颜正华用疏肝之法于多种疾病的治疗，每每得当，应手取效。

颜正华常用的疏肝药物有蒺藜、柴胡、香附、郁金、绿萼梅、佛手、香橼、青皮、川楝子、合欢皮等。他认为，蒺藜虽性微温而近乎于平，疏肝之力虽不及柴胡，但无升阳之害，且兼行肝经气血，肝郁或兼血瘀者尤宜。香附性平，既疏肝理气，又调经止痛，生用还兼发散表邪，凡见肝郁气滞无论寒热或兼否表证均宜。柴胡微寒，升散力强，善疏肝解郁，宜用于肝气郁滞较久较重，或兼热象，且体质较强者；又兼升举阳气，肝郁脾虚下陷者尤宜。古有柴胡劫肝阴之说，肝郁而兼阴亏，症见舌红少苔者慎用。若用则宜小量，并配养阴之品，方为万全。郁金微寒，既解郁清心，又活血行气，且凉血利胆，药力较强，适用于肝郁有热、肝郁气滞血瘀、神志不清、肝胆湿热及肝脾肿大者。绿萼梅芳香性平，力缓而无耗气伤阴之害，肝胃不和轻症或兼阴伤者宜用。佛手、香橼均性微温而能疏肝理气、化痰和中，适用于肝胃不和兼寒或肝郁又兼咳喘气逆者，且佛手常代香橼。川楝子性寒，功能疏肝理气止痛，适用于肝郁气滞、胸胁疼痛兼热之证；若疼痛较重，又常与延胡索配伍，以增强止痛之功。吴茱萸性热，既疏肝下气，又温中散寒止痛，肝气犯胃、呕吐吞酸者每用，寒者宜之，热者当配黄连等苦寒清热之品，且燥热伤阴，不宜久用或大量用。青皮性温，既疏肝破气力强，又善散结消积，适用于肝气郁结重症及肝郁兼食积脘胀者；还常用于寒凝肝脉之疝气痛，并常配橘核、荔枝核、小茴香及炒川楝子等，以增强疏肝散结、散寒止痛之功。薄荷芳香性凉，既疏散风热、清利头目，又疏肝解郁，适用于肝郁兼表证、肝郁兼风热而见头痛目赤者。合欢皮性平，功能解郁安神，善治气郁脘腹胀满又兼神志不安或失眠多梦者。

此外，颜正华还认为，具有理气或散风作用的药，疏肝时亦可酌选，如枳壳、玫瑰花、陈皮、防风等。疏肝理气之品多芳香辛燥，有伤阴耗气之虞，证兼阴虚不足或气虚者不宜过用或久用。

倘需久服，兼阴血亏虚者，可酌配白芍、制何首乌、枸杞子、玉竹等滋润阴柔之品，一则养阴血，二则防再伤阴；兼气虚者，可酌配山药、白术、太子参等，一则益气，二则防再耗气。

总之，颜正华在应用疏肝药时，总是全面考虑，务求万无一失。在他这种用药思想的指导下，自拟了疏肝解郁散。方为柴胡疏肝散合香苏散化裁而成，方中既用疏肝解郁的蒺藜、香附，又用宽胸理气的枳壳、陈皮、紫苏梗，并配以养血敛阴、平肝、柔肝止痛的白芍，散中有收，泄中有补，具有疏肝理气而不燥烈伤正之特点，故他临证十分喜用。凡遇肝气郁滞之证，只要不具明显热象，他都投用，并随证加减，每可收效。

（六）生活卫生，宜忌得当

颜正华重视以生活调理作为辅助手段，配合用药，防病疗疾。他曾说，有时药证相合，而药后疗效不佳，其中一个重要的原因是患者不注意调理生活，生活失于科学化、卫生化。他常告诫弟子说：一个医生，如果只知道给患者开药处方，而不知指导患者科学生活，以利于疾病的防治，就算不上高明。他临证总是把指导患者科学卫生的生活，作为诊治疾病的重要内容。每每在开药处方之后，总要不厌其烦地将生活宜忌详告患者，从不遗漏。还特地将生活宜忌概括为"调饮食，畅情志，慎起居"九字诀，供弟子和患者学记体悟。

所谓调饮食，即根据各种食物的性能及人体体质或治疗需要，给患者调配适当的饮食谱，以配合药物治疗。颜正华认为，食品与药物本为同源，它与药物一样，性能各异。如生姜辛温，发表散寒，开胃止呕；菠菜甘滑性冷，利五脏，通肠胃热；大枣甘温补中；鸭梨甘寒清润；绿豆甘寒，解暑生津；黄豆甘温，宽中下气；无花果甘平，开胃治痢；核桃仁甘温，补肾润肠；羊肉、狗肉温补；猪肉、驴肉寒补，等等。若在服药期间合理食用，宜忌得当，即能增强治疗效果。反之，则相互制约，轻则降低疗效，重则产生不良后果。

所谓畅情志，即调摄精神，畅快情志。颜正华认为，调摄精神，畅快情志，也是配合药物治疗的重要手段。凡遇中医辨证属肝郁气滞的疾患，不管是慢性胃炎抑或胃及十二指肠壶腹部溃疡，也不管是肝炎或胆囊炎，抑或冠心病等，他都告诫患者，要调摄情志，少忧不怒，及时排解心中的烦恼。对于患脑出血、心肌梗死、高血压等心脑血管疾患，他除嘱咐患者少忧不怒外，还要求他们不能过分兴奋，以免加重病情。对于肿瘤或精神障碍性疾病，他常嘱告家人要注意利用各种方法调节患者的情志，以利于治疗。

对于因精神刺激而情志抑郁、缠绵不瘥者，他更是劝其要超然豁达，顺其自然，尽快从抑郁状态中解脱出来。

所谓慎起居，即指生活起居有常，劳逸适度，适当锻炼。颜正华认为，慎起居是中医防病保健的一贯思想，是提高药效的重要辅助措施。患慢性肾炎、肝炎及气管炎等病者，一要注意天气预报，随天气阴晴冷暖变化，增减衣服，谨防感冒；二要勿劳作过度，以防引发或加重疾病。患心脑血管病或失眠者，要起居有常，按时寐寤，动静结合，适当锻炼。患肾虚阳痿遗精者，要节房事，保元气。患性病、泌尿系感染病者，要洁身自爱，远避房事。患脾胃虚寒及经寒痛经者，要适时保暖，酌加衣被。患风湿痹痛者，要避寒冷潮湿，更勿淋雨涉水或用凉水洗浴等。

药效至上　研用精当

颜正华常说，理、法、方、药是中医治病的四个环节，环环重要，缺一不可。如果一个医生，虽精通医理，熟悉治则，能正确辨证立法，而对中药药性理论和常用中药的各个方面不熟悉，仅停留于一知半解，不能恰当合理地用药，就不是一个好医生。

他自从步入岐黄，不但勤求医理，而且认真认药，积累了丰富经验。特别是从事中医药教学与中医药研究工作以来，更是如此。

（一）拓宽思路，研究中药

在50余年的中药教学与研究中，颜正华对中药学学科的发展和研究，颇有见地和思路：

首先，他倡导多个学科合作研究中药。颜正华指出，中药学经过两千余年的发展，现已形成了一个内容十分丰富的大学科。

这个大学科除主含临床中药学外，还涉及中医基础与临床各学科，以及植物学、动物学、矿物学、化学、生物学等，欲要研究发展，单凭某一学科是不能解决问题的。如欲知植物类药、矿物类药的基原，就必须分别应用现代植物学、动物学、矿物学知识进行研究；欲知药物的效能，就必须应用中医基础理论及临床各科知识，对其进行观察研究；欲知药物效能的物质基础，就必须应用化学手段，对其进行分析；欲知某药的药用历史及性能变迁，就必须应用文献学和本草史学等知识进行研究；欲改革某传统名牌中成药的剂型，就必须用药剂学和药效学等手段对其进行研究，等等。

再说，随着科学研究的不断发展，各学科之间常常是相互渗透，相互促进，单靠某一个学科，很难将研究深入进去。鉴此，他积极倡导放开眼界，多学科联合研究中药，并认为只有这样才能将中药研究不断推向深入，提高到新的水平。

其次，他倡导宏观与微观相结合研究中药。颜正华指出，自古以来，人们研究中药的性能，基本是用宏观的手段，在中医理论指导下，一方面观察用药后患者临床症状的变化，以推测其性能效用；一方面观察其形态、颜色、生长环境，了解其采集时间、药用部位，嗅尝其气味等，再应用五行、阴阳学说等，分析演绎，以推测导致药效的依据。前者是知其然，后者是知其所以然。随着科学的发展，人们发现应用这种宏观的方法研究中药的效能，很不完善，不能完全揭示药物之所以具有某种或多种效能的真谛。

欲彻底了解其真谛，知其所以然，就必须打破这种研究模式，用新的思路进行研究。近百年来，随着现代医药学的传入，我国医药学家逐渐发现，现代医药学重视应用现代科学技术从微观角度入手，研究药物的成分及药理的方法值得借鉴。随即其中的有识之士，即开始学习外国的先进经验，在中医药理论指导下，应用现代化学、药理学手段，从微观角度对单味中药进行成分与药理研究。从此开创了宏观结合微观研究中药的新道路。经过几代人数十年的反复实践，证明这种方法是促进中药研究和早日实现现代化的好方法。今之医药界在继续对常用中药及复方进行宏观研究的同时，又普遍采用各种现代科学技术与实验手段，对常用中药及复方的成分与效用进行微观研究，并取得了一个又一个成果。

如麻黄平喘，是因其主含能松弛支气管平滑肌的麻黄碱；黄连清热解毒治痢，是因其主含具有广谱抗菌作用的黄连素等等，使我们对药物的疗效及物质基础有了深入的了解。据此，颜正华认为，在中医药理论指导下，宏观与微观相结合，应用现代科学技术研究中药，是一条成功的经验，是继续深入研究中药的必由之路。

此外，他还倡导，研究中药，要注意做到单药研究与复方研究并重，基础研究与应用研究并进，药性理论研究与药物效用研究兼顾，文献研究与实验研究兼施。这些科学思路，对深入研究中药学大有裨益。

（二）突出药效，系统研究

颜正华认为，中药绝大多数源于自然界的植物、动物、矿物等天然物品，人们未发现它们的药用功能之前，与自然界其他天然物品并无两样。所以称其为药，就是因为它们对人体疾病具有某种特殊效用，这就是药效。研究中药必须紧紧抓住这一点，否则就失去了灵魂和方向。

在药性理论方面，他不但深入研究中医如何用气、味、升降浮沉、归经、有毒无毒、补泄、刚柔等学说概括解释药物的效能，而且全面深入研究中药的产地、采集、贮存、炮制、配伍、宜忌、用法、用量及人体体质等对药物性能的影响。在常用单味药方面，他除全面深入研究各药的性味功能、临床应用、用法用量、宜忌、药用历史及不同时期对其性效的不同认识等外，还十分注意借鉴药用植物学、中药鉴定学、品种考证学、中药炮制学、中药药理学及中药化学等对各药的研究成果，了解单味中药的品种来源、成分、实验和临床药理等。

经过数十年的潜心研究，颜正华精通临床中药学，既熟悉中药药性理论及复杂的应用法则，又熟悉每味常用中药的性能主治、具体用法用量及使用宜忌；既熟悉每类相似药物的共性与个性，又熟悉每味常用中药炮制配伍后的性能变化；既熟悉每味常用中药的传统主治，又了解其现代研究及临床新用；既熟悉每味常用中药对人体的治疗作用，又了解应用不当会对人体产生何种不良反应等等，故在临床中对中药的运用得心应手。

（三）知药善用，灵活运用

知药善用，这是颜正华临证的一大特点。概之有五大方面：一是全面考虑，巧用多效药。多功能药物占中药的绝大多数。颜正华对合理应用多功能药物十分重视，每每从多种角度全面考虑，避免专其一点不及其余。如生山药味甘性平，功能益气养阴，且兼涩性。临床应用，要从益气、养阴、兼涩性三个角度去考虑。若但见气阴两虚，即投山药，还不够全面，还必须询问患者是否兼有便秘或便溏，再决定是否投用才为确当。若兼便秘，即不宜投；而兼便溏者，则用之为佳。而黄精虽与山药一样，亦能益气养阴，但却兼润大肠，临床应用当从益气、养阴、润肠三个方面考虑。若气阴两虚兼便秘者，用之为宜，而兼便溏者则不宜。

又如当归、川芎、丹参，虽均具活血化瘀之功，但其性能不同。当归性温，又善补血，兼行气润肠；川芎温燥，善走窜，又能行气散风；丹参性凉，又善凉血清心安神。如此，血瘀兼血虚、气滞、有寒或大便秘者，用当归为宜，而兼热或便溏者当慎用；血瘀气滞有寒兼风邪或风湿者，用川芎为宜，而兼阴虚有热者则不宜；血瘀血热兼心烦失眠者，宜用丹参，而阳虚寒滞之瘀血，则当慎用。如果只据三药活血化瘀之功，但见瘀血即盲目投用，则佳效难得。这些细微之处颜正华临证处方时，每每掌握得恰到好处。

二是扶正祛邪，善用平和药。颜正华指出，按药力强弱，可将中药大致分为平和、较强、强烈三类。这三类药对人体均有良好的效果，关键是合理应用。在常用中药中，药力平和与较强者占多数，颜正华十分喜用，每于平和之中取效。他认为，人体是一个有机的整体，生机勃勃，具有自我调节与祛邪抗病的本能。机体之所以生病染疾，是由于阴阳失衡，气血逆乱，脏腑功能失调，抗御不力所致。临证治病，不能唯以克伐为用，应以调节脏腑功能、调动机体内在因素为要。

医生用药治病，无非是创造有利条件，促进机体生理功能尽快复常，以强盛的正气抗御邪气，绝不能因用药而再伤正气，或造成机体功能的新紊乱。倘若用药孟浪，唯以克伐为用，虽调节较快而致新紊乱，或攻邪有力而必伤正气，致使原有的紊乱未能调整，而新的紊乱又可能出现，或邪气未去而正气被伤。犹如两军对垒，敌未溃而我先乱，敌未亡而我先伤，怎能克敌制胜，使疾病早日向愈？而合理使用平和之品，则此弊可除，既和缓调节脏腑功能而不致出现新的紊乱，又能祛邪而不伤或少伤正气。如此，调护正气，充分调动人体内在的抗病因素，邪气得以祛除，疾病痊愈指日可待。

颜正华治病，无论属内伤或外感，他均喜用平和之品，如解表喜用荆芥、紫苏叶、菊花、桑叶、生姜等，清热喜用芦根、栀子、金银花、蒲公英、鱼腥草、淡竹叶等，祛风湿喜用秦艽、防风、木瓜、桑枝、桑寄生等，利水喜用茯苓、茯苓皮、猪苓、冬瓜皮、赤小豆、生薏苡仁等，退黄喜用茵陈、金钱草、赤小豆，理气喜用香附、陈皮、乌药、佛手、绿萼梅、紫苏梗、枳壳等，止咳喜用百部、紫菀、款冬花、白前、苦杏仁等，补肝肾喜用菟丝子、沙苑子、女贞子、覆盆子等，补阴喜用玉竹、麦冬、枸杞子等，补气喜用太子参、生黄芪、党参、山药等。

颜正华虽喜用平和之品，并不是不用药力较强或峻猛之品，若遇外感热病、咳喘痰盛及心肾阳衰等重症顽疴，他也常选黄连、生石膏、附子、肉桂、细辛、五加皮及牵牛子等药力强大之品，但用量往往偏小。如黄连，一般只用常量的一半或三分之一，甚至更小；细辛只用3~5g；附子只用5~10g；等等。用量小，药力亦随之变缓，取药平和之意，已寓其中。

三是扬长避短，慎用毒烈药。常用中药中，有一部分毒烈之品，其性能特点突出，药力峻猛，效速害大，掌握不易。对这类药，颜正华从扬长避短、用药安全的原则出发，总结出一套应用方法。首先，主张慎用。他十分赞同清代名医徐大椿的观点，认为用药如用兵，"兵之设也以除暴，不得已而后兴，药之设也以攻疾，亦不得已而后用"。对毒烈药更是如此，用当慎之又慎，不到万不得已，不得投用。其次，根据"有毒宜制"的原则，主张严格炮制，以缓其毒，如甘遂醋制、巴豆去油制霜等。

其三，主张遵从古法从小剂量开始投用，不效逐加，致效即止。绝不能首量即足，致使攻伐太过。其四，主张间隔使用，穿插扶正。不可连续用药攻伐，致使故疾未去，新病又起，或体虚至极，不堪用药。如：马某，女，患肾病综合征两年，前半年肢体浮肿，腹大如鼓，投以甘淡渗利之品十数剂而效微。万般无奈，颜正华决定配以峻下逐水之牵牛子。嘱其研末，每服5g左右，致每日泻稀水便二三次即不必加服，不便稀水，再服。若服后腹水已去，可改为隔日用药，以免伤体过重。如此治疗月余，终取泄水排毒之效。

四是重视炮制，巧用生制品。颜正华十分重视炮制，善于合理运用各种中药的生品与制品。他认为，中药炮制是提高中药治疗效能的必要手段。各种炮制方法，均能引起药物内各种成分发生变化，而发生变化的成分即显示与原生药功效相异的效能。

其中，有的药经过炮制后，其性能增加，如黄芪补气升阳，蜜制后补气作用更强；延胡索止痛，醋制后止痛力更强等。有的经炮制后，其性能发生改变，如生何首乌性偏行散，功专解毒、截疟、润肠通便，而制何首乌则性偏滋补，功善补益精血。有的药性毒烈的药经炮制后，其毒烈之性与药力大减，如生大黄泻下力猛，制熟后泻下攻积力减弱；巴豆毒大而能峻下逐水，去油后名巴豆霜，毒性与峻下之力大减等。有些剧毒药经合理炮制可使其毒性消除，如附子生用毒性猛烈，而制后其所含毒性成分乌头碱被水解成几乎无毒的醇胺类物质，故而毒性减小。

其次，以不同的炮制方法炮制同一药物，由于辅料及手段不同，导致药物内部的成分发生不同的变化，出现不同的效应。如半夏，由于炮制方法不同，又有生半夏、姜半夏、法半夏、清半夏、竹沥半夏、半夏曲等不同炮制品。其中，生半夏有毒，作用强烈，善燥湿化痰、消痞散结、降逆止呕；而姜半夏长于止呕，清半夏长于化湿痰，法半夏长于燥湿健脾，竹沥半夏功能清热化痰，半夏曲功能化湿健脾、消食止泻。

颜正华对各种常用中药生品、制品的性效十分熟悉，临证处方时，总是详细标明炮制要求，准确运用药物的生品与制品。如蜜制黄芪温补力强，气虚兼阳虚，或阳气下陷脏器脱垂时每投；而生黄芪温补之力稍缓，且能利水湿，气虚较轻，或又兼水湿停滞者每用。山药生用平补气阴而涩性较小，用于气阴两虚或兼热者；炒用则健脾止泻，收涩性增强，每用于脾虚泄泻者等等。

五是澄清混乱，分用同名药。由于历史的原因，中药中有的药同名异物。这些药虽同名，以往曾作为某种药用于临床，但来源相异。有的虽为同科同属，但不同种；有的却来源于两个完全不同的科或不同的属。由于它们的来源不同，所含成分与具有的性能相差很大，这一点已被新的研究和临床应用所证实。如贝母，始载于《神农本草经》，沿用至今品种很多，其中主流商品为川贝母与浙贝母两种。二者虽均源于百合科植物贝母属，但却不是同种。商品川贝母除包括本种外，还有康定贝母、暗紫贝母、梭砂贝母及甘肃贝母，主产于我国的西南及西部；而浙贝母仅为自身一种，主产于浙江及江苏南部等地。由于品种与产地不同，致使两种贝母的性能既相似又相异。相似的是，二者均味苦性偏寒，同归心肺经，同具清热化痰开郁之功，同可用于痰热咳喘、风热咳嗽、痰火郁结之胸闷、心烦及疮肿、瘰疬、乳痈、肺痈等证。相异的是，川贝母味寒兼甘味，功长清润止咳，又善治阴虚劳嗽及燥咳痰黏等；浙贝母则苦寒清泻力强，功偏清热散结，又兼解毒，宜用于风热或肺热咳嗽，以及疮肿、瘰疬等证属痰火郁结者。

（四）深研配伍，活用对药

颜正华认为，配伍用药的方法和理论，来源于应用药物防治疾病的实践。他指出：中药配伍的内容，概括起来可以分为两大类，一类是从双元角度论述了药物配伍后性效变化的规律，如七情配伍中关于相须、相使、相畏、相恶、相反、相杀之论即是。

从药效学角度进一步分析上述六种配伍关系，可清楚地知道药物配伍的基本规律。其中，相须、相使说明有些药物同用后，能增进疗效，临床应注意应用；相畏、相杀说明有些药物同用后，由于相互作用，能减轻或消除药物的毒性或副作用，炮制或应用毒烈药时可以考虑选用；相恶说明合用的药物因相互拮抗而抵消或削弱原有功效，临床一般不用；而相反则说明有些药物单用毒性较小，或无害，与一定的药物合用后，即能增强或产生毒烈之性，属配伍禁忌，原则上应禁止使用。一类是从多元角度研究配伍后，药物在方中的地位与效用，并冠以君、臣、佐、使，指导组方用药。双元配伍为基础配伍，是组方的基础；而多元配伍是基础配伍的进一步发展，是组方的结果，二者缺一不可。药物的配伍应用是中医用药的主要形式，具有科学性，药物通过配伍，能增效、减毒，发挥其相辅相成或相反相成的综合作用，使各具特性的药对或药组联结成一个新的有机整体，从而扩大治疗范围，适应复杂病情，预防药物中毒，以保证临床用药安全高效。

颜正华还认为，历代名医通过临床实践所发现的许多配伍合理、疗效确切的对药，是中医临床用药经验的重要内容，应当认真研究与继承，并灵活应用。如黄连配吴茱萸这一对药，出自《丹溪心法·卷一》左金丸，其中黄连苦寒，清热燥湿，泻火解毒；吴茱萸辛苦性热，疏肝下气，温中散寒。二药合用，一寒一热，辛开苦降，相反相成，功能清肝泻火，和胃制酸，为治肝经火郁、吞吐酸水之要方。颜正华临床十分喜用，凡肝胃不和，呕吐吞酸，不管证属肝郁化火犯胃，还是寒热错杂者，他都投用。

证属肝郁化火犯胃者，即仿丹溪左金丸，重用黄连，少用吴茱萸，但不是原方的6∶1用量，而是2∶1或3∶1；证属寒热错杂者，两药的用量即随寒热的变化而增减，热较甚者，多用黄连，少用吴茱萸，用量之比同上；寒多热少者，则多用吴茱萸，少用黄连，比例常为1∶5；而寒热相当者，则二者等量，如此每每取效。颜正华配伍用药颇有特点。其一是既紧扣病机、立法严谨，又圆机活法、知常达变，且方方配伍有度，不但君臣佐使主次分明，而且相须、相使配伍得当，相反、相恶避忌不犯。其二是常以对药或药组组方，不论治外感病或内伤杂病，均是如此。如治外感咳嗽，属风寒袭肺者，常以紫苏叶配苦杏仁；属风热犯肺者，常以桑叶配菊花，或金银花配连翘；属肺燥痰少者，常以桑叶配苦杏仁。治咳嗽痰多，属寒痰痰饮者，常以麻黄配苦杏仁，或陈皮配半夏；属热痰黄稠者，常以麻黄配生石膏，或桑白皮配黄芩。

治脾虚气滞，若夹湿便溏者，常以炒枳壳配炒白术；若大便秘结者，常以枳实配生白术等等。

（五）不拘成方，随证调配

中医用复方治病历史悠久，创造了数不清的卓有成效的中药成方。颜正华虽然熟悉许多名方，但临证却很少搬用原方。即便使用，亦必加以化裁。他认为，前人制定方剂，主要是授人以法，而不是要后人生搬硬套，不加变化地袭用全方，何况古人早有"古方今病不相能"之名训。各种疾病千差万别，即使主证相似，而兼证亦存小异。求大同是一般医生都能做到的，而辨小异则不易做到。倘若在治疗时抄袭成方，将主证相同或相近，而兼证不同的疾病，一律选用某一成方，且不加化裁，就很难体现这种差异，也有违于中医辨证论治的原则，势必影响疗效，得不到应有的效果。因此颜正华从不为成方所局限，常根据患者的具体病情，针对主证确立治疗大法，再参以不同的兼证等合理组方遣药。他的组方经验有以下三点：

一是根据药物性能功效，仿古方之意，自拟处方。如治肝肾阴虚、肝阳上亢之证，即仿前人镇肝息风汤之意，自拟潜降汤。处方组成为：熟地黄10g，白芍12g，生石决明30g（打碎，先下）生牡蛎30g（打碎，先下）茯苓10～20g，丹参12～15g，益母草15g，怀牛膝15g，夜交藤30g，白菊花10g。方中熟地黄甘而微温，善滋阴养血固本，治阴血亏虚之证；白芍苦酸微寒，善养血敛阴、平肝柔肝，治肝阳眩晕头痛；二药共为君药，滋补阴血，平抑肝阳功著。石决明质重咸寒，善清肝火、益肝阴、潜肝阳；生牡蛎质重而咸涩微寒，既益阴潜阳，又镇心安神；二药共为臣药，既助君药补阴潜阳，又镇心安神。茯苓甘平，宁心安神、健脾；丹参微寒，清心除烦；牛膝补肝肾而引火引血下行；益母草微寒，清热利尿、活血化瘀；四药共为佐药，既助君臣药补肝肾、定神志，又引火引血下行。白菊花微寒，能平肝、清利头目；夜交藤性平，能养心安神、通络；二药共为使，一则平肝安神，二则引药入心、肝经。诸药相合，滋阴平肝、潜阳安神效宏。临证凡遇肝肾阴虚、肝阳上亢所致头痛目眩、心悸失眠等症，特别是中老年患者，颜正华每每投用，并随证加减。其加减方法是：如兼食欲不振者，去熟地黄，加制何首乌15g；兼耳鸣者，加磁石（打碎，先下）30g；兼腰痛者，加炒杜仲10g，桑寄生30g；兼盗汗者，加五味子（打碎）6g，浮小麦30g；兼大便不爽者，加决明子（打碎）30g，黑芝麻30g；偏于阴虚火旺，兼心烦、口燥咽干者，去熟地黄，加生地黄15g，麦门冬15g；肝火偏旺，证兼急躁易怒、目赤者，加龙胆草6g，夏枯草15g；头痛较重者，加蒺藜12g，蔓荆子12g；眩晕较重者，加天麻6～10g，钩藤（后下）15g；失眠较重者，加炒酸枣仁（打碎）15g，龙齿（打碎，先下）15g。

二是即便选用成方，也常因方中药物与病情不完全相符，而只取其中几味主药，再据情酌配他药，绝不原方照搬。如用小柴胡汤治肝胆郁滞夹湿热内停，只取柴胡、黄芩、半夏，再配以茵陈、蒲公英、郁金等清利肝胆湿热之品；用丹栀逍遥散治肝郁化火，只取牡丹皮、栀子、柴胡、黄芩，并将白芍换赤芍，再配以郁金、蒺藜、香附等清肝解郁之品；用济川煎治老年体虚便秘，只取肉苁蓉、当归、枳壳等，再配以生何首乌、火麻仁、黑芝麻等补虚润肠通便之品。

　　三是治疗复杂病证，常根据治疗需要，将数个成方融为一体。如治感冒发热，咳嗽痰多，头痛，鼻塞流涕，咽痛喉痒，胸闷不畅，常将银翘散、杏苏散、止嗽散三方合为一体，名为治感冒发热咳嗽方。方中君药有三，即荆芥穗、金银花、连翘，以发表清热解毒。臣药有两组，一组为黄芩、板蓝根、浙贝母、桔梗，既助君药清热解毒，又宣肺化痰利咽；一组为苦杏仁、化橘红、紫苏子、紫菀、百部、白前、枳壳，既降气化痰止咳，又利气宽胸，且不燥烈。佐使药为生甘草，既助君臣药清热、解毒、止咳，又调和诸药。诸药合用，共奏辛凉解表、清热解毒、化痰止咳之功。临证每遇感冒发热、咳嗽痰多之症，颜正华每投本方，并随证加减，效如桴鼓。

　　此外，颜正华临证用药还时时注意三因制宜、随机变通，做到因时制宜、因地制宜、因人制宜。

　　颜正华从贫寒的家境走出，深研岐黄，数十年矢志不移。在他足迹到过的地方，或诊治病人，或创建学科，或培养学生，都留下了他周详缜密、勤奋不已、悉心奉献的身影。颜正华是一位平和的学者，他对待病人，慈怀有加；用药轻灵，以平为期。他对待后学，关爱备至；言传身教，毫无保留。他为人朴实谦恭，宽厚和善，有长者气度。与颜正华接触过的人，或患者，或学生，或同仁，无不为他那种大师风范所感动。他的精湛医技、高尚医德和对中药细微探究、潜心治学的精神堪为岐黄后学之典范！

张 琪

人命重于千金，于是勤奋尤加，白日出诊，夜间攻读，终岁以为常；医乃活人之道，予不自欺亦不欺人。

——张 琪

张琪，1922 年出生，河北乐亭人，九三学社社员，中国共产党党员。著名中医临床家、理论家、教育家，2009 年由人力资源和社会保障部、卫生部、国家中医药管理局评为国医大师。历任黑龙江省祖国医药研究所（现黑龙江省中医研究院）研究员、内科研究室主任、副所长、技术顾问，黑龙江中医药大学教授、博士研究生导师，九三学社黑龙江省委员会常委、顾问，中华中医药学会常务理事、顾问、终身理事，中国中医科学院学术委员会委员。为首批享受国务院政府特殊津贴专家，首批全国老中医药专家学术经验继承工作指导老师，曾当选黑龙江省人大代表及第五、六届全国人民代表大会代表，第七、八届黑龙江省政协常委。

张琪自幼习学四书五经，少年熟读中医经典，随祖父临床侍诊。后辗转至哈尔滨，毕业于汉医讲习所。在长达 70 年的医疗、教学、科研工作实践中，行医不息，笔耕不辍，学术造诣深邃，临床经验丰富，屡有创新，启迪后学，培育人才。

张琪自踏上医途，即以救死扶伤、济世活人为己任，70 年来从未离开过临床第一线，培育了大量高级人才。他精通中医内科，尤擅肝病、脾胃病、心系病、神志病的治疗，善治内科各种顽固性疾病，如肾病、肝病等。自 20 世纪 60 年代起，将肾病的治疗与研究作为主攻方向，从脾肾论治慢性肾脏病，疗效显著，并带动了黑龙江省中医研究院肾病专科的发展。他通贯古今，融会中西，博采众家之长，师古而不泥古，精于辨病辨证相结合，施法灵活，善于古方新用、化裁古方、创制新方，研创出多种新制剂，广泛应用于临床。

他在中医药科研工作中亦硕果累累，有论著 6 部。近年来，其学术继承人张佩青等编写成《中医临床家张琪》《张琪肾病医案精选》，经张琪校审出版，将张琪的宝贵经验毫无保留地介绍给广大医务工作者。国医大师朱良春读过后，称赞其治疗肾病"数十年宝贵经验毫无保留，和盘托出，公之于众，传之于世，诚仁者之心也"。张琪主持和指导完成多项国家科技攻关计划项目，多次获得国家及省部级科技进步奖。他毕生呕心沥血，致力于高级中医人才的培养，他培养的博士研究生 32 名，硕士研究生 12 名，均已成为中医事业的栋梁之材。

善攻顽难症 妙用《脾胃论》

张琪精于仲景学说，对历代医家及中西汇通学派之学说兼收并蓄，对现代医学亦多探索，善于用辩证法思想指导临床用药，精通中医内科，独具特色，疗效卓著。

一、主攻疑难重症

神志疾病，包括现代医学所称抑郁症、强迫症、神经官能症等，为难治之症，因其反复缠绵，往往使医生劳而无功。此类疾病多由思虑过度、所思不遂及忧伤郁闷所致，心藏神，肝藏魂，其病位在心、肝。张琪擅从心肝论治，运用经方时方，随证加减，治愈了多例神志病患者。他总结了5个主要证型：心胆气虚证，治以补心气，益肝胆，方用加味珍珠母汤；心气虚肝郁证，治以疏泄肝胆，养心宁神，方用柴胡加龙骨牡蛎汤化裁；心肝郁热证，治以疏肝泻火，养心安神，方用疏肝养心汤（黄连阿胶鸡子黄汤合小柴胡汤化裁）；心气阴两虚痰瘀互结证，治以养心疏肝，活血化痰，方用癫狂梦醒汤合甘麦大枣汤化裁；心火亢盛痰热内扰证，治以泄热化痰，开郁通窍，以礞石滚痰丸方加玄明粉治疗。

曾有一就读于某著名大学的女生，因学习过于劳累，导致精神分裂，出现幻想症，发痴不语。张琪辨其证为心气虚肝气郁热证，以《伤寒论》中主治胸满烦惊之"柴胡加龙骨牡蛎汤"加减治疗，其中柴胡有疏肝泄热之功，龙骨、牡蛎养心，珍珠母、茯神安神。患者共就诊3次，服用60剂后痊愈，笑容满面地回校复学。他用此方化裁治愈了很多神志病患者，深感此方如用之恰当灵活，则效如桴鼓。为了让更多的神志病患者受益，他在此方基础上化裁，潜心研究出中药复方"宁神灵"，治疗精神系统疾病疗效显著，使众多患者解除了失眠多梦、烦躁忧郁的困扰。此药1987年获得布鲁塞尔尤里卡国际发明博览会银奖，至今仍在临床上广泛应用。

我国慢性病毒性肝炎的发病率很高。张琪对此病的治疗亦有精辟见解，认为肝郁脾虚为慢性肝炎的基本病机，疏肝健脾法为主要治疗大法。他十分重视疏肝健脾益气药物的应用，善重用柴胡、白芍、白术、茯苓、山药、黄芪、太子参，体现了"见肝之病，当先实脾"及"肝脾同治"的思想。此类肝病常夹湿热中阻证，伍以清热利湿之品是其用药特点；针对乙肝表面抗原及e抗原阳性，或转氨酶升高，常加清热解毒之品，正邪兼顾，其效甚佳，自拟经验方护肝汤疏肝健脾，利湿解毒，收效明显。对于肝病出现黄疸的治疗，一方面清热利湿退黄，以茵陈五苓散、热胀中满分消丸、甘露消毒丹等方加减化裁，一方面疏肝柔肝，益气健脾，以四逆散加参芪苓术等化裁。治疗慢性肝炎后肝硬化腹水常辨证应用四方：湿热中阻，用中满分消丸加减；脾虚气滞水蓄，用加味茯苓导水汤；大量腹水，肿势较重，健脾行气利水毫无效果之时，峻下逐水用加味舟车丸，其中甘遂、大戟、芫花用醋炙，配大黄、牵牛子，用量根据患者体质强弱及蓄水轻重而定，煎汤服用；自拟"藻朴合剂"，以海藻、厚朴为主药，加入泻下逐水之黑白丑和益气健脾之参、苓、术等，组成逐水行气、益气养阴、攻补兼施之方。对于肝炎后肝硬化脾大，常用消补兼施与清热解毒配伍，自拟"软肝化癥煎"，用鳖甲为主药软坚散结，配以柴胡、青皮、郁金、丹皮行气活血，补用参芪益气，苍术健脾，白芍养阴，山萸肉、枸杞补肾，使"补而不壅，消而不伤"，清热解毒则用茵陈、虎杖、蒲公英等。

痹证相当于西医学之风湿性关节炎、类风湿性关节炎、坐骨神经痛及某些结缔组织病。张琪治疗此类病也有独到之处，总结了五点：一是痹证发病多由正虚邪恋，故重视扶正祛邪这一治疗原则，临床常用独活寄生汤、黄芪桂枝五物汤加减；二是善将生石膏与祛风湿药、养血行血药合用，以解肌清热治疗热痹，用大秦艽汤化裁；三是治疗湿、热、痰、瘀交织，壅滞经络关节，气血流行不畅所致的痹证，喜用朱丹溪的痛风方，上中下通治；四是崇尚王清任《医林改错》提出的痹为瘀血致病说，临床常用身痛逐瘀汤治疗，对于风寒湿合并瘀血者，则用乌头汤与活络效灵丹取效；五是借鉴叶天士"久病入络"之说，善用虫类药全蝎、蜈蚣、穿山甲、䗪虫等透骨通络，治疗关节变形。哈尔滨某大学在校学生，患腰骶部痛，不能久坐，坐两小时以上则疼痛难忍，西医院确诊为"强直性脊柱炎"，转来中医门诊求治，自述颈部亦僵，活动受限。张琪见其舌紫少苔，诊其脉滑，辨其病位在督脉与肝肾，乃是督脉不充，肝肾素虚，筋脉失养，外邪侵袭，血络瘀阻所致，治以补肝肾强筋骨，活络化瘀，尤用蜈蚣、乌蛇、穿山甲搜剔风邪。两周后疼痛症状减轻，稍能延长坐时。继以前方化裁，服药14剂后，疼痛明显减轻。后又4次复诊，本方化裁，共服药5个月，疼痛消失，活动自如，可以久坐，全身有力，精神转佳，回校复课。

张琪治愈的疑难杂症不胜枚举。曾有一"小肠坏死"术后发生急性肠梗阻的病例，在哈尔滨市某三甲医院住院，经会诊认为，因梗阻发生于术后，不宜再行手术，只能保守治疗。张琪诊时见病人呃逆呕吐，腹胀，不排气，18天未进食，予胃肠减压维持治疗，体质极其虚弱，难以入睡，舌苔黄腻，脉象沉弱，病情危笃，辨证为胃腑实热夹肝气上冲。"诸逆上冲皆属于火"，先以旋覆代赭汤与小承气汤合用，泻热通腑，镇肝降逆。2剂后，呃逆止，能入睡，但大便未通，未排气，遂通腑泻热兼疏气活血以疏通其粘连，尤其用甘遂末与大量番泻叶合用，增强通腑泻热逐水之功。

2剂后，大便通，呕吐止。家属恐其下泻体力不支，遂自行停药，旋即出现呕吐腹胀，又请复诊。张琪认为病重药轻，肠粘连未解，宿瘀未除，于原方加芒硝10g。2剂后，泻下粪便秽浊液夹水甚多，病人排气，呕吐、腹胀俱除。继以疏郁开结调治而愈。

张琪擅长重用黄芪治疗顽疾。曾在门诊治一老年女性重症肌无力患者，见其言语不利，吞咽困难，四肢无力，不能握拳，眼睑下垂，抬起无力，气短，语声低微。他认为脾主肌肉，为生化之源，运化水谷精微，脾虚则运化失司，四肢失养，发为肌痿，遂以归脾汤加减，重用黄芪50克，配伍健脾之白术等复方，连续治疗3个月。患者四肢力复，可自行来看病，语言流利，眼可睁开，吞咽正常。遂以本方化裁制成丸剂，长期服用，至今病情稳定。张琪认为，中医精髓在于辨证，不同疾病只要病机相同，就可以异病同治。他擅用黄芪治疗脾气虚之各种病证，重用黄芪还治愈了多例疑难杂症。曾有一青年男性白塞病患者，寻遍全国名医久治不愈，来诊时颜面及全身布满片状出血点，连成一片，几乎无健康皮肤，情绪低落。张琪分析：《素问·痿论》谓"脾主身之肌肉"，《难经·四十二难》云"（脾）主裹血，温五脏"。此病人脉证均无热象，乃属脾虚不能统血而血外溢，遂按脾虚之肌衄治疗，应用归脾汤，重用黄芪50g，取得了良效。许多过敏性紫癜患者，每于劳累则发作，紫癜量少色淡，常伴气虚症状，反复发作，缠绵难愈。张琪将这种紫癜辨为"阴斑"，使用本法，皆获得痊愈。

同是紫癜，用相反的治法亦能取效。有一患特发性血小板减少性紫癜的女童，较长时间服用了大量激素仍不能控制病情，血小板持续下降，且激素的副作用突出。其父母心急如焚，辗转托人找到张琪求治。来诊时该童面红，手足心热，心烦易怒，脉数。

张琪按血热辨证，用地骨皮饮子加清热凉血药加减治疗，两周后血小板明显上升，情绪稳定。又复诊3次，以此方化裁治疗两个月，血小板升至正常值的低限（为发病以来的最高值），且已停用激素，服用中药期间，血小板可稳定在正常范围。后因停药反复一次，又用此方治疗后恢复正常，且未再复发。其父母不胜感激，命该童向张琪叩首以感谢其再造之恩，在场之人无不动容。

许多冠脉支架术后的老年冠心病患者，仍常有少气懒言、心悸不适、心律不齐、早搏、心力衰竭等症状，脉细弱无力或结代，无法再安放支架。西医对此治疗乏术，而张琪常用生脉饮加补肾药治疗。他对各种参的应用很有讲究：伴心衰者，他喜用红参，补气力强而迅速；早搏者，喜用西洋参补气养阴；若胸闷胸痛，舌有瘀斑等血瘀之征，则以生脉饮加血府逐瘀汤治疗，收效显著。有些疾病虽症状明显，西医检查及化验却无异常，诊断不明。有一老年女患，下肢拘挛，不能走路，西医诊断未明确，来求张琪诊治。肝主筋，张琪辨证此属中医"筋痿"范畴，当柔肝养筋，用《伤寒论》芍药甘草汤加减，重用芍药40～50g，柔肝缓急，治疗两个月后，患者已能正常走路。

有一位从威海慕名而来的67岁女性糖尿病患者许某，10余年经上海等医院给予胰岛素治疗无效，用其他降糖药均无效，空腹血糖高达16.1mmol/L，却对降糖药物不能耐受。病人长期腹泻，稍食凉物即泻，全身疲倦乏力。张琪用中药健脾益气补肾法治疗，服7剂腹泻止，血糖下降至5.6～6.0mmol/L，继服药观察两个月，空腹血糖稳定在6.0mmol/L以下。

二、对内科各种顽固性高热见解独到、疗效卓著

在黑龙江中医进修学校讲课时，张琪被委以讲授"温病"的重任，因此精读了《温病条辨》《瘟疫论》《温热经纬》等书，同期治疗了大量热性病，如小儿麻疹、肺炎等，对顽固性高热的治疗深有体会，见解独到，其精粹有三点：

一是气血阴阳，周密辨证。临床求治于中医的高热病人，大多为西医常规治疗无效的顽固性高热，其中有很大一部分为危重患者，以及疑难杂症病人。张琪认为，高热必须辨证论治，此证有表里之分、寒多热少和有无恶寒之别，以及卫气营血和太阳、少阳、阳明等深浅之不同，又有夹湿、夹痰之差别。所以，他主张要用中医的优势，周密辨证，时刻注意舌诊脉象，尤其以舌诊为主要辨证依据。在急性热病之中，多有内热壅盛或湿热阻滞等诸多变化，单凭脉诊往往难于辨别，而舌诊与脉诊结合则较为准确，故强调舌诊与脉诊结合为辨证之重要环节。

二是擅用峻药，截断病势。高热为临床急证，急则治其"标"，退热为第一要务。他认为应以大剂量峻药截断其病势发展。他强调病在卫分高热时就应该及早以生石膏与发表药合用解肌清热，如见实热证急用生大黄通腑泻热，如见温邪表证则以大剂量清热解

毒药辛凉解表清热，防止病邪之发展，阻断其进一步恶化。

对于生石膏的应用，他认为此药性凉而能散，解肌清热，除烦止渴，清中有宣透解肌的作用，为清热之圣药，无论外感内伤皆能获良效。生石膏用于治疗高热，用量至少为50g，最多曾用200g。

曾治一位18岁肺结核兼肺部感染女患者，先前曾于结核病医院治疗，高热39℃以上，用多种抗生素无效，结核病医院院长建议她找张琪治疗。患者来诊时仍高热39℃，身大热，口大喘，舌干如锉，无苔，脉数。张琪辨为实热证，方用白虎汤加减，生石膏用至二两，加杏仁、鱼腥草、金银花。3剂后热降至37℃，舌质红干，为伤阴之象。予白虎人参汤加增液汤，仍用生石膏退热。高热为壮火，壮火食气，且热邪伤阴液，故用西洋参，既可以益气，又可以养阴存液，加生地等滋阴之品扶正以助祛邪，1周后热退，又继续调理治愈出院。也曾治疗一例重症森林脑炎，中医辨证为暑温，病人顽固性高热，体温持续41℃。用药1剂后，体温降至39.5℃；再服药2剂，体温降至38.2℃；生石膏减至75g，再服药3剂，体温正常。张琪指出，生石膏为辛甘大寒之品，过量则易导致腹泻，如脾虚之人则不宜用。过量生石膏对胃气的损伤，远远低于清热燥湿药黄芩、黄连、黄柏。张琪认为，治疗高热，应辨证论治，或表或里或表里同治。

三是专方专治，衷中参西。张琪不论古方新用或是专方专用，都是根据辨证化裁，圆机活变，绝不是泥古不变，而是在继承的基础上不断创新，所以能取得良好疗效。他强调辨证与辨病相结合。中医治疗高热并非简单地应用清热解毒之品，而是审证求因，辨证治疗。哈尔滨某大学教授，78岁，高热不退，校医院诊为结核，用抗结核药无效，后经结核病医院否定，诊为"肺部感染"，用抗生素亦无效。后转至哈尔滨医科大学，高热持续不退，通知病危，后行气管切开术，用激素后热退，但肺部大面积炎症不吸收。医院认为仍未脱离危险，建议其家属找中医试试。家属托人辗转找到张琪。患者当时极其虚弱，不能进食，仍发热，体温37.5℃，舌红，脉细数。张琪予沙参麦冬汤加西洋参，服1个月后炎症全部吸收。这位教授从海外归来，从不相信中医，此次亲身验证中医疗效，深为信服。但他仍有疑惑之处，就诊时向张琪请教："哪些中药可以治疗炎症？"张琪笑答："方中并无治疗炎症的药物。"他甚是不解："为何无消炎药却将炎症治好了？"张琪答曰："中医讲正与邪，感染为外邪，肺本身的抵抗力为正气。抗生素虽能杀菌祛外邪，但因其只攻不守，同时也伤了正气。你因反复使用抗生素，导致肺阴虚，抵抗力弱，邪气更加难去。我未用治炎症的药，只是养肺阴，扶正气，帮助你的身体恢复了抗病能力而将邪气祛除，炎症吸收。正所谓'正气存内，邪不可干'，此即中医扶正祛邪之义。"

对发热的治疗，张琪使用次数最多的是柴胡。他对柴胡之功用有独特认识，认为柴胡之所以能治外感发热，主要在于有疏解外邪之功能。外邪侵入体表，入之较深，前人谓之"半表半里"，非麻黄发表、桂枝解肌所能解，必须柴胡疏解方能使邪外出。《伤寒论》列为少阳主方之小柴胡汤，注家释为半表半里必用小柴胡汤，用柴胡疏解外邪，又用黄芩清热，更用人参扶助正气即此意。他认为半表半里并非日本汉医家汤本求真等注家指定的任何部位，而是正邪相争的病理机制。张琪在继承前人的基础上有所创新，在临床上凡外感病发热不退，不必拘泥于少阳经，皆属外邪不解，多用柴胡而取效，兼有里热者与黄芩、生石膏合用，可随手奏效。

张琪治疑难病、肾病时用药长于量大剂重，这是他临床的一大特点。张琪处方常在十几味甚至二十味左右，用量常达到 15～20g，个别药味重用至 50g。他说，自己临床接触的多是重患，病情错综复杂，如果仅用 5g、8g 的药，只是杯水车薪，病重药轻，不会奏效。经过多年尝试和深入钻研，他认为慢性肾衰竭、肝硬化等重病、疑难病，必须采用重剂复方方能达到寒热并用、攻补兼施、扶正祛邪、各方面兼顾的多重作用。他认为慢性病日久大多正虚邪实、寒热错杂，补正则碍邪，祛邪则伤正，必须辨证精细，正邪兼顾，温清并用，攻补兼施，切中病机，方能收效。曾有一例腹胀 27 岁男患者孔某，腹胀 6 个月，曾诊为肝硬化，因呕血、便血入某院。经检查提示肝弥漫性病变，大量腹水，肝硬化癌变可能性大，治疗 1 周，转回原单位护肝抗癌治疗。病人慕名来张琪处求治。诊时证见腹部膨满，进食则胀满难忍，腹壁脉络显露，面色晦黄，肌肤干燥，形体消瘦，口干苦，便干，溲短赤，舌少津苔白，脉弦数。肝大，脾大，高度腹水，下肢不肿。张琪诊断其病属腑实重症，由肝郁日久，气血瘀滞，水道不通，水热互结而致，结合脉证尚有可攻之机，采用舟车汤加减。其主处方如下：炙甘遂 10g，炙大戟 5g，白术 30g，茯苓 40g，海藻 30g，二丑各 40g，槟榔 30g，广木香 10g，党参 30g，大黄 10g，泽泻 30g，茵陈 30g，生姜 15g。此方熔剧毒、攻伐、健脾诸药于一炉，其用量之大确属罕见。前后治疗攻补兼施，速战速决，否则等于坐以待毙。张琪有胆有识，一举战而胜之，50 天用去甘遂 305g，大戟 135g。病人于 7 月 31 日体温正常，腹水全消，腹不胀，食粮每日 600g，精神振作，体重增加。随访病人两年，病情稳定，已正常工作。本案为肝硬化失代偿期，当时病重至极，坚如堡垒，消耗正气，必须以剧毒重剂攻之，邪去则正安。此外，在病房治疗肾病综合征、糖尿病肾病高度腹水不消，使用以甘遂为主，辅以健脾益气之药，攻补兼施治疗多例，均获良效。

张琪并非对所有的病均采用大方复治法，他是根据不同的病、不同的病机有针对性地组方用药，常应用芎芷石膏汤治疗三叉神经痛、柴胡桂枝汤治疗病毒性感冒、大柴胡汤治疗胰腺炎、丹栀逍遥散治疗崩漏，皆几味药，往往可以应手起效。他常教导学生，组方用药要有的放矢，不能滥用。可见，他用大方复治法所治之病皆是疑难重病、病机错综复杂者。

三、对内科疾病从脾胃论治，经验独到

脾胃为气血生化之源，后天之本，脾统血，主四肢、肌肉。从藏象角度讲，脾胃病证涉及西医疾病较多，除消化系统外，还包括泌尿、循环、血液等系统。张琪熟读《脾胃论》，受李东垣升阳补脾理论启发，善从脾胃论治内科疾病。

胃病包括胃炎、胃及十二指肠溃疡、胃黏膜脱垂症、胃神经官能症、十二指肠壅滞症及十二指肠憩室等。中医学的胃痛、胀满、吐酸、嘈杂、呕吐等，前人虽有论述，但散见于各家，既不完善又不系统。张琪根据多年临床经验，总结归纳出治胃十法：疏肝和胃法，疏肝泻热法，柔肝滋胃法，健中温脾法，益气健脾养胃法，消食和胃法，清胃温脾法，活血通络法，疏气温中法，和中安蛔法。并制订有效的方药，既有规律可循，又有方药可用。

张琪对东垣之升阳系列方剂应用灵活巧妙，每以升阳益胃汤化裁应用而建功。曾有某领导，因过度劳累出现应激性胃出血、胃溃疡，用乌贼骨、白及等制酸药不能耐受，用蒲公英等清热解毒药则腹痛。来张琪处就诊，张琪见其精神疲惫，倦怠懒言，恶食，辨为脾胃亏虚，清阳不升。因由劳累过度引起，故用升阳益胃汤健脾养胃，其溃疡愈合。

《兰室秘藏》载有治热胀之中满分消丸、治寒胀之中满分消汤。张琪常用此二方临证加减治疗肝硬化、肾炎、肾病综合征腹水及胃肠功能紊乱之腹胀。前者组方依据《内经》"中满者泻之于内"，以辛热散之，以苦泻之，淡渗利之，使上下分消，熔泻心汤、平胃散、四苓汤于一炉，专治证属脾胃不和、湿热壅结、升降失调之腹水、腹胀。后者方用参芪益气健脾，益智仁温肾暖脾，川乌、吴茱萸、干姜、草蔻、荜澄茄辛热散寒开郁，青皮、陈皮、厚朴疏肝郁泄满，升麻、柴胡升阳，茯苓、泽泻利湿浊，麻黄宣发以通阳气，半夏降逆化痰，连、柏苦寒反佐，防大剂辛热药伤阴。全方以辛热散寒为主，辛热散之，淡渗利之，甘温补之，苦温泻之，多方分消其邪，正邪兼顾，治疗寒湿阻遏、水湿停聚之腹水腹胀。张琪用此二方治疗了多例肾病综合征腹水的病人，多为顽固性水肿、血浆白蛋白低、多种利尿剂联合应用均无效者。

张琪对《脾胃论》中诸方如补中益气汤、升阳益胃汤、升阳散火汤、清暑益气汤等应用得心应手。内伤发热者，多由过劳使脾气下陷，阳不敛藏所致，为"阴火"。张琪以东垣的甘温除热法，用补中益气汤治疗内伤发热证；用补中益气法治疗虚劳内伤证；用益气聪明汤加补肾之品治疗气虚眩晕证；用升阳益胃汤治疗脾虚久泻，久泻伤阴者，又自拟方益阴健脾饮，于健脾药中加葛根、乌梅生津之品及诃子敛阴涩肠；用升阳除湿防风汤治疗气虚便秘。

张琪对《伤寒论》《金匮要略》学养极深，书中补脾胃之方常信手拈来，随心所用。常用桂枝加芍药汤、小建中汤、黄芪建中汤，并重用白芍治疗肝气犯胃之胃脘痛及腹痛；用温经汤健脾暖肾，治疗不孕不育；用真武汤治疗甲状腺功能减退症、风心病；用补肾温阳法治疗男性不育症等。曾治一位30岁男性病人，婚后5年，其妻未怀孕，经检查其精子成活率低下，仅有30%，全身乏力，腰酸痛，性欲淡漠，早泄，时有遗精，大便溏泻，舌淡，脉弱。此属脾肾阳虚，脾失健运，精关不固，以巴戟天、淫羊藿等补肾阳为主。《内经》云："精不足者补之以味。"尤用鹿角胶血肉有情之品，辅以滋肾阴之品，取阴中求阳之意，再加莲子、芡实健脾固精之品，以此方加减共服40剂，使精子成活率达到80%，其妻终于妊娠，如期生一男孩。

探究肾顽疾　实践出真知

中医理论认为，肾不仅具有维持人体水液代谢的作用（肾主水），还主管人体生长、发育和生殖能力（肾主藏精、主骨生髓），保持呼吸的深度（肾主纳气），此外，还与听觉功能关系密切（肾开窍于耳）。历代医家、养生家一直强调肾脏的重要作用，尤其重视对肾的保养。

然而，随着社会经济的发展，人们生活节奏的加快，生活压力的增大，肾脏疾病逐渐增多且越加复杂，严重危害人们的健康，尤其是肾衰晚期尿毒症，成为世界公认的疑难顽症。面对此顽症，国内外众多的医学工作者投入了巨大的精力，但治疗效果仍不尽如人意，最终不得不选择透析或肾移植，但治疗费用昂贵，许多患者因无力承受而放弃了治疗。对此，张琪看在眼里，痛在心上，立志攻此顽疾。

一、从临床入手研究肾病

张琪对中医肾病的研究始于20世纪60年代初，时任黑龙江省祖国医药研究所内科研究室主任。当时，内科病房收治了许多慢性肾炎患者，病人周身浮肿，颜面口唇发白，衰弱无力，病情反复发作，最后因肾功能衰竭、尿毒症而死。为此张琪心急如焚，认为中医应以此病为切入点。1962年，张琪与西医学中医的单翠华合作，开始研究慢性肾炎的治疗方法。当时中西医结合治疗慢性肾炎在全国还没有先例，要闯出一条路子谈何容易。张琪对中医经典及其他古典医籍中治疗肾病的经方、时方、秘方深入探索，他根据中医对肾病的病理机制的认识，总结出治疗肾病的方药，既以古方新用化裁，辨证施治，又创制出了治疗慢性肾炎的方药。

单翠华则以特有的精细和韧劲，日复一日地协助张琪监测病人，对比观察，详细记录，科学分析。一位中医，一位西医，配合默契。经过10余年的努力，两位开拓者的研究已见曙光，在消除水肿和尿蛋白方面提出有独到见解的补、清、利三方及治血尿的泻热逐瘀法，疗效显著。1981年，此项工作初步取得的研究成果，达到了国内先进水平，荣获黑龙江省卫生系统科研成果二等奖。

1986年，国家科委和卫生部确定"七五"攻关计划。同年11月，张琪关于"中医治疗劳淋的研究"课题中标。他在原来对肾炎研究的基础上，很快组建了肾病研究室和专科门诊，开始对肾病进行更进一步的研究。

40余年来，张琪扎根于临床实践，先后开展了"中医中药治疗慢性肾小球肾炎的临床研究""中医中药治疗慢性泌尿系感染的临床与实验研究""血尿的中医治疗研究"以及"中医药延缓、慢性肾功能衰竭进展的临床及基础研究"等课题研究，对急慢性肾盂肾炎、急慢性肾小球肾炎、肾病综合征、慢性肾功能衰竭、糖尿病肾病、高血压肾病、过敏性紫癜性肾炎等肾病的病因、病机进行分析、归纳、辨证论治，形成了一整套独具特色、行之有效的理法方药；总结出肾小球肾炎水肿辨治六法，肾小球肾炎蛋白尿辨治四法，肾小球肾炎血尿辨治五法，益气养阴清热解毒利湿法治疗慢性泌尿系感染，补脾肾泻湿浊解毒活血法治疗慢性肾功能衰竭氮质血症，三步论治法治疗过敏性紫癜性肾炎，益气滋阴补肾活血化痰法治疗糖尿病肾病等。据此研制出的院内制剂被广泛应用于临床，如泌炎康颗粒、肾炎止血丸、肾炎消白颗粒、肾衰保肾胶囊、肾衰泻浊丸等，带来了巨大的经济效益和社会效益。他使无数患者摆脱了肾病的折磨，或延缓、推迟了肾病的发展。

在造福患者的同时，张琪和他的课题组也取得了丰硕的成果：1989年9月，张琪主持完成的"血尿的临床研究"课题，获黑龙江省科学进步奖；1990年，他主持完成的"中西医结合治疗慢性肾小球肾炎"课题，获黑龙江省医药卫生科技进步二等奖；1991年，他主持完成的"中医药治疗劳淋的临床与实验研究"课题，获国家中医药管理局科技进步二等奖、黑龙江省科技进步二等奖。

张琪不仅被国内中医界誉为肾病专家，也带动了黑龙江省中医研究院肾病专科的发展，培养出一批后继人才，使肾病专科成为诊疗特色突出、人才优势明显、科研成果显著的强大学科。1995 年，鉴于肾病专科成绩突出，国家中医药管理局批准其为全国中医肾病治疗中心之一。

进入 21 世纪以后，张琪的科学研究与时俱进，与西医肾脏病理相结合，主持完成了对"肾炎 Ⅱ 号水丸治疗 IgA 肾病血尿的进展研究"，并于 2002 年 6 月获黑龙江省科技进步三等奖。如今张琪虽已年近耄耋，仍门诊病房应诊不息，并笔耕不辍。2008 年 7 月，《张琪肾病医案精选》由科学出版社出版，书中全面系统地介绍了张琪治疗肾脏疾病的思想与独到见解，毫不保留地将其治疗经验、学术思想、验方验案及独创方剂等公诸于世，与同道共飨，充分展示了一位大医的仁心博爱。

二、按劳淋论治慢性尿路感染

劳淋，西医称为"尿路感染"，包括慢性肾盂肾炎和反复发作的膀胱炎。《诸病源候论》云："劳淋者，谓劳伤肾气而伤热成淋也……劳倦即发也。"张琪通过临床观察，认为其病机关键在"劳"，劳乃正气虚也。劳淋之初多由于湿热毒邪蕴结下焦，致膀胱气化无力；或治不得法，或病重药轻，余邪不尽，停蓄下焦，日久暗耗气阴而致气阴两虚，此时脏腑机能减弱，正气虚弱，失于防御，正不胜邪，更因感冒、过劳、情志刺激等因素而诱发，使正气耗伤，邪气滞留。正虚邪留为其基本病机。其特点是本虚标实，虚实夹杂，病情反复，缠绵难愈。西药抗生素只能祛邪而不能扶正，邪气虽暂时祛除，但正气没有恢复，因过劳及着急、上火、生气、受凉则又复发。正气耗伤常见气阴两虚、肾阴虚、肾阳虚、肾阴阳两虚等，邪气滞留常有湿热内阻、气滞血瘀等，临证应视其性质、程度决定扶正祛邪方法。

张琪曾治疗一例患"劳淋"10 年的老年女患者，每于劳累则作，作则小便痛，夜不能寐，反复发作，初用抗生素有效，后期则无效。就诊时症见五心烦热，舌红苔薄，脉虚数，按气阴两虚辨治，用清心莲子饮重用黄芪、党参益气扶正，加白花蛇舌草、金银花、连翘以解毒。3 剂即大好，连服 3 周而愈，之前每逢冬必作，随诊 1 年未作。

劳淋在临床上以气阴两虚、膀胱湿热证最为多见。张琪认为原因有三：一是湿热毒邪日久容易耗气伤阴；二是治不得法，如清利太过，苦寒伤中，脾气亏虚；三是由于失治使病久不愈，热羁伤阴，湿邪困脾耗气。气阴两虚，湿邪留恋，更易导致劳淋反复发作。张琪曾组织课题组临床辨证论治劳淋 326 例，其中气阴两虚型 256 例。在气阴两虚型中有一例 65 岁女患者，自 35 年前妊娠时患急性泌尿系感染，恐伤及胎儿，仅口服少量消炎药，未彻底治疗，分娩后逐渐转为慢性。西医诊断为慢性肾盂肾炎，随着年龄的增长，病情日益加重。每因感冒、情志刺激加重，用抗生素基本无效。就诊时症见气阴两虚之倦怠乏力，手足心热，口干不欲饮，舌质淡红，脉细数无力及膀胱湿热之尿频、尿道灼热等，尿白细胞满视野，尿细菌培养阳性。治以益气养阴、清利膀胱湿热。方用黄芪、党参、茯苓、甘草补脾益气，麦冬、地骨皮、石莲子养阴而清心火，白花蛇舌草、瞿麦、萹蓄、车前子等清利下焦湿热、解毒通淋。方中黄芪扶正为主，用至 30~50g；白花蛇舌草清利膀胱湿热，用至 50g。服药 7 剂后，尿频、尿道灼热感减轻，体力增加。效不更方，再进 14 剂，除仍腰酸乏力外，其他症状消失，舌质淡红，苔薄白，尿中白细胞每高倍视野 10~20 个，中段尿培养阴性。继服前方 21 剂后复诊，尿常规、尿培养正常，唯劳累后觉腰酸乏力。再服 14 剂，诸症皆除。随访半年，未复发。

劳淋病人湿热久羁伤阴，阴损及阳，加上长期过用苦寒克伐之品，导致肾阳亏虚，膀胱气化不利，阳气不能运化水湿，膀胱湿热未尽，故在淋证中伴有虚寒之象。张琪常将此类淋证辨为"寒淋"。治疗此类患者仅用清热解毒利湿药不仅无明显疗效，且常加重病情，故治疗时应以补肾温阳固涩治本为主，佐以清热解毒、利湿通淋。曾治一位 44 岁女患者，于新婚时患尿路感染，以后时有发作，用青霉素、甲硝唑之类有所缓解。近 3 年来，发作次数增多。1 年前因过劳、受凉出现尿频、尿急、尿痛，静滴抗生素虽可缓解症状，但停药 1 周后必复发。近 3 个月来病情反复发作，药敏试验无敏感药物。现自觉腰部冷痛如折，小腹坠胀冷痛，双足冰冷，虽时值初夏仍穿棉鞋，尿频，每半小时必排尿 1 次，自觉痛苦不堪，尿急尿痛，手足及双下肢轻度浮肿，畏寒喜暖，倦怠乏力，舌苔白滑，脉沉弱无力，菌尿伴少量尿蛋白。西医诊为慢性肾盂肾炎。张琪辨为肾阳虚衰、膀胱湿热之劳淋，治以温补肾阳、清利湿热，方用金匮肾气丸加暖肾阳之茴香、补骨脂，补肾强腰之杜仲、续断，佐以清热解毒利湿之黄柏、瞿麦、萹蓄、蒲公英、白花蛇舌草等。服 14 剂后，仍觉腰痛、小腹坠痛，但程度较前明显减轻，尿频好转，每两小时排尿 1 次，尿急尿痛减轻，手足及双下肢仍有轻度浮肿。将前方去白花蛇舌草、黄柏，加乌药 20g，车前子 15g 克，茯苓 15g，再进 21 剂，浮肿、尿痛、尿急、尿频消失，过劳后腰痛、小腹坠痛，舌苔薄白，脉沉滑，尿常规和中段尿培养正常，嘱其再服 14 剂以巩固疗效。病人唯恐前症复发，自行服药 42 剂，遂觉口苦咽干，心烦喜冷饮，尿道灼热涩痛。此为过服辛燥、化热伤阴所致，予八正散 5 剂以清利湿热而愈，随访年余未发。

经过不懈努力，张琪在 1990 年完成了"中医治疗劳淋的研究"课题，并取得可喜成果。此病国外的治愈率为 40%，而张琪收治的 120 例病患治愈率达到 60%，有效率为 90%。在此基础上，以清心莲子饮化裁研制的院内制剂泌炎康冲剂，为许多反复泌尿系感染的患者解除了痛苦。张琪治疗此病的特色在于扶正为主、祛邪为辅。经其治疗之大多病例，不仅症状消失，尿中白细胞、细菌亦随之消失。

三、从脾肾论治慢性肾脏病

张琪从中医学术理论体系入手，总结大量临床经验，认为肾病之水肿、蛋白尿与肺、脾、肾相关，其病机关键为肺、脾、肾功能失调，三焦气化失司，尤其是慢性肾脏病，脾肾阴阳失调贯穿疾病的始终。

脾居中州，主运化水谷精微及水湿，升清阳。《素问·逆调论》云："肾者水脏，主津液。"肾藏人身元阴、元阳，为水火之脏。"五脏之阴，非此不能滋；五脏之阳，非此不能生"；"肾如薪火，脾如鼎釜"。肾阴、肾阳与脾之阴阳相互连接，肾中元阴元阳为脾阴脾阳之根。

蛋白属人体精微物质，由脾运化之水谷精微与肾藏之精气化生。脾气虚弱，湿热内生困脾，脾运化之精微下注或清阳不升，浊阴不降，清浊混淆，酿成湿浊而成蛋白尿，所谓"中气不足，溲便为之变"；肾主封藏，受五脏六腑之精而藏之，若肾气亏虚，肾失封藏，精关不固，精微下泄，亦可形成蛋白尿。若脾虚失于运化水湿，肾虚失于化气行水，水湿内停，溢于肌肤，则发为水肿。脾主四肢，脾虚四肢失养，则现倦怠乏力等虚劳征象。腰为肾府，肾虚则见腰酸膝软。水液代谢障碍，势必耗伤肾气，精微遗泄日久，更耗肾之阴阳。肾虚温煦滋养失职，脾气匮乏，脾虚化生不足，无力充养先天，二者相互为患，导致水肿、蛋白尿发生。先天与后天相互资生，相互促进。张景岳云："善补阳者，必于阴中求阳，则阳得阴助，而生化无穷；善补阴者，必于阳中求阴，则阴得阳升，而泉源不竭。"张琪对此深有体会，在临床上有所发挥，无论肾炎还是肾衰，常常脾肾双补，肾阳虚在温阳的基础上少佐滋阴药，以防阳盛伤阴，肾阴虚在滋补肾阴的基础上少佐温阳药，以防阴盛伤阳。

对于慢性肾脏病的治疗，张琪总结出治疗肾小球肾炎水肿辨治六法：风水初起，用越婢汤，兼阴寒急用加味麻辛附子汤；阳虚阴水，真武参麦合用；水气交阻，新方流气饮利水；三焦水热，选用疏凿清热；湿热中阻，中满分消首选；上热下寒，瓜蒌瞿麦清肺健脾温肾。肾小球肾炎蛋白尿辨治四法：气阴两虚，清心莲子清补；脾胃虚弱，活用升阳益胃；肾气不固，参芪地黄益气补肾摄精；湿毒内蕴，利湿解毒为先。肾小球肾炎血尿辨治五法：血尿急发，加味八正散清热利水以蠲除；瘀热结于下焦，桃黄止血汤效佳；气阴两虚，用益气养阴摄血合剂；阴虚内热，知柏地黄加味主治；阴亏火动迫血妄行，滋阴凉血辅以收敛。还有运用归脾汤、知柏地黄丸治疗久治不愈气血不足、脾肾亏虚之过敏性紫癜性肾炎，用益气滋阴补肾活血化瘀法治疗糖尿病肾病等。

慢性肾衰竭由多种慢性肾脏病日久发展而来，张琪辨证属于中医"虚劳"范畴，其病机特点是以虚为主，虚实夹杂；病机的核心是脾肾两虚为本，湿浊瘀血内停为标；脾肾两虚贯穿其始终。诸如慢性肾衰竭病人临床上所出现的腰痛膝软、乏力贫血等均由脾虚肾虚日久所致，此为慢性肾衰竭之本虚。而脾虚运化失司，水湿内停，肾虚气化不利，浊不得泄，升清降浊之功能紊乱，湿浊内蕴，日久必化为浊毒，湿浊毒邪内蕴日久致血络瘀阻为患，临床出现脘闷纳呆、食少呕恶、少寐烦热、舌苔垢腻或舌紫瘀斑等症，此为本病之标实。他尤其强调，慢性肾病发展至慢性肾衰竭阶段，大多已有湿浊郁久化毒，湿毒入血，血络瘀阻的病理改变。这些病理改变虽然源于正虚，但其留滞停蕴，又会进一步加重正气的耗损，使脾肾虚衰，肾衰进一步恶化。此外，慢性肾衰代偿期、失代偿期及肾功能衰竭期、尿毒症期等阶段，其虚实的变化亦有一定规律。因此，他提出治疗时当以健脾补肾为基本治疗大法，根据不同阶段正虚邪实的轻重不同，采用扶正与祛邪同治的方法。

张琪在遣方用药中也体现了脾肾双补的思想，如用人参、黄芪补脾益气，六味地黄丸或左归饮滋补肾阴，合用名为参芪地黄汤，伴阳虚者可加肉桂、附子温补肾阳；如属肾阳虚，用八味肾气汤或右归饮。"阴中求阳，阳中求阴"，在大补肾阴中少佐以温阳之品，反之在补肾阳药中少佐滋补肾阴之品，温阳不伤阴，滋阴不伤阳，保持"阴阳互根""阴平阳秘"，是他继承前贤在实践中的发展应用。他创立的归芍六君子汤治疗慢性肾衰之脾胃虚弱、乏力贫血者，当归、白芍二药调剂六君子偏温燥之性，使药性平和，是补气补血并重等诸多权衡药物合理配伍的实例。他对慢性肾衰竭的用药，注重药物配伍的合理性与科学性，药性平和不伤及脾胃，防伤阴、伤阳、助热等偏颇，且能发挥最佳疗效，治已病更治未病。补正不碍邪，祛邪不伤正，补与泻、温与清同施，是他治疗本病的特点。

四、运用大方复治法治疗慢性肾脏病

运用大方复治法治疗慢性肾病，是他治疗肾病特别是慢性肾功能不全的一大特色，通过大量病例观察总结出慢性肾炎及肾功能不全的病机，以脾肾两虚为本，因脾肾虚弱，功能失调，又产生了水湿、湿热、血瘀、热毒等病理产物。其治疗一方面要补肾健脾，调整脾肾功能；另一方面要祛湿、解毒、活血、化浊、清利湿热。因此，他认为如此寒热虚实、错综复杂之病机，非一元化理论能阐明，更非一方一法所能奏效，遣方用药必须与之相应，才能切中病机，取得良好疗效，这其实也是学术的发展。他创制的补脾肾、化湿泻浊、解毒活血法，多元化、多靶点治疗，补正不碍邪，祛邪不伤正。通过大量临床病例观察，一是病人症状得到明显改善，如全身体力增加，腰酸腿软减轻，脘腹胀满改善，饮食佳，大便通畅等；二是经生化检查肾功能大多有明显改善，有些氮质血症期的病例还可以恢复到正常，多数病人肾功能逆转或稳定，免受透析之苦。

张琪认为，大方复治法是列于中医学七方之内的，七方为大、小、缓、急、奇、偶、复。古典医籍《千金要方》《外台秘要》《圣济总录》《太平惠民和剂局方》等皆有不少大方复方的记载，他通过数十年临床验证，用于一些病机错综复杂的疑难病的辨证论治往往可随手奏效，因而得出结论：这些复方药味多，补泻温清熔于一炉，表面看似复杂，实际是前人对复杂病机之疾病治疗的心血结晶，是珍贵的，应该加以深入地探索发扬。可惜的是，因其药味多、组方复杂，不被重视，甚至有人视之为诟病。实际上，《伤寒论》《金匮要略》书中亦有复方，如柴胡加龙骨牡蛎汤、麻黄升麻汤、乌梅丸、风引汤、侯氏黑散、大黄蟅虫丸。

组方用药是针对病机而设。国医大师裘沛然在《碥石集》中称赞大方复治法乃是辨证入高深之境，与张琪对大方复治法之见解可谓"智者见智，不谋而合"。

张琪在大方复治法的运用中也体现了"辩证法"思想，即在一个方中使用作用相反或性质对立的药物以应对其复杂的发病机制，如散与敛、寒与温并用，消与补兼施，气与血、阴与阳互补，扶正祛邪。多法合用也体现了他多元化的思想。如他自拟治疗尿毒症期湿热痰浊中阻之化浊饮，方中大黄、黄连、黄芩苦寒泻热药与砂仁、藿香、草果仁、苍术等辛香开散祛湿药共用，两类药相互调剂，既不致苦寒伤胃，又无辛燥耗阴之弊，使湿浊毒热得以蠲除，体现了寒温并用的特点。再如对脾胃阴亏兼有湿邪者，善用加味甘露饮治疗，二地、二冬、石斛滋养脾胃之阴，黄芩、茵陈清热存阴，配伍麦芽、佛手开胃醒脾，与苦寒药合用，防其滋腻有碍脾之运化，体现了消补兼施的思想。他强调多读毛泽东主席的《矛盾论》《实践论》，其中的哲学思想有利于在复杂的病情中分清主证和次证。

张琪认为，若想得心应手运用大方复治法，需有深厚的医学功底，尤其要辨证准确，对药性有精准透彻的把握，权衡药物配伍是关键，否则不仅有堆砌之嫌，用之不当，反会有害而无益。如大黄具有清解血分热毒的特点，使血中氮质潴留得以改善，现代药理实验证实具有明显改善肾功能作用。他在治疗慢性肾衰竭时，常用此药泻浊祛瘀，但他指出，大黄虽为治疗慢性肾功能衰竭之有效药物，必须结合辨证，合理用之，属湿热毒邪蕴结成痰热瘀血者方为适宜。使大便保持每日 1~2 次，不可使之过度，以期既能排出肠内毒素，清洁肠道，又可清解血分热毒，并常与活血祛瘀、芳化湿浊之品共用，使毒邪瘀浊从大便排出，而且通过泻下能减轻肾间质水肿，为"去菀陈莝"之法。但脾气虚肾阳衰微者，大便溏，虽有湿浊内阻，亦不可用大黄，用之则加重脾肾阳气虚衰，化源匮乏，促使病情恶化。此外，大黄性寒，易伤脾阳，他常配以草果仁温脾化湿，既起到化浊的作用，又防止大黄苦寒伤脾。因此必须掌握大方复治法的精髓，方能起到疗效。

张 灿 玾

厚德怀仁，乐群敬业；医文并茂，理用兼优。

——张灿玾

　　张灿玾，1928 年出生，当代著名中医药学家。原名灿甲，后改灿玾，字昭华，号葆真，别号五龙山人、暮村老人、杏林一丁、齐东野老。山东省荣成市下回头村人。幼承庭训，从祖父与父亲习医，后悬壶乡里，1959 年 9 月调山东中医学院（现山东中医药大学）执教至今。曾任山东中医学院中医系主任、院长。现为山东中医药大学终身教授、博士研究生导师，中华中医药学会终身理事。被评为山东省有突出贡献的名老中医药专家，山东省名中医药专家，山东省优秀共产党员。享受国务院政府特殊津贴。2009 年由人力资源和社会保障部、卫生部、国家中医药管理局评选为国医大师。

　　张灿玾在 60 余年的从业生涯中，不仅在临床方面积累了丰富的经验，而且在教学、科研方面均取得了卓著的成绩，可称得上是中医界的一位大家。

整理文献　翰墨耕耘

　　张灿玾从事中医文献研究，前后达 10 余年，成绩斐然，著有中医古籍整理、点校、研究等方面的著作多部，并发表论文 100 余篇。

一、古医籍整理研究方面

　　中华人民共和国成立以后，由政府组织的有规模的中医古籍整理工作有两次，分别为 7 本古医籍的校注语译工作及 11 本古籍整理工作，张灿玾均参与其事。

　　1964 年 3 月，根据国家十年规划第 36 项"整理语译中医古典著作"的精神，卫生部中医司指定由南京中医学院作为牵头单位，组织实施，其中《针灸甲乙经》的整理研究，由山东中医学院负责，后由徐国仟、张灿玾等 10 人完成。原由河北中医学院负责整理的《黄帝内经·素问》与《灵枢经》二书，因任务太重，经请示卫生部中医司同意，《黄帝内经·素问》一书，转由山东中医学院张灿玾负责，后由张灿玾、徐国仟、宗全和 3 人主编完成。

　　《针灸甲乙经校释》《黄帝内经·素问校释》分别于 1979 年和 1982 年由人民卫生出版社出版，此二书也于 1989 年分别获国家中医药管理局科技进步二等奖与三等奖。本次由政府组织实施的古籍整理工作按统一编写计划（含提要、原文、校勘、注释、语译及版本考证、编写说明等内容）完成，是在前人校注的基础上，进行了综合性的整理研究，很受读者欢迎，对后来的中医古籍整理研究，具有一定影响。

1980 年 3 月 27 日，卫生部向人民卫生出版社下达了《关于加强中医药书籍出版工作的通知》，增加了出版任务。1981 年 7 月 17 日，陈云同志的秘书王玉清同志到北京大学召集座谈会，会上传达了陈云同志关于整理古籍的重要指示。同年 9 月 17 日，中共中央书记处根据陈云同志的意见，讨论了整理我国古籍的问题，作出了七条指示，认为整理古籍是一件大事，得搞上百年，当前要认真抓一下，先把领导班子组织起来，把规划搞出来，把措施落实下来。1983 年，卫生部为贯彻 1981 年《中共中央关于整理我国古籍的指示》及国务院古籍整理办公室关于古籍整理会议精神，特成立中医古籍整理出版办公室。4 月，先是在沈阳召开了"中医古籍整理出版座谈会"，落实了卫生部中医司中医古籍整理 11 项重点课题，其中《针灸甲乙经》一书，指定张灿玾任主编。

8 月，卫生部中医司在青岛召开了"全国中医古籍整理出版规划落实工作会议"。此次会议，落实了中医古籍整理分片负责、分级管理的组织工作。全国划为 10 片，有 10 位学术牵头人，张灿玾任华北山东片学术牵头人。张灿玾素以治学严谨著称，在承担《针灸甲乙经校注》的研究任务期间，他虽然身兼院长之职，但从未放松对研究工作的重视。

张灿玾认为，本次承担的《针灸甲乙经》整理研究任务，是部级重点课题之一，既不同于一般注解本，也不同于上次《针灸甲乙经校释》本的要求，必须按有关文件规定，本着"辨章学术""复原存真"的精神去完成任务。由他本人亲自撰写了"开题报告"，经专家论证通过后，亲自带领编写组成员进行工作。初稿完成后，复经他本人对书稿进行了全面的修订与审定，对某些疑难之处，加写了诸多"按语"，充分体现了他在文、史、哲及医学方面古籍整理及文献研究的水平。张灿玾等人对该书本次的整理研究，主要有以下特点：一是版本资料较全，把现存《针灸甲乙经》明清的抄、刊善本基本收齐。二是把《针灸甲乙经》经文与《黄帝内经·素问》《灵枢经》及《黄帝内经太素》等经文详为核定，厘清其相互关系，并注于篇目之下，使读者便于查阅。

三是在校勘方面，取活校法，加以校断，对经文中存留已久之误文，通过大量书证，加以校改。如经文"痉""痓"二字，存误已久，且后世注家，亦颇有歧义，本次经本校、对校取证，加以理校辨析，并文字书写时正体与俗体之变化与大量碑别字证实，证明"痓"为"痉"之俗写致误。故经文"痓"者，尽予改正。

又如"关、合、枢"三字，今存本书及《素问》《灵枢》中，均、作"关、合、枢"。参照《黄帝内经太素》、宋人林亿作《素问》新校正时引《九墟》及《针灸甲乙经》文，加以经文内证及文字书写之讹变，可证当作"关、合、枢"为是，故据改。此不仅是对一字之校误，而且对经络之"开、合、枢"学说，提示一重大理论问题。四是在注释方面，坚持"不攘人善"、不"因袭旧说"的原则，对前人注释之精当者，尽按时代顺序加以原文录用，凡难以判断是非者，则众说并存；凡疑惑难解及前人明显误注之处，则充分运用医理、文理、文字、训诂等方面相关知识，予以校正其讹误。五是凡语义隐晦，经文前后不一，历来争议较多，内容繁复者等，意犹未尽者，则尽可能加"按"说明。如五音"宫、商、角、徵、羽"，与五脏相应之说，自来注家均不曾注明，张灿玾通过对古代与近代乐理文献的研究，悟出此所谓"五音"，实乃古代之五声调式，而不是五个单音。凡此等按，皆系别出新意。

本书稿完成后，经定稿会议审定通过，并得到评审专家及出版社的高度评价，认为

"本书资料丰富，校刊翔实，训解得当，按语精辟，可谓集古今针灸研究之大成……代表了90年代初研究的最新水平"。1996年由人民卫生出版社出版发行，并得到国家古籍整理出版规划小组的资助，1997年获国家中医药管理局基础研究类二等奖。

《针灸甲乙经校注》一书，充分显示张灿玾数十年来，在临床、理论、文献研究方面的知识积累，在祖国传统文化如文、史、哲、艺等方面的研究水平，也是他在中医古籍研究方面的代表之作。

二、古医籍点校方面

张灿玾在中医古籍整理研究方面，除卫生部中医司重点课题外，还承担了一些部级二类医籍及自选医籍的点校，计有《松峰说疫》《六因条辨》《小儿药证直诀》《黄帝内经·素问吴注》《石室秘录》《经穴解》等书，以上诸书大多由山东省教育厅古籍、整理规划资助，由山东科技出版社及人民卫生出版社出版。以上诸书的整理与前所述国家规划课题不同，主要是选择善本，进行点校，并加以简要注释，本着普及性原则，内容言简意赅。其中有些书自问世以来，从未正式刊印过，仅存稿本，幸赖张灿玾等点校，方能流传于世。如《经穴解》，作者为明末清初山东淄博岳含珍先生，此书现仅存几种抄本，在整理的过程中，还意外地得到了岳含珍先生的其他两种著作，即《针灸闻岐》与《幼科闻岐》两种抄本，并附于《经穴解》之后。此书出版，不仅有利于针灸学术研究，且对于保存古籍，防止亡佚起到了重大作用。辛勤劳动换来了累累硕果，《经穴解》点校本获山东省教委科技进步三等奖，《松峰说疫》点校本获山东省教育厅哲学社会科学优秀成果三等奖，《黄帝内经·素问语释》分别获山东省教育厅科学技术进步和著作奖一等奖。

三、中医文献研究理论方面

张灿玾于1998年完成了中医文献学学科理论的百万字巨著——《中医古籍文献学》。该书特点主要有以下几个方面：

第一，对于中医文献源流的研究，本书采用断代的研究方法，每一历史时期的文献收集力求全面，其文献内容有存世的当代文献，有后世所引前代的文献，有出土文物资料，有书目著录而今已不存世的文献，在中医文献通史研究方面，具有开创性的意义。

第二，首次详细阐述了中医文献的学术价值和中医文献研究的主要任务。

第三，对医学源流的研究，该书不仅对医书的版本进行了概述，还对作者著书的原因、学术思想、学术价值进行了研究，得出了许多很有价值的结论。如在学术流派的学术内容方面、寒食散与解散类文献方面、医论方面、医事制度方面、《伤寒论》与《金匮要略》文献的研究方面、临床各科的文献总结方面、法医学文献方面等等，在此之前，尚无人对此进行如此详细、全面、系统的研究。

第四，首次对中医的文体进行了研究，指出各个时期的文字气象有所不同。对中医文献中的俗字与书刊匠字进行了研究，指出古籍中有许多常见的不规范字，这种情况，在明、清古医籍中较为常见，本书对其书写改变情况作了总结，指出有一笔断开者，有两笔连用者，有借代者，有曲直相变者，有行书化者等等，此等研究，可为读者阅读古医籍提供帮助。

第五，首次对引书著录的形式、方式进行研究，并指出其中的文献价值。

第六，对中医文献的版本的名称、书版款式、书形称谓、历代刻本特点、版本的鉴定及源流进行了论述。

第七，集几十年校注中医古医籍的经验，对校勘的方法、注意事项等进行了研究，总结出若干条规律。研究了中医古籍注释的内容及方法，并对旧注误注的原因进行了概括，指出误注的原因有不明体例而释误、异说求同而释误等十例，对辨识古医籍旧注及今注，很有参考价值。

本书的问世，在学术界影响很大，标志着中医文献学理论的基本成熟，代表着当时国内外本学科的最高水平，该书获山东省教委科技进步一等奖。后在该专著的基础上编著的两本书《中医文献学》《中医文献发展史》，成为山东中医药大学中医文献与信息工程方向专业的基础课教材。

四、医籍研究方面

2005 年，77 岁高龄的张灿玾，又出版了 70 余万字的医籍研究专著《〈黄帝内经〉文献研究》。该书汇集了他 50 余年学习研究《黄帝内经》的成果，将《素问》《灵枢》的成书年代、名称及源流、引书引文、不同学派、篇文组合、学术思想、别传本等，进行了全面研究。如对于《黄帝内经》之成书年代，经对该书涉及的天文、历法、文字、音韵等内容的考证，张灿玾得出如下结论：取材于先秦，成编于西汉，补亡于东汉，增补于魏晋或南北朝，补遗于唐宋。把前人所谓"非成于一时一人"之说，更加具体化。

书中关于《素问》《灵枢》中之不同学派的研究颇有特色。张灿玾认为：《黄帝内经》中兼具多家学说，如"人气"的概念，一者指卫气而言，见《素问·生气通天论》，一者类后世所称"人神"之义，见《素问·诊要经终论》《灵枢·顺气一日分为四时》中。关于经脉系统，在《素问》与《灵枢》中，有十二脉与十一脉两种系统。关于经脉走向，《灵枢·经脉》篇，就其走向而言，乃是手足阴阳十二脉，自内而外、自外而内的循环式走向。《灵枢·邪客》《灵枢·经脉》篇分别记述手太阴与手心主二脉之走向，一者自内而外，一者自外而内，二者有所不同。预先诊察病者之死亡日期，《黄帝内经》中有多种说法，有据真脏脉预诊死期，见《素问·阴阳别论》《素问·玉机真藏论》中（二篇所言死期日数亦有别，其立说所本，亦必不同）；据天干计时预诊死期者，见《素问·平人气象论》《素问·藏气法时论》《灵枢·经脉》中；据患病所在之时预诊死期者，见《素问·阴阳类论》中；据脉象预诊死期者，见《素问·大奇论》中；据病变传化，结合五脏五行属性之生克关系，预诊死期者，见《素问·玉机真藏论》《素问·标本病传论》中；根据病情的严重程度或发展结果，预诊其死亡日期者，见《素问·玉机真藏论》《灵枢·热病》《灵枢·玉版》《灵枢·痈疽》中；根据目中有赤脉上下的情况，预诊其死亡日期者，见《灵枢·寒热》《灵枢·论疾诊尺》中。其立论依据之不同，故可发现其所本有别，并非出于一家之言。

值得一提的是，在撰写该书的过程中，张灿玾因不慎跌倒，摔断股骨头，不得不进行手术。手术不久，他即带病坚持写作，终于使《〈黄帝内经〉文献研究》得以完成。此书是张灿玾多年从事《黄帝内经》研究的结晶，深得同行的认可与推崇。

五、医 论 散 墨

张灿玾在近 40 年的时间里，除完成了多项中医古籍整理及医学专著外，还发表论文百余篇，阐述了许多独特的学术观点，曾被《中医杂志》《中国医药学报》等 10 余家报刊所采用。如通过研究《黄帝内经》王冰次注本中的讳字，指出王冰次注本所依据的祖本为梁代传本。王冰次注本除运气七篇大论外，余篇有一明显之讳字，即"逆顺"之"顺"字，今存王冰次注本中，仅存少数几个顺字，余均作"从"。而《针灸甲乙经》《黄帝内经太素》及《灵枢经》等，则均作"顺"。张灿玾指出："南朝梁武帝父名顺之，《梁书》称顺阳郡为南乡。《南齐书》'顺'字，多改为从。是知王冰次注本所据祖本，必为梁代传本，故留有梁代讳字。"

又如对张仲景著作、传本、《伤寒论》体例与内容的研究。张灿玾认为，《伤寒论》方当有三个来源，其一，其师张伯祖；其二，古传经典医方；其三，自创。宋以前一些医籍中《五脏论》《疗黄经》《口齿论》等篇系假托仲景之作。《伤寒杂病论》传本中当以《脉经》《千金翼方》及王洙所得旧藏本更接近原书内容。"伤寒例"原属仲景旧论；"平脉法""辨脉法"系《伤寒论》内容，亦非仲景杜撰；汗吐下等诸"可"与"不可"，当出于仲景遗论之中。以上研究是建立在大量的文献研究基础上得出的结论，解决了一些一直有争议的问题。

特别是他在近期所撰写的《中医药学析义》一文，对"中医药学"的内涵与特色，作了全面系统的解析。文中特别指出："仅仅把中医药学理解为一种医疗技术，是远远不够的……说它是民族文化的精华，传统医学的宝藏，实不为过也。"并具体阐明"中医药学"的内涵为：中医理论、中医思想、中医文化、中医学术体系与中医临床等五个方面。"中医药学"的特色为：民族化、大众化、文学化、哲理化与人文化五个方面。这是张灿玾从医 60 余年，通过临床、理论研究与文献研究，对中医药学的深刻理解、广泛体验和高度概括，也充分体现了张灿玾对中医药学深刻探索和执著追求的敬业精神。

另外，张灿玾还有多本史志类著作，如《山东中医学院院志》《忆山东省中医进修学校》《山东省中医研究班记略》《山东中医药大学文献研究机构纪略》《荣成市下回头村村志》等记录了山东中医学院建院及山东中医药人才的培养情况，具有很高的史料价值。

多科临证 博采众长

张灿玾自调至山东中医学院之后，虽是以教学为主，并曾承担过卫生部中医司下达的古籍整理任务，但教学之余，仍多次在附院门诊带学生实习。1964 年，曾在济南市传染病医院临床，兼带学生见习近一年，亦曾多次带学生去外地医院实习和下乡巡回医疗。1976 年以后，他虽在行政岗位任职多年，并再次接受国家中医药管理局的中医古籍整理重点课题，但他始终不曾放弃应诊。他一般只能在家中为患者看病，诊疗中则始终坚持多科应诊、博采众长的医风。

通过多年的教育、科研工作，张灿玾在中医理论、中医文献、中医临床及中国传统文化方面，均有较大的提高，特别是综合知识的修养，促进和带动了临床技术水平更加理论化，在理论与实践结合、继承与发展并重的基础上，形成了颇具特点的诊疗思想与特色。

一、辨证宜多面化，治病宜个性化

中医学术流派纷呈，就外感来说，有六经辨证、三焦辨证、卫气营血辨证之别。在内伤来说，有脏腑辨证、经络辨证，又有通行之八纲辨证等。内科病方面，更是学派众多，既有金元四大家别具特色，又有明代温补学派盛行一时。外科方面，有全生派、心得派、正宗派等，每一派均有自己的长处与特点。张灿玾认为，不宜固守一家，宜博采众长，兼收并蓄。若某病是某派擅长的，则宜选用。治疗选方应扬长避短，应根据病证的情况选择用药。

他临证既用经方，也用时方，据病情灵活选用。此所谓辨证宜多面化。此外，临证宜个性化，同样一种疾病，在不同体质的人身上发病，其症状表现、发展、转归均有可能不同，故治疗时应因人而异。如同一感受风寒之证，在阳盛与阳虚的人身上发病，在年老与壮年之人及小儿身上发病，其发病特点、转归均不同，不可固守一方，应灵活辨证施治。

二、治病宜标本兼顾，急则治其标，缓则治其本

张灿玾认为：疾病的发展变化是十分复杂的，应分清主次缓急，采用急则治其标、缓则治其本或标本兼顾的原则进行治疗。有些疾病，如咳喘、大出血、剧痛、高热等病，若不及时治疗，会危及患者生命，应采用急则治其标的方法进行治疗。待病情相对稳定后，再考虑治疗本病。有些疾病，标病不急，可采用治本或是标本兼顾的原则进行治疗。对于久病之人，应以脾胃为本，因脾胃是后天之本，若是脾胃受伤，则化源不足，疾病则迁延难愈。

如荣成大落村老年男性鞠某，旧有慢性咳喘病，时发时止，忽猝发喘甚，气促急不得卧，面青唇紫，胸闷，痰不出，舌暗红苔白而厚腻，脉沉涩。此肺气不宣，湿痰壅滞于肺，呼吸不畅，气道被阻，势颇危急，急予开痰利气，以缓其急。

处方：白芥子一钱，莱菔子一钱，苏子一钱。共为细末，开水冲服。服后约一时许，病情好转，另为立方，以平其喘。

处方：苏子二钱，当归二钱，前胡二钱，制半夏二钱，桔梗二钱，川贝二钱，厚朴一钱，蒌仁三钱，麦冬三钱，葶苈子二钱，甘草一钱。水煎温服。复诊：服上方二剂后，滞化痰开，气道通畅，喘促遂平。

自按：本案始用三子养亲汤方，此方据《杂病广要》引，云出《皆效方》，书后"引用书目"列于元王好古《医垒元戎》之后，似为元人作品（未著撰人），现已不详，后明龚廷贤引此方名"三子汤"。此方用于痰实壅塞于肺而引发之暴喘，或前人所谓"下虚上实"之喘证，效颇佳，开痰而不伤正，利气而非破气。故猝发之时，常选用之。后用苏子降气汤加减，去肉桂者，以肾阳虚不明显，加利气化痰诸药，继平其喘也。

又治荣成下回头村王某，女，28 岁。停经 3 月，忽因小产大出血，如崩倒之势。患

者精神不振，脉象虚弱，卧床难起。此证急需先止其血，再做其他处理。

处方：血余炭二钱，百草霜二钱，共为细末，黄酒冲服。服药后，血渐止。约有三时之久，患者出现虚脱现象，自觉气息将竭，呼吸浅急，头昏痛，闭目无神，时将气竭。诊其脉浮而濡，乃出血亡阴，阳气无所依附，将脱矣。盖有形之血不能速生，必生于无形之气，当速服回阳之剂以固脱壮神。

处方：人参三钱，附子二钱，水煎服。服后半小时许，元气渐复，精神稍振。至次日，血未再下，唯觉四肢发热，此阴虚之征也。

处方：当归五钱，川芎二钱，白芍三钱，生地三钱，黄芪五钱，人参一钱，水煎服。复诊：服后，发热略减，稍觉恶心，乃血液循行不足、脾气不振之故。当以补血健脾之法治之。

处方：人参一钱，白术二钱，茯苓二钱，当归三钱，川芎二钱，白芍二钱，生地二钱，艾叶二钱，阿胶珠二钱，炙甘草一钱半，水煎服。复诊：服后，恶心止，唯觉身体无力，患者胃气欠佳，不愿服药。乃嘱其注意调节饮食，卧床休息，后乃痊愈。

按：此病来势很急，故先以百草霜、血余炭二药，以取之方便，用之及时。以此法止血，亦为本家三世行医常用之经验。此证经服上方后，未再大出血，随即出现了一些阴阳虚脱、胃气不振等现象，以常法调理之，病人很快得以康复。

三、用药如用兵，治病如执政

张灿玾认为，用药如用兵，治病如执政的思想，早在《黄帝内经》中，已有多处论及。治病用药如用兵，犹如排兵布阵，进退有章有法；治病又如执政，有王道与霸道之分。春秋战国的学术繁荣滋生出"王道"和"霸道"。所谓王道，在于行教化，施仁义，以儒家为代表。所谓霸道，霸道持力，在于行惩戒，施威慑，以法家为代表。陈士铎《本草新编》香薷论治亦谓："补正祛邪，王道也；单祛邪不补正，霸道也。补正多于祛邪，王道之纯也；祛邪多于补正，霸道之谲也。补正不敢祛邪，学王道误者也；祛邪又敢于泻正，学霸道之忍者也。"对于外感实邪或是热毒炽盛，正气不虚者，应用霸道；内伤多为七情所伤，饥饱劳役，日积月累，正气日渐削夺，其来渐，其势缓，其伤深，应用王道进行治疗。王道荡荡，看之平常，用之奇妙，日计不足，岁计有余，日久必收奇功，此王道之法也。

如治荣成崂山屯村老年男性王某案，即用霸道法。患者于左股阴部，猝发一肿疡，漫肿无头，红紫疼痛，行走不便，别无他证，身体康健，舌红苔黄，脉沉数。此股阴疽也。皆热毒结聚而成。当重用清热解毒之药，以破阳结。

处方：金银花半斤，蒲公英二两，当归二两，天花粉五钱，生甘草五钱。用大锅水煎，随意服用。复诊：服上方三剂后，肿已大消，痛亦减轻。遂以本方继服三剂，即消散。按：本案系热毒聚结，虽为老年，体力尚壮，可用重剂攻之，若勇士陷阵，可攻坚破隘，直入敌巢。本方仿《石室秘录》方义，重用金银花，药味少而用量大，取其专攻也。

又如治荣成下回头村女性小儿张某疳积病，用王道法。由于饮食不节，生冷无常，伤及胃肠，食滞于中，蛔生于内，虫食并积，水谷运化功能失调，食欲不振，腹胀腹痛，大便不调，腹部痞满，面色萎黄，舌红苔厚腻，脉沉弦。此食积兼虫积也，当以消食杀虫之法以治。

处方：苍术两钱，厚朴两钱，陈皮两钱，神曲三钱，麦芽三钱，山楂三钱，槟榔两钱，鸡内金三钱，莱菔子三钱，甘草一钱。水煎温服。复诊：服上方两剂后，食欲增加，腹胀痛减轻，此胃气已启，积滞稍减也。又因幼儿苦服汤剂，且本病需较长时间调治，故改丸剂。丸者，缓也。

处方：肥儿丸，每次两钱，早晚各一次，温开水送服。复诊：服肥儿丸半月后，诸症明显见好，食欲增加，大便正常，腹部舒适，后继服此药而愈。

按：肥儿丸方，自宋代以后医籍所载，同名异方甚多，今所用为明龚信与龚廷贤父子著《古今医鉴》卷十三"诸疳"方，注"刘尚书传"。原云："消疳化积，磨癖清热，伐肝补脾，进食杀虫，养元气。"后龚廷贤著《寿世保元·幼科》亦引此方，且云："真王道也。"此方为张灿玾祖父与父亲治小儿疳积常用之方，颇有效，张灿玾亦继用。录其方如下：人参（去芦）三钱半，白术三钱，白茯苓三钱，黄连（姜汁炒）三钱半，胡黄连五钱，使君子（去壳）四钱半，神曲（炒）三钱半，麦芽（炒）三钱半，山楂肉三钱半，甘草（炙）三钱，芦荟两钱半（碗盛，泥封固，置土坑中，四面糠火煨透用之）。上为细末，黄米糊为饼，米汤化下。或作小丸亦可，每服二三十丸。量儿大小，加减服之。此方补中有消，为王道之纯者也。

四、用药须注重双向及多向配伍

人体健康是一种阴平阳秘的状态，此为阴气平和，阳气固密，阴阳平和协调保持相对平衡。故张灿玾用药注重药性辛苦升降的平衡。注重补中有泻，泻中有补，散中有敛，敛中有散，辛开苦降并用。

如治章丘男婴高某泄泻案。患者始患泄泻，治无效，复来济南住某医院治疗，用西医方法治疗，数日后，仍无效，遂求诊。患者系未满周岁之婴儿，尚在哺乳期，大便稀溏，次数较多，稀便中夹杂未消化之食物残渣及乳瓣。体质较弱，精神不振，舌红苔薄白，脉沉细。此当系素体较弱，平日之乳食调节失当而损及脾胃，致胃肠消化及运化之功能不足，水食之分化机能失调，引发泄泻。当以甘温平和之剂，以温补脾胃，佐以消导之药，以化其余滞，则不必止泻，泻可止矣。

处方：党参10g，炒白术10g，茯苓10g，白扁豆10g，薏苡仁10g，砂仁6g，炒山药10g，莲肉10g，桔梗6g，鸡内金10g，甘草3g。水煎分多次适量温服。患者遂出院，携上方回家治疗。后不久，电话告知，服上方效甚佳，服初剂泻即减，连服数剂即愈。

按：本案原系因脾胃虚弱所致之消化不良性腹泻。上方即参苓白术散加鸡内金也。详参苓白术散，乃四君子汤加扁豆、薏苡仁、山药等甘淡之药以平补之，莲肉甘补之中，具收涩之气，砂仁温阳，桔梗提气，加鸡内金一药，既有消导之力，又有收涩之功，使补中有消，助诸补剂以取效。

五、治病善治人

张灿玾认为，治病应详细询问病人的病情，绝不可"相对斯须，便处汤药"。医生治疗疾病是一个双边活动，不仅医生应认真负责，还应善于做病人的思想工作，争取病人的合作。且有的病是由情志方面的原因引起的，此时更应注意对病人情志的疏导，情志因素解决了，病人甚至可不药而愈。此即"治病善治人"。

如治一老年女性宫某病案，除用药物综合调整外，在精神方面加以开导。通过大量的思想工作，解开了患者的心结。具体治疗过程如下：

患者30年前曾因家事不和，生活环境欠佳，导致多种疾病。近十余年，经多家大小医院检查治疗，并因子宫肌瘤，做过切除手术。据多家医院检查，患有高血压、冠心病、梅尼埃综合征、植物神经紊乱等病。现主要是失眠较甚，心烦，头晕，失去生活乐趣，表现为精神不振，表情凄楚，痛苦悲伤，难以言状，饮食一般，小便正常，大便时干时稀，舌暗红，苔淡黄微干，左脉沉而有力，右脉沉弦。

患者泣诉，原因精神创伤，后导致多种疾病，长期心情抑郁，致脏腑功能紊乱，神志失于调节。张灿玾认为凡此等疾病，非单靠药物所能收全功，遂详析病因，分析利害并明示治法，首在治神，次在治病。治神者，排解病因，正视现实，协调关系，献上、中、下三策，即和、避、离。上策为正视问题，反思自己的所作所为，争取和解。中策为双方避开一段时间，让双方有冷静的时间与空间，再作处理。下策为二人离婚。建议她采取上策，主动反思，以求互谅，争取和解。这需要有极大的忍耐、等待和诚意。再用药物以调其脏腑，疏其血气，安其神志，并治诸病证。

处方：柴胡10g，黄芩10g，制半夏10g，太子参10g，生龙骨15g，生牡蛎15g，丹参15g，百合10g，合欢皮15g，麦冬10g，五味子6g，全瓜蒌15g，檀香10g，远志10g，菖蒲10g，琥珀粉3g（分两次冲服）。水煎温服。患者服药后打电话告知，已服用10余剂，效果甚好，特表谢意。嘱继服此方。

后至9月下旬，宫某陪同友人就诊，亲来致谢。并告，当日初来就诊时，感到无望，经张灿玾善为劝导并指示方向，回去后，遵嘱调理，并认真做了反思，建立信心，抱以诚意，问题很快得以解决，节日间夫妻还外出旅游了一次。前后服药共30余剂，效甚好。再嘱病已好，后当好自为之，以往为戒。

按：本案接诊时，患者精神十分痛苦，泣诉告知，已有30余年至今，历经诸多苦恼，虽患有多种疾病，亦跟精神因素不无关系，就现今病情而论，亦重在神志紊乱。兵法有云，攻心为上，攻城为下。故欲治此病，务在攻心，如果点破玄机，启悟谜团，加以药物调理，始能争取转机，跳出苦海。幸患者能谨遵医嘱，取得满意效果。故医者之要务，必以仁为本，以德为先，苦病人所苦，急病人所急。医患同心，医患互信，尤胜于单纯的执技之术也。

张灿玾为继承发扬中医学宝贵的实践经验，曾多次在报刊上发表过这方面的文章和验方，向弟子们传授治疗经验；晚年曾三次参加国家中医药管理局举办的"全国名老中医专家临床经验高级讲习班"讲课。年届八旬，为了总结其数十年行医经验，又编撰出版了《张灿玾医论医案纂要》及《国医大师张灿玾》二书，书中选用内、外、妇、儿等科病案300余例，足以反映张灿玾的诊疗思想和实践经验。

张 镜 人

勤以补拙，谦以代骄，慎以戒忽，博以广知。

——张镜人

张镜人（1923—2009），名存鉴，字恂簃、景纯，上海市人。主任医师，终身教授，著名中医理论家、临床家，1995年被评为首届上海市名中医。2009年由人力资源和社会保障部、卫生部、国家中医药管理局评选为国医大师。历任上海市第一人民医院中医科暨中医气血理论研究室主任，上海医科大学教授，上海市卫生局副局长、顾问等职。曾主持和承担《辞海·中医分册》《中医症状鉴别诊断学》《中医证候鉴别诊断学》《中医内科学》《中医治疗疑难杂病》《中医古籍选编》等书的编写任务，主要著作有《中国百年百名中医临床家丛书·张镜人》《中华名医治病囊秘·张镜人》《张镜人谈胃病》《张镜人诗集》等，学术论文有《上海张氏医学经验》《对慢性胃炎治疗经验的临床研究》等，并多次东渡日本讲学，交流中医药学经验。

张镜人继承家学，博采众长。于外感病以张仲景六经分证为经，叶天士卫气营血辨证为纬；于内伤杂病，以李东垣脾胃学说为干，张景岳杂病论述为翼。对发热性疾病、病毒性心肌炎后遗症、高脂血症、冠心病、慢性萎缩性胃炎、慢性肾炎、慢性肾功能不全、系统性红斑狼疮等疾病的治疗，独具匠心，另辟蹊径，取得良好疗效。他治疗慢性胃炎的临床研究成果突破胃黏膜腺体萎缩不可逆转的观点，为防治胃癌开拓了新的道路，引起国内外学者的重视，于1986年获国家中医管理局重大成果甲级奖，1987年获国家科技进步三等奖，治疗慢性肾功能不全的成果获得上海市中西医结合科研成果二等奖。

挑战自我起沉疴

正是由于这种全身心的投入，张镜人的医术进步很快。在不久后的一例医案中经受住了考验。

病人是一个十三四岁的孩子，发热十余日，腹痛如绞，粪便暗黑如败酱，口中频频泛褐色苦水。张镜人见病孩面如死灰，气息奄奄，四肢冰冷；腹部焐着五六只冰袋，触之更是硬满疼痛；其脉沉细，舌干腻。张镜人神情严峻地说："湿热已入下焦，损伤肠络，而致便血之重症。眼下病势十分险恶。"病家已请过多位名医诊治，皆因病势危笃，望而却步。所以对年轻的张镜人并不抱多大希望，只求尽人事而敬天命："治好治坏都不怪你的。"张镜人心中却不以为然。他愿意向困难和自己挑战。当即处方：吴茱萸、干姜、川黄连3味药。药煎好后，张镜人亲手端过饲给病人。孩子不省人事，他就将玻璃管汲满药汁，轻轻掰开病人的嘴唇，将药汁一滴一滴地滴入病孩的嘴里。看到药汁沿着病人嘴角直往外流淌，病孩父亲泄气了。但张镜人不言放弃："看似药水都淌了出来，其实总有一部分会顺着牙缝渗进咽喉。"仍然不停地将药汁滴给病人。一个时辰过去，病孩咽喉里终于发出了"呼噜噜"的响声，小嘴唇不停地翕动着，张镜人信心陡增：只要止住上泛药液，就能救治有望。夕阳西下，张镜人临走前再次为病孩诊切脉象，觉得确已好转，便留言："若是腹痛缓和，患儿腹部的冰袋还是要尽快撤除。我明晨一早即来。今晚倘有变化，可马上打电话给我，我即刻赶到。"次日一早，张镜人赶到病家，只见做父亲的早已喜形于色，迎候在门口。他一把握住张镜人的手，感激涕零："昨日滴药到深夜 3 点钟，不再泛液，直到现在也不曾复发。腹痛黑便已止住。"只见病孩两眼微睁，四肢转温热，脉沉细稍起。唯精神仍感疲惫。张镜人当即据《温病条辨》中的三才、救逆、黄土、桃花汤等方意组方加减。经精心调治月余，病孩终于化险为夷。

数十年后，当张镜人回忆起这段往事时，感慨地说："当时初出茅庐，敢于大胆地救治，关键在于占据我全身心的那股子渴求自我挑战的强烈愿望。年轻时希望能通过医治一些别人束手无策的棘手病例，来体现自身价值。所以我是全身心地投入进去的。"

就这样，不足 20 岁的张镜人成了沪上中医界声名鹊起的后起之秀。

沪上中医带头人

1949 年 4 月 25 日深夜，黄陂南路张镜人诊所附近枪声不断，全家一夜无眠。次晨，张镜人推门开诊，只见偌大的一条黄陂南路两边竟躺满了席地而卧的中国人民解放军。张镜人心头顿时一热：宁睡马路而不扰民宅，这是一支纪律何等严明的军队啊！待新的社会秩序稍稍恢复以后，张镜人想到了行医执照的问题。他手头的行医执照是国民政府发给的，新政府会不会承认呢？他怀着忐忑不安的心情，带着原先的行医执照走进了上海市卫生局医政科。接待他的是一位很年轻的女同志，态度之热情，换证之顺利，出乎他的意料。正当他要起身离去时，一位身材高大的军人礼貌地挽留他。这是军管会代表，名叫何秋澄（1951 年后历任上海市卫生局处长、副局长、局长、党组书记、党委书记等职）。他紧紧地握住张镜人的手说："你们张家世代行医，医术高明，在上海人民中享有很高的声誉。"张镜人微微一笑："哪里哪里！"老何同志热情地说道："小张医生，你这么年轻，以后的道路长得很呐！如今新社会是人民当家做主人，我们共产党是为人民服务的，你行医也是为人民服务。希望你能积极参加社会工作，在为人民服务中多作贡献。"几句话说得张镜人心潮澎湃。

自鸦片战争后，西洋医学进入中国，逐渐在大城市中成为主导。而传统中医却受到旧中国当局的多方限制，气息奄奄濒于绝境。中华人民共和国初建百废待兴之际，中医的处境就已开始有了改观。这是旧社会从未有过的事实啊！年轻的张镜人心情舒畅，除了照常开业行医外，还将很大一部分精力投入到社会活动中去。

1950 年嵩山区成立医务工作者协会时，张镜人当选为主任，同年又被提名为区人民代表。不久，嵩山区人民政府卫生科交给张镜人一项任务，让他在全区范围内组织开展一次预防天花接种牛痘的工作。在张镜人的精心组织和名医石筱山带头下，嵩山区的种痘工作不但顺利完成，而且在全市各区中名列前茅，受到政府的表彰嘉奖。

1952 年 6 月，卫生局筹设直属公费医疗中医门诊部（原为石门 1 路 251 弄 18 号，后迁至青海路 44 号，称公费第五门诊部），中医事业正在用人之际，老何同志首先想到了在种牛痘工作中有出色表现的张镜人。他兴奋地告诉张镜人："市卫生局马上就要成立中医科了，我们需要一位精通中医业务的科长，打算调你来担任这一职务。"张镜人只觉得一股巨大的暖流冲击着自己的肺腑，一时竟说不出话来。老何说道："这对你是一件大事情，先回去与家人商量一下，再作决定。""这还用得着商量吗！"张镜人不假思索脱口而出。但老何想得远，想得深："你是个有家有业的人，你会面临许多具体问题。"

温柔贤淑的妻子张仁蓉十分理解丈夫，但也提醒他，诊所里的挂号员、保姆、司机等员工的生计，均会因他的调动而受到影响。他确实感到了身上的压力。张镜人想起一段往事，当年岳父因急性咯血而住院，他前去探望时为他诊治处方。不想，值班的护士当即喊来医生，将他逐出病房，并当场撕了药方。往事历历在目，旧中国中医的地位多么屈辱低下！如今国家振兴中医事业需要他，他还有什么可犹豫彷徨的呢！他一改平日的文弱拘谨，安顿好员工，毅然关掉了月收入千元的私人诊所。1954 年 7 月 27 日，是令张镜人难以忘怀的日子。他接到上海市人民政府市长陈毅署名的委任状，进了市卫生局，当了预防处中医科副科长。为了使自己真正成为一个为人民服务的国家机关工作人员，他脱去长衫，换上布衣，卖掉了私家轿车，每天挤公共汽车上班。虽然领取的工资每月只有 150 元（后国家补贴 100 元）。

在上海中医放弃自己开业参加政府工作的，他是第一人。这是何等的气魄！从此，他担负起历史赋予他的重任，成为上海中医事业振兴和发展的带头人。他感到每天的生活是那么充实有意义，前途是那么灿烂辉煌。没日没夜加班加点地忙碌着，兴奋，激动，浑身都是劲。作为一位卫生局主管中医工作的干部，他终日奔忙于各大医院之间，为在各医院设置中医科业务而操劳。在那几年里，他门诊看得少了，但宣传中医药学的文章却写了不少。

他还积极地开设中医学习班，组织各大医院的中医们轮换进修培训。特别是 1958 年，毛泽东主席发出伟大号召："中国医药学是一个伟大的宝库，应当努力发掘，加以提高。"从此中医事业发生了很大的变化。在党和政府的领导下，张镜人积极和有关处室配合，制订规划，建立机构，引进中医人才，使沪上中医走上了普及、发展、提高的正常轨道。

1954 年 7 月，上海市中医学会成立，9 月市卫生工作者协会成立，张镜人均当选为常务委员。10 月嵩山区医务工作者协会改为上海市卫生工作者协会嵩山区分会，张镜人仍任主任委员。

1954 年 10 月 5 日，召开首次华东暨上海市中医代表会议，到会中医代表 120 人，其中有包括张镜人在内的 9 名上海代表。这次会议是上海市中医事业兴起的重大转折点，与会的张镜人等代表积极献计献策，作出了重要贡献。同年 11 月，原天主教教会医院安当医院为上海市卫生局接收，更名为市第一结核病医院分院，张镜人担任副院长。12 月 13 日，上海市中医药学术研究委员会成立，王聿先任主任委员，石筱山、程门雪、黄铭新、曾广方、陆瘦燕、姜春华、顾伯华、张赞臣等 30 余位名中医为委员，年轻有为的张镜人名列其中。1955 年 2 月，上海市卫生局设中医处，陈育鸣任处长，张镜人、黄器周等三人任副处长。

1954 年，上海第一家中医专科医院——第十一人民医院（现上海中医药大学附属曙光医院的前身）建立。1956 年 4 月，为了筹建上海中医学院（现上海中医药大学），举办 2 ~ 3 年学制的西医离职学习中医研究班，在河滨大楼临时校舍设立了办公室，由张镜人等负责。旋接卫生部中医司通知：北京、四川、广州、上海 4 个省市卫生厅（局）中医处各派 1 人赴京，商讨中医学院及西医离职学习中医研究班的教学大纲及有关任务。张镜人参加会议归来，即与章巨膺共同负责这项工作。同年 9 月 1 日，上海中医学院六年制首届新生和第一届西医离职学习中医研究班学员在河滨大楼正式举行了开学典礼。这是张镜人等为上海市的中医事业立下的奠基之功。1957 年 7 月，中医带徒工作通过整顿，张镜人参与修订了《上海市中医师带徒暂行管理办法》，改变过去"分散带"的方式，提倡"个别带，集体教"，要求各区县设立中医带徒班，由带教老师组成教研组，规定教学计划和课程，既发扬中医师带徒的优良传统，又要保证教学质量，为中医师承教育改革作出了贡献。

这些中医事业的建树，无不与张镜人息息相关。一些重大事情的碰头会和紧急决策会，往往都是在黄陂南路张镜人的家里召开的。张家老房子里的一草一木都可以见证这段不平凡的历史，张镜人无愧为当代上海中医药事业的奠基人之一。

干校归来验"金方"

20 世纪 60 年代中期，张镜人被送到崇明干校劳动。他性格敦厚，无论插秧、割稻还是挑担，都努力去做，烦人的事他也不去想。然而，他那深抑的事业心却总在不断地萌动。张镜人注意到，一位叫土根的老农在带领大家干农活的时候，总不时地随手采集一些不知名的野草扔进随身的背篓里。在与土根的交往中，他在仙鹤草、茜草根、大蓟、小蓟与茅根等治疗出血症之外，又学到了草药乌蔹莓治疗小便出血、鸭跖草退热等经验。他向土根的阿哥阿炳——一位 80 多岁的老农，学到不少中草药的经验。在那几年里，张镜人几乎访遍了附近的老农，收集到一批中草药的单方，也获得了许多新的知识。

张镜人 1971 年奉调到上海市"六二六"新针疗法门诊部当门诊医生。在那段极其繁忙的岁月里，张镜人见识了太多的奇病、怪病。这些病人几乎都是遍访全国各大医院而不治，抱着最后的一丝希望而来的。张镜人全身心投入、尽心竭力地为病人诊治，使许多被诊断为不治之症的病人得以痊愈，或者病情得到很大的缓解。

袁某，女，33 岁，因患再生障碍性贫血，经多方求医无望，在外地医院输血 400ml 后急赴沪地以求生。当时她已形销骨立，面色苍白，口唇指甲也全无血色，心悸不止；脉虚，舌苔薄白，质淡；血色素仅 2.8g。张镜人辨证认为：证由脾肾两脏亏损而致。中医处理，虚则补之，寒者温之；形不足者，当温之以气，精不足者，当补之以味；尚需人参、龟、鹿等血肉有情之品，以冀阳生阴长，缓缓图功。患者服药月余症情即转稳定，精神食欲皆好。复诊一直采用原方加减，经 5 年余随访，其面色红润，体质俱佳，步履有力，血色素达 8g 以上，早已恢复全天正常工作。

有一例被权威诊断为无法治疗的"神经侧束硬化症"的姚姓患者，经张镜人之手成功治愈，堪称奇迹。姚某原先是一位地质队员，常年在大西北做野外勘探工作。一年冬天，他意外坠入冰窟。虽然挣扎着爬了出来，但西北风刮得像刀子般侵肌透骨，身上浸饱了水的棉衣很快冻结得像一层冰铠甲，紧紧贴在身上，又重又冷。他用尽力气，连滚带爬总算回到营地，昏倒在那里。当他被人发现时，已经奄奄一息，与大地冻在一起。经过一段时间的调养后，他恢复了工作，但原先十分强健的肌肉开始逐渐萎缩。

初时行走困难，继而双手提举无力，左侧面瘫呈进行性发展，咀嚼困难，最后只能彻底地躺倒了。同事将他护送到上海求医，神经科权威诊断他患的是侧束硬化症，属神经元疾病，无有效的治疗方法，是绝症。病人被送到张镜人面前时，他被惊呆了：只见病人左边脸部肌肉竟萎缩得像被刀削似的少了一块；左侧上下肢肌肉萎缩仅剩下皮包着骨头；当用力掰开他的嘴进行舌诊时，那舌头萎缩得竟如同一条风干的腊肠，眼看年轻的生命如灯油将尽。

病人嘴唇嚅动，奋力发出求生的呼叫，语音却含混不清。病人那双深深凹陷的眼睛，流露出对生命的无限眷恋。了解了他的经历，张镜人更感到作为一个医生肩负责任的沉重。小姚的病证，中医学称之为痹证，他分析病因病机后认为：此病起于劳累黑极，又遭严寒冰冻，以致肾督亏损，脊髓空虚，精血匮乏，经络痹阻，筋脉失濡，引起全身性肌肉萎缩；治疗时应补肾督，益肝脾。张镜人对证处方，叮嘱他好好休息，坚持服药。病人服药 2 周后自觉好转，2 个月后四肢肌力逐渐提高，并可自主活动；半年后即弃杖而行，1 年后恢复工作。随访多年，病情一直稳定，饮食起居与常人无异，能骑自行车上下班，并经常赴外地出差。

香港《文汇报》曾专版载文曰："张镜人府上有一幅上海画坛百岁寿星朱屺瞻所绘山水，堪为朱氏笔墨之精品。原来 10 年前朱屺瞻患食道裂孔疝，病情危险，住入当时由张镜人任中医科主任的上海市第一人民医院，经中西医结合医治，康复出院，遂欣然作画相赠。已故篆刻大师陈巨来患有肝硬化腹水，经张镜人诊治，肝水消失。后亦未复发。"

张镜人善于灵活巧妙地运用中医"四诊八纲"的辨证理论与治病八法，治愈了诸如巨细胞病毒性感染、肾功能不全、病毒性心肌炎后心律失常症、多发性骨髓瘤等在当时被认为是治疗无望的重症。除此之外，他还治好了被称为疑难杂症的许多怪病，尤其是在治疗胃病癌变前期中另辟蹊径，突破了前人的诊治规律，赢得了"金方子"的美誉。

20 世纪 70 年代中期，有一位早年熟识的领导干部老刘，在女儿的陪同下找到张镜人的家里。他患胃病，到了癌变前期，由于身体状况极差，不适宜做胃切除手术。张镜人诊其脉象，细弦且数；观察舌苔薄腻，质暗红，微胖，边有齿痕，舌下静脉瘀紫而增粗。根据中医传统观点，"寒则气滞"，气滞乃胀乃痛，所谓"脘痛因于寒者十之八九"。故治胃疾，多以散寒理气为主。张镜人当即依此开了一张温胃和中的药方，嘱其连服两周后复诊。孰料病人服药后症状未减，反呈加重之势。一向以用药精妙著称的张镜人不禁心头震动。当听老刘说，过两天要去医院做胃镜检查时，他当即说道："我跟你一起去，我要亲眼看看你胃里的情况。"这天老刘到医院做胃镜时，张镜人早已等在那里。他亲眼从胃镜中观察到，老刘的胃黏膜呈苍白色，其黏液壶中存留的液体十分混浊黏稠。见此情景，张镜人心中又是一震。《黄帝内经》病机十九条分明是说：凡液体澄澈清冷者皆属寒性。反之，凡液体混浊黏稠者必属热性。而眼前所见却与传统医书中胃脘痛"多因寒而起"的论点完全相悖。前人的结论与自己的亲眼目睹，这两者迥然不同，究竟孰是孰非、该何去何从呢？他苦苦地思索，终于恍然大悟，因为没有相应的仪器设备，根本无法亲眼见识病人胃里的实际情况，中医诊病具有望、闻、问、切四诊合参的特点，看不到胃内实际情况，就等于四诊中缺少了望诊的环节。张镜人毅然决定改弦易辙：既然老刘的胃病因热而起，就尝试着施以和胃清热为主的治法，在用药上偏重清热。考虑到病人久病气虚，势必脉络瘀滞，故而胃黏膜呈苍白色，且发现肠腺化生及异形增生细胞，如果只下寒凉药物，也可能会妨碍脾胃的机能，因而需适当地配之以温而不燥的理气活血之药，用以减缓病人的胀满症状。老刘服药两周后，喜滋滋地对张镜人说："胃不痛，也不胀了，饭也吃得香了。"这让张镜人看到了在胃炎治疗上可能走出的一条新路子。老刘病愈不久，介绍了一位本来打算切除胃部 4/5 的胃窦炎患者，来到张镜人的面前。张镜人如法让他接连服药 3 个月，居然也霍然而愈。两例病人的治愈看似偶然，张镜人却从中摸到了必然的规律。他决心向胃癌前期病变挑战。

张镜人和他的同事在医院里设立了慢性胃炎专科门诊，开始对慢性胃炎进行系统的临床研究。这项工作分为三个阶段，从 1977～1979 年为第一阶段，一共接诊了患者 3 万余人次，制订了治疗的基本处方并辅之以相应的加减法。张镜人着重从中医气血理论的角度初步总结了立方用药与治疗的经验。第二阶段有选择性地对 122 例慢性胃炎（包括浅表性与萎缩性胃炎）患者于治疗前后分别进行胃镜检查，观察胃黏膜病理改变情况，得到了科学验证。临床显著有效 40 例，有效 67 例，总有效率达 87.7%。取得了了不起的突破。

正在这时，市政府准备任命他为市卫生局副局长。是继续从事科研还是回到卫生局当官？这是个两难的选择。要是让他选择，肯定只愿留在医院，继续从事自己热爱的医学研究。不过张镜人最后还是服从组织安排，担任了市卫生局副局长。只是事先约定：每天只能当半天局长，另半天仍要回研究室攻他的课题。

张镜人第三阶段的研究是在前一阶段的基础上，对萎缩性胃炎的治疗与药物筛选做了进一步的深入探索，并对慢性胃炎的诊治提出新的理论。他认为：按照中医的病机理论，胃炎病变虽在胃，但亦涉及肝、脾二脏与少阳胆腑经。由于胃主受纳，脾主运化，其生理还依赖肝胆疏泄功能的配合，若肝胆疏泄功能障碍，气郁化热，犯胃侵脾，则形成胃黏膜病变。故浅表性胃炎，偏重肝胃失调，而呈气滞热郁的证候。而气滞热郁日久则必导致气虚血瘀，引起胃黏膜腺体萎缩。故萎缩性胃炎偏重脾胃不和而呈气虚血瘀之证候。气愈滞则热愈郁，气愈虚则血愈瘀，两者互为因果，遂演变为虚实错杂的病理变化与临床表现。胃黏膜也往往会发生肠腺化生及异形增生细胞。因此，在治疗上他注重"中焦如衡，非平不安"的法则。这是因为脾胃位居中焦，脾气宜升，胃气宜降；脾性喜燥，胃性喜润。两者相辅相成，犹如秤物之"衡"。两者之间不平则病，平则不病。据此，张镜人考虑既要有效地促进肝胆与脾胃功能调整，又要有利于炎症病灶及黏膜的修复，于是依据调气活血法，制订了"萎胃安"及其系列方，随症作相应加减。经过临床113 例疗效观察，总有效率为 79%。其中腺体萎缩、肠腺化生、不典型增生恢复或显著好转率皆达 80% 左右。使腺体萎缩"不可逆转"的观点由此得以改变，病人的临床症状几乎百分之百得到了明显改善。

张镜人对胃病研究方面的创见：

一是揭示了诊治萎缩性胃炎的认识误区：以前将萎缩性胃炎视为癌变前期，不可逆转，最佳治疗手段是手术切除。是张镜人首先指出：萎缩性胃炎并非不可逆转，并且萎缩性胃炎的手术切除也非一劳永逸的万全良策，许多动了手术的患者，因为残胃炎症反复发作，特别是吻合口炎症，致使近期癌变率增多。

二是揭示了胃炎手术后残胃炎之所以容易癌变的原因。张镜人依据中医"脾胃为后天之本"的观点，认为手术后必然使"后天之本"受到损害，造成整体营养供应严重不足，免疫功能下降。"正气存内，邪不可干"，"邪之所凑，其气必虚"。后方基地缩小，气血乏源，营养供应远远跟不上需要，癌细胞当然就会长驱直入，这是导致癌变的原因。

三是鉴于术后近期癌变率较高的现实，张镜人提出防守兼宜、攻守兼顾的忠告：对于萎缩性胃炎的治疗，在未确实找到癌细胞之前，以不动手术为宜，以免伤及根本，但应当坚持服药治疗（促使逆转），注意定期随访（监察癌细胞的侵害）。

此后，张镜人又通过不断深入研究，将经过实践反复验证过的方剂加以改进，制成中成药，以普惠天下。

承前继续贵阐扬

20 世纪 50 年代，曾流传一段张镜人自告奋勇要求帮助程门雪整理校订《伤寒论歌诀》的佳话。程门雪在中医界被誉为"医中医"，是张镜人早年心仪私淑的前辈。他抓住这次机缘，向程门雪执弟子之礼，并就《伤寒论》的有关问题专门请教。程门雪对《伤寒论》作过专门研究并颇具独到创见，他知无不言，诲人不倦，对张镜人倾心传授，使其直通堂奥，获益匪浅。

张镜人是勤奋学习的典范，在中医界还流传着他严谨治学的故事。"醍醐重振旧家声，两字名言客尽惊。"著名中医学家裘沛然曾这样褒扬张镜人的医学成就，可诗中这令人"尽惊"的是两个什么字？又盖指何意？原来这就是指代表张氏医学临床经验独到之处的"表透"与"透表"。中医有汗、和、下、消、吐、清、温、补治病八法。表，即解表，就是八法之一的汗法，是治疗伤寒的重要方法。前者"表透"的"透"是解表的程度要求；后者"透表"是指出透的目标方向定位。因为忙于诊务，无暇顾及临诊经验的整理著述，所以长期以来，张氏丰富的临床经验只能在家族范围内承传，而得不到更广范围的交流和推广。有鉴于此，张镜人为了使张氏医学发扬光大，于 20 世纪 60 年代在临床实践的基础上，反复提炼成功经验，撰写《上海张氏医学经验》一文，对张氏世医治疗伤寒热病的学术经验，总结了突出"表"与"透"的治法，并对辨证论治的特色进行了系统阐述。

在治疗伤寒热病上，首先，张氏打破传统的汗禁，以"表透"二字为中心：张氏世医在治疗伤寒热病的长期临床实践中，发展了仲圣之汗法，既不拘于太阳一经，亦不限于麻、桂两方的辨证施治精神。结合天候地气，南方多湿，且无北地的寒凝，所以除太少两感的夹阴伤寒，邪在表者，若偏于寒，不必专赖麻、桂辛温，辛温反助邪热；偏于温者也不宜于桑菊、银翘的辛凉，辛凉恐遏邪湿。结合伤寒热病易于夹滞的特点，选取豆豉微苦微温，苦而不寒，温而不燥的性味，发汗不伤阴，并能除烦化滞，且无凉遏之弊。在伤寒热病整个疗程中，打破温热学派传统的汗禁，充分发挥豆豉既表且透的双重作用，灵活化裁葱豉、栀豉、黑膏诸方和玉雪救苦丹等丸散，贯彻表透为中心的精神，时时重在祛邪，刻刻护阴保津。表有发表、解肌以及育阴以滋汗源等区别；透也有清透、温透或者化湿以开达邪之路的异殊。在具体运用汗法时，张氏经验一方面着重于掌握适度，既不可失于表透，也不能过于表透，主张因势利导，以疏肌为主，取微微然自然得汗，导邪外达。不用强责其汗，以防伤阴劫津之变，所谓邪去热自已，热退津自还。另一方面重视汗源的变化，凡邪热燔灼，伤阴耗液者，急当养阴增液，以滋化源，达邪外出。即使仅初露阴液耗损之象，如舌燥、尿少、烦热不寐等症，亦当防微杜渐。临床经权在于育阴而不滞邪，祛邪而不伤正。根据张氏经验，当邪热内陷，出现化燥劫津、动血动风的重症时，常用"肘后方"黑膏汤加减出入，一般即可在服药两三天后，将原先黄灰糙腻、边尖露红，或焦黄、焦黑燥裂、质绛的舌象迅速化去，出现正胜邪却、热势渐衰、神识渐清的先兆。此法按沪语习惯称为"铲饭滞"。沪语把黄灰糙腻的舌苔形象地比喻为"饭滞"（即北方的"锅巴"）。有经验的医生认为"铲饭滞"要有真功夫，必须拿捏掌握住火候，即时间未到不能铲，铲得不好会铲破锅底；铲得恰当则邪湿痰热余蕴得以清彻，化源重获滋生，这里的关键，即在于主用生地黄、淡豆豉而外，还应该兼用天竺黄、胆南星。此时，虽大部分有形的邪湿已化成无形的燥热，大剂育阴清热，固可屏退炎蒸，然剩下无多的邪湿，必借豆豉的透达，胆南星的苦温，才能与痰热尽蠲。没有生地黄的柔润，天竺黄的甘寒，焦燥的舌苔脱不掉；没有淡豆豉的透达，胆南星的苦温，糙腻的舌苔铲不去。"铲饭滞"的运用，若非亲历其境很难言喻，然其疗效屡试不爽，确为匠心所在。

《上海张氏医学经验》一文发表后，得到上海中医学院院长程门雪先生和中医界的普遍称赏。

张镜人还摸索出了一条成功治疗心动悸、脉结代的经验，研究确立了"四参饮"的验方。他抓住时机，及时组织力量，确定课题，开展了病毒性心肌炎后遗心律失常的临床和实验研究。并根据教研的需要，创立了第一人民医院中医研究室，承担各项研究工作和培养研究生的任务。凡课题设计、理论指导、方药拟订、临床观察、资料积累和课题总结，他都不惮其劳，事必躬亲。

张镜人遵循中医理论，借助现代科学手段，十度春秋坚持不懈，探索慢性萎缩性胃炎的病因、病机和辨证施治的规律，创立了"调气活血"法。整个研究过程体现了他临床与研究工作的科学性和严谨性。在探索慢性萎缩性胃炎的病因、病机和辨证施治的规律时，他收治的3万余病例都是在住院病人中完成的。他事先要求所有病人都经过胃镜室内窥镜观察和活检，不仅要求3个月进行一次检查，而且要求由同一个电镜医生执行。当他诊治病人时，先从病变部位取标样活检，同时记录下取标本的部位与详情，经过治疗后，再由同一医生按照上次记录的相同部位取样做检验，以验证治疗的进展和疗效。而这样严格规定操作程序，就是为了确保治疗前后的真实性与可比性，同时也杜绝了在科研上因急于求成而弄虚作假的不良之风。

张镜人从事临床研究不允许急功近利，不允许将研究的结论建立在投机取巧的推理上，而是要求潜下心来，踏踏实实，一个病例一个病例地做下来，不允许有半点马虎。研究的结论只能在临床试验研究的最后，由归纳总结取得，而不应该由推理取得；要实事求是，不允许有半点欺瞒和掺假。张镜人不允许将初始的浅见推导出最终的结论，并仓促成文公之于众。张镜人发表文章很少，因为坚持著文与科研要有同样严谨的作风，使他始终惜墨如金。

参与《辞海》的修订是张镜人一生中的大事之一。1960 年 8 月国家交给上海一项光荣任务——修订《辞海》。医药方面的辞目由上海第一医学院编写，其中中医药部分则归姜春华教授主持。姜春华向上海市卫生局求援，张镜人受命前往协助，后来中医药部分的编写任务移交上海中医学院承担。中医学院抽调有关教研组的中医教师组织了编写班子，并请姜春华、张镜人共同参与。1961～1962 年，《辞海》中医分科内容由程门雪、章巨膺、裘沛然、丁济民、姜春华、严以平、钱伯文、黄沁、张镜人等 10 余人编纂，遇到问题或发现不妥之处，几位名家总是聚在一起，互相探讨，斟酌推敲，认真核检。当时程门雪曾赋七言律诗一首，中有"商量典籍心愈发"之句，即指此事。《辞海》（试订本）陆续发排后，在全国范围内大规模地征求意见。编委会决定组成 4 个征求意见工作组分赴各地，张镜人参加了中路工作组，由李俊民、鲁平带队。从 1961 年 12 月 21 日出发，到 1962 年 2 月 3 日返沪，在 45 天内访问了郑州、兰州、西安、成都、武汉、南宁等 11 个城市。通过座谈、咨询、访问，征得宝贵意见，圆满地完成了任务。

1979～1983 年，张镜人又任《辞海》编委及中医学科主编，为《辞海》修订版的编纂再次尽心竭力。

张镜人无愧为张氏世医光大门楣的传承人，他不仅继承了前辈的优良传统，而且还有所创新和发展。

张镜人内科临床的诊治经验是多方面的，包括伤寒热病、心脑血管疾病、呼吸系统疾病、消化系统的肝胆脾胃疾病及泌尿系统的急慢性肾病、肾功能不全等，以及属于疑难杂症的肿瘤、痹证（红斑狼疮、类风湿性关节炎）等。

变应性亚败血症，是一种无特异症状表现及实验室指标、早期难以诊断的临床综合征。张镜人的经验是，因为本病以发热为主要矛盾，早期可见发热伴有恶寒、头痛、身疼等外感表证，因而基本可依循类似温热病的由表入里的传变规律诊治。早期治疗注重于湿热气营的病因病机，运用芳香清解、宣气化湿；后期当兼顾正邪，一方面益气养阴以扶正，一方面则化湿泄热以清邪。因为湿热交阻，病势淹缠，服药时间宜较长，因此，在用药上祛湿勿过燥，益气宜甘平和中，养阴勿滋腻留邪。他的忠告是："炉烟虽熄，灰火未消"，谨防"死灰复燃"。

张镜人认为，高血压深层次的本质是血流供求不平衡，而血压升高本身又是体内为克服此不平衡而引起的代偿性反应，这就形成了血压升高与血管代偿反应的持续存在和恶性循环。他认为，中医治疗可全面调整各脏器之间的血流供应，因此，比单纯追求降压更加具有实际意义。

肾功能不全分为急性与慢性，急性肾功能不全是指各种原因造成的肾实质损害；慢性肾功能不全是慢性肾炎晚期的严重综合征，其临床表现与中医学"关格"证相类似，属于险恶的重症。其病机离不开湿与热，其病位离不开脾与肾。一方面湿热扰攘，脾肾受累，气阴俱虚，影响营血的生化与肾阳的蒸腾；另一方面则脾肾衰弱，湿热困聚，清浊蒙混，引起阴阳的乖乱与开阖的失序。这种本虚标实、虚实错综的病理产生了严重的连锁反应，因而病情危笃，险象环生。张镜人的治疗经验重在分析邪正：初起多由湿热蕴阻，耗伤气阴，后期是正气亏损，邪毒内盛；其次采取分阶段诊治；其三在治疗上慎用温法与泻法，关键在于分析病机。如果湿热羁留，以致气阴及营血耗竭，气损虽可及阳，但仍处于从属地位，只要气阴复则阳虚自复。如果妄投桂、附等刚燥之品，欲求温补，反而更伤阴血，误助邪火，可使部分病人的出血症状更加严重。此时应该遵循"善补阳者，必于阴中求阳，则阳得阴助以生化无穷"的法则。即使兼见阳虚证象，也应该参用补阳之品，如淫羊藿、巴戟天、肉苁蓉等温润两顾。尿毒症期，一般主张投温阳祛湿的"温脾汤"，冀从肠道排除氮质代谢物。其实，如果湿浊内盛，中气日益虚陷，阴血日趋衰竭，若投大黄，则破气伤正，附子耗阴助邪，那就犯了虚虚实实之戒。问题是大黄虽能导滞解毒，毕竟峻猛，诛伐太过，病体难支，因此张镜人主张改变给药途径，采用保留灌肠的方法，用大黄消导加生牡蛎收涩敛阴，此为峻药而缓用之法，所谓扬其利而制其弊。

张　学　文

业医德为先，医术精为重。"大医精诚"是我的座右铭；耿直为人，认真做事，实事求是，是我做人的原则；治病救人，培养学生，是我的日常工作；继承发扬、整理创新祖国医药学是我终生奋斗的目标。

——张学文

张学文，出生于 1935 年 10 月，陕西省汉中市人，全国著名中医内科学家。15 岁随父习医诊病。18 岁时经县统一考试，以优异成绩出师，随父悬壶乡里。1956 年考入汉中中医进修班学习。1958 年考入陕西省中医进修学校（陕西中医学院前身）中医师资班学习，结业后留校任教。1959 年在南京参加全国首届温病师资班学习。其后历任陕西中医学院附属医院内科主任，陕西中医学院医疗系主任，陕西中医学院副院长、院长等职。曾任北京中医药大学兼职博士研究生导师、中华全国中医药学会常务理事、国家中医药管理局医政司中医急症脑病协作组组长、陕西省科协常务理事、陕西省中医药学会副会长等职。1990 年 10 月被国家两部一局确定为首批全国五百名老中医药专家学术经验继承工作指导老师之一；1991 年被评为陕西省有突出贡献专家，并享受国务院政府特殊津贴；2008 年被评为陕西省首届名老中医；2009 年由人力资源和社会保障部、卫生部、国家中医药管理局评选为国医大师。

张学文从医 50 余年，执教 40 余载。在中医急症、中医脑病、温病学、疑难病、活血化瘀等诸多研究领域均有一定的学术造诣，对"毒瘀交夹"、"水瘀交夹"、"痰瘀交夹"、"气瘀交夹"、"颅脑水瘀"等病机理论的认识颇多创新，自成体系。先后在全国省级以上学术刊物发表论文 60 余篇，出版学术专著 10 余部，获国家、部省、厅局级科技成果奖 20 余项。

融会古今立新意　温病辨治创新说

张学文在孜孜不倦的学习和感悟中，通过对叶天士、薛生白、吴鞠通、王孟英等温病学家有关温病学理论的理解和贯通，提出了自己独到的见解。如对于温病学的病因理论阐释中，他除了遵循赞同前贤的学术观点外，主张应该重视"毒"在温病发病发展过程中的作用。

张学文认为，温病的病理变化主要表现为人体卫气营血及三焦所属脏腑的功能或实质损害。造成这种病理变化不可忽视的原因是外毒和内毒。毒主要通过发热劫津、耗气伤阴、动血腐肉、损伤脏腑经络四个方面导致温病的发生、发展和变化。

毒可生热。发热是温病的主要病理变化。引起发热的因素很多，但感染外邪和化生内毒则是温病发热的重要原因。发热是正气与邪毒交争的现象，标志着人体尚有一定的抗病能力。机体也只能通过阳气生发才能祛除病邪。所以发热在一定的程度上，是人体的一种防御反应。但是邪毒亢盛，热势过高，既损阳气，更耗阴液。在各脏腑器官与阴阳严重失衡的状态下，机体必然遭到戕害，这种恶性循环必然使病变进一步加重。因此，高热又是加重病势的因素之一。

毒易伤阴耗气。毒性火热，每易引起发热的病理反应，导致伤阴耗气。热则代谢旺盛，必然耗伤元气，即所谓"壮火食气"。热则腠理开，汗大泄，气随汗泄，此即《素问》所说的"壮火散气"。毒能耗气，气胜毒则毒消，毒胜气则气竭，正如《医宗金鉴》所云："气胜毒则毒为气驭，其毒解矣；毒胜气则气为毒蚀，其气竭矣。"

毒伤血动血腐肉。毒入于血，与血相搏，伤津耗液，煎炼营血，而致血少黏稠，瘀阻经脉，甚则毒瘀蚀脉腐肉。正如王清任所说："瘟毒在内，烧炼其血，血受烧炼，其血必凝。"毒行于血，每易损伤脉络，脉络受损，则阻碍血行，亦可造成血瘀。毒可致瘀，瘀可生毒，瘀阻毒胜，病情必重。

毒损伤脏腑器官。脏腑活动以气血为本。气血消耗，内脏功能焉能无恙？倘若毒胜热炽，直接损伤脏腑的血脉肌肉，就会造成实质性的损害，而发生各种危急证候。王清任说："瘟疫之毒，外不得由皮肤而出，内必攻脏腑，脏腑受毒火煎熬，遂变生各脏逆证。"如毒火熏蒸，灼伤肺络，轻则痰中带血，重则咯血不止；邪毒随饮食而直走中道，热毒伤胃则吐血，灼伤肠络则大便带血。

张学文指出：六淫邪盛化火皆可成"毒"。盖有热（火）盛成毒、风盛成毒、暑热邪盛成毒、湿热邪盛化火成毒、燥盛化火成毒、伏寒化温成毒等，并强调指出：外感热病尽管起病之初病因各异，但转化为"热毒证"就具有了共同之病机，概用清热解毒之法，方可切中病机。就卫分而言，有风毒壅卫、热毒壅卫、暑毒壅卫、燥毒壅卫之异；气分热毒证要详辨热毒壅肺、热毒阻肠、湿热邪毒壅遏中焦之不同；热毒侵入营血分，多搏血为瘀，毒瘀交结，灼营耗阴，侵犯心脑，迫血损络，险象丛生，当细心辨治为是。

他在前贤的基础上系统地总结出八种常用的温热病证解毒之法：

（一）宣透解毒法。该法是以宣散解表、透达解毒之品引毒外解的一种方法。它具有疏泄腠理、宣通气血、清解邪毒，使毒由深出浅，透达于外的作用。临床主要用于温病初起，邪毒在表或毒已入里而有外泄之机的证候。

温病初起，邪毒侵袭肺卫，郁于肌表，应根据邪毒与病种之不同，选用不同的方药以宣透邪毒外出。属风热邪毒者，用桑菊饮、银翘散宣透之；风热邪毒上壅、头面咽喉肿痛者，又可予以普济消毒饮；疹毒郁于肌表不能透发者，则宜宣毒发表汤（升麻、葛根、前胡、桔梗、枳壳、荆芥、防风、薄荷、木通、连翘、牛蒡子、淡竹叶、生甘草、芫荽）；属暑湿邪毒者，宜藿香正气散、新加香薷饮之类宣泄之；燥热邪毒者，以桑杏汤宣散之；兼寒者，可用荆防败毒散以散寒解毒。总之，治疗表证应以表散透达为原则。经过大量实验，已证明解表类药物对某些细菌、病毒等致病微生物有抑制或杀伤作用。

邪毒入里，郁于上焦气分，病位尚浅，病势偏于肌表，仍有外泄之机，应根据毒害部位的不同而区别对待。症见身热口渴，心烦懊憹、舌苔薄黄者，为邪毒初入气分，病在胸膈，宜用栀子豉汤、凉膈散之类以宣透邪毒；若病位在肺，症见身热、咳喘、脉数、苔黄等，则应以麻杏石甘汤清透邪毒。

若肺卫邪毒不解，陷于营分，卫营同病，临床上除表证外，又见心烦，甚至神昏、舌绛脉数等，须泄卫透营同用，可予银翘散加生地黄、牡丹皮、大青叶倍玄参方；邪毒由气入营，则宜以黑膏汤加金银花、连翘、淡竹叶、牡丹皮等。

（二）通下解毒法。该法是攻导里实，下泄祛毒的一种治疗方法。它具有荡涤毒邪、通腑泄热等作用。主要适用于邪毒蓄积于大肠，壅滞不通的证候。

邪毒由卫入气，郁于大肠，胃肠气机不通，糟粕积滞不行，又可化生粪毒。积滞愈久，化毒愈多，病情愈重。常见腹满硬痛、大便秘结，或热结旁流秽浊腥臭，舌苔黄燥、脉象沉弦等症。毒在肠腑，以下行为近为顺。因此，治疗此类病证，贵在通便泄毒。

临床应用通下解毒法，应根据病之轻重，选用三承气汤治之。因内毒不泄，粪毒又生，热毒炽盛，必然影响其他脏腑而并发他证，选方用药亦应随之而变通。肺肠同病，伴见喘促不宁、痰涎壅盛、右寸脉实大者，宜宣白承气汤主之；热毒内闭心包，出现神昏谵语，宜牛黄承气汤主之；邪实正虚，大便不通，则宜新加黄龙汤或增液汤主之。

若属温热邪毒与胃肠积滞互结，阻于中焦，症见脘腹痞满、口苦呕恶、便溏不爽、色黄如酱、舌苔黄腻等，可用枳实导滞汤。

温病毒瘀互结，蓄于下焦，症见少腹硬满急痛、大便秘结、小便自利、其人如狂、漱水不欲咽、脉沉实等，宜用吴又可桃仁承气汤以破瘀散结，借攻下以逐瘀毒。

通下解毒法是温病中运用较多、奏效迅速的一个治法。其目的主要在于逐邪泄毒，并非单纯为了通便。邪毒生热，热致燥结，去其邪毒，则断燥结之源，免致燥结之害。已成燥结，更须急下，使邪毒与燥屎一并下泄，则诸症向愈，转危为安。

（三）清利解毒法。该法是以渗利之品，清利邪毒自小便而出的一种方法。具有疏通气机、通利小便、渗湿泄毒的作用。临床多用于病在下焦、小便不畅之实证。

人体多种代谢产物及毒物都要通过小便而排出体外。若小便不畅，甚至不通，毒物蓄积，无疑会对人体造成严重的损害。所以疏利小便是泄毒的又一重要方法。

温热邪毒蕴于小肠，心烦口渴、舌赤或溃烂、小便短赤者，可用导赤散清心利小便，使热毒下泄。温热邪毒下注膀胱，身热口渴，小便频数热痛，或淋漓不畅，宜利湿泄毒以解热，方如八正散等。

温热邪毒每易损伤肾脏、小肠和膀胱，可导致小便减少或不通，秽浊邪毒无从排泄，又可继而引起其他病症，如头胀头痛、神昏谵语等。张学文崇尚何廉臣之说："溺毒入血，血毒攻心，甚或血毒入脑，其证极危，急宜通窍开闭，利溺逐毒。"常用导赤泻心汤〔黄连、黄芪、栀子、知母、西洋参、茯苓、益元散、麦冬、犀角（现已代用）、灯心草〕加白茅根、车前子等并调入犀珀至宝丹（犀角现已代用）治疗。

清利解毒法主要适用于热毒炽盛、损伤脏腑的小便不利。对阴液枯竭之小便不利不可运用此法，用之小便不唯不利，反之阴液可为之耗尽。

（四）清热解毒法。该法是集寒凉之品直清里热，以折毒性的一种治法。用后常收到清气、清营、凉血、毒解而热退的效果。临床主要用于邪毒入里，热炽火盛之候。

毒性火热，热由毒生。由于发热津伤，更易化生内毒，变证丛生。因此用寒凉之品以清热，既能对抗毒之特异性致病作用，又可阻止内毒化生，不失为化毒防变的一项重要措施。寒凉药物有辛凉、苦寒、甘寒、咸寒之不同。辛凉之品清热之力较弱，主要在于透散；咸寒药物多为滋腻之品，功效主要在于滋阴扶正。因此，清热解毒法以苦寒、甘寒之品为主，尤以苦寒为常用。临床运用须辨明何病、属气、属营、属血，根据不同病变选择不同方药。

邪毒入气，正气奋起抗争，症见壮热、大汗、心烦面赤、口渴、脉洪大，宜白虎汤加味清泄里热。热毒炽盛，郁而不解而见身热、烦躁不安、口苦而渴、小便黄赤、舌红苔黄，宜苦寒直折，方如黄连解毒汤；肺胃热毒下移大肠，而现身热下利、肛门灼热、苔黄、脉数等肠热下利之证，又宜葛根芩连汤治疗；里急后重、红白痢下者，又须用白头翁汤或芍药汤加减。

毒陷营血，往往病情复杂，证候多变，须以清热解毒与其他治法配伍应用。营血热毒炽盛，气分之邪未解，三焦弥漫、气营（血）两燔，其症壮热、口渴、烦躁或谵狂、肌肤斑疹，甚或吐血衄血，非清瘟败毒饮则气血热毒难消；热毒内陷心包，须大剂清热解毒配合凉营开窍，方如安宫牛黄丸、神犀丹（犀角现已代用）、清宫汤之类；对毒深在血，耗血动血，煎熬成瘀，毒瘀互结，阴血亏耗者，在清热解毒之外还须加入活血化瘀、咸寒增液等药物，方为合拍。

（五）化浊解毒法。该法是用芳香之品驱解秽浊之毒的一种治法。具有祛湿化痰、透络醒脾、开闭通窍等作用，尤多用于暑温、湿温之类温病。

毒有秽浊的特性，致病多恶秽、败血腐肉。芳香之品可以化浊逐秽，是化毒的重要措施之一。古今解毒方药之中，大多具有气味芳香的特点，特别是在湿温病中，芳香解毒在温病治疗中发挥着不可低估的作用。古今名医多以芳香逐秽、化浊解毒作为治疗大法。

湿热邪毒秽浊之性颇重，侵入人体多伏于膜原。发病则见寒热起伏、脘痞腹胀、舌苔白腻如积粉等，宜以芳香开达膜原为法，方如达原饮；邪毒发于肌表，症见恶寒少汗、身热不扬、午后热甚、头重如裹、舌苔白腻，宜芳香宣化，方如藿朴夏苓汤、三仁汤等；邪毒郁遏中焦脾胃，而见脘痞腹胀、恶心欲吐、大便溏泄等，又宜燥湿化浊，可用芳香化浊法的连朴饮（重加草果 10 克左右）；浊热并盛，毒气上壅，发热口渴、咽肿溺赤、舌苔黄腻，可用甘露消毒丹化浊清热，解毒利咽。

温病邪毒不解，酿生痰浊，蒙蔽心包，导致神识昏蒙，时清时昧，甚或谵语、舌苔黄腻，轻则用苏合香丸或菖蒲郁金汤芳香解毒、豁痰开窍；重则痰浊热毒交混，宜至宝丹、安宫牛黄丸，以避秽化浊解毒开窍。

化浊解毒法是针对毒之秽浊特性的治法，不仅适用于治疗湿温、暑温类温病，对其他温热病兼夹湿热秽浊者也可酌情使用。

（六）化瘀解毒法。该法是以活血通络之品解散热毒的一种治法。具有疏通血络、透毒外出、防毒再生、凉血止血等作用，主要用于营血分瘀热成毒之证。

热毒入里，损伤血络煎熬血液，致血行瘀阻，血瘀则热毒壅聚不散，进而化生内毒。内毒壅结愈甚，血脉损伤瘀滞愈重。毒为瘀阻，毒瘀交结，宣透难以解结，通利药不达病所，清化无济于事。此时使用活血通络之剂，不但能使血瘀得化，且可阻断内毒化生，更利于解毒药物直达病所和邪毒向外排泄。

邪毒侵袭卫气，未损血脉，一般不用化瘀之品，但有些发斑疹的疾病，邪毒最易扰其肌表血络，应于寒凉透散之中佐以化瘀之品，以通血络，便于邪毒外泄。

毒陷营血，毒瘀互结，阻滞络脉，伤阴耗血为共有病机。因此，治疗温病营血分证应以化瘀解毒为主要治法之一。温热邪毒内陷心包，瘀塞心窍，为营血分证的常见证候。应首推犀珀至宝丹（犀角现已代用）。亦可用通窍活血汤调入珠黄散或犀地清络饮（犀角现已代用）。

温病的各种血证如吐血、衄血、咯血、便血等多为热毒损络所致，其中必有瘀滞形成，故治宜清热凉血止血与化瘀解毒并举，方能扭转毒瘀交结迫血外溢之势。

（七）益阴解毒法。该法是以养阴活血通络之品清解热毒的一种治法。误服或吞服各种毒药或毒物，由于毒素内留，聚而生热，阻血为瘀，进而毒瘀交夹，一可耗伤津液，二则肝肾受损，甚或犯扰心神，治疗上应以解毒排毒，清热利尿为主，同时又须活血化瘀，兼顾心肾，在刘松峰金豆解毒煎的基础上加减组成绿豆甘草解毒汤。方中绿豆味甘性寒，有清热解毒利尿功效，并可护胃；甘草味甘性平，对各种药物、毒物有解毒之力；丹参味苦性微寒，可活血祛瘀，清热除烦，镇静安神；茅根清热利尿，加速毒物排泄，并可防止出血，兼以护肾；连翘有清热解毒，强心利尿之作用；石斛主养胃阴，益精液，以解热邪并抑制毒物吸收；大黄荡涤毒热，加速毒物排泄并可化瘀止血。诸药相伍，共奏清毒热，开心窍，益阴液，排毒邪之效。

绿豆甘草解毒汤：

组成：绿豆 120g，生甘草 15～30g，石斛 30g，丹参 30g，连翘 30g，白茅根 30g，大黄 15～30g（后下）。

功用：解毒益阴，兼顾心肾

主治：食物或药物中毒后，见发热，口干舌燥，心烦呕吐，甚则神志恍惚，小便混浊等症。

煎服法：上方用冷水浸泡后煎服，煎时以水淹没全药为度，文火煎煮，大剂量频服，一般昼夜各服 1 剂，必要时可服 3～4 剂。对于接触性中毒患者，则须用药水清洗皮肤。

加减：有黄疸等中毒性肝炎表现者加板蓝根 30g，茵陈 30g；若抽搐频繁加羚羊角 2g（另煎），钩藤 15g（后下），全蝎 6g；若神疲脉弱，汗多无力者，加黄芪 15～30g，白芍 15～30g；若目红唇赤者加栀子 10g，黄芩 10g，黄连 10g。

此方是张学文抢救一位误食大量商陆中毒病人所用之方。后来推广用于多种食物、药物中毒病人，表现为热毒伤阴证型者，皆取得了较好疗效。应用时，首先要问清何物中毒，时间久暂。病人神志清醒时，应先用催吐、洗胃等方法，尽量排除未吸收的毒物。若神志昏迷的病人，应用安宫牛黄丸等，同时应用输液、洗胃，配合针对性较强的解毒剂等多种救治措施，综合治疗。据应用体会，此方可以直接排泄毒素，有加速毒素从大小便排泄的作用，并有保护阴液的特点。

1977 年，陕西中医学院在岐山县开门办学，张学文等被派往岐山高店镇下乡。到达当天，晚饭后大家一起散步至地段医院，却发现医院抢救室外放着一口棺材，大家边走边议论："这地方人真奇怪，人还没死怎么棺材先拉来了？"进去一打听，原来是一个 30 多岁的张姓村妇因家庭纠纷喝"敌敌畏"自杀未遂，医院已经抢救了一天仍未脱离危险，所以家人为其准备后事。张学文等立即征得医院同意为病人诊疗，果断采用"绿豆甘草解毒汤"为病人洗胃、鼻饲、灌肠，在他们的全力抢救下，这个已经走上"黄泉路"的病人，第二天竟奇迹般地转危为安，第四天已可以吃一些流食了。经过 10 天连续使用中西药救治而痊愈出院。

（八）扶正解毒法。该法是以养阴或益气之剂扶助正气为主，酌加清解之品，加强人体自身抗毒能力的一种治法。具有滋阴生津、补益元气、制邪抗毒等作用。一般用于气阴耗伤抗毒无力的证候。

病在上焦卫分，邪毒渐盛，但阴液未伤或伤之不甚，一般无需扶正滋阴。毒入气分，阴液渐伤，须根据阴伤的程度于其他治法之中佐以养阴之品，加强人体抗毒能力。

病入营分时，伤阴逐渐加重，治疗应注意养阴扶正解毒，常用生地黄、玄参、麦冬、芍药等清营养阴。毒入血分，耗血动血，治宜滋阴凉血散血，方如犀角地黄汤（犀角现已代用）。

温病后期，阴虚邪恋，余毒深伏阴分，症见夜热早凉、热退无汗，当以鳖甲、生地黄、知母等滋阴扶正，佐青蒿、竹叶等轻透邪毒。若肝肾阴伤，热毒难退，甚或虚风内动，必以咸寒养阴，以冀"壮水之主，以制阳光"，如大、小定风珠及加减复脉汤之类。

热毒易伤阴液，亦易耗气。气虚则人体脏腑功能、抗病能力低下。温病中的气虚多伴有阴伤，所以治疗多益气、养阴并用，纯甘温之剂用之较少。

一般的气阴两亏证候，可选用三才汤、救逆汤加人参或人参乌梅汤等，以益气养阴，扶正解毒。若系津气大虚，汗多，脉散大，喘喝欲脱，或化源欲竭，阴不敛阳，脉伏而芤，时时欲脱之重症，宜急以大剂生脉散或独参汤回阳敛阴。热毒内闭，瘀塞心窍，阴液消灼，阴阳偏颇，甚至真阴耗竭，阳无依附而脱（内闭外脱），症见汗出如水、肢冷如冰、脉伏难以触知，当用王清任急救回阳汤，以桃仁、红花通气血之道路，人参、白术、附子、生姜、炙甘草回阳救逆，则内闭之热毒易透易解，外脱之阳气易回易固。遇此紧急状态时，张学文强调要针药并用，可选用生脉注射液、参附青注射液静脉滴注，以挽狂澜于危际。

张学文强调上述八种解毒法均是针对比较典型的证型而言。但在治疗过程中，更多见的是多法并用。如病在气分常宣透、通下、疏利并施，病在营血分常清热、化瘀合投。临床运用解毒法，既要审查病机变化，坚持辨证施治，根据毒力轻重、病位深浅、证候虚实而选用解毒治法和方药，又要进行辨证施治，准确诊断，明确病因，选择对某些毒邪有特异性治疗作用的方药。如治疫黄的茵陈蒿汤、治大头瘟的普济消毒饮、治痢的白头翁汤、芍药汤等。从临床角度讲，辨病与辨证相结合，更能适应复杂多变的病情，也才能显著地提高治疗效果。

张学文在学习前贤经验的基础上，结合自己的临床实践，率先提出了"毒瘀交夹"新概念。热毒波及营血，必夹瘀血见证，前贤已有定论；而卫、气分夹杂瘀血与否，前人尚无详论。张学文认为，外感热病，热毒与血搏结为瘀，可见于卫气营血的各个病变过程之中，不为营血分所独有，只是瘀象有轻重缓急以及隐显不同而已，故清热解毒、活血化瘀之法可酌情贯穿应用于卫气营血的各个阶段之中。他认为除了六淫邪气炽盛可以成毒外，还有直接感受疫毒等的发病途径。卫分轻者一般不称毒，而高热病重者多夹毒；卫分重证及营血分证，多为毒邪炽盛所致。并据此概括性地提出了"毒瘀交夹"这一中医病理学新概念，主张根据热性病发展的病理机制，灵活运用清卫化瘀、清热化瘀、清营化瘀、凉血化瘀、解毒化瘀、开窍化瘀、息风化瘀、益气生津化瘀、滋阴透邪化瘀等法则来缩短疗程，提高疗效。特别是温热病重证之中的高热、神昏、抽搐、痉厥、斑疹、出血等症，毒瘀交夹证候更为明显。根据这一论点，他认为，营分血瘀证有热灼营阴、瘀热不解；热毒壅盛，瘀滞发斑；热壅瘀阻，迫血妄行；瘀塞心窍，瘀阻气脱；瘀热在营，引动肝风；余邪留阴，瘀热不解；邪久入络，凝瘀胶固等病理概念，并用于指导临床救治现代医学诊断之流行性乙型脑炎、流行性出血热、钩端螺旋体病、败血症、肝性脑病等重危险症疗效显著。经一系列实验研究表明，此学说具有科学性和实用性。1988 年中医古籍出版社出版的首册《当代名医临证精华·温病专辑》中，对他的这一学术见解作了重点介绍。

例如，他详辨邪在卫分的风毒证与风热证的论述，就可见其匠心独运。他分析到：邪在卫分，首先须辨其寒温属性。在此基础上，根据温热毒邪的性质，卫分证又可分为各种不同的证候类型。主要有风毒郁表、风热犯卫、湿温蕴表、暑温袭卫、燥干卫表等，尤以风毒郁表与风热犯卫最为常见。而临床上，人们多只注意到风热犯卫等证，对风毒郁表证治往往重视不够。应把以发热微恶风寒，面目或局部皮肤红肿，身痒或游走性疼痛，舌质红苔薄白，脉浮数等为主要症状者命之为风毒郁表证。此证由风夹温毒所致，治宜疏风透表，清热解毒。若用桑菊、银翘诸方，往往效果不理想，麻桂辈更不合适。遇此证，以荆防败毒散加减化裁，效果较好。除内服外，尚可用服汤剂后药渣加艾叶等煎汤外洗，或外熏，可增疗效。用本方，药物的加减化裁是很重要的，或用此方加野菊花、土茯苓、僵蚕等药，以加强清热解表，疏风败毒之力，同时亦无荆防等温性之品助热长势之虞，往往收效甚捷。此法对于一些西医诊断的过敏性疾患亦较适宜。

林某，女，38 岁，工人，因汽油过敏，发热（体温 38℃），微恶寒，双臂红肿，局部溃疡，发痒尤甚，鼻尖红痛，舌质红苔薄白，脉浮数。历时 20 余日，经中西医针、药并用未愈。审证分析，辨属风毒郁表。处方：荆芥、防风、枳壳、薄荷、柴胡、黄芩、玄参、野菊花、蝉蜕、紫花地丁、陈皮各 9g，土茯苓 15g，生甘草 6g。上方共服 5 剂，并用药渣加艾叶煎洗前臂，寒热去，肿消痒止，结痂转愈。

至于风热在卫之证，主要表现为发热重，恶寒轻，口燥咽干，口微渴，咳嗽，舌边尖红，苔薄白，脉浮数，其卫表郁毒之证不明显，治疗以银翘散或桑菊饮加减即可。若发热恶寒，颈项不舒者可加柴胡、黄芩、葛根；恶寒甚微者，亦可减荆芥、淡豆豉，加焦栀子、白茅根（可重用至 30g 或煎汤代水饮）；临证常见热势较盛或卫气同病者，用"清热七味汤"（自拟方），该方由柴胡、黄芩、薄荷、金银花（里热盛者改连翘）、菊花、葛根、生石膏为主组成，具有疏风清热、解毒生津之功。根据临床实际灵活加减，颇有效验。

郝某，女，6 岁。发热 39℃，不欲饮食，腹胀痛，脉浮数，舌红苔白厚，经用针药治疗，体温反而增高至 40℃，并见抽风。辨为风温在卫，内兼食积。处方用：柴胡、黄芩、连翘、菊花、葛根、丹参各 9g，焦三仙各 9g，枳实 6g，生石膏 30g（先煎），钩藤 5g（后下），薄荷 5g。令急煎服，一剂烧退，二剂痊愈。

对于温病的发热，张学文强调应有正确的认识，不可一见发热即用寒凉直折之品。因为发热是正气抗邪的一种反应，人体防御系统只有通过与毒抗争，才能祛毒外出而解之。早用大寒之品遏其热势，有碍于毒的排泄。正如刘松峰所说："未有祛邪之能，而先受寒凉之祸，受寒则表里凝滞，欲求其邪之解也难矣。"因此，临床运用清热解毒法要准确辨证，掌握时机，不可早用或过用，以免邪毒冰伏不解，不得其利，反遭其害，更不能单纯依靠清热解毒法来治一切温病。

师古不泥勤实践　攻坚急症不畏险

2003 年 6 月 10 日已近午夜，张学文在灯下审阅博士生的论文。突然门铃响了，寂静夜晚中铃声显得格外刺耳，来人焦急万分，请张学文马上拟方抢救一个垂危病人。原来是一位 33 岁的王姓妇女遭遇车祸后多脏器损伤，并严重感染，虽进行了脾切除，但术后仍高烧不退、昏迷不醒，已经 50 多天了，病情十分危重。医院请了著名西医专家会诊，病情仍不见明显好转，医生只好再报病危。正在家属悲痛失望时，有人提议去找中医看一看，但也有人说："西医看不好，中医也没门，这时候就是神仙也不行了。"病人家属万般无奈中，抱着试一试的心情，托人深夜找到了张学文。张学文听后十分着急，但因病人在西安，自己在咸阳，况且次日需要答辩的博士论文必须连夜电传北京（时值"非典"不能赴京），深更半夜不可能亲自见到病人，于是赶紧联系到在西安该医院工作的他的研究生，嘱学生去详细了解病情、察舌按脉，学生将病人情况电话告知后，张学文判断这个多脏器衰竭、严重感染的病人为热毒深入营血，仿犀角地黄汤（犀角现已代用）、清营汤之义加减治之。因病人痰多，再用上牛黄蛇胆川贝滴丸。拟好方药后已是半夜两点多了，电话告诉病人家属，立即给药一剂，若次晨病有转机可再给二剂，可以用鼻饲和保留灌肠双管齐下的方法及时给药。这一夜，张学文没睡多长时间，心中时刻挂念着病人安危。12 日晨，病人的丈夫专程来到咸阳，一见面老远就拱手喊着："神仙！神仙啊！"原来病人用药 3 剂后，体温很快从 39.5℃逐步降到 37.9℃，眼睛能睁了，神志也逐渐清醒。张学文说："我不是神仙，中医是神仙。"

随后张学文来到医院，见到病人面色发红，舌色紫暗，脉象弦数，并有手足震颤等肝风内动表现，就在原方中加重平肝息风药，加服安宫牛黄丸。两天后病人病情稳定。随后诊病四次，随症加减共享 10 余剂。到了 7 月 2 日下午，病人家属来电告知，病人与以前判若两人，病情大为好转。病人因气管切开尚未缝合不能说话，但死而复生的她心怀感激，时常点头微笑。后来病人的丈夫告诉张学文，病人住院 50 余天，花费 50 余万元病情都控制不住，而中药仅仅吃了 10 余剂就起死回生，他说："中医太神奇了"。而张学文坦言道，这里面西医也有很大的功劳。

对内科急症的研究和探索，是张学文多年来潜心钻研的又一个领域。50 余年来，他勤读名著，拜访贤达，精心钻研，长期实践，认真总结，为之倾注了大量的心血。特别在中风、高热、昏迷、中毒等病证的机理探讨和治法方药研究中，总结出了一套切实可行、能够付诸临床的经验。他于 20 世纪 80 年代编著出版的《中医内科常见急症手册》曾得到原重庆中医药研究所黄星垣研究员的高度赞誉："该书收集了汉代以来治疗内科急症的主要方剂和经验，分门别类，并结合自己的临床经验提出了加减变化方法。书中收集了近年来中医治疗急症的经验，是对古人治疗经验的发展。书中广为收集了民间有效单方、验方，都具有很大的实用价值"（详见《陕西中医杂志》1981 年第 6 期）。

张学文用"绿豆甘草解毒汤"加减，急煎多量频服，成功地救治过敌敌畏、苯妥英钠、利眠宁、磷（大量火柴头）及鲜商陆等急性中毒病人；曾用中药内服外敷法成功抢救过流行性出血热急性肾衰竭无尿病人；运用中医药辨证救治高热惊厥、吐血衄血、尿血便血等急症，疗效显著。近20多年来，他根据疾病谱发生的变化，紧紧抓住严重威胁人类健康的中风病作为中医急症的攻关突破口，带领科研组对中风病从预防到抢救乃至康复都进行了系统的研究，并在中药剂型改革、急症规范化研究等方面作出了显著成绩。

众所周知，中风病因其发病急骤、病情危重，变化多端，而传统的口服煎剂给药法，对于这类危重病人来说多有缓不济急之弊。张学文将在实践中反复验证过的有效方药通过实验先后改制成中药静脉滴注剂（"通脉舒络液"）、肌肉注射剂（"金蒲丹针"）、肛肠灌注剂（"速渗通"）、片剂（"清脑通络片"，即"小中风片"）、口服液（"脑窍通"）等剂型，用于救治中风病，显著提高了疗效。用"通脉舒络液"，配合中药汤剂辨证治疗中风急症237例，总有效率达99.1%，治愈率达74%，与传统疗法及西药对照观察比较，具有疗效高、疗程短、安全可靠、费用低廉和后遗症少等优点。由他主持研究的这项课题荣获1986年度国家中医管理局重大科技成果乙等奖。在当时的历史条件下研制纯中药大型静脉滴注剂是冒着巨大风险的。当制剂刚研制出来，经动物急慢性毒性实验测试其基本安全性后，为了进一步了解其对人体的毒副作用，张学文和科研组的另一位同志率先给自己静脉滴注一周，经亲身体会该制剂安全无毒副作用后才给病人使用。此后多批次的制剂生产出来都首先由他自己试用后再用于临床。该制剂由于改变了传统中药的给药途径，药效发挥更加突出，临床疗效显著提高。自1978年至今作为院内制剂在临床使用30多年，除主要用于中风病外，还广泛应用于治疗内、外、妇、肿瘤各科属于气虚血瘀证病人逾万例，均取得了良好疗效，且无一例严重毒副作用发生。该制剂已由陕西中医学院附属医院转让某药厂研发申报新药。

为了积极有效地预防和延缓中风病的发生，他带领科研组将中风先兆症的诊治率先列为专题进行深入研究。由他为主拟定的"清脑通络片"处方，具有清肝热、化瘀血、通脑络之功效，用其治疗中风先兆症723例，取得了总有效率达86%以上的良好效果，疗效明显优于101例西药对照组。此课题先后获1990年度省中医药管理局科技进步一等奖、省科协自然科学论文一等奖和1992年省科委科技进步三等奖。该组方已由学院转让给天津天士力药厂，该厂正在申报三类新药。对于中风病的康复治疗，他又独具见解地提出"颅脑水瘀证"的新观点，并相应提出"化瘀利水、醒脑通窍"的治疗大法，研制成"脑窍通口服液"，临床效果良好。该药也对临床尚无较好内服药的各种"脑积水"症具有显著的治疗效果。

"七五"计划开始后，张学文先后任全国中医内科学会中风急症协作组副组长、组长以及国家中医药管理局医政司中风病急症协作组组长。他不负众望，与任继学、王永炎、孙塑伦等专家教授一道精心策划，团结协作，在全国形成了覆盖面达22个省市、百余家单位的医教研相结合的网络。在短短8年间，中风协作组取得11项重大科技成果，多次受到国家中医药管理局的表彰。1983年全国中风急症协作组成立伊始，在他们的积极倡导参与下，由北京中医学院（现北京中医药大学）牵头首先制订了一套能与国际交流的《中风病中医诊断、疗效评定标准》，为中医诊断与疗效评定标准的制订开创了先河。此后，又先后制订了中风病护理常规、预防及康复规范和中风病证候辨证量表以及中风先兆证诊断及疗效评定标准。这些艰苦细致而卓有成效的工作极大地推动了全国中风病急症规范化研究工作。

关于中风的病理机制，张学文认为，本虚标实、气血逆乱、瘀阻脑络是中风病发病的关键。概而言之，本虚则损在肝肾、精血不充，血少则舟楫不行或行迟而为瘀；气虚则帅血无力亦可致瘀。标实则为嗜食肥甘，脾失健运，痰湿内生，痰滞脉络终致痰瘀交夹，或瘀痰生热，因热生风，风助火势，燔灼津血，而为痰火，或肝阳上亢、生风化火烁津而致瘀。诸般因素由量变到质变，致使脏腑功能失调，气机升降逆乱，瘀血阻滞脑络，终致中风的发生。脑络为气血津液濡养脑髓之通路。瘀阻脑络，其不甚者，致脑失清阳之助、津血之濡，而致中经络的轻型中风病的发生。瘀阻甚者，加之肝风内旋而上冲颅脑，络破血溢，神明失司，则发为中脏腑的重症中风病。因此，瘀血病机贯穿于中风病变的始终。张学文总结中风病发生发展规律可概括为四期六证，即中风先兆期、急性发作期、恢复期、后遗症期，而六证则为：肝热血瘀、痰瘀闭窍、瘀热腑实、气虚血瘀、颅脑水瘀、肾虚血瘀。

肝热血瘀证，表现为头痛，眩晕或目胀面赤，心烦躁急，或短暂性语言謇涩或失语，或一过性肢瘫无力，大便秘结，或排便不爽，舌质红暗，或舌下散布瘀丝、瘀点，脉弦滑或细涩。此期为中风早期常见的病理表现，治宜清肝化瘀，通脑活络，用自拟清脑通络汤（菊花、葛根、草决明、川芎、地龙、水蛭、赤芍、天麻、山楂、磁石、丹参、川牛膝等）治之，收效甚佳。

气虚血瘀证，系元气虚衰，中气不足而致气虚无力行血，血行迟滞而为瘀的一种证候。症见半身不遂，或肢体麻木虚浮，神疲乏力，语言不利，面色㿠白，舌质淡暗、苔白或白腻，脉细涩等。可见于缺血性中风发作期、中风恢复期及后遗症期。他就用自行研制的"通脉舒络液"（丹参、黄芪、川芎、赤芍等）静脉点滴加辨证口服汤剂治疗急性缺血性中风病，疗效卓著。应用于中风病恢复期、后遗症期也取得了良效。

痰瘀闭窍证，症见突然昏仆，神志不清，肢体偏瘫，喉中痰鸣，语言不利或失语，脉弦滑，舌体胖大或歪斜，舌质暗，舌下常有瘀点、瘀丝，常见于中风急性期闭证或康复初期。由于津血同源，痰瘀相关，决定了瘀血痰浊为本病发生发展的常见格局，久则痰瘀交夹，盘踞脑窍，压迫脑髓，急则神昏窍闭，缓则经络失养而成瘫痪。治宜涤痰开窍，活血化瘀。他采用课题组研究成功的"蒲金丹"（石菖蒲、郁金、丹参等）肌注，配合通窍化痰的汤剂口服，收效甚佳。经临床观察配合北京中医药大学研制生产的"清开灵注射液"静滴，效果更佳。

瘀热腑实证，症见神志昏蒙，偏身不遂，舌强语謇，口舌歪斜，面红气粗，痰声辘辘，呕恶便闭，舌质红，苔黄腻，脉弦滑，常见于中风急性期。治宜通腑化痰，活血化瘀，方选生大黄、芒硝、丹参、川牛膝、石菖蒲、胆南星、瓜蒌等。

颅脑水瘀证，系指瘀血与水湿痰浊互阻于脑络，致神明失主，九窍失司，肢体失用为主要表现的一类证候。①神明失主：神志不清，昏聩不语，痰涎壅盛，烦躁不安，行为怪异，呆滞迟钝，失眠健忘，言语错乱。②九窍失司：口舌歪斜，视物昏蒙，鼻流浊涕，口角流涎，目光呆滞，或二便自遗，或头痛甚剧，呕吐等。③肢体失用：肢体麻木或肿胀，或偏身不遂，重滞无力，手足震颤。舌质暗红，舌下脉络曲张，舌体胖大或边有齿印，脉弦滑。颅脑水瘀证乃"血不利则为水"所致，为诸多脑病之病理关键。常见于中风急性期或恢复期以及其他脑病中。本证急则可因瘀血水浊之病理代谢产物压迫脑髓而变证丛生，病情危重。缓则脑髓失养转为"脑髓消"。治宜通窍活血利水为大法，可仿王清任通窍活血汤加丹参、川牛膝、白茅根、茯苓、琥珀等，并在此基础上研制成功

"脑窍通口服液"治疗中风失语，可有效降低颅内压，对小儿脑积水、中风早期康复及脑肿瘤等均有明显疗效。

肾虚血瘀证，症见音喑失语，心悸，腰膝酸软，半身不遂，舌质红或暗红，脉沉细等。由于肝肾同源，精血相生，尤以中风病后期，病人肝肾本已亏虚，精血衰耗，脉络之瘀滞不去，清窍失濡，肢体失用，治宜补肾益髓，活血化瘀，常用地黄饮子加减，如加丹参、鹿衔草、桑寄生、川牛膝、肉苁蓉、桃仁、红花等，或佐黄芪以益气活血，水蛭以祛瘀生新。

活血化瘀法是针对瘀血内停，脉络瘀阻，血行失度而采取的以改善血液循环，化除体内瘀滞为基点的一种有效治法，故活血化瘀法治疗中风病的卓越功效早已为临床及实验研究所证实。他临床体会，活血化瘀药物虽有通经活络、化瘀止痛、祛瘀生新、醒脑开窍的功能，但应用必须有的放矢，适可而止，以免过用伤正，产生流弊。

对于在脑出血急性期是否可用活血化瘀药，有颇多争论。张学文认为，不宜拘泥于常法，而应从分析脑出血的病因病机着手，在脑出血急性期适时适量地用适当的活血化瘀药是十分必要而且有益的。从中医理论上讲，脑出血后，离经之血即为瘀血，且出血愈多，瘀血也越重。瘀血壅阻脑窍，不仅直接损伤神明，且使之失去正常的主司和调节功能，或致脑络不利，津血流行不畅，血滞留而为瘀，津外渗而为水，形成瘀、水并存的病理格局，同时瘀血阻滞，血行失去常道，还可进一步加重出血。故在此期及时加用活血化瘀药，既可减轻脑血肿的形成，加速血肿的吸收消散，防止再出血，又能控制和减轻脑水肿，防止脑疝形成，对于终止和延缓脑出血急性期病理发展环节具有十分重要的作用。在具体的运作上，力峻势猛之破血逐瘀药当慎用，因用之不当反而加重出血，可选用一些具有活血与止血双重作用之品，或酌加数味性能平和之药。在临证时，一般在辨证用药基础上，常加三七3~6g，水蛭10g，花蕊石15g，再加入川牛膝15g，引热引水引血下行，丹参15~18g以养血活血。如此，辨证论治与活血化瘀专药结合，既着眼于整体机能的改善，又直接针对瘀阻脑窍这一病机关键，二者相得益彰，临床同用此法治疗出血性血管病疗效甚为满意。

张学文通过多年从事中医急症理论的研究，并结合自己的临床经验，总结了许多治疗急症的思路、方法及有效方剂，业已在中医界广为应用，并取得了较好的临床疗效。为了使中医治疗急症有一个更好的发展前景，张学文根据自己的切身体验，提出了中医急症的研究方法及有待解决的问题。

怎样开展中医急症学的研究呢？目前国内许多学者对此发表了很多很好的意见，张学文认为，首先对中医治疗急症要有个正确的认识；二是要确立急症研究的方针；三是要有正确的方法。

首先，要纠正一些不全面的看法。由于历史的原因，给医务工作者和人民群众造成了一种印象：西医善治急重症，中医擅长慢性病。这种认识虽有一定的根据，但很不全面。因为中医、西医各有所长，各有所短。在治急症方面更是如此，故不能一概而论。有关如何正确看待中西医学体系的论述颇多，日本伊原信夫在《如何验证中医学的临床疗效》中认为，"在治疗方面，现代医学的实际治疗不是直接针对病人，而是针对疾病模型；病人是通过模型接受治疗（诊断体系与治疗体系脱离的逻辑、必然性就在于此）。在进行这样的诊疗时，医生与病人表面是一对一地面对面，但是医生的眼睛在原则上是对着疾病模型，而不是直接面向病人。总之，病人成了提供情报资料的素材。与此相反，中医学对疾病反应和情报，是不脱离现场和具体的个体，而作为一个整体来掌握，因而治疗也是直接针对该病人。"中医诊病尽管接受情报的是人，"人的确没有器械那样正确和公正无私。但是'人'这个精密仪器，不管处于什么位置，都能立即出现于病人的面前，接受情报、研磨、澄清、锻炼感觉，越过个人、时间、世代、场所，不断地运用归纳法和演绎法，使情报类型化和系统化，并进行校正，以尽量排除容易变移的直觉的弊病。不要忘记，如此便利而且有效的仪器，在世界上还未曾制造过，而且也不可能制造。"所有这些中医的独到之处，在急症的诊断与治疗上，必然发挥其独特的作用，以弥补西医治急症之不足。虽然中医救治急症还存在着重重困难，面临着上述多种亟待解决的问题。但是只要我们能树立百倍的信心，争取主动，敢碰急症，并始终坚持以严格科学的态度进行急症的研究，就一定能克服困难，解决这些复杂而繁多的问题，把急症学的治疗水平提高到一个崭新的阶段。因此，张学文认为，在开展中医急症学研究之先，必须首先对中医的长处和短处有一个清醒的认识，有一个恰当的评价，还要在报纸、杂志或学术会议上进行必要的宣传，不仅使广大中医人员有正确的认识，还要使整个社会都了解这方面的知识，以纠正由于历史原因造成的局限，促进中医急症学的研究和发展。

第三，要有正确的方法。中医急症学研究，方法是多种多样的，据各地的经验，在改革中药剂型和给药途径上出现了较好苗头。张学文认为，在改革中药剂型的过程中，以中医理论为指导，以中医辨证为依据，以西医的检验和诊断作参考，研制出疗效肯定、经得起重复验证的药剂，如像能供静脉注射用的清气、清营、清热凉血、固脱回阳、息风镇惊、活血化瘀的针剂以及养阴增液的大型输液剂，这可能是中医急症治疗学创新发展的一个重要内容，是提高中医急症治疗水平的一个急需解决的问题。

除此而外，亦应重视中医传统理论和治法的提高。如举办中医急症学提高班或专病班，收集编写理论密切结合实践的中医急症学讲义，或加强各科教材中有关急症章节和内容的编写，加强急症学研究基地或急症研治中心的建设，定期开展急症学术交流，并积极创办急症学研究刊物和加强文献资料交流等等。近年来，我国中医急症学研究越来越受到重视，在理论研究和临床研究方面都有较大进展，中医急症学的专著也有许多出版。如果我们能进一步加强中医急症学的研究，必将对中医药学的发掘、整理、提高和创新产生深远的影响，中医后继乏人和乏术的局面将有望改善，从而进一步推动中医学术的发展。

承前启后深思辨　疑难病症善攻关

1999 年 5 月的一天，西安灞桥区水流乡一吴姓病人被四个人抬进了张学文的诊室，但见其"面色青黑，体瘦如柴，腹大如鼓"，等候就诊的七八位病人吓得恐慌避让。据病者家属讲，病人在西安某大医院被诊断为"急性黄疸型重症肝炎"，住院 40 多天，病情却日渐加重，黄疸越来越深，卧床不起，生命垂危。医院已告诉家人准备后事，如今只能抱着试一试的态度找张学文看看。

诊见病人面目青黑暗黄，时有发热恶寒，乏困无力，腹大如鼓，少腹满痛，小便黄赤，大便色黑而溏，舌质紫暗，苔灰厚腻，舌下散布瘀丝瘀点，脉沉细尺弱。张学文诊断为一种少见的疑难病——"女痨疸"，属于黄疸病的一种。辨证属于肾气亏虚，血瘀疸阻。决定运用"益肾、活血、退疸"的方法为其治疗。遂宗肾气汤合茵陈五苓散方义处方：干地黄、山药各15g，桂枝10g，茯苓20g，泽泻、白术各12g，茵陈30g，丹参15g，炒杜仲12g，川牛膝、白茅根各15g，桃仁10g，红花6g，黄芪30g，黄柏10g，水煎服。病人服药3天就有了效果，7天后病情明显减轻，两人搀扶就能慢慢行走。此后以上方为主稍事加减，两个月后病人即痊愈。10年后病人随诊高血压病时，诉肝病再未复发，一般状况还强于同龄人。

从医50余年来，张学文从死神手上抢夺回来的生命数以百计。

内科疑难杂症散见于各脏腑病变之中，是临床治疗颇为棘手的病症。张学文在长期临证经验的基础上，为启迪后学而撰写出40余万字的《疑难病证治》一书，分别从疑难病的概念、疑难病辨证思路与方法、方药运用体会等方面，阐述了他的证治思想和临证经验。在他的研究生们协助下，重点对中风、解颅、眩晕、癫痫、老年性痴呆等中医脑病范畴的病证进行了逐一的总结和探讨。《疑难病证治》由人民卫生出版社于1996年初版、2005年再版，因供不应求，先后多次印刷上市，该著作曾得到全国著名中医学家董建华的高度评价（详见《疑难病证治》1996年版序评）。董老评述道："该书从纵观古今的角度，融理论与实践于一起，释疑难本意，析辨疑思路，展难病治法，系集作者数十年治疗中医内科疑难病体会之深者及方药运用匠心独到者编撰而成，不求概全，但求实用，不泛泛而论，处处以治验为据，诚中医疑难病领域又一力作矣，实内科疑难病患者一大幸事。"

张学文在《疑难病证治》中对疑难病辨治思路与方法从八个方面进行了系统总结：前车之鉴认真总结、辨证求精求深求细、筛方选药知药善用、创立新论另辟蹊径、觅寻秘方出奇制胜、广开思路中西汇参、汇集众长协同作战、持久战略守方徐图。他又将半个世纪来诊治疑难病潜心研究的八种常用治法悉数列出，无私奉献：启思路活血化瘀、祛痰浊可愈怪疾、顽病痼疾施虫剂、疑难久病须扶正、益中焦疑难可解、通二便可释疑难、治疑难莫忘解毒、补肾活血疑难寻。

1998年张学文退休后，为了继续带教学生，完成科学研究，他成立了疑难病研究所，对各种症状古怪却又查不出病因的疾病投入了大量精力。诸如有半夜起来莫名其妙地拍手直到筋疲力尽者，有三伏天穿着棉袄皮靴还冷得浑身发抖者，还有壮汉突然变得全身无力连手指都无法动弹者……这些病人求治无门，痛苦得几乎失去了活下去的勇气，他们都来找张学文。张学文根据多年的临床经验和中医知识，用独特的药方为痛苦无望的疑难病患者驱走了病魔，获得了"新生"。例如西安有一位夏天都必须穿着冬装的女病人，其丈夫多年来只能与其分居，因为住在一起，不是丈夫热坏了，就是妻子冷得不行。张学文诊断认为，该女病人是肾虚后邪气乘虚而入。他开了温阳益肾活血化瘀的中药方，调治一年余，现在女病人夏天像正常人一样穿起了漂亮的裙子。

1975年1月23日，他接诊了一个6个月大的男患儿闫某，出生后即头颅膨大，前额向前突出，目睛下垂，肢体活动障碍，智力较弱，经西安几家大医院均诊断为先天性脑积水，除插管抽水外再无其他根治方法。家长在无奈中，经人介绍找到张学文以求最后一试。只见小儿精神萎靡，面色㿠白，囟门膨出，目睛下吊，头颅膨大叩如破壶，呈上大下小形状，头皮脉络怒张，频频吐乳，手心发烧，指纹青紫。张学文悉心思辨，判断其为先天不足，水瘀互结颅脑所致。处方：赤芍、川芎、琥珀、桃仁、红花各3g，茯苓24g，泽泻、川牛膝、葱白各6g，红枣7枚，生姜3片，麝香1g（分10次冲服），黄酒60g为引（分10次入煎）。

上方在3个多月内共服30余剂，患儿头颅外形明显缩小，能自动抬头，会叫爷爷、爸爸，精神好转。逐渐会坐、会站，但尚不能学步行走。继以上方去姜、枣，加车前子、丹参各九克。继续服用一个月，病情大为好转。一年后随访，一切正常。20年后随访已入伍参军了。

疑难病症首先是诊断困难，病因不明，往往令人束手无策；有些病因虽已明了，但因缺乏有效的治疗方法或手段，对其也只能是望洋兴叹。张学文怀着勇于探索的精神，发挥中医的特长，认真思辨，治顽疾常常效果显著。病人司某，男，40岁，工人。1992年5月16日初诊。因头昏乏力，牙龈出血伴脾大一年余，曾在西安某医院住院5个月，经多次会诊，确诊为罕见的"多毛细胞白血病"，经多方治疗，效果不著。求诊时仍头晕眼花，面色无华，有时齿衄，唇色淡，皮肤发黄，舌苔薄腻稍黄，脉弦细数。心肺未见异常，肝肋下2cm，脾肋下2cm，表面光滑无压痛，血小板计数$81×10^9$/L。反复推敲，张学文思辨其证属脾肾两虚，阴亏血滞。治以补益脾肾，养阴活血止血。处方：生熟地黄各15g，制何首乌30g，鸡血藤45g，当归、怀牛膝、鹿角霜、肉苁蓉、白芍各12g，麦冬、焦山楂各15g，三七粉3g（冲服），阿胶10g（烊化）。6剂，水煎内服。

1992年5月24日二诊：上方服六剂后精神好转，头晕消失，纳食可，但仍感乏力，劳作后加剧，时有齿衄，面色少华，眼睑色白，二便调，脉较前有力。继以前方去生地黄，加巴戟天、狗脊各10g。

此后每次来诊时，均以此基本方加减，曾加炙黄芪30g、五味子10g、党参15g、炙甘草10g、杜仲炭10g出入，守方继服，病情逐渐好转，至7月10日，服药历时近两个月，病情稳定，精神转佳，困倦乏力之状大减，化验血小板数上升至$120×10^9$/L，纳食可。继用上方为丸善后巩固。

针对此案张学文指出：多毛细胞白血病，是现代医学的诊断，治疗较难。本病系一种特殊类型的慢性B淋巴细胞白血病。病人常表现有贫血、发热、脾肿大，外周血细胞往往减少。诊断本病的主要依据是在外周血或骨髓中见到有特征性的多毛细胞。尽管如此，由于病人表现出一派脾肾两虚征象，兼有阴虚血瘀症状，用中医理法仍然可以辨治。故自始至终以补益脾肾为主法，稍佐益阴活血止血之品，守法守方近两月，终于获得临床好转。此案说明，诊治疑难病，一要敢诊敢治，坚持用中医之所长，不为其他因素所惑；二要准确辨证，守方久服，不要朝三暮四，动辄改法易方致使半途而废。

张学文治疗疑难杂症擅长应用丹参。他深悟丹参药性，对其临床运用可谓炉火纯青，言必丹参、法当活血，在处方用药中对丹参可谓"情有独钟"，以致在学术界有人对他冠以"张丹参"之雅称。但细观张学文的临床处方用药，也绝不尽然，关键在于辨证论治，因病而异。

张学文认为，丹参是常用活血祛瘀药，其用途广泛，疗效卓著，性平无毒，药源广而价廉易得，是一味值得认真研究和推广的药物。无论是人体上部疾病还是下部疾病，是五脏六腑内疾还是躯体皮肤外患，是寒凝虚痨还是热瘀积滞，在辨证的基础上把握好剂量灵活施用丹参常可获得著效。

例如他用丹参治疗人体上部疾病，对突发性耳聋，因肝肾不足，血行不畅，耳窍失聪，经中西药物治疗久治难瘥者，治用知柏地黄汤加丹参、磁石、蝉蜕、川牛膝，临证屡验。治肝热上犯耳热怪症，则以丹参与磁石、菊花、夏枯草、生地黄、龙胆草、川牛膝等为伍，清肝火，化瘀滞，通窍络，临证用之，其效甚佳。治疗高血压者，多在辨证论治基础上选配丹参、磁石，效果卓著。对肺气不宣，血行不畅之咳嗽，常用丹参配杏仁、桔梗、川贝母等，宣肺活血，降气止咳，疗效昭彰。

他用丹参治人体下部疾病时，取丹参通血脉，活血通痹，苦降下行之效，对下部经脉瘀滞者用之尤验。如治下肢关节风湿痹痛，常以丹参配川续断、独活、川牛膝、桑寄生之属；若风湿热痹，关节红肿热痛者，则以丹参配银花藤、苍术、川牛膝、黄柏、赤芍、松节等；治下肢脉管炎常以丹参配当归、鸡血藤、玄参、生甘草、金银花、桂枝、穿山甲等；对月经不调、经闭或产后血瘀腹痛者，丹参配当归、香附、益母草之类，或丹参一味为末白酒送服，皆有效。治疗肝肾郁（瘀）热之阳痿、早泄，则以丹参配生地黄、熟地黄、知母、川牛膝、黄柏、莲须、阳起石、山茱萸、郁金、羌活、白芍等，名曰固精启阳汤，疗效明显。

他用丹参治疗虚证，是针对久病正虚，血行无力，久虚多瘀而设。他认为，丹参祛瘀生新，行而不破，前人有"丹参一味，功同四物"之说，《本草纲目》谓之"养血"。用之治疗虚证眩晕，本杞菊地黄汤之意创益肾定眩汤（杞菊地黄汤加丹参、磁石、川芎、天麻），对头晕，腰脊酸软，舌暗淡，脉沉细而涩等肾虚夹瘀者甚效；对血虚心悸失眠者，又常以丹参配炒酸枣仁、当归、生地黄、五味子等治之，此即《大明本草》所谓"养神定志"之意也。治气血大虚，肾气亏耗，瘀血不行之虚劳证，又惯以丹参配炙黄芪、当归、何首乌、巴戟天之属取效。

他用丹参治疗实证，也是分析到无论六淫七情，伤及机体日久，终可导致气血不畅，从而发生气滞血瘀之病机。他取丹参活血行瘀，破宿生新之功，临床用于实证治疗也多有效验。如肝胃气痛者，仿丹参饮之义常以丹参配檀香、砂仁、郁金取效，此乃气机郁滞，血行不畅，故理气活血，相得益彰。以丹参、茜草根、鸡血藤、紫草、大红枣为伍，治疗过敏性紫癜屡效，此即丹参能"破宿血，生新血"，使离经之血归经是也。针对狂证病机多火、多瘀、多痰，在辨证遣方基础上，大量配以丹参可取效。对水肿经闭者又常以五苓散配丹参、琥珀、益母草等收功。

张学文认为，丹参具有养心安神，善除虚热，止忡定悸之效。因丹参味苦性寒，入血归心，能清心火，除血热，安神志，定悸烦，故临证用之得当，则病瘥迅捷。如对血虚心悸失眠者，常用丹参与柏子仁、当归、生地黄、五味子、炒酸枣仁等相伍。而对心悸怔忡，属心气不足，气虚血瘀者，也可以补阳还五汤加丹参、炙甘草、麦冬等治之。对胸阳不振者，用瓜蒌薤白汤或宽胸通痹汤（丹参、瓜蒌、薤白、檀香、降香、桂枝、鹿寿草、山楂、川芎、麦冬、田三七、赤芍）。对气阴两虚者，用生脉散、益脉通痹汤（丹参、太子参、麦冬、五味子、瓜蒌、炙甘草、炒酸枣仁、降香、山楂、鹿衔草）。治胸痹胸痛、失眠惊悸、脉律不齐等症，用炙甘草汤之义创丹参安心汤（丹参、西洋参、苦参、玄参、炒酸枣仁、麦冬、炙甘草、桂枝、山楂、鹿衔草），临床运用皆获良效。他细细思索其治病之理，无论胸阳不振或气阴两虚等，皆可致血行不畅瘀血阻滞而病，故按"不通则痛"之理，运用丹参寓化瘀于辨证方药之中，可增其效也。《本草纲目》谓之"活血，通心包络……去心腹痼疾结气"，《滇南本草》言其能："补心定志，安神宁志，治健忘、怔忡、惊悸、不寐"。可见丹参在治疗心胸部各种原因所致之瘀血证方面，是值得重视的药物。

张学文常取丹参祛瘀生新通百脉之功效，每每用于救治危笃痼疾常显奇功。如治中风，他宗王清任补阳还五汤之意创通脉舒络注射液；治中风、脑肿瘤、脑积水等属颅脑水瘀证者，宗王清任通窍活血汤之意创脑窍通口服液（主要成分有丹参、桃仁、麝香、白茅根等）；治中风先兆、预防中风发作，创清脑通络片（主要成分有决明子、丹参、水蛭），临床疗效卓著。治疗昏迷闭证属热闭者，他将安宫牛黄丸用丹参煎汤灌服或鼻饲；对寒闭者，将苏合香丸用丹参煎汤灌服或鼻饲；而无论寒热闭证皆常以丹参注射液兑入葡萄糖注射液中静滴。治脱证，常以参附汤加丹参之属煎服或丹参注射液兑入葡萄糖注射液中静滴，而昏迷凡属痰湿郁闭者又皆配以蒲金丹注射液（石菖蒲、郁金、丹参）肌注，每日2~4ml，同时可用丹参注射液4~20ml兑入500ml葡萄糖注射液中静滴，常可使病人症状减轻或转危为安。实践证明，丹参在治疗心脑血管病及神志病变方面主要作用在于其活血通络达四末，祛瘀生新利窍闭。对出血性和缺血性中风常常配伍丹参以活血化瘀而均能获效。对癫痫的治疗，则常用丹参配石菖蒲、远志、白茯苓、僵蚕、胆南星之属治之。治肝肾阴虚阳亢，痰瘀深伏血络之惊叫证，又以丹参配龙齿、川牛膝、琥珀、女贞子、牡丹皮、羚羊角粉等。且对此等疑难怪症又常用辨证口服汤药另配丹参注射液每日4ml肌肉注射，可使长期治疗无效者病情好转。

张学文还擅长施用丹参治疗肝胆郁滞之疾，症瘕积聚之患。他分析气滞、血瘀、水停积于腹中日久，往往形成症瘕积聚之证。而丹参归肝经入血分，善行血中气滞，活络消肿，瘀去而水行，故可常用之。如乙型肝炎属肝肾阴虚者，以一贯煎加味必配丹参；黄疸各期，辨证用药也每配丹参；对臌胀水湿瘀阻者，也常以丹参、柴胡、当归、鳖甲、牡蛎、鸡内金、大腹皮、茯苓、三棱、莪术等相伍；治胆结石，则丹参配大黄、鸡内金、金钱草、柴胡、枳实等。如此处方，对改善肝胆功能、软化肝脾、缩小肿块、化瘀排石等，疗效皆较可靠。丹参的药理学研究表明，其具有降低转氨酶，保护受损的肝细胞，促进肝细胞再生和抗纤维化等作用，此正乃《神农本草经》所说之丹参"祛寒热积聚，破症除瘕"也。

张学文认为，丹参还具有化瘀利湿通达三焦之效，故可用于阴水及阳水的治疗。下肢水肿及全身浮肿，腰酸乏力，属肾虚血瘀者（如慢性肾小球肾炎、慢性肾盂肾炎、肾病综合征等），用益肾化瘀利水汤（五苓散加丹参、黄芪、桑寄生、益母草、川牛膝、山楂、白茅根、通草）；治下肢浮肿，困倦乏力，脘腹胀闷疼痛，舌质瘀暗，脉结代，系心阳虚弱，水湿血瘀所致者，常用真武汤合丹参、桃仁、黄芪、白茅根；肾阳不足者投以金匮肾气汤加丹参、白茅根、杜仲等；气滞水停者以柴胡疏肝散合五苓散加丹参等；阳水面目浮肿（急性肾小球肾炎等）属风邪遏肺，三焦气机不利者，越婢加术汤加丹参、茯苓、车前子、连翘等品治之；属肺气虚寒，水道不利者，苓甘五味姜辛汤加丹参等，皆可增强疗效。他深切体会到临床上只要辨证准确，合理运用丹参，常可有利于消除尿中化验之异常。

他还常常教导学生，丹参具有凉血解毒、消肿止痛、排脓生肌功效，治疗痈毒疮疖皆可应用。如他在临证中常将丹参配连翘、天花粉、蒲公英、瓜蒌等药消乳痈；配金银花、连翘、乳香、没药治痈肿疮毒；治疗急性阑尾炎以大黄牡丹皮汤加丹参、红藤等药效果甚好；慢性阑尾炎又常以丹参配柴胡、茯苓、黄连、木香、延胡索、香附、蒲公英、神曲等取效；由于丹参还具有凉血解毒之性，故用绿豆甘草解毒汤临证治疗多种中毒每可获效。对湿热毒瘀阴痒带下者（如尖锐湿疣、宫颈糜烂等），常以丹参配黄柏、苦参、生甘草、白术、苍术、怀山药、土茯苓、地肤子、野菊花、白果等内服外洗，疗效明显；对湿热瘀毒热痢者，又常以白头翁汤加丹参，兼高热神昏者另配安宫牛黄丸合丹参煎服，皆可使疗效提高，疗程缩短；对湿热疥疮，则以丹参、苦参、蛇床子等煎水熏洗患处。

张学文擅长施用丹参并非孟浪通用。他常告诫学生，丹参具有凉血活血之功，对于长期便秘者加用丹参30g，有利于缓解便秘，而对脾虚便溏者、妊娠者均宜慎用丹参。另外，丹参之用量，古今差别很大，据他应用体会，一般成人常用量在10~30g，个别者可用至60g，且先从小剂量开始，逐渐加量。

张学文治疗疑难怪病不仅擅长在辨证施治基础上对常用中药调兵遣将，更是擅用药食共享之品治疗疑难之症。如他用黑木耳治疗多种杂症就尤显匠心独运之处。他认为黑木耳具有降脂祛浊，活血通络，消食化积，润肠通便之功。故凡年老体弱，血脂增高，手足发麻，头昏目眩，血行不利等症，均可在炒菜时加用泡软洗净之适量黑木耳，经常食用能明显改善症状，也可煮汤或研粉冲服，坚持长期应用效果显著。他治疗误吞金属之物，以黑木耳30g，温水泡软，洗净除去杂质，与韭菜同炒后食用，可因缓下作用带出金属之物。

他用黑木耳曾治愈四例顽固性胃柿石症：黑木耳30~120g，泡软洗净，加入蜂蜜适量，吃木耳喝蜂蜜水，一般服用3~4天即见效，坚持服用直至治愈。其机理就是利用其"利五脏，宣肠胃气，排毒气"的作用，消食化积，润肠缓下。

周 仲 瑛

古为今用，根深则叶茂。
西为中用，老干发新芽。
知常达变，法外求法臻化境，
学以致用，实践创新绽奇葩。

——周仲瑛

周仲瑛，1928 年出生，江苏如皋人。著名中医学家，主任医师，南京中医药大学教授、博士研究生导师，中华中医药学会终身理事，首批享受国务院政府特殊津贴，首批全国老中医药专家学术经验继承工作指导老师，第一批国家级非物质文化遗产项目"中医诊法"代表性传承人之一，国家级名老中医。2009 年由人力资源和社会保障部、卫生部、国家中医药管理局评选为国医大师。

周仲瑛曾任江苏省中医院副院长、南京中医学院（现南京中医药大学）院长等职，是国务院学位委员会学科评议组（中医）成员、中国中医科学院学术委员、国家中医药管理局中医药工作专家咨询委员会委员、国家教委科技委员会医药卫生学科组组员、卫生部药品审评委员会委员；第七届全国人大代表。

周仲瑛从事中医临床工作 60 余年，具有丰富的理论和实践经验。临床强调病机分析，重视病理因素的辨识；善于复合立法，治疗多种急重症和疑难症效果显著。勇于在实践中继承创新，先后提出"审证求机""辨证五性""知常达变""复合施治"等新观点，创立"内生六淫""第二病因"等理论。曾深入疫区十余年，研究流行性出血热，提出"病理中心在气营，重点为营血"和"三毒"致病新说，显著降低了出血热的病死率；在对病毒感染性疾病的研究中，研制出"清气凉营注射液"，并列入国家科委引导项目；针对急性休克所研制的三种辨证系列中药制剂，被列入 21 世纪全国中医院急诊室必备制剂名录；系统研究了瘀热相搏证，形成了"瘀热"病机学说。迄今为止，主持国家、部省级课题 36 项，其中 4 项列为世界卫生组织传统医学合作项目，获得科研成果 24 项，创制新药 5 种，发明专利 6 项，发表学术论文 216 篇。

作为我国中医教育事业和中医内科学科的领军人物之一，周仲瑛为中医高等教育事业的发展作出了重大贡献。他编写或参与编写了《中医内科学》《中医急症学》教材及教学参考书共 29 部，培养了一大批中医精英人才，其中许多人已成为各大医院、科研单位和院校的业务骨干。

除了教材和教学参考书之外，周仲瑛的学术思想和临床经验体现在他的诸多著作中，如《周仲瑛临床经验辑要》《中国百年百名中医临床家丛书·周仲瑛》《瘀热论——瘀热相搏证的系列研究》《中医内科急症学精要》《中医内科临证备要》和《周仲瑛医论选》等。

冒风险深入疫区　出血热不再肆虐

20 世纪 70 年代末，欧亚大陆曾流行过一种致命的传染病。一旦感染了这种病，患者先后出现发热、出血及肾脏损害，病情的发展非常迅速，常在短时间内致人死亡。这种可怕的瘟疫就是流行性出血热。

当时，中国是流行性出血热发病最多、流行最严重的国家之一。除青海省和台湾地区之外，全国其他省市无一幸免，江浙一带成为疫病流行的重灾区。由于没有可靠的控制办法，出血热的流行一度造成恐慌，人人谈之色变！

周仲瑛临危受命，开始了流行性出血热的临床研究。早些年，他曾救治过伤寒、乙脑、麻疹等时疫，但对如此凶险的出血热，还没有多大的把握。当时通行的治疗思路比较简单，发热期就统用清解四号，搞成一病一方的模式，结果死亡率仍居高不下。

为攻克流行性出血热，周仲瑛先和大家一起查房，逐渐积累了感性认识。之后，他身先士卒，带领治疗研究团队深入疫区，到疾病流行最为猖獗的高淳、东海等地，建立了临床基地。当地的生活条件非常艰苦，医护人员随时可能被感染，但周仲瑛和他的同事们不惧困难和危险，在防护设施极为有限的情况下，设门诊、管病床，在临床第一线救治患者。

根据传染性、流行性和临床症状，流行性出血热属于中医学"瘟疫""疫斑""疫疹"范畴，周仲瑛首次将其命名为"疫斑热"。这一病名后来得到中医界的广泛认可。而在当时，病名的确立实际上是指明了辨治的方向。本病的临床表现主要是发热、出血、低血压休克和肾脏损害，临床医生总结出这样的顺口溜："高烧脸红酒醉貌，头痛腰痛像感冒，皮肤黏膜出血点，恶心呕吐蛋白尿。"在掌握第一手临床资料之后，周仲瑛综合运用卫气营血、三焦和六经辨证的方法，对本病的病机和治法进行了分析。本病的演变一般都经过发热期、低血压休克期、少尿期、多尿期和恢复期五期。中医的治疗同样应当立足疾病的全过程，根据各期的病症特点进行辨证用药。一开始，他们遵照先贤叶天士的论述，按"卫之后方言气，营之后方言血，在卫汗之可也，到气才可清气，入营犹可透热转气……入血就恐耗血动血，直须凉血散血"的思路，针对疾病各期拟订了治疗方药，满怀希望地在临床进行验证，却失望地发现，效果仍然不能令人满意！

周仲瑛陷入了巨大的困惑之中。病人痛苦的表情，渴望生存的目光，深深地震撼着他。在一整天的忙碌之后，周仲瑛拖着疲惫的身躯缓缓地走在高淳的田间小道上，满脑子都是出血热的问题。这是一种进展迅速、极为凶险的疾病：发病初在卫分，转眼间就出现了气分的症状，紧接着便传到了营血，短期内就会引起急性肾功能衰竭。思考着这些临床特点，周仲瑛突然悟到，对于这种传变迅速的疫病，如果死搬卫气营血分期而治的方法，就有可能滞后半拍，延误病情。以前的教训就在于此！

凝滞的思路一下子打开了！周仲瑛兴奋地赶回医院，在医生值班室昏暗的灯光下，一边思考，一边写下了这样一段话："本病卫气营血传变过程极为迅速，在气分甚至卫分阶段，邪热多已波及营分，往往重叠兼夹，两证兼见，而气营两燔基本贯穿于发热、低血压休克、少尿三期，气营就是其病理中心！针对这一病机特点，到气就可气营两清，只要见到身热而面红目赤、肌肤黏膜隐有出血疹点、舌红等热传营分的先兆，就应该在清气的同时，加入凉营之品，以防止热毒进一步内陷营血。"

之后，周仲瑛和同道们一起，经过无数个日日夜夜，通过分析病史、观察病程、研究病征、拟订治法、总结疗效，最终摸清了流行性出血热的病机规律，找到了行之有效的诊治方法！这一系列新的辨治方药的应用，使上千例流行性出血热患者获得了新生。后来的统计分析表明，周仲瑛他们治疗了1127例流行性出血热患者，病死率是1.11%；而按照当时的医疗水平，该病的病死率在7.66%左右。特别是对死亡率最高的少尿期急性肾衰病人，周仲瑛应用泻下通瘀、滋阴利水的方药治疗，使病死率下降到4%，明显优于对照组的22%。出血热的流行势态终于被控制住，不再那么狰狞可怕了。国家对周仲瑛的这一研究成果给予了高度重视。1988年，"中医药治疗流行性出血热的临床及实验研究"获得卫生部科技进步一等奖，并代表我国出血热治疗的最高水平，到前苏联进行国际交流。这一研究还被国家科委和经贸部选入1979~1989年中华人民共和国重大科技成果项目。

此后，周仲瑛围绕传染性疾病进行了多项研究，充分展示了中医在该领域的优势和特色。他对乙脑、病毒性腮腺炎和重症感冒等病毒感染性高热的研究，被列入国家"七五"攻关课题，研究成果于1994年获得国家教委科技进步三等奖。他所研制的新药"清瘟合剂""清气凉营注射液"等，被列入国家科委引导项目。研究项目"清化瘀毒、调养肝脾法治疗乙型肝炎的研究"于1998年获得国家中医药管理局科技进步三等奖。

2003年春天的一个晚上，周仲瑛刚要上床休息，家里的电话铃声急促地响起来。那是他远在广州的学生、广东省中医院呼吸内科主任林琳打来的。林主任说，他们那里遇到了几个病程症状极为相似的肺炎患者，病情重且变化很快，按常规处理效果不佳，因此来电请教老师。以多年来应对传染性疾病的丰富经验，周仲瑛敏感地意识到，这可能是另一种类型的疫病。他让林琳详细记录患者的病情，严密观察病情的变化，认真分析脉症特征，并提醒她这可能是某种类型的"温疫"，须按照卫气营血和三焦辨证的方法进行辨治；同时应注意察舌按脉，分析湿邪是否存在。后来的事实证明，这些不同寻常的肺炎就是曾经引起全国恐慌的"传染性非典型肺炎"。那一年，周仲瑛应邀参加了广东省中医院的远程咨询会诊，参与"非典"救治方案的制订。在抗击"非典"的战役中，周仲瑛的两个学生——中国中医科学院北京广安门医院的仝小林博士和广东的林琳主任，都作出了突出贡献。

2008年5月12日，四川汶川发生了8.0级的强烈地震，全国人民立即投入到支持灾区的运动中。已经80高龄的周仲瑛以其丰富的阅历，意识到震后疫病流行的可能。经过深思熟虑，周仲瑛提笔写下了这样两个处方：

处方一：蚤休10g，贯众10g，淡豆豉10g，青蒿12g，连翘10g，一枝黄花15g，前胡10g，光杏仁10g，桔梗5g。水煎服，每日2次。周仲瑛将这个方子命名为"防疫清解方"，主要用于防治疫毒犯肺所引起的呼吸道感染性疾病，表现为发热、浑身酸痛、咽痛、咳嗽等症状者。

处方二：炒苍术10g，白芷10g，苏叶10g，藿香10g，陈香薷5g，清水豆卷10g，厚朴5g，法半夏10g，陈皮6g，石菖蒲9g。水煎服，每日2次。周仲瑛将这个方子命名为"防疫化浊方"，主要用于防治秽浊伤中所引起的消化系统感染，表现为头目昏沉、胸闷呕恶、腹泻等症状者。

根据这两个处方，南京中医药大学迅速配制了 6000 剂颗粒冲服剂，由校医疗队紧急送往灾区。防疫推荐方的发布会吸引了众多媒体。当有人问及为何要将这么珍贵的配方公开时，周仲瑛坦诚地说："这两个方子说珍贵也珍贵，因为这是我 60 年从医经验积累而成；说不珍贵也不珍贵，因为中医原本就是要为人民服务的！"

攻急症彰显神奇　析疑难复法组方

一般民众往往认为，中医是慢郎中，治不了急症救不了"命"。加上近年来中医急症人才缺乏，大部分中医不能治急症、不敢治急症，也不愿治急症，明哲保身，怕担风险。如此一来，中医几乎完全退出了急症领域。

中医真的不能治疗急症吗？周仲瑛大量的临床病例给了我们明确的答案。

一位 20 岁的女大学生，因"发热 4 天，加重伴咳嗽、胸痛 1 天"，于 1998 年 8 月 26 日住入医院。本以为是一般的肺部细菌感染，但先后用青霉素、立克菌星、万古霉素、欣复欢、君刻单等，高热仍持续不退，且发生多处气胸及胸腔积液，培养提示多种致病菌生长。之后出现呼吸、心跳骤停，经心肺复苏后虽然暂时保住了性命，但患者一直处于浅昏迷状态，经治疗无明显效果，遂请周仲瑛会诊。当时患者神志不清，身热面赤，四肢拘挛，时有抽搐，大汗淋漓，咳嗽痰多，需经常用吸痰器吸出。测体温在 38℃ ~ 39℃，心率 140 次/分钟，呼吸 30 次/分钟。周仲瑛品脉辨证，认为证属痰热闭肺，逆传心包，肝风内动，邪闭正脱。处方：西洋参 10g（另煎兑服），大麦冬 12g，生石膏 30g（先煎），生龙骨 20g（先煎），生牡蛎 25g（先煎），知母 10g，天竺黄 10g，鱼腥草 25g，黄芩 15g，葶苈子 12g，天花粉 15g，全瓜蒌 15g，石菖蒲 10g，炙远志 6g，炙甘草 3g。水煎服。另外，冲服以下药物：鲜竹沥水 20ml，1 日 2 次；羚羊角粉 0. 6g，1 日 2 次；安宫牛黄丸 1 粒，1 日 2 次；紫雪丹 1g，1 日 3 次；猴枣散 1 支，1 日 2 次。如此用药加减治疗，至 10 月 13 日，患者身热渐退，咳嗽咯痰明显减少，神志缓慢苏醒。经治一月之后，患者身热彻底平息，呼吸平稳，神志清楚，眼神灵活，问答能正确反应。几年后，该患者除行动稍显迟缓外，生活基本自理，并结婚成家，为此还专门送喜糖到周仲瑛的诊室，感谢再生之恩。

有位 50 岁的妇女，患原发性血小板减少症，使用大剂量激素和免疫抑制剂，病情未能好转，血小板持续下降。后因感冒发烧，引发肺部感染继发呼吸衰竭，已经昏迷，虽经全力抢救，仍不能控制病情，于是请中医会诊。周仲瑛诊察患者，见其皮肤有大块的出血瘀斑，神志不清，呼吸急促，喉中痰鸣辘辘。认为此证属于络热血瘀，阴络受损，迫血妄行，痰热壅肺，肺失清肃。处方：水牛角片 15g，赤芍 12g，丹皮 10g，大生地 15g，茜草根 15g，黑山栀 10g，制大黄 5g，全瓜蒌 15g，葶苈子 12g，炙桑皮 15g，知母 10g，炙远志 6g，石菖蒲 10g。服药 3 剂，病人神志清醒，出血停止。

有位 12 岁的小学生，突然发高烧，体温 39.2℃，头痛、呕吐，继则抽搐，呼吸急促，神志不清。西医诊断是重型流行性乙型脑炎极期。周仲瑛见其面部发紫，脖颈僵硬，舌鲜红而苔黄腻，辨证为暑温，气营两燔。用其研制的清气凉营注射液，每次 10ml，加入 250ml 生理盐水注射液中，静脉点滴，每日 2 次。同时配合补液、纠正呼吸衰竭、脱水等对症治疗，两小时后患者额头开始微微出汗，体温逐渐下降。36 小时后体温降到正常，神志清醒；5 天后症状基本消失，1 周后康复出院。

有位 65 岁的退休干部，突然中风，恶心呕吐。住神经内科后病情仍继续进展，迅速进入嗜睡、昏迷状态，并发生癫痫抽搐。先请脑外科会诊，认为其血肿位于丘脑，部位深，血肿大，手术风险太大，只宜保守治疗。后应家属要求，请中医会诊。周仲瑛辨其为瘀热阻窍，用凉血通瘀口服液鼻饲。两天后患者神志好转，第 18 天完全清醒。住院 1 个月，出院时患肢肌力恢复到 Ⅱ 级。

有位 82 岁的老太太，患慢性支气管炎 20 多年，经常咳嗽，咯吐黏痰，秋冬季节天气变化时就会发病。一次慢支急性发作住院抗感染治疗后，身热虽退，但咳嗽不止，喘粗气急，不能平卧，吐出的痰如泡沫一样，且下肢浮肿，小便量少，手脚冰凉，神志不清。西医诊断是"肺心病，心衰"。周仲瑛分析她的病情，属于"高年之人，咳喘宿疾，痰浊蕴肺，病及心肾"。遂用温阳活血、泻肺化痰的方药进行治疗。服药 10 剂，老太太的咳嗽气急症状显著减轻，神志也清醒了。继用中药巩固疗效，最后转危为安。

有位 50 多岁的男士，因车祸昏迷 40 分钟，醒来后头昏目眩，核磁共振检查，见"两额颞部慢性硬膜下积液及血肿"，外科认为只有通过手术清除治疗。但患者因畏惧不愿手术，于是求助于中医。诊病时，患者诉说头昏头胀，左下肢发麻。当时的舌脉是"舌质紫，边有齿痕，苔淡黄薄腻，脉细"。周仲瑛分析他的病情，属于"外伤脑络，痰瘀痹阻，清阳失用"。用通窍活血汤和当归补血汤加减进行治疗，另用三七粉、人参粉、麝香冲服，苏合香丸每日 1 粒口服。一个月后复查，脑部血肿明显吸收。继续调治一个多月，临床症状消失，复查核磁共振，脑部血肿全部吸收。

类似的个案比比皆是，充分证明中医是能够治疗急危重症的。

从大量的个案可以看出，周仲瑛给许多急危重症病人治疗时，使用的是成熟的辨治方法，灵活的经验方药，疗效令人非常满意。据统计，他用泻下通瘀合剂治疗流行性出血热肾功能衰竭少尿期 202 例，总有效率达到 96.5%。该方由大黄、枳实、芒硝、桃仁、怀牛膝、生地黄、麦冬、猪苓、白茅根等组成，能通利二便，疏通下焦瘀热壅结的病理状态，改善肾和膀胱的气化功能。从西医角度来看，泻下的中药能使有毒物质排出体外，稳定机体内环境；可引起反射性利尿，减轻肾间质水肿，增加肾血流量，从而促进肾功能的恢复。

他用清气凉营法治疗病毒感染性高热 361 例，病种包括出血热、乙脑、流行性腮腺炎等，99.17% 的患者都获得治愈，病死率仅为 0.83%，显著优于西药对照组的 5.91%。

他对肺系急症的诊治更有心得。几十年来，治愈了许多暴喘、肺炎和肺脓肿患者。治疗暴喘，他总结的辨治要领是："热毒闭肺，表邪未解，当解表清里；脏病传腑，又当清下并施。上盛下虚者，当权衡虚实主次，注意寒热错杂。热毒痰瘀阻肺，心脑受邪，当肺心同治。"对于肺脓肿（肺痈），他总结出清肺解毒、化瘀散结、排毒泄浊和清养补肺四大治法。

重症肝炎也是他擅长治疗的疾病。他指出："血分瘀热是重症肝炎的重要病机，凉血、化瘀、解毒是其基本治法。"他选用犀角地黄汤（犀角现已代用）与茵陈蒿汤合方作为基本方，研制成静脉注射液，治疗重症肝炎 38 例，存活率为 63.16%，而同期不用本法治疗的对照组 35 例患者，存活率仅为 40%。

丰富的经验积累使周仲瑛对中医治疗急症充满了信心。继流行性出血热的研究取得成果之后，他陆续进行了一系列急症研究，包括出血、休克、昏迷、急性肾功能衰竭、病毒感染性高热、重症肝炎和脑出血，等等。

他从事厥脱论治休克的研究，是国家"七五"攻关项目。他在研究中提出，休克的病机特点为"气滞络瘀、内闭外脱"，治法为"行气活血、开闭固脱"，临床用抗厥注射液（主要成分为枳实、川牛膝）和救脱 I 号注射液（主要成分为人参、枳实、麦冬、丹参）治疗休克 136 例，存活率达 96.86%，显著优于对照组的 74%。

对于中风，周仲瑛系统地总结出 12 种治法，即祛风化痰法、息风潜阳法、通腑泄热法、清火化痰法、凉血通瘀法、辛凉开闭法、辛温开闭法、救阴回阳益气固脱法、搜风化痰祛瘀法、益气化瘀法、滋阴息风法、滋养肝肾法。其中，他对出血性中风急性期的治疗更为深入，拟订凉血通瘀的治法，以犀角地黄汤（犀角现已代用）为基础，加大黄、山栀子、泽兰、三七、地龙、冰片等，分别研制成凉血通瘀口服液和凉血通瘀注射液，临床应用效果良好。相关项目于 2001 年获得江苏省科技进步二等奖。

有学生问道："我们在临床上一遇到急重的患者就心里发慌，不知道该如何下手处理。有时候干脆介绍到西医那里，让病人住进 CCU、ICU，输上氧气、挂上点滴才觉得放心。您为什么就能够有把握呢？您的急症经验是怎样积累并提高的？"

周仲瑛回答："实践出真知。如果你只在书本上研究急症，或者钻在实验室里研究急症，根本没有接触过危重病人，当然会心中无底。治疗急症既要有胆量，也要有学识、有经验的积累。过去中医看危重病很多，有实践锻炼机会，经验累积多了胆子也就大了。"

"中医抢救急症要遵照中医的理论和辨证论治原则。如果你想单纯用中成药，想中药西用，想让中药抗菌消炎的作用比西药还强，那你是走错路了！中医不像想象的那样简单，要取效还是很难的，这就要看你的学识了。既要按照中医理论，又要灵活应用。其中的灵活就显现出理论的深厚和经验的丰富。"

周仲瑛认为，急症是最能彰显中医优势特色的领域，"继承发展中医急症医学是振兴中医药学的关键，中医内科急症学应在继承中求发展，在实践中再创新；以证带病，病证结合；扬我所长，化短为长；医药结合，多剂型并举，多途径给药，多疗法配套"。

除了救治急症，诊治疑难病症也是周仲瑛擅长的领域。他重视病机分析，长于复法组方，以此治愈了许多患者。

1998 年 8 月，30 岁的奚先生因"反复乏力、纳差、尿黄七个月，加重一月余"，住进了江苏省人民医院。经检查，他的肝功明显异常，全身皮肤高度黄染。西医诊断为"病毒性肝炎，乙戊重叠型，慢性重型"，经治疗月余不能改善病情。后来邀请周仲瑛会诊。

周仲瑛诊察后，在会诊单上写道："患者面色晦暗，色黄不鲜，目睛深黄，一身黄染；口干苦，脘痞腹胀，恶心；大便溏烂，尿黄；右上腹时有隐痛，无明显触痛叩击痛，腹部膨满，肌肤未见明显瘀点瘀斑。舌淡，苔薄腻，质紫，脉右濡，左小弦滑。病机分析：慢肝久病，肝脾两伤，湿遏热郁，久病络瘀，湿甚于热；病情深重，当防其变。治当理气化湿，清热解毒，祛瘀退黄。"开出处方如下：

藿香、佩兰各 10g，茵陈 10g，炒苍术 10g，厚朴 6g，法半夏 10g，广郁金 10g，陈皮 10g，竹茹 10g，炒黄芩 10g，白豆蔻 3g（后下），白茅根 20g，赤芍 15g，鸡骨草 15g，田基黄 15g，车前草 15g，炒六曲 10g。

一周后再次会诊，患者病情已有所改善，复查肝功、黄疸指数均有好转。又守原方加减出入，调理两周，黄疸稳步下降，肝功继续改善，症状明显减轻，体重增加，腹胀不显，食纳知味。

周仲瑛对随行的学生讲解说："病毒性肝炎病位主要在肝脾，病久可以及肾；病理因素主要有湿浊、热毒、瘀滞诸端；病机为肝脾失调，湿热瘀毒郁结；病理性质为邪实不虚，以邪实为主；正虚者，肝虚多在阴血，脾虚多在气阳；邪实者，湿热毒邪相互交结，血瘀重于气滞。临证应根据患者的症状体征，辨析湿热瘀毒的轻重主次，肝脾失调的根源，气血阴阳的状况。本例患者症状复杂，病情危重。分析其临床表现，中焦气滞之征非常明显，故当重用健脾化湿泄浊之品；又有湿遏热郁之征，故清热解毒亦当兼顾；瘀血之征虽不明显，但从其病情迁延、舌有紫气分析，久病络瘀之机暗藏。综合考虑，治法以理气化湿为主，清热解毒为辅，佐祛瘀通络之品。方以藿香、佩兰、白豆蔻，芳香化浊除湿，使湿浊之气宣化；以苍术、厚朴、法半夏、陈皮、竹茹，燥湿健脾，理气平胃，以杜生湿之源；以白茅根、车前草，利小便而除湿，使湿邪从小便而出。可谓兵分三路，上下分消，共制湿邪。清热解毒用茵陈、黄芩、鸡骨草、田基黄；化瘀通络用郁金、赤芍、炒六曲。这样，就能照顾到病机的各个方面。"

老曹是一位 65 岁的公安干部，身患胰腺癌，经住院进行动脉灌注化疗，腹部疼痛一度减轻、消失。但在一个月后，疼痛又逐渐严重起来，由开始时的隐痛，变为阵发性的剧痛，并且整个背部、腰部都疼痛不适。虽多方诊治，也没有明显的效果，且发现癌症已经向肝脏转移。人已经极度虚弱，腹部胀痛一阵阵加剧，瘦得皮包骨头。周仲瑛仔细倾听了老曹的诉说，看过病历资料，诊脉看舌，发现其舌质偏红，舌头右边有块状的黄腻苔，脉象又弦又滑。沉思良久，周仲瑛在病历上作了这样的分析，"此乃肝胃湿热郁毒，久病结瘀而然"，治疗当"清化热毒，祛瘀散结，苦辛酸复合并用"。老曹服用中药仅仅两周，腰背疼痛基本控制，腹痛显著减轻，发作次数也明显减少了。坚持门诊治疗半年，症状完全消失。老曹精神振作，生活自理，已无任何不适。到医院再次复查 CT，显示病灶已获得稳定控制。

一个女学生，9 岁时曾患血小板减少性紫癜，15 岁时突发血尿，下肢布满暗紫瘀斑，医院诊断为紫癜性肾炎，用激素治疗后控制。但随后血尿再次发作，两下肢紫斑密集，腰酸腰痛，小便红赤，神疲乏力，食欲不振。查尿常规红细胞（＋＋＋），白蛋白（＋＋）。周仲瑛为其诊治，见其面色苍黄，舌质红而舌苔黄，脉细。综合分析属于"肾虚阴伤，络热血瘀，瘀热动血，血不归经"，因此用"滋肾养阴、凉血化瘀止血"的方药治疗。两周后复诊，两下肢紫斑基本消退，所有症状都得以改善，尿检除蛋白（＋）外，其余均正常。之后调理 5 个月，除尿检偶有少量蛋白外，没有其他异常。

这些都是周仲瑛用复法组方治疗疑难病的典型案例。周仲瑛说，在临床实践中，较单一的病机病证固然存在，但病证交叉相兼的情况更为多见。外感六淫、内伤七情、饮食劳倦等多种病因可同时或先后侵袭人体，致使气血失调，多脏受损；患病者往往多病丛生，病因复合，证候复杂，机制多途，病理因素相兼。对于这一类疑难病症，常法小方便难以取效，而复法组方则可以主次兼顾，各个击破，在疑难病症的治疗中有着不可替代的作用。即使是对于单一的病症，也可以通过复合立法，组方配药，使其相互为用，形成新的功用，进一步增强疗效。

复法是针对临床复杂多变的证候特征而拟定的一种诊治方法和辨证思路，特别适应于证候交叉复合，表里寒热虚实错杂，多脏传变并病的复杂情况。此时若以常法处方，难免顾此失彼，或病重药轻，或病众药寡，难以逆转病势。而复合立法则可以集数法于一方，熔攻补于一炉，能适应具体病情，取得较好的疗效。可以说，证之间的交叉、相兼、转化及动态变化是复法应用的实践基础。在应用复法时，有时会不可避免地形成大方多药。但在具体应用时，必须做到组方有序，主辅分明，选药应各有所属，或一药可兼数功者，尽量组合好药物之间的相须、相使、相畏、相杀的关系，避免降低或丧失原有药效，切忌方不合法，主次不清，药多而杂乱无章。尤要注意辨证时做到主次有别，在针对主病主症，采取某一主法的同时，又要把握其整体情况，注意兼病兼症，复合立法，兼顾并治。

周仲瑛特别指出，复法大方与方精药简是并行不悖的关系。复方是一种组方思路，要求临证时要分析全面，精细选药，有机配伍，主次兼顾，因势利导，各个击破。因此，在精选方药的前提下，也可形成配伍精当的复法小方。用好复法的关键在于病理因素和病理基础的辨析，而悟通医理、审机论治则可以提高复法应用的层次。应用复法组方之时，注重整体观念、双向思维是一个便捷方法。

应用复法诊治疑难病症，首先要仔细询问病史病程，全面收集四诊信息；然后根据症状体征、舌脉特点，辨析风、火、痰、湿、瘀、郁等病理因素的有无与轻重，作为复合立法的重要依据；同时分析病理基础，确定阴阳气血的虚实；确立主法主方之后，再根据升降结合、补泻兼施、寒热并用、敛散相伍、阴阳互求、表里相合、气血互调、多脏兼顾等配伍规律，选择对药，拟订处方。最后根据服药后的反应，进一步予以调整，使方药恰合病机。

复法组方治疗疑难病症是周仲瑛最具特色的学术经验之一。这种方法，适用于恶性肿瘤、病毒性肝炎、中风、哮喘、慢性肾炎等，有着良好的应用前景。周仲瑛的学生分别从病证、病机、组方、用药等各个环节，对这一学术经验进行了整理和继承，发表了多篇论文。

急症和疑难病都是周仲瑛长期致力研究的领域。"急性病和疑难病是互相联系的。许多急症就是疑难病，不少疑难病的某个阶段也可以转化为急症。我搞急难症就是基于其相关性和临床实际的需要。"

当然，急重症和疑难病的治疗是不相同的，"急症重在治标，阻断病势，逆转险变"；疑难病则须条分缕析，抓住主次，复法组方用药。周仲瑛曾总结自己的经验："轻灵不是隔靴搔痒，重剂不可诛伐太过；复法大方必须组合有序，独行必须药证合拍！"

厚积薄发瘀热论　四诊精髓赖传承

中医学把常见病因概括为外感和内伤。外感包括疠气和风寒暑湿燥火六淫，内伤主要指喜怒忧思悲恐惊七情。此外还有饮食、劳逸、烧伤、冻伤、虫兽伤，等等。这些因素作为引发疾病的初始动因，能够影响人体的气血运行，导致体内阴阳的失衡。一旦人体内环境受到干扰而发生紊乱，脏腑功能就会失调，进而产生一系列病理因子。病理因子积存体内，成为疾病过程的重要中间环节，甚至决定着疾病的性质、演变和预后转归。

周仲瑛将这些病理产物概称"第二病因"，具体包括风、火、瘀、郁、寒、痰、湿、浊、水饮、毒等病理因素。各种病理因素都有一定的特点，可根据临床表现进行辨析。一旦明确了病理因素，病机的分析就容易得多了。对于那些病程漫长、证候复杂的疾病，初始动因往往难以追溯，但病理因素却有证可辨。针对病理因素治疗，就能解开疾病现阶段的关键症结。其实，中医常说的"审证求因"，多数情况下"求"到的就是"第二病因"。

病理因素之间，又多交互相兼。如中风昏迷患者，风、火、痰、瘀皆备；疫斑热病程中，热毒、瘀毒、水毒三者常错杂并见；慢性肝病则湿热、瘀毒交结。临床必须善于抓主要矛盾，如痰瘀相兼者，应分析因痰致瘀，还是因瘀停痰，以确定治痰治瘀的主次；或调整脏腑阴阳，通过解除导致痰瘀的根源，达到化痰祛瘀的目的。

周仲瑛认为，分析第二病因中各个病理因素的特点，对于研究中医内科急难症有重要意义。一般而言，病理因素以风、火、寒为主者，多导致急症重症；以痰、湿、瘀、郁为主者，多导致慢性杂病；病理因素单纯者，多是常见病，治疗容易取效；多种因素交结相兼者，则形成疑难病。此外，周仲瑛还总结了"怪病多痰、久病多瘀、难病多毒、疑病多郁"等病机规律。

周仲瑛对病理因素的复合致病现象有深入研究，其中历时最久、范围最广、成果最著者，当属"瘀热"。

早在20世纪70年代后期，周仲瑛就曾对瘀血学说及活血化瘀治则进行了较为系统深入的思考。他指出，只有"根据中医理论，遵循辨证论治原则，针对形成瘀血的病理因素和血瘀的病变部位，采用具体的治法，才能显示中医活血化瘀这一治则的优势，提高疗效"。研究流行性出血热时，他发现在瘟邪化火酿毒过程中，热与血搏，可形成血热血瘀；"瘀热里结"几乎贯穿流行性出血热的全过程，特别是发热期、低血压休克期和肾功能衰竭少尿期。由此提出了"瘀热水结证"这一特定证型，用"泻下通瘀法"治疗获得了满意效果。之后，研究重症肝炎时，发现"瘀"和"热"这两种病理因素也往往相兼并见，并且是导致黄疸发生的机制之一，由此又提出"瘀热发黄证"；研究出血性疾病时，他又发现并命名了"瘀热血溢证"；在对以高脂血症为代表的慢性病、疑难病症的研究中，"络热血瘀证"渐渐浮出水面；1997年以后，周仲瑛在研究出血性中风急性期时，又发现并确立了"瘀热阻窍证"。

从对瘀热相搏证的留意、构思，朝夕揣摩，到一项项科研课题的相继鉴定，岁月无情，转眼间25年已经过去！周仲瑛在长期临床实践中发现，在急性外感热病及某些内伤杂病，尤其是疑难病症发展的一定阶段，许多患者同时兼具血热血瘀见证，单纯运用清热凉血法或活血化瘀法治疗，往往疗效欠佳。为探求其内在规律，周仲瑛通过查阅有关文献，推求病机，并经临床验证和实验研究，明确提出瘀热相搏这一临床常见证候。指出，它是在急性外感热病或内伤杂病病变发展的一定阶段，火热毒邪或兼夹痰湿塞于血分，搏血为瘀，致血热、血瘀两种病理因素互为搏结、相合为患而形成的一种特殊的证候类型。病因为火热毒邪，病位深在营血、脉络，病理变化为瘀热搏结，脏腑受损，治疗大法为凉血化瘀。

临床实践证明，以此理论指导处方用药，治疗多种疾病中的瘀热相搏证，如流行性出血热、伤寒、支气管扩张、系统性红斑狼疮、重症肝炎、慢性乙型肝炎、高脂血症、糖尿病、过敏性紫癜、真性红细胞增多症等，临床疗效显著。

周仲瑛带领团队从理论、临床和实验三方面对"瘀热"之中的五大常见证型——瘀热阻窍证、瘀热血溢证、瘀热发黄证、瘀热水结证和络热血瘀证进行了系列研究，取得多项科研成果，显示了中医以"证候"为中心的研究特色。

2006 年，周仲瑛的学生、南京中医药大学校长吴勉华教授，牵头申报并主持国家"九七三"计划项目"中医病因病机的理论继承与创新研究"之中的专项课题"瘀热病因在内科难治病发病中的机制及其分子基础研究"，重点就是研究"瘀热"学说。2007 年 3 月，周仲瑛的研究专著《瘀热论——瘀热相搏证的系列研究》由人民卫生出版社出版。

老百姓把那些不看舌头不诊脉的中医医生戏称为"问先生"，言下之意是说，其道行不深，全靠问诊让患者说出病情。对于初出茅庐的医生，在脉诊未能掌握、望诊不得要领、闻诊又被忽视的情况下，详细问诊是弥补不足、获得辨证信息的一种方法。但遗憾的是，有些中医医生终其一生都停留在这一层次，不肯在四诊上下工夫，致使中医诊法这一颇具特色的传统技艺，面临着失传的危险。诊法所获取的信息是中医辨证的基础。初始信息不全不准，必然导致辨证的失误，无法保证治法方药的正确。

周仲瑛精于诊法，望、闻、问、切纯熟。因此，当国家确定中医诊法这一国家级非物质文化遗产代表性传承人时，中国中医科学院自然想到了他。

2007 年 11 月 8 日，南京中医药大学对周仲瑛在中医诊法方面的学术思想及临证经验进行了专题研讨。周仲瑛学术思想的传承人郭立中博士，系统总结了老师的经验：

四诊之中，望诊为首。周仲瑛指出："古人称'望而知之谓之神'，将其置于四诊之首，实际上是寓有深意的。病情的轻重缓急，病性的虚实寒热，病位的表里上下……有经验的医生一眼望去便知其八九。"望诊收集到的信息是病情最真实的反映，历代中医以望诊闻名者，很受同道推崇。周仲瑛说，望诊是中医诊法中最难以示人的技巧。但随着临证经验的不断积累，当功夫达到一定程度时，就能逐渐从重问轻望，到先望后问，以至于最后完全有把握以望为主，达到炉火纯青的境界。

"以神会神"，直透深心。周仲瑛认为，医患之间，除了语言交流，还要有心灵的沟通。所以，中医望诊之中，首重望神。望神的秘诀，即在于接触病人的瞬间，有意无意之间明察秋毫，透过患者的眼神探测其内心，掌握内在病症信息。周仲瑛告诫学生，望神一定要用神专一，善于用己之神去察病人之神。这种"一会即觉""以神会神"的能力，是中医望诊的重要技巧，需要在实、践中不断训练才能获得。

察色按脉，先别阴阳。尽管疾病的证候复杂多样，临床表现千差万别，但只要把握阴阳这一纲领，就可以执简驭繁。辨析阴阳关键在于判断寒热。而寒热的征象多种多样，只要医者留意，不难捕捉。如好言者为热，懒言者为寒；喜热饮为寒，喜凉饮为热；怕热喜凉属热，怕冷喜热属寒；数脉主热，迟脉主寒，等等。

问有技巧，突出重点。许多人问诊虽全面仔细，但常常不得要领，枝节末梢，茫然无绪。周仲瑛则强调，问诊最重要的是突出重点，抓住要害，力争句句问在点子上。他说，问诊要围绕辨证有目的地问。如果考虑热证，就要问口渴与否，喜冷喜热，小便是否黄赤，大便是否干结；为进一步确定火热所在病位，还要继续问是否心烦易怒，有则是肝火偏旺；是否夜寐难眠，有则属心火上扰；是否易饥多食，有则为胃火炽盛等。问诊需要紧扣主症。主症是病人就诊时的主要痛苦，也是我们临证需要首先解决的主要矛盾，因此也是问诊的重点。如发烧病人，要问怕不怕冷、有汗无汗、发热的时间及规律等。

掌握主动，意在机先。根据病机发展、演变规律，推测可能出现的兼夹证候，从而有目的地深入探问，这是周仲瑛在多年临床实践中摸索出来的问诊技巧。如遇到两胁胀痛、胸闷腹胀、喜欢叹气的病人，要想到肝郁化火的可能，应进一步问是否有心烦易怒、口干口苦、溲黄便秘等症状；也要想到肝火引动肝风的可能，因此询问是否有头晕目眩、肢体麻木拘挛等症；还要注意肝火旺盛有可能克犯脾土，出现纳差食少、脘腹胀满等；也可能伤耗肾阴，甚至肝阳化风，出现头晕目眩，甚或中风等。如此问有向导，探查蛛丝马迹，则自有先见之明。

脉不能轻，也不可玄。如今，有少数中医大夫临床不再诊脉。他们认为，科学的发展为我们提供了实验室检查及X线、B超、心电图、CT、核磁共振等先进而准确的诊病方法，作为诊断疾病的一种原始手段，桡动脉的搏动提供的疾病信息有限且不可靠。有人甚至认为中医诊脉不过是一个形式而已。周仲瑛指出，脉诊绝不可轻视。虽然，切脉为"神圣工巧"之末，但大多数病人是需要参考诊脉来进行辨证的。浮脉是表证，沉脉是里证，数脉考虑热证，迟脉多是虚寒证，最能体现辨证的特征。临床上，可凭脉辨证或舍症从脉，考虑脉证是否相符，但脉诊必不可少。"中医诊脉的目的究竟是什么？这是需要弄清楚的重要问题。以为诊脉能诊出各种疾病，这是认识上的最大误区。其实，中医诊脉原本是为辨证服务的。比如在临床上，诊到一个弦、滑、数的脉象，你首先想到的应该是肝火旺、肝阳上亢，你可以判断他是中医的肝阳亢盛证，很大程度与高血压、动脉硬化有关。但有的高血压病患者，脉象很细，就说明他不是肝阳上亢的实证高血压，而是虚证。这时你就不能用平肝潜阳的方药，而应当用滋养肝肾的方法治疗。"

外感重舌，杂病重脉。舌诊和脉诊都是中医诊法最有特色的部分，二者需合参互用。周仲瑛体会到，对于外感急症的辨析，尤应重视验舌；而对内伤杂病的诊治，则首当重视诊脉。外感六淫及疫疠之气，虽脉也为之应，但舌质与舌苔的变化更快、更早、更明显，临床意义也更大。如温热初起，仅舌边尖红。热邪进入气分，则整体舌红。由气入营，则舌绛。由营入血，则舌质深绛。舌苔由白变黄、由黄变灰、由灰变黑，提示热轻、热重和热极的变化。另外，以手扪舌能够审气之寒温、津液之荣枯。胃阴不足者，舌白而干；肾阴不足者，舌红而干。外感初起，舌面涎多苔厚而舌质起裂纹，舌尖红者，属内有伏热而兼新感。但对于杂病患者而言，舌象有时只能参考。如消渴病人见腻苔，并不妨碍养阴润燥药的运用，只是要注意轻灵一些，不能过于滋腻；或者在清养之剂中稍加一些藿香、佩兰、白蔻、苍术、陈皮等，以资调理。如果因见腻苔，而大量应用半夏、厚朴、草果、草蔻等苦温燥湿药，就有可能加重病情。肿瘤病人放化疗之后，虽见腻苔，也要注意阴伤的可能。

内伤杂病患者，脉诊的意义更大。浮、中、沉三候中，沉候更能反映机体内部的真实情况。如久病之人，面红，心烦，口渴喜饮，汗多，脉象却细弱无力，证似阴虚火旺，实属气阴两虚；既不能单纯作阴虚论治，更不能用一派苦寒泻火之剂。而应重用甘温益气之品，使气阴渐复。

疑难重症，莫忘诊腹。对于疑难、危重病人，诊腹特别重要。这是周仲瑛的经验之谈。病证难决之时，及时诊腹往往能拨云见日。比如寒证，证据不足时，若腹诊发现皮肤发凉，则可断为寒证无疑。发凉而拒按者为寒实，暖手按压舒适者为虚寒。脐下寒多为肾阳不足，脐周凉多为脾胃虚冷，脐上凉多为心肺阳虚，两胁腹部发凉则为肝胆生发之气不足。同样，疑似热证者，也可通过腹诊明确诊断：腹部皮肤热或灼手，为热证无疑，喜冷而拒按者为实热。若脉有热象而腹不热，或自感手足热但按胸腹不热，或初按觉热久按则减者，则为表热。重按腹部其热灼手者为伏热，初按不热久按灼手为湿遏热伏。腹诊对危急重症的辨证更有意义。危重病人少腹冰冷者为阳气欲绝。治疗后脐下转温为阳气回复。高热昏迷患者迭用清热泻火、凉血解毒、化痰开窍之剂不效，诊腹胀满硬痛者，即可以大承气汤峻下，热毒下泄之后神志立刻清醒。

朱 良 春

诉衷情——九秩述怀

人生匆匆，瞬已虚度九秩，从医七旬。医理幽奥，上工难臻。学海无边，皓首穷经。期有所得，恫瘝在抱。

先贤心悟铸辉煌，经典阐岐黄，七旬孜孜求索，宝库犹深藏。勤读书，多临床，心欢畅。杏林甘露，遍洒人间，夙愿以偿。

——朱良春

朱良春，1917 年 8 月 20 日出生，江苏丹徒人。主任医师、教授、博士研究生导师，著名中医学家。先后拜太医传人马惠卿、上海名医章次公为师。1938 年毕业于上海中国医学院。1956~1984 年任南通市中医院院长。1987 年国务院授予"杰出高级专家"称号。1991 年起享受国务院政府特殊津贴。2009 年由人力资源和社会保障部、卫生部、国家中医药管理局评为首届国医大师。

长期从事痹证、肝病、肾病的临床、科研工作。对风湿病、癌症、肝病、肾病等疑难重症深有研究，屡见奇效。对于虫类药的临床应用尤具心得。善于挖掘民间验方，乐于培育后继人才。著有《传染性肝炎的综合疗法》《汤头歌诀详解》（合著）《虫类药的应用》《朱良春用药经验集》《医学微言》《朱良春医集》等，整理、主编有《章次公医案》《章次公医术经验集》。他提出的"辨证与辨病相结合"，标志着当代中医药辨证论治模式的发展，已经成为重要的学术概念并被运用于临床。

曾任江苏省政协常委、中国农工民主党中央委员、中华中医药学会理事、江苏省中医学会副会长、南通市政协副主席等职。现任中华中医药学会终身理事、中国中医科学院学术委员、国家中医临床人才研修项目专家指导委员会副主任委员、同济大学特聘教授、南京中医药大学终身教授、北京中医药大学博导论坛学术委员会委员、广州中医药大学第二临床医学院客座教授、高等中医教育顾问委员会委员等职。

厚古重今　辨证辨病相结合
独特用药　治疗肝病显奇效

朱良春在长期的临床实践中形成了现代中医观，其主要学术思想是辨证论治与辨病论治相结合。他的这些观点集中表现在《关于中西医结合的几点看法》《辨证与辨病相结合的重要性及其关系的探讨》《辨证论治纵横谈》《发皇古义、融会新知——章次公先生生平及其学术思想》等学术论文中，后来结集在他的专著《医学微言》一书里。

朱良春认为，中医辨证的基本内容，是四诊八纲。而要辨证，首先认证，四诊是认证识病的重要手段。望、闻、问、切，缺一不可。古人云："四诊合参，庶可万全。"四诊是中医的基本功，是医生认证识病的手段。八纲，即阴、阳、表、里、寒、热、虚、实，是辨证论治的理论基础。八纲辨证，是将四诊得来的资料，根据人体正气的盛衰、病邪的性质，疾病所在的部位深浅等情况，进行综合、分析归纳为阴、阳、表、里、寒、热、虚、实八类证候。

朱良春说，辨证论治是中医学的精华。中医治疗注重辨证，从总体把握人体阴阳失调、邪正斗争的状态，把人本身的阴阳失调与外部环境结合起来，综合分析，强调因人、因时、因地制宜，透过纷繁复杂的临床病症表现，审明主证，找到疾病的症结。

1962年，他在《中医杂志》第三期发表题为《辨证与辨病相结合的重要性及其关系的探讨》一文，率先提出辨证论治与辨病论治相结合的主张。他说，中医的"辨证论治"是针对机体各个部分以及整体的主要功能状态与病理活动，给予综合性的评定，提出恰当处理。西医的"辨病论治"，则是在寻找病源，明确诊断的基础上，针对病源用药。因此"证"和"病"是一种因果关系，具有不可分割的有机联系，否定和肯定病和证的任何一方面，都是片面的、不完善的，而两者结合，则是创造新医药学派的重要途径。自朱良春提出"辨证与辨病相结合"以后，中医界递相引用，如今已成为临床辨证论治的至真要言。

朱良春认为，任何一门科学的发展都不是封闭的、排他的，都必须注意汲取其他自然科学之长，才能丰富发展自己，中医学亦不能例外。他说，辨证论治是中医学理论和体系的精髓，临床工作者运用中医理论，通过望、闻、问、切四诊，详细地了解病人症状和体征，通过去粗取精，去伪存真，由表及里，细心分析，归纳总结而得出来的认识，是一个包括病因、病位、病理性质及正邪斗争情况的综合概念。"治病必求于本"，何谓"本"？"本于阴阳也"。辨证就是从整体上把握人体阴阳失调后脏腑功能紊乱的状态，是中医整体观和动态的体现。"论治"就是根据辨证的结果，施以相应的治疗措施，立方用药，调动人体的正气，驱邪防变，达到治疗的目的。辨证论治的优点就在于不论疾病如何千变万化，都可以从阴阳消长、正邪斗争的基本规律入手，运用"四诊""八纲"的方法，归纳分析，提出整体的治疗措施，从而建立起"阴阳自和"的状态。这是中医在宏观、定性、动态研究方面的独到之处。所以即使是疑难杂症，只要认真地掌握了"辨证论治"这个大经大法并灵活运用，就可应付裕如，取得好的疗效。

但是，如果就此以为中医有了一套辨证论治的十全十美的方法，就不需要再前进了，那就要犯孤芳自赏、停滞不前的错误。"辨证论治"也存在一些不足之处，在微观、定量、静态方面的研究不够，对微观的"病"的认识，有时不免失于笼统。例如中医所说的痹证，大体上包括了西医的风湿热、风湿性关节炎、类风湿性关节炎、强直性脊柱炎、坐骨神经痛、骨质增生性疾病。其他如血栓闭塞性脉管炎、系统性红斑狼疮、多发性肌炎、硬皮病、结节性红斑、结节性脉管炎亦有涉及。对这么多的疾病用痹证两字概括之，则显然失之粗疏，缺乏对每个疾病的个性探讨。

朱良春强调辨证与辨病相结合，这主要指的是辨中医的证与辨西医的病相结合。他认为，随着现代科学的发展，中医应学习西医的一些基础理论方法，借助各种先进的仪器和检测手段，把疾病的症结搞清楚，有利于疾病的早期发现与早期诊断，防止误诊和漏诊，从而提高医疗质量。例如直肠癌早期，其症状往往与慢性痢疾或内痔混淆，病毒性心肌炎颇类热病后之劳倦症，如果不经过现代各种理化检查，就不能早期发现，以致误诊。又如隐性肾炎、隐性糖尿病等，都不是仅仅靠望、闻、问、切四诊所能确诊的，必须借助现代的检测手段。再如反胃，也有功能性与器质性的本质差异，若不结合辨病，尽管同样可以处方用药，可以取得疗效，但对病的症结所在毕竟心中无数，而一旦明确了诊断，对疾病的认识更为具体，在治疗上针对性就更强，这是对辨证论治的提高。同时，辨证结合辨病既是病人的要求，也是观察疗效的需要，因为判断某些疾病是否已经治愈，不是仅靠临床症状的消失为依据，还要看各种检查数据是否正常，如肝炎病人肝功能化验要求正常。

朱良春还说，辨证是绝对的，辨病是相对的。运用现代科技手段检查出来的病同样需要辨证。如病毒性心肌炎很像热病后的劳倦症，肠癌早期类似慢性痢疾。如果仅辨病，不辨证，就会走上"对号入座"的狭路，把活泼的辨证变成僵死的教条，势必毁掉中医学。如他曾治一纺织女工病例，该女患子宫内膜异位症（异位至肺部）。前医曾误诊为肺结核、支气管扩张，迭治无效。朱良春根据其月经闭止、每月咯血五六日、颧红掌热、口干咽燥、腰酸腿软等见证来分析，断其病本在肝肾，累及冲任，缘水不涵木，气火冲激，冲气上扰，损伤肺络使然。及时采取滋肾养肝、清肺凉血、调理冲任之剂，连进十剂，月经即循常道而行，肺部症状也爽然而释。可见，肯定或否定"病"和"证"的任何一方面，都是片面的、不完善的，只有将宏观辨证与微观辨病结合起来，探索临床证治的规律才能相得益彰。

朱良春在临床中将辨证与辨病相结合的学术思想，成功地运用在治疗肝病、肾病以及各种疑难杂症中，如对肝炎病的诊治上。

20世纪50~60年代，乙型肝炎成为一种流行性传染病。其中不少患者最终死于肝硬化或并发肝癌。1962年，朱良春在诊治大量肝炎病人中总结辨证与辨病结合的经验，出版了《传染性肝炎的综合疗法》一书。之后数十年，他继续积累临床中辨证与辨病相结合以及用药经验，先后发表了《慢性肝炎证治》《肝炎眼血管变化初探》，对于肝硬化病症，先创处方"复肝散"，继而改进为"复肝丸"，并发表了《"复肝丸"治疗早期硬化的临床体会》等学术论文。

朱良春认为，慢性肝炎多由湿热之邪留恋，肝脾同病而致气虚血亏，或气滞血瘀，迁延不愈演变而来。属中医胁痛、郁证和癥积范畴。由于病程较长、个体病理变化各异，在诊治过程中要强调：疏肝与养肝相结合、扶正与驱邪相结合、区分在气与在血。

他在论述疏肝与养肝相结合时说，中医认为肝为藏血之脏，其体柔顺，主疏泄，性喜条达，对人体气机起调节作用。历代医家治肝方剂皆遵循疏肝与养肝相结合的规律。他具体分析了经典方剂"四逆散"和"一贯煎"各自侧重疏泄或柔养的不同特点，明确提出还要分辨"肝胃不和型"肝炎和"肝肾阴虚型"肝炎，只有采取"疏肝和胃"和"肝肾同治"的方法，才能提高疗效。

他在论述扶正与驱邪相结合时说，肝经湿热是慢性肝炎的主要病因，疫毒是导致本病的主要病机。驱邪是重要环节，但不可机械理解为清热解毒、降低转氨酶，要正确体察邪正之争，治疗中正确运用扶正以驱邪，或驱邪不忘扶正的原则。慢性肝炎多属虚实夹杂，邪实表现为肝气郁结和肝血瘀阻；正虚表现为脾胃气虚和肝血不足，只有肝气舒，脾胃才能健运；瘀血去，新血才能化生，所以要攻补兼施。补法要区分阴虚还是阳虚。阴虚者，要补而兼清；阳虚者，宜补而兼温。

他在论述区分在气与在血时说，对慢性肝炎之各种证候，区分在气分还是在血分，有利于在病理层次进行辨证治疗。所谓在气，指慢性肝炎因气机失调导致一系列病理变化，如肝郁气滞，湿热壅遏；或脾虚气弱，湿浊不化。前者症见胸胁苦满，食欲减退，口苦，尿赤，舌苔薄黄，脉弦，可选"小柴胡汤"出入。后者症见头晕乏力，气短心悸，食欲欠佳，大便干溏不一，四肢轻度浮肿，舌淡胖，或舌边有齿痕，苔薄，脉小弦，当取"补中益气汤"为主方。所谓在血，是指病邪由气入血产生一系列病理变化，或气滞血瘀，或热毒入血，耗血动血。患者病程已久，正气不足，湿热病邪混入血络之中，也属于血分证治范围。肝炎以肝脾虚损为本，血瘀为标。血瘀又有气虚血瘀、阴虚血瘀之不同。前者当用黄芪配莪术、山药配鸡内金两个"对子药"；后者当养阴化瘀，软坚散结，用"一贯煎"加丹参、泽兰、牡蛎、庵闾子等。中医认为，初病在经在气，久病入络在血。慢性肝炎多为络病，特点是肝区疼痛，牵及后背，舌质有紫气，苔薄腻，脉弦涩，肝功能长期不正常。治疗方法应为疏肝养肝必兼通络，通络必兼解毒，可以"旋覆花汤"为主方，取茜草代新绛。如不效，可加虫类药治之。

关于肝硬化一证，朱良春认为是各种慢性肝病迁延发展而来，是具有广泛肝细胞损害及结缔组织增生的慢性进行性疾病。早期肝硬化属癥积、痞块范畴，晚期肝硬化，则应在鼓胀门中辨证施治。对于早期肝硬化，他在 1959～1962 年间先创"复肝散"治疗生效，后又在原方基础上制成丸剂，定名"复肝丸"，效果大有提高。方曰：

紫河车、红参、炙地鳖虫、炮甲片、广郁金、参三七、生鸡内金、广姜黄等共研为极细粉末。另用虎杖、石见穿、蒲公英、糯稻根等煎取浓汁泛为丸。每服 3g，1 日 3 次，餐后温水送下，或以汤药送服。一个月为一疗程。

朱良春认为，肝硬化虽病由肝起，却是影响全身的复杂多变的慢性病变，在整个演变过程中，多使脏腑之间功能紊乱，表现为虚实交错的病机。探讨该病治疗规律，除了明白肝郁血滞、瘀结为癥癖的基本证型外，还应另分四种证型施治：一为肝郁脾虚型，治以疏肝益脾，活血消癥。复肝丸当配逍遥散、异功散、当归补血汤加减。二为肝胆湿热型，治以清肝利胆，泄热化湿。以龙胆泻肝汤、茵陈蒿汤加减，而不宜先用复肝丸，否则会有转氨酶继续升高、烦热不寐之反应。继后再用复肝丸。三为脾肾阳虚型，治以温补脾肾，益气化瘀。以复肝丸为主，配合景岳右归丸、当归补血汤加减。四为肝肾阴虚型，治以滋肾柔肝，养阴和络，凉营宁络。待阴损渐复，再以一贯煎加减，配合复肝丸。

朱良春说，中医药的生命在于疗效，而疗效则来自于明确的辨证与辨病相结合和精当的用药。只有熟谙药物的性能，掌握药物的特点，灵活地配伍应用，才能提高临床疗效。

在治疗肝病中，朱良春在明确辨证的前提下，善于挖掘药物性能的潜在作用，灵活加以配伍应用，考之于古，验之于今，总结出"用药经验"和"经验药对"两大部分系列成果。

所谓"用药经验"者，一共分为 15 类，涉及各种中药 108 种。如肝系病症中，他总结出：桑寄生——祛风湿、降压平肝兼疗胸痹；生槐角——润肝燥定风眩；鲤鱼——消水有殊功；生麦芽——疏肝妙品；庵闾子配楮实子——消鼓胀去腹水；女贞子——益肝补虚；藏红花——活血化瘀兼利胆退黄等。

所谓"经验药对"，就是将中药根据性味功能加以有机组合，产生协同加强或相反相成作用的一种配伍。前人早有《桐君》及《雷公》两部"药对"，后人也多有撰述。朱良春在临床中体会到掌握"经验药对"以及3~5味小品方，是临证论治执简驭繁的捷径。这种"经验药对"，朱良春一共总结出外感病证药对、心脑病证药对、肺系病证药对、胃肠病证药对等16类，计228条。其中治疗肝系病证"药对"有：柴胡10g，白芍15g，可收疏肝解郁功效；升麻15g，葛根20g，可以升散解毒、降低转氨酶；虎杖20g，山楂15g，清利湿热，作用于乙肝表面抗原；枸杞15g，龙胆草8g，养肝阴而清肝热；枸杞、旱莲草各15g，每日泡水代茶饮，可治慢性肝病牙龈出血；庵闾子15g，楮实子30g，主治肝硬化腹水；羚羊角、生石膏，清肝降火治疗头痛目赤；羚羊角0.6g，全蝎3g，研分两次吞服可治肝热阳亢，肝风鸱张之头痛剧烈，肢体抽搐；法半夏、夏枯草各15g，治肝火内扰、阳不交阴的顽固失眠；栀子12g，生大黄15~20g，可治急性胰腺炎等。

为了全面总结行医70余年的中医用药经验，朱良春于1989年整理出版了《朱良春用药经验》（76篇）该书重印四次后，1997年增补26篇，与前76篇合为102篇，定名《朱良春用药经验集》出版。2007年10月，该书在刊印14次之后又增补36篇，合共138篇另行再版。新版《朱良春用药经验集》248千字，是他用药心得经验之结晶，被同道称赞说："本乃不传之秘，竟能公之于世，是仁者之心也。"

从20世纪50年代起，朱良春提出对眼血管的望诊来判断肝病症情和预后，以丰富中医诊断学中望神、观色的内容。此方法源于《内经》"肝开窍于目"理论，同时受崔元亮《海上方》用秦艽治黄疸，述其症状"目有赤脉"的启示提出。朱良春说，肝炎病人随着病情进退，眼血管的色泽、扩张、弯曲变化有规律。凡肝炎病人眼球结膜血管充血，并有锯齿状弯曲显现。眼血管明显弯曲者，是早期象征；血管扩张较剧呈赤红者，为演进之势；血管末端有黑点者，表明肝区疼痛较剧。肝病向愈者，肝功能趋于正常者，眼血管异常随之消失。

弘扬师说　探秘虫类医药学
病中覃思　著作传行海内外

朱良春对中药的研究和使用，在虫类药方面最具有贡献。他在《内经、伤寒杂病论运用动物药之经验及其对后世的影响》《虫类药治疗疑难杂症的经验体会》《组方用药在辨证论治中的重要性》《拓开动物药临床应用之新径》等论文中系统地讲述了这些观点。这些学术论文后来收进《朱良春医集》。

祖国的中医药学是一个伟大的宝库。中药早有"草、木、虫、石、谷"的分类，"虫"在古代就是动物的总称。《大戴礼记》说："禽为羽虫，兽为毛虫，龟为甲虫，鱼为鳞虫，人为倮虫。"因此虫类药就是动物药的同义词。

《神农本草经》是总结虫类药医疗作用最早的典籍，全书共列载中药365种，其中虫类药 65 种，占全书所载药物的 17.8%。这说明，在汉代以前对虫类药的使用就已取得宝贵的经验。在《伤寒杂病论》里，张仲景也有应用虫类药的方剂十余首，法度严谨、寓意良深。此后，中医学家代有发展。东晋葛洪《肘后备急方》，唐代孙思邈《备急千金要方》、王焘《外台秘要》，将虫类药更广泛应用于内、外、妇、儿各科，品种有所增加。到了明代，李时珍全面总结药物治疗经验，在《本草纲目》中列载中药 1892 种，把虫类药扩充达 446 种，并加以细化分类，如昆虫药又分"卵生""化生""湿生"等，使虫类药得到很大的扩展。

随后，清代温病学家如叶天士、杨栗山、王孟英、吴鞠通以及善于应用活血化瘀方药的王清任等，敢于革新，广泛应用虫类药治疗各种疾病，给后世留下不少珍贵的经验。

近代善用虫类药的专家主要有张锡纯、恽铁樵、章次公诸先辈。中华人民共和国成立后，中医药界非常重视虫类药的应用和研究，不仅广泛应用于内外各科的常见病、多发病的治疗，而且还应用于恶性肿瘤、血液病、心脑血管病、结缔组织病、肝肾病、神经精神疾病、内分泌系统疾病等诸多疑难杂症、沉疴痼疾的治疗，使虫类药别开生面，发展了它的应用范围和临床经验，取得了令人瞩目的成就。

章次公以擅长运用虫类药著称，常用干蟾皮治疗水肿，用全蝎治疗顽固难愈的胃病。他曾分析说，干蟾皮有强心利尿作用，是蟾蜍主要成分，类似毛地黄。又说，对慢性肝炎，过去用丹栀逍遥散治疗，药效不著，自从运用虫类药地鳖虫（每日三至五分）与红参（每日量五分至一钱）为粉剂口服，以及配合黄芪、党参、甘草、枸杞等汤剂，每能获效。用虫类药物治肝病的理论根据，是祛瘀生新，渊源于张仲景的大黄蟅虫丸及吴鞠通的化癥回生丹。依此类推，如蛴螬、蜣螂均可应用。章次公对中药学研究颇深，曾著《药物学》四卷。

朱良春深得章次公薪传，行医后又着意发掘开拓虫类药治疗各种疑难杂症的新途径。1963～1964 年，他在《中医杂志》上连续发表了《虫类药应用之研究》体会文章，在全国医药界产生了重大反响。

1969 年的一天，新疆军区的一位团参谋来到南通市政府，请求协调，让朱良春给他所在团的团长治病，并说病人已住到南通市招待所。

原来这位团长在检查施工过程中，突然被从上落下的铁棍击中头部昏倒。当时头颅骨凹陷，继而出现血肿，神志不清达 24 小时之久。经抢救才苏醒过来，但形成了脑震荡后遗症。到北京检查，脑组织萎缩 1/4。病人经常感到头部昏痛，精神烦躁，记忆力严重下降，欲取某物转身便忘，记不得老战友名字，不能作系统发言。急躁易怒，失眠，神情疲惫。虽然经过多方治疗，效果仍然不佳，一位军医说，南通朱良春曾经撰写了《虫类药应用之研究》的论文，其中提到了使用虫类药可以治疗脑外伤后遗症，疗效很好，应该找他去治疗。于是病家慕名来到南通。朱良春经过详细诊察，发现病人舌苔薄腻，边有瘀斑，脉象细涩，为瘀阻脑府，灵窍欠慧，气血亏虚之证候，决定先给予益气血、化痰瘀、慧灵窍的汤剂 3 副，并嘱心情舒畅，避免急躁，少吃辛辣，适量运动。

三天之后，烦躁的患者安静下来，病情有所好转。朱良春又根据情况随方加减，服药一周头痛减轻，夜寐较安，精神略振，自觉爽适。招待所里治疗多有不便，患者便转到朱良春所在医院继续治疗。朱良春改用"健脑散"给患者服用，药方中虫类药有 5 味。方曰：红人参、制马钱子、川芎各 15g，地鳖虫、当归、杞子各 21g，地龙、制乳没、琥珀、全蝎各 12g，紫河车、鸡内金各 24g，血竭、甘草各 9g。共研极细末，每服 4.5g，早晚各 1 次。

患者坚持服药两个月，病情稳定，讲话层次不乱，并能写信。朱良春乃以中药调补肝肾、养益心气之品进行善后治疗。

1976 年，朱良春突然尿血住院。出院后，在养病期间，加紧整理《虫类药的应用》一书初稿，在此后三年中，朱良春集中精力完善了这部虫类药学术著作。1981 年 5 月，他酝酿、写作、补充 18 年之久的《虫类药的应用》一书出版，首次印刷的 5501 册很快销售一空，1988 年 10 月第二次印刷 4600 册，不久也售罄。该书很快传行海内外，受到中外医药界瞩目。

1984 年 3 月 22～26 日，日本东洋医学国际研究财团桑木崇秀会长和北海道中医学术研究会中尾断二会长率十名汉方医学家来南通访问，与朱良春进行中医学术座谈。其中对朱良春在虫类药学方面的探索和成就，表现出浓厚的兴趣，并邀请朱良春尽早访问日本。

《虫类药的应用》是一部把中国传统医学与现代医学融为一体的学术力作。该书收集临床常用的虫类药 40 余种、479 个条目。每种虫类药条目之下，分别论述药物基原、本品功用、现代研究、用法用量、临床应用、病案举例，以及特别注意事项等。既有学术理论性，又具实际操作性。

1994 年，应广大读者要求，《虫类药的应用》增订再版。再版的《虫类药的应用》不但增加了虫类药种类，其内容更加显示了它的理论特色和临床应用功能。不少海内外医家争相研读。日本奈良县医师罗曼，原是西医，后学汉方医，在临床中深感常规药有时疗效不能尽如人意，经参用虫类药后，出现了意想不到的奇迹。他曾先后三次专程赴南通拜访朱良春，研修虫类药问题，由衷地赞赏中国医药学的博大精深。

朱良春说，"怪病多由痰作祟，顽疾必兼痰和瘀"；"久病多虚，久病多瘀，久痛入络，久必及肾"；"上下不一应从下，表里不一当从里"。这是朱良春诊治疑难杂症时的一种思路。处治疑难杂症多须涤痰、化瘀、蠲痹、通络、息风、定惊，如能在辨治原则下，参用虫类药，多可提高疗效。这是他屡试不爽的实践体会。他说，虫类药的功用主治因配伍不同而异，可概括为十个方面：攻坚破积、活血祛瘀、息风定惊、宣风泄热、搜风解毒、行气和血、壮阳益肾、消痈散肿、收敛生肌、补益培本。

朱良春说：过去一些医家担心动物药有毒性，产生副作用。少数过敏体质的患者，对动物药异体蛋白质产生过敏是有的，但一些动物活着时有溶血毒、神经毒等，死后毒液就氧化了。事实上，许多动物药比植物药更具疗效。当然，对濒临灭绝的生物的药用，必须限制。在临床中，动物药具有穿透剔邪、通经活络、息风定惊等作用，非草木药所能比拟。动物药富有生物活性，酶、多肽、氨基酸、蛋白质特别多，有灵性，中医称之为"血肉有情之品"。因此，在他诊治疑难杂症处方中，虫类药当用即用，经常达到一定比例，有时竟占一半或更多。

朱良春总结了一系列治疗疑难病应用虫类药的具体方药，涉及神经系统疾病 16 种、循环系统疾病 9 种、呼吸系统疾病 6 种、消化系统疾病 11 种、泌尿生殖系统疾病 17 种、骨与关节疾病 6 种、肿瘤类病 12 种、外科疾病 11 种。毫不保留地公开了大量自创的经验方。

朱良春提出，中国虫类药开发应用有特殊优势，虫类药的应用有广阔前景。一是古籍文献记载甚多，应循线索引申发展；二要不断探索实践，发现新药，开辟应用新途径；三须注重剂型改革，方便应用，提高疗效；四要通过人工培育虫类药，保证药源，为人类健康造福。

朱良春后来创立了研究所，开发新药 21 种，其中有许多是运用虫类药的主打产品。如复肝胶囊，其中虫类药占到 1/2，治疗慢性肝炎早期肝硬化，确有使肝纤维化逆转、白球蛋白倒置恢复、肝脾缩小如常、腹水渐退，康复如常之功效。又如痛宁胶囊，用全蝎、紫河车等，其中虫类药也占到近 1/2。

进入 21 世纪以后，广大读者吁请朱良春对《虫类药的应用》一书再行修订重版，朱良春与门人又投入紧张的增补工作中，新版书将扩大篇幅达 40 万字。